新编中国痔瘘学

主编 曹吉勋

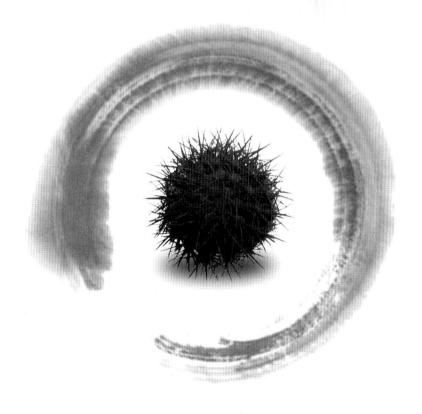

四川科学技术出版社

·成都·

图书在版编目（CIP）数据

新编中国痔瘘学 / 曹吉勋主编. —成都：四川科学技术出版社，2015.12（2022.1重印）
  ISBN 978-7-5364-8253-1

Ⅰ.①新… Ⅱ.①曹… Ⅲ.①痔－中医治疗法②肛瘘－中医治疗法 Ⅳ.①R266

中国版本图书馆CIP数据核字（2015）第306246号

新编中国痔瘘学

主　　编　曹吉勋

出 品 人　程佳月
责任编辑　戴　玲
责任出版　欧晓春
出版发行　**四川科学技术出版社**
　　　　　成都市槐树街2号　邮政编码 610031
　　　　　官方微博：http://e.weibo.com/sckjcbs
　　　　　官方微信公众号：sckjcbs
　　　　　传真：028-87734039
成品尺寸　**185mm × 260mm**
印　　张　**34** 字数　**820千** 插页**20**
印　　刷　成都市新都华兴印务有限公司
版　　次　2015年12月第 1 版
印　　次　2022年1月第 2 次印刷
定　　价　**228.00元**

ISBN 978-7-5364-8253-1

邮购：四川省成都市槐树街2号　邮政编码：610031
电话：028-87734035　电子信箱：SCKJCBS@163.COM

作者简介

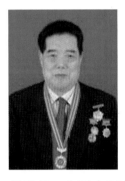

曹吉勋，男，教授，主任医师，硕士生导师。山东省乳山市人，1929 年 9 月生，1949 年毕业于中国医科大学外科系。1956 年调入成都中医药大学附属医院至今。曾任外科、肛肠科主任；中华中医药学会肛肠分会顾问，中医药高等教育学会临床教育研究会肛肠分会终身荣誉会长，四川省中医药学会肛肠专委会主任委员，成都市中医药学会常务理事、成都市中医药学会肛肠专委会主任委员，全国中医药高等教育学会肛肠分会会长，西南西北片区肛肠协会副会长；现任《中国肛肠病杂志》副主编、中华中医药学会肛肠分会顾问等职，享受国务院特殊津贴。

曹吉勋从事肛肠医疗、教学、科研 60 余年，是四川省肛肠学会和全国肛肠学会创始人之一，全国肛肠学科首届研究生导师，主编《中国痔瘘学》、大型系列视听教材《中国肛肠病学》《中国肛肠病学》（副主编）、《中国医学百科全书·中医外科学》（副主编）等 9 本专著，在肛肠医学界享有盛誉。

曹吉勋学贯中西，兼收并蓄，为我国肛肠学科发展做出了重要贡献。曾发明腰俞穴位麻醉法；首创"一次切开缝合挂线""低位切开高位挂线""低位切开缝合高位挂线""切开挂线脱管""双层注射加肛门紧缩""内口闭锁药捻脱管"等术式；依据其独撰处方研制的痔瘘口服液（痔康舒）被广泛用于临床。获"四川省科学技术重大贡献奖""全国中医肛肠教育突出贡献名专家""全国中医肛肠学科突出贡献名专家"等荣誉，2013 年被四川省人民政府授予"四川省第二届十大名中医"称号。

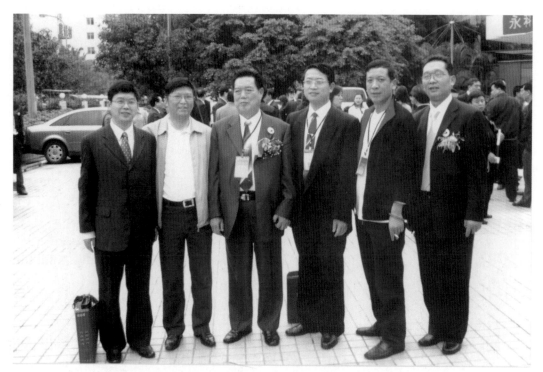

史仁杰、贺平、曹吉勋、杨向东、黄德铨、舒洪权合影（从左至右）

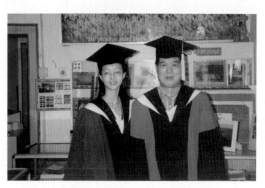

吴眉平、曹吉勋（右）合影

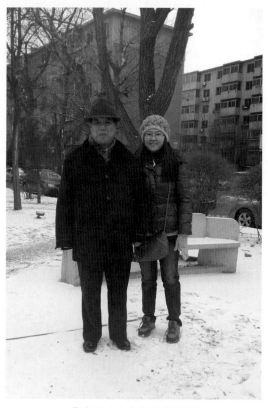

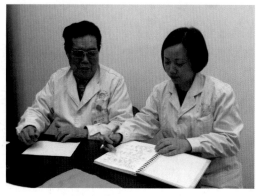

肖飏和曹吉勋（左）合影

曹吉勋（左）和陈敏合影

痔疮分类

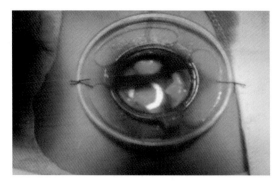

彩图 1　内痔

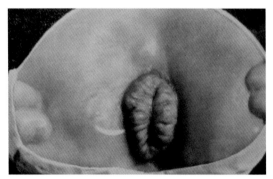

彩图 2　外痔

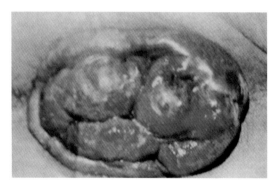

彩图 3　混合痔

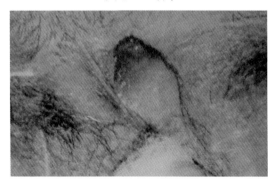

彩图 4　血栓性外痔

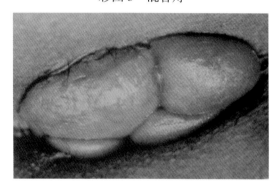

彩图 5　炎性外痔

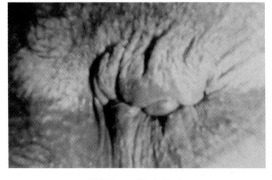

彩图 6　赘皮外痔

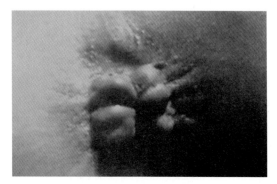

彩图 7　静脉曲张外痔

选择性痔上黏膜切除吻合术

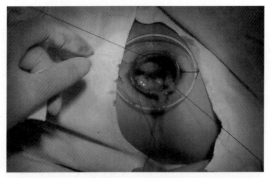

彩图 8　荷包缝合

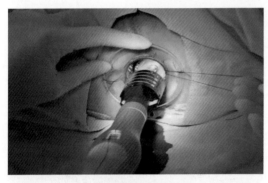

彩图 9　于吻合器两侧孔道分别引出线的两端

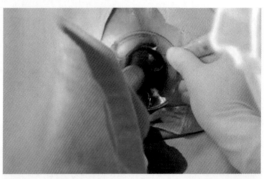

彩图 10　击发吻合器，切下黏膜组织并吻合

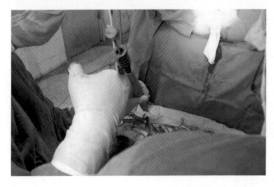

彩图 11　退出吻合器，见窗口位置黏膜桥形成

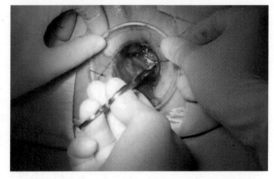

彩图 12　退出吻合器，见窗口位置黏膜桥形成

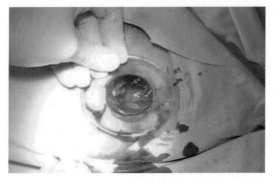

彩图 13　暴露剪断的"耳朵型"黏膜桥断端，依次结扎或 8 字缝扎黏膜桥断端，仔细检查吻合口

直肠黏膜脱垂

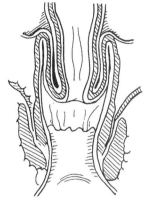

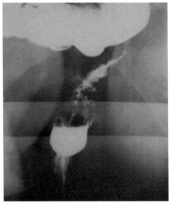

彩图 14　直肠黏膜内脱垂

彩图 15　不完全直肠脱垂

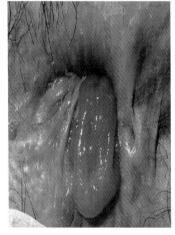

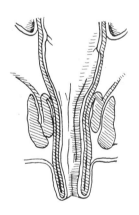

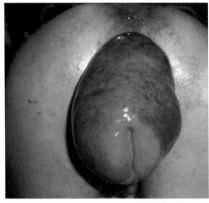

彩图 16　完全直肠脱垂

彩图 17　直肠脱垂合并子宫脱垂

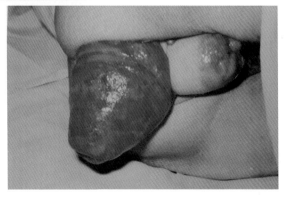

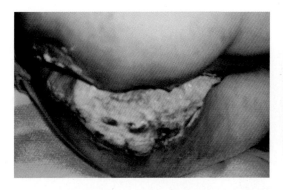

彩图 18　坏死性筋膜炎

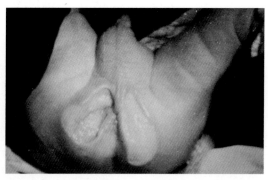

彩图 19　坏死性筋膜炎

经阴道修补术治疗直肠前突

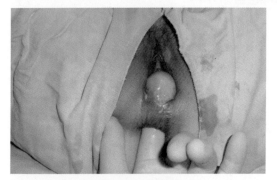

彩图 20　直肠前突

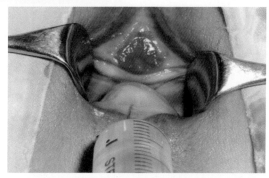

彩图 21　局部注射肾上腺生理盐水

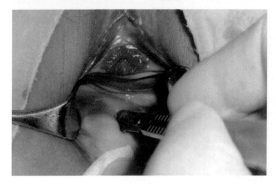

彩图 22　纵行切开

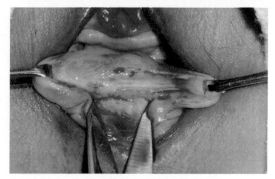

彩图 23　分离黏膜

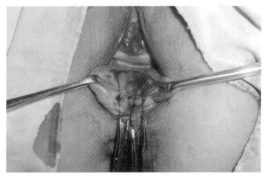

彩图 24　牵拉肌层组织

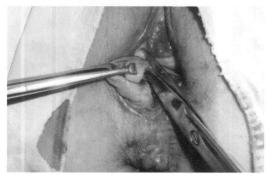

彩图 25　缝合缩小束腔

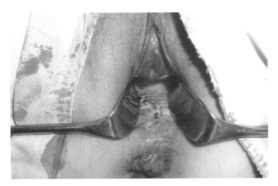

彩图 26　前突消失

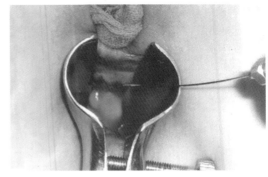

彩图 27　直肠腔前注射硬化剂

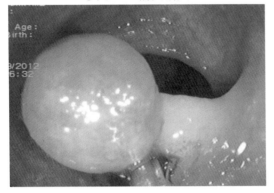

彩图 28　腺瘤性息肉

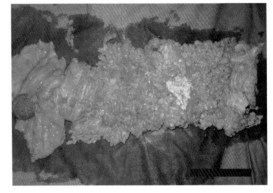

彩图 29　家族性结肠息肉病（结肠息肉病）

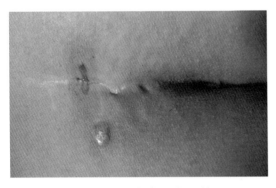

彩图 30　骶尾部藏毛窦的外观

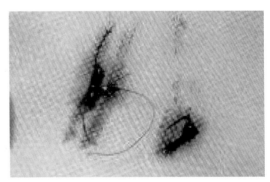

彩图 31　骶尾部藏毛窦内取出的毛发

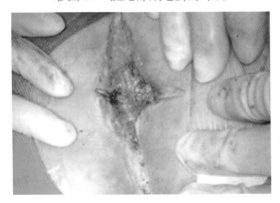

彩图 32　骶尾部藏毛窦窦道切除开放术

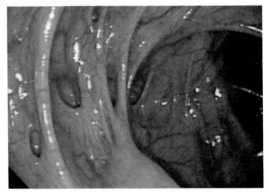

彩图 33　结肠憩室在肠镜下的表现

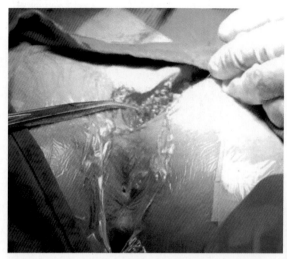

彩图 34　骶前囊肿经骶尾部入路手术

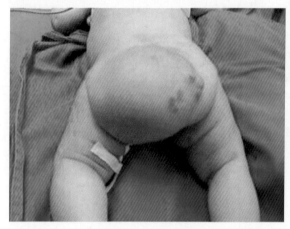

彩图 36　大型骶尾部畸胎瘤由骶尾部突出

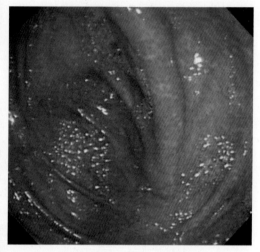

彩图 35　结肠黑变病

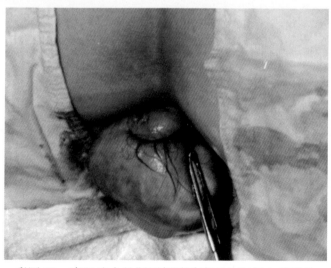

彩图 37　直肠腔内的骶尾部畸胎瘤可从肛门向外脱出

肛门直肠瘘探针检查

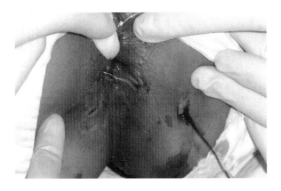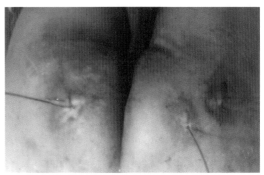

肛镜检查

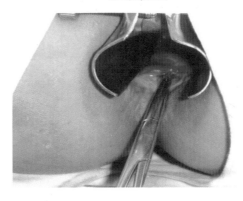

肛门直肠错误手术后遗症

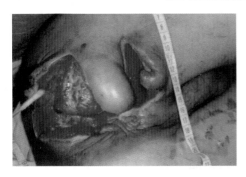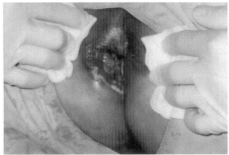

错误切开

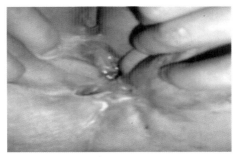

骶前束肿误诊反复术造成后遗症

肛门直肠瘘鉴别诊断

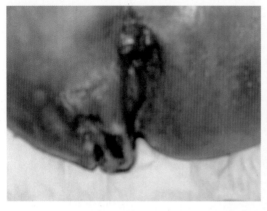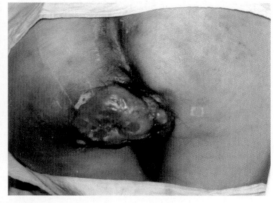

肛瘘外口表面凹突不平，有蛋清样或咖啡色脓血分泌物，多为瘘管癌

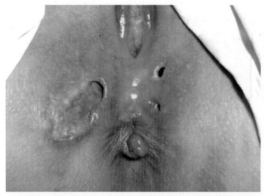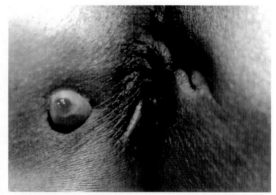

外口呈空壳样、豆渣样分泌物多为结核性肛瘘   外口肉芽高突，多为腺原性肛瘘

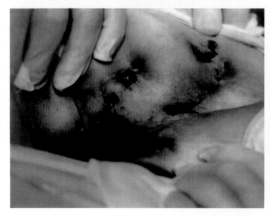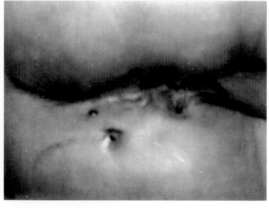

肛瘘外口呈蜂窝状，外口之间有隧道，皮肤暗黑色，分泌物恶臭应考虑大汗腺性肛瘘   外口皮肤向外口内延伸，外口凹陷不见肉芽，多为囊肿性外口

乳婴性肛瘘

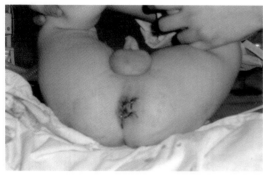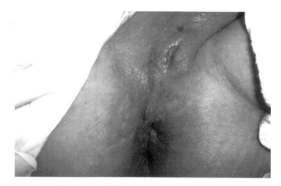

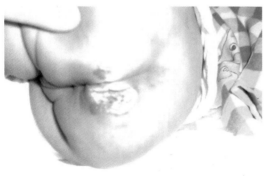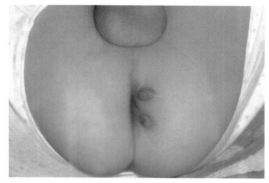

肛门直肠瘘造影检查

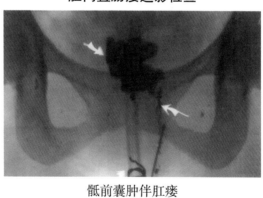

碘油造影检查

骶前囊肿伴肛瘘

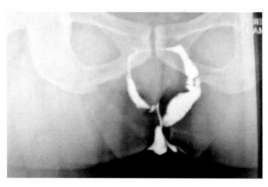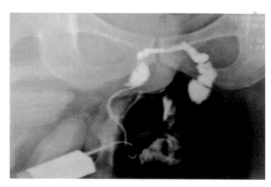

蹄铁型肛门直肠瘘

9

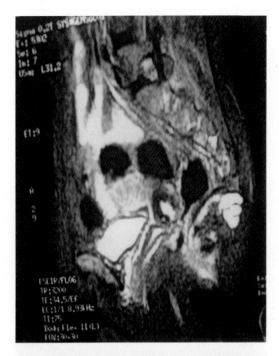
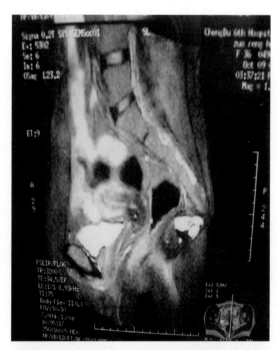

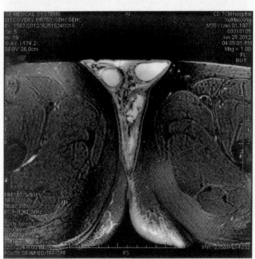
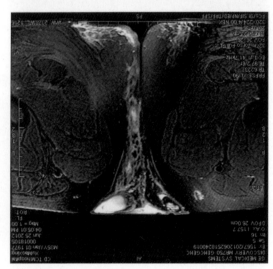

肛瘘磁共振（MR1）横切面

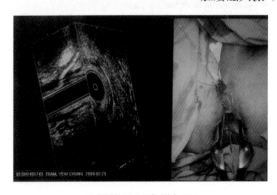
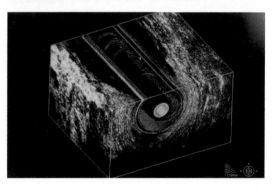

经括约肌肛瘘纵切面   经括约肌外瘘

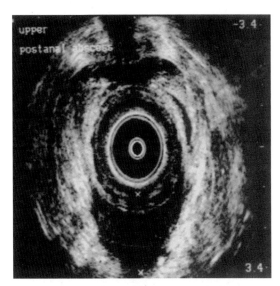

肛门直肠周围脓肿超声波

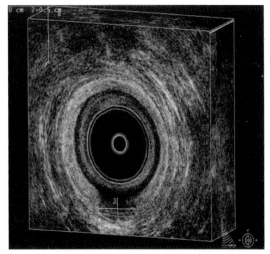

括约肌间内的脓肿

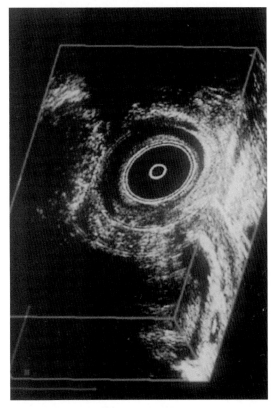

经括约肌肛瘘横面

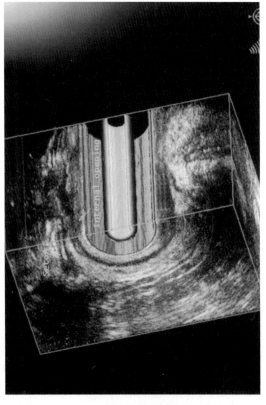

经括约肌间瘘

基底细胞癌

路×，女，79岁，肛旁异物生长1年半，于2005年12月24日以"基底细胞癌？"收入院。查见左后侧肛缘外约2.5cm×3cm×0.7cm大小隆起型肿物，表面光滑，质中等，基底活动度好，表面可见毛细血管充血。于2005年12月16日在局麻下行肛旁肿块局部扩大切除术，术中快速病理检查及术后普通病理报告：基底细胞癌，边缘及基底无残留。基底细胞癌好发于皮肤较薄，皮脂腺丰富或直接暴露于日光照射处，发生于肛门部者极其罕见。基底细胞癌以局部浸润为主，生长缓慢，很少发生转移(除晚期者外)，不需要进行广泛清扫术。局部手术切除，常能根治，小的癌灶，放射治疗后，亦可完全消失，预后佳。随着肿瘤的增大，恶性程度增高，转移发生率增高。

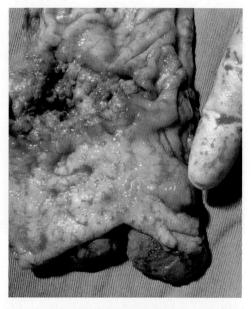

直肠癌及直肠息肉

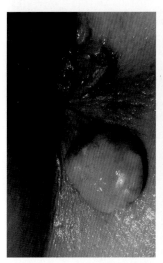
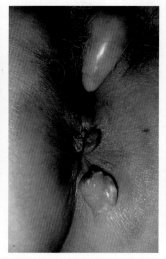
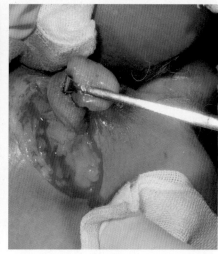

基底细胞癌　　　　　　　　　切除

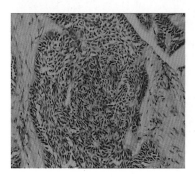
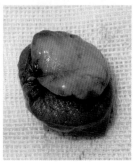
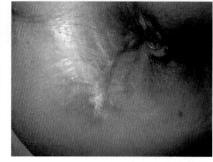

标本　　　　　　　术后创面

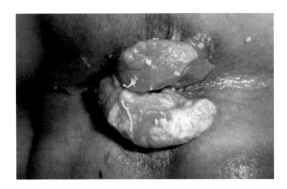

肛门癌

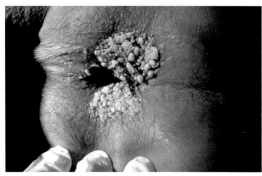

肛门尖锐湿疣

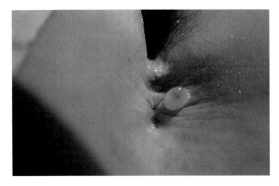

肛旁汗腺瘤

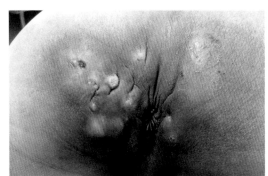

肛周化脓性大汗腺炎

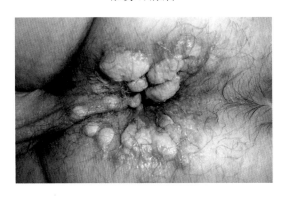

肛周梅毒疣

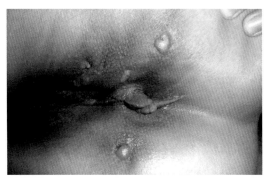

克罗恩病的肛瘘

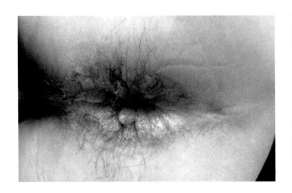

克罗恩病的肛门病变

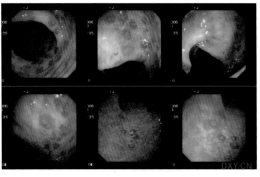

口疮样直肠溃疡

13

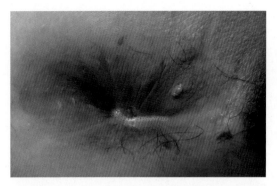
外伤后肛门闭锁伴肛瘘

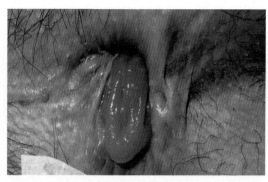
直肠脱垂一度

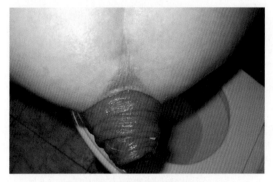
直肠脱垂二度

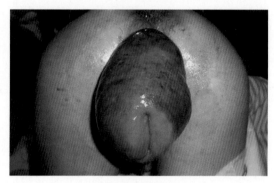
直肠脱垂三度

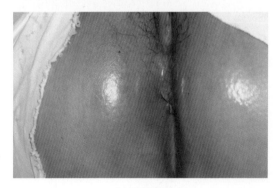
肛周脓肿

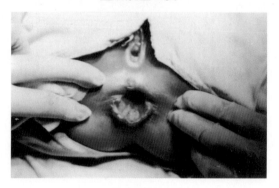
肛门失禁

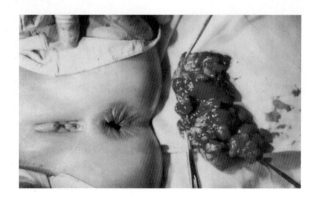
直肠绒毛息肉

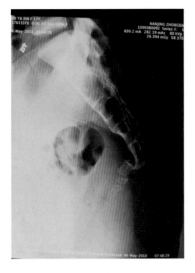

尾骨骨折

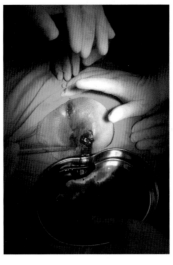

坏死性筋膜炎外观

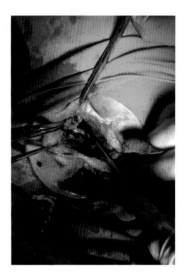

坏死性筋膜炎术中

P－J综合征

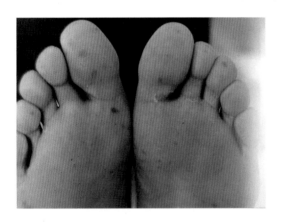

P－J综合征脚心黑色素斑

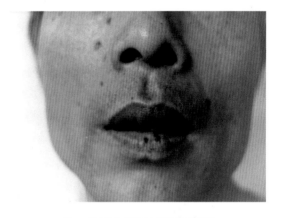

P－J综合征口唇黑色素斑

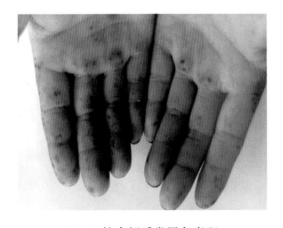

P－J综合征手掌黑色素斑

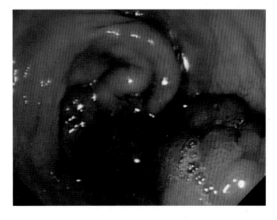

P－J综合征结直肠息肉病

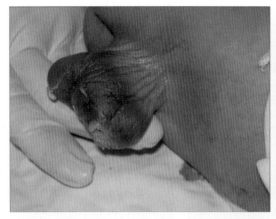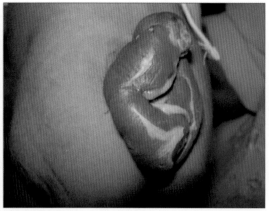

婴幼儿真皮脂肪母细胞瘤

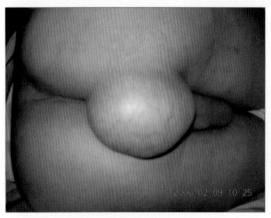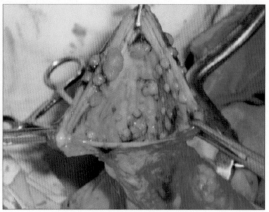

小儿坐股直肠窝良性肿瘤　　　　　　　多发性结肠息肉

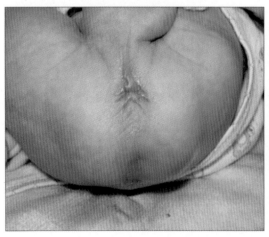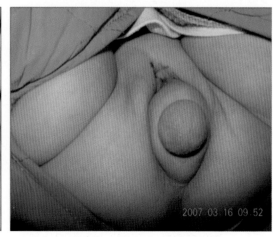

小儿先天性无肛　　　　　小儿先天性无肛(肛门闭锁,先天性直肠阴道瘘)

本书编委会名单

主　编

曹吉勋

副主编

贺　平　　杨向东　　黄德铨　　史仁杰　　舒洪权　　吴眉平

张燕生　　陈　敏　　魏　雨　　肖　飏

编　委

（按拼音字母排序）

安　辉　　陈诗伟　　程　建　　程　跃　　褚宏飞　　杜勇军

樊文彬　　付　皓　　龚文敬　　郝亮亮　　何涛宏　　贺百林

侯艳梅　　黄龙秀　　康　健　　蓝海波　　李东平　　李红燕

廖行忠　　刘鸿畅　　刘世茹　　卢雪娇　　彭　勇　　卿　勇

宋会勇　　谭继鸿　　唐太春　　王　兰　　王晓培　　向　峰

颜景颖　　余腾江　　袁　巧　　袁　庆　　张　锋　　张　妮

赵希忠　　周　激　　周　晋　　周兴华

序

中医药学是祖国文化遗产中的重要组成部分,其中对痔瘘的论述和治疗技术又是中医学的精华之一。但是,历代中医学的分科虽然多达13科,作为多发病的痔瘘却一直隶属于疮疡的外科范畴,有关文献资料也分散于历代医学典籍,而痔瘘专著缺如。

在临床上,痔瘘疾病成为一个专业治疗的疾病始于清末,辛亥革命后才较为普及。而正式作为外科学的一个重要分支,专门建立痔瘘门诊和痔瘘医院,并认真开展痔瘘学科的研究工作,则是新中国成立以后的事了。

新中国成立几十年来,随着我国医药卫生事业的蓬勃发展,痔瘘学的研究也日益加强,有的从现代医学角度学习和思考痔瘘学的有关理论和医疗技术,有的从传统医学宝库中深入挖掘和整理概括,有关痔瘘学的论文不断刊出,且有专著问世。但着眼于从学科体系高度加以总结阐发,系统整理古代医家关于痔瘘学的论述,介绍中医临床治疗方法和经验,并且吸收现代医学对病因、病理、生理、解剖的认识成果,荟萃中西医学精华于一炉,还是首推成都中医药大学附属医院曹吉勋主任医师等所撰的《中国痔瘘学》。

此次该书修订再版,蒙作者见示,阅后感觉内容翔实,资料全面,论述得当,条理清晰,值得向读者郑重推荐。经过本次修订后的这本《新编中国痔瘘学》,各章节继续贯穿了理、法、方、药并举,突出辨证论治这一特点,特别是较好地吸收了近几十年来的现代医学技术成果,结合作者的临床经验与心得体会,通过理论与实践的结合,补充了新内容,可以说,本书比较集中地体现了我国目前痔瘘学科水平和中医治疗痔瘘的特色。

曹吉勋医师从事痔瘘学科的教学、科研、临床60多年,一向治学严谨,不丝苟且,其弟子贺平、杨向东、黄德铨、史仁杰、舒洪权等诸君也术业精进,勤勉襄助。该书的出版,对有志于痔瘘学科研究、教学和临床的同仁,定将大有裨益,故乐之为序。

中华中医药学会肛肠分会会长

博士生导师田振国

2015年1月2日

再版前言

痔瘘是人体肛肠部位的常见病和多发病，不分区域、无论男女都会发生，严重危害人们健康，因而自古以来医家都很重视。在浩如烟海的祖国医学文献中，有关痔瘘疾病的记载俯拾即是，其中不乏精湛的理论阐发与宝贵的防治经验。但千百年来，痔瘘学在我国传统医学中一直没有形成独立学科，相关论述散见于各类医学典籍，缺乏系统性和完整性。直到新中国成立以后，才在有些医院里正式成立痔瘘科，并结合临床实践加强了专门研究。经同道们坚持不懈的努力，痔瘘学科无论是在理论上还是在临床实践上，都丰富和发展了祖国传统医学内涵，遗憾的是，一直没有一本系统、完整的中国痔瘘学专著问世。笔者从事痔瘘学科教学、科研和临床工作数十载，深知对祖国医学传统的痔瘘学进行梳理论证和对新鲜经验概括提炼的重要性和迫切性。因此，在四川科学技术出版社的大力支持下，历时4年，数易其稿，爬梳钩沉，编纂出版了这本《新编中国痔瘘学》一书。本书以预防痔瘘疾病的理法方药为主线，荟萃祖国医学有关精华，引进现代医学理论和技术，总结了我们在教学、科研和临床工作中的经验体会，着眼于实用，叙述力求深入浅出，通俗易懂。

作为祖国医学史上第一部较为系统的痔瘘学专著，本书初版《中国痔瘘学》1985年10月出版之后，全国各地同仁给予高度评价，许多专家来信来电鼓励，不少单位把它列为教学、培训必读的工具书。30年过去了，我们的认识在不断深化，科研、临床也取得了一些新的成果和经验，需要进行新的概括、补充和完善工作，特别是该书第一版早已脱销，广大读者希望能够重印再版。为此，我们对该书进行了修订。奉献给读者的这本《新编中国痔瘘学》，在主线、风格未变的前提下，内容上做了一些调整，由原来的31章改为17章，《新编中国痔瘘学》增加了一些文字和图片，总体上是希望力求比第一版更加完善和贴近实用。但限于诸多因素，错讹仍然在所难免，祈望读者和同行不吝指正。

参加修订编写工作的有我的研究生，也是我国肛肠专业最早的一批研究生贺平、杨向东、黄德铨、史仁杰、舒洪权等，并承成都中医药大学绘图室谢先云绘制部分精美插图，使本书增辉不少。

本书承蒙中华中医药学会肛肠分会会长、博士生导师田振国作序，同时也得到了本次全体参编人员的支持帮助，在此一并表示谢忱。

曹吉勋
2015 年 2 月 2 日

目　录

总　论

各　论

总　　论

第一章　中国痔瘘病发展简史

在祖国医学中，对常见的肛肠疾病称为痔瘘。一般包括痔、肛隐窝炎、肛管直肠周围脓肿、肛瘘、肛裂、肛管直肠脱垂、大肠息肉和息肉病、肛门直肠先天畸形、肛门直肠癌和肛门皮肤病等。数千年来，祖国医学对这些疾病的认识和治疗积累了丰富而宝贵的经验，在其悠久的历史发展过程中，长期孕育于其他学科之中，至明清时期方逐渐成为独立的学科。现就痔瘘的渊源及其发展历史，简要介绍如下。

有关"痔""瘘"的记载，最早可追溯到两三千年前的商周时代（公元前 21~ 前 11 世纪）。据考，在甲骨文中即有"痔"字。痔瘘之病名始见于《山海经》，如《山海经·西山经》中载："又西三百五十里曰天帝之山。有鸟焉，其状如鹑，黑文而赤翁，名曰栎，食之已痔"；《山海经·中山经》曰："合水，多螣鱼，食之不痈，可以已瘘"。

春秋时期（公元前 770~ 前 476 年）记述更为明确，有了治痔的记载。如《庄子·列御寇》（公元前 770~ 前 403 年）中说："秦王有病召医，破痈溃痤者得车一乘，舐痔者得车五乘。"又如《尸子卷下》中说："医为者，秦之良医也，为宣王割痤，为惠王治痔，皆愈。"这些故事记载了当时已有专门治痔的医生和方法，治疗疗效较好。

1973 年，湖南长沙马王堆汉墓出土了《五十二病方》，据考证本帛书的抄写不晚于秦汉之际，医方早于《黄帝内经》成书时期。该帛书有较多的痔病名及其证候、分类、内服药、外治、手术、食疗、预防。其中将痔分为牡痔、牝痔、脉者（痔）、血胏（痔）4 种。其中除脉痔和血痔仅有治法而无症状外，牡痔和牝痔均有完整的证候、治法。如"牡痔居窍旁，大者如枣，小者如枣覈（核）"；"牡痔有赢肉出，或如鼠乳状，末大本小，有孔其中"；"牝痔之入窍中寸，……后溃而出血"等。从书中内容来看，"牡痔"可能指外痔或肛瘘，"牝痔"多指内痔或肛瘘，此外，该书中将瘘管称作"巢"，如"巢塞脯者"即指直肠有瘘管，将肛门瘙痒为"胸痒"，称直肠脱垂为"人洲出"等。《五十二病方》中有关肛肠病治法的记载相当丰富。其中有内治法、结扎术、切开术、敷药法、药浴法、熏法、砭法、灸法、按摩法、角法等多种疗法。治"牡痔……絜以小绳，剖以刀"是痔的结扎切除法，治"巢塞直（脯）者，杀狗，取其脬，以穿籥，入直（脯）中，炊（吹）之，引出，徐以刀剥（劙）去其巢。"就是一种用狗膀胱、竹管等制成的器具，将病变引出肛外，用刀将病灶小心切除，再用黄芩粉外敷的方法，又如治疗"胸痒"时，以柳蕈置于艾上，点燃，用底有小孔的"有皿"（陶制小盆）扣覆于其上，"令痔者居（踞）盒，令直（殖）直（值）盒空（孔），令烟熏直（脯）。"文中还对烟熏治疗时的注意事项作了说明，"熏直（脯）热，则举之；寒，则下之；圈（倦）而休"。此外还介绍了牝痔的肛门探查术以及刀、滑夏挺（探针）等诊治器械。这些古老的论述，为痔瘘学科的发展奠定了重要的基础。

战国时期（公元前 475~ 前 221 年）是我国学术思想比较活跃时代，也是我国医学理论体系奠定基础时期。在此期间问世的古典医著《黄帝内经》，对肛肠解剖、生理、病理等有所论述，《灵枢·经水》中记载："若夫八尺之士，皮肉在此，外可度量切循而得之，其死可解剖而视之，其脏之坚脆，腑之大小，谷之多少，脉之长短……皆有大数。"《灵枢》中提出了回肠、大肠、广肠、魄门等解剖概念，《难经》中首载了"肛门"一词。两部医籍都对这些脏器的位置、形态、大小等都有较为准确的记述。成书于五代末年（936~944 年）的《内境图》是我国最早的人体解剖图，其中绘有小肠、大肠、魄门等。《素问·灵兰秘典论篇》中说："大肠者，传道之官，变化出焉。"《素问·五脏别论篇》又说："魄门亦为五脏使，水谷不得久藏。"之后，《黄帝八十一难经》亦对肛门直肠解剖作了较详细的记载。在《黄帝内经》中也有痔病因、病理，还对肠瘤、昔瘤、便血、泄泻、肠澼、瘘、肠蕈等病有所论述的阐述，如《素问·生气通天论篇》中说："因而饱食，筋脉横解，肠澼为痔。"提出了痔是由于筋膜和血管弛缓，血液瘀滞澼积的见解。从这些论述中可以看出，远在两千多年前，祖国医学对肛肠的主要生理已有了正确的认识。

汉代（公元前 6~ 公元 220 年）对痔瘘有了进一步的认识，在其分类、辨治、病因和药物治疗等方面，都有了明确的记述，并首创肛门栓剂和灌肠术等。如西汉时期问世的古典药物专著《神农本草经》中，记载了 15 种肛肠病名，其中"脱肛""瘘痔""肠泄"等病名为最早记载，并有五痔、肠痔、疽痔、疮痔、痔和脱肛的记载，并首载 21 种治疗痔瘘药物（表 1-1）。东汉仲景在《金匮要略·五脏风寒积聚病脉证并治》说："小肠有寒者，其人下重便血；有热者，必痔。"认为水粪杂下的"鹜溏"属"大肠有寒"；排出"肠垢"多属"大肠有热"；"下重便血"属"小肠有寒"；痔为"小肠有热"。在《惊悸吐衄下血胸满瘀血病脉证并治》中说："先便后血，此远血也，黄土汤主之。""先血后便，此近血也，赤小豆当归散主之。"提出了辨别远血、近血的一般原则及其治法。在《伤寒论》中，张仲景还创造了使用蜜煎导（肛门栓剂）和土瓜根及大猪胆汁灌谷道内的灌肠术。此外还对肠痈、下痢等肛肠疾病作了具体论述，从而奠定了对便血、便秘、肠痈等病的辨证施治基础。

晋代皇甫谧著《针灸甲乙经》，记载了运用针灸治疗痔、脱肛、下痢等肛肠病的方法，在《足太阳脉动发下部痔脱肛篇》中，有"凡痔与阴相通者，死"的记载，这是对肛肠病合并阴道瘘、尿道瘘的最早论述，表明当时对此病的复杂性已经有一定的认识。此外，葛洪在《肘后备急方·治百病备急丸散膏诸要方第七十二》中，也有"神明白膏"治疽痔、"成膏"治痔疮的记载。

表 1-1　21 种治疗痔瘘药物

品　名	药　名	主　治
上 品	黄　芪	五痔鼠瘘
	漏　芦	恶疮疽痔
	槐　实	五痔火疮
	五色石脂	肠澼、脓血、痈肿、恶疮
	龟　甲	五痔阴蚀

续表

品 名	药 名	主 治
中 品	文 蛤	恶疮蚀五痔
	蘗 木	肠胃中结热、黄疸、肠痔
	雄 黄	鼠瘘恶疮、疽痔死肌
	石硫黄	阴蚀疽痔
	败 酱	疥瘙疽痔
	露蜂房	蛊毒肠痔
	鳖 甲	去痞息肉、阴蚀、痔、恶肉
	悬 蹄	主五痔伏热在肠
下 品	石 灰	杀痔虫
	蛇 合	疽痔鼠瘘
	牙 子	恶疡疮痔
	萹 蓄	疽痔
	桐 叶	主五痔
	蛇 蜕	寒热肠痔、虫毒
	孔公孽	恶疮疽、瘘痔
	猬 皮	五痔阴蚀

南北朝龚庆宣著《刘涓子鬼遗方》（公元499年），这是我国现存的最早外科专著。书中对"允疽""赤施"等位于肛周痈疽的辨证施治作了较详细的论述。

隋朝巢元方等著《诸病源候论》（公元610年），对痔瘘疾病的病因、病机和辨证施治又有了进一步的认识，丰富和发展了痔瘘专科理论。他在《痔病诸候》中提出了牡痔、牝痔、脉痔、肠痔、血痔、气痔和酒痔七类，并对其病因病机作了生动的描述（表1-2）。同时，

表1-2 痔疮七种证候与病因病机

证 候	牡 痔	肛边生鼠乳出在外者，时出脓血者
	牝 痔	肛边肿生疮而出血者
	脉 痔	肛边生疮，痒而复痛出血者
	肠 痔	肛边肿核痛，发寒热而血出者
	血 痔	因便而清血随出者
	酒 痔	肛边生疮，亦有血出
	气 痔	大便难而血出肛亦外出，良久不肯入
病 因 病 机		诸痔皆由伤风、房室不慎、醉饱合阴阳，致劳扰血气，而经脉流溢，渗漏肠间，冲发下部。……痔久不瘥，变为瘘也 忍大便不出，久作气痔

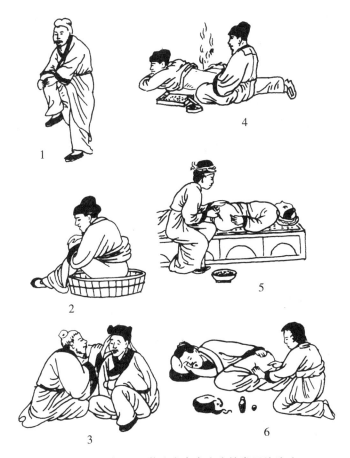

图 1-1 祖国医学防治痔瘘疾病的常用外治法

1. 导引法 2.熏洗法 3.针刺法 4.艾灸法 5.熨贴法 6.枯痔法

还较早记载了防治痔疾的导引术："一足踏地，一足屈膝，两手抱犊鼻下，急挽向身极势，左右换易四七，去痔五劳三里气不下。"（图 1-1）此外，他还详列痢病诸候 40 种，大便病诸候 5 种，大肠病候、痈疽病候、大便下血候等篇，对肠道炎性疾病、脱肛、便血、肛门脓肿、肛瘘等痔瘘疾病进行了论述。如《脱肛候》中说："脱肛者，肛门脱出也，肛门大肠之候，小儿患肛门脱出，多因利久肠虚冷，兼用䏏气，故肛门脱出，谓之脱肛也。"《谷道生疮候》中说，"谷道肛门，大肠之候也，大肠虚热，其气热结肛门，故令生疮。"又如《诸痔候》中说："痔久不瘥，变为瘘也。"实为现在肛瘘病的最早病因记载。

唐代由于经济文化的繁荣，医学也迅速发展，对痔瘘病的认识更加深入。孙思邈《备急千金要方》是一部代表唐初医学水平的临床全书。书中设有肛肠病专篇，如卷十八《大肠府》、卷二十三《痔漏》等，记载了大量肛肠专科内容，在《大肠府·肛门论》中提出"热则通之，寒则补之"的治疗原则。如"脏伤热"则"大行不通"而便秘，或肛门"肿缩入生疮"，治疗以清泄通润为主；"脏伤寒"则"大行洞泄，肛门凸出"，治疗以温补固托为主。在《痔漏·五痔》中系统论述了痔的分类、证候及主药，将辨病、辨证与论治有机地联系起来。明确提出了五痔的首选主药，如鳖甲、猬皮、蜂房、蛇蜕等，是药物治疗肛肠病的又一较大进展。在七痔的基础上，又增加"燥湿痔"和"外痔"，并提出熨痔、灸痔、灸脱肛等治疗方法。首载了使用鲤鱼汤、鳗鲡鱼、猪悬蹄甲、蟖虫、刺猬皮等动物药物治痔的疗法，并介绍了通过对鼻、面、舌、唇出现粟疮斑点的观察，以诊断肠道疾病和寄生虫病的经验。公元 752 年，王焘著的《外台秘要》，在整理保存古医籍方面做出了一定的贡献。他转引许仁则痔说："此病有内痔，有外痔。内但便即有血，外有异。外痔下部有孔，每出血从孔中出。"这是最早按部位将痔分为内外两痔的记述。同时，该书还丰富了治痔瘘疾病运用动物脏器的治疗方法，如用鲤鱼汤、羊脊髓治痔，用猪肝散治脱肛等，还记载了竹筒盐水灌肠治疗便秘的方法。

宋代，由于经济的发展，印刷术得到改进，造纸业逐渐发达，有力地促进了医学的著述和传播，使医学事业从理论到实践都得到了相当的发展。政府设立了"太医局"，注重医学人才的选拔和培养。医学的分科，也由唐代的四科发展至九科，使痔瘘学科亦有了相当的进步。在外科方面，还从病理上注重整体与局部的关系，进行辨证论治。如《太平圣惠方·治痔肛边生鼠乳诸方》（公元 982~992 年）中有许多新的创造。它提出了"内消"和"托里"的方法，最早使用枯痔钉疗法：将砒霜熔于黄蜡中，捻为条子，纳于痔瘘疮窍之中；并载有"右用蜘蛛丝，缠系痔鼠乳头，不觉自落"的结扎疗法。同时，还将痔与痔瘘分列两章论述。在《太平圣惠方·治痔瘘诸方》中又指出："夫痔瘘者，由诸痔毒气，结聚肛边，有疮或作鼠乳，或生结核，穿穴之后，疮口不合，时有脓血，肠头肿痛，经久不瘥，故名痔瘘也。"从而对肛瘘作了明确的阐述。另外，在该书中还总结了治疗痔瘘的一些有效方剂，如槐角丸等，丰富了内治用药的方法。南宋魏岘著《魏氏家藏方》（公元 1220 年）中，进一步详载了使用枯痔法的具体方法和过程。明代《普济方》（公元 1406 年）中，记载有这样的故事：宋朝痔科专家临安曹五为宋高宗治痔，用取痔千金方治愈了痔疾，取得宋高宗的赏识，官至观察使。从这个故事中可以推测，宋代已有治痔瘘的专家和专科了。

金元时期（公元 1127~1168 年），我国医学无论在临床实践和理论上都有了一定突破。当时的学术争鸣和四大家（刘完素、张从正、李东垣、朱震亨）的崛起，他们对中医学有各自独特的认识。刘完素（公元 1120~1200 年）在其所著《河间六书》中提出了对后人影响较大的"风湿邪热"致病说，并且强调热邪为患在其中的关键作用。张从正（公元 1156~1228 年）认为伤于"湿热"郁而下注是引起肛肠病的主要机制。李东垣（公元 1180~1251 年）在《兰室秘藏》中提出湿热风燥四气相合而为病，并阐释了其致病机理。对推进祖国医学的发展有着积极的作用。朱丹溪（公元 1281~1358 年）强调内因在肛肠病发病中的重要性，认为"脏腑本虚"是痔病发病的基础。《丹溪心法·痔疮》说："因脏腑本虚，外伤风湿，内蕴热毒，醉饱交接，多欲自戕，以致气血下坠，结聚肛门缩滞不散而冲突为痔也。"其中除内因外，还提到了外感、饮食所伤、房室劳伤、情志所伤等多种致病因素，对肛肠病病因作了较全面的概括。在辨七痔的基础上提出："治法总要，大抵以解热调血顺气先之。盖热则血伤，血伤则经滞，经滞则气不运行，气与血俱滞，乘虚而坠入大肠，此其所以为痔也。诸痔久不愈，必至穿穴为漏矣。"精要地阐述了痔及瘘的病因、病机及辨证施治，丰富了痔瘘病的内治法则。

明代，我国医学的发展取得了很大成绩，痔瘘学科更有了新的进展，枯痔疗法日趋完善，并首创治肛瘘的挂线疗法，使治疗痔瘘疾病的外治法有了进一步发展。如徐春甫在《古今医统》（公元1556年）中引用《永类钤方》说："余患此疾一十七年，……后遇江右李春山，只用芫根煮线，挂破大肠，七十余日方获全功。病间熟思天启斯理，后用治数人，不拘数疮，上用草探一孔，引线系肠外，坠铅锤悬，取速效。药线日下，肠肌随长。僻处既补，水逐线流，未穿疮孔，鹅管内消，七日间肤全如旧。……线既过肛，如锤脱落，以药生肌，百治百中。"详述了挂线法的方法和原理，此法直到现在仍经常在临床中采用。《古今医统》中还介绍了锁肛的手术及换药方法，并提出应"及早"手术的原则。书中写道："小儿初生元谷道者，必须及早用力刺之，切开肠孔，后用棉卷指以香油浸透擦之，使其不合缝，四旁用生肌散擦之自愈。"

《疮疡经验全书·痔瘘症并图说篇》（公元1569年）中，对痔瘘的病因、病机及证治进行了专门论述，最早认识到肛肠病的遗传因素。该书云："人生素不能饮酒亦患痔者，脏虚故也。亦有父子相传者，母血父精而成。"是中医对肛肠病因认识的又一进展。并在五痔基础上，进一步详细分为二十五痔，并附图说明，充分反映了当时对痔瘘病研究的细致和深入。著名医家陈实功著的《外科正宗》（公元1617年）一书，较全面地总结了前代的外科学术成就，并写有《脏毒论》《痔疮论》等专篇，对痔、瘘、肛周痈疽等痔瘘疾病的病因、病机和辨证施治进行了较全面的论述，其理、法、方、药完整而科学，对后世影响较大，至今仍有效地应用于临床。在《外科正宗·痔疮论》中，记载了"三品一条枪，治十八种痔漏"（三品一条枪，即用明矾二两，白砒一两五钱，雄黄二钱四分，乳香一钱二分，炼制研末，调制搓成线状条阴干，用时插入痔孔，治疗痔瘘）。同时，还载有枯痔散、枯痔钉、挂线疗法等，并对结核性肛瘘、肛门病兼梅毒下疳、砒中毒的防治等，也作了记述。如《脏毒论》中说："又有虚劳久嗽，痰火结肿肛门如栗者，破必成漏，沥尽气血必亡。"另外，对痔疮的治疗，系统地提出了"润燥滋阴""清火渗湿""凉血祛风""养血健脾"等治法，在《痔疮论》中指出："诸痔欲断其根，必须枯药，当完其窍，必杜房劳乃愈。"科学地将治痔分为内治法和外治法，内治法对解除痔疮便血，水肿和疼痛等症状，疗效虽较满意，但要消除痔核，则仍需运用枯痔和结扎等手术疗法，才能取得更好的疗效。

清代，在整理古代医著和注重实践方面取得了较大成就，痔瘘学科这时也有了不少新的进展。特别是在理论联系实践上，对痔瘘疾病的病因、病机和辨证施治有了系统的论述。其中以祁坤的《外科大成》（公元1665年）成绩最为突出。他对肛门痈疽、痔、瘘、肛裂、肛门直肠癌等都有较详细的阐述。如《下部后》中说："悬痈，生于会阴穴，在阴囊之后，谷道之前。初生如松子，次大如莲子，数日始发红热，肿大如桃李。……上马痈，生于臀近肛门之右；下马痈，生于臀近肛门之左。"具体地描述了当今所称的肛门前间隙脓肿、坐骨直肠窝脓肿的部位和证候。他还将痔分为24种，其中对肛门直肠癌、肛裂等作了生动的描述。如："锁肛痔，肛门内外如竹节锁紧，形如海蜇，里急后重，便粪细而带扁，时流臭水，此无治法。""钩肠痔，肛门内外有痔，摺缝破烂，便如羊粪，粪后出血，秽臭大痛者，服养生丹，外用熏洗，每夜塞龙麝丸一丸于谷道内，一月收功。"对其预后和治法，也作了科学的论述。提出了对复杂性肛瘘应分次挂线的治疗原则："凡用挂线，孔多者只治一孔，隔几日再治一孔。"

《古今图书集成·医部全录》（公元1723年）中，系统地整理了历代医家有关论述，对痔瘘疾病立有专册。所集治痔瘘病方法，有内治、枯痔、结扎、熏洗、熨帖、敷药、针灸、挂线、导引等（图1-1）多种，其中内治方药最为详尽，收载内服方达559个。

吴谦等在《医宗金鉴》（公元1742年）中对便血、泄泻、肛门痈疽和痔疮等肛肠疾病，从病因、病机和辨证施治上进行了系统的讨论，并绘图说明，其中对二十四痔更是作了形象的描绘（图1-2）。高秉均著的《疡科心得集》（公元1809年），是一部影响较大的外科专著，对痔瘘的专篇论述较详。其中载有辨脱肛痔漏论、辨肛门痈脏头毒偷粪鼠论、辨臀痈骑马痈论等篇。在肛门疾病的病因、病机和辨证施治上，突出了脏腑经络气血的关系，他特别重视辨证。

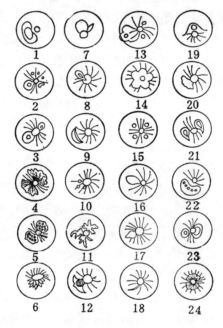

图1-2　24痔

1. 气痔　2. 子母痔　3. 内痔　4. 鸡冠痔　5. 蜂巢痔　6. 莲花痔　7. 血攻痔　8. 詹肠痔　9. 雌雄痔　10. 栅桃痔　11. 珊瑚痔　12. 菱角痔　13. 莲子痔　14. 脱肛痔　15. 泊肠痔　16. 鸡心痔　17. 牛奶痔　18. 鼠尾痔　19. 翻花痔　20. 蚬肉痔　21. 悬珠痔　22. 盘肠痔　23. 栗子痔　24. 核桃痔

高文晋在《外科图说》（公元1834年）中，绘载了历代使用的痔瘘诊治器械，其中有弯刀、钩刀、柳叶刀、笔刀、尖头剪、小烙铁、探肛筒、过肛针等（图1-3）。其中不少器械设计独特，精巧实用，一直沿用至今。赵谦的《医门补要》（公元1883年）载："用细铜针穿药线，右手持针插入瘘管内，左手执粗骨针插入肛门内，钓出针头与药线，打一抽箍结，逐渐抽紧，加纽扣系药线稍坠之，七日管豁开，掺生肌药，一月收口。"对挂线疗法所用的探针及打结、紧线方法等进行了改进。并对异物入肛和先天无肛症的手术方法等有进一步的改进，反映出痔瘘学科在清代的新进展。

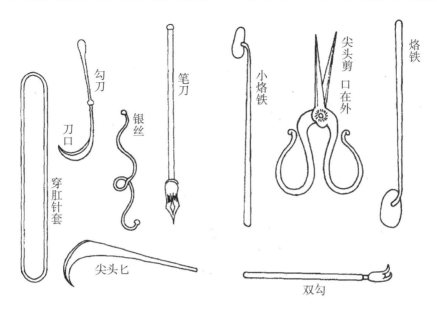

图 1-3　《外科图说》中部分肛肠手术器械图

　　从以上简要回顾中可以看出，祖国医学对肛肠病学的贡献是巨大的，在认识痔瘘疾病方面，有着丰富的科学理论和宝贵的临床经验，是我国医药伟大宝库中的一个重要组成部分。其中关于痔的记载，比希腊的医圣希波克拉底（Hippocrates，公元前 460—前 377 年）提出的早一千多年。祖国医学所创立的痔瘘学理论和经验，对世界肛肠病学的发展起到了重大的影响。

　　近百年来（公元 1840~1949 年），由于历史的原因，中医肛肠科的医生多以民间开业医居多，学术上多以家传或师传为主。他们各拘一家之见，为谋生计而互为保密，缺乏交流，因此在学术上的进展与提高都比较缓慢。新中国成立前至新中国成立后，国内较著名的肛肠病专家如四川的黄济川、李开泰，西安的王芳林，上海的闻茂康、林之夏，北京的卢克捷，南京的丁福华、丁泽民，云南的王秀英，河北的芮恒祥，杭州的陆琦，福建的陈忠平、邓少杰等。

　　新中国成立后，在党和政府的领导和关怀下，中医药得到了重视和发展。卫生部为了继承发扬祖国医学，使之更好地为人民服务，鼓励西医脱产学习中医，成立了中国中医研究院，创办了高等中医药院校，遵照"古为今用""洋为中用"和"推陈出新"的方针，去努力继承和发扬祖国医学宝贵遗产。不少中西医肛肠病专著不断问世。1953 年，张庆荣著的《实用肛门直肠外科学》出版，1965 年《实用肛门直肠外科学》再版，1980 年又出版了《肛门直肠结肠外科》，书中系统阐述了西医诊治肛肠疾病的经验、理论和中西医结合治疗方法。1955 年，黄济川著的《痔瘘治疗法》出版，并很快畅销海内外。该书继承和发扬了中医痔瘘疗法的遗产，介绍了他个人治疗痔瘘病的临床经验和秘方。受到周恩来总理的重视。1956 年，王芳林著的《临床痔瘘学》出版，该书结合个人经验，保持中医痔瘘的特色，并结合西医治疗的长处，总结了诊治痔瘘的临床经验。1959 年，李开泰等著的《痔疮》一书出版，该书记述了中国痔瘘发展简史，整理发掘了祖国医药学宝库中关于诊治痔瘘疾病的一些理论和药物，对于继承和发掘祖国医学遗产做出了一定贡献。1972 年，史兆歧和李润庭合著的《中西医结合防治肛肠疾病》，以中西医结合观点，从理论和临床病证上对常见肛肠疾病作了较系统的简明阐述。1985 年前后相继有喻德洪的《肛肠外科疾病问答》、曹吉勋等著的《中国痔瘘学》、史兆歧等著的《中国大肠肛门病学》、李润庭所著的《肛门直肠病学》、胡伯虎等著的《实用痔瘘学》、李雨农等著的《中华肛肠病学》对国内在认识和防治肛肠疾病方面的新知识、新技术和临床经验等作了较全面的介绍，都是当时具有代表性的著作。由黄乃健主编集国内肛肠界名家合著，于 1996 年出版的《中国肛肠病学》更是全面、系统总结了此前的肛肠学术研究成果和成绩，是一部百科全书式的著作，具有非常大的参考价值。

新中国成立后学术交流得到政府重视，学术交流活动不断增加，1956 年中医研究院成立了痔瘘研究小组，1964 年受卫生部委托中医研究院在北京召开了全国第一次痔瘘科研座谈会，初步制定了有关肛肠病的诊治标准。1966 年卫生部在北京召开了由 24 个单位参加的部级痔瘘成果鉴定会，初步肯定了切开挂线疗法治疗高位复杂性肛瘘、结扎法、枯痔法治疗内痔所取得的成绩。

1975 年，第一次全国中西医结合防治肛肠疾病学术会议在河北衡水召开，自河北衡水会议以后，肛肠学科的学术交流日益频繁，1975 年出版的《中西医结合防治肛门直肠常见疾病选辑》中，汇编了 24 个省、市、自治区参加的"中西医结合防治肛门直肠疾病经验交流座谈会"的部分资料 41 篇，并公布了会议上通过协商制订的关于痔瘘、脱肛、肛裂等病的统一诊断和疗效标准。

1977 年在南京召开了第二次全国中西医结合防治肛肠疾病学术会议，中西医团结合作治疗肛肠疾病为主体的痔瘘学科，向着深度和广度发展。在此前后，成立了中华全国中医学会，加强了对中医肛肠学科学术研究的组织与领导。在 1979 年出版的《中西医结合防治肛门直肠疾病》中，汇集了此次会议的部分论文 58 篇，反映了继 1975 年以来国内外防治肛肠疾病的先进经验和发展概况，并介绍了一些新的治疗方法。1977 年我国部分省市对肛肠病的发病情况进行了普查，受检人数达 76 692 人，为我国肛肠疾病的防治研究提供了珍贵资料。

1978 年全国科学大会在北京召开，在这次盛会中荣获国家奖励的肛肠学科成果有"复杂性肛瘘的术式研究"（北京中医研究院）、"母痔基底硬化注射疗法及长效止痛剂的应用研究"（山西省稷山县痔瘘医院）、"新 6 号枯痔液治疗内痔的研究"（重庆中医药研究所）和"内痔套扎疗法的研究"（山东中医学院附院）等项。在枯痔钉、注射和结扎等疗法的研究方面，取得较大进展。

1980 年全国中医学会成立后，中医肛肠协作组立即申请加入中医学会并得到批准，且酝酿成立中医肛肠学会（二级分会）。1980 年 7 月在福建省福州市召开了第三次全国肛肠学术会议暨第一届理事会，出席会议的代表有 300 余人，卫生部副部长崔月犁出席了本次会议。在这次会议上，经过民主选举产生第一届肛肠理事会，会长：丁泽民。副会长：史兆歧、闻茂康、王方林、张庆荣、陆琦、李雨家、李润庭、金虎、杨书兴。并选出常务理事 15 人：尹伯约、叶松荣、卢克捷、任全保、陈之寒、陈永健、芮恒祥、李笑风、林之夏、周济民、贺执茂、黄乃建、曹吉勋、彭显光、喻德洪。理事 58 人：马述仕、王天庆、王玉成、王文春、王承业、王秀珍、邓正明、司永令、央金、冯继亮、邢玉美、衣先荣、刘爱华、刘传章、朱秉宜、孙福庆、杜家谟、杜克礼、汪立强、陈济民、陈民藩、陈庆燊、汤长风、何庆荣、宋光瑞、李兢、李允哲、李浩春、李瑞吉、李瑞芝、沈健雄、杨干亭、张远、张树义、张东岳、张振仁、张东铭、张庆儒、郑明印、郑观炳、郑和昌、周醒华、周孝增、欧阳光、柏连松、胡阶林、施启生、范芙蓉、钟传华、钟传荣、程恩昌、董平、董德、蒋云鹏、谢宝慈、廖荫元、翟静明、鲁培智。这次会议，总结了新中国成立以来我国防治肛肠疾病的经验和成就，检阅了以中医、西医和中西医结合三支力量组成的痔瘘学科专业队伍，制订了这一学科发展的长远规划，这是我国痔瘘学科发展中的重要里程碑，此后全国各省市肛肠分科学会相继成立，我国的肛肠学术交流活动进一步活跃。自 1983~1998 年中华中医药学会肛肠分会每三年召开一次全国学术交流会；自 1998~2003 年每两年召开一次全国学术交流会议；自 2003 年至今每年召开一次全国会议。

近年来肛肠专业学会和学术组织数量越来越多，代表性的组织中华中医药学会肛肠分会、中国中西医结合肛肠分会、世界中医药联合会肛肠分会、中华医学会外科分会肛肠学组、中国医师学会肛肠分会、中国医师会中西医结合分会肛肠专家交流会、全国便秘研究会等，这些学会基本上均有相应的省级分会。国际性、全国性及省市级的肛肠学术交流会议越来越多，学术交流活动越来越频繁，水平越来越高，我国专家出国讲学和外国专家来华讲学日益增多。

1981 年，中华全国中医学会肛肠学会创办了《肛肠杂志》，为促进肛肠学科的学术研究，沟通国内外学术交流，创造了有利条件。在此以前，有关省级肛肠学会曾轮流编印内部交流资料，这些非定期出刊的专辑，即是肛肠杂志的前身。《肛肠杂志》1984 年更名为《中国肛肠病杂志》，1993 年由季刊改为双月刊，1998 年改变为月刊，目前已发行和交流到世界多国，产生了较大影响，已成为世界肛肠学科主要刊物之一。1995 年创刊的《结直肠肛门外科》由广西壮族自治区卫生厅主管，广西医科大学主办，广西医科大学第一附属医院承办，是中华医学会外科分会结直肠外科学组的专业性期刊，是国内另一重要的肛肠学科刊物。

在 1985 年前后，随着学术水平及临床诊疗能力的提高，中医肛肠学科的技术水平和业务能力进一步提高，诊治疾病的范围已经由原来的肛管、直肠疾病，进一步发展到包括肛管及结直肠良性（包括炎症性）、恶性疾病及功能性疾病等所有疾病在内，为此国内省、市级中医院的肛肠科先后将原来"痔科"或"痔瘘科"改名为"肛肠科"，标志着中医肛肠学科学术水平和能力上升到了一个新阶段。

目前我国的肛肠学科已形成了中医、西医、中西医结合三支力量团结合作，并具有相当水平的专业队伍。他们发扬不断创新的精神，坚持用现代科学方法研究整理祖国医药学，发展了枯痔疗法、结扎疗法、挂线疗法等治疗方法，吸取了西医之长，先后创制了"高位挂线、低位缝合"治疗高位复杂性肛瘘，"脱肛液"治疗成人直肠脱垂，"外剥内扎硬注术"治疗混合痔，"新 6 号枯痔注射液""消痔灵""枯痔液"治疗内痔等方法和药物。在防治痔瘘疾病和继承发扬祖国医学遗产等方面，取得了可喜的进展，做出了重大的成就，为医药保健事业的发展做出了贡献。

参考文献

[1] 黄乃健 . 中国肛肠病学 [M]. 济南 : 山东科学技术出版社 ,1996.1–26.

[2] 中国山海经学术讨论会 . 山海经新探 [M]. 成都 : 四川省社会科学院出版社，1986：267–315.

[3] 张敏智 , 刘进 . 从《五十二病方》与《内经》之方剂分析看其书特点与形成时间 [J]. 贵阳中医学院学报 ,1990,（1）:1–3.

[4] 肖成福 . 先秦《五十二病方》痔瘘疾病初探 [J]. 中国医药学报 ,1989,4（5）:55–58.

[5] 吴昆 . 黄帝内经素问吴注 [M]. 济南 : 山东科学技术出版社 ,1982:12–355.

[6] 河北医学院 . 灵枢经校注（上）[M]. 北京 : 人民卫生出版社 ,1982:102–111.

[7] 郭蔼春 . 黄帝内经校注语释 [M]. 天津 : 天津科学技术出版社 ,1989:386–551.

[8] 张机 . 伤寒论 [M]. 上海 : 上海科学技术出版社 ,1983:60.

[9] 丁光迪 , 等 . 诸病源候论校注（下）[M]. 北京 : 人民卫生出版社 ,1982:975–1399.

[10] 孙思邈 . 备急千金要方 [M]. 北京 : 人民卫生出版社 ,1955:413–428.

[11] 王怀隐 . 太平圣惠方 [M]. 北京 : 人民卫生出版社 ,1958:1860–1901.

[12] 朱橚 . 普济方 [M]. 上海 : 上海古籍出版社 ,1991:734–756.

[13] 陈实功 . 外科正宗 [M]. 北京 : 人民卫生出版社 ,1964:169–178.

[14] 祁坤 . 外科大成 [M]. 上海 : 科技卫生出版社 ,1958:145.

[15] 陈梦雷 . 古今图书集成医部全录 [M]. 北京 : 人民卫生出版社 ,1963:2421–2433.

[16] 吴谦 . 医宗金鉴 [M]. 北京 : 人民卫生出版社 ,1963:293–306.

第二章 人体肛肠的解剖

肛门直肠是人体消化道的末端，通于体外的出口。直肠发生于内胚层，肛管发生于外胚层。

在祖国医学中，对人体肛门直肠解剖的认识，早在两千多年前就有大量的记载。《灵枢·肠胃篇》中说："广肠傅脊，以受回肠，左环叶脊，上下辟，大八寸，径二寸寸之大半，长二尺八寸。"《灵枢·乎人绝谷篇》中也说："广肠大八寸，径二寸寸之大半，长二尺八寸，受谷九升三合八分合之一。"《难经·四十二难》中说，"大肠重二斤十二两，长二丈一尺，广四寸，径一寸，当脐右回叠积十六曲，盛谷一斗，水七升半，……肛门重十二两，大八寸，径二寸大半，长二尺八寸，受谷九升三合八分合之一。"《医宗必读·行方智圆心小胆大论》中说："大肠传道之官，变化出也。回肠当脐右回十六曲，大四寸，径一寸寸之少半，长二丈二尺。受谷一斗，水七升半。广肠傅脊以受回肠，乃出渣秽之路。大八寸，径二寸寸之大半，长二尺八寸。受谷九升 三合八分合之一。是经多气多血。《难经》曰：大肠二斤十二两。回肠者，以其回叠也。厂肠即回肠之更大者，直肠又广肠之末节也。下连肛门，是为谷道后阴，一名魄门。总皆大肠也。"这些记述详细说明了肛门直肠的长度、大小和走向，并将肛门直肠包括于大肠之中。

大肠属六腑之一，位于人体腹中，其经脉为手阳明大肠经，起于体表次指爪甲根部内侧商阳穴，循次指内侧上行，从拇指、食指的歧骨中间（合谷穴）出腕侧两筋之间的凹陷处（阳溪穴），沿前臂外侧前缘上行，进入肘外侧（曲池穴），继续上行，沿上臂臑外侧前缘上肩，沿肩峰（肩髃穴）前缘向后到天柱骨旁，与诸阳经交会于颈骨隆起处（大椎穴），然后折向前面，进入缺盆内，下络肺脏，再下膈膜，入属大肠腑。另有一条支脉，从缺盆处上走颈部，斜行贯穿两颊，进入下齿龈，又回出来，挟唇口，左右两脉在人中处会合，然后交叉上行，挟于鼻翼两旁（迎香穴），与足阳明胃经脉（承泣穴）相接。

大肠总括回肠（结肠）和广肠（直肠），上接阑门，下端为魄门。大肠为肺之腑，其经脉络肺，与肺互为表里，肺藏魄，故曰魄门。所以，《证治要诀》中说："肛门者，大肠之下截也。一曰广肠，言其广阔于大小肠也。又曰魄门，言大肠为肺之腑，肺藏魄，故曰魄门也。肛者，言其处似车缸形也。"这些记载与现代对肛门直肠解剖的认识是相符合的。

一、人体肛肠的发生学

原始肠管发生于卵黄囊顶部内胚层，在发育的第 3 周开始时分成 3 个区域：前肠在头褶内，后肠及其腹侧的外生尿囊位于较小的尾褶内，二者之间是中肠，在这个阶段中肠腹侧开口于卵黄囊（图 2-1）。经过"生理性疝形成""返回腹腔"和"固定"阶段后，中肠在主胰乳头下方发育成小肠、升结肠和近端 2/3 的横结肠。远端结肠（横结肠远端 1/3）、直肠和肛管齿状线以上都来自后肠。

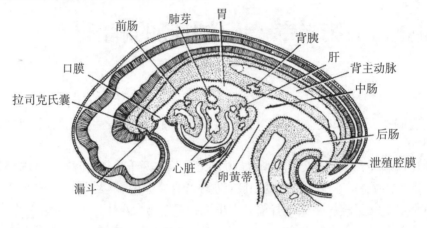

图 2-1　早期人胚（4 周）正中矢状断面

　　胚胎发育至第 5 周之前，肠道和尿生殖道末端与泄殖腔相连。在第 6 周，尿直肠膈向尾侧迁移，这两个管道分开。胚胎发育至第 8 周，泄殖腔分前后两部（如图 2-2），前部发育成尿生殖窦，又叫尿生殖洞，后部发育成直肠同时，泄殖腔膜的前部成为尿生殖膜，后部成为肛门膜，中部成为尿直肠中隔。至第 8 周末，尿生殖膜穿通，与尿生殖窦相通生成尿道、阴道，肛门膜穿通，与直肠相通生成肛门。第 10 周肛门结节（一对围绕肛道的外胚层降起）的背侧融合形成马蹄状结构，前面形成会阴体。泄殖腔括约肌被会阴体分为尿生殖部和肛门部（肛门外括约肌），肛门内括约肌的形成较晚（第 6~12 周），来自直肠环行肌层增大的纤维。括约肌在它们的发育过程中明显迁移，外括约肌向头侧迁移而内括约肌向尾侧移动。同时，纵行肌下降进入括约肌间平面。如果胚胎发育异常，可造成先天性肛门直肠畸形。直肠向下发育伸延终断或发育不良，可形成直肠闭锁或直肠狭窄。肛门膜未穿通，造成肛门闭锁；穿通不全，造成肛门狭窄。如果穿通位置异常，可形成各种各样的肛门直肠先天性畸形。

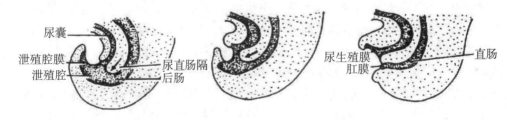

图 2-2　泄殖腔的分隔

二、肛门

　　肛门是消化管末端的开口，位于臀部正中线上，会阴体与尾骨之间。平时紧闭，呈一纵裂，排便时张开呈圆形，直径可达 3cm。肛门缘向后至尾骨尖之间，有肛门尾骨韧带。手术时，切断此韧带，可造成肛门向前移位。

肛周的皮肤色深，长有毛发，有丰富的汗腺及皮脂腺存在。肛门皮肤比较松弛而有弹性。因外括约肌和肛门皱皮肌收缩，皮纹呈放射状皱折。手术时，切除适量皮肤，不会引起肛门功能障碍，若切除过多，则可造成肛门狭窄。肛门周围皮肤，有时也会产生皮炎与湿疹。导致肛周慢性皮炎和湿疹的原因有肛门和直肠病变导致的渗出液、肛门潮湿、擦伤、肛门部不洁等等。另外，肛缘皮肤水肿消退后皮肤松弛，或者皮肤逐渐增生等原因，在肛门缘可出现皮赘外痔。再则，受肛裂创面的分泌物刺激，也会在肛裂创面的外端产生皮赘。

三、肛管

（一）肛管

肛管的定义有两种。外科学肛管是指由肛门括约肌所括约的部分，亦即从耻骨直肠肌下缘到外括约肌皮下部下缘（即肛缘）的部分。解剖学肛管是指由肛门上皮所覆盖的部分，即从齿线到肛门缘为止的部分（图2-3）。日本学者高野正博认为如将前者称为括约肌性肛管，把后者叫做肛门上皮性肛管，便于理解。据高野研究，外科学肛管的长度，男性为3.2cm，女性为2.9cm，平均为3cm。解剖学肛管的长度，男性为1.8cm，女性为1.7cm，平均为1.8cm。

因肛管向下、向后与直肠形成一近约90°的角，其前壁比后壁稍长，平时为一纵裂，排便时，扩张成管状，长度变短，直径约3cm。在排便和麻醉时，内括约肌可向下移位，与原来处于外下方的外括约肌皮下部平齐，甚至越出外括约肌皮下部，这点在做内括约肌切断时需引起注意。

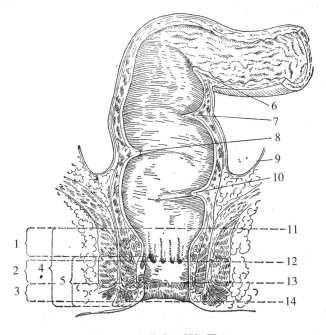

图2-3 肛管直肠额切图A

1. 柱带 2. 痔带 3. 皮带 4. 外科肛管 5. 解剖肛管 6. 乙、直肠交界处 7. 上直肠瓣 8. 中直肠瓣 9. 腹膜反折 10. 下直肠瓣 11. 肛管直肠线 12. 齿线 13. 肛门白线 14. 肛门皮肤线

肛管上皮下软组织较少，肛管上皮由比较硬且伸展性差的内括约肌包绕，且被固定于白线部，移动性较差。由于以上的原因，此处容易产生肛裂和肛门狭窄。

肛管两侧为坐骨直肠窝，其前方，男性有尿道和前列腺，女性有阴道，后方为尾骨。

肛管有四个界线和三个带区（图2-3），即四线三带。

1．四线

（1）肛门皮肤线：即肛门缘，是消化道最低的界线。

（2）肛门白线：在肛门缘与齿线之间，因该处血管分布较少，皮肤呈灰白色，故名肛门白线。其深部是内括约肌下缘与外括约肌皮下部的分界处；指诊时可触到一环状沟，称为括约肌间沟。

（3）齿线：在肛门白线的上方，为黏膜与皮肤的分界线。

（4）肛管直肠线：位于齿线的上方，距齿线约1.5cm；为肛管直肠环上缘的水平线。

2．三带

（1）柱带：为肛管直肠线到齿线的环带区域，其间有肛柱（即直肠柱）。黏膜表面为单层柱状上皮。

（2）痔带：即痔环，又名肛门梳，为齿线到肛门白线的环状区域，因受内括约肌紧缩而成环形隆起，此处表面平滑光亮，是黏膜与皮肤的移行部分，从齿线由单层柱状上皮转变成复层立方上皮及未角化的鳞状（复层扁平）上皮。

（3）皮带：为肛门白线到肛门缘的环状区域，为外括约肌皮下部所环绕，表面为角化的复层鳞状（复层扁平）上皮。

（二）齿线

肛瓣与直肠柱下端，共同形成锯齿状的环形线，叫齿线，为黏膜与皮肤相移行的边界线，故又称为黏膜皮肤线（图2-3）。它是内外胚层的移行地带。此处有肛瓣、肛窦和肛乳头。齿线在解剖和临床上有其重要意义（图2-4）。

1）齿线以上为直肠，表面覆盖的黏膜是单层柱状上皮，线以下为肛管，表面覆盖的皮肤是复层立方上皮和鳞状上皮。所以，在齿线以上发生的癌肿常为腺癌，齿线以下则为鳞状细胞癌。

2）齿线上下的血液供给和静脉回流不同。

（1）动脉：齿线以上的动脉，为来自肠系膜下动脉的直肠上动脉（痔上动脉）和来自髂内动脉的直肠下动脉（痔中动脉）；齿线以下的动脉，为来自阴部内动脉的肛门动脉（痔下动脉）。

（2）静脉：齿线以上的静脉丛，为直肠上静脉丛（痔内静脉丛），汇集成直肠上静脉（痔上静脉）和直肠下静脉（痔中静脉），此静脉丛曲张，则形成内痔。齿线以下的静脉丛，为直肠下静脉丛（痔外静脉丛），汇集成肛门静脉（痔下静脉），此静脉丛曲张，则形成静脉曲张性外痔。直肠上静脉回流至门静脉，内痔感染时，可经门静脉而形成肝脓肿，直肠下静脉和肛门静脉回流入髂内静脉到下腔静脉，外痔感染时，则由下腔静脉向全身，扩散。

3）齿线以上的淋巴液流入肠系膜下及髂内淋巴结；齿线下部的淋巴液流入腹股沟淋巴结。

4）齿线以上的神经属于自主神经系统，无疼痛感觉，齿线以下的神经属于脊神经系统（由阴部神经支配）。疼痛反应很敏锐。

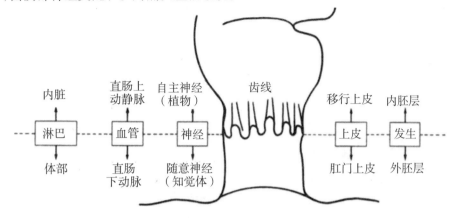

图 2-4 齿线在解剖学与临床上的意义

（三）肛柱、肛瓣、肛乳头、肛窦和肛门腺

1．肛柱

又名直肠柱。位于柱带环区，因括约肌收缩，黏膜形成纵形皱襞而成，长 1~2cm，有 6~10 个。当直肠肛管扩张，则皱襞消失。

2．肛瓣

肛柱之间的半月形黏膜皱襞，称为肛瓣。

3．肛乳头

在直肠柱下端，沿齿线处。有一三角形乳头状小隆起，称为肛乳头，有 2~6 个。其基底部发红，而尖端呈灰白色，高仅 1~2mm。肛乳头系纤维结缔组织，含有微细淋巴管，表面为皮肤层覆盖。肛乳头若肥大，可长达 1~2cm。

4．肛窦

由肛门瓣、直肠柱围成的袋状小隐窝，称为肛窦。窦口向上，底向下，深 3~5mm，窝内易积存粪屑。

5．肛门腺

65% 的肛门腺开口于肛隐窝，其余 35% 的肛门腺开口于肛门窝旁。大约半数多的肛隐窝中有肛门腺存在，相当于每人有 4~8 个的肛门腺。肛门腺受损伤感染后可发生肛窦炎和肛乳头炎。炎症向肛门腺蔓延，可形成脓肿，为肛裂和肛门直肠脓肿发病的主要原因（图 2-5）。肛门腺的上皮为复层柱状上皮或移行上皮，黏蛋白染色呈强阳性。

四、直肠

直肠长 12~15cm，上接乙状结肠，下连肛管，直肠沿骶骨，尾骨前面下行，与肛管形成一近 90° 的角，称为肛直角。直肠上下端较狭窄，中间膨大，称为直肠壶腹。直肠行径弯曲，上部向后、向右，称为直肠骶曲（距肛门 7~9cm）。下部向前、向左，称为直肠会阴曲（距肛门 3~5cm）。做乙状镜检查时，切忌盲目和用暴力推进，以免损伤肠壁，造成穿孔。直肠上段前面和两侧有腹膜覆盖，中段仅在前面有腹膜覆盖，并在此处反折成直肠膀胱或直肠子宫陷窝。腹膜反折距肛门缘，男性约7.5cm。女性约5.5cm（图2-3）。

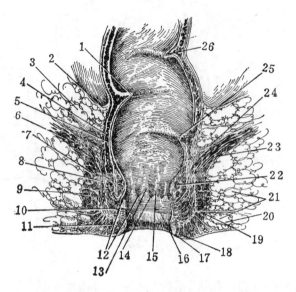

图2-5　肛管直肠额切图B

1. 中直肠瓣　2. 腹膜　3. 骨盆直肠间隙　4. 直肠纵肌　5. 直肠环肌　6. 肛提肌　7. 外括约肌深部　8. 联合纵肌　9. 外括约肌浅部　10. 内括约肌　11. 外括约肌皮下部　12. 肛窦　13. 肛乳头　14. 肛瓣　15. 肛柱　16. 肛门白线　17. 肛缘　18. 痔外静脉丛　19. 坐骨直肠窝横隔　20. 肛周间隙　21. 坐骨直肠窝　22. 痔内静脉丛　23. 盆隔下筋膜　24. 盆隔上筋膜　25. 下直肠瓣　26. 上直肠瓣

直肠肌层为不随意肌，外层是纵肌，内层是环肌。直肠黏膜较厚而血管丰富，表面光滑，黏膜下层疏松，易与肌层分离向下脱垂。直肠腔内有三条半月状的黏膜皱襞，襞内为环肌肌纤维，称为直肠瓣（图2-3、图2-5），又称为霍斯顿（Houston）瓣。目前有人认为，直肠瓣的位置及其数目常因人而异。上中下直肠瓣在直肠壁的排列，一般为左一右前一左后，上瓣距肛门缘约10.5cm；中瓣距肛门缘约7.5cm，其位置恒定，环肌较发达，称为第三括约肌，相当于腹膜反折的水平；下瓣距肛门缘约5cm，位置最不恒定。直肠扩张时这些皱襞可以消失。

直肠前方，男性有前列腺、精囊、输精管、膀胱和直肠膀胱陷凹；女性有阴道、子宫颈、子宫和直肠子宫陷凹；后方有骶骨、尾骨，骶骨凹内有骶血管及腹下神经丛；两侧有坐骨、髂内动脉、坐骨神经和输尿管。

五、结肠

结肠（图2-6）从上向下依次可分为5个部分，即盲肠、升结肠、横结肠、降结肠、乙状结肠。结肠大致呈弓形围绕小肠襻，大部分位于腹腔，少部分位于盆腔。其上方在回盲瓣处与小肠（回肠）相连，其下方与肛管相连。全长有1.2~2m，平均为1.5m，大约相当于小肠长度的1/4。回盲瓣是在大肠与小肠之间的瓣状结构，起着阀门样的作用，使肠内容物能间断地、有节奏地排放至盲肠中，并防止粪便反流到回肠。升结肠和横结肠的交界处位于肝脏下方，叫做结肠肝曲，横结肠与降结肠间的交界处位于脾脏下方，叫做结肠脾曲。结肠紧贴背部一侧，除了横结肠和降结肠外，都在后腹膜外。

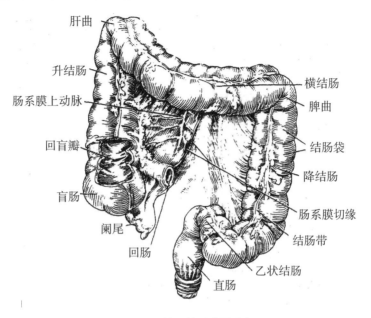

图 2-6　结肠的形态及分部

　　结肠有 3 个特征：结肠带、结肠袋和肠脂垂（图 2-7）。两种结肠带前面（游离带）、后面正中（系膜带）、后侧面（网膜带）代表肌肉的纵行外被条带，贯穿从阑尾根部到直肠乙状结肠交界处的结肠，在直肠乙状结肠交界处它们渐渐消失，纵行肌层实际上是围绕结肠的完整包被，尽管在结肠带处增厚。结肠袋或袋囊是结肠带之间的肠壁外凸，它们是由结肠带相对较短造成的，大约比肠壁长度短 1/6。结肠袋被肠壁的半月形或新月形皱襞分开，因此当进行充气或钡剂造影时，赋予结肠特征性的放射影像表现。肠脂垂是从结肠浆膜面突出的小的脂肪附件。

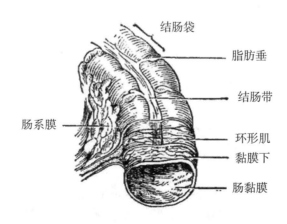

图 2-7　结肠壁的构造

六、肛门直肠肌肉

（一）肛门外括约肌

肛门外括约肌为随意肌。围绕肛管。按其纤维走向可分为三部分（图2-5、图2-8）：

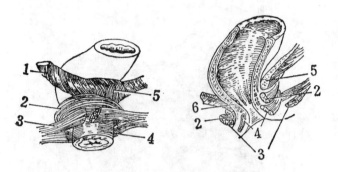

图 2-8　肛门内、外括约肌

1. 肛提肌　2.外括约肌深部　3.外括约肌浅部　4.外括约肌皮下部　5.耻骨直肠肌　6.肛门内括约肌

1．皮下部

皮下部由环形肌束构成，位于内括约肌下方，在肛缘皮下，围绕肛管下部。前方少量肌纤维附着于会阴中心腱，后方纤维附着于肛尾韧带，此肌束的上缘与内括约肌下缘相邻，形成括约肌间沟。

2．浅部

浅部在外括约肌皮下部与深部之间，为扁平肌束，起于尾骨下部后面及肛尾韧带，向前至肛管后缘延伸分为两束，分别从肛管两侧包绕内括约肌，于肛管前会合，止于会阴中心腱（图2-8）。故肛管前后方肌束会合处留有三角形缺口，肛管前后部位肌肉支持比两侧弱，这是肛管前后容易发生肛裂的原因之一。

3．深部

深部为厚的环形肌束，环绕内括约肌的上三分之一，其上部纤维与上方紧接耻骨直肠肌纤维融合，前方有些纤维交叉，附着于对侧坐骨结节。

外括约肌主要由第二、三、四骶神经的肛门神经及会阴神经支配，其作用为平时闭合肛门，排便时舒张，帮助排便。

（二）肛门内括约肌

肛门内括约肌为直肠环肌在下部增厚的部分，从肛管直肠线至肛门白线，围绕肛管中上部，宽约3cm，是不随意肌，有帮助排便，而无括约肛门的功能（图2-8）。

（三）肛提肌

肛提肌为随意肌，薄而阔，左右各一，联合成盆隔，其上、下面覆盖着盆隔上、下筋膜。按其肌束的起止和走向，可分为三部分（图2-9）。

1．耻骨直肠肌

耻骨直肠肌起于耻骨和闭孔筋膜，止于肛管顶部侧壁、后壁和骶骨，与对侧相应肌束形成U形袢，绕过肛管直肠交界处，肌纤维与直肠纵肌层相交织成联合纵肌下降，介于内、外括约肌之间，其肌纤维与内、外括约肌交结（图2-10）。耻骨直肠肌对括约肛门有重要作用。

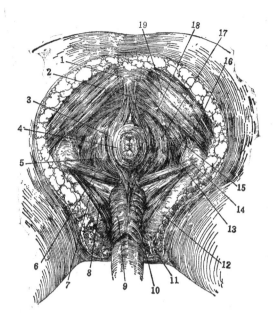

图 2-9 会阴部肌肉示意图

1. 尾骨 2. 肛尾韧带 3. 外括约肌浅部 4. 外括约肌皮下部 5. 外括约肌深部 6. 会阴浅横肌 7. 泌尿生殖隔下筋膜 8. 坐骨海绵体肌 9. 球海绵体肌 10. 会阴中心腱 11. 精索 12. 坐骨耻骨肌 13. 耻骨直肠肌 14. 坐骨结节 15. 闭孔内肌 16. 骶结节韧带 17. 耻骨尾骨肌 18. 髂骨尾骨肌 19. 臀大肌

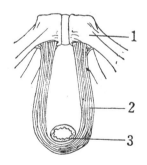

图 2-10 耻骨直肠肌示意图

1. 耻骨 2. 耻骨直肠肌 3. 直肠

2. 耻骨尾骨肌

起于耻骨支后面，向内下后走行，内侧部肌纤维经前列腺或阴道向尿道两侧成 U 形祥。一部分纤维止于其壁上，一部分止于会阴中心腱。耻骨尾骨肌，在男性又名前列腺提肌，在女性又名耻骨阴道肌。外侧部肌纤维，向后止于尾骨尖及两侧缘的骶骨前韧带及肛尾韧带。

3. 髂骨尾骨肌

髂骨尾骨肌起于坐骨棘内面和白线的后部，向下后与对侧联合，止于尾骨。

肛提肌组成盆隔，由第二、三、四骶神经的肛门神经或会阴神经的一枝支配。其作用为载托盆内脏器，固定直肠，并能升降盆底和肛管，使肛管和直肠保持一定角度，随意启闭肛门，帮助排便。

（四）联合纵肌、直肠纵肌

联合纵肌、直肠纵肌在肛管直肠交界处，汇合耻骨直肠肌和盆隔上、下筋膜的一些纤维，互相交错而成联合纵肌（图2-11）。向下行于内外括约肌之间，其末端分成许多纤维束。内侧束向内下斜穿内括约肌至痔环的黏膜下肌，外侧束向外下方穿入外括约肌深浅部，末端纤维一部分绕过内括约肌下缘，止于肛门白线；一些纤维向下呈放射状，穿过外括约肌皮下部，止于肛门皱皮肌；另一些纤维束经外括约肌皮下部与浅部间，附于坐骨结节，形成间隔，将肛门周围间隙与坐骨直肠窝分开。联合纵肌将肛管的各种组织缚扎在一起，保持肛管位置和肛门功能。其穿入内括约肌、外括约肌和肛提肌的肌纤维，组成结缔组织网，当括约肌间隙有感染时，则可沿这些纤维蔓延，生成各种脓肿。

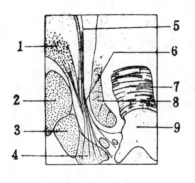

图2-11 联合纵肌示意图

1. 肌提肌 2. 外括约肌深部 3. 外括约肌浅部 4. 外括约肌皮下部 5. 直肠纵肌层 6. 联合纵肌

7. 直肠壁 8. 内括约肌 9. 肛管

（五）肛管直肠环

由肛门外括约肌的深、浅部，联合纵肌、内括约肌、耻骨直肠肌环绕肛管直肠连接处所形成的肌环，称为肛管直肠环（图2-12）。后侧较前方发达，前方较后方稍低。指检时，在肛管后方及两侧有U形环带感。其作用是维持肛门括约功能。手术时，若误将此环切断，可造成肛门失禁。

七、肛门直肠周围间隙

肛门直肠周围具有临床意义的潜在间隙包括：肛周皮下间隙、坐骨直肠间隙、肛后浅间隙、肛后深间隙、括约肌间间隙、黏膜下间隙、骨盆直肠间隙和直肠后间隙。

（一）肛门皮下间隙

肛门皮下间隙围绕肛管下部，侧面与臀部皮下脂肪相连，中间延伸到括约肌间隙（图2-13）。外痔丛位于肛周间隙内，在齿状线与内痔丛相通。肛周间隙是肛门血肿、肛周脓肿和肛瘘的典型部位。

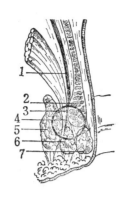

图 2-12　肛管直肠环纵断面

1. 直肠纵肌　2. 肛门内括约肌　3. 联合纵肌　4. 耻骨直肠肌
5. 外括约肌深部　6. 外括约肌浅部　7. 外括约肌皮下部

（二）坐骨直肠间隙

坐骨直肠间隙由坐骨直肠窝的上 2/3 组成，呈锥体形，它的中心是肛管和下段直肠两侧，侧面是骨盆侧壁，坐骨直肠窝前面由尿生殖隔和会阴横肌束缚，后面是骶结节韧带和臀大肌下缘，顶部是肛提肌起源于闭孔筋膜处，在其上侧壁，有阴部神经和阴部内血管进入阴部管（Aleock 管），底部是肛周间隙（图 2-13）。坐骨直肠窝内充满脂肪，血流缓慢，抗病力较弱，容易生成脓肿。据 Goligher 观察，坐骨直肠窝上部间隙的脂肪颗粒大，下部的脂肪颗粒则较小。坐骨直肠窝含有脂肪以及直肠下血管和神经。

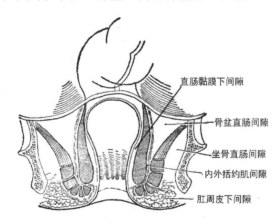

图 2-13　肛管直肠周围间隙（额切图）

（三）肛管后间隙

肛管后间隙位于肛管与尾骨之间，上界为肛提肌筋膜，下界为肛门后部皮肤和肛门周围筋膜，外括约肌浅部将其分为深浅两部，即肛管后深间隙和肛管后浅间隙。肛后浅间隙位于肛尾韧带和皮肤之间，两侧与肛周筋膜连接；深部又称为 Courtney 括约肌后间隙，位于肛尾韧带和肛尾缝之间，其两侧与坐骨直肠窝相通，其前为内括约肌和外括约肌深部（图 2-14）。

（四）括约肌间间隙

括约肌间间隙是肛门内外括约肌间潜在的间隙，肛门腺体多数存在于这个间隙。因此括约肌间间隙对于肛周脓肿的发生起重要作用。肌间脓肿为肛管直肠周围感染蔓延的主要途径，括约肌间间隙与骨盆直肠间隙相通，肛门腺感染后形成肌间脓肿后，脓液可沿纤维膈向周围各间隙蔓延。

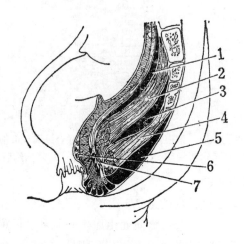

图 2-14　肛管直肠周围间隙（矢状面）

1.直肠后间隙　2.肛提肌　3.肛管后深间隙　4.外括约肌浅部和深部

5.肛管后浅间隙　6.膜下间隙　7.括约肌间间隙

（五）黏膜下间隙

黏膜下间隙位于肛管黏膜与内括约肌之间，向上与直肠的黏膜下层连接，向下与肛周皮下间隙相连。黏膜下间隙，借来自括约肌间内侧膈的纤维，穿过内括约肌与括约肌间间隙连接（图 2-13）。此间隙发生的脓肿称为黏膜下脓肿。

（六）骨盆直肠间隙

骨盆直肠间隙位于骨盆内，其上为腹膜，下为盆隔上筋膜，后有直肠与侧韧带。骨盆直肠间隙男性前有膀胱和前列腺，女性前有子宫及间韧带（图 2-13）。间隙内有疏松结缔组织。此间隙的脓肿，称为骨盆直肠间隙脓肿。

（七）直肠后间隙

直肠后间隙位于骶骨之前、直肠之后，上为腹膜，下为盆隔上筋膜，与骨盆直肠间隙有直肠侧韧带相隔。此间隙的脓肿，称为直肠后间隙脓肿（图 2-14）。

八、肛肠血管

（一）动脉

肛门直肠动脉有直肠上动脉、直肠下动脉，肛门动脉和骶中动脉。直肠上动脉和骶中动脉是单枝，直肠下动脉和肛门动脉是左右成对排列（图 2-15）。

1．直肠上动脉

直肠上动脉是肠系膜下动脉的末段，为直肠血液供应最大的动脉血管。经盆腔，横过左髂动脉，沿直肠后向下入骶骨凹，平第三骶椎；分为左右两枝，在直肠的两侧下行，并斜向前至直肠下部3分成数枝穿入肌层至黏膜下层，进入直肠柱内，到齿状线又分为许多小枝相互吻合，供给齿状线以上部分的血液，并在黏膜下层与直肠下动脉和肛门动脉的分枝吻合。它分布于直肠上部各层和全部直肠黏膜，在肛管上方的右前、右后和左侧（即截石位11、7、3点）有其重要分枝，为内痔术后出血的好发部位。指检时，有时可扪及明显的动脉搏动，尤其是在重度内痔或混合痔患者，痔上动脉的搏动更为明显。

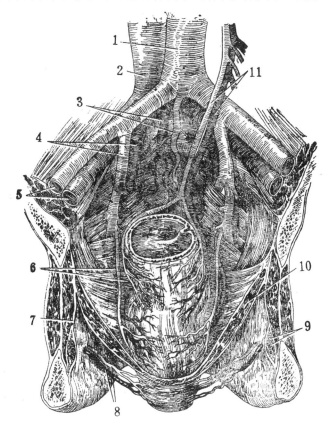

图2-15　肛门直肠血管示意图

1. 主动脉　2. 下腔静脉　3. 骶中动脉和静脉　4. 髂内动脉和静脉　5. 髂外动脉和静脉　6. 痔中（直肠下）动脉和静脉　7. 闭孔内筋膜　8. 痔下（肛门）动脉和静脉　9. 阴部内动脉和静脉　10. 肛提肌　11. 痔上（直肠上）动脉和静脉

　2．直肠下动脉

　　直肠下动脉来自髂内动脉或阴部内动脉，位于骨盆两侧，经直肠侧韧带内至直肠（图2-15），主要分布于直肠下部，在黏膜下层与直肠上动脉和肛门动脉吻合，供给直肠前壁肌层和直肠下部各层。

　3.肛门动脉

　　肛门动脉起于阴部内动脉，在会阴两侧。经坐骨直肠窝分成数支（2~3支），到肛提肌、内括约肌、外括约肌、会阴部皮肤、齿线以下肛管，并在肛管黏膜下层与直肠上、下动脉吻合（图2-15）。

4. 骶中动脉

骶中动脉从腹主动脉分叉上方后壁发出,向下至骶骨凹,紧靠骶骨向下,止于尾骨体(图2-15)。有细小分枝到直肠,并与直肠上、下动脉吻合,但不恒定,对血液供给作用较微小。

(二)静脉

肛门直肠的静脉与动脉并行,有直肠上静脉、直肠下静脉、肛门静脉和骶中静脉(图2-16)。前两者主要由痔内静脉丛汇集而成,肛门静脉由痔外静脉丛汇集而成,痔内、外静脉丛在肛门白线附近互相连接,使门静脉系统与体静脉系统相通。在患门静脉高压的病人,肛门静脉是侧支循环的通路之一。

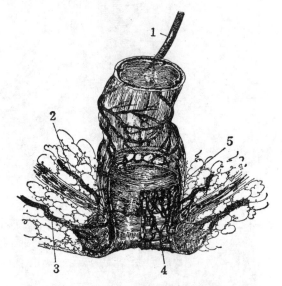

图 2-16　肛管直肠静脉额切示意图 A

1. 直肠上静脉　2. 直肠中静脉　3. 肛门静脉　4. 痔外静脉丛　5. 痔内静脉丛

1. 痔内静脉丛

痔内静脉丛又名直肠上静脉丛。在齿线上方,为窦状静脉丛,起于黏膜下层内微小静脉丛,汇集直肠黏膜的静脉,形成数枝小静脉,至直肠中部穿过肌层,汇入直肠上静脉(图2-16、图2-17),入门静脉。这些静脉无瓣,穿过肌层处,易受压迫而瘀血扩张,是发生内痔的因素。此静脉丛与动静脉相应,在右前、右后和左侧三处比较显著。为内痔原发部位,俗称为母痔区。另外有 3~4 小枝,是继发内痔部位,称为子痔区。

2. 痔外静脉丛

痔外静脉丛又名肛门静脉丛、直肠下静脉丛、窦状静脉丛。在齿线下方,肛门皮下组织内,沿外括约肌外缘形成边缘静脉干,汇集肛管的静脉。其上部汇入直肠下静脉,入髂内静脉;下部汇入肛门静脉,入阴部内静脉(图2-17)。

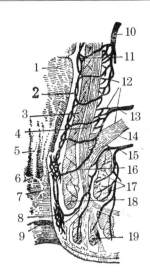

图 2-17 肛管直肠静脉额切示意图 B

1. 黏膜 2. 黏膜下层 3. 直肠环肌 4. 直肠纵肌 5. 直肠柱 6. 肛隐窝 7. 肛腺 8. 痔外（直肠下）静脉丛 9. 肛门白线 10. 直肠上静脉 11. 直肠内静脉丛 12. 直肠外静脉丛 13. 直肠下静脉 14. 肛提肌 15. 肛门静脉 16. 痔内（直肠上）静脉丛 17. 外括约肌深部、浅部 18. 内括约肌 19. 外括约肌皮下部

九、肛肠淋巴组织

肛肠淋巴组织，可分为上下两组，并通过吻合枝紧密连接（图 2-18）。

（一）上组

在齿线以上，包括直肠黏膜下层。肌层和浆膜下的淋巴网，相互交通，在直肠壁外形成淋巴丛，向上、向两侧和向下三个方向引流（图 2-18）。

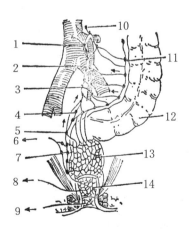

图 2-18 肛管直肠淋巴引流示意图

1. 主动脉旁淋巴结 2. 直肠上动脉 3. 乙状结肠内淋巴结 4. 骶淋巴结 5 直肠后淋巴结 6. 沿直肠下血管到髂内淋巴结 7. 直肠旁淋巴结 8. 沿肛门血管至髂内淋巴结 9. 至腹股沟淋巴结 10. 腰淋巴结 11. 结肠旁淋巴结 12. 乙状结肠 13. 腹膜下淋巴网 14. 黏膜下淋巴网

1. 向上沿直肠上血管及肠系膜下血管到直肠后淋巴结和乙状结肠根部淋巴结，最后

到腹主动脉前面和两侧入腰淋巴结。

2. 向两侧沿直肠下血管行的肛管直肠淋巴引流至直肠侧韧带内的直肠中淋巴结，再至髂内淋巴结，然后沿髂内血管入腰淋巴结。

（二）下组

下组在齿线以下，汇集直肠下段，肛管和内、外括约肌以及肛门周围皮下的淋巴网，经会阴、阴囊而入腹股沟淋巴结，然后至髂外淋巴结（图 2-18）。

肛门直肠和结肠恶性肿瘤切除手术时，应熟悉淋巴组织的分布。恶性病变初起时，可由淋巴管向上、向下及向两侧传播到远处淋巴结内。因此，原发恶性肿瘤虽小，也要切除全部淋巴结组织。

根据淋巴分布，对肛门直肠结肠癌的根治手术，应切除肿瘤和一部分正常肠管，并尽力切除所有淋巴组织。对肛管和肛门周围恶性肿瘤，应做腹会阴合并切除术，分期切除腹股沟淋巴。直肠下段癌，往往距肛门缘 6~7cm，向两侧蔓延，因此，应切除直肠侧韧带。对直肠上段癌、乙状结肠癌和降结肠癌，应在肠系膜下动脉由主动脉起点下方结扎切断。对脾曲和降结肠癌，应切除左半结肠。对横结肠中部癌，应切除横结肠，包括肝曲、脾曲、大网膜、胃结肠韧带。对肝曲、升结肠和盲肠癌，应切除右半结肠。

十、肛肠神经

肛门直肠的神经，在齿线以上，为植物神经，在齿线以下，为脊髓神经。

（一）直肠神经

直肠神经由自主神经，即交感神经和副交感神经支配。

1. 交感神经

由骶前神经（即上腹下丛）和盆丛（即下腹下丛）而来。骶前神经在第四、五腰椎体和骶一椎体前方，分出一对腹下神经，在直肠两侧向下、向外到膀胱底后方盆丛，并与副交感神经相连，由此发出神经纤维，分布到直肠、肛门内括约肌、膀胱和外生殖器（图 2-19），有抑制肠蠕动并使内括约肌收缩的作用。

2. 副交感神经

副交感神经由骶神经（第二、三、四骶神经节）而来，组成盆丛。随直肠下动脉分布到直肠、膀胱、阴茎血管，阴蒂和肛门内括约肌（图 2-19）。它有增加肠蠕动，促进分泌，使内括约肌松弛的作用。

副交感神经对直肠的机能调节很重要。直肠的痛觉，是由副交感盆内神经传入，而与交感神经无关。它还有一种对排便的反射和意识，控制排便作用的感觉神经纤维，可感知直肠被粪便充满或完全膨胀的胀满及排便的紧迫感。直肠内引起胀满感觉的感受器，上部较少，愈下愈多。如手术切除直肠过多，容易发生排便控制功能不良，严重时还会发生肛门失禁。

（二）肛管和肛门周围皮肤神经

1. 自主神经

自主神经由骶神经节和盆丛而来，分布于肛管、肛门周围皮肤内的腺体、血管和皮肤。

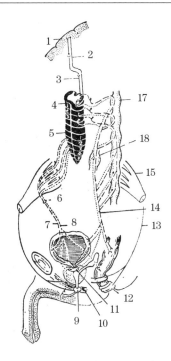

图 2-19　肛门直肠神经支配示意图 A

1.大脑皮质　2.锥体束　3.传入路　4.腰髓　5.骶髓　6.盆内脏神经　7.感觉纤维　8.副交感纤维
9.尿道膜部括约肌　10.会阴深横肌　11.膀胱内括约肌　12.肛门外括约肌　13.阴部神经
14.交感节后纤维　15.骶丛　16.肠系膜下神经节　17.交感干神经节

　2.脊髓神经

脊髓神经主要由三、四、五骶神经（或二、三、四骶神经）和尾神经而来，合成肛门神经，支配齿线下部肛管、肛门周围皮肤、外括约肌和肛提肌，也有神经纤维分布于会阴部和阴囊皮肤（图 2-20）。

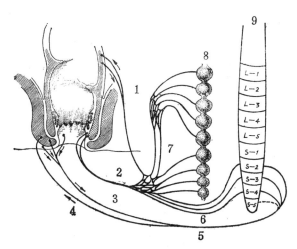

图 2-20　肛门直肠神经支配示意图 B

1.痔上丛　2.痔下丛　3.盆丛　4.痔下神经　5.阴部内神经　6.勃起神经
7.腹下交感神经　8.腰骶交感神经　9.腰骶索

阴部神经支配尿道括约肌，第三、四骶神经分布到膀胱、前列腺、尿道、子宫和阴道，与肛门神经有密切联系（图 2-18）。因此，肛门部病变和手术后疼痛刺激，可引起泌尿生殖系统的反射性机能紊乱，出现排尿困难、尿潴留、月经失调和痛经等。肛门部神经和股后皮神经及坐骨神经也有联系，肛门部疾病，也可引起腰部、髂嵴、骶骨、股后部疼痛。

肛门周围的神经丰富，感觉敏锐，因此，炎症或手术刺激，均可使外括约肌和肛提肌痉挛收缩，而引起剧烈疼痛。

附：人体消化道的长度

《灵枢·肠胃篇》中记载："唇至齿长九分，口广二寸半。齿以后至会厌，深三寸半，大容五合。舌重十两，长七寸，广二寸半。咽门重十两，广一寸半，至胃长一尺六寸。胃纡曲屈，伸之，长二尺六寸，大一尺五寸，径五寸，大容三斗五升。小肠后附脊，左环回周迭积，其注于回肠者，外附于脐上，回运环十六曲，大二寸半，径八分分之少半，长三丈二尺。回肠当脐，左环回周叶积而下，回运环反十六曲，大四寸，径一寸寸之少半，长二丈一尺。广肠傅脊，以受回肠，左环叶脊，上下辟，大八寸，径二寸寸之大半，长二尺八寸。肠胃所入至所出，长六丈四寸四分，回曲环反，三十二曲也。"这些记载虽然距今已有两千多年时间，但与现代人体解剖学的认识基本符合，仍不失其科学性。

现代人体解剖学认为，从门齿到食管入口处长约 15cm，食管长约 25cm，胃的长度充满时为 25~30cm，最大横径为 12cm，容量为 1~2L，十二指肠长约 25cm，小肠一般认为成人平均长 300cm 左右（据尸检测量，小肠全长 500~600cm，十二指肠长 20~30cm，空肠 250cm，回肠 300cm），大肠长约 150cm（盲肠 6.5cm，宽 7cm）；升结肠约 15cm（12.5~20cm）；横结肠约 50cm（40~50cm）；降结肠 8~12cm；乙状结肠 25~40cm；直肠约 12.5cm（12~15cm），肛管长 3~4cm，总长约 560cm。

参考文献

[1] 黄乃健. 中国肛肠病学 [M]. 济南：山东科学技术出版社，1996：1-26.

[2] 结肠与直肠外科学（第 5 版）[M]. 北京：人民卫生出版社，2000.

[3] 高野正博. 史仁杰编译. 肛肠病诊疗精要 [M]. 北京：化工出版社生物. 医药分社，2009.

第三章 人体肛肠的生理病理

中医认为肛肠属于大肠，而祖国医学对大肠的生理病理论述有很多，在《黄帝内经》中对大肠的生理功能做出了精辟的总结，如"大肠者，传导之官，变化出焉"，系统总结了大肠的三个主要功能，即"传导""变化""出"。经小肠运化后的水谷精微传输至大肠，经大肠的消化、吸收及分泌作用，再经广肠（直肠）、魄门（肛门）排出体外。此外，中医认为人体每日脏腑功能活动和气血流注具有一定时间规律，每日清晨大肠功能活动增强，气血充盈，故常人多在清晨排便。故在服用泻剂时宜在晚间服用，使药物作用时间与大肠功能活动规律一致，更好地发挥药效。

《黄帝内经》关于大肠与五脏的密切关系做了总结，《素问·五脏别论篇》曰："魄门亦为五脏使，水谷不得久藏。所谓五脏者，藏精气而不泻也，故满而不能实。六腑者，传化物而不藏，故实而不能满。"故魄门功能与五脏密切相关，五脏功能正常，气血和畅，魄门才能升降有常。

肺与大肠相表里，手太阴肺经下络大肠，手阳明大肠经上络肺，肺主气、行水，大肠主传导、主津，肺与大肠关系密切，主要表现在呼吸与传导方面。大肠传导功能正常有赖于肺气的肃降功能正常，肺气肃降，则大肠腑气通畅，肺气郁闭，则大肠传导失司，表现为腹胀、便秘等症状。反之，大肠腑气通畅，传导正常，则肺宣发肃降功能正常，大肠腑气不通，便秘、腹胀则可致肺气失宣降，出现咳嗽、气喘等症状。同时，肺经火热下传大肠，则可表现为便血、疼痛、脱出等症状。

手阳明大肠经与足阳明胃经相接，脾胃为后天之本，主运化腐熟水谷，脾胃功能失司则致大肠功能紊乱，脾胃受寒则可致腹泻，腹痛；热则可致便血、便结；脾阳不足，则可致久泻；中气下陷则可致脱出。

肾为后天之本，司二阴，大肠属下焦，有耐肾气气化作用。肾阴阳失调可致大肠传达排泄功能异常，肾阳虚则可致久泻症状，可用四神丸；肾阴虚则可致虚火内生，耗伤阴液，可致便秘、出血等症状，可用六味地黄丸。

大肠通过经络与五脏六腑密切联系，生理病理紧密相关联，体现出了中医整体观念，对现代医学的研究具有一定的指导意义。现将近年来现代医学对肛肠生理病理的有关论述归纳概述如下：

一、消化

人体正常消化主要是在胃和小肠中进行，主要依赖消化酶的作用，结直肠虽然不产生消化酶，但也具有一定的消化作用，主要依赖其中的细菌产生的消化酶，分解纤维素，合成许多维生素如维生素K、B族维生素、叶酸等。当抗生素使用不当时，肠道菌群失调，可导致 B 族维生素和维生素 K 缺乏。

有些细菌所产生的酶还促使脂肪、蛋白质等分解，产生乳酸、二氧化碳、沼气、氨基酸、硫化氢、氨、胺类及吲哚等，当人体肝、肾解毒、排毒能力减弱时或所产生的有毒物质过多时可导致自身中毒。有文献记载，有些细菌还可利用蛋白质残渣合成一些非必需氨基酸，如天冬门氨酸、丙氨酸等，还可促进矿物元素的吸收。此外，大肠中细菌所产生的某些致癌物质与大肠癌的发病具有一定关系，还有研究报道称，82% 大肠癌患者大便中梭状芽孢杆菌水平高于正常群体，同时大便中胆汁酸的水平也高于标准水平。

人体结直肠内环境呈中性或弱碱性，适合细菌繁殖生长，其中所含细菌种类繁多，可多达 400 余种，可占粪便固体总量的 10%~30%，主要来源于食物和空气，以厌氧菌为主，包括：革兰阴性厌氧杆菌、革兰阳性芽孢杆菌、乳酸杆菌、大肠杆菌、变形杆菌、抗酸杆菌、产气杆菌、酵母菌和某些真菌。正常情况下，肠道固有菌群以共生形式在肠道内寄生，对霍乱弧菌、痢疾杆菌、沙门氏菌及某些真菌等致病菌的生长起到抑制作用，对人体起防御作用。

二、吸收

大肠具有一定的吸收功能，主要吸收水分，还可吸收电解质、维生素、胆汁酸、氨等。大肠中各部分吸收能力不同，其中以右半结肠吸收能力最强，其次为横结肠、降结肠、乙状结肠和直肠。

（一）对水分的吸收

正常人体每日分泌到消化道的液体约 6L（唾液 1L、胃液 2L、胆汁 1L、胰液 2L），加上食物中的水分，每日量约 8L。而这些水分大部分在小肠中被吸收，最后仅有 500~1 000ml 液体进入大肠，经过大肠的吸收作用，最终排出的粪便中水分含量为 100~150ml。有报道称，大肠对水分的吸收有很大潜力，最高可达 5 000ml/d，且对水分的吸收较小肠更为有效。大肠对水分的吸收主要通过渗透作用，其过程是被动的，主要通过大肠对氯化钠的吸收过程来完成。各种原因导致进入大肠的水分增多或大肠吸收功能降低，均可导致腹泻。

（二）对电解质及其他物质的吸收

大肠主要吸收钠，通过交换将钾排到肠腔完成，为主动吸收过程。其次还吸收氯、镁、钙离子。此外，大肠还可吸收氨、胆汁酸、葡萄糖和挥发性脂肪酸。氨经吸收后转运至肝脏，作为蛋白质合成的原料，但肝硬化、门脉高压病人对氨的代谢能力降低，可导致肝昏迷。若进入大肠中的胆汁酸过多或大肠吸收功能受到影响，可导致大肠中过多的胆汁酸盐被细菌分解为去氧胆酸和胆酸等，从而抑制大肠对水分和电解质的吸收，导致胆汁性腹泻。此外，还有文献报道称大肠还具有一定吸收脂肪的能力，新生动物的大肠还具有吸收蛋白质的能力。

三、分泌

大肠的分泌功能可分为外分泌和内分泌作用。外分泌功能主要表现为结直肠黏膜下的杯状细胞及肛管肛腺分泌碱性黏液，对肠道黏膜起保护作用，对大便的通过起润滑作用。此外，肠分泌液中还含有二肽酸、溶菌酶和少量淀粉酶，对物质的消化作用不大。当肠道发生炎症、化学刺激或物理刺激时，分泌功能增加，碱性黏液分泌增加，如结直肠息肉、结直肠腺瘤或结直肠炎等，排出大便时可伴有大量黏液。

大肠的分泌受到交感神经及副交感神经影响，当精神紧张时，副交感神经兴奋，使得肠道运动增强，肠道黏液分泌增加，而阿托品等药物可起抑制作用。当交感神经受到刺激时，肠道运动减弱，血管收缩，腺体分泌减少，毛果芸香碱类药物可增强肠道运动肌分泌。故人的精神情绪对大肠的运动肌分泌有一定的影响作用。大肠的内分泌作用主要包括分泌多种内分泌激素，如：5-羟色胺、P物质、血管活性肠肽、肠高血糖素、生长抑素、脑啡肽、促胃液素释放肽／蛙皮素、神经降压素、胰多肽等。

四、大便的组成

食物残渣在大肠内，其中一部分水分和电解质等被大肠黏膜吸收，经过细菌的发酵和腐败作用，即变成粪便排出体外。粪便的形成，与食物无重要关系。禁食动物的粪便和正常喂养动物的粪便组成无显著区别，但禁食动物的粪便量少。粪便含有食物中不消化的纤维素、结缔组织、消化道上部的分泌物，如黏液、胆色素、黏蛋白、消化液、消化道黏膜脱落的残片、上皮细胞，以及肠内细菌。不吃蔬菜和粗糙谷类食物，粪便组成常是一致，即65%水分，35%固体。固体部分细菌最多，可达总量的1/3~1/2，粪便排出时，大部分细菌已经死亡。另外2%~3%是含氮物质，10%~20%是无机盐，如钙、铁、镁盐。脂肪占10%~20%，分为两种，一种是未被吸收的分解脂肪，另一种是由细菌和上皮残片而来的中性脂肪。另外，还有少量的胆固醇、嘌呤基和维生素。

人体正常排出的粪便呈圆柱形，长10~20cm，直径2~4cm，重量100~200g。多吃含蛋白质食物的人，排出的粪便呈棕色或黄色，有臭味，质硬成块，含有很多革兰阳性细菌。多吃碳水化合物丰富食物的人，排出的粪便呈棕绿色，恶臭味，质软，半流体状，酸性，含有较多革兰阴性细菌。粪便颜色因食物而不同，服用某些药物，可改变粪便的颜色。一般正常的粪便，稍带有棕色，这是由于粪内含有粪胆色素和尿胆素。正常粪便为碱性，其碱性的高低，与粪便在结肠存留时间长短呈正比。稀粪便存留时间较短，一般呈酸性，可刺激肛门周围皮肤。

结肠内气体约100ml，氮气占60%，二氧化碳10%，甲烷25%，硫化氢5%，还有少量氧气。气味因食物和气体组成不同。如硫化氢过多，可引起硫血红蛋白血症，出现紫绀，称为肠源性紫绀。

这些气体的来源，主要是随饮食和呼吸吞入的空气，占大肠气体的70%。另外，是细菌对碳水化合物发酵而来，豆类、白菜、葱头产气较多。细菌发酵产生的气体，氢高达20.9%，甲烷达7.2%，有的可以燃烧，电灼时可引起爆炸。肠内气体使结肠轻度膨胀，帮助蠕动，肠内气体越多，肠活动越强，可闻及细微噼啪肠鸣音。麻痹性肠梗阻，因无蠕动，腹内无肠鸣音；机械性肠梗阻，蠕动增强，肠鸣音常增高。气体过多，使肠壁扩张，牵拉肠神经丛，可引起疼痛。腹部手术后胀气，可影响伤口愈合，并妨碍呼吸和血液循环，延缓恢复过程，同时可促进血栓的形成。如继续膨胀，使肠壁血管受压，引起吸收停滞，进一步造成胀气，形成恶性循环。肠内气体向上可经食管排出，向下由肛门排出，或在肠内吸收进入血液循环。便秘者，排出气体减少。高空作业的人，肠内气体膨胀，海拔超过 4 200m 时，肠内气体膨胀率超过气体排出和吸收，常感腹胀。海拔超过 9 000m 时，肠内气体体积可增加 4 倍。

五、排便

排便是一种由人体各部参加的错综复杂的协调动作。包括随意和不随意的活动，是一种协调而准确的生理反射机能。平时粪便贮存于乙状结肠内，直肠内无粪便，当结肠出现蠕动，粪便下行至直肠，使直肠扩张，刺激感受器而引起便意。排便反射弧包括感受器、传入神经、神经中枢、传出神经和效应器。如粪便稠度正常，肛门自制机能、本体感受作用以及反射机能正常时，排便活动由胃结肠反射引起；或由习惯，如起床、食物通过幽门而引起。粪便进入直肠，使直肠扩张，刺激直肠下部肠壁内和肛管直肠连接处的感受器，感觉会阴深处或骶尾部沉重，引起冲动，有排便感，产生排便动作。

【排便动作】

排便动作是指直肠肛管感受器受刺激，产生传入冲动，并沿内脏传入神经、骶副交感纤维，经过后根到脊髓。脊髓内排便中枢，在第一对腰椎体脊髓圆锥内。沿脊髓视丘前束和侧束向上到下视丘内大脑皮质感觉区。再向前止于额叶扣带回和额叶眶部的运动前区，在此可以识别是否需要排便。大脑高级神经中枢，对排便活动虽无完全控制功能，但可改变或延缓效应器的感应。这种控制功能，由大脑皮质各中枢实行，大部分依赖个人习惯和训练来决定。大脑中枢一般能控制和延缓这一活动，也偶有不受大脑中枢强烈的抑制，出现排便活动。传出神经由下视丘开始，有神经与内脏联系，并与额叶运动前区、扣带回、额叶眶区有重要联系。经过植物神经和脊髓神经传出，经过骶副交感神经，越过骶丛到肠壁神经丛和肛门直肠肌肉内，刺激直肠环肌和纵肌排出粪便；故临床使用拟副交感神经药物可增强排便反射。

排便感觉是由各种冲动引起的，有精神方面的或机体方面的。另外，有由外来对直肠壁压力引起的假排便感觉，如前列腺肿瘤、膀胱结石、分娩儿头压迫直肠、直肠肿瘤、外痔、局部炎症等。制止排便是由于会阴部随意肌的联合作用，即肛提肌和肛门内外括约肌的协调作用。直肠瓣的作用，是防止粪便堆挤于直肠下部，使直肠内蓄积粪便的压力均等，并使粪便在直肠内成螺旋形活动。

由于结肠蠕动，各部结肠收缩，将粪便由横结肠推入左半结肠，进入直肠，使直肠扩张，内括约肌松弛，外括约肌收缩。粪便在直肠内蓄积足够数量，产生一定压力时，则开始排便。直肠肛管直肠角度加大，使肛直管几乎变成一根连续的管道，使粪便通过肛管。在排便过程中，另有辅助动作，即先深呼吸，然后紧闭声门，增加胸腔内压力，膈肌收缩下降，腹部肌肉收缩。常弯曲两臂，紧压腹壁，增加腹内压力，压迫乙状结肠，使粪便继续进入直肠，帮助排便。然后腹肌松弛，肛门括约肌收缩，夹断一节粪便，因粪便重量自然下落。然后肛管再次闭合，肛门皱皮肌收缩，清除剩在肛门周围的粪渣。粪便排出后，内括约肌松弛，肛门周围皮折变浅，又可清除皮肤皱折内存留的粪渣。这一排便活动完毕后，可再开始另一排便活动。正常排便时，可排空降结肠、结肠脾曲或更上部的结肠中的粪便。

【排便习惯与便秘】

排便次数因人而不同。一般人每日排便一次，有些健康人每饭后排便一次，也有的人每周只排便一次，不感到排便困难。另外，排便后都有舒适和愉快的感觉。因此，不能只安排便次数多少确定便秘、腹泻或排便的规律改变，应按各人排习惯来确定。如出现便秘症状，如精神抑郁、烦躁、头痛、食欲不好、恶心，舌有厚苔，腹胀和下坠时，才可以认为是便秘。

食物的残渣量和其所含少量胆汁酸，也能刺激结肠的蠕动，残渣多的食物，通过肠道的速度，比残渣少的快，故多食蔬菜者，一般不易发生便秘。餐后结肠运动增强（主要是集团推进运动），又称为胃–结肠反射。这种反射过分敏感，则每餐或就餐间就有排便活动，多见于儿童，属于正常生理现象。结肠运动的频率是极其多变的，但在某些肠运动频率过低的人，则会出现便秘，而便秘多半是由于直肠慢性扩张所造成。

如有排便感觉时而不去排便，可随意使肛门外括约肌收缩，制止粪便排出。外括约肌紧缩力比内括约肌紧缩力大 30%~60%,因而能制止粪便由肛门流出。经过一段时间，直肠内粪便又可返回乙状结肠或降结肠内，排便感觉则暂时消失。如果屡次不去排便，可使排便感觉失灵，粪便中水分被吸收导致大便干燥，甚至引起便秘。因此，排便宜定时，养成习惯，以防便秘。

【排便意外】

排便动作发生时，腹壁和膈肌收缩，腹部压力增高，使得心脏排出阻力加大，导致心输出量减少，可诱发心律失常、心绞痛、心肌梗死甚至猝死可能；同时动脉血压升高可引发一过性脑缺血、脑溢血危及生命。尤其患有心脑血管疾病的老年人，尽量保持好的排便习惯，减少排便意外的发生。

【肛门自制】

肛门自制现象有两种：①储存器自制作用或结肠自制机能；②括约肌自制作用。结肠自制机能不能依赖于括约肌作用。左侧结肠能蓄积一定量的粪便，如超过一定数量时，可刺激结肠，使粪便进入直肠。乙状结肠造口术的病人，如饮食调理适当，每天灌肠，可形成排便习惯，即是由于结肠自制机能。会阴部结肠造口术，在这种基础上，也能有些自制作用。括约肌自制作用，即是肛门括约肌抵抗结肠蠕动向前推进力的作用，括约肌收缩力必须胜过结肠推进力量，乃有自制作用；如不能胜过推进力时，则有肛门失禁现象。当结肠切除后，回肠与直肠吻合，括约肌虽然完整，因上方推进力太大，自制作用不良，可有肛门失禁现象。

直肠与内括约肌之间，直肠与外括约肌之间，都有神经反射作用存在。肛门括约肌随意收缩，对结肠收缩无直接作用。外括约肌反射与大脑皮质有密切联系。脊髓损伤病人，外括约肌紧缩力可以保留40%~80%,稀粪不能自制，干粪则有便秘。排便时肛门开张，并不是外括约肌失去紧张力的支持，而是由于上方向下的推进力，使有紧张力的肌纤维扩张，同时，加以内外括约肌间反射机能的作用所致。如外括约肌无紧张力时，即可发生肛门失禁。因此，排便也是一种抵抗外括约肌紧张阻力的作用。如要保持完好的自制作用，必须保留齿线以上 4~7cm 的一段直肠，因在这区域内的本体感觉感受器，可引起内外括约肌反射机能的作用。如将这段直肠切除，手术后可发生肛门失禁，必须等到结肠自制机能形成后，肛门失禁才可好转。只保留外括约肌及其运动神经，不能保证自制作用。如切除时保留的直肠远段不足时，也不能引起反射冲动，使外括约肌增加紧张力。因而，常在无排便感时，粪便即自行流出。如在会阴部或直肠手术时，损伤肛门神经，虽然肛门括约肌完整，可发生暂时失禁现象。肛门瘙痒症做皮下切除手术后，因失去自体感觉，可发生暂时肛门失禁，有时须经数月后方可恢复。常见的肛门自制测定有：三囊探管测量法、体表电极记录整合肌电图、实心球括约试验、盐水灌肠试验、直肠放射学动态射片等。

【肛门失禁】

肛门失禁是指由先天发育异常或后天损伤导致肛门自制功能受损，临床以各类不规则排便为主要表现；按性质分运动性失禁和感觉性失禁。肛管和直肠连接形成的角度，有时比直角还小，因此，直肠内存积粪便，不达到相当数量，不能压迫齿线，引起排便反射。肛提肌的耻骨直肠部，常向上、向前牵拉肛管上部，以增加肛管和直肠所形成的角度。如手术时在肛门后方切开过深，或因其他原因改变这一角度，使直肠与肛管成一垂直管状，破坏了直肠的容器作用，也可造成肛门失禁。

参考文献

[1] 金定国 . 中西医结合肛肠病治疗学 [M]. 合肥：安徽科学技术出版社，2004：22-26.

[2] 张东铭 . 大肠肛门局部解剖与手术学 [M]. 第 3 版 . 合肥：安徽科学技术出版社，2009：60.

[3] 徐廷翰 . 中国痔瘘诊疗学 [M]. 成都：四川科学技术出版社，2008：34-40.

[4] 张有奎，于环海，张世文 . 实用肛肠解剖与疾病学 [M]. 青岛：中国海洋大学出版社，2010：72-88.

[5] 崔龙，张纪伟 . 肛肠疾病 [M]. 北京：中国医药科技出版社，2009：12-13.

[6] 李世拥 . 实用结直肠癌外科学 [M]. 北京：人民卫生出版社，2012：22-24.

[7] 张泰昌 . 大肠肛门病学 [M]. 北京：北京科学技术出版社，2010：9-11.

[8] 黄乃健 . 中国肛肠病学 [M]. 济南：山东科学技术出版社，1996：157-185.

[9] 李国栋，寇玉明 . 中西医临床肛肠病学 [M]. 北京：中国中医药出版社，1996：30-32.

[10] 李雨农 . 中华肛肠病学 [M]. 重庆：科学技术文献出版社重庆分社，1990：93-111.

第四章 肛肠疾病常用检查方法

　　肛肠疾病患者一般都有一些临床症状，同时还有一些全身或局部的改变，即体征可以发现。其症状和病史需要通过医生的详细询问与查看既往的病历资料来了解与掌握，其全身或局部的体征则必须通过相应的检查方能了解。只有在全面了解病史和症状，经过必要的检查后，方能正确诊断疾病并进行治疗。因此，掌握肛肠疾病的症状特点，有的放矢地进行检查，并掌握必要的肛肠疾病检查方法，是十分必要和重要的。

　　肛肠疾病的检查方法有全身性的检查和肛肠局部的检查。本章主要论述肛肠疾病的专科检查方法，包括肛门直肠的局部检查、肛肠动力学检查、结肠镜检查等。

　　在检查病人前，要详细询问病史，根据病人年龄、性别和主诉，得出一个初步的印象，判断可能是什么疾病，然后再进行相对应的检查。如青年病人诉说大便干燥，大便时肛门疼痛，夹有少许便血，可能是肛裂，先观察肛管有无裂口和肛管是否紧缩等；中年病人诉说大便时滴血，色鲜红，大便时肛门脱出肿块，可能是内痔，需要先做视诊、指诊和肛门镜检查；肛门边缘突然发生肿块，有剧烈疼痛，行走不便，无便血史，可能是血栓性外痔，需要做视诊和指诊检查；肛旁红肿、剧痛，或伴有恶寒发热等则可能是肛管直肠周围脓肿；肛门周围有分泌物，发病时间约数月或数年，间歇发作，有时伴有肿痛则可能是肛门瘘管，对于肛管直肠周围脓肿和肛瘘要做视诊、指诊、探针检查、肛门镜检查，有条件时还要做 B 超检查和 MRI 检查等；儿童在大便时长期少量便血，可能是直肠息肉，需要做直肠指诊、结肠镜检查或气钡灌肠检查；老年病人诉说大便频繁，粪便混血，色暗红，或黏液血便，要警惕有直肠癌的可能性，需要做结肠镜检查、肿瘤相关的血液检查和相关脏器的 B 超、CT 和 MRI 检查。

　　要对患者进行相关检查的重要性和必要性的解释工作，对精神紧张、害怕检查的患者，要做适当的安慰，取得其合作。

　　要询问病人的既往治疗史、药物过敏史、妇女妊娠及月经史，以及急慢性疾病史，如高血压、肝硬化、心脏病、血液病、肝炎、肾炎等。对于妊娠期与月经期妇女、精神病患者、有严重心脑疾病患者原则上不做结肠镜检查，肛门镜检查也要慎重；对于妊娠期妇女禁做放射学检查；对于一直服用抗凝药的患者，必须在停用抗凝药 1~2 周后方能进行结肠镜等检查。

　　检查前要做好必要的检查前准备工作，如做肛内指诊和直肠检查前，患者需要排空大、小便，做结肠镜检查和气钡灌肠检查前需要做好肠道准备。

　　此外，还要注意，所有的接触性检查，医生的动作要轻柔，要注意保护患者的隐私。男医生检查女患者时，原则上要有女医生、护士或家属在场。对于幼儿或生活不能自理者需要有家属陪护和协助。

第一节 肛门直肠局部检查

肛门直肠局部检查是痔、肛瘘、肛裂、肛周脓肿、肛门湿疹、肛管直肠癌等发生在肛管直肠部位疾病的主要检查方法，所有发生在肛管、直肠部位及其周围的疾病都必须做肛门直肠的局部检查。肛门直肠的局部检查包括视诊、触诊、肛门镜检查、乙状结肠镜检查。

一、体位

对患者进行肛门直肠局部检查或手术时，可按检查方法和患者体质情况等，采取适当体位。经常采用的体位有以下六种。

1. 侧卧位

病人侧卧，屈髋屈膝，显露臀部，这是一种常用的检查和治疗体位（图4-1-1）。优点是简单、方便，即使活动不便者和体弱者也很容易取这个体位。适于门诊检查和小手术。其缺点是肥胖患者的肛门暴露不够充分，常需要患者用手牵拉非着床的一侧臀部以暴露肛门。

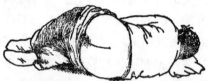

图4-1-1 侧卧位

2. 膝胸位

病人俯卧，胸部贴床，双膝跪伏于床上（图4-1-2），是检查直肠肿瘤和乙伏结肠部位镜检查的常用体位。优点是检查，腹壁自然下垂，不压迫肠腔，适用做乙状结肠镜检查时观察肠腔。缺点是对体质要求高，因容易疲劳，老年体弱者难以坚持，肥胖患者难以做到。

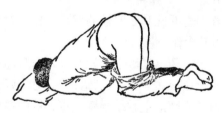

图4-1-2 膝胸位

3. 截石位

截石位又叫膀胱截石位。患者仰卧于床，将臀部移到手术台边缘，两腿分开分别放在两侧腿架上，手术时还需要将放在腿架的两下肢予适当固定（图4-1-3）。该体位的优点是肛门暴露和视野好，便于检查和手术，是肛门直肠检查和手术常用的体位。其缺点是准备时间长，生殖器暴露多，手术者容易疲劳，对患者下肢静脉和神经易造成压迫，偶尔会引起一定的并发症。

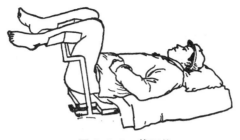

图 4-1-3 截石位

4.折刀位

病人俯卧，臀部处填高，或使手术床自臀部向下倾斜，以使臀部抬高。这种体位病人舒适，检查和手术操作都方便（图 4-1-4），是常用的手术体位。缺点是对设备与材料有所要求，长时间取这个体位时患者有所不适。

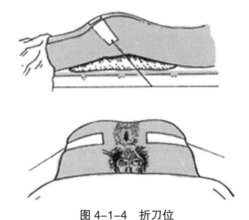

图 4-1-4 折刀位

5.蹲位

病人下蹲，暴露肛门直肠部，用力增加腹压，或在排便时检查。是检查有脱垂症状的内痔、肛管直肠脱垂、直肠息肉、肛乳头纤维瘤等疾病的常用体位（图 4-1-5）。优点是简便易行，能观察脱出物的脱出及回纳的实际情况。缺点是医生观察时欠方便，必要时可让患者在高台上下蹲，或者在肛门下方置反射镜以方便医生观察。

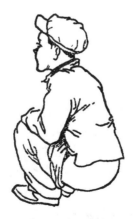

图 4-1-5 蹲位

6. 弯腰扶椅位

病人向前弯腰，双手扶椅或扶桌子上，露出臀部。优点是简单快捷，适用于团体做肛肠疾病普查和指诊检查（图 4-1-6），缺点是不能做肛门镜检查等。

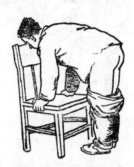

图 4-1-6　弯腰扶椅位

二、检查方法

肛门直肠疾病通常采用先做肛周视诊，然后做肛周和肛内的触诊，再做肛门镜检查或探针检查的顺序，必要时再做乙状结肠镜检查。

（一）肛周视诊

主要观察以下内容：

1. 肛门的位置和形态

如为小儿患者，应注意有无异位性肛门畸形或肛门闭锁；如既往有肛门手术史，应注意有无手术引起的肛门变形，或松弛，肛门的疤痕和缺损情况。肛裂患者有时可见到肛管裂创，肛裂患者牵拉肛门时因疼痛时可见肛门呈痉挛性紧闭。

2. 肛周皮肤及肛毛分布

观察肛周皮肤是否润泽，颜色有无异常，皮肤是否粗糙，有无糜烂，有无搔抓痕迹，还要观察肛毛分布有无异常，从而判断有无肛门湿疹或肛门瘙痒症等。还应注意肛周皮肤有无红肿或溃口，以及溃口的数量及形状，以此来分辨有无肛周脓肿、肛瘘及其性质。

3. 肛门肿物

若有肿物脱出，应注意其大小、位置、形状、颜色及有无根蒂。注意辨别肿物的位置，是肛缘或肛周的肿物，还是由肛内脱出的肿物。肛缘及肛周的肿物，多为外痔、尖锐湿疣等；肛内脱出的肿物，多为内痔、直肠息肉、肛乳头纤维瘤等。对于肛内脱出的肿物，应让患者蹲位排便后肿物脱出时观察，并观察其复位情况。

4. 肛周分泌物

包括血迹、脓液、渗液、粪便及其性状等。还应观察分泌物的量和黏稠度等。如为血迹，应考虑可能有出血性疾患，如肛裂、内痔或肛管癌等，女性患者也可为经血污染所致；如为脓液，应考虑有肛门化脓性疾患，如肛周脓肿和肛瘘等；如肛门潮湿、渗液较多，应考虑肛门湿疹、肛管上皮缺损或肛门松弛等病；如肛门漏粪便，应考虑有肛门失禁等。

（二）触诊

肛门直肠部的触诊包括肛周触诊和肛内触诊。

检查前嘱患者排空大便，选择适当体位后，医者右手戴消毒手套或食指戴指套，先做肛周触诊检查，再行肛内指诊。

做肛周触诊时，如发现肛周有肿块或赘生物，应摸清其大小、位置、软硬度、光滑度、活动度及有无触压痛等情况。如为脓肿性包块，应注意有无波动感；如有溃口，应注意触摸其下方有无包块，以及条索状物的走向和浅深。触诊时多采用沿皮肤表面滑动触摸的方法。肛缘红肿隆起表浅，触之柔软多为炎性外痔；如触痛明显，内有硬结者，多为血栓性外痔。肛周包块伴有肿胀隆起，或皮肤红赤多为炎性包块，需要考虑肛周脓肿或肛瘘急性化脓。与溃口相连的条索状管道多为肛瘘。

肛内指诊前先在食指端涂少许润滑剂，轻轻按压肛缘，然后顺肛管纵轴方向将手指缓缓插入肛管内（图4-1-7）。肛内指检一般可深达肛缘上方8cm左右。检查时，动作应轻柔、仔细。按从下至上，左右前后各壁均应触摸，以防遗漏。

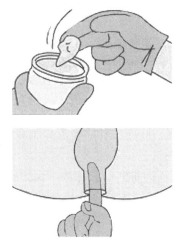

图 4-1-7　直肠指诊示意图

距肛缘约1cm处可触及一环状浅沟即为括约肌间沟。齿线部的硬结伴有轻微压痛多为肛乳头肥大或肛窦炎。在肛瘘患者，指诊可以了解瘘管的走行方向及内口位置所在。肛瘘和肛周脓肿的内口多表现为齿线部的硬结，有压痛，凹陷感。对于肛瘘和经多次肛门手术的患者还要注意触摸肛管直肠环的完整性、软硬度，以及肛管的括约功能的强弱。对于肛门直肠狭窄，手指难以伸入肛内者，也要予以记录。对肛裂患者，原则上不做肛内指检。肛裂患者如有必要做肛内指检时，需要采取局麻等止痛措施后方进行指诊。对于指诊发现的肿块，不管是肛管直肠腔内的还是腔外的，一定要摸清楚其位置、大小、质地、活动度、光滑度、触压痛、边界等情况。

指诊完毕，应注意观察，指套有无脓性分泌物或血迹，必要时取样做化验检查。

直肠指诊时，在直肠壶腹的前方，在男性病人可以触到前列腺和膀胱，在女性病人可以触到子宫颈，两侧可以触到坐骨结节和骨盆侧壁，其后方可以触到骶骨和尾骨（图4-1-8）。

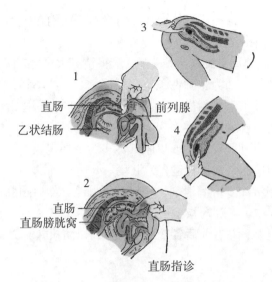

图 4-1-8　直肠指诊时可扪及周围器官和直肠肿瘤

1.男性可触到前列腺　2.女性可触及子宫颈　3.膝胸位做直肠指诊,不易
扪到肿瘤　4.蹲位下（膝直立位）做直肠指诊,可扪到肿瘤

（三）探针检查

探针检查主要用于探查肛瘘和肛周脓肿的瘘道和脓腔,用以确定其走向、范围、内口所在等。

传统的探针采用银合金制作,目前也有采用铜、不锈钢等合金材料制作的。探针有不同的形状,其中球头棒状探针常用于检查瘘管及其内口;镰状有槽挂线探针多用于术中挂线（图 4-1-9）;也有将镰状探针带有刀刃的,可用于探查并直接切开瘘管（图 4-1-10）。

用探针探查瘘道或脓腔时,多从外口或溃口轻轻插入,顺瘘管或脓腔走向轻轻探查,同时在肛内置一手指引导,相互配合进行探查。探查时不可用力过猛,边探查并注意观察患者的反应,若探查受阻,可能是瘘道或脓腔弯曲或阻塞所致,应立即纠正探入方向,或退出探针,切不可强行探查,以防造成假道。探针检查时,有时探针头端可从内口穿出,但更多时候不能探通,但可在齿线部黏膜下扪及探针头,最薄处即为内口所在。

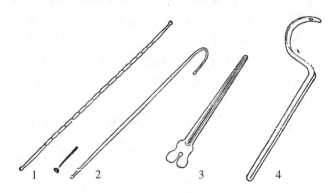

图 4-1-9　各类探针示意图

1.棒状圆头探针　2.棒状有钩探针　3.有槽探针　4.镰状有槽挂线探针

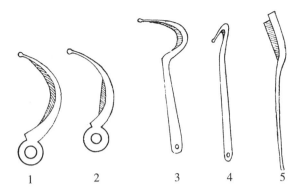

图 4-1-10　镰形探针切开刀
1.长镰形探针切开刀　2.小镰形探针切开刀　3、4.钩状刀　5.圆棒探针切开刀

（四）肛门镜检查

肛门镜检查是肛门直肠疾病的常规检查，凡怀疑有肛门、直肠疾病者，原则上均应做肛门镜检查。肛门镜还常用于经肛取活体组织检查，或者内痔注射、胶圈套扎等治疗。对肛裂、肛门狭窄及肛门直肠手术后早期患者应慎做肛门镜检查。

1.肛门镜的种类

肛门镜也叫肛门直肠镜。根据形状的不同，肛门镜有筒式、喇叭式、分叶式、半圆式等种类。其材质有金属的、玻璃、塑料等不同，反复使用的肛门镜多为金属或玻璃材质的，而一次性使用的肛门镜多为塑料质地的。有的肛门镜还带有光源支架。

筒式肛门镜是国内最常用的肛门镜，呈圆筒状，长 7~10cm，由金属、塑料、有机玻璃等不同材料铸成，临床使用最多。筒式肛门镜分大、小，长、短等不同两种型号，亦有圆口、斜口、侧口三种规格。小号筒形肛门镜用于检查婴幼儿和肛门狭窄者，大号筒形肛门镜则用于成人患者的检查和治疗。

喇叭式肛门镜　呈喇叭形，有圆口、斜口两种。顶端小，底部大，便于内痔的治疗操作和摄影记录（图 4-1-11）。

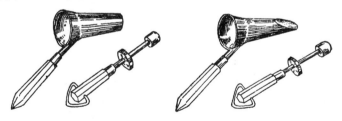

图 4-1-11　喇叭式圆形肛门镜

分叶式肛门镜有二叶肛门镜和三叶肛门镜，张开时，可将肛管直肠较大幅度地扩张，主要用于肛管直肠的手术治疗时暴露术野（图 4-1-12）。

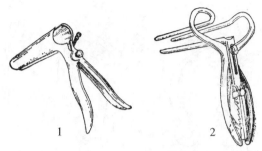

图 4-1-12　分叶式肛门镜

2.肛门镜的检查方法

检查前嘱病人排空大、小便。患者向右或向左侧卧于检查床上，臀部靠近床边。两脚充分屈曲，使肛门和臀部暴露。医者先做直肠指诊，了解患者肛门内情况。

在肛门镜上涂以石蜡油或其他润滑剂。医者右手持肛门镜并用拇指顶住芯子，用左手拇、食指将右臀拉开，显示出肛门口，先将肛门镜抵压肛门口，用肛门镜头按摩肛缘，使肛管括约肌松弛。待患者肛门部松弛时，朝脐孔方向缓慢插入。同时嘱患者张口呼吸，当肛镜通过肛管后改向骶凹方向推进。进入直肠壶腹后，将肛门镜内芯取出。取出后要注意观察镜芯上有无血迹。照入灯光，查看黏膜颜色，注意有无溃疡、息肉、肿瘤及异物等。若直肠内有分泌物，可用镊子夹棉球擦净，然后再详细观察。观察时边将肛门镜慢慢向外抽出边观察。退到齿线处时要注意内痔、肛乳头、肛隐窝或肛瘘内口等情况（图 4-1-13）。

若用二叶张开式肛门镜检查，在插入肛管时应将肛门镜的二叶并拢，将镜身插入肛管后再使其张开，利用叶间隙做检查及治疗，退出时亦应将二叶合拢，以减少肛门部不适。

在做肛门镜检查时，要注意直肠下段肠腔内有无分泌物及其性状、黏膜色泽、充血程度，有无出血点、溃疡、脓性分泌物、息肉、结节、肿块等；观察内痔核的大小、位置、色泽、表面纤维化情况，有无水肿及出血点、溃疡等，以及是否与下方的外痔相连成一体；观察肛乳头的色泽、形状、个数、位置、大小等；观察肛窦色泽、充血、水肿、脓性分泌物、变深等情况；观察肛管缺损等情况。

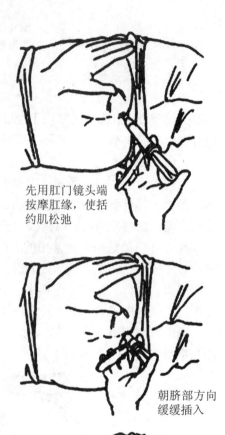

先用肛门镜头端按摩肛缘，使括约肌松弛

朝脐部方向缓缓插入

将镜芯取出，观察

图 4-1-13　肛门镜检查方法示意图

如见可疑病变，可用活检钳夹取数小块病变组织送病理检查。钳夹部位最好在溃疡或肿块的边缘，不宜钳夹一些坏死组织或脓苔。钳夹的创面若有出血，可用棉球蘸肾上腺素液或止血粉按压数分钟。

需要注意的是，若需进一步将肛门镜插深时，必须再次插入芯子后方可操作，以防损伤肛管及直肠黏膜。

（五）乙状结肠镜检查

乙状结肠镜检查术是诊断直肠和乙状结肠下段病变的主要检查方法。

乙状结肠镜的整套设备由镜筒、闭孔器、玻璃窗、放大镜头、照明光源及附件如充气气囊、活检钳、擦拭钳等组成（图4-1-14）。各种类型的乙状结肠镜基本结构类似，仅光源的位置及各种附件有些差别。镜身长度一般为25cm，少数有30cm及35cm者，内径有1.1cm、1.9cm及2.7cm三种，成人多用2.7cm。

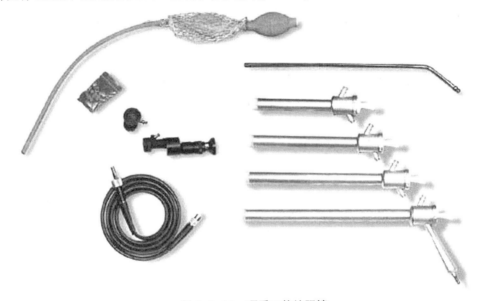

图 4-1-14　硬质乙状结肠镜

乙状结肠镜检查一般能在直视下观察肛缘上25cm以内的病变，可发现直肠镜无法检查到的腔内病变，同时可对可疑病变取组织活检以明确诊断。还可以在镜下进行电灼息肉、微波止血等治疗。乙状结肠镜检查不需要做严格的肠道准备，排空二便后即可进行检查和活检，这是乙状结肠镜检查的明显优点。

1.适应证和禁忌证

对不明原因的便血、黏液便、慢性腹泻，或怀疑乙状结肠炎症、溃疡、息肉及肿瘤等病时均可行乙状结肠镜检查。对可疑性病变取活体组织做病理诊断，还可用于直肠息肉的套扎或电灼处理，直肠和乙状结肠炎症的镜下喷药涂药处理等。

对于肛管直肠周围急性感染，肛管、直肠狭窄，乙状结肠扭转，有出血倾向，合并严重基础性疾病等患者应避免行乙状结肠镜检查。肛裂发作期、孕妇、妇女月经期及高血压、心脏病等体质极度衰弱不能耐受检查者、精神病患者、小儿不能合作者，原则上不做乙状结肠镜检查。有出血性疾病或凝血机制障碍者，在乙状结肠镜检查时，忌做活组织检查。

2.检查方法

检查前嘱病人排空粪便，或用开塞露帮助排空二便，一般不需做灌肠处理。检查时常用膝胸位，因膝胸位时腹壁下垂，肠腔膨大，有利于乙状结肠镜的检查和观察（图4-1-15）。对于身体虚弱不能耐受膝胸位者可采用左侧卧位做检查。

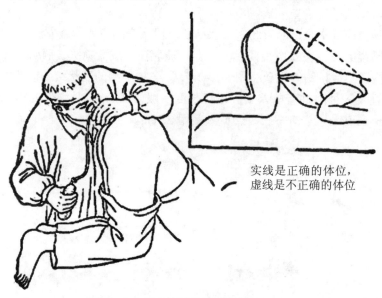

实线是正确的体位，
虚线是不正确的体位

图 4-1-15　乙状结肠镜检查体位

查看照明部分，光源正常后，将整个镜筒和闭孔器涂以润滑剂，术者用左手拇指、食指分开肛缘皮肤，左前臂靠在病人臀部上，这可控制镜子前进，也是防止病人突然活动的一个安全措施。

先将肠镜的尖端朝脐孔方向缓慢插入约5cm，然后以左右旋转动作逐渐进入直肠。进入直肠后，取出闭孔器，接上目镜及光源，在直视下将镜管改向骶部深入。

当镜管进入8cm后，改以水平方向缓慢推进。在6~13cm处，一般可见到3个半月形直肠瓣，上下2个在左侧，中间一个在右侧，但有时也有变异。正常直肠瓣游离缘尖锐，有炎症时则游离缘增厚变钝。

当肠镜进入15cm处，可见直肠变窄及较多的黏膜皱褶，此即直肠与乙状结肠交界处，此处肠镜较难推进，应在直视下小心进行，绝对不能强行盲目推入。

若肠镜进入黏膜皱襞内看不清肠腔，可将肠镜进入乙状结肠后，适当注入空气，使肠腔扩张，便于肠镜推进。肠镜一般可放入25~30cm。当肠镜进入乙状结肠下部时，病人常感下腹不适或微痛。

肠镜全部放入后，再缓慢向外退出，边退边观察。为了观察肠镜全貌，必须朝左、右、上、下方向旋转镜头，才能看清肠腔内壁。由于进镜时，在5cm内镜筒还带有闭孔器，未能在直视下检查此段肠腔，因此退镜时，要注意观察此段肠腔。

在观察时，要注意黏膜色泽、充血程度、有无出血点、溃疡、脓性分泌物、息肉、结节、肿块等。正常黏膜光滑清晰可见。有炎症时，黏膜充血、水肿、粗糙、血管缘不清楚，易出血。如见可疑病变，可用活检钳夹取数小块组织送病理检查。钳夹部位最好在溃疡或肿块的边缘，不宜钳夹一些坏死组织或脓苔。钳夹的创面若有出血，可用棉球蘸肾上腺素液或止血粉按压数分钟。在门诊做活组织检查后应观察1小时，再行直肠指诊，如无出血方可离开，若有出血应住院观察处理。

3. 注意事项及有关问题

操作中应做到"三忌"：①忌盲目或用暴力插入肠腔，一定要在直视下看清肠腔，才允许将肠镜轻柔而缓慢地推进。②忌在肠镜前进时注入过多的空气，以防止已有病变的肠壁穿孔。③忌在活检时钳夹过深和用暴力撕拉，若钳夹组织过深或撕拉过多，易引起出血和穿孔，钳夹时尚应避开血管。

不可勉强插入，这是防止肠穿孔的一项主要措施。因乙状结肠、直肠交界处急性弯曲；未先做指诊扩张和润滑肛管，或检查时间过长引起肠痉挛；先天或手术所致的解剖变异；还有体位不好和患者配合欠佳等原因，乙状结肠镜常常不能全部插入，但这并不能说明检查医生水平的高低。

检查时，因肠镜插入不够，小粪块堵塞视野，肠内分泌物过多，以及息肉等细微病变隐藏在黏膜皱襞中，常常不能顺利观察。如残便较多，可在患者排便后再查；如仍不行，应行灌肠处理后再做检查。如分泌物或粪便量少，可用长吸引器吸净或棉球拭去肠腔内的分泌物。

检查完毕，嘱患者休息片刻。如曾采取活检，应嘱患者平卧休息24小时，少纤维饮食，并嘱其注意当日和次日有无便血和持续性下腹痛；如有满腹剧痛，腹肌紧等肠穿孔征象，应立即手术处理；如发现便血量多，可先用100 ml 生理盐水加去甲肾上腺素 8mg 做保留灌肠止血。如仍有大量便血应在肠镜下紧急止血处理。

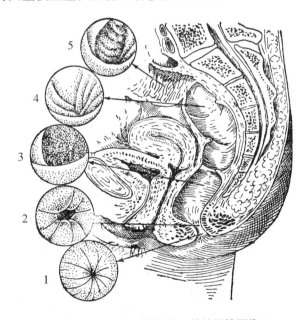

图 4-1-16　不同深度乙状结肠镜图像

1. 到达肛管的外部（深约 1cm）　2. 到达壶腹颈（3cm）　3. 到达壶腹下瓣膜的下面（6cm）

4. 到达直肠上部在乙状部进口的下面（14cm）　5. 到达乙状结肠（20cm）

第二节 结肠镜检查

随着结肠镜检查技术的进步及器械的普及，目前结肠镜检查已经成为肛肠科常用的检查项目。目前的肠镜普遍采用电子成像系统即电子结肠镜。对于下消化道症状原因不明者；钡灌肠检查有异常或不能解释的病变；肠道炎症性疾病的诊断及随访观察；结肠癌肿的术前诊断、术后随访、癌前病变的监视、息肉摘除术后的随访观察；需做止血或结肠息肉摘除者都有必要进行结肠镜检查。但对于患有急性心血管疾病、急性腹部感染、急性憩室炎、暴发性结肠炎、肠穿孔、中毒性巨结肠、心肺功能不全、精神病人、妊娠期妇女患者，原则上不做结肠镜检查。

一、检查前的准备

（1）询问病史，做心电图、血生化等必要的检查，了解有无禁忌证，跟患者解释好，消除恐惧心理，取得患者配合。

（2）检查前1天少渣饮食，检查当日晨禁食。

（3）做好肠道的清洁准备。目前常用的结肠镜检查肠道准备方案有：①复方聚乙二醇电解质散2包，放在2L凉开水或蒸馏水中充分溶解，于检查前约4小时开始服用，并在1小时内服完。该法简便、安全，不适反应相对较少，不影响必要时的切割和烧灼等治疗。②20%甘露醇250ml，检查前6小时口服，然后在3小时内间断口服平衡液或5%糖盐水共3 000ml。但该法所做的肠道准备，不适合做肠镜下烧灼、电切等治疗操作。

4、必要时可在肠镜检查前可用阿托品0.5mg肌注，以减少病人肠痉挛。对于精神过分紧张者用可用地西泮5~10mg肌注或静注，使病人情绪安定。

二、操作方法

（1）检查肠镜及配件，注意光源、送气送水吸引装置以及操作部情况。

（2）患者取左侧卧位，双退屈曲。

（3）术前先做直肠指检，了解有无肿瘤、狭窄、痔疮、肛裂等。助手将肠镜先端涂上润滑剂，患者放松肛门括约肌，右手食指按压镜头，使镜头滑入肛门，按术者指令缓缓进镜。

（4）遵循循腔进镜的原则，配合滑进，少量注气，适当钩拉，去弯取直，防袢、解袢等插镜原则逐段缓慢插入肠镜。注意抽吸缩短与取直乙状结肠及横结肠，在脾曲、肝曲处适当钩拉、旋镜、配合患者呼吸及体位进镜，减少转弯处角度。

（5）助手按检查要求以适当手法按压腹部，减少肠管弯曲及结袢。

（6）到达回盲部时的标志为月牙形的阑尾孔给鱼口样回盲瓣，调整结肠镜先端角度，插入回盲瓣，观察末端回肠15~30cm范围内的肠腔与黏膜。

（7）退镜时上下左右旋扭，灵活旋转先端，环视肠壁，适量注气、抽气，逐段仔细观察，注意肠腔大小、肠壁及袋囊情况，对转弯部位或未见到结肠全周的肠段，调整角钮及进镜深度，适当更换体位，重复观察。

（8）对有价值的部位进行摄像、活检或行细胞学检查。

（9）检查结束时尽量抽气防止腹胀，观察患者 15~30 分钟离去。

（10）做息肉摘除，止血治疗者，应用抗生素、半流饮食、休息 3~4 天，以保证安全。

第三节　钡灌肠检查

钡灌肠是显示结肠解剖形态（结肠冗长、狭窄、壁内肿物、肠外压迫等）的理想检查。钡灌肠可发现结肠良恶性肿瘤、结肠憩室病、结肠炎性疾病、结直肠先天性异常和结直肠腔内外病变等，可用于区分小肠和结肠梗阻以及急性阑尾炎和阑尾周围脓肿，也可用于肠扭转和肠套叠的复位治疗。双重对比造影（如气钡）检查在诊断炎症性肠病和小的结肠黏膜病变方面优于单对比钡剂造影。

良好的肠道准备是钡灌肠取得成功的重要条件。如果肠道不清洁，残便积留多，有时无法区分肿瘤和大便，对体积较小的肿瘤也不容易识别。

肠道准备的方法有多种，但基本上都是在检查前一天进行一定的饮食限制（少渣饮食同时晚餐为清淡流食），检查当天服强效泻药，同时可用肛门栓剂或灌肠剂。如果使用刺激性泻药，一定要同时让患者服用足够量的水。

一、检查方法

1. 单对比法钡灌肠造影术

即常规钡灌肠检查。患者取俯卧位，通过一根合适的插管经肛门将钡水混合液注入结肠，直到钡流到脾曲。随着钡剂的流入，放射科医生可观察钡流的扩散。检查过程中常让患者变换体位，透视下更好观察肠段变化，注意肠管狭窄、梗阻、充盈缺损、憩室、痉挛激惹等异常改变。常规对直乙交界部、结肠脾曲、肝曲、回盲部及异常部位摄点片。

2. 双重（气钡）对比造影术

在结肠内注入钡剂后，再注入空气扩张结肠，或钡剂和空气一次灌注，尽量使更多的肠壁布满造影剂，即可观察结肠全周黏膜。使用的钡剂密度高，很黏稠，为了使钡剂顺利注入肠腔，需用大口径的灌肠管，灌肠管的尖端要柔软，并带有充气皮囊，以方便注气和注钡剂（图 4-3-1）。该方法在发现小病变（图 4-3-2）和结直肠溃疡性病变方面具有明显的优点。

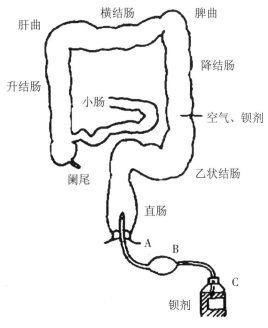

图 4-3-1　气钡灌肠检查示意图

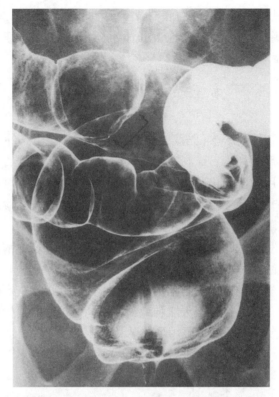

图 4-3-2　气钡双重造影下乙状结肠早期癌的 X 线图像

二、钡灌肠检查的并发症的防治

由于近年来钡灌肠在结肠疾病诊治中应用明显减少，并发症较少见。可一旦发生，结果可能会是灾难性的，特别是钡剂性腹膜炎。文献报道的钡灌肠并发症有：球囊充气过度或灌肠导管尖端导致的直肠穿孔、直肠撕裂或出血、结肠穿孔、钡剂性腹膜炎、钡剂相关性黏膜下肉芽肿、中毒性巨结肠等。

为了预防钡灌肠引发结肠穿孔等并发症，应注意：①在钡灌肠之前行直乙状结肠镜检查；避免使用直肠气囊，尤其是当明确或怀疑有直肠病变时；②避免对活动性结肠炎的患者做钡灌肠；避免产生比 1m 钡柱更大的压力；尽可能采用低浓度的钡剂；③结肠活检后 24 小时内不做钡灌肠检查。

发现结肠穿孔后，应尽快急诊手术。剖腹后应尽可能清除污染物，由于钡剂为糊状，故清除起来十分费力，可用尿激酶溶于生理盐水（72 000u／500ml）后做腹腔灌洗，通过反复灌洗和机械清除，基本可完全清除腹膜表面的钡剂。最后应切除穿孔肠道，并做造口术。钡剂和大便可导致严重的渗出性腹膜炎，并立刻引起大量液体和蛋白丢失。如果患者有幸存活下来，以后出现肠梗阻的风险较大，因为腹膜炎会形成致密的粘连。

气钡双重对比造影也可能发生直肠结肠穿孔，伴空气泄漏，但不一定有钡剂泄漏。由于腹膜炎一般不明显，建议对影像学发现的直肠周围、纵隔和颈部气肿的无症状患者住院，并严密监测病情变化，而不急于手术。如果保守治疗有效，往往归功于充分的肠道准备，因为此时大量大便污染的机会非常小。

第四节 排粪造影

排粪造影是当病人排粪时，对其肛管直肠部作动、静态相结合对肛门直肠的功能和结构状态进行影像学检查的方法。对于肛门直肠的功能性疾病，因为只有在患者做排粪动作时，才能显示出来，故排粪造影在检查功能性肛门直肠疾病时较传统的钡灌肠、指诊、内镜检查敏感、意义更大，能为功能性便秘等肛肠疾病的诊治提供诊断依据。排粪造影检查国外在 20 世纪 70 年代后期用于临床，1984 年起陆续有专文报道，1985 年在国内开始运用于临床。

排粪造影检查法适用于出口梗阻型便秘、直肠黏膜内脱垂、直肠前突、会阴下降、直肠脱垂、孤立性直肠溃疡等疾病的检查。

一、检查方法

检查前不做清洁肠道的准备，以保持肛直肠正常的生理状态，病人侧卧于数字胃肠机检查床上。插管后用 I 型硫酸钡 + II 型混悬硫酸钡调制的钡糊 200ml 左右经特制的注射器注入肛管直肠内。然后于肛门及阴道内放置浸钡标志物，患者侧坐于在透光的便桶上，在透视下观察患者的排便全过程，并分别点片拍摄肛门直肠部的静息像、力排像、提肛像、力排后黏膜像。拍片范围要求包括骶尾骨、耻骨联合、坐骨结节、肛门及阴道标志物，以利于画线与测量（图 4-4-1）。根据需要还可同时在盆腔、阴道、膀胱同步造影做排粪造影检查即四重造影检查（图 4-4-2）。

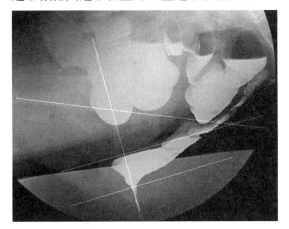

图 4-4-1　排粪造影的拍片范围

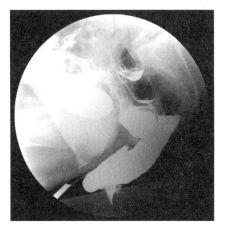

图 4-4-2　四重造影检查

二、测量指标及诊断标准

1. 肛直角

肛管轴线与直肠下段轴线相交所形成的背侧夹角。排便时，腹肌、膈肌收缩，腹内压增高，肛门括约肌及耻骨直肠肌放松，肛直角增大，促使直肠排空。

诊断标准：静息像 =116.17°±12.44°，力排像 =137.44°±11.15°。增大 21.27° 为正常；异常

分Ⅲ度，Ⅰ度：增大 <21.27°；Ⅱ度：不增大；Ⅲ度：变小。

2. 耻骨直肠肌压迹

深度静息像时，耻骨直肠肌呈收缩状态，形成一浅压迹，深度约 0.5cm；力排像时，耻骨直肠肌松弛，压迹变浅或消失，同时肛直角增大，以利排便。

诊断标准：静息像压迹约 =0.5cm；力排像压迹 <0.5cm。如果力排像压迹 ≥ 0.5cm，结合肛直角不增大或变小，即可诊断盆底痉挛综合征。

3. IT 线与 A 点的垂直连线

坐骨结节下缘最低点的水平切线（IT 线）与肛直肠交界处的中点（A 点）间的垂直连线，而（A 点）代表盆底水平，力排时，通过会阴下降的变化，了解盆底抵抗功能。

诊断标准：静息像与力排像间下降 ≤ 3.0cm；异常情况下降 >3.0cm，即可诊断会阴下降综合征，诊断分Ⅲ度：Ⅰ度：3.1~4.5cm；Ⅱ度：4.6~6.0cm；Ⅲ度：>6.0cm。

4. 直肠前突的深度

力排像直肠前突最远点的垂直切线与静息像直肠前壁同一水平切线间的距离，同时观察阴道标志物近端位置的改变。

诊断标准：正常情况 ≤ 0.5cm。异常情况分Ⅲ度：Ⅰ度：0.6~1.5cm；Ⅱ度：1.6~3.0cm；Ⅲ度：≥ 3.1cm。

5. 直肠内脱垂或套叠深度

在力排像时，直肠下段前壁和（或）后壁上出现内折，即增粗和松弛的直肠黏膜向下伸入于直肠和（或）肛管上部致壁缘呈羽毛状凹陷改变，严重时，环状增粗和松弛的直肠黏膜脱入使直肠壶腹部变窄，呈细管状。内折的最高点至最深点的垂直距离即为内脱垂或套叠深度。

诊断标准：分Ⅲ度：Ⅰ度：≤ 1.5cm；Ⅱ度：1.6~3.0cm；Ⅲ度：≥ 3.1cm。

第五节　结肠运输试验

结肠传输试验是在口服不透 X 线标志物后定时拍摄腹部平片，追踪标志物在结肠中运行情况，以了解结肠传输功能的一种检查方法。主要用于慢性功能性便秘和肠易激综合征便秘型的检查。

一、结肠运输试验检查方法

检查前 3 天开始不吃任何有助排便的及含重金属的药物与食物，并尽量排尽肠内粪便，检查过程中，患者不得用任何药物或方法帮助排便，直到检查结束。检查第 1 天用数字胃肠机摄仰卧位腹部 CR 平片 1 张，观察腹部有无干扰情况，然后口服含有 20 粒不透 X 线的标志物的特制胶囊 1 枚，此后每隔 24 小时同样摄腹部 CR 平片 1 张，直到 72 小时，共摄片 4 张。腹部大片要求包括双膈缘、耻骨联合、双侧腹脂线，以利于画线，测量计数。

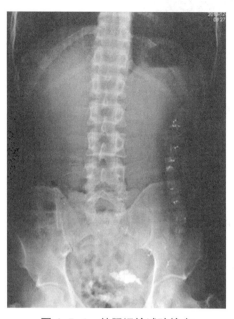

图 4-5-1　结肠运输试验检查

二、结肠运输试验的测量指标及诊断标准

根据结肠的走向，观察标志物每天在结肠各区的分布情况，记录各区标志物数量，进行比较。可根据肠管气体轮廓判断腹部标志物在结肠的分布，缺乏清晰轮廓的则采用 Arhan 等的读片方法：从胸椎棘突到第五腰椎棘突做连线，再从第五腰椎棘突向骨盆出口两侧做切线，将大肠分为右侧结肠区、左侧结肠区、直肠乙状结肠区。

结肠运输试验诊断标准为 72 小时排出标志物 16 粒以上为正常。异常情况分 3 型：结肠型，即标志物在结肠停留时间超过 72 小时。结肠直肠混合型，即标志物在结肠各部位及乙直肠停留时间超过 72 小时。乙直肠型，即标志物停留于乙直肠时间超过 72 小时。

结肠慢传输，标志物分布多属结肠型及结肠直肠混合型；功能性出口梗阻，标志物分布多属乙直肠型及结肠直肠混合型。应用运输指数（TI）= 第 3 天乙直肠标志物数／第 3 天全大肠标志物数做出诊断，在一定程度上可以区别出口梗阻与结肠慢传输，TI 越大，越接近 1，出口梗阻可能性越大；TI 越小，越接近 0，结肠病理性慢传输可能性越大。IBS 便秘型 TI 均值为 0.25，功能性便秘为 0.61。

第六节　肛管直肠压力检测

肛管直肠压力检测是通过生理压力测试仪检测肛管直肠内压力和肛管直肠间的生理反射，以了解肛管直肠的功能状态，并评价支持相关该功能状态的肌肉和神经的结构完整性。该检查对肛肠生理的研究、肛肠疾病的诊治和疗效评价等具有重要的意义。

肛管直肠压力检测目前常用于先天性巨结肠、功能性便秘、肛门失禁、肛门坠胀、肛门直肠痛等疾病的诊断，以及肛门直肠的功能和手术损伤的评价，以及肛门直肠治疗方法的评价，还可用于功能性肛肠疾病的生物反馈治疗。

肛管直肠压力检测装置包括压力感受器及压力转换和记录装置。压力感受器用于感受肛管直肠压力的变化，压力转换和记录装置则是将压力感受器探头所感受到的压力变化信号经换能器转变为电信号，然后再传输给放大和记录装置，并以数值和图形形式显示和记录下来。压力感受器部分目前主要有气囊或水囊方法（图 4-6-1）、水灌注方法和固态微型转换器方法的不同。不同的肛门直肠压力检测设备均有各自不同的要求和操作方法，并需要经过一定的培训，取得一定的资格认证。

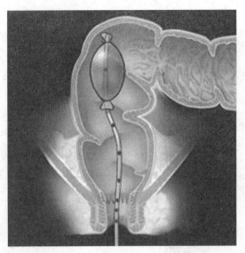

图 4-6-1　肛门直肠压力测定示意图

肛管直肠压力检测的指标有四类：

（一）压力指标

1.肛管静息压

肛管静息压为静息状态下测得的肛管压力。肛管静息压80%由内括约肌的张力收缩所形成，外括约肌张力在构成肛管静息压中仅占20%。通常多产妇女肛管静息压较男性低，老年人较青年人低。

肛门失禁、脊椎麻醉、单或双侧骶神经切除者肛管静息压明显下降。而肛裂及某些内痔患者肛管静息压升高，扩肛后可恢复正常。

2.最大肛管收缩压和收缩时间

受试者尽力收缩肛门时所产生的压力为最大肛管收缩压。从压力骤升到压力回降到肛管静息压水平的时间为收缩时间。肛管收缩压由盆底肌、外括约肌收缩产生，可用于判断肛门外括约肌功能，结合肛管静息压值进行判断可了解肛管括约肌的整体功能。

3.肛管高压带

探头插入直肠后用匀速拖曳装置拔出，到压力骤然升高时感受孔所在位置为高压带近端起点（探头应标有刻度），高压带远端为肛缘，此点压力锐降到大气压水平。高压带为内外括约肌功能的分布范围，由内外括约肌静态张力收缩造成的高压区形成。肛门括约肌损伤可导致肛管高压带可缩短。盆底横纹肌失弛缓者排便时肛管长度不缩短，表现为肛管高压带。

4.主动收缩压

主动收缩压由最大肛管缩窄压减去最大肛管静息压得出。它代表外括约肌，盆底肌主动收缩活动所产生的净增压。

5.直肠静息压

正常情况下，直肠静息压压力值很低，在某些生理活动如排便、咳嗽时可短暂升高。

（二）肛管直肠的反射活动

1．肛门反射

刺激肛周皮肤，可引起外括约肌收缩，使得肛管压力骤然升高又骤然下降，表现为高、窄的压力波，此为肛门反射。正常人此反射均在，但部分老年人须用电刺激才能引出该反射。盆底支配神经严重损害者，该反射减低或消失。

２．直肠肛管抑制反射

当直肠被肠腔内容物或人工气囊扩张可引起内括约肌松弛及肛管压力下降，这种反射现象被称为直肠肛管抑制反射（RAIR）。正常的 RAIR 在压力图上表现为直肠扩张后肛压由静息水平陡峭下降，再缓慢恢复到原水平。测试时成人一般以每次 10ml 的增量充气，新生儿可减至 3 ml。RAIR 异常或消失主要见于先天性巨结肠患者、低位直肠切除术后及一部分神经源性大便失禁患者，如果肛管静息压很低，RAIR 也可消失。

3．肛管弛缓反射

盆底肌、耻骨直肠肌及外括约肌属横纹肌。在模拟排便时能随意弛缓，从而使肛管压力下降。临床意义：盆底横纹肌失弛缓者排便时肛管压力反而升高。

4．直肠肛管收缩反射

向直肠内快速注气时，肛管压力突然升高，持续 1~2s 后下降。临床意义：表示外括约肌对直肠扩张这一刺激的应答性收缩，在一定程度上反映了外括约肌的自制功能。盆底肌支配神经损伤者该反射消失。

（三）肛管静息压的波相活动

稳定持续地测量肛管静息压可发现一部分人的肛管括约肌压力并非固定不变，而是呈有节律的波相活动。根据波形可将其分为超慢波和慢波两类。波形变化在不同年龄组均相差很大，多数人仍为非连续非周期性的压力变化。超慢波的频率一般为 1~2 次／min，波幅较小。慢波较易识别，其频率成人 10~20次／min，小儿 10~14次／min，波幅 1.33~4kPa。内括约肌发生病变时。正常的波相活动也可紊乱或消失。

（四）直肠顺应性

直肠顺应性是指在单位压力下直肠容积顺应扩张的能力。直肠顺应性 = 直肠最大耐受容量／最大耐受容量时直肠压力。直肠顺应性反映直肠的容受性和储袋功能。直肠炎、直肠切除、结肠或回肠与肛管吻合术后或直肠放疗后，直肠顺应性可明显下降，临床表现为大便频数。而巨结肠、盆底严重失神经损害、慢传输型便秘者，直肠顺应性常增高。

第七节　盆底肌电图检查

肌电图（EMG）是通过检测和研究肌肉生物电活动，借以判断神经肌肉系统机能变化的一门科学。肌电图检查的对象是运动单位电位（MUP），它是指一个下运动神经元所支配的肌纤维群所产生之综合电活动，每一个下运动神经元轴突所支配的肌纤维数目是不同的，一个下运动神经元连同它所支配的肌纤维一起组成一个功能单位，称运动单位。不同运动单位的肌纤维有一定的交错（一个肌纤维可有几个运动单位支配），因此，同芯针电极做肌电图检查时可引出 10~20 个运动单位的电活动。

常用的 EMG 是以同芯针电极插入肌肉中，收集其附近肌纤维的电活动做分析，此外，还有单纤维 EMG、巨 EMG 及扫描 EMG。

盆底肌电图检查主要用于：①判断盆底肌的功能活动状态，如盆底失弛缓综合征中盆底肌的反常电活动；②评定盆底功能失常的原因。如先天性或创伤性盆底肌肉缺损，肌电活动减弱或消失及病理性电活动；③慢性功能性便秘和肛门失禁的生物反馈治疗。

一、检查方法

通常患者取右侧卧位，右腿稍屈曲，左腿拉向前方充分暴露检查区，检查者左手戴手套，石蜡油润滑食指后插入直肠腔内引导，进针区消毒，右手持针电极刺入皮下通过左食指引导定位。定位后休息 3 分钟，然后开始检查。

检查者左手食指进入肛管后，指腹触摸肛管直肠环，从后正中线肛缘与尾骨尖连线上的适当位置进针，向肛直环的后方游离缘方向前进，针尖可直达黏膜外，然后后退少许，针尖插入肛直环的上内缘部分即为耻骨直肠肌。调整针尖位置，直至获得十分清脆的肌电音如机枪射击声。外括约肌一般是检测其浅部，将针退至皮下，指腹指向括约肌间沟上方及肛直环之间，使针尖位于该部的适当位置即是外括约肌。

二、检测指标

1. 静息状态的肌电活动

进针至所测肌肉，待肌电活动平稳后开始观察。先观察有无病理波。因为盆底横纹肌在安静时也呈低频率连续的电活动，故纤颤电位、束颤电位等难以辨别，但有时可记录到正锐波。正锐波为一正相、尖形主峰向下的双相波，先为低波幅正相尖波，随后为一延长的、振幅极小的负后电位，多不回到基线，总形状似 "V" 字，波形稳定。其参数为：波幅差异大、多为低幅波（一般为 $50\sim100\mu V$）；时限一般为 4~8ms，可长达 30~100ms；波形为双相波，先为正相，后为负相；频率一般为 1~10 次 /s，可高达 100 次 /s。正锐波只出现于失神经支配的肌肉。

记录静息状态耻骨直肠肌、外括约肌的平均振幅。放大器灵敏度为 0.2mV／cm，扫描速度为 l00ms／cm。波幅一般在 $150\sim300\mu V$ 之间。

2. 模拟排便时的肌电活动

让患者做排便动作，观察有无肌电活动减少并记录。该过程有时难以抓住时机，必要时重复数次，方能明确排便时肌电变化的真实情况。

正常人模拟排便时，盆底肌电活动较静息状态明显减少，波幅降低至 $50\sim100\mu V$ 之间，或呈电静息。模拟排便时肌电活动不减少，反而增加，称为反常电活动。当检查结果为反常电活动时，应排除患者因环境不适合、精神紧张、针电极刺激与疼痛所导致的假阳性。

3. 轻度收缩时的肌电活动

轻度收缩盆底肌时，可出现分开的单个运动单位电位。单个运动单位电位所反映的是单个脊髓前角细胞所支配的肌纤维的综合电位，或者亚运动单位的综合电位，可供运动单位电位分析之用。运动单位电位分析包括振幅、时程、波形、放电频率。因为时程变异大，一般须取 20 个运动单位电位时程的平均值。

4. 大力收缩时的肌电活动

骨骼肌做最大收缩时，几乎全部运动单位均参加收缩，由于参与放电的运动单位数量增加每一运动单位放电的频率也增加，不同的电位互相干扰、重叠，无法分辨出单个运动单位电位，称为干扰相。其电压一般为 600~1 000μV。最大收缩时只能产生单个运动单位电位，称为运动单位电位数量减少，见于前角细胞疾患或外周神经不完全性损伤。

第八节　肛门直肠感觉功能检查

肛门能够保持正常的节制功能部分源于肛门直肠的感觉功能。肛管由游离神经末梢和感觉器官共同支配。肛隐窝、隐窝头侧的黏膜、肛管移行区是游离神经末梢分布最密集的地方，其远端的肛管上皮对痛觉、温度觉、触觉敏感，其近端没有痛觉纤维，但是有很多对压力变化敏感的高-马小体（Golgi-Mazzoni body）和帕西尼体（pacinian corpusele），对肠腔扩张敏感，并产生胀满感。由于黏膜几乎没有神经纤维，所以推测这种感觉不是黏膜感知的，而是刺激盆底肌肉和周围结构的受体而产生的。

感觉在控制排便中的确切作用不清楚。样本反射（sampling reflex）在区别肛门是要排气、排液性大便还是固体大便中具有重要作用，回肠肛门或结肠肛门吻合后样本反射消失。然而这些患者常能够保持节制排便功能。而且，无论是切除还是保留肛管移行区，手术后这种肛门功能并没有差别。此外，正常人肛门局部应用利诺卡因凝胶后并不导致排便失禁。

一、黏膜电敏感性检测

这种方法需要一个特制的探针，用能够导电的胶润滑后将探针放入肛管上部。使用能够发出频率为 5Hz 方波刺激的直流电发生器来产生电极所需要的电压。这种刺激以 1mA 的速度逐渐增强，直至患者感到刺痛。以数字化的形式记录测量结果，所得数据的均值被认为是感觉阈值。然后把探针放在肛管的中部，最后放在下部，重复上述步骤。

目前该检查主要用于检查特发性和医源性便秘的患者。曾经认为这些患者的直肠感觉减退，但是最近对这种观点提出了异议。Meagher 及其同事认为由于周围肌肉感觉神经的损伤以及粪便影响探针同黏膜充分接触而导致直肠感觉减退。

二、温度觉检测

有证据表明温度觉在区分气体、液体和固体粪便中具有一定作用。Miller 及其同事用水灌注热电极来检测肛门直肠的温度敏感性。方法是用三个恒温水箱分别向热电极供水，这样温度可以维持在 37℃，或者快速上升或下降 4.5℃。用热电偶来测量热电极和黏膜接触面的温度。在患者感觉温度变化的时候，热电偶的温度被记录下来。通过从正常感觉至患者感觉到热，从患者感觉到热至正常感觉，从正常感觉至患者感觉到冷，从患者感觉到冷至正常感觉的 4 个温度范围来衡量患者的温度敏感性。4 个温度范围的平均值被记录为温度敏感性。分别测量肛管上部、中部、下部的温度范围。

三、直肠容量感觉功能

以恒定速度向直肠气囊内注入空气或液体，检测受检者对直肠在不同程度充盈时的感觉阈值，包括直肠感觉阈值、直肠初始便意感觉容量、直肠最大耐受量。

1.直肠感觉阈值

受检者首次感觉直肠内有物体存在时注入空气或液体的体积，此时若停止注入，让受检者休息片刻直肠内有物体的感觉消失，正常人感觉阈值为 10~40ml。

2.直肠初始便意感容量

继续注入气体或液体，受检者有排便感时注入的体积。该结果个体差异很大，与受检者的配合有较大的关系。初始便意感容量为 50~80ml。

3、直肠最大耐受容量

受检者所能耐受的直肠注入气体或液体的最大容量，为 100~320ml。

直肠容量感觉功能测定时，气体注入有两种常用的方法：①持续注入法：按一定的速度持续缓慢地向直肠球囊内注入空气，在注入的同时询问受检者的感觉，并作出相应的记录。②间断注入法：按照一定的容积间断性的向直肠腔内注入空气。注入的容积一般按 10ml，20ml，30ml，40ml，50ml，80ml，110ml，140ml，170ml，200ml，230ml，260ml，290ml，320ml，350ml 递进。每次注入后停留 1 分钟，询问受检者的感觉。排空球囊后休息 1 分钟，再次注入，依次完成检查。

需要注意的是注入速度愈快，愈容易诱发受检者对直肠内气体或液的感觉，使感觉阈值降低；反之阈值升高。因此，检查时需以相同的注入速度注入空气或气体，方能使所得结果具有可比性。另外，因检查结果还受受检者对各种感觉的理解和检查配合能力的影响，因此检查前应详尽和耐心地向受检者解释该检查的方法和过程，以求得到受检者对各种感觉含义的正确理解和配合。

第九节　直肠腔内超声检查

直肠腔内超声检查由于能较好地显示肛管直肠及部分周围组织的结构和层次，能清晰显示括约肌结构，可以明确判断肿瘤浸润深度和有无淋巴结受累（图 4-9-1）。直肠腔超声检查类似于直肠镜检查，痛苦很小，比 CT 和 MRI 等检查快捷、方便、经济、安全。设备便宜又是可移动的，所以目前该检查法临床应用越来越普及。

直肠腔内超声检查主要应用于肛管直肠周围脓肿、肛瘘、肛管直肠的新生物、肛门失禁、便秘、先天性肛门括约肌异常等肛门直肠疾病的术前和术后检查，肛管和直肠癌的分期和监测，另外还可用于前列腺、精囊、膀胱、后尿道结石等器官和疾病的检查。但腔内超声检查需要检查者熟悉肛门的解剖和熟练掌握检查技术，所以最好应培训专人进行检查操作。

根据探头类型目前的腔内超声检查设备大致可分为三类。一类是直线式（图 4-9-2）

的，这类设备没有可旋转的转换器头，因此仅能扫描肛管 90°～320° 的范围，即使可

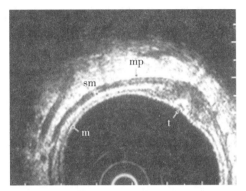

图 4-9-1　直肠早期癌的直肠腔内超声检查图像

t：癌肿　m：黏膜层　sm：黏膜下层　mp：黏膜肌层

能得到精确的图像，也很难保证不同断面的图像均取自同一水平，所以检查者很难得到肛管直肠的解剖图像。第二类是 360°可旋转的转换器，可得到同一水平全周性的解剖图像（图 4-9-3），目前在临床应用越来越多。目前借助计算机软件辅助还可以重建肛管直肠的立体图像，更便于直观观察和判断。第三类是内窥镜用的超声探头，可以同各种内镜相结合使用，可以同时观察超声图像和内镜图像，广泛运用于全消化道和其他腔道的内镜超声检查。

　　一般情况下，直肠腔内超声检查前不必做特殊肠道准备，仅需要排空粪便。但对便秘和直肠腔内有残便者必要时需要灌肠或服用泻剂清除肛管直肠内粪便。

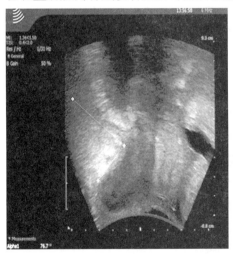

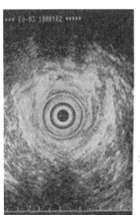

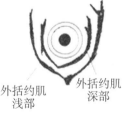

外括约肌
浅部

外括约肌
深部

图 4-9-2　直线式超声检查仪的图像　　　　**图 4-9-3　直线式超声检查仪的图像**

　　患者取左侧卧位进行检查，详细向患者解释操作过程后，做肛门指诊并稍做扩肛，检查肛管直肠有无异常，并确保探头轻松放入肛管而无不适感觉。将探头插入直肠下部并逐渐外移直至最清晰地显示耻骨直肠肌，继续向远端扫描直至肛管中部，在这个位置仔细检查肛门外括约肌的连续性，在检查过程中注意随意拍摄和保存检查图像并做好标记。

使用 7MHz 探头，可以看到三个不同的层次。黏膜层／黏膜下层共同显示为环绕转换器的强回声带。这一层的外面是低回声带，在肛管的中部显示的最清晰，这一层代表肛门内括约肌，平均厚度 2~4mm，这一层随着年龄的增长而增厚。最后一层更厚，是混合性回声，代表肛门外括约肌。肛门外括约肌和直肠周围脂肪的分界显示不清，结果很难准确测量括约肌的厚度。据报道平均厚度为 4~8mm。

使用 10MHz 的探头，有些检查者描述了肛管的六层超声结构。他们把第一个强回声层分为三层：低回声层（代表黏膜层）夹在表面强回声层（代表乳胶气囊和组织之间的界面）和深部强回声层（代表上皮下组织）之间。在内外括约肌之间还可以看到一个强回声层，据说代表括约肌板层之间纵行的肌肉。

应用这些层次，可以把肛管分成三个部分，肛管上部起始点以耻骨直肠肌做标志，显示为经过肛门腔后面的"U"形或"V"形混合性回声。由于前方缺少肌肉，尤其是女性患者，不要把这个区域当作括约肌缺失。随着探头的缓慢下移，代表肛门内括约肌的低回声带厚度逐渐增加，混合性回声层在前方汇合形成连续的肌肉带。肛门内括约肌的最厚点标志着肛管中部。继续向远端扫描，肛门内括约肌逐渐消失，变成几乎探测不到的细线。在这一点，能够看到位于肛管下部的肛门外括约肌的强回声浅层部分。

第十节　磁共振检查

磁共振成像（magnetic resonance imaging,MRI）是利用原子核在磁场内所产生的信号经重建成像的一种影像技术。它可行横断面、矢状面以及任意斜面的直接成像，同时可获得多种类型的图像。磁共振成像的出现为检查肛门直肠功能提供了新的方法。使用体表或直肠线圈的 MRI 可以克服肛门内超声的缺点和局限性。直肠线圈是一种增加信号噪音比的设备，它的发展使我们得到了肛门肌肉结构高质量的图像。这些图像改变了我们对括约肌解剖的认识，被证实有助于外科手术前评价括约肌损伤。此外，这一区域及其相关解剖间隙的体表或肛门内螺旋增强图像提高了瘘管的诊断和分型的准确性。

MRI 具有不依赖检查者的优势。而且既可以得到矢状面也可以得到冠状面的图像。目前在肛门直肠疾病的检查中，MRI 常被用于先天性肛门直肠疾病、肛门直肠肿瘤、肛门直肠周围脓肿和肛瘘、便秘的检查和诊断。

MRI 已经成为直肠癌术前分期的主要影像方法，特别是高分辨率 MR 对于直肠癌 T 分期有较高的诊断准确性，MRI 征象的正确识别和肿瘤对肠管周径侵犯程度的评价对 MRI 直肠癌 T 分期诊断有一定的帮助，有助于制订合理的治疗方案。

虽然排粪造影仍然是分析肛门直肠动力的影像学方法，但是最近用快速 MRI 来代替这种检查。快速 MRI 是无创性检查，不需要特殊准备，患者俯卧位，气体积聚在肛门成为天然的对比介质，可得到肛门休息、收缩、推进期的图像。此外，动态 MRI 与排粪造影相比，患者不暴露于射线。最初的报道认为 MRI 是测量肛门直肠角和测量模拟排便过程中会阴下降非常好的方法。据报道不同检查者之间测量这些参数的差异很小。尽管 MRI 确实可以精确测量这些解剖参数，却不能发现排便过程中的功能异常，如直肠套叠、脱垂、直肠膨出。

MRI 是一种快速、无损伤及具有相当高准确性的肛瘘检查方法。简单的肛瘘， MRI 能显示括约肌间隙的异常信号及其向下通于皮肤的瘘口。复杂肛瘘，MRI 能显示瘘管通过直肠旁间隙穿过肛管或直肠壁。采用 FFE 序列增强扫描，肛门四周的脂肪信号被有效抑制，这样增强的瘘管及脓肿在图像上显示更加清楚，能明确病变位置。

MRI 和造影检查是目前用于诊断先天性肛门直肠畸形具有很高的临床应用价值，但对先天性瘘管的诊断准确率 MRI 逊于造影检查，两者相结合可以有效地提高瘘管诊断准确率，减少患儿 X 线辐射剂量及检查中的创伤，为手术方案的制订及预后的评估提供可靠的诊断依据。

需要注意的是，由于在磁共振机器及磁共振检查室内存在非常强大的磁场，因此，装有心脏起搏器者，以及血管手术后留有金属夹、金属支架者，或其他的冠状动脉、食管、前列腺、胆道进行金属支架手术者，绝对严禁做磁共振检查，否则，由于金属受强大磁场的吸引而移动，将可能产生严重后果以致生命危险。身体内有不能除去的其他金属异物，如金属内固定物、人工关节、金属假牙、支架、银夹、弹片等金属存留者，为检查的相对禁忌，必须检查时，应严密观察，以防检查中金属在强大磁场中移动而损伤邻近大血管和重要组织而产生严重后果，如无特殊必要一般不要接受磁共振检查。

第十一节　胶囊内镜检查

胶囊内视镜检查是一种非侵袭性诊断技术，通过口服内置摄像与信号传输装置的智能胶囊，借助消化道蠕动使之在消化道内运动并拍摄图像（图 4-11-1），医生利用体外的图像记录仪和影像工作站，了解受检者的整个消化道情况，从而对其病情作出诊断。具有检查方便、无创伤、无导线、无痛苦、无交叉感染、不影响患者的正常工作等优点，扩展了消化道检查的视野，克服了传统的插入式内镜所具有的耐受性差、不适用于年老体弱和病情危重者等缺陷，可作为消化道疾病尤其是小肠疾病诊断的首选方法。但胶囊内镜检查还存在需不断改进和完善之处，如捕捉图像的随机性、无法控制胶囊内镜在肠道中的运行、视野局限、电池寿命有限及无法对检查部位进行精确定位，有一定的胶带滞留的发生率等。目前仍无法替代胃镜、小肠镜、结肠镜等检查方法。

但对于下列情况，禁止做胶囊内镜检查：不明原因的消化道出血，经上下消化道内镜检查无阳性发现者；其他检查提示的小肠影像学异常；各种炎症性肠病，但不含肠梗阻者及肠狭窄者；无法解释的腹痛、腹泻；小肠肿瘤（良性、恶性及类癌等）；不明原因的缺铁性贫血者等可采用胶囊内镜检查。但对经检查证实有消化道畸形、梗阻、穿孔、狭窄或瘘管者；体内植入心脏起搏器或其他电子仪器者；有严重吞咽困难者；各种急性肠炎、严重的缺血性疾病及放射性结肠炎，如细菌性疾病活动期、溃疡性结肠炎急性期，尤其暴发型者；对高分子材料过敏者；精神病患者。

一、检查前准备

检查前两日吃少渣半流质食物（如粥、牛奶等），忌蔬菜、水果、油腻食物。长期便秘者需要提前采取措施排空肠道。

检查前 24 小时内及检查期间，待检患者不抽烟，如果腹部多体毛，应将其剔除。

检查当天早 4:00，喝清肠液一瓶，然后饮水 3 000~4 000ml，检查当日禁食早餐，检查前 2 个小时，禁服用任何药物。

二、检查方法

检查前禁食 10 小时，随后胶囊和少量水一起吞下，当胶囊通过消化道时不断摄取彩色图像和数据。信息通过腹部的排列传感器传送到固定在患者腰部的数据记录仪上。检查过程中，患者可以保持正常活动。胶囊内镜是一次性使用的，排出后，将患者数据记录仪送快速工作站进行数据加工，图像被分析、保存下来。整个检查过程患者可自由走动，无需住院。当检查结束后，取下患者身上的传感器和记录仪。医师从记录仪中下载图像数据至 CBDEF 工作站进行处理。

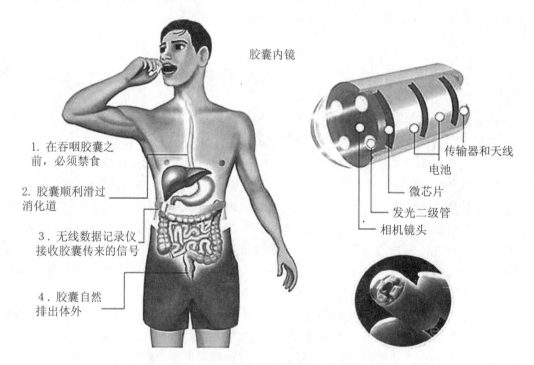

图 4-11-1　直线式超声检查仪的图像

作为一项新技术，胶囊内镜突出地表现在对原因不明消化道出血和小肠疾病具有诊断价值，因此不论在技术上还是在临床观念上均是一次重大变革。此外，由于操作简便、无任何并发症而无需住院等优点，无疑也是小肠诊断史上的一大进步。胶囊内镜检查将成为经胃镜、大肠镜检查阴性而疑有小肠疾患患者的首选诊断方法。

参考文献

[1] 黄乃健 . 中国肛肠病学 [M]. 济南：山东科学技术出版社 ,1996：220–363.

[2] 吕厚山 . 结肠与直肠外科学（第 4 版）[M]. 北京：人民卫生出版社，2001：41–129.

[3] 高野正博著，史仁杰编译 . 肛肠病诊疗精要 [M]. 北京：化工出版社生物医药分社，2009：27–36.

[4] 万星阳，林晓松，胡邦，等 . 肛门良性疾病术前全结肠镜检查的临床意义 [J]. 中华消化外科杂志，2014：13（1）：47–50.

[5] 陶弘武，柳越冬 . 钡灌肠检查的操作规范 [A].//2007 年中华中医药学会肛肠分会换届会议暨便秘专题研讨会论文集 .2007：34–35.

[6] 张国良，陈九如 . 钡灌肠检查引发肠穿孔的分析（附 3 例报告）[J]. 影像诊断与介入放射学，2002：11（3）：179–181.

[7] 卢任华 . 排粪造影在肛肠外科的应用 [J]. 中国实用外科杂志，2002，22（12）：708–709.

[8] 刘宝华 . 便秘的诊断及治疗 [M]. 北京：军事医学科学出版社，2002：188–201.

[9] 李映，刘正敏，谭浩，等 . 结肠运输试验及排粪造影诊断便秘的临床应用 [J]. 重庆医科大学学报，2009，34（4）：505–508.

[10] 徐毅，唐运成，刘世信，等 . 结肠运输实验与排粪造影在诊断便秘中的临床应用（附 110 例分析）[J]. 实用放射学杂志，2005，21（1）：51–53.

[11] 余苏萍 . 盆底肌电图 .2005 年肛肠外科高层学术论坛暨全国肛肠高新技术学习班资料汇编 .2005：111–113.

[12] 张波，王凡，陈文平，等 . 盆底肌电图在出口梗阻性便秘中的诊断价值 [J]. 结直肠肛门外科，2007，13（2）：68–70.

[13] 陈金萍，刘宝华，罗东林，等 . 肌电图对耻骨直肠肌综合征诊断价值的评估 [J]. 重庆医科大学学报，2007，32（11）：1185–1188，1192.

[14] 中华医学会小儿外科分会肛肠外科学组 . 肛门直肠功能客观检测方法推荐 [J]. 中华小儿外科杂志，2011，32（8）：633–634.

[15] 于洋，刘翠莲，王与胜，等 . 肛管直肠压力测定原理、方法及临床应用 [A]. // 中国中西医结合学会大肠肛门病专业委员会第八届全国学术会议论文汇编 .2001：227–229.

[16] 王智凤，柯美云，孙晓红，等 . 功能性便秘患者肛门直肠动力学和感觉功能测定及其临床意义 [J]. 中华消化杂志，2004，24（9）：526–529.

[17] 苏丹，任东林，林宏城，等 . 功能性排便障碍的肛肠动力学研究 [J]. 胃肠病学和肝病学杂志，2010，19（3）：265–267.

[18] 江米足，周雪莲，徐珊，等 . 肛门直肠测压法在小儿先天性巨结肠诊断中的应用 [J]. 浙江大学学报（医学版），2001，30（4）：178–179.

[19] 丁元伟，何兴祥，赵英恒，等 . 便秘型和腹泻型肠易激综合征患者肛门直肠运动及直肠感觉功能的检测分析 [J]. 中国实用内科杂志，2005，25（8）：720–721.

[20] 丁元伟，林漫鹏，赵英恒，等 . 替加色罗对老年功能性便秘患者肛门直肠动力和直肠感觉功能的影响 [J]. 中华老年医学杂志，2006，25（10）：732–734.

[21] 王伟，赵洪川.功能性便秘患者直肠肛门动力与直肠感觉功能的研究 [J].中日友好医院学报，2009，23（1）：9–12.

[22] 印淑君.360°经直肠超声检查在肛肠病变诊断中的应用 [J].中国中医急症，2013，22（10）：1732，1754.

[23] 高煜，张文杰，殷胜利，等.肛瘘的 MRI 诊断 [J].临床放射学杂志，2001，20（1）：56–58.

[24] 赵泽华，李铭，王伟忠，等.体部表面线圈磁共振成像对肛瘘的术前诊断价值 [J].中国医学计算机成像杂志，2007，13（6）：440–443.

[25] 杨柏霖，谷云飞，祝新，等.磁共振成像在复杂性肛瘘诊断中的应用 [J].中华胃肠外科杂志，2008，11（4）：339–342.

[26] 张得旺，李欣，唐光健，等.肛瘘术前 MRI 征象与手术病理结果对照研究 [J].中国医学影像学杂志，2014，22（6）：441–445.

[27] 孙应实，张晓鹏，唐磊，等.直肠癌局部浸润的高分辨率 MRI 征象与病理学 T 分期的对照研究 [J].中国医学影像技术，2009，25（3）：465–468.

[28] 唐娜，尚乃舰，张红霞，等.MRI 对直肠癌术前 T 分期的诊断价值 [J].实用放射学杂志，2013，29（4）：583–585，597.

[29] 杨复宾，韩啸，盛茂，等.先天性肛门直肠畸形伴瘘管的 MRI 与造影检查 [J].中华小儿外科杂志，2014，35（5）：366–369.

[30] 邱大胜，孔祥泉，汤绍涛，等.MRI 对先天性肛门直肠畸形的诊断价值 [J].中华放射学杂志，2006，40（12）：1292–1294.

[31] 戈之铮，胡运彪，高云杰，等.胶囊内镜的临床应用 [J].中华消化杂志，2003，23（1）：7–10.

32] 顾宇，任开祥，王利明，等.胶囊内镜对消化道疾病 56 例的诊断价值 [J].蚌埠医学院学报，2014，39（1）：77–80.

第五章 病因、病理和辨证施治

第一节 病因和病机

在人体肛肠疾病中，常见的致病因素有风、湿、燥、热、饮食不节、起居不慎、情志内伤、房劳过度等引起脏腑功能紊乱，导致气血亏损，脾胃受伤，运化无力，升降失常，湿热内生，邪毒蕴结所致。如《素问·生气通天论篇》中说："……因而饱食，筋脉横解，肠澼为痔。"《医宗金鉴·外科心法要诀》中说："痔疮形名亦多般，不外风湿燥热源。"现将导致发病的因素及其机理分述如下：

一、风

风为阳邪，其性开泄，易袭阳位。《素问·风论篇》中说："久风入中，则为肠风飧泄。"风又有内外之分，外则太阳风邪，传入阳明，挟热而下；内则厥阴肝木，虚热生风，风盛而下血。这说明风邪挟热，热伤肠络，血不循经而下溢，则便血。风性善行数变，容易引起便血，且色泽鲜红，暴注下迫或点滴而下。

二、湿

湿为阴邪，容易阻遏气机，使气机升降失常，经络阻滞，故出现小便短涩，大便不爽等。湿又有内外之分，外湿多因坐卧湿地，久居雾露潮湿之处而发；内湿多由饮食不节，恣食生冷、肥甘，损伤脾胃而生。湿性重浊，常先伤于下。因此，肛门病中，因受湿而引起较多。湿与热结，致使肛门部筋脉纵横，经络交错而发生内痔。湿性秽浊，络脉受伤则下血，色如烟尘。正如《见闻录》中所说："色如烟尘者，湿也。"湿热蕴结肛门，筋脉阻隔，气血凝滞，则形成肛门直肠周围脓肿；湿热下注大肠，肠道气机不利，经络阻滞，淤血凝聚，则发为直肠息肉、肿瘤。

三、燥

《医宗金鉴·外科心法要诀》中说："肛门围绕，折纹破裂，便结者，火燥也。"燥邪为病，又有内外之分。肛肠疾病，多为内燥，常见饮食不节，醇酒厚味，过食辛辣。燥胜则干，就会耗伤津液，无以下润大肠，故大便干结；或素有血虚，阴津亏损，肠道失于濡润，致大便干燥，排便时努挣，引起肛门裂伤或擦伤痔核而引起便血；燥邪日久不除，内伤营血，血燥生风，则肛门皮肤瘙痒、缠绵难愈；温燥袭人，化腐成疮，则疮面干枯不泽。

四、热

《丹溪心法》中说："痔者，皆因脏腑本虚，外伤风湿，内蕴热毒。"热乃火之轻，火乃热之极，热积肠道，易耗液伤津，津液亏损，则大便秘结不通，久之可导致气血不畅，淤滞不散，结而为痔。热盛则迫血妄行，或灼伤肠络，或血不循经，则血下溢而成便血。热与湿结，蕴结肛周，则发生肛痈。

五、气虚

《素问·通评虚实论篇》中说："气虚者，肺虚也。"《疮疡经验全书·痔漏症篇》中说："肺与大肠相为表里，故肺脏蕴热则肛门闭结，肺脏虚寒则肛脱出，此至当之论。又有妇人产育过多，力尽血枯，气虚下陷，及小儿久痢，皆能使肛门突出。"若脾胃功能失常，中气不足，老年气血衰退，以及某些慢性疾病均可导致气虚。气虚下陷，无以摄纳，而引起直肠脱垂不收，内痔脱出不纳。同时，气血相依，气行则血行，气虚则血瘀，五脏六腑、四肢百骸失去濡养，抗病力下降，百病乃生。若发生肛痈，初期症状不明显，溃后脓水稀薄，久不敛口。

六、血虚

常因失血过多或脾虚化源不足所致。在肛肠疾病中，长期便血容易导致血虚。血虚则生风、生燥，燥邪耗伤津液，无以润滑肠道，导致大便干燥；在排便时擦伤痔核而出血，失血过多，引起气血两虚，故可发生肛瘘、痔疮、脱肛等疾病。

七、血瘀

《东医宝鉴·血篇》中说："盖气者，血之帅也。气行则血行，气止则血止，气温则血滑，气寒则血涩。气有一息之不运，则血有一息之不行。"气机失畅，故气滞血瘀，气虚则血失统摄而不循常道，气弱则血行无力，缓而瘀阻，瘀血阻络或寒而血凝，致气血不畅，则可发为痔疮，或发为肛周痈疽，或发为肠息肉等。所以，气血失调，经络瘀阻，就会引起血瘀，这是发生肛肠疾病的一个重要因素。

八、情志内伤

在人体肛肠疾病中，以忧思郁怒，内伤脏腑而引起的较为多见。如怒伤肝，肝气郁结，郁久化火；忧思伤脾，脾失健运，湿热内生，火毒下注大肠，而发生肛门疾病。所以，《薛氏医案选·痔漏篇》中说："原痔者，贫富男女皆有之。富者，酒色财气；贫者，担轻负重，饥露早行，皆（伤）心肝二血。喜则伤心，怒则伤肝，喜怒无常，风血侵于大肠，到谷道无出路，结积成块，出血生乳，各有形相。"

九、饮食不节

恣食膏粱厚味、醇酒、辛辣等刺激食品，可使脾胃运化失职，糟粕积滞，生湿生热，气血不和，以致湿热瘀血壅结肠道，发生肛门痈疽。正如《疮疡经验全书·痔漏症篇》中说："脏腑所发，多由饮食不节，醉饱无时，恣食肥腻、胡椒辛辣、酒烩酽酒、禽兽异物，任情醉饱，耽色不避，严寒酷暑，或久坐湿地，恣意耽看，久忍大便，遂致阴阳不和，关格壅塞，风热下冲，乃生五痔。"

十、房劳过度

主要指房事不节，早婚纵欲，或妇女生育过多，气血亏损，导致肾精耗伤，肾气虚弱，冲任失调，气血不和，肾精不充，精失所养，引起身体虚弱，易被外邪侵袭，毒邪下注肛门，筋脉横解，肠澼为痔。

总之，人体肛肠疾病发生的因素，不外乎外感六淫，内伤七情，房事过度，饮食不节，因而阴阳失调，脏腑亏损，气血不和，经络阻滞，瘀血浊气下注而成。而且各种病因，可以单独致病，也可以合而致病。病程也有长短、缓急之分，病性又有寒热、虚实之别，或寒热虚实相兼，出现错综复杂的证候。所以，在临证时，必须审证求因，全面分析，进行辨证论治。

第二节　辨　证

中医肛肠外科学是在中医基础理论的指导下，运用望、闻、问、切的诊查方法，通过辨证分析，推断病因、病位、病性、病势，鉴别病种、证候，从而诊治疾病。临床辨证有其特点：一方面，局部与整体相结合，把局部病变看成是整体失调的局部表现；另一方面，辨证与辨病相结合，任何疾病都有其特点，同证异病、同病异证需缜密分析。临床诊查工作需系统而全面，又重点突出方能胜任。

一、症状和体征

由外在表现可反映出内脏病变，正如《丹溪心法》云："盖有诸内者形诸外。"人体肛门直肠常见的症状，有便血、肿胀、疼痛、脱垂、便秘、肛门潮湿等。由于病因不同，病证各异，表现的症状和轻重程度也不一样。

（一）便血

便血是内痔、肛裂、息肉、锁肛痔（直肠癌）等共有的症状。血不与大便相混，附于大便表面，或便时点滴而下，或一线如箭。凡血多而无痛者，多为内痔；凡便血少伴肛门疼痛者，多为肛裂；凡儿童便血，大便次数和性质无明显改变者，多为息肉痔；凡血与黏液相混，色晦暗，肛门坠胀者，应考虑锁肛痔的可能；凡便血鲜红，血出如箭，多因风邪引起，若伴口渴、尿赤、便秘、舌红、脉数等症状，多属风热肠燥；凡便血色淡，伴面色无华、神疲乏力、舌淡、脉沉细等症状，多属血虚肠燥。

（二）肿胀

肿胀的发生，多为局部经络阻塞，气血凝滞或渗出所致。邪客于经络之中，会引起血行不利，瘀阻不通；不通则气血瘀滞，阻于局部经络组织，故发生肿胀。《素问·阴阳应象大论篇》中说："先痛而后肿者，气伤形也；先肿而后痛者，形伤气也。"由此可见，先痛后肿，其病多在肉分，病位深隐；先肿后痛，其病多搏于皮肤，病位表浅。凡局部肿胀，肿处高起，根脚收束，颜色赤红，肿块软硬适度，属阳证、实证，多见于肛周痈疽实证；局部肿胀，患处平塌下陷，根脚散漫，颜色紫暗或皮色不变，肿块柔软如棉，属阴证、虚证，多见于肛周痈疽虚证。因此，《外科证治全书·论肿篇》中说："故火毒壅滞则红肿，痛而成痈，寒痰壅滞则白塌木肿而成疽。"

（三）疼痛

疼痛的发生，多为局部气血壅滞不通所致。凡寒、热、虚、实、脓、瘀、风、气，皆能为痛。患处色赤有烧灼痛感，属热证；患处色白有痠痛，属寒证；患处不胀不闷，揉按反而疼痛减轻，属虚证；患处又胀又闷，触痛明显，属实证；患痛无定处，属风证；痛如针刺而肿胀者，属气证。此外，可进一步根据不同症状辨证施治，如肿胀高突，伴胸闷腹胀、体倦身重、食欲不振、发热、苔黄腻、脉濡数等症状，多为湿热阻滞，常见于肛周痈疽，治宜清热除湿、消肿止痛。

（四）脱垂

为内痔脱出、直肠脱垂、直肠息肉及肛乳头瘤的共有症状。多因气血虚衰，中气下陷，摄纳无力而形成脱垂不收。病人常伴有面色无华、头晕眼花、心悸气短、自汗盗汗、舌质淡、脉沉细等症状。若脱出嵌顿肛门而肿痛的，则为湿热下注，局部气滞血瘀；若热盛熏灼，则引起局部糜烂，常伴口干喜饮、大便秘结、小便短赤、舌质红、脉弦数等症状。

（五）流脓

常见于肛周脓肿或肛瘘病人。凡脓出黄稠带粪臭的，多为湿热蕴结肛门，热盛肉腐而成，常伴身重体倦、食欲不振、苔黄腻、脉滑数等症状，多为大肠杆菌、金黄色葡萄球菌等感染；凡脓出稀薄不臭或微带粪臭，则因气血虚衰兼湿热下注肛门而成，常伴疮缘潜行呈空壳状、创面凹陷、骨蒸盗汗、神疲乏力等症状，多为结核分枝杆菌感染。

（六）便秘

凡腹满胀痛、拒按而大便秘结者，多为燥热内结，常伴口臭、心烦、舌红、苔黄燥、脉数等症状；凡腹满作胀、喜按而大便秘结者，常伴面色㿠白、神疲乏力、舌淡、脉细等症状，多为血虚肠燥。

（七）肛门潮湿

多见于内痔脱出、直肠脱垂、肛瘘、肛周湿疹、肛窦炎等病人，常有肠黏液或分泌物溢出，多为湿热下注所致。病人常伴有局部肿痛、食欲不振、大便不爽、舌红、苔黄腻、脉弦等症状。

二、部位

肛门病的部位常用膀胱截石位表示。以时钟面的十二点等分标记法，将肛门分为12个部位。肛门前正中为12点，后正中为6点，左侧正中为3点，右侧正中为9点，以此类推。通过临床观察，内痔好发于齿线附近3、7、11点，结缔组织性外痔及肛裂好发于6、12点，血栓性外痔好发于肛缘3、9点。对各种疾病的发生情况，可直接用图表示，作记录用。

第三节　治则治法

肛肠科常用的治疗方法，分为内治和外治两大类。内治法基本与内科相同，从整体观出发进行辨证施治。其中透脓、托毒等法是中医肛肠科的特点。外治法中的挂线法、结扎法以及药物枯痔散等，则为肛肠科所独有。一般来说，内治与外治并用才能取得理想疗效。在应用中，还需根据病人的体质情况和不同的致病因素，辨别阴阳、表里、寒热、虚实，以及脏腑经络部位，并根据病势进退，确定疾病的性质，然后制定内治和外治法则。这样认真细致的辨证施治，自然会收到显著的疗效。

一、内治法

外科内治法的指导思想起源于《黄帝内经》对外科疾病的论述。《灵枢·痈疽》篇云："寒邪客于经络之中，则血泣，血泣则不通，不通则卫气归之，不得反复，故痈肿。"《素问·生气通天论》中云："营气不从，逆于肉理，乃生痈疽。"说明不论致病因素是外感还是内伤，导致外科疾病之初均由气血凝滞、营卫稽留所致。元代齐德之《外科精义》认为："脓未成者，促脓早成；脓已溃者，使新肉早生；气血虚者，托里补之；阴阳不和，托里调之。"提出根据疾病发展不同，而治疗措施不同。后经陈实功等进一步发展，确立了初起宜消、已成宜托、溃后宜补的消、托、补外科内治三大法则。肛肠科常用于一切肛周感染疾病及初起痔病、年老体弱或其他严重并发症等。

（一）三大法则

1. 消法

《外科启玄·明内消法论》中说："消者灭也……使绝其源而清其内，不令外发，故云内消。"指用消散的药物，使初起的肛痈和炎性外痔等得到消散，免受溃脓和切开之苦。此法适用于没有成脓的肛痈、炎性外痔、血栓外痔、肛裂等病，但具体用法极其灵活。由于病因、病性不同，治法各异。如有表邪者宜解表，里实者宜通里，热毒蕴结者宜清热解毒，寒邪凝滞者宜温通，气滞者宜行气，血瘀者宜活血化瘀等。同时，还需根据病人体质强弱，痈疽所属经络不同，灵活施治。消法贵乎早，《疡医大全·论初起肿疡》云："施治之早，尽可内消十之六七。"所以，凡未成脓者，可以内消，即使不能内消，也可移深出浅，转重为轻；如脓已成，则不可用内消之法，以免养脓为患，毒散不收，血气受损，脓毒内蕴，反会侵蚀耗肉，溃后难以收敛。

2. 托法

《外科启玄·明内托法论》云："托者，起也，上也。"指用补益气血的药物，扶助正气，托毒外泄，以免毒邪内陷。《外科理例·内托》中论述了托法的用药原则："内托以补药为君，活血驱邪之药为臣，或以芳香之药行其郁滞，或加温热之药御其风寒。"托法，分透托和补托两种。前者适用于肿疡成脓阶段，正气不虚而邪毒炽盛，不能及时溃脓者，促其早日泄出脓毒，肿消痛减，以免脓毒旁窜，造成后患；后者适用于正虚毒盛，不能托毒外出阶段，肛周痈疽外形平塌，根脚散漫，难溃难腐，或溃后坚肿不退，脓水清稀，新肉不长。托法，多用于肿疡中后期，因过早使用有助邪之弊。

3. 补法

《外科启玄·明补法论》中说："言补者，治需之法也。经云：虚者补之。"指用补益的药物，恢复正气，助养患处新生，使创口、早日愈合。此法适用于年老体弱、气血不足、溃疡后期，或肛肠病术后、热毒已去，病灶已除，而精神衰疲、元气虚弱，脓水清稀，疮口难敛者，以及脱垂等病人。凡气血虚弱者，宜补血益气；凡脾胃虚弱者，宜健脾益胃；凡肝肾不足者，宜肝肾同补等。但在毒邪未尽之时，勿用补法，以免闭门留寇，久而为患。

（二）具体运用

根据消、托、补三大治则，辨证论治，制定出相应的具体治法，从而指导临床用药。

1. 清热凉血

适用于因血热肠燥而引起的便血。选方常用凉血地黄汤、槐角丸加减治疗。

2. 清热利湿

适用于肛痈实证、肛窦炎、炎性外痔等病。选方常用萆薢渗湿汤、止痛如神汤、龙胆泻肝汤加减治疗。

3. 清热解毒

适用于肛痈实证和痔病感染的病人。选方常用黄连解毒汤、仙方活命饮、五味消毒饮加减治疗。

4. 泄热通腑

适用于因热结肠燥而引起的便秘或热毒内蕴的肠痈病人。选方常用大承气汤、麻仁丸、大黄牡丹汤加减治疗。

5. 养阴润燥

适用于津血亏虚而引起的便秘或肛门瘙痒病人。选方常用润肠丸、增液汤、当归饮子加减治疗。

6. 补益气血

适用于气血不足或久病气血虚弱的病人。选方常用十全大补汤、八珍汤加减治疗。

7. 补中益气

适用于小儿、年老体衰或经产妇，因气虚下陷而引起的直肠脱垂或内痔脱出不收的病人。选方常用补中益气汤加减治疗。

8. 滋阴清热

适用于结核性肛瘘或肛肠疾病术后阴虚发热的病人。选方常用青蒿鳖甲汤、清骨散加减治疗。

9. 活血化瘀

适用于气滞血瘀、经络瘀阻的病人。选方常用桃红四物汤、血府逐瘀汤加减治疗。

10. 温阳健脾

适用于因脾虚或脾肾阳虚而引起的便血、慢性腹泻病人。选方常用黄土汤、归脾汤、四神丸加减治疗。

二、外治法

外治法在肛肠科治疗中占有非常重要的地位，不仅丰富多彩，还独具内涵，如去腐生肌、箍围、掺药、膏药等。《医学源流》中说："外科之法，最重外治。"清代名医吴师机云："外治之理，即内治之理；外治之药，即内治之药，所异者法耳。"它不但可以配合内治法提高疗效、缩短疗程，而且许多疾病可专用外治法收效。危重的肛痈、复杂性肛瘘、大肠肿瘤等，必须配合外治法。现将常用外治方法归纳如下。

（一）三大法则

外科内治法消托补是根据疮疡病程中邪正相争表现特点而设立的内治原则。同理，根据外疡初起肿疡、中期成脓破溃、后期生肌收口的变化特点，结合邪正消长的变化，外治的原则以消、溃、敛三法作为初起、成脓、溃后三个阶段的治疗指导思想，便于更好地灵活应用具体治法。

1. 消法

指运用具有行气、活血、祛风、消肿、解毒、定痛等作用的药物，收束疮毒，使轻者得以消散于无形，使重者毒邪结聚、早日成脓的一类外治方法。主要用于肿疡未成脓，肿势散漫，溃后肿势尚存、余毒未清者。临床应用消法，要辨证施治，选择恰当的药物剂型、最佳的外用方法。

2. 溃法

指通过手术或使用有提脓、祛腐作用的药物，促使疮疡内蓄之脓毒尽早排出，腐肉迅速脱落的外治方法。主要适用于肿疡脓成未溃，溃后脓栓未落、腐肉未脱，形成瘘管、经久不愈者。具体方法包括提脓祛腐、腐蚀平胬、结扎、引流、手术切开或切除等。

3. 敛法

敛，即敛疮。敛法，指用具有益气养血、收敛固摄、活血生肌的药物，促使创面愈合的方法。主要用于溃疡腐肉已脱、脓水将尽、肉芽生长迟缓者。否则，即使勉强收口，但毒邪内留，日后仍可复发，甚至迫毒内攻。

（二）药物疗法

指将不同剂型的药物直接或间接施于患处，使药物直达病所，从而达到治疗目的。由于药物的制作方式、使用方法不同，功效也各有特性，临床必须灵活应用，相互配合，以达最佳治疗效果。

1. 油膏

指将药物同油类煎熬为膏，或将药物碾为粉末与油类搅匀成膏，又称软膏。可用猪油、麻油、黄蜡、凡士林等调制。其优点是：柔软，滑润。常用于内痔、外痔、肛裂等，特别对肛门创口腐烂面积大和一般肛门皮肤病更适宜。

由于油膏制剂的药物组成不同，在临床运用中要辨证施治。例如，对炎性外痔和肛痈初期属阳证者，常用金黄膏、玉露膏、九华膏、黄连膏等；半阴半阳证，则用冲和膏；阴证，则阳和膏、回阳玉龙膏。常用油膏如下：

表 5-3-1 常用油膏

名　称	功　效	应　用
生肌玉红膏	活血祛腐、解毒止痛、润肤生肌	①一切溃疡；②术后腐肉未脱、新肉未生；③创面久不收口
生肌白玉膏	润肤生肌、收敛	溃疡腐肉已尽而创口不敛者、肛裂
风油膏	润燥、杀虫、止痒	肛周湿疹、肛门瘙痒症、肛门皮肤皲裂、股癣
青黛散油膏	清热解毒、祛湿止痒	急性肛周湿疹、肛周接触性皮炎
蛇黄膏	清热燥湿、杀虫止痒	慢性肛周湿疹、肛门瘙痒症
紫草油膏	清热、凉血、润燥	肛周皮肤红肿、术后换药、皮肤烧伤
痔疮膏	消肿止痛、良性止血	内痔、炎性外痔、肛肠疾病术后

注意：创面脓水较多者不宜用油膏，如肛周皮肤潮湿糜烂、疮口腐肉已尽，贴用油膏时应涂薄些，勤换药，以免脓水浸淫皮肤而不易收敛。

2. 箍围药

指借药粉具有箍集围聚、收束疮毒的作用，从而使肿疡消散或缩小，避免毒邪蔓延。箍围药以"散者收之"为理论指导，凡疮疡初起以图使其消散于无形；若毒已结聚，则"使脓易热而毒不走"，促使脓肿局限；溃后，围贴则收散遗毒，尽随脓出疮口；腐肉脱后，围贴则气血活、新肉易长。临床使用时，将药粉和液体调制成糊状外敷。在肛周脓肿初期，宜敷满整个炎症部位便于消失；如毒邪结聚或溃后余肿未消，宜敷于患处四周截毒消肿。常用调和物及箍围药如下：

表 5-3-2 常用调和物

名　称	功　效
醋	散瘀解毒
酒	加强药力、温通经络
葱、姜、韭菜、蒜汁	辛香散邪
菊花汁、银花露	清热解毒
鸡蛋清、蜂蜜	缓和刺激
油类	润泽肌肤

表 5-3-3 常用箍围药

名　称	功　效	应　用
金黄散、玉露散	清热解毒、消肿止痛	红肿热痛的一切阳证、肛周脓肿
回阳玉龙膏	温经散寒、活血化瘀	不红不热的一切阴证
冲和膏	清热燥湿、解凝、定痛	皮色微红、肿而不高、痛而不甚的半阴半阳证
疤痕膏	解毒、软坚	创面愈后疤痕严重者

注意：凡肿疡初起，肿块局限而未扩散者宜用消散药。若肛周脓肿初起，宜敷药整个炎症部位；若毒势已聚或溃后余肿未消，宜空出中央，在四周敷药。若为阳证，不能用热性药敷贴，以免助长火毒；若为阴证，不能用寒性，以免寒凝不化。

3. 掺药

指根据辨证处方的药物制成粉末，掺于膏药或油膏上，或直接掺布于病变部位，以达治疗目的的方法。掺药种类很多，应用广泛，肛周脓肿、溃疡、肛瘘、痔术后及肛周皮肤病，凡需消散、提脓、拔毒、生肌、收口等都可使用。由于疮疡性质和发病阶段不同，在运用掺药时要根据具体情况选择。

配制方法：掺药配制时应研至极细，以无声为度。一般植物药先烘干，研细后过筛；矿物类药研细后水飞；虫类药当先去头足翅后，烘干再研；含油较多的药物粗研后应徐徐放入少量研细的植物药同研；细料药不宜烘焙，其中如麝香、樟脑、冰片、牛黄、珍珠、马宝等贵重药或香料药，当分研后渐渐加入他药的末中研和；研制斑蝥、砒霜、升降丹等物时，应戴防毒面具避免吸入。全方研细后混匀，备用。若研制不匀，或颗粒不够细，用于肿疡则药性不易渗透，用于溃疡容易引起疼痛。有香料的药粉最好以瓷瓶储藏，拧紧瓶盖，以免芳香油挥发而降低疗效。掺药常分以下几类：

（1）消散药：具有渗透和消散作用，掺布于膏药或油膏上，贴于肿处，可直接发挥药力，使疮疡蕴结之毒得以移深居浅，肿消毒散。外科之法，以消为贵。

适应证：肛周脓肿初起，肿势局限，血栓外痔，炎性外痔。

临床应用：先辨阴阳。阳证，用阳毒内消散、红灵丹，能活血止痛、消肿化痰；阴证，用阴毒内消散、桂麝散，能温经活血、破坚化痰、散风逐寒。

注意事项：若病变处肿势不局限，应配合箍围药使用。

（2）提脓化腐药：具有提脓化腐的作用，使疮疡内蓄的脓毒得以早日排出，腐肉逐渐脱落。一切外疡在破溃之初，局部治疗除手术外，必须先用提脓化腐药。若脓水不能外出，则攻蚀越深，腐肉不去，则新肉难生。这样不仅影响疮口愈合，增加病人痛苦，还会造成病情恶化而危及生命。因此，提脓化腐是处理溃疡早期的一种基本方法。

适应证：凡溃疡初期，脓水不净、腐肉未脱、新肉未生之际均可使用。如肛周脓肿、肛瘘、肛周克罗恩病。

临床应用：升丹是提脓化腐的主要药物，与石膏配合制成九一丹、八二丹、七三丹、五五丹等，常根据脓腐情况而选择使用。凡疮口大者，可掺于疮口上；疮口小者，可黏附于药线上插入，也可掺于膏药或油膏上盖贴。

注意事项：升丹有毒，慎用；凡对升丹过敏者，可改用黑虎丹；放置越久，药力越弱。

（3）腐蚀药和平胬药：腐蚀药又称追蚀药，具有腐蚀组织的作用，掺布于患处，能使疮口不正常的组织腐蚀枯脱或使痔坏死脱落。平胬药具有平复胬肉的作用，能使疮口增生的胬肉缩进去，是替代手术的一种理想方法。

适应证：肛周肿疡脓成未溃时；疮疡溃破后疮口太小或僵硬，引流口过早闭合；胬肉突出，腐肉不脱；痔疮、肛周湿疣、直肠息肉等。

临床应用：①白降丹，用于溃疡疮口太小、腐肉难去者。临床用纸捻（桑皮纸或丝棉纸）做成裹药，插入疮口，使疮口开大，脓腐易出；若脓成不溃，且体虚，或不愿意接受手术者，可用白降丹少许，水调和点放疮顶，代刀破头；点疣，可腐蚀枯落；若疮口腐秽久不脱者，可加乌梅炭；新肉不生者，可加煅石膏；脓液清稀或不成脓者，可加银珠、蛇皮末；久不收口者，可加麝香；死肌顽久不脱者，可加血竭。②敛肌散，用于痔瘘术后、肛周溃疡后期、腐肉经久不去、肉芽迟迟不生者，可掺布于疮口或创面。③平胬丹，适用于疮口胬突，掺药其上，使胬肉平复。④枯痔散，用于痔疮，将药涂敷痔核表面，使之焦枯脱落。由于其有毒，副作用大，目前已很少应用。⑤三品一条枪，用于痔瘘，将药条插入患处，能腐蚀瘘管，也可蚀去内痔，攻溃瘰疬。

注意事项：腐蚀药一般含有汞、砷成分，腐蚀力强，现临床上已没有使用！

（4）生肌收口药：具有促进新肉生长，加速伤口愈合的作用。

适应证：溃疡腐肉已脱，脓水将尽时；肛周脓肿、肛瘘等术后后期均可使用。

临床应用：生肌收口药对于疮疡阴证、阳证均可使用。①生肌散、八宝丹，用于溃疡脓腐已尽、肉芽生长缓慢者。②生肌定痛散，用于溃疡脓腐将尽，而局部微有红肿疼痛者。③珍珠散，用于创面脓水已净，久不收口者。

注意事项：用药指征是，创面大者以腐脱脓清为度，疮口深者以药线牵出时带黏丝为度。若过早使用生肌收口之品，不仅无益，反增溃烂，延缓愈合，甚至引起毒邪内攻之变。若溃疡肉色灰白，新肉生长迟缓，宜配合内服补益气血之品以助新生。

（5）止血药：具有收涩凝血的作用。药物掺布于出血之处，敷料包扎固定，使伤口血液凝固而达止血目的。

适应证：溃疡或术后出血，凡属小脉络损伤出血者。

临床应用：桃花散，多用于溃疡出血；止血粉、云南白药，适用于肛肠科各种出血证；如圣金刀散，多用于创伤性出血。

注意事项：大出血时，必须配合手术止血。

（三）手术疗法

是指运用器械和手术操作来进行治病的外科方法。外科疾病内服、药物外治消之不退，疮疡形成脓肿，或溃疡成漏，或皮肤赘疣蚀之不脱等，宜以手术排除脓液，去除病灶，以利早日痊愈。常用的手术方法有切开法、结扎法、挂线法、注射法等。

（1）切开法：常用于肛周脓肿的切开引流及肛瘘、大肠肿瘤的切除等。凡疮疡确已成脓，务必早日切开，毒随脓泄，肿消病止；否则脓毒内蓄，侵蚀良肉，腐筋蚀骨，旁窜流注，甚至内攻脏腑造成生命危险。所以，《证治准绳·疡科》云："若当用针烙而不用，则毒无从而泄，脓瘀蚀其膏膜，烂筋坏骨，难乎免矣。"

适应证：一切需手术切开或切除方能治愈的疾病。

临床应用：①时机：辨明脓成与否。《外科正宗·痈疽治法总论》指出："脓生而用针，气血反泄，脓反难成；若脓熟而不针，腐溃益深，疮口难敛。"明确疾病性质、病变范围、病人耐受力，做好术前准备方可开刀。②切口位置：对于肛周痈疽，切口以低位引流为原则。《备急千金要方·痈疽》指出："破痈口，当令上留三分，近下一分针之。"对于大肠肿瘤，切口应根据病变部位、手术范围及手术方式确定位置。③切开方向：以不损伤肛门直肠功能和不造成肛门畸形为原则。一般脓肿，宜循经直开，刀锋向上，免伤血络；肛门直肠部宜放射状切开，若离肛门较远，宜弧形切开；瘘管则应根据管道方向切开，切莫盲目动刀。④切开深浅：根据疮疡的部位、深浅、大小及性质而定。《医宗金鉴·外科心法要诀·痈疽针法歌》云："盖皮薄针深，反伤好肉；肉厚针浅，毒又难出。"扼要指出了，不同的病变部位，进刀深浅必须适度。若脓深而刀浅，则脓毒不得外泄，反致走散；若脓浅而刀深，脓毒虽除，但徒伤好肉，甚至损伤神经、血管，均为不当。⑤切口大小：应视脓肿范围大小和局部肌肉厚薄而定。凡脓肿范围大、脓腔深而肌肉丰厚的，切口宜大；脓肿范围小、脓腔浅而肌肉薄的，切口宜小。一般切口不宜过大，以免损伤肛管直肠环，或愈合后瘢痕过大而影响肛门功能；但也不能过小，以免引流不畅，脓水难出，愈合延迟或假性愈合。⑥操作方法：以肛周脓肿为例。麻醉后，通过指诊确定脓肿的范围和内口的位置；先在脓肿顶部，考虑引流通畅的部位，做放射状切口，切开皮肤和皮下组织，敞开脓腔，放尽脓液。将一手食指插入肛内做引导，另一手用细探针从切口经脓腔由内口探出。在不损伤肛管直肠环的原则下，沿探针做放射状切开，切开脓腔与内口间的组织。若切口创面搏动性出血，可用细丝线结扎或电凝止血。伤口开放引流，有时可切除部分皮肤，使引流通畅。

（2）挂线法：采用药线、丝线或橡皮筋等来挂断瘘管或窦道，利用线的紧力，使气血阻绝、肌肉坏死，达到切开的目的。本法操作简单，治愈率高，复发率低，能较好保护肛门功能。

适应证：高位肛瘘、高位肛周脓肿、肛管直肠狭窄及不宜一次手术切开的肛瘘（如结核性、克罗恩病、糖尿病、白血病等）。

临床应用：以肛瘘挂线为例。麻醉后，将探针由肛周外口进入，顺瘘管从内口穿出；切开内口以下肛管皮肤、内括约肌、外括约肌皮下部、浅部；在探针头部结扎一粗丝线，再在粗丝末端结扎一橡皮筋，然后将探针从管道中退出，使橡皮筋留在管道内，用止血钳夹住橡皮筋末端，适度拉紧，以止血钳在橡皮筋贴近括约肌处夹住，再在钳下方用粗丝线将橡皮筋结扎。

注意事项：探针探查时动作轻柔，以免造成人工假道；必要时需再次紧线。

（3）结扎法：又称缠扎法，是将线缠扎于病变部位与正常皮肉分界处，使病变部分坏死脱落的一种方法。《太平圣惠方》载有"右用蜘蛛丝，缠系痔鼠乳头，不觉自落"的结扎疗法。现代多用丝线结扎。

适应证：内痔、直肠息肉、肛门皮肤疣及血管断裂出血。

临床应用：对于内痔、直肠息肉、肛乳头肥大，可用止血钳钳夹其基底部，用无菌的医用丝线在血管钳下结扎，若根部组织较大可贯穿缝合8字结扎，再剪除部分被结扎的组织。也可使用胶圈套扎法，将小乳胶圈套入病变组织根部，利用胶圈的收缩力阻断血供，使其缺血、坏死、脱落，从而达到治疗目的。脉络断裂而出血者，先找到出血点，以止血钳夹住，然后以细丝线结扎或缝扎。

注意事项：打结要紧，避免滑结；缝扎时，缝针不宜过深。

（4）烙法：在传统医学中，是指应用火针和烙器，在火上加热后进行手术操作的一种方法。在现代医学中，则指使用电外科设备的电切、电凝法。

适应证：大肠息肉内镜下切除及多数外科手术中切除和止血操作。

临床应用：外科手术过程中，均可应用电外科系统进行电切及电凝，减少术中出血，减少肿瘤或病毒复发。对于数量较少的大肠息肉，可在电子结肠镜或乙状结肠镜下圈套或钳夹电凝切除。

注意事项：结肠镜下行息肉切除术，防止烧灼过深而引起肠穿孔或大出血。

三、其他疗法

（一）熏洗法

指用药物煎汤，借药力和热力直接作用于患处治疗疾病的方法。古籍云："邪在表者，渍形以为汗，汗之则疮已；洗则有荡涤之功。"熏洗相辅，能温通腠理，驱逐邪毒，涤除脓腐，促进康复。在肛肠科疾病的治疗中，应用极为广泛。

适应证：一切肛肠疾病术后及内外痔、肛瘘、肛周湿疹、肛门瘙痒症等。

临床应用：①常用药：痔病、脱肛、肛裂等，用苦参汤、五倍子汤，清热燥湿、收敛止痛；肛周肿痛，用止痛如神汤、三黄汤，清热解毒、消肿止痛；肛周湿疹、瘙痒、性病等，用甘草大豆汤、蛇床子散、土茯苓，杀虫止痒。②熏洗方式：传统坐浴，将药液煎好后置于盆中，患者坐于盆上，先熏后洗，约15分钟/次，2~3次/天；利用现代熏洗椅，将煎好的药液置于药盒中，患者坐于椅子上方，利用特殊设备将药液雾化后熏洗肛周。

注意事项：熏洗时温度不宜过高，以免烫伤皮肤，冬天防止着凉。

（二）灌肠法

通过灌肠设备将药液缓缓灌入直肠内的方法。

适应证：肛肠病术前肠道准备、慢性非特异性结肠炎、便秘等。

临床应用：①操作方法：患者取左侧卧位，双腿弯曲，垫高臀部10cm；连接灌肠器，石蜡油润滑导管前端，排净空气后轻轻插入肛门10~15cm，将药液50~1 000ml自导管开口端缓慢低压注入直肠。若为清洁灌肠，灌入生理盐水或肥皂水500~1 000ml，灌肠毕，嘱患者走动1~2分钟即如厕，直至排便清水样为止；若为保留灌肠，灌入药液50~200ml，灌肠毕，协助患者膝胸卧位15~30分钟。②根据病情不同，辨证使用不同的药液灌肠。如大承气汤用于便秘、肠梗阻，通腑泄热；大黄牡丹汤用于肠痈，泄热、破瘀、散结；芍药汤、白头翁汤用于溃疡性结肠炎，清热解毒、凉血止血；连霉液、清凉散用于肛肠疾病术后肛门灼热、坠胀不适，清热燥湿、凉血。

（三）栓塞法

将药物制成栓剂，放入病人肛内，然后自行融合，直接作用于肠壁，由肠道吸收，起到消炎、保护黏膜、止血等作用。

适应证：肛门疾病术前术后及直肠炎均可应用。

临床应用：①方法：病人大便后，清洗肛门，然后将药栓圆头朝前轻轻塞入肛门，1~2粒/次，1~2次/天。②常用药：太宁栓、化痔栓、肛泰栓、马应龙麝香痔疮栓常用于痔病及肛肠疾病术后换药消炎生肌，吲哚美辛栓、双氯芬酸钠栓常用于肛肠术后消炎止痛，柳氮磺胺吡啶栓常用于炎症性肠病。

注意事项：塞药栓时动作轻柔。

（四）引流法

指借助介质使脓毒流出，防止毒邪内蓄扩散，促进新生敛疮的方法。

适应证：高位复杂性肛瘘、肛周脓肿、腹部手术。

临床应用：①药线引流：用药线插入疮孔中，起到提脓祛腐、引脓外出的作用。《医学入门·流注》云："内有脓管，以药线腐之。"说明药线可腐蚀瘘管。常用于复杂性肛瘘、肛周克罗恩病瘘管的保守治疗。②导管引流：现代多用橡胶管插入病位深、不易引流的脓腔，使脓毒从管中引流而出的方法。《医门补要》云："若患口内脓多，壅塞难出……随插拔脓管，钓动脓势，自从管中涌出。"常用于高位肛周脓肿、高位复杂性肛瘘及腹部手术后引流。

注意事项：药线引流待脓水已尽时，改用生肌收口药；导管引流要保持引流管通畅。

（四）针灸法

利用银针或艾灸以疏通经络，调和气血，平衡阴阳。

适应证：脱肛、便秘、肛肠疾病术后尿潴留及疼痛。

临床应用：脱肛者，可针刺长强、百会、足三里、气街等穴，还可选用耳针，梅花针等；术后尿潴留，可针刺或隔姜灸关元、中极、三阴交等穴。

注意事项：避免针刺误伤或艾灸烫伤。

参考文献

[1] 谭新华，陆德铭 . 中医外科学 [M]. 北京：人民卫生出版社，2008：81-95.

第六章 肛门直肠麻醉

麻醉，一般指高等动物的全身或部分，通过药物或针刺导致病人部分中枢神经系统的机能暂停，意识、感觉和反射性运动的暂时消失，骨骼肌呈现松弛，便于施行手术。

麻醉的目的，在于安全有效地消除手术时病人的疼痛感觉，为手术创造良好的工作条件。除针刺麻醉外，其他麻醉所采用的药物或方法，都可以给病人的生理功能带来某些不利的，然而是可逆性的影响。这些影响因素因人、因药和因方法不同而表现不同。但总的来说，麻醉是一种消耗，因而在麻醉过程中，应注意既能达到理想的麻醉效果，又能保护机体减少消耗的目的，从而更有利于病人恢复健康。

我国临床麻醉历史悠久，有丰富的经验。麻醉药物也很早问世，而且药源丰富。早在公元前11世纪，《山海经》中已有使用麻醉止痛药物的记载，以后历代均有补充和发展。由于近代旧政府不重视对祖国医药学的发掘和继承，近百年来一直停留在比较初级的阶段，而且还饱受摧残，使不少宝贵的经验失传。新中国成立后，在党和政府的关怀下，广大医务人员努力发掘、整理祖国医学宝贵遗产，实行中西医结合，创造了针刺麻醉和中药麻醉等新型麻醉技术，在全世界引起了震动，对世界医学事业做出了贡献。

西方在19世纪才发明麻醉法，最早是1800年英国化学家德裴（Davy）描述了吸入氧化亚氮后的麻醉状态，韦尔斯（Wells）于1844年使用于临床，以后乙醚、氯仿、可卡因等又相继问世。1905年，因爱意霍恩（Einhorn）合成普鲁卡因，解决了局部麻醉的最根本问题，使麻醉有了新的飞跃。

目前，我国采用的麻醉技术，除针刺麻醉和中药麻醉外，主要还是沿用从西方引进的药物和方法。痔瘘学科的麻醉，几乎全部采用后者。

第一节 麻醉前的准备和用药

一、麻醉前的准备

麻醉前的准备工作，主要是防止麻醉的意外，保证最佳的麻醉效果，必须考虑到一切可能发生的困难或意外，努力做到预防为主。要求术者以高度的责任感和完全彻底为人民服务的精神，在麻醉前，认真仔细地了解病人的病情，考虑具体麻醉实施方案，准备好麻醉和复苏所需要的各种物品和器械。

（一）病人的准备

（1）术前应对病人进行充分解释，消除顾虑和紧张情绪，取得良好的合作。

（2）熟悉病历，检查病人的体格情况和化验结果，了解病人的营养状况，主要器官的功能，估计病人对麻醉的适应能力，尤其应了解病人有无药物过敏史，注意呼吸系统的功能状态。

（3）根据手术和麻醉的方法需要，病人禁食4~8小时，术前解完大小便，以免术中腹胀和尿潴留。

（二）药品和器械的准备

麻醉前，必须将麻醉器械和药品准备齐全，保证需用时随时手可以取到，并事先认真逐一检查是否性能良好。

二、麻醉前的用药

麻醉前给予一定的药物，以减少病人手术时的精神紧张。增加麻醉的效果，是十分必要的，一般常同时使用镇静药和抗胆碱能药物。麻醉前给药，必须注意以下各点：

（1）必须考虑到病人的具体情况（年龄、体重、精神状态等），选择适当的麻醉方法。

①如病人精神紧张，其他一般情况较好，可使用较大剂量麻醉前给药。

②如病人一般情况欠佳，肛功能差，或颅内压高，以及对于老年病人、儿童和危重病人，麻醉前给药应减少剂量或不给药。

（2）还应考虑到药物禁忌，如青光眼、甲亢、心动过速、高热病人，不宜使用阿托品，产妇临产前，不宜使用度冷丁和吗啡类抑制呼吸的药物，以免新生儿窒息于腹内。

第二节　常用麻醉药物

麻醉药物，在临床上常分为局部麻醉药和全身麻醉药。

一、常用局部麻醉药

凡能阻断周围神经末梢和纤维的传导，使相应的组织局部暂时丧失感觉的药物，称为局部麻醉药。根据其化学结构，可分为酯类和酰胺类两大类。属于酯类的有：普鲁卡因、丁卡因、氯普鲁卡因；属于酰胺类的有：利多卡因、布比卡因、甲哌卡因、罗哌卡因等。前者的水溶剂，经多次高热灭菌容易分解，影响药效；后者则较稳定，能耐受高压灭菌。前者的解毒功能，在血液中即可进行；后者的解毒功能，主要通过肝脏进行，并从尿中排出。临床上如发现病人对某种酯类局麻药过敏，同类局麻药都不能应用，可换用另一类局部麻醉药，用前仍然需要做过敏试验。而酰胺类局部麻醉药，则可在同类药中试换。

（一）局麻药的选择

在痔瘘科手术中，一般选用利多卡因、罗哌卡因、布比卡因，或联合应用。

（二）局麻药的用量和浓度

为了避免病人发生药物中毒，临床使用时，一般以最低有效浓度和最小有效剂量为原则。现将常用局麻药的一般性能列表6-2-1。

表 6-2-1　常用局麻药浓度、剂量与用法

药名	用法	浓度（%）	一次最大剂量（mg）	起效时间（分钟）	作用时效（分钟）	产生中枢神经系统症状的阈剂量（mg/kg）
普鲁卡因	局部浸润	0.25~1.0	1000			
	神经阻滞	1.5~2.0	600~800			19.2
	蛛网膜下腔阻滞	3.0~5.0	1.0~150	1~5	45~90	
	硬膜外腔阻滞	3.0~4.0	600~800			
丁卡因	眼表面麻醉	0.5~1.0		1~3	60	
	鼻咽、气管表面麻醉	1.0~2.0	40~60	1~3	60	
	神经阻滞	0.2~0.3	50~75	15	120~180	2.5
	蛛网膜下腔阻滞	0.33	7~10	15	90~120	
	硬膜外腔阻滞	0.2~0.3	75~100	1~20	90~180	
利多卡因	局部浸润	0.25~0.5	300~500	1.0	90~120	
	表面麻醉	2.0~4.0	200	2~5	60	
	神经阻滞	1.0~1.5	400	10~20	120~240	7.0
	蛛网膜下腔阻滞	2.0~4.0	40~100	2~5	90	
	硬膜外腔阻滞	1.5~2.0	150~400	8~12	90~120	
甲哌卡因	局部浸润	0.5~1.0	300~500		90~120	
	神经阻滞	1.0~1.5	300~400	10~20	180~300	7.0
	硬膜外腔阻滞	1.0~2.0	150~400	5~15	60~180	
布比卡因	局部浸润	0.25~0.5	150		120~240	2.0
	神经阻滞	0.25~0.5	200	15~30	36~720	
	蛛网膜下腔阻滞	0.5	15~20		75~200	
	硬膜外腔阻滞	0.25~0.75	50~225	10~20	18~300	
罗哌卡因	神经阻滞	0.25~0.5	200	2~4	240~400	3.5
	蛛网膜下腔阻滞	0.5~0.75	10~15	2	180~210	
	硬膜外腔阻滞	0.5~0.75	10~150	5~15		

（三）局麻药对全身的影响

局麻药经机体吸收后或直接进入血液循环，会发生全身性反应。所以，应用局麻药时，不能只着眼于局部效果，而应全面考虑。

（1）对中枢神经系统的影响。血内局麻药浓度较低时，具有抗惊厥、镇静、止痒及止痛作用，但若使用过量，则能引起惊厥，甚至昏迷和呼吸暂停。一般认为，局麻药吸收后，主要是使中枢神经系统处于抑制状态。

（2）对循环系统的影响。血内局麻药浓度较低时，可使血压暂时轻度升高，并使心律失常有所改善；如浓度过高，则能使血压剧降，可导致心衰，甚至心搏骤停。多数局麻药对血管平滑肌有程度不同的扩张作用。

（3）对呼吸系统的影响。血内局麻药浓度过高时，能抑制病人呼吸，地卡因最明显，利多卡因次之。

以上说明，必须注意防止大量局麻药快速吸收到病人血液中去，这对保证病人的安全是极其重要的。

（四）局麻药的不良反应

局麻药的不良反应可分为局部和全身性两种类型。全身反应除了高敏性与变态反应外，多与用药的剂量有关。

1.局部不良反应

局部不良反应，多为局麻药的化学结构和组织的直接接触而引起的。接触性不良反应是由于局麻药浓度过高或神经接触的时间过长，可造成神经损害，而其他软组织受损倒不至于引起严重的后果。

（1）组织毒性：所涉及的因素包括创伤性注射方法，药物浓度过高，吸收不良和其他机械性因素所引起的肉眼或显微镜下的组织损伤。事实上，常用的麻醉药并没有组织毒性，若在皮肤或皮下注入高渗浓度的局麻药，可引起暂时性水肿；加用肾上腺素虽可改善其水肿程度，但又将进一步增加组织的毒性。注入1%以下普鲁卡因、利多卡因、甲哌卡因溶液不至于影响伤口愈合。

（2）神经毒性：能导致神经组织损害的浓度多需大于最低麻醉浓度（Cm）数倍。

（3）细胞毒性：常用浓度的局麻药不会影响到红细胞的完整性，较高浓度溶液则会出现暂时性影响到跨膜离子输送系统。若浓度再增高，则可引起红细胞溶解。

2.全身性不良反应

（1）高敏反应：患者个体对局麻药的耐受有很大的差别。当应用小剂量的局麻药，或其用量低于常用量时，患者就发生毒性反应初期症状，应该考虑为高敏反应。一旦出现反应，应停止给药，并给予治疗。

（2）变态反应：经常误把局麻药引起的某些反应归咎于"局麻药过敏"，是不正确的。事实上，变态反应发生率只占局麻药不良反应的2%，真正的变态反应是罕见的。在临床上必须把变态反应、毒性反应及血管收缩药反应加以区别。

变态反应可出现气道水肿、支气管痉挛、呼吸困难、低血压以及因毛细血管通透性增加所致的血管性水肿，皮肤则出现荨麻疹，并伴有瘙痒。反应严重者可危及患者生命。

酯类局麻药引起变态反应远比酰胺类多见。

临床上为保证患者的安全，除了必须严密观察外，还应采取如下措施：①如果局麻药未加用肾上腺素，在注药后应仔细观察药液皮丘和皮下浸润后的反应。若局部出现广泛的红晕和丘疹，随后注药的速度要慢些，用量也要减少；②表面局麻应强调分次用药，仔细观察与药液接触的黏膜有无异常的局部反应，以及吸收后的全身反应；可采用小量给药，增加给药次数；必要时延长给药的间隔时间；③用局麻药之前，可常规给患者口服或注射地西泮。

有时，因局麻药内加用肾上腺素过多，而引起面色苍白、心动过速和高血压，以至被误认为"变态反应"。特别是用过三环抗忧郁药的患者，其反应更为严重；因此用过此类药的患者，宜免用肾上腺素。

（3）中枢神经毒性反应：一旦血内局麻药浓度骤然升高，可引起一系列的毒性症状，按其轻重程度排列：舌或唇麻木、头痛头晕、耳鸣、视力模糊、注视困难或眼球震颤、言语不清、肌肉颤搐、语无伦次、意识不清、惊厥、昏迷、呼吸停止。此时，局麻药一般血内水平多在 $4\sim6\mu g/ml$，但强效的布比卡因或依替卡因在较低浓度（$2\mu g/ml$）就可出现毒性症状。

局麻药引起的惊厥系为全身性强直阵挛性惊厥。由于肌肉不协调的痉挛而造成呼吸的困难。同时因血内局麻药浓度较高对心血管的抑制，造成脑血流减少和低氧血症，也间接影响了脑功能。

（4）心脏毒性反应：一般局麻药中枢神经系统毒性表现多先于心脏毒性，而布比卡因则与此相反。它与利多卡因所不同的有以下 5 点：①产生不可逆的心血管虚脱与中枢神经系统毒性（惊厥）见局麻药剂量之比（CC/CNS），布比卡因、依替卡因要比利多卡因低。②血管内误入逾量的布比卡因能引起室性心律失常与致死性室颤，利多卡因则否；③孕妇比不怀孕患者对布比卡因的心脏毒性更为敏感；④布比卡因引起的心血管意外，复苏困难；⑤酸中毒和缺氧可显著的强化布比卡因的心脏毒性。

关于罗哌卡因的心脏毒性是人们十分关注的问题。罗哌卡因与布比卡因在化学上有所不同，较少发生有心脏毒性。引起惊厥的罗哌卡因剂量要大于布比卡因，但小于利多卡因。布比卡因对怀孕动物和孕妇的选择毒性要大于罗哌卡因，也大于非妊娠状态。罗哌卡因对怀孕和非怀孕动物的选择毒性没有明显的差异。

对布比卡因心脏毒性的复苏：首先要纠正缺氧、酸中毒和高钾血症。应用正变力性药物支持。不能用利多卡因纠正布比卡因引起的室性心律失常，因前者可降低室性心动过速阈值而加重选择毒性。溴苄铵（bretylium）可抑制再折返机理引起的心律失常，心室纤颤时可用电除颤与溴苄铵。布比卡因引起的心搏停止较难以复苏，这可能于复苏时药物的再分布和代谢有关。

3.毒性反应的预防和治疗

（1）预防：局麻药重症毒性反应突出的表现是惊厥，影响呼吸和心血管系统，可危及生命，因此应积极防止其毒性反应的发生：①应用局麻药的安全剂量；②在局麻药溶液中加用肾上腺素，以减慢吸收和延长麻醉时效；③防止局麻药误注入血管内，必须细心抽吸有无血液回流；在注入全剂量前，可先注试剂量以观察反应；④警惕毒性反应的先驱症状，如惊恐、突然入睡、多语和肌肉抽动。此时就应停止注射，采用过度通气以提高大脑惊厥阈。若惊厥继续进展，则需行控制呼吸，以保持心脏和大脑的充分氧合。⑤应用地西泮和其他苯二氮䓬类药如咪达唑仑，最大的优点是对惊厥有较好的保护作用，且对人体生理干扰最小。据实验表明，地西泮剂量仅达 0.1mg/kg 时就能提高惊厥阈，故麻醉前用药可口服地西泮 5~7mg。

（2）治疗：由于局麻药在血液内迅速稀释和分布，所以一次惊厥持续时间多不超过 1 分钟。①发生惊厥时要注意保护患者，避免发生意外的损伤；②吸氧，并进行辅助或控制呼吸；③开放静脉输液，维持血流动力学的稳定；④静注硫喷妥钠 50~100mg（2.5%溶液 2~4ml）或其他快速巴比妥药物，但勿应用过量以免发生呼吸抑制；也可静脉注射地西泮 2.5~5.0mg 或咪达唑仑 2~5mg。静脉注射短效的肌松药如琥珀胆碱（1mg/kg），即可停止肌肉阵挛性收缩，但不能阻抑大脑惊厥性放电。必须有熟练的麻醉人员方可应用肌松药，且要有人工呼吸的设备。如果患者在应用巴比妥类或苯二氮䓬类后仍继续惊厥，则是应用肌松药的适应证。

二、常用静脉全麻药

（一）丙泊酚

丙泊酚，又名异丙酚，是一种新型的快效、短效静脉麻醉药，苏醒迅速而完全，持续输注后无蓄积，为其他静脉麻醉药所无法比拟。目前普遍用于麻醉诱导、麻醉维持，也常用于 ICU 病房病人的镇静。丙泊酚对中枢的作用主要是催眠、镇静与遗忘，但能达到短时间镇痛。

（二）依托咪酯

依托咪酯为咪唑类衍生物，系催眠性静脉麻醉药。对呼吸循环影响轻微，诱导与苏醒均较快，相对安全，故临床应用较多。

（三）氯胺酮

氯胺酮是唯一具有镇静、镇痛和麻醉作用的静脉麻醉药。氯胺酮主要用于各种手术室外的诊断或治疗性操作、体表的短小手术、烧伤清创，以及麻醉诱导、静脉复合麻醉与小儿麻醉，并可用于术后镇痛的辅助用药。

氯胺酮在临床麻醉中通常采用肌注或静脉两种给药方式。全麻诱导时的剂量是静脉注射 0.5~2mg/kg，肌肉注射为 4~6mg/kg，老年人与危重者酌减。禁忌证：高血压、颅内压升高、心肌供血不全和癫痫患者不宜应用，休克患者应在充分纠正后麻醉。

（四）右美托咪定

右美托咪定是一种具有镇痛效应的镇静药。通常作为全麻和局麻的辅助用药，以及用于 ICU 或手术中镇静。

右美托咪定镇静作用类似自然睡眠状态，可以唤醒。可增强丙泊酚、吸入麻醉药、苯二氮䓬类及阿片类药物的中枢神经系统效应。可以降低心率和血压，但静脉注射后可能发生暂时性高血压。

第三节 常用麻醉方法

一、腰俞穴麻醉

腰俞穴属督脉经，位于第二十一椎节下宛（骶裂孔）中，即第四骶椎棘突与两骶骨角所组成的等腰三角形的中心。在此穴内，注射麻醉药物，可达到麻醉效果（阻断肛门周围神经的传导，使局部丧失感觉），简称腰俞麻醉。1957年，成都中医学院首创使用，操作简便、安全，麻醉效果好（图6-3-1）。

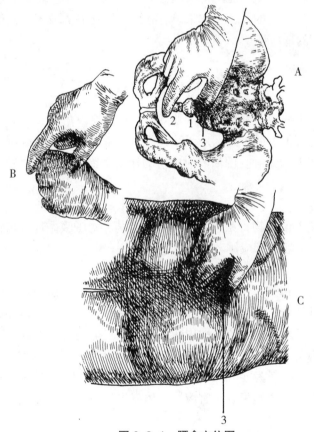

图6-3-1 腰俞穴位图

A.腰俞穴骨性标志定位　B.用手示意腰俞穴　C.骶部选穴
1.骶骨角　2.尾骨尖　3.腰俞穴

适应证：适用于肛门、肛管、直肠下段的各种手术，如内外痔、肛瘘、肛周脓肿、肛裂、脱肛和肛门矫形术等。

常用药物和数量：1.5%~2%利多卡因10~20ml，一次极量0.4g；0.25%~0.5%布比卡因10~20ml，一次极量200mg；0.5%~1%罗哌卡因10~20ml，一次极量200mg。

操作方法：患者取侧卧位，常规用2.5%碘酒和75%酒精或5%碘伏消毒骶尾部尖后上方 5~6cm 中线上选中穴位，另一手持 6~7 号针头的空针，装有局麻药 10~20ml，将针刺入穴内，此时常有落空感或酸麻胀感，抽吸无回血后，将药缓缓推入穴内（推 5ml 回抽一下），推完以后，即取出针头，推药时，患者酸麻胀感增强，并向肛门后放射。少数患者骶裂孔变异，针尖可向上向下移动，要使穴位选择准确，才能收到良好的麻醉效果。

注意事项：将针刺入穴位后，针尖斜面朝向肛门方向，推药前抽吸无回血，方可注射；如有回血，即改变针刺位置，以免药液误入血管，发生毒性反应。

在注射药物时，有个别患者会出现药物反应。如烦躁、心慌等局麻药中毒反应症状，，一般不需要特殊处理，鼻饲给氧，在 5~10 分钟内，可自行缓解；必要时，可静注地西泮 5~10mg，或咪达唑仑 2mg。

二、局部麻醉

局部麻醉是用药物暂时阻断身体某一区域的神经传导的麻醉方法，简称局麻。将麻药注射于肛门周围皮下组织及两侧坐骨直肠窝内，用以阻滞肛门神经，使其传导消失，达到肛周麻醉的目的。

（一）适应证和禁忌证

适用于痔疮、肛裂、单纯肛瘘、脱肛、肛乳头肥大等手术，但应严格注意无菌操作。对较大脓肿、复杂性肛瘘和直肠深部手术等，均不宜使用局部麻醉。

（二）常用药物

局部麻醉常用药物，利多卡因，常用浓度 0.25%~0.5%，一次用药量最多不超过 0.4g；布比卡因，常用浓度 0.25%，一次用药量最多不超过 100mg；罗哌卡因，常用浓度 0.25%，一次药量不超过 100mg。

（三）操作方法

在肛周、肛管内，常规消毒后，用一食指放入肛门内做引导进针，勿使针刺穿肛管；另一手持装有麻药的空针，用 6~7 号注射针头分别于截石位 3 点、6 点、9 点距肛缘约 2cm 处进针，呈扇形由浅入深向皮内、皮下、括约肌、坐骨直肠窝及肛门后间隙内注射。每处药量为 3~5ml，每侧总量 10ml 左右。为使麻醉时间延长，减少出血，可于每 10ml 麻药中，加入 0.1% 肾上腺素一滴，但对高血压、心脏病及老年患者要慎用或不用。

三、骶管阻滞麻醉

将局部麻醉液由患者骶裂孔注入骶部硬脊膜外腔内，使骶脊神经阻滞，抑制其传导，为骶管阻滞麻醉，属于硬脊膜外腔阻滞的一种。

（一）适应证

肛门、肛管和直肠下段手术均可采用。

（二）药物

临床上一般都采用利多卡因，取其起效快、药液在注射时弥散广、通透性较强等优点。通常采用 1.5%~2% 利多卡因，先注入 3~5ml 试探剂量，5 分钟后若无蛛网膜下腔麻醉征象出现，即可分次注入全量，总剂量不超过 7mg/kg。5~10 分钟起效，药效持续 60 分钟左右。

也可用 1.5%~2% 普鲁卡因溶液（每 100ml 内，加入 1∶1 000 肾上腺素 6 滴），一次最大剂量为 800~1 000mg。注药时，先注入 6~8ml，相隔 5 分钟后，若无脊椎麻醉现象出现，再缓慢推药 20~30ml，15 分钟左右开始麻醉药效持续 45~60 分钟（鉴于普鲁卡因临床上已经不常用，可改为罗哌卡因。也可用 0.375%~0.5% 罗哌卡因，一次最大剂量为 200mg。注药时，先注入 1.5%~2% 利多卡因 3~5ml，5 分钟后若无蛛网膜下腔麻醉征象，再缓慢分次注入剩余药物 20~30ml，15~20 分钟起效，麻醉药效持续 2~3 小时）。

（三）操作方法

患者取俯卧位或侧卧位，肛门和会阴处黏膜用纱布遮盖，而后做皮肤消毒、铺巾。以左手食指和中指置于骶角上，于骶裂孔处用局麻药液先做皮内浸润，而后浸润尾韧带等深部组织，直达骨膜外表。应注意皮下浸润的药液量宜小，否则易致骨性标志摸不清楚，使穿刺定位困难。穿刺时，右手持针，由皮内小泡处刺入，针于先与皮肤垂直至骨膜后，将针干向尾椎方向倾倒，与皮肤呈 45° 角。当针尖通过骶尾韧带后，则有阻力骤然消失的感觉，表明针尖已进入骶管腔。这时，用盛生理盐水的注射器度测有无阻力，此后穿刺针再推进时，应顺着骶管的弧度，必要时应再把针干倾向尾椎，使针干与皮肤的角度减至 15° ~ 30° 。对少数患者，需要把穿刺点头向头侧或向尾椎移 0.5cm 左右，才能顺利地进入。针尖进入骶管不宜过深，一般以 3~4cm 为宜，针尖深度绝对不可超越髂后上棘连线的平面，小儿应更浅些，以免误入蛛网膜下腔。此后针蒂接上注射器，回抽有无血染样液或脑脊液，同时旋转针干，经几个方向测试，证明针尖未误入血管或蛛网膜下腔后，才可以注射药物。如果针尖在骶管腔内，注射药物时，阻力极小，遇有穿刺不很顺利的患者，在注入药液前，应先注入生理盐水做试探。用左手四指并拢，置于骶椎区外表，应无深部组织肿胀的感觉，如注入空气，手下便无捻发感。骶管腔内注药的方式，与硬膜外阻滞相同，先注试验量，然后分次注入其药液。

四、硬脊膜外麻醉

将局部麻醉药注入硬脊膜外腔，使某部分脊神经暂时麻醉，求得躯干某一截段的麻醉，称为硬脊膜外腔神经阻滞麻醉，简称硬膜外麻醉。这种持续腰段硬膜外阻滞麻醉，适用于手术时间长的患者，如直肠癌、括约肌形成术和骶前囊肿性肛瘘等。麻醉前，要了解患者病情和全身情况，根据病情做好充分准备。术中要注意患者的血压和呼吸，备好氧气和输液设备。

常用药物：常用的麻醉药，有 1%~1.5% 利多卡因，用量达 400mg；目前，临床上最常用的是短效和长效的局麻药混合液，如 1.5% 利多卡因和 0.2% 罗哌卡因混合液，或 1% 利多卡因和 0.25% 布比卡因混合液。

（二）操作方法

患者取侧卧位，下腹部手术在胸椎 12 至腰椎 2 间穿刺，会阴部手术在 3~5 腰椎间穿刺。穿刺针入硬膜外腔后，有负压和回吸现象，再放入导管，注入 1%~1.5% 利多卡因 5ml，待 5 分钟后，如无腰麻现象，再注药 10ml；10 分钟后，可以出现麻醉；以后可间隔 45 分钟再注射一次。

五、鞍状麻醉

为蛛网膜下腔麻醉之一。将麻药注入蛛网膜下腔内，使麻醉药分布在最低部分，产生会阴部鞍状麻醉。此法比较安全，患者下肢可活动，对血压无明显影响。

（一）适应证和禁忌证

适用于肛门会阴要求括约肌极度松弛的痔、瘘、脓肿、肛门成形术等。

鞍状麻醉不适用于妇女妊娠期和 10 岁以下小儿，对肾功能不全者，也应慎用。凡中枢神经性病变、感染（如菌血症、败血症等），心血管系统病变（如高血压等），脊柱畸形、损伤等，均不宜采用这种麻醉。另外，麻醉前应尽可能避免使用能降低血管系统代偿功能的药物，如冬眠灵、利血平等。

（二）常用药物

0.5%~0.75% 布比卡因 ml，注入 0.7~1.5ml。或用 1∶1∶1 地卡因溶液，将 1% 地卡因 1ml，10% 葡萄糖 1ml，3% 麻黄素 1ml 混匀后，注入 1.5ml。

（三）操作方法

患者取坐位，在腰椎 3~4 或 4~5 棘突间刺入蛛网膜下腔后，针头开口向下，1 分钟内将麻药注完，维持坐位 1 分钟后，阻滞平面基本上固定不变，再改变为手术体位。

六、小儿麻醉

难以合作的小儿，可根据小儿特点，常选用不同的药物，采用全身麻醉、腰俞穴麻醉和局部麻醉等相互配合的麻醉方法。

（一）哌替啶加腰俞穴麻醉

对年龄较大、尚能合作的小儿，术前可给哌替啶 1~2mg/kg，消除其恐惧和紧张情绪，防止手术中吵闹，然后再腰俞穴内注入 2% 普鲁卡因适量（2~3mg/kg）。

（二）氯胺酮加腰俞穴麻醉

适用于肛门直肠周围脓肿、肛瘘、脱肛、肛门狭窄等手术。术前对小儿做好全身检查，了解病情；幼儿术前 4~6 小时禁食，婴儿术前 4 小时禁母乳、术前 6 小时禁配方奶和牛奶，以防意外。术前 30 分钟给予阿托品，肌注 0.01~0.02mg/kg，静注 0.01mg/kg（一般量每公斤体重）和安定（每公斤体重 0.2~0.3mg）。

操作方法：氯胺酮是唯一具有镇痛作用的全身麻醉药，可以单独使用，可肌肉注射或静脉注射，但不能使肛门括约肌松弛。如与腰俞穴麻醉配合，就能使括约肌松弛。氯胺酮肌肉注射一般选择患儿臀部，4~6mg/kg，3~5 分钟起效，可维持作用 25~30 分钟。氯胺酮静脉注射剂量为 2mg/kg，1 分钟起效，持续 10~15 分钟。氯胺酮起效后，将 2% 普鲁卡因 2~3mg/kg 或 1% 利多卡因 6~7mg/kg（最大剂量不超过 7mg/kg）注入腰俞穴内，可使肛门括约肌松弛。如果手术时间较长，氯胺酮作用消失，患儿出现体动，需要追加 1~2mg/kg。目前小儿肛门直肠手术中，氯胺酮加腰俞穴麻醉仍是一种较好的麻醉方法。需要注意的是，氯胺酮可增加气道分泌物，可能导致喉痉挛。因此，麻醉前给予阿托品是非常必要，以保持呼吸道的干燥。此外，使用氯胺酮的患儿苏醒期偶有呕吐和幻觉，可给安定（0.2~0.3mg/kg）等镇静药处理。

（三）七氟烷加骶管阻滞或局麻

七氟烷是近年来用于临床的新型吸入麻醉药，具有诱导快、清除快、麻醉平稳以及和麻醉深度易调控等优点，对呼吸和循环影响轻微。与其他吸入麻醉药相比，七氟烷对气道刺激性小，容易为小儿接受；由于小儿的肺泡通气量及心排血量大于成人，组织血液循环丰富，且小儿的血/气、油/气分配系数更低，吸入药物更易到达血供丰富的脑组织，特别适用于小儿吸入诱导麻醉。

MAC是指在一个大气压下使50%的患者对切皮刺激无体动反应时的肺泡内吸入麻醉药的浓度，也称为MAC50。MAC与年龄呈负相关。1~6月患儿七氟烷的MAC为3.0%，6月至3岁患儿七氟烷的MAC为2.8%，3~12岁患儿七氟烷的MAC为2.5%。MAC awake是指50%的患者对指令清楚的吸入麻醉药肺泡内浓度，七氟烷的MAC awake是0.33MAC50。

对于无静脉通道的患儿，可给予七氟烷吸入诱导，入睡后建立静脉通道。除外存在呼吸抑制的患儿，大多数患儿可采取潮气量诱导法。首先需要对呼吸回路进行七氟烷预充，依次关闭流量计，APL阀门打开，排空呼吸囊，堵住螺纹管Y形端，设定挥发罐浓度为8%，将氧气流量开至6L/min，等待2~3分钟完成预充。将面罩扣在患儿脸上，一般1~2分钟后患儿即入睡，降低吸入浓度至5%，2~3分钟后可建立静脉通道。对于已有静脉通道的患儿，静脉注射咪达唑仑0.1mg/kg可使患儿更好的接受面罩。静脉通道建立后，可进行骶管阻滞或局部麻醉，在此期间七氟烷浓度应维持在1.3MAC。骶管阻滞或局部麻醉起效后，七氟烷浓度维持2倍MAC awake，即0.7MAC。

研究显示七氟醚吸入复合骶管阻滞可明显增强药效，减少单一麻醉用药的剂量，且术后苏醒期不会由于疼痛而引发躁动。与静脉复合麻醉相比，采用七氟烷吸入复合骶管阻滞麻醉，其诱导时间和苏醒时间均减少，患儿诱导的依从性明显提高，其术中体动和苏醒期躁动的发生率均较低。七氟烷复合骶管阻滞麻醉可以为小儿斜疝手术、直肠活检、肛门造瘘、肛周脓肿等手术提供良好的手术麻醉条件。需要注意的是麻醉过程中始终要有专人严密管理气道，监测呼吸情况，以防出现缺氧和窒息。我们推荐使用喉罩管理气道，置入喉罩后，手术全程可保留自主呼吸或给予正压通气。注意喉罩置入时的肺泡内药物浓度应达到1.3MAC或以上，以避免喉痉挛。

第七章 肛肠疾病围手术期处理

围手术期处理是为病人手术做准备和促进术后康复。围手术期是围绕手术的一个全过程，具体是指从病人决定需要手术治疗开始，直到与这次手术有关的治疗基本结束为止，包含手术前、手术中和手术后的一段时间。创伤病人术前期可能仅数分钟，复杂病人可能需数天，以查清病情，做好术前准备，使病人具有充分的思想准备和良好的机体条件。手术后，要采取综合治疗措施，防治可能发生的并发症，尽快地恢复生理功能，促使病人早日康复。手术后期的长短可因不同疾病及术式而有所不同。

第一节 肛肠疾病的术前准备

肛肠疾病围手术期术前准备可分为一般准备和特殊准备。

一、一般准备

（一）确定诊疗方案

要对病人做好全身和局部检查，详细了解病史，根据病情决定是否需要手术并选择适当的手术方法。对疑难病人，要慎重研究，制订治疗方案，对术中和术后可能出现的情况，应向病人和家属交代清楚，争取积极合作，消除病人紧张情绪。

（二）签署知情同意书

充分尊重病人自主权的选择，应在病人"知情同意"的前提下采取诊断治疗措施，在病人没有知情同意前，不宜做任何手术或有损伤的治疗。

（三）休息

根据病情，进行分级休息。若病人病情重，如重度感染、大出血以及重度贫血和休克等，应限制其下床和床上活动，实行一级休息；若病人病情较重，如严重贫血，手术后应限制其下床活动，实行二级休息；若病人一般情况较好，术后恢复期可以下床活动，但要避免过度活动，实行三级休息。

（四）补液输血

有水、电解质、酸碱平衡失调和贫血的病人，应在手术前予以纠正。实施大中手术前，应做好血型和交叉配血实验，准备好一定数量的血制品。

（五）营养

肠道肿瘤手术等大中手术者，应根据病人身体状况补充足够的热量、蛋白质和维生素。

（六）预防感染

手术前，应采取多种措施提高病人的体质，预防感染。例如：及时处理龋齿或已发现感染的病人以及在手术前不与已感染者接触。严格遵循无菌技术原则，手术操作轻柔，减少组织损伤等是防止手术部位感染的重要环节。

（七）备皮

会阴部和骶尾部备皮，肥皂水冲洗会阴，必要时可在麻醉后进行。

（八）镇静药物的运用

对于部分情绪紧张的病人，为使其得到较好的休息，给手术创造良好条件，常用安定 5mg，眠尔通 0.4g，鲁米那 0.6g，10% 水合氯醛 15ml 等。

二、特殊准备

应根据手术种类和病人的不同情况具体安排。

（一）肠道准备

持续性硬膜外麻醉者术前 8~12 小时开始禁食，术前 4~8 小时开始禁水，以防止麻醉或手术过程中因呕吐而引起窒息或吸入性肺炎，必要时可用胃肠减压。小儿年龄小于 36 个月者，禁食 6 小时，禁乳 2~3 小时；大于 36 个月者，术前禁食 8 小时，禁乳 2~3 小时。涉及胃肠道手术者，术前 1~2 日开始进流质饮食。肛门成形术或骶前囊肿性肛瘘者，术前 2 天进食流质或半流质饮食，便于控制大便。局部麻醉、骶管麻醉者术前对病人不限制饮食或进少渣饮食。

1. 灌肠

门诊手术一般术前可不灌肠，仅嘱病人排空大便即可。住院部手术，术前应先做常规灌肠准备，而且应根据不同病种，选用不同的灌肠方法。

（1）一次性灌肠：对于痔、肛瘘、肛裂、脱肛等部手术，于手术当天早晨，常规灌肠一次。用肥皂水 500~1 000ml，可达到清洗肠道粪便的目的。也可用生理盐水灌肠。

（2）清洁灌肠：对较大而复杂的手术，如肛门狭窄、肛门成形、骶前囊肿性肛瘘，以及直肠、结肠肿瘤等手术，要求肠道清洁时，应酌情在术前 1 日及手术当天清晨行清洁灌肠或结肠灌洗。常用生理盐水反复灌洗，直到排出的液体内无粪渣为止。

2. 口服抗菌药物

有些手术，可于术前 2~3 天开始口服肠道制菌药物，以减少术后并发感染的机会。如新霉素 0.75~1.00g （一般成人每次 0.3~0.4g），每小时一次，连用 4 小时，以后改为 4~6 小时一次，术前连服 1~2 天。或用磺胺脒 1g，每天 4 次，连服 3~5 天；还可合用红霉素 0.25~0.5g，每天 4 次。另外，多粘菌素 12.5 万 ~25 万 IU 一天 4 次，多与新霉素合用。

（二）心血管系统

高血压患者，控制血压小于 180/100mmHg[*]，术前当天停用降压药物。

（三）糖尿病

择期手术，控制血糖 ≤ 8.3mmol/L，尿糖低于（++），尿酮体阴性。

---

[*]　1mmHg=0.133kPa。

（四）抗感染药物的运用

急性化脓性感染，如脓肿、坏死性筋膜炎者，应及时给予抗感染药物，如青霉素等。

（五）麻醉前用药

应根据麻醉的方法，给予镇静药或阿托品类药物。

（六）肠道疾病手术皮肤消毒

1.肛门直肠手术消毒区

为病人肛门会阴部、肛周臀部和股内后侧中上份，常用2.5%碘酒和75%酒精消毒。消毒顺序是：从上到下，从外到内，从右到左，最后涂搽肛门，肛管及直肠下段用0.1%新洁尔灭液反复涂搽洗涤。

2.骶尾部手术

消毒区域 以病人骶尾部为中心，上至髂嵴连线，下至股后中份，两侧近前缘，用2.5%碘酒和75%酒精，由内向外做常规消毒。

3.左、右结肠手术消毒区域

上至双侧乳头连线，下至耻骨联合，两侧至腋中线。

4.乙状结肠消毒区域

上至剑突、下至大腿上1／3，两侧至腋中线。

第二节　　肛肠疾病术后处理

（一）常规处理

包括术后医嘱、生命体征监测、静脉补液和引流管护理等。

（二）休息

适当休息，减少肛门刺激、疼痛、出血。一般术后病人，可以下床活动，实行三级休息。若手术较大或体弱者，最好术后2~3天卧床休息，实行二级休息，以后再慢慢下床活动，并逐渐增加活动量。同时在痔核脱落期内，更应避免剧烈活动。

（三）卧式

术后应根据麻醉及病人的全身状况、术式和疾病的性质等选择卧式。全身麻醉尚未清醒的病人除非有禁忌，均应平卧，头转向一侧，使口腔内分泌物或呕吐物易于流出，避免吸入气管，直到清醒。椎管麻醉病人术后，应去枕平卧6小时。全身麻醉清醒后、蛛网膜下腔阻滞12小时后、局部麻醉的病人，应根据手术需要安置卧式。腹部手术后，多取低半坐位卧式或斜坡卧位，以减少腹壁张力。臀部手术后，可采用俯卧或仰卧位。腹腔内有污染的病人，在病情许可情况下，尽早改为半坐位或头高脚低位。

（四）饮食

饮食也应视麻醉方法而定。局麻病人，手术后即可饮水，流质饮食1~2天，然后进普通饮食。若为椎管麻醉，术后2小时内禁饮、6小时内禁食及流质饮食2~3天后，恢复普食，可少吃多餐，以营养丰富而易于消化的食物为宜，如面条、鸡蛋、青菜、水果等，忌食辛辣厚味，炙烤煎炒等物。若需控制大便，则适当延长流质饮食时间。

（五）对症处理

1. 止痛

由于手术损伤和病人精神紧张，术后常有不同程度的疼痛，有效的止痛会改善手术的预后。可口服非甾体抗炎药、解痉止痛药，必要时给予曲马多100mg肌注；若病人疼痛剧烈，可酌给度冷丁50~100mg肌注，间隔3~6小时可重复给药，有时配合服用安定2.5mg，止痛效果更好。硬膜外阻滞可留置导管数日，连接镇痛泵以缓解疼痛。临床应用时，在达到有效镇痛作用的前提下，药物剂量宜小，用药间隔时间应逐渐延长，及早停用镇痛剂有利于胃肠动力的恢复。

2. 胃肠道功能恢复

胃肠道术后，胃肠道蠕动减弱。麻醉、手术对小肠蠕动影响很小，胃蠕动恢复较慢，右结肠需48小时，左结肠需72小时。胃和空肠手术后，上消化道推进功能的恢复需2~3天。在食管、胃和小肠手术后，有显著肠梗阻、神志欠清醒（防止吸入），以及急性胃扩张的患者，应插鼻胃管，连接低压、间断吸引装置，经常冲洗，确保鼻胃管通畅，留置2~3天，直到正常的胃肠蠕动恢复（可闻及肠鸣音或已排气）。罂粟碱类药物能影响胃肠蠕动。胃或肠造口导管应进行重力（体位）引流或低压、间断吸引。空肠造口的营养管可在术后第2天滴入营养液。造口的导管需待内脏与腹膜之间形成牢靠的粘连方可拔除（约术后3周）。

3. 排便

病人术后排便时间，应视手术种类而定。一般肛门直肠术后第二天即可排便。较大手术如肛门成形术等，则应控制在术后5天为好，使术区保持相对清洁，创造良好愈合条件。为防止病人排便困难，可口服聚乙二醇4000散或麻仁丸。若病人较长时间未解大便，便意又明显或腹胀明显，可予润滑剂开塞露或行保留灌肠。病人大便次数过多，要予治疗，以免发生伤口水肿、出血或感染，影响愈合。

4. 坐浴

坐浴是肛门直肠手术后一种简便易行的重要疗法。病人大便后，将臀部术区放入盆中药水内浴洗，每次10~15分钟，每次大便后最好坐浴一次，若治疗需要，可每天浴洗2~3次。坐浴药物：病人术后15天内，可用中药煎水熏洗坐浴，如苦参汤加减；伤口愈合后，可用1%~10%盐水坐浴。

5. 换药

胃肠道手术病人换药应严格遵循无菌术原则。肛门直肠手术病人大便后，浴洗干净再换药，换药方法视手术情况而定。

（1）一般痔和肛裂换药，先用盐水棉球清洗局部伤口后，向肛管内置入熊珍栓、肤痔清即可；切口水肿者，可予芒硝外敷；肛外有炎症反应者，可外敷黄连膏或金黄膏等。

（2）肛瘘和肛门直肠周围脓肿病人换药时，除用上法处理外，对有缝线者要常规消毒，再用盐水棉球清洗引流口，然后放引流条引流。应根据不同情况，选用不同药物，如分泌物多，创面有腐肉者，需搔刮创面，并予皮粘散等化腐生肌；若创面愈合迟缓者。可外用白糖末等，以促进愈合。

6. 扩肛检查

目的在于了解治疗效果，并有扩张肛门的作用，一般于手术后 15 天进行。此时，肛门伤口基本愈合，内痔核已脱落或萎缩，常用肛门镜或手指检查。

（1）肛门镜检查：可见痔区创面情况，痔核脱落或萎缩程度；对萎缩不全的痔核，可及时补注药物，达到彻底治疗的目的。同时，还可见肛瘘内口的创面愈合情况，了解引流通畅与否，以便及时处理。

（2）肛门指检：了解肛门收缩功能，有无环状疤痕和狭窄情况，若有环状疤痕和狭窄，可做适当松解和定期扩肛治疗。

7. 缝线拆线

缝线的拆除时间可根据切口部位、局部血液供应情况和病人年龄来决定。肛门部手术切口拆线时间一般为术后 3~5 天为宜；下腹部、会阴部在术后 6~7 拆线；上腹部、臀部手术 7~9 日拆线；减张缝线 14 日拆线。青少年病人可适当缩短拆线时间；年老、营养不良病人可延迟拆线时间，也可根据病人的实际情况采用间隔拆线。电刀切口，也应推迟 1~2 日拆线。对于初期完全缝合的切口，拆线时应记录切口愈合情况。

8. 抗感染治疗

肛门直肠由于其部位特殊，为粪便必经之道，术后感染实难避免，故病人的感染机会较之身体其他部位为多。为避免感染的发生，应酌给一定抗感染药物，如喹诺酮类、头孢类或青霉素类。同时，也可内服清热除湿、解毒扶正、活血化瘀的中药，辅助治疗。

参考文献

[1] 吴在德. 外科学 [M]. 第 7 版. 北京：人民卫生出版社，1984：127–133.

[2] 李乃卿. 西医外科学 [M]. 第 2 版. 北京：中国中医药出版社，2003：216–225.

[3] 李曰庆，何清湖. 中医外科学 [M]. 第 3 版. 北京：中国中医药出版社，2012：48–49.

[4] 喻德洪. 现代肛肠病学 [M]. 第 2 版. 北京：人民军医出版社，1997：156–159.

第八章　肛肠疾病术后常见并发症的预防和处理

第一节　尿潴留

尿潴留是指病人手术后由各种因素引起的排尿不畅或不能自行排尿，尿液留于膀胱而言。

（一）病因

肛门直肠的各种手术，对肛门直肠及其邻近组织的牵拉、挤压和损伤所引起的局部水肿和剧痛，会导致反射性尿道和膀胱颈括约肌痉挛、前列腺肿大、尿道狭窄和异物刺激，或纱布压迫过紧，以及中医认为的由于气滞血瘀、湿热下注、气血不足等，均可导致尿潴留。此外，由于气血不足，膀胱平滑肌收缩无力（多见于年老体弱者或因病人精神过于紧张，不能适应环境变化；或因病人受到药物麻醉后作用的影响，也都会发生尿潴留。

（二）预防

（1）术前给病人解释清楚术中和术后将会出现的一些正常反应，解除其思想顾虑。术前让病人适应环境，锻炼改变体位排尿。

（2）选择有效麻醉方法，使病人肛门括约肌充分松弛。操作时要细致，以减少病人的损伤。手术结束时，可于肛门局部注射长效止痛药，减轻术后反应。

（3）病人术后饮浓茶，或小茴香30g泡水内服，或盒灸气海、关元、中极，以利排尿。

（4）若使用布比卡因等维持时间较长的麻药，在麻醉作用消失以前，病人应适当限制饮水。

（三）处理方法

（1）针灸疗法：用针刺或隔姜灸中极、关元、气海、三阴交等穴，可帮助病人排尿。

（2）热敷病人会阴部和下腹部，以缓解括约肌痉挛。

（3）封闭疗法：于长强穴注射0.5%普鲁卡因10~20ml，以解除病人疼痛，利于排尿。

（4）因肛门填塞纱条或压迫过紧时，可在术后10~12小时，适当放松敷料。

（5）压穴法：在病人脐下四横指腹正中线处，用指尖垂直缓慢向下压2分钟，当病人有尿意感时，令具排尿，注意勿用力过猛，以免损伤病人的膀胱。

（6）穴位注射法：用新斯的明足三里穴位注射，促进排尿。

（7）药物疗法，病人选服利尿合剂、八正散、10%颠茄合剂10ml、阿托品0.3~0.6mg，可缓解尿道肌痉挛。适用于手术后因疼痛引起的尿潴留，或用新斯的明兴奋膀胱逼尿肌，以帮助排尿，适用于因麻醉药物作用而引起的尿潴留。如湿热下注膀胱者，可用八正散；

气虚所致者，可用补中益气汤；血虚者，可用四物汤，加六一散，有痰者，可用二陈汤，加木通；肺热气虚者，可用清肺饮加减；命门火衰者，可用济生肾气丸，气血瘀阻膀胱者，可用代抵挡丸。

（8）验方：民间常用验方，用鲜生姜、生大蒜，切片涂搽病人尿道口，常可帮助排尿。

（9）导尿：如采用上述各种方法均无效，病人膀胱充盈平脐，或术后已超过 12 小时尚未排尿，自觉症状明显者，可予以导尿。

第二节　出　血

出血是指病人术后血液从创面血管溢出或渗出。临床又分原发性出血和继发性出血两种。

（一）病因

1. 原发性出血　（出血在术后 24 小时内发生）

（1）结扎线滑脱，结扎线未结扎紧，发生松脱，或由于切除痔核时，结扎处残端过少，结扎线滑脱所致。

（2）内痔结扎术中，由于结扎时手法粗暴，撕脱痔核黏膜而又未能彻底止血。或活动性出血点未能及时处理。

（3）切口超过齿线，因黏膜及黏膜下血管丰富，容易导致出血。

（4）对出血的小血管未及时处理，肛门创面压迫不紧，引起创面出血。

（5）术后当天排便，致使结扎线滑脱，创面撕裂而使创面出血不止。

2. 继发性出血　（出血在术后 24 小时后发生）

（1）创口损伤术后及在痔核坏死脱落期间，因大便干燥，扩肛或剧烈活动造成创面损伤和血栓脱落，也会引起出血。

（2）痔核坏死后继发感染，组织脆嫩，血管容易破裂。

（3）痔核内注射药液浓度过高，或药量过大，或部位过深，均可损伤肌层血管，引起出血。

（4）某些全身性疾病如血小板减少、出血时间延长、门脉高压、高血压、再障、血友病等有出血性倾向的全身性疾病，术前被忽略，或未积极治疗。

3. 疾病因素

（1）凝血功能障碍：如血小板减少，纤维蛋白、凝血因子缺乏，血友病，白血病等。

（2）门脉高压症：如肝硬化、腹内肿瘤、腹水等，均可引起门静脉回流障碍，产生原发性出血或继发性出血。

（二）预防

（1）术前详细询问病史，排除绝对手术禁忌，检查病人的出凝血时间。对出凝血时间异常者，则不考虑手术治疗，或在采用相应治疗后，方可施行手术。

（2）操作要熟练，尽量减少对组织的损伤，外痔剥离不能超过齿线，内痔注射不能过深，药量要适当；对搏动明显的母痔动脉，应作基底结扎，或在母痔基底动脉区，注射硬化剂。对创面动脉出血，应立即缝扎止血。

（3）术后用塔形纱布压迫创面，并嘱病人平卧休息，以减轻腹压。

（4）在痔核脱落期中，病人应当减少活动，切忌做剧烈活动，同时保持大便通畅。在此期间内，除非病人出现特殊情况，一般不做肛门镜检查及指检。

（5）若病人有出血先兆，应及时使用止血药物治疗，也可辨证诊治，服用中药。

（三）处理方法

1.原发性出血

（1）原发性创面渗血用明胶海绵、云南白药或止血粉敷盖压迫创面，外加塔形纱布压迫，并嘱病人卧床休息；同时肌注止血敏每次 250~500mg，必要时可间隔 2 小时或更长时间，再重复使用或静脉滴注。

（2）对动脉出血及内痔结扎切除术后，因结扎线滑脱而出血者，应做血管结扎或创面缝合术以止血。

2.继发性出血

（1）凡大便带血或滴血者，可内服云南白药和润肠剂，如麻仁丸、痔瘘合剂等。

（2）出血较多，经一般处理无效或搏动性出血者，应在腰俞穴麻醉下，用肛门镜找到出血点，并在出血点处作"8"字形缝合结扎术，或在出血点基底区注射硬化剂。

（3）对出血过多，因血压下降而引起血管回缩，出血暂停，找不到出血点者，为预防血压恢复后再次大出血，应对可能会发生出血的创面做缝扎，或于可疑出血点上缘注射硬化剂。

（4）渗血较多者，可用明胶海绵压迫止血。

3.全身治疗

（1）对大出血伴有休克者，应在局部止血的同时，治疗休克。如输液或输代血浆等，以补充血容量，保持收缩压在 90mmHg 以上。有条件时，还可给病人输全血，服用独参汤。

（2）对有出血倾向者，可内服或肌注维生素 K、止血敏，或用中药来益气摄血、凉血止血、活血祛瘀。

第三节　感　染

人体肛门周围汗腺和皮下脂肪较丰富，又是藏污纳垢的地方，有利于细菌的滋生繁殖，因而容易造成局部或全身的感染。

（一）病因

（1）因手术或异物造成肛窦损伤而引起肛窦炎，并可沿肛腺管和肛腺体蔓延。

（2）因创口处理不当，如留有死腔、血肿或引流不畅等继发感染。

（3）因消毒不严，细菌随药品和器械进入组织。

（4）年老体弱病人，因本身抵抗力差，也易感染。

（二）预防

（1）手术时，应严格遵守无菌操作规则。

（2）手术要细致，尽量减少对病人组织的损伤。皮瓣对合应整齐，缝合不留死腔，一般不做分层缝合；引流口应通畅。

（3）病人每天便后，用稀释聚维酮碘溶液坐浴，换药时，要注意病人创面清洁，引流通畅，防止皮瓣桥形愈合。

（4）对手术损伤较重、年老体弱、气血不足的病人，术后可内服中药黄连解毒汤、五味消毒饮、仙方活命饮等，以清热解毒，预防感染；或服用补中益气汤、四物汤等方加减，以益气养血扶正，增强机体抗病力；或酌情使用抗生素，以预防感染。

（三）处理

（1）局部肿痛者，用苦参汤加减，煎水熏洗，外敷金黄散或黄连软膏。

（2）脓肿已成者，应及时切开引流，防止感染扩散。

（3）有桥形愈合或引流不畅者，应及时敞开，填入纱条引流，防止假愈合。

（4）对继发感染伴有大出血者，在止血的同时，积极控制感染，促进创面修复。

（5）必要时，对病人做全身性抗感染治疗。

第四节　疼　痛

疼痛是大肠肛门疾病术后的主要反应之一。由于人体肛门区域神经丰富，痛觉非常敏感，故往往在术后出现较剧烈的疼痛，持续时间较长。其疼痛的程度往往与手术部位和创伤的大小有关。同时也与患者的精神状况、耐受程度、术中麻醉方式有关。临床表现：轻者仅感局部微痛不适，对全身无明显影响；重者坐卧不安，呻吟、出大汗，影响饮食和睡眠。其性质有胀痛、灼痛、坠痛、刺痛或跳痛等，疼痛可为持续性或间歇性。一般术后24~48小时内最重，以后逐渐缓解。但受到刺激时如排便、换药等，可使疼痛一过性加重。

（一）病因

（1）解剖因素：齿线以下的肛管组织由脊神经支配，感觉十分敏感，受到手术刺激后可产生剧烈疼痛，甚至可引起肛门括约肌的痉挛，导致肛门局部血液循环受阻，引起局部缺血而使疼痛加重。

（2）术中钳夹、结扎括约肌，括约肌损伤后引起瘀血、水肿，导致痉挛性疼痛。

（3）手术切口感染，肛门皮肤水肿、便秘、异物刺激等，可引起病人肛门直肠疼痛。

（4）因手术疤痕收缩，压迫神经末梢而引起疼痛。

（5）因手术刺激和病人恐惧心理，使肛管经常处于收缩状态。当排便时可引发剧烈的疼痛。此种疼痛又可加重患者的恐惧心理，如此反复使疼痛难以缓解。

（6）术中肛门皮肤损伤过多，或因肛门狭小，病人大便时撕裂样疼痛。

（二）预防

（1）术前做好患者的思想工作，解除患者顾虑，与医护人员密切配合。

（2）操作要精细和准确，尽量避免不必要的操作，以减少损伤；注射枯痔液或硬化剂，不应误入肛门括约肌内和齿线以下的区域；痔核缝扎不应过低，避免肛管皮肤被结扎。

（3）肛门手术损伤较多及肛管狭窄者，可酌情切断部分内、外括约肌，以缓解括约肌痉挛，或注射长效止疼剂以减轻患者术后疼痛。

（4）手术结束时进行检查，如发现肛门狭窄，应及时纠正。

（三）治疗

对病人的轻微疼痛，不需要处理。疼痛剧烈者，应根据不同情况，做如下处理：

（1）口服去痛片0.5g或芬必得1~2粒；无效者可肌注安痛定60mg甚者可肌注杜冷丁50mg。

（2）如因大便干结致排便困难而引起疼痛，可睡前服用麻仁丸9g或液体石蜡20ml。必要时可外用开塞露或灌肠以助排便。

（3）因肛门皮肤水肿而致疼痛者，可用中药苦参汤加减熏洗肛门并外敷黄连膏。

（4）每日便后肛内注入熊珍膏，或纳入太宁栓、消炎痛栓以减轻肛门疼痛。

（5）便后以温水坐盆，清洁创面，促进肛门部血液循环和伤口愈合，从而减轻疼痛。

（6）每日可以用红外线、多源频谱仪进行肛门部理疗。

（7）如因肛门部伤口感染所致疼痛者，应在止痛的同时进行抗感染治疗。

（8）对疼痛剧烈经上述治疗无缓解者，临床可选用高乌甲素8mg静脉滴注一天一次，甚者可安置镇痛泵以止痛。

第五节　水　肿

水肿即肛门肿胀。以外痔，混合痔术后发生率最高，肛瘘、肛裂、直肠脱垂等疾病术后很少发生局部肿胀。水肿的发生是由于局部血液和淋巴循环障碍，血管通透性增高，水分在组织间隙中潴留。肛门肿胀不仅坠胀、疼痛，还可使结缔组织增生，局部高突，影响愈合，因而应积极防治。

（一）病因

（1）创缘循环障碍：由于手术使创缘局部原有的静脉、淋巴循环通路被破坏，或者创面压迫过紧，局部循环受阻，组织液滞留，这是肛肠病术后肛门肿胀的重要因素。

（2）手术操作不当：外痔切口选择不当，皮瓣对合欠佳，内痔注射位置过低等，致肛门部淋巴、血液回流受阻而引起水肿。

（3）术后过早的蹲厕大便，或大便干燥，大便困难，患者临厕努挣致肛门部静脉回流受阻而引起水肿。或腹泻，短时间内频繁刺激伤口。

（4）术后伤口感染引起肛门部组织炎变，继而发生水肿。

（二）预防

（1）选择恰当的手术方式：肛门缘手术切口应呈放射状，皮瓣对合要整齐，肛管切口之间要有足够的皮桥（≥0.3~0.5cm）；内痔注射结扎点不应离齿线太近，以避免引起肛管血液循环障碍而导致水肿。

（2）手术中应尽量避免钳夹创缘的健康组织，以减少组织损伤。

（3）肛缘V形切口内的皮下静脉丛要切除彻底，并将V形切口尖端向外延长

0.5~1cm，以利于引流。

（4）对肛门较紧者，可考虑在手术中松解部分肛门内外括约肌，避免因括约肌痉挛而产生的肛门部循环障碍而引起的水肿。

（5）保持患者术后的大小便通畅，对大小便困难者应予以润肠通便和排尿处理，避免久蹲用力。

（6）每日便后用患者需坐浴、换药，防止因伤口污染而引起肛门部感染。

（三）处理

（1）对肛门水肿者应予以中药苦参汤加减，煎水熏洗坐浴，以清热除湿，消肿止痛。

（2）换药时可予患处外敷中药黄连膏，并局部照射TDP，多源频谱仪理疗。

（3）对经上述处理而水肿不消者，必要时可在局麻下行修剪切除术。

（4）对水肿伴有血栓者应及时清除血栓，以利于愈合。

（5）对因感染所致水肿者，应在局部治疗的同时，积极抗感染治疗。

第六节 便 秘

部分患者既往大便正常，但因环境的改变、饮食的改变，术后可能出现便秘，临床主要表现：大便干燥、排便困难、排便时间延长，甚至出现粪便嵌塞。积极治疗便秘有利于伤口恢复和防止伤口感染和出血。

（一）病因

（1）麻醉反应、伤口疼痛、卧床及腹胀等原因致纳差，少渣流质饮食，食物中纤维素含量少，肠道蠕动减弱。

（2）伤口疼痛导致肛门括约肌痉挛。

（3）恐惧排便，延长排便间歇时间，致粪便水分被吸收过多。

（4）手术中过多损伤齿线附近组织，使排便反射破坏或降低。

（5）术后卧床时间过长，肠蠕动减慢。

（6）患者或因年老体弱，气血不足，或因手术损伤，气随血耗，排便无力，使粪便在肠内停留过久，肠燥便结，不易排出。

（7）使用阿片酊类抑制肠道蠕动的药物。

（8）既往有便秘病史。

（二）预防

（1）患者第一次排便前晚，服用润肠通便药物以助排便，如麻仁丸、液体石蜡等，必要时可外用开塞露助第一次大便的排出。

（2）多吃含纤维丰富的蔬菜水果。

（3）适当床旁活动以增加肠蠕动，并指导患者养成良好的排便习惯。

（三）治疗

（1）轻度排便困难者可适当给予香油、麻仁丸、液体石蜡对症治疗，同时通过饮食结构的变化即可缓解症状。

（2）对大便干燥者可予以口服福松、畅乐胶囊等。

（3）保留灌肠：可用 1∶3 的蜂蜜水 50~200ml，或液体石蜡 50~60ml，或温盐水 100~200ml 缓慢灌入直肠内，保留 10~20 分钟后，即可软化大便，逐渐排出。

（4）对粪嵌塞患者，医生可戴手套后将大便掏出。

（5）针对患者的不同情况辨证施治应用中药治疗，如热结肠燥者可用大承气汤，气虚便秘者可应用补中益气汤。

第七节 发 热

术后 2~3 天，体温常增到 37.5℃左右，这是常见的吸收热，一般不需特殊处理，可自行消退。若持续发热超过 38℃以上则考虑术后发热，应引起重视。

（一）病因

（1）病人因手术损伤如坏死组织吸收和毒素刺激，均可引起体温升高。

（2）药物反应，如注射消痔灵和枯痔液等，常可引起低烧，当药物排泄后，体温即可恢复正常。超过 37.5℃以上者要引起重视，结合血常规检查，往往有并发症。

（3）病人因全身或局部感染，如上呼吸道感染、尿路感染和肛门周围脓肿等，都能引起发烧。但要严格鉴别，首先应排除手术部位的问题，这是肛肠专科的一个特点。

（4）少数病人会出现原因不明的长期低热，这可能与其他疾病有关，应予注意。

（5）病人因手术损伤，气血耗损，气虚就会引起发热，因阴虚或外感，也会引起发热。

（6）排便不畅，粪便积存直肠。毒素吸收出现体温升高。

（二）预防

（1）术前对病人做全面检查，排除或治疗其他疾病。

（2）对于因内科疾病而引起的发热，需特别注意，必要时请内科协助治疗。

（3）如因局部引起的发热，如肛周感染，脓肿形成、肛瘘合并感染等需及时手术切开引流；如术后畏寒发热，伴肛门肿胀、疼痛，应首先检查手术切口是否引流不畅，是否创口过小或者有未打开的脓腔，以便在麻醉下重新处理创口。

（4）术中严格遵守无菌操作原则。因术中消毒不严而致感染者已有报道，如注射疗法治疗直肠脱垂导致直肠广泛坏死或炎症扩散发生肝脓肿或肛肠手术引起破伤风等，应当引以为戒。

（三）处理

（1）术后因组织损伤、局部炎症刺激、注射的药液吸收等可出现低烧，无需处理，能自行消退。鼓励病人多饮水。

（2）全身或局部感染时，应按炎症处理，合理应用抗生素。

（3）原因不明的低烧，待查明原因后，再做处理。

（4）辨证施治：若属外感风热，治宜辛凉解表，疏风清热，选方常用银翘散加减；如属外感风寒，治宜辛温解表，可服用桂枝汤或新加香薷饮加减；若属气虚发热，应益气清热，可服用补中益气汤加减；若属阴虚内热，应滋阴清热，服用两地汤加减。

（5）粪便停留者应及时排出大便。

（6）如注射消痔灵后引起的血象升高，发热达38℃并有肛门不适等，应引起高度重视，注意有无坏死血栓脱落甚至更危险的并发症。在排除其他感染及局部坏死的情况下，应全身抗感染治疗配合激素治疗（因这种发热体温多超39℃），并对症处理。

第八节 伤口愈合缓慢

伤口愈合缓慢是指各种原因造成的切口愈合迟缓或经久不愈。常见肛肠手术切口愈合平均为15天，严重的混合痔不超过25天，复杂的肛瘘和高位肛周脓肿不超过40天。

（一）病因

（1）创口引流不畅：这是造成伤口愈合缓慢的最主要因素。一般肛肠手术中，肛管内创面大而肛缘外创面小，肛管内切口过深而肛缘外切口浅，术后括约肌收缩，创面分泌物不能流出，造成伤口不愈。脓肿和肛瘘术中切口过小，也可致引流不畅影响愈合。

（2）异物刺激：术中残留的棉球、纱条及缝合线被包埋在组织中，形成异物炎性刺激，是造成切口愈合缓慢的又一个因素。

（3）局部感染和组织缺损过多，疤痕增生，血液循环差。

（4）局部伤口特异感染（如结核分枝杆菌）和癌变等。

（5）手术方法不当。如切除皮肤过多，组织损伤严重，使创面再生能力降低。或者肛缘皮赘遗留较多，术后水肿，创口引流不畅，引起创面久不愈合。

（6）全身因素：体质虚弱、营养不良及患有慢性消耗性疾病，如糖尿病、溃疡性结肠炎、甲状腺功能亢进症、血液病、结核病、恶性肿瘤等均能影响切口愈合。

（二）预防

（1）患者有全身慢性、消耗性疾病者，需要积极治疗，等待全身情况好转后再行手术。

（2）合理设计手术切口：肛门周围的切口，一般不做分层缝合；创口过大时，应缝合固定。

（3）坚持换药：保持创口肉芽组织新鲜、引流通畅，如有腐肉时，应及时清除。

（4）术中尤其要注意及时清除伤口内异物，如结扎线、粪水、纱条等。

（三）处理

（1）进食营养丰富、容易消化的食物，适当补充维生素，或内服十全大补丸；严重贫血的病人，在加强营养、药物治疗的同时，应输血补充。

（2）保持创口引流通畅，创面如有腐肉，可行搔刮清除术，以促进肉芽生长；对于创口假愈合的病人，应及时敞开创面，如局部组织缺损过多，可行带蒂皮瓣移植术。

（3）无特殊原因的上皮生长缓慢，可在换药时用外用药物促进创口愈合，常用药物有白糖末、皮粘散、珍珠散、康复新或生长因子。

（4）血液循环欠佳者，予活血化瘀中药坐浴，用频谱仪或红外线照射改善局部血液循环。

（5）遇有创面特殊感染，如结核分枝杆菌感染，可用化腐生肌丹或银粉散涂撒创面，还可用抗结核药物，口服或局部换药。

（6）如经各种处理仍无效者，应作病理检查，以排除恶性病变。

第九节　肛门直肠狭窄

由于手术损伤严重、局部炎症刺激和药物腐蚀瘢痕增生等原因，使肛周组织变硬、弹力降低，并使肛管或直肠的管腔缩小，造成排便困难、大便变细、肛门疼痛、习惯性便秘，甚至出现梗阻，称为肛门直肠狭窄。根据其部位的不同，又可分为肛门狭窄和直肠狭窄两种。

（一）病因

（1）由于手术时对肛门或肛管组织损伤过多。

（2）因内痔或环状混合痔切除过多的黏膜与皮肤，形成环形或半环形瘢痕带。

（3）硬化剂注射时操作不当，注射过深或剂量过大，产生广泛炎症，组织硬化失去弹性。

（4）局部感染后广泛坏死，也易造成瘢痕狭窄。

（5）先天性肛管狭小，手术中未作适当处理，术后也就容易加重狭窄。

（6）环状内痔结扎时，分段过少，钳扎过深，以致肛管内口狭小。

（二）预防

（1）手术时适当选择切口，注意保留足够的皮瓣，避免肛管皮肤和黏膜损伤过多。

（2）切口应呈放射状，切口过大时，应缝合固定，避免瘢痕性狭窄。

（3）肛管狭小或结膜带肥厚者，术中可做肛管松解术。

（4）应用腐蚀性药物时，要注意保护皮肤和黏膜，以免损伤组织，引起瘢痕性狭窄。

（5）做环状内痔结扎时，结扎位置不能处于同一水平面，分段不能少于四段，而且要留正常黏膜带，并不能钳扎过深，以免累及肌层。

（6）手术完毕后，要进行常规检查，如发现肛门狭窄，应及时处理。检查方法是，将食指和中指同时伸入病人肛门内，若两指可同时放入，则说明没有狭窄，若肛门不能放入两指，表明有狭窄，应予及时处理。

（三）处理

（1）术后疑有狭窄者，需要早期扩肛，每隔 2~3 天扩肛一次，可防止因创面粘连而引起的狭窄。

（2）对瘢痕挛缩引起的狭窄，可熏洗、热敷、理疗、注射胎盘组织液，或外敷瘢痕膏，以促进瘢痕软化。

（3）对肛管和直肠环状瘢痕带，需施行手术松解狭窄时，可做局部瘢痕组织松解术。

（4）对狭窄程度较重者的处理，详见肛门直肠狭窄章。

第十节　肛门失禁

肛门失禁是指排便功能紊乱，肛门对粪便、气体、黏液失去控制的一种并发症。根据病人肛门失禁的程度，又可分为完全性肛门失禁、不完全性肛门失禁和感觉性肛门失禁三种。

（一）病因

（1）因手术时切断或误伤肛管直肠环，或肛门周围组织损伤过多。

（2）由于局部感染或药物腐蚀，形成较大的疤痕，可引起感觉性肛门失禁。

（3）手术时破坏了肛管和直肠的正常角度，肛管和直肠成为管状，贮粪作用消失。

（4）年老体弱者，气虚下陷，肛门括约肌松弛。

（二）预防

（1）熟悉肛门局部解剖结构，防止术中误伤肛管直肠环。

（2）操作细致，不要过多损伤组织，避免瘢痕过大，并预防感染。

（3）加强肛门功能的锻炼，做提肛运动，增强肛门括约肌的收缩力。

（4）手术时避免切断肛尾韧带、耻骨直肠肌，以免肛直角消失而发生失禁。

（三）处理

（1）因括约肌损伤而引起的完全性肛门失禁，在炎症控制及全身状况好转的情况下，可行括约肌修补术。

（2）因瘢痕过大而引起的不完全性肛门失禁，可参考肛门失禁的处理。

（3）较重的肛门括约肌松弛者，宜进行肛门紧缩术。

（4）中药治疗，酌情配合服用补肾、健脾、益气的中药，如金匮肾气丸、补中益气汤、参苓白术散等。

（5）配合使用按摩、电针等疗法。

第十一节　虚　汗

（一）病因

（1）因局部组织损伤的刺激，引起暂时性的自主神经功能紊乱。

（2）术后疼痛引起。

（3）术后气虚不能固表，营卫失调则虚汗出。

（二）预防

（1）手术减少损伤，减少失血，是防止术后虚汗的根本措施。

（2）对体质虚弱病人，术前应调理营血，益气固表。

（三）处理

（1）症状轻的，可鼓励病人饮盐开水，不需要作其他处理。

（2）出汗较多者，可用玉屏风散加减内服。

（3）验方，用五倍子磨细粉，加醋调成糊状，涂于脐部，敛汗效果较好。

参考文献

[1] 王永红 . 针灸治疗产后尿潴留 37 例疗效观察 [J]. 山西职工医学院学报，2008：18（2）.64.

[2] 张东铭 . 盆底与肛门病学 [M]. 贵阳：贵州科学技术出版社，2001.

[3] 赵宝明，李明山 . 肛门直肠疾病诊断治疗学 [M]. 北京：中国协和医科大学出版社，2000：23.

[4] 赵自星 . 实用肛瘘学 [M]. 成都：四川科学技术出版社，2003：274-275.

[5] 安阿玥 . 肛肠病学 [M]. 北京：人民卫生出版社，2009：107-108.

[6] 李春雨 . 张有生 . 实用肛门手术学 [M]. 沈阳：辽宁科学技术出版社，2005：87-89.

各　　论

第九章　肛管直肠疾病

第一节　痔

【概述】

人体直肠末端黏膜下和肛管皮肤下静脉丛发生扩张和屈曲所形成的柔软静脉团，称为痔。近代认为，肛管上部正常肛垫病理性肥大即为痔。痔分为内痔、外痔、混合痔等。痔是最常见的肛肠病，据 1977 年全国 155 个单位的普查资料，痔的发病率占肛门直肠疾病的 87.25%，其中内痔占 59.86%，外痔占 16.01%，混合痔占 24.13%。2009 年对确诊为肛肠疾病的 3 000 例患者进行流行病学观察，发现痔的发病率在肛肠疾病中所占比例依旧最高，占肛肠病总数的 63.5%。痔在人群中的发病率是非常高的，但由于其并非致命性疾病，因此不易引起足够的重视。

痔在中医学中又名痔疮、痔核、痔病、痔疾等。

【中医学认识】

祖国医学对痔的论述颇多，如《说文解字》中说："后病也。"《增韵》中说："隐疮也。"从字义来解释，痔与峙同义，即高突的意思。如《医学纲目》中说："肠澼为痔，如大泽之中有小山突出为痔（峙），人于九窍中，凡有小肉突出皆曰痔。"两千多年前的《黄帝内经》，最早阐述了痔疮的主要成因。如《素问·生气通天论篇》中说："因而饱食，筋脉横解，肠澼为痔。"奠定了痔疮病因病机基础。

秦汉时期，在《五十二病方》中，将痔分为四类，首先描述了痔的症状和痔的结扎术。

隋唐时期对痔的认识更加深入，《诸病源候论》中，详载了五痔（牡痔、牝痔、脉痔、血痔、肠痔）的病名和证候，并增加了气痔、酒痔，分为七痔。《备急千金要方》和《千金翼方》中，又在七痔的基础上，增加了燥湿痔、外痔，分为九痔，并介绍了动物脏器治疗痔疮的方法。《外台秘要》除将痔分为九种外，又科学地按部位将痔分为内痔和外痔，比西方医学论述内、外痔早 1 000 多年。这些医学著作系统而科学地总结了隋唐时期和隋唐以前对痔的临证认识，为后世对痔的深入探索打下了良好基础。

宋代，《太平圣惠方》首创枯痔钉疗法，将痔列为专章讨论。明代《外科正宗》在理论上对痔作了进一步地阐述，并介绍了枯痔散、枯痔钉等疗法，同时还介绍了砒中毒的防治方法。

历代医家认为，本病的发生，多因饮食不节，过食辛辣，酒色过度，湿热内生，下注大肠所致；或因久泻久痢，久坐久立，妇女妊娠而引起阴阳不和，经脉流溢，渗漏肠间，以致冲发为痔，或因外感风、湿、燥，热之邪下冲肛门所致；或因内伤七情，热毒蕴积，气血壅滞下坠，经络不通而瘀滞结聚于肛门，以致冲突为痔。总之，本病的发生不单是由于局部原因，还与全身脏腑经络的病理变化密切相关。

祖国医学在数千年的临床实践中，对痔的认识不仅积累了丰富而宝贵的临床经验，而且形成了独特的理论体系，对痔的分类是该理论体系的一个重要特色，虽然现在临床已较少使用，而且痔的分类历代有较多演变，命名也较纷繁复杂，很多肛肠书籍已不收录，但是它作为祖国医学肛肠的一个特色，本章节仍将其保留。具体分类见表9-1-1。

表 9-1-1 痔的分类演变表

朝 代	医 籍	分类	名 称
夏商时期	甲骨文		痔
西周时期	《山海经》		痔
春秋时期	《庄子》		痔
战国时期	《黄帝内经》		痔
秦汉时期	《五十二病方》	四痔	牡痔、牝痔、脉痔、血痔
	《神农本草经》	五痔	有五痔病名，无具体内容，只有疽痔、肠痔、疮痔、瘘痔
隋代	《诸病源候论》	七痔	牡痔、牝痔、脉痔、血痔、肠痔、气痔、酒痔
唐代	《千金要方》《千金翼方》	九痔	牡痔、牝痔、肠痔、血痔、脉痔、气痔、酒痔、燥湿痔、外痔
	《外台秘要》	九痔	牡痔、牝痔、肠痔、血痔、脉痔、气痔、酒痔、内痔、外痔
宋代	《太平圣惠方》	七痔	牡痔、牝痔、脉痔、肠痔、血痔、酒痔、气痔
明代	《秘传外科方》	二十四痔	菱角痔、莲花痔、穿肠痔、鼠奶痔、酒色痔、翻花痔、蜂巢痔、雌雄痔、气痔、血痔、子母痔、盘肠痔、玄珠痔、钩肠痔、核桃痔、流气痔、栗子痔、鸡心痔、珊瑚痔、脱肛痔、内痔、搭肠痔、垂珠痔、鸡冠痔
	《疮疡经验全书》	二十五痔	莲子痔、通肠痔、气痔、漏痔、钩肠痔、莲花痔、鸡心痔、垂珠痔、贯珠痔、栗子痔、菱角痔、盘肠痔、子母痔、翻花痔、鼠奶痔、双头痔、泊肛痔、血攻痔、夫妻痔、珊瑚痔、脱肛痔、担肠痔、三迷痔、栅桃痔、雌雄痔
	《外科启玄》	二十四痔	菱角痔、莲花痔、穿肠痔、鼠奶痔、莲花痔、蜂巢痔、雌雄痔、子母痔、悬珠痔、钩肠痔、核桃痔、栗子痔、鸡冠痔、珊瑚痔、内痔、担肠痔、垂珠痔、鸡心痔、气痔、血痔、牛奶痔、羊奶痔、串臀痔、里外痔
清代	《外科大成》	二十四痔	脏痈痔、锁肛痔、翻花痔、莲花痔、重叠痔、钩肠痔、悬胆痔、内外痔、内痔、血箭痔、气壮痔、沿肛痔、杨梅痔、子母痔、雌雄痔、菱角痔、葡萄痔、核桃痔、牛奶痔、鸡冠痔、鼠尾痔、石榴痔、樱桃痔
	《医宗金鉴·外科心法要诀》	二十四痔	翻花痔、蚬肉痔、悬珠痔、盘肠痔、栗子痔、核桃痔、莲子痔、脱肛痔、泊肠痔、鸡心痔、牛奶痔、鼠尾痔、血攻痔、担肠痔、内痔、樱桃痔、珊瑚痔、菱角痔、气痔、子母痔、雌雄痔、鸡冠痔、蜂窝痔、莲花痔
	《马氏痔瘘科七十二种》	七十二痔	病名从略

【西医学认识】

一、病因病理

现代医学认为，形成痔的原因很多，认识并不一致，有肛门衬垫下移、血管增生、静脉丛曲张、遗传及肛管狭窄等学说。现将前三种学说简述如下：

（一）肛门衬垫下移学说（黏膜滑动学说、肛垫移位说）

认为直肠下端右前、右后及左侧中份三处，有三块增厚的组织（衬垫样包块，经解剖学证实，衬垫是由直肠静脉丛（窦状静脉）、平滑肌（Treitz 肌），胶原和弹力结缔组织纤维所组成，为不均匀的网状结构。从大体解剖上看，它是一层厚的黏膜下组织，这种分叶状的肛门衬垫，是使肛管黏膜适应肠腔大小变化的最理想装置，它对协助关闭肛门和维持肛门自制起重要作用。据统计，痔切除后，肛门自制功能可受到一定影响。据临床上发现，痔的产生，与过度用力排便或不规则的排便习惯有关，特别是当粪便干硬、粗大，排出时推压衬垫向下移位，引起充血，如此反复，则形成痔疮。

（二）血管增生学说（直肠海绵体说）

认为肛管黏膜下层有与勃起组织相似的组织（勃起组织网）增生，它是由肛管直肠下端黏膜下层内的丰富的动静脉交通枝（窦状静脉）联合组成，有勃起的特性。有人认为，窦状静脉管壁胶质纤维多，肌层发育不良，容易瘀血，痔就是由这种组织（海绵状组织，或称直肠海绵体）的瘀血增生所形成。

（三）静脉曲张学说（窦状静脉扩张学说）

认为痔的基本病理改变是由于不连续的静脉扩张引起静脉压增加，加之超限度的腹内压增加和重力作用，从而影响肛门直肠静脉回流，或因排便时使静脉壁反复受到损伤，而形成痔疮。

以上三种学说是相互关联的，并不能截然分开。这三种学说有的是设想，有的虽然作了些解剖和组织学观察，但还未得到普遍证实，还需进一步论证。

目前我国多数医家认为，痔的发生原因，主要有以下几个方面：

（一）解剖学原因

人在站立或坐位时，肛门直肠位于下部，由于重力和脏器的压迫，静脉向上回流颇受障碍。直肠静脉及其分支缺乏静脉瓣，血液不易回流，容易瘀积。其血管排列特殊，在不同高度穿过肌层，容易受粪块压迫，影响血液回流。静脉又经过黏膜下层的疏松组织，周围缺乏支架固定，容易扩张屈曲。

（二）遗传关系

静脉壁先天性薄弱，抗力减低，不能耐受血管内压力，因而逐渐扩张。

（三）职业关系

人久站或久坐，长期负重远行，影响静脉回流，使盆腔内血流缓慢和腹内脏器充血，引起痔静脉过度充盈，静脉壁张力下降，血管容易瘀血扩张。又因运动不足，肠蠕动减少，粪便下行迟缓，或习惯性便秘，可以压迫和刺激静脉，使局部充血和血液回流障碍，引起痔静脉内压力升高，静脉壁抵抗力降低。

（四）局部刺激和饮食不节

肛门部受冷、受热、便秘、腹泻、过量饮酒和多吃辛辣食物，都可刺激肛门和直肠，使痔静脉丛充血，影响静脉血液回流，以致静脉壁抵抗力下降。

（五）门静脉压力增高

因肝硬变、肝充血和心脏功能代偿不全等，均可使门静脉充血，压力增高，影响直肠静脉血液回流。

（六）腹内压力增加

因腹内肿瘤、子宫肿瘤、卵巢肿瘤、前列腺肥大、妊娠、饮食过饱或蹲厕过久等，都可使腹内压增加，妨碍静脉的血液回流。

（七）肛门部感染

痔静脉丛先因急慢性感染发炎，静脉壁弹性组织逐渐纤维化而变弱，抵抗力不足，而致扩大曲张，加上其他原因，使静脉曲张逐渐加重，生成痔核。

痔核主要由扩张静脉、海绵状组织和结缔组织间质构成。静脉扩张弯曲，其壁变薄，外膜和中层萎缩，壁内弹力纤维组织变成纤维组织（也有的静脉无改变）。静脉内可有血栓形成。常有急慢性炎症，可见因细胞浸润，有时形成小脓肿。海绵状组织，叫直肠海绵体，由很多血管小球组成，球内有短小并能弯曲的小动脉。有时有动静脉瘘，在痔核内可摸到动脉搏动。内痔表面是柱状上皮，外痔表面是鳞状上皮。

二、分类

近代，对痔的分类，则根据痔发生的部位和症状的不同，分为内痔、外痔、混合痔三种，外痔又分为血栓性外痔、炎性外痔、赘皮外痔、静脉曲张性外痔等（图9-1-1、彩图1-7）。

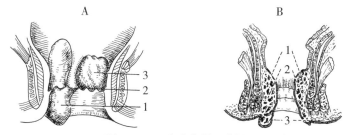

图9-1-1　痔疮位置示意图

A.内外痔的部位：1.内痔　2.齿线　3.外痔　B.混合痔：1.内痔　2.混合痔　3.外痔

（一）内痔

位于齿线以上，由痔内静脉丛扩大和曲张而形成，表面盖以黏膜。平时隐蔽在肛内，排便时轻者便血，重者脱出肛门外，故临床常以便血、脱出为主要症状。内痔是诸痔中发病率最高的常见病，多发于肛门右前、右后和左侧（即截石位3、7、11点），常称为母痔；在其余部位发生的痔，则称为子痔。

（二）外痔

位于齿线以下，由痔外静脉丛曲张，或肛缘皱襞皮肤发炎或结缔组织增生，或血管内膜破裂、血栓瘀滞而形成的肿块，称为外痔。在肛缘可以看见，不能送入肛内，不出血，有的可无明显症状，有的则以疼痛、发痒或异物感为主要症状。

（三）混合痔

位于齿线上下，由同一方位的痔内、外静脉丛曲张，互相沟通扩张，齿状线沟消失，上下痔核成为一整体者，称为混合痔。有内痔和外痔两种特征。

内痔诊治

一、症状

内痔初起时，症状不明显，仅在体格检查时，才被发现，多为无痛软性肿块。长期反复出血，可引起严重的贫血。随着痔核逐渐增大，症状亦会逐渐加重。常见内痔的症状如下：

（一）便血

排便中或便后出血，色鲜红，有时大便表面附有少量血液，或将手纸染红，有时为滴血或喷射状出血。由于粪便擦破黏膜，或因排便时过于用力，血管内压力增高，以致曲张静脉血管破裂，便时则有喷射状出血。如长期反复出血，或多次大量出血者，还可引起贫血。

（二）脱出

由于痔核体积增大，排便时受到粪便的挤压，使其逐渐与肌层分离而脱出肛外，有时是 1~2 个痔核同时脱出，有时是全部痔核并带有直肠黏膜一齐脱出。最初仅在排便时脱出，便后能自行复位。症状较重者，脱出后需用手推回，或卧床休息，方能复位。症状更严重者，除排便时脱出外，凡用力、行走、咳嗽、喷嚏、下蹲等，都可能脱出。脱出的痔核，极易受感染，每因发炎、水肿、疼痛而发生嵌顿，以致复位困难。

（三）疼痛

单纯内痔，一般无疼痛，有时仅感觉肛门部坠胀或排便困难。如发炎肿胀者，痔内有血栓形成或嵌顿，则有疼痛；如脱出未及时复位者，则疼痛加重；如发生嵌顿，有溃烂坏死，引起肛缘发炎水肿，则疼痛剧烈，病人坐卧不安。

（四）黏液流出

直肠黏膜长期受痔核的刺激，引起分泌物增多；晚期内痔，因肛门括约肌松弛，常有分泌物由肛门流出。轻者大便时流出，重者不排便时也自然流出，污染内裤，病人极不方便。在内痔脱出时，分泌物更多。

（五）瘙痒

因分泌物或脱出痔核的刺激，使肛门周围潮湿不洁，发生湿疹和瘙痒，瘙痒有时是由于内痔脱出因反射作用而引起的。

（六）内痔发作

内痔平时症状轻微，无大痛苦，如有便秘或腹泻，或过于劳累，就会忽然加重，称为内痔发作。在内痔发作时，痔核突然肿胀、突出、灼热、疼痛，有搏动及异物填塞的感觉。因受干燥粪便的挤压，易破溃出血，里急后重。发作持续 3~5 天，如治疗得法，肿胀逐渐消散，血栓被吸收，痔核变软缩小。有时肿胀不见消散，由于感染、化脓、溃烂或因血循环受阻，痔核也可发生坏死。

二、体征

内痔局部表现主要为肛门肿物脱出。

三、实验室及理化检查

本病一般不需要实验室检查和理化检查即可明确诊断。

四、诊断依据

（一）主要诊断依据

（1）无痛性便血，血色鲜红，便出之血与大便不相混，不伴脱出为 I 度内痔，

（2）便后痔核脱出，可自行回纳为 II 度；便后痔核脱出，不能自行回纳为 III 度；痔核持续脱出或回纳后易脱出，为 IV 度。

（3）直肠指检可于齿线上触及柔软、表面光滑、无压痛的黏膜隆起。

（4）肛门镜检可见齿线上 3、7、11 点位有直径超过两个钟点位的黏膜隆起。

（5）长期便血，甚或导致贫血。

（二）分 类

根据内痔的症状，其严重程度分为 4 度。

I 度便时带血、滴血，便后出血可自行停止无痔脱出。

II 度常有便血排便时有痔脱出，便后可自行还纳。

III 度可有便血排便或久站及咳嗽、劳累、负重时有痔脱出，需用手还纳。

IV 度可有便血痔持续脱出或还纳后易脱出。

五、鉴别诊断

内痔引起的便血、脱出和肛门松弛等症状，应注意与下列疾病相鉴别：

（一）直肠腺瘤或绒毛乳头状瘤

这类肿瘤如有长蒂，排便时可由肛门脱出，指检时可扪到圆形质硬的肿块。肛门镜在直肠内可见到肿瘤，呈朱红色，有的有蒂，有的无蒂，有的单个独生，有的多个群聚，经常出血，每次粪便带血或带有血丝，也偶有大量出血。

（二）直肠癌

常被误诊为痔，延误治疗，应特别警惕。直肠癌癌肿形状不规则，呈菜花状，表面不整齐，质坚硬，常有出血和恶臭脓血分泌物，经活体组织检查，可以诊断鉴别。

（三）肛乳头肥大

位于齿线，表面为肛管上皮，常呈锥形，质较硬，灰白色，不常出血，有刺痛或触痛。

（四）肛门直肠脱垂

直肠黏膜、肛管或直肠全层脱出，脱垂成环形，表面光滑，常有由肛门向外而具层次的黏膜皱襞。无静脉曲张，出血较少。

（五）肛裂

大便时出血，但无肿块突出肛外；有疼痛间歇期，检查时，可见到肛门部有裂口。

（六）肠出血

各类肠出血，血色深紫，与粪便混合，并有其固有症状。内痔出血，血鲜红色，常在便后滴血或射血。主要为下消化道的出血，如溃疡性结肠炎、克罗恩病、直肠血管瘤、憩室病、家族性息肉病等，也常伴有不同程度的便血，需要做乙状结肠镜、纤维结肠镜或X线钡剂灌肠造影才能鉴别。

六、治疗

内治法

根据痔疮的不同证候，以寒热虚实为纲，进行辨证施治：

（一）辨证论治

内痔的辨证以全身辨证为主，局部辨证为辅。辨证以全身症状、大便的性状、舌象与脉象为主要依据。临床常将内痔分为大肠实热证、湿热下注证、气滞血瘀证、气虚下陷证、阴虚肠燥证五型。

1. 大肠实热证

证候：便时出血较多，滴血或射出，内痔脱出、灼热疼痛；口渴喜饮，唇燥咽干，大便秘结，小便短赤；舌质红，苔黄，脉洪数。

治法：清热泻火。

主方：凉血地黄汤（《外科大成》）合槐角丸（《和剂局方》）加减。

常用药：细生地、当归尾、地榆、槐角、黄连、天花粉、炒槐花、升麻、赤芍、枳壳、黄芩、荆芥、甘草。

2. 湿热下注证

证候：肛门部红肿胀痛，下坠疼痛，坐卧不安，大便干燥，内痔脱出；或腹泻，便痛、便血；舌质红，苔黄腻，脉沉或滑数等。

治法：清热利湿消肿。

主方：止痛如神汤（《医宗金鉴》）加减。

常用药：秦艽、桃仁、皂角刺、苍术、防风、黄柏、当归尾、泽泻、槟榔、熟大黄。

3. 气滞血瘀证

证候：肛门肿胀，肿块色紫，疼痛剧烈；或内痔嵌顿，表面紫暗，糜烂；便秘溲黄，或胁痛心烦；舌质紫暗，苔黄，脉弦数。

治法：活血化瘀，行气消肿。

主方：活血散瘀汤（《外科正宗》）加减。

常用药：当归尾、赤芍、桃仁、大黄、川芎、苏木、牡丹皮、枳壳、瓜蒌仁、槟榔。

4. 气虚下陷证

证候：肛门坠胀难受，内痔脱出，便血色淡；少气懒言，面色无华；舌质淡，苔薄白，脉缓无力。

治法：补气升陷。

主方：补中益气汤（《脾胃论》）加减。

常用药物：人参、黄芪、白术、当归、陈皮、升麻、柴胡、甘草。

5. 阴虚肠燥证

证候：大便秘结、肛门疼痛，痔核脱出，滴血；头晕咽干，烦热盗汗；舌红，苔薄黄，脉细数。

治法：养阴润燥。

主方：润肠丸（《沈氏尊生书》）加减。

常用药物：当归、生地、麻仁、桃仁、枳壳、阿胶、地榆。

（二）中成药

根据不同的证型选用不同的中成药。

大肠实热证，泻火可选用黄连上清丸、防风通圣丸、痔宁片等；清热润肠通便可选用麻仁丸。

湿热下注证予以清热利湿，可选用三妙丸、四妙丸。

气滞血瘀证治以活血化瘀，可选用逍遥丸、血府逐瘀胶囊。

气虚下陷证可选用补中益气丸。

阴虚肠燥证可用五子润肠丸或麻子仁丸。

（三）西药

以便血为主，可口服地奥司明片、云南白药胶囊等。伴便秘或便干者，可予聚乙二醇。

外治法

痔疮严重时，除内治服药外，还应配合外治。正如《外科正宗·痔疮论》中所说，"诸痔欲断其根，必须枯药，当完其窍，必杜房劳乃愈。"

（一）熏洗法

以药物加水煮沸，先熏后洗，或用毛巾蘸药液趁热敷于患处，冷则更换。这种熏洗法具有活血消肿、止痛收敛的作用。常用方药，如五倍子散、苦参汤等；痒甚者，加花椒、荆芥、防风；兼有风毒者，加羌活、防风、柴胡；湿甚者，加苍术、黄柏、泽泻；热甚者，加黄芩、蒲公英、野菊花、紫草；水肿甚者加芒硝、白矾。

（二）外敷法

以药物敷于患处，如五倍子散、黄连膏、九华膏、金黄膏等，具有消肿止痛等作用。

（三）塞药法

将药物制成栓剂，便后塞入肛内，如熊珍栓、麝香痔疮栓、太宁栓、九华栓、痔疮宁栓等。

（四）枯痔法

分为枯痔散和枯痔钉两种。将含有腐蚀、收敛的药物直接涂于痔的表面，或插入痔核内，使其逐渐干枯、坏死、说落，以达到治愈的目的。因其所用药物具有较强毒性，现临床少用或不用，但是该疗法作为祖国医学比较有特色的一种治疗方法，本章节仍将作简要论述。

（1）枯痔散疗法：将枯痔散直接涂于痔核表面，使痔核坏死、干枯、脱落，伤口愈合。枯痔散始见于《魏氏家藏方》，使用药物为砒、矾和朱砂。以后，历代医家在此基础上，又有所发展，方剂增加很多。但使用的药物仍以砒、矾为主，佐以朱砂、雄黄、硫黄、月石、乳香、没药、三七、血竭等药物。

具体操作方法是：病人排便后，取侧卧位，使内痔脱出，肛门部洗擦干净后，将棉纸撕成数片，一边以水浸湿，嵌于内痔核与皮肤之间，使痔核与皮肤隔开（防止药物腐蚀皮肤，产生疼痛）。这时，用枯痔散适量，加水调成泥状，涂于痔核表面。厚度以不见黏膜为宜；涂完后，用反折棉纸将痔核包裹；防止药物侵蚀健康组织，外盖纱布棉垫。以后每次换药，将分泌物和药物洗去，再涂上枯痔散；每天换药1~2次，直至痔核变黑、变硬、枯干，与健康组织分离，一般6~10天后，停止换药，病人每天坐浴。痔核脱落后，外敷生肌膏，使伤口愈合。枯痔散含有白砒，不免有少量吸收，有时会引起全身反应。如掌握不当，还会发生砒（砷）中毒危险，所以，在采用枯痔散治疗中，应严密观察病人，并掌握适当剂量。

（2）枯痔钉疗法：又称插药疗法，是祖国医学治疗内痔的一种有效方法。始见于《太平圣惠方》中，以砒霜、黄蜡搅拌和匀，捻成条子，治疗痔疮。《外科正宗·痔疮论》中说："以三品一条枪插至七日，痔变黑色，疮边渐渐裂缝，至十五日脱落。"现在常用的枯痔钉，分有砒枯痔钉和无砒枯痔钉两种，其作用是使痔核组织发生异物和化学炎性反应，引起纤维组织增生，痔核缩小，达到治愈痔疮的目的。枯痔钉插入痔核内，逐渐变软，12~24小时后，全部溶化。2~3天后，痔核胀大，插钉的伤口有轻度坏死，组织有无菌性炎症反应，逐渐发生溶解坏死，血管内有血栓形成，出血停止。3~4天后，组织液化，由插钉伤口排出，然后炎症反应逐渐消散，纤维组织形成，痔核缩小或消失，有时痔核会部分坏死脱落，伤口愈合。

枯痔钉制备方法：枯痔钉是两端尖的药条，长约3cm，直径为1.5cm，质硬而脆。因两端尖锐，便于插入。分为有砒枯痔钉和无砒枯痔钉两种。

具体操作方法：病人排空大便，取侧卧位，使痔核脱出。消毒后，左手用纱布压于痔核根部，使其位置固定不变；右手持药钉中段，使药钉与肛管平行或稍倾斜成15°～45°角，在齿线上方插入痔核内，应直擦或只向一个方向悬转插入。插入的深度，为药钉长的1/3~2/3，为0.8~1.2cm，不宜插入太深，以免损伤肌层；也不可插入过浅，以免滑脱，一般以插在黏膜下为宜。药钉距离0.2~0.5cm，或将药钉折断，装入插钉枪，打入痔核内（图9-1-2）。插药钉数目的多少，可依痔核的大小、多少而定，一次以不超过20枚为宜。插完后，只留药钉距离黏膜表面1~2mm，将其剩余部分剪去，不可太短，以免药钉断端缩入黏膜内，引起出血；但也不可留得过长，以免引起外界刺激和脱落。先插小的痔核，然后再插大的。药钉插完，进行消毒后，再将痔核复位，防止脱出。

手术治疗

内痔的手术疗法，以结扎为主，将痔根部结扎，阻

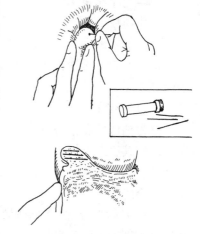

图9-1-2　插针方法

断病变部位气血的流通，达到痔核坏死脱落的目的。此法，在《五十二病方》中，已有记载：《太平圣惠方·治痔肛边生鼠乳诸方》中，亦记载有："用蜘蛛丝系缠痔鼠乳头，不觉自落。"介绍了蜘蛛丝结扎法。以后，医家又使用药制丝线、纸裹药线缠扎法。目前，痔疮结扎的方法又有所改进，如单纯结扎法、分段结扎法、胶圈套扎法、外剥内扎法等，方法日趋完善，疗效也有显著提高。

（一）单纯结扎法

适应证：Ⅱ、Ⅲ度内痔。

禁忌证：各种急性疾病，肛门周围急慢性炎症或腹泻；痔伴有严重肺结核、高血压、肝、肾疾病或血液病病人；因腹腔肿瘤引起的内痔和临产前孕妇等。

体位：截石位。

麻醉：腰俞穴麻醉，硬膜外麻醉，局部浸润麻醉。

操作要点：病人取侧卧位或截石位，在局部麻醉或腰俞穴麻醉下，肛门直肠消毒后，先扩肛，使内痔脱出肛外。再用止血钳将内痔基底部夹紧，并在齿线下方剪开一小口，用丝线在止血钳下方结扎，或在止血钳下方痔核基底部，用圆针、丝线贯穿做8字形结扎，其他痔核用同法一一结扎。被结扎的内痔剪除一部分，以减少术后坠胀。肛内放油纱条，外用纱布和宽胶布固定（图9-1-3）。术后每次便后，坐浴和换药，肛内熊珍栓等塞肛，直至治愈为止。

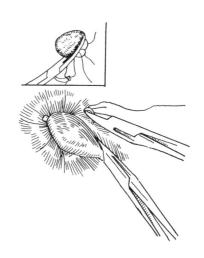

图 9-1-3　内痔贯穿结扎法示意图

注意事项：①被结扎的内痔剪除不可过多，以免滑脱出血，一般剪去2/3。②术后可有肛门坠胀，应跟患者交代清楚，避免患者反复蹲厕努挣。

（二）分段结扎法

适应证：环状内痔。

禁忌证：单纯结扎法。

体位：截石位。

麻醉：腰俞穴麻醉、硬膜外麻醉、局部浸润麻醉。

操作要点：将环状内痔分成几个痔核，在所划分的痔与痔之间的分界线处，用两把止血钳夹起黏膜，于中间剪断，上至痔顶端，下至齿线，用同样方法处理其他几个痔核分界处。最后，用止血钳夹住被分离出来的痔基底，用丝线圆针在止血钳下方贯穿做8字形结扎。用同样方法处理其他痔核（图9-1-4）。因内痔结扎，肛门静脉和淋巴回流受阻，有时产生瘀血水肿，为了防止瘀血和水肿的发生，可在结扎线下方，向外做0.5~1cm放射减压切口，使受阻的静脉和淋巴液得以渗出。一般可在病人截石位3、7、11点原发内痔区外侧，各做一个减压切口。然后将痔核送回，肛门放置凡士林纱条覆盖创面，外用塔形纱布压迫，并用宽胶布固定。术后当天，限制病人大便，以后每次便后，用中药熏药坐浴，肛门内注入熊珍膏或放入熊珍栓一枚，直至痊愈。

注意事项：①同单纯结扎法；②除以上两种痔疮结扎法外，还可以先做内痔注射后结扎，或在被结扎的内痔里注射枯痔液，使痔核加速坏死；也可在结扎上端母痔基底注射硬化剂；亦可先做明矾压缩疗法，再在止血钳下方做贯穿8字形结扎；还可以外剥内扎。临床上，因痔的种类不同，可根据具体情况综合应用。

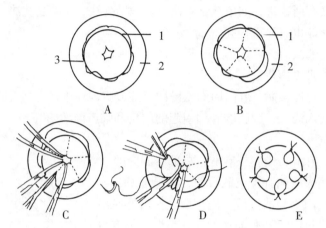

图 9-1-4 环状内痔分段结扎法

A. 术前：1. 齿线 2. 肛缘 3. 环状内痔 B. 分段设想 C. 分段 D. 结扎 E. 术后

（三）胶圈套扎法

适应证：Ⅱ、Ⅲ度内痔。

禁忌证：同单纯结扎法。

体位：截石位。

麻醉：腰俞穴麻醉，硬膜外麻醉，局部浸润麻醉。

操作要点：同单纯内痔结扎法。但不用丝线结扎，而用胶圈套扎。将类似自行车气门芯粗细的乳胶制成的胶管，剪成长 0.3cm 的胶圈，用时先将其套在一把止血钳的根部，用另一把血管钳夹住胶圈的一侧，然后将套好胶圈的止血钳沿着肛管纵行，距离齿线上 0.3cm 处垂直夹住内痔基底部，再将夹住胶圈一侧的止血钳拉长胶圈，绕过痔核的上端，套在夹住痔的止血钳下方痔的基底部。再向内痔中心注入消痔灵，以膨胀为度，随即退出止血钳。如有多个内痔，可用同样方法加以处理。如内痔较多较大时，可在内痔的外侧，沿肛管做 1~3 个放射状减压切口，以防止术后肛缘水肿和疼痛。如有外痔，可按外痔切除法同时处理，手术完毕后，将内痔复位，肛门内放入凡士林纱条，外盖无菌纱布，用胶布固定。

也可用 20ml 的注射器，连接在一端口小的玻璃试管上，用一把直止血钳将长 0.3mm 的胶圈拉开，套在试管的下端，肛门部进行常规消毒和局部麻醉下，使内痔脱出肛外；如肛门括约肌松弛，内痔脱出者，则可不用麻药。肛门内消毒后，将玻璃管粗口端放在将要套扎的痔核上固定，由助手抽吸注射器，利用负压将痔核吸进玻璃管内，术者用止血钳将胶圈由玻璃管上推下，套在痔核基底部，阻断血液循环，痔核就会坏死、脱落而愈合，一次可套扎 3 个痔核。操作中切勿将齿线以下的肛门组织吸入玻璃管，以免产生水肿和疼痛。

注意事项：①术后当天，控制病人大便；对于以往有习惯性便秘者，术后 2~3 天，可服聚乙二醇或润肠通便中药汤剂，或用肥皂水灌肠；②术后应鼓励病人多饮水，防止小便困难。如小便不利者，可针刺足三里、关元、气海等穴位，也可去掉肛门部敷料，热敷小腹部或用温水坐浴，一般可解出小便；③同时做外痔切除者，每天便后，用中药熏药坐浴，用熊珍膏/肤痔清软膏换药，直至伤口愈合为止。④术后大便带血或滴血者，可用止血药物，如蛇毒血凝酶、氨甲环酸注射液、卡络磺钠等；如发生继发性大出血者，应立即在腰俞穴麻醉下，清除血块，找到出血点，缝合结扎止血。

（四）套扎器套扎法

分为钳夹套扎器和负压吸引器两种。

适应证：Ⅱ、Ⅲ度内痔及混合痔的内痔部分。

禁忌证：同单纯结扎法。

体位：截石位。

麻醉：腰俞穴麻醉，硬膜外麻醉，局部浸润麻醉。

操作要点：

（1）负压吸引套扎法：病人取侧卧位或截石位，在斜面肛门镜下，将需处理的内痔固定，消毒黏膜后，套扎器手柄外接吸引器，将套扎圈筒插入肛门镜内贴在内痔上，开动吸引器，使成负压，透过套扎器玻璃圆筒观察并控制所吸引内痔的多少。扣动手柄，乳胶圈即被推出，套在内痔基底部。每个内痔吸引套扎所需的时间约为1分钟。

（2）钳夹套扎法：体位同上。在肛门镜下，消毒黏膜，左手持套有乳胶圈的结扎器，套扎器管口应与痔核体积大小相适合。右手持组织钳，经过套管和肛镜伸入肛管内，张开组织钳，于内痔上部将痔核夹住（图9-1-5-1），并拉入套扎器的套管内，此时左手将套扎器向上推，右手将痔向外拉，如套扎器的套管前缘已抵痔基底部时，即可收紧握柄；通过轴心起动外套管，而将乳胶圈推出，套住痔基底部（图9-1-5-2）；放开组织钳，与结扎器一并取出（图9-1-5-3、4）；肛门注入熊珍膏等，外覆盖敷料。

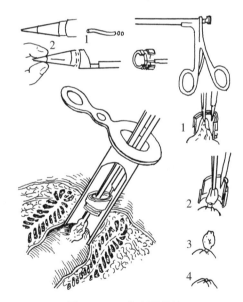

图9-1-5　内痔套扎法

注意事项：

（1）钳夹内痔时，应夹在痔的上部，以便将整个痔核拉入套筒内。当钳夹时，如病人叫痛，说明钳夹痔核靠近肛管皮肤，应当重新向上钳夹。

（2）牵拉内痔时，勿用力过猛，以免将痔核撕裂。

（3）每个痔核一次可套上2个乳胶圈，以防止乳胶圈断裂。乳胶圈不宜反复高压消毒，以免增加脆性，丧失弹力。乳胶圈应套在距离齿线上0.2cm处。

（4）每次套扎最多为3个内痔，以原发母痔为主。如有继发子痔，可待第一次套扎的痔脱落后，再行套扎。

（5）如套扎处靠近齿线，或套扎混合痔时，可先在局麻下行V形切开，向上剥离外痔组织，然后将剥离的外痔与内痔一并套扎，这样可以避免手术后疼痛和水肿，也有助于痔核早期脱落。

（6）结扎当天，病人应控制大便，避免体力劳动，以防止痔核脱出。

（7）病人术后应保持大便通畅，每晚服聚乙二醇、润肠通便中药汤剂或液体石蜡；必要时，可用灌肠药物灌肠。

（五）注射疗法

治疗痔疮，除结扎法外，也可采用注射疗法。

适应证：Ⅱ、Ⅲ度内痔及混合痔的内痔部分。

禁忌证：同单纯结扎法。

体位：截石位。

麻醉：腰俞穴麻醉、硬膜外麻醉、局部浸润麻醉。

操作要点：

注射疗法分为硬化萎缩法和坏死脱落法两类。前者是使痔核硬化萎缩，后者是使痔核坏死脱落。两种不同改变是由于药物性质用量多少或浓度高低而不同。刺激性弱，用量少或浓度低的药物，引起硬化萎缩；刺激性强，用量多或浓度高的，可引起坏死脱落。我国应用的注射疗法，是以枯痔坏死、脱落为目的改进而来的，也是治疗内痔常用的一种方法。由于采用中、西药物和不断改进注射剂的配制与注射方法，并将注射疗法与结扎疗法结合使用，扩大了注射疗法的适应证，疗效亦有显著提高，不仅适用于一、二期内痔，对于三期内痔效果也很好。

1. 注射剂的药理作用

注射剂分为硬化萎缩剂和枯痔坏死剂两种。前者是将药物注射至痔核黏膜下层静脉丛的间隙内，引起化学炎性反应。曲张的静脉丛也因静脉、静脉周围炎和进行性纤维组织增生而逐渐闭塞，达到痔核便化萎缩的目的。后者是将腐蚀性药物注入痔核内，使痔核组织坏死脱落，经过创面修复而愈合。但硬化剂和枯痔坏死剂两者是不能截然分开的，大量的硬化剂可以使痔核组织坏死，小剂量的坏死剂也可达到硬化萎缩的目的。硬化剂比较安全，适应证广泛，各期内痔均可应用。如果用法和用量适宜，可避免术后大出血等不良反应，临床上已大量应用于三期内痔，并取得十分满意的效果。它与国外采用手术切除法治疗三期内痔相比较，有明显的优点。枯痔坏死剂由于不良反应及并发症多，临床应用风险高，现已经基本停用，本次不作介绍。

2. 常用硬化剂消痔灵配方

五倍子（鞣酸）0.25g，明矾（硫酸铝钾）4g，枸橼酸钠 1.5g，低分子右旋糖酐 10ml，甘油 10ml，三氯叔丁醇 0.3g，蒸馏水加至 100ml。

3. 常用的注射方法

（1）硬化注射法：注射前，嘱病人排便，取侧卧位，局部消毒，一般不用麻醉。在肛门镜下或将内痔暴露在肛门外，消毒，用长 8cm 细针或 2ml 注射器、22 号皮试针头，装入药液，在齿线上方 0.2cm 处痔核上部，将针头倾斜 15° 角，刺入黏膜下层痔静脉丛之间，不得刺入肌层，以免发生坏死和疼痛。如进针有阻力时，表示刺入到肌层，应将针稍后退，以针无阻力和无回血为宜。然后注射药。使内痔膨胀，至黏膜颜色微白为止

（图 9-1-6）。如注射部位黏膜完全变白，表示针在黏膜内，应在稍深处注射。当一个内痔注射完，抽针时常有出血或流出药液，可用棉球稍加压迫，即能停止，再注射第二个内痔。一般一次可注射 2~3 个，每个内痔可注射药液 0.5~1 毫升，总量不超过 2~3 毫升。注射后当天，病人不宜排便，避免过多活动。7 天后，即可硬化萎缩。如一次未愈，间隔 7 天后，再进行注射。

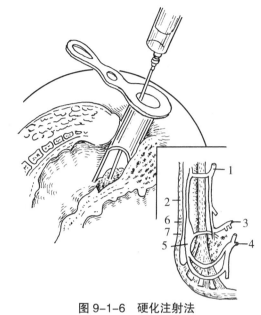

图 9-1-6　硬化注射法

1. 直肠上静脉　2. 直肠黏膜　3. 直肠下静脉　4. 肛门静脉　5. 内痔　6. 第一次注射部位　7. 第二次注射部位

（2）消痔灵注射法：在腰俞穴麻醉或局麻下，病人取侧卧取或截石位，骶尾部常规消毒，在肛门镜下或将内痔暴露出肛门外，检查内痔的部位和数目，并做直肠指检，确定母痔区有无动脉搏动，黏膜用聚维酮碘液消毒，用不同浓度的消痔灵液，分四部注射：

①痔上动脉区注射：用 1∶1 浓度，一般注药 1~2ml。

②痔区黏膜下层注射：用 2∶1 浓度，在痔核中部进针，刺入黏膜下层后做扇形注射，使药液尽量充满黏膜下层血管丛中，注入药量的多少标志，以痔核弥漫肿胀为度，一般注射 3~5ml。

③痔区黏膜固有层注射：当第二步注射完毕，缓慢退针，多数病例有落空感，为针尖退到黏膜肌板上的标志。注药后，黏膜呈水泡状，一般注射 1~2ml。

④窦状静脉区注射：用 1∶1 浓度，在齿线上 0.1cm 处进针，刺入痔体的斜上方 0.5~1cm，做扇形注射，一般注药 1~3ml，一次注射总量 15~30ml。注射完毕，肛门内放入凡士林纱条，外覆盖纱布，用宽胶布固定，这种注射法，可使痔体充分注药，达到彻底硬化萎缩的目的。

注意事项：

①注射时，必须严格消毒，每个痔核都应在注射前消毒一次。

②注射时，针尖应始终限于黏膜下层，不宜太深或太浅，太浅痔核不容易全部坏死，太深易伤及肠壁肌层，引起感染、脓肿或大出血等不良后果。

③注射时，应由小到大，以免因注射而肿胀的大内痔将小内痔挤压而遗漏。

④大的痔核可向不同的方向呈扇形注射，但在调换方向时，必须将针头退至进针处，再向痔核另一侧注射。切忌在痔核内乱刺，或在痔表面穿孔过多，使药液外溢。

⑤注射位置过低，可使药液向肛缘扩散，造成肛门周围皮肤水肿和疼痛。

手术后的处理，也很重要，必须注意：

①术后当天，病人应控制排便，对于以往有习惯性便秘者，可于术后第二天晚上，服麻仁丸、润肠通便药物或聚乙二醇。

②对单纯内痔，注射后不换药，可以照常饮食。如对外痔同时手术者，24~48 小时后，

可将肛门内的凡士林纱条取去，每天便后用中药熏药坐浴，用熊珍膏或肤痔清软膏换药，直至伤口愈合。

③术后肛门坠胀不适者，休息 1~2 小时后，即可自行缓解。疼痛者，可服止痛药物。

④术后应适当饮水，防止小便困难。如有排尿困难者，可针刺足三里，关元、气海、中极等穴，或肌注新斯的明 0.5~1mg，兴奋膀胱逼尿肌；也可去掉肛门压迫敷料。用温水坐浴，一般可以解出小便。

⑤术后因手术时牵拉或药物刺激而致肛门缘水肿，可用苦参汤，煎汤熏洗，外敷黄连膏，即可消散。

⑥术后 7 天左右，痔核开始坏死脱落，大便有时带血或滴血，可服止血药物，或肌注止血药，一般不需特殊处理。偶有出血较多，或有继发性大出血先兆时，应立即在腰俞穴麻醉下，做肛门镜检查，清除血块，在出血点上方稍上点（约 0.5cm 处）用丝线、小圆针贯穿缝合结扎，即可止血。

（六）痔上黏膜环切钉合术及选择性痔上黏膜切除吻合术

适应证：反复出血的 II 度内痔、环状脱垂的 III~IV 度内痔及以 III~IV 度内痔为主的混合痔。

禁忌证：同单纯结扎法，合并有严重的心脑肾疾病、凝血功能障碍、瘢痕体质患者及合并有重度高血压、糖尿病患者应慎用；完全直肠脱垂者禁用。

体位：截石位。

麻醉：腰俞穴麻醉，硬膜外麻醉，全麻。

操作要点：

PPH（Procedure for prolapse and hemorrhoids）术：用圆形扩肛器充分扩肛后，在扩肛器引导下置入并固定透明肛镜；在半弧形肛镜缝扎器的暴露下，于 3 点位齿状线上 2.5cm 左右进针，做一单荷包缝合，9 点位处挂一辅助牵引线；旋开圆形痔吻合器至最大位置，置入吻合器并使其钉砧头深入到荷包线的上端，然后将 9 点位辅助线及荷包线收紧并打结。在带线器的帮助下，将 3 点位缝线和 9 点位的辅助线的尾端分别从吻合器的两侧孔中引出；将脱至吻合器外的线尾适度牵拉收紧，同时逐旋紧吻合器，击发吻合器（若为女性患者应配合阴道指诊，确认阴道壁完整后击发吻合器）；击发后使吻合器处于闭合状态 60 秒，旋开吻合器，并从肛管中移出；检查吻合器中切除的黏膜圈是否呈完整环状。通过肛镜缝扎器检查吻合口，有活动性出血的部位需 "8" 字缝扎止血；可使用 1:1 消痔灵注射液在吻合口上下做点状黏膜下注射。

TST（Tissue-selecting therapy）术：可先用手指扩肛，再用内导管配合肛门镜扩肛。暴露观察痔核的分布、数目和大小，选择合适的肛门镜（单开式、双开式和三开式）。将肛门镜表面涂上液状石蜡后整体置入肛门，可左右适当旋转肛门镜以调整其位置，充分显露痔核，于 3、9 点位肛缘皮肤各缝合 1 针以固定好肛门镜，拔除内导管。用强生 "2-0" 带针线，于齿线上 3 ~ 4cm 范围内进行荷包缝合，对于脱垂较严重的痔核，可选择上述范围内的偏低位置进针，提升效果较好。若选用的是单开式肛门镜则不一定需要打结，于吻合器两侧孔道分别引出线的两端即可；双开式肛门镜则最好打结固定后再旋紧吻合器；若痔核在 3 个及以上者选择三开式肛门镜，在肛门镜视窗内黏膜下层行分段荷包缝合，一般先缝合 3、7 点位后在缝合线上挂一带线再缝合 11 点位。仔细检查一次性吻合器有无损坏，旋转吻合器的尾翼，取走塑料隔板，将吻合器头部顺着肛门镜的轴线置入直肠内，并将头部伸入缝合线的上端，尽量牵拉荷包线，以使尽可能多的脱垂黏膜进入吻合器的切割槽内，收紧荷包缝线并打结，再将挂线打结，用带线器通过吻合器侧孔道勾出荷包线和带线的末端，并将其用血管钳夹住。助手辅助固定肛门镜，术者将吻合器与肛门镜尽量持续维持在同一轴线上，持续牵拉缝合线及带线的同时旋紧吻合器的尾翼至保险刻度。顺着收紧的力慢慢将吻合器送入肛门镜内，击发吻合器，听到清脆的"咔嚓"声后，维持固定吻合器在关闭状态 30~60 秒，然后反向旋转吻合器尾翼半圈，缓慢取出吻合器。若为女性患者最好配合阴道指诊，确认阴道后壁完整后再击发吻合器。检查切下的黏膜组织的数目和大小，并送病检。先剪断黏膜桥，在肛门镜内导管的辅助下，适当左右旋转肛门镜以充分暴露剪断的"耳朵型"黏膜桥断端，依次结扎或"8"字缝扎黏膜桥断端，仔细检查吻合口，若有出血，可用"3 - 0"可吸收线"8"字缝扎止血。查无活动性出血后，退出肛门镜，若有个别外痔提升效果不佳者，可予辅助外痔剥离或切除术。予凡士林油纱及吸收性明胶海绵塞肛，置入熊珍栓，塔纱压迫，胶布固定（彩图 8–13）。

注意事项：

①首先应充分扩肛，先用手指扩肛，再用肛门镜内导管扩肛，在内导管的引导下置入肛门镜，必要时可用 Allis 钳夹住肛缘处皮肤再置入肛门镜，但应避免夹住痔核，以免引起出血。

②在置入肛门镜后，可左右适当旋转肛门镜以调整其位置，充分显露痔核。

③进行荷包缝合时，进针点尽量保持在同一平面，否则张力不一样容易导致切口撕裂、出血；对于脱垂较严重的内痔，可选择较上述范围内稍偏低位置进针，可将 1/3~1/2 的痔核牵拉入切割槽内，可增强提升效果；缝合的深度要适宜，仅缝合黏膜层及黏膜下层，避免损伤括约肌，增加术后疼痛、出血、吻合口狭窄等并发症的发生。

④对于女性患者，击发前最好配合阴道指诊，避免将阴道后壁嵌入切割槽中，造成直肠阴道瘘。

⑤收紧荷包线时应注意力度：适度牵引荷包线，使尽可能多的脱垂黏膜进入吻合器切割槽内；结扎荷包缝合线时不可过紧，使吻合器中心杆可轻松滑动，以确保直肠黏膜充分进入切割槽内，避免直肠黏膜切割、吻合不全及影响肛垫的提升效果。

⑥吻合时，助手辅助固定肛门镜，应尽量将吻合器头端刻度 4 与肛镜边缘维持在同一平面，以便术者将吻合器及肛门镜维持同一轴线，顺利切下痔核。

⑦收紧时应保持对荷包缝合线和带线的牵引，同时注意观察吻合器的刻度，旋紧达保险刻度后方止。

⑧击发吻合器时要用力干脆，确保切除和吻合完全，否则易致直肠黏膜切割、吻合不全而继发术后大出血。

⑨击发吻合器，听到清脆的"咔嚓"声后，维持吻合器在关闭状态 30 秒左右，可起到压迫止血作用；同时应注意观察患者生命体征及其反应，对牵拉反射反应明显者应进行相应处理。

⑩取出吻合器时，应将吻合器尾翼反向旋转四分之一圈到半圈后再取出吻合器，反转过多不易取出。

外痔诊治

一、症状

外痔表面盖以皮肤，不需要肛门镜也能看见，不能送入肛内，不易出血，以疼痛和有异物感为主要症状。临床常分为结缔组织外痔，静脉曲张性外痔、炎性外痔和血栓外痔。其症状主要有：

（1）异物感：外痔无炎症反应发生时，病人常仅觉肛门部有异物感或排便后肛门部不易清洁。

（2）瘙痒：外痔常有少量分泌物和粪便积存，刺激肛门部，可有肛门湿疹和瘙痒。

（3）坠胀不适：静脉曲张型外痔初期病人常感肛门部坠胀不适，排便时加重。

（4）肿痛：各种外痔发炎时均可出现肛门肿痛，便后或活动后症状加重。血栓性外痔病人在排便或用力后，在肛门缘皮下忽然起一圆形或椭圆形肿块，病人感觉异常疼痛，活动或排便时疼痛加重。

二、体征

外痔局部表现主要为患者发现肛门肿物突出，肿物表面盖以皮肤，不能送入肛内。结缔组织外痔病人查体可见肛门缘皮肤皱襞增厚肥大，有结缔组织增生，痔内无曲张静脉，血管甚少，底宽尖长，呈黄褐色或褐黑色，突出易见，大小形状不等。有时只有一个，在肛门后部或前部正中，有时数个围绕肛门一周。静脉曲张性外痔病人查体可见肛门缘形成圆形、椭圆形或棱形柔软肿块，表面盖以皮肤，皮下有扩大曲张的静脉丛，如有水肿，则形状变大。炎性外痔病人检查时，可见肛门皱襞充血、肿胀，并可有少量分泌物。血栓性外痔病人肛门缘皮下可见一个或多个圆形或椭圆形肿块，肿块表面颜色稍暗，有时呈紫红色，稍硬，触痛明显。

三、实验室及理化检查

本病同内痔，一般不需要实验室检查和理化检查即可明确诊断。

四、诊断依据

（一）主要诊断依据

外痔位于齿线以下，是由痔外静脉丛曲张或肛缘皱襞皮肤发炎、肥大、结缔组织增生或血栓瘀滞而形成的肿块。外痔表面盖以皮肤，可以看见，不能送入肛内，不易出血，以疼痛相有异物感为主要症状。临床常分为结缔组织外痔，静脉曲张性外痔、炎性外痔和血栓外痔。

（二）分类

根据外痔的不同临床表现，临床常分为结缔组织外痔、静脉曲张性外痔、炎性外痔和血栓性外痔。

结缔组织外痔：因其形态而命名，又称赘皮痔、皮肤下垂物和赘皮性外痔。常由便秘引起，当干大便通过肛门时，过度牵拉肛门部皮肤，撕伤肛门皱襞、引起感染发炎、水肿、纤维组织增生。炎症消散后，皱襞不能恢复正常，这样多次损伤，则使皱襞增生肥大，成为外痔。肛门和直肠的各种炎症，如直肠炎、肛门狭窄、内痔、肛窦炎、肛瘘、肛裂等，也是生成结缔组织外痔的原因。另外，肛门部手术，如痔切除术、肛窦切除术等，因切去皮肤、缝合、结扎等操作不当，也会影响肛门部淋巴和血液回流，常引起结缔组织外痔。如无炎症发生，病人仅觉局部有异物感或排便后肛门部不易清洁，常有少量分泌物相粪便积存，刺激肛门部，可发生湿疹和瘙痒。如有发炎，则感疼痛，坐立行走不便。初起只是皱襞肿大，中间有粪便和分泌物积存，皮肤暗红色，有表皮脱落；因反复的炎症刺激，则肛门外皮肤有突起，质软，色黄，常在肛门后中线上，也有时在肛门前方或两侧常伴有乳头肥大和肛门梳硬结，容易受刺激，引起括约肌痉挛而产生疼痛。

静脉曲张性外痔：发病缓慢，初起只感觉肛门部肿胀不适，排便时肿胀加重，如有发炎等并发症，则发生肿痛等症状。多与三期内痔和混合痔并发。

炎性外痔：常因肛门受损后感染，或因肛裂引起肛门皱襞发炎和水肿所致，病人自觉肛门部灼痛、湿痒，便后或活动过多后症状加重。

血栓性外痔：血栓性外痔是外痔中最常见的一种。常因排便时用力过猛，剧烈活动或用力咳嗽使肛门缘静脉破裂，血管内膜破裂、血栓瘀滞而形成的肿块，大小不等，位于肛管内或肛缘外。肿块初起时较软，几天后变硬。如未发炎，肿块可在3~4周内完全吸收消散，不留痕迹，如反复发炎，肿块内结缔组织增生，可变成结缔组织外痔；如发生感染，可生成脓肿。病人感觉异常疼痛，活动或排便时疼痛加重。因括约肌痉挛，感觉直肠下部、肛门有异物感，妨碍行走，坐卧不安。

五、治疗

非手术治疗

（1）结缔组织外痔：保持大便通畅，防止便秘，每晚口服麻仁丸1丸，或液体石蜡20~30ml，每日一次。保持肛门部清洁，便后用温盐水洗肛门部，然后擦干，涂以软膏。如有炎症，局部热敷，用热水或中药煎水坐浴，外敷金黄散、黄连膏或九华膏。

（2）静脉曲张性外痔：轻的可以不必治疗，较重的应保持大便通畅，口服麻仁丸或液体石蜡油，局部涂以收敛软膏，如柔酸或氧化锌软膏，可以减轻症状。非手术疗法无效后，可采用手术治疗。

（3）炎性外痔：药物治疗，可以治愈。服用消炎止痛药物，适当休息，使局部得到静养。发病24小时内宜冷敷，24小时以后改用热敷。可用苦参汤，加花椒、食盐，煎水坐浴，每天2~3次，外敷金黄膏、黄连膏、玉露膏，使炎症消散。

（4）血栓性外痔：可以减轻疼痛，使括约肌松弛，肿块内血块吸收消散。病人应静卧，给予容易消化的食物，不吃辛辣刺激食物，不宜饮酒。口服缓泻药，如液体石蜡或麻仁丸，使排便通畅。肛门部热敷，或用苦参汤加乳香、没药、红花煎水坐浴；外敷金黄膏、黄连膏或九华膏。疼痛时，可服活血解毒，行气止痛的中药，如黄连解毒汤，加乳香、没药、玄胡；仙方活命饮；加味芩连四物汤等；也可用解热镇痛的西药，如去痛片、扑炎痛等；

抗感染，口服抗菌药物，如磺胺、四环素、麦迪霉素等。服药后，常在48小时内疼痛逐渐消失，肿块内张力减轻，肿块缩小，然后消散。这类病人，大多数可用非手术疗法治愈。

手术疗法

（一）血栓外痔剥离术

适应证：血栓外痔较大，血块不易吸收，炎症水肿局限者。

禁忌证：各种急性疾病，肛门周围急慢性炎症或腹泻；痔伴有严重肺结核、高血压、肝、肾疾病或血液病病人；因腹腔肿瘤引起的内痔和临产前孕妇等。

体位：侧卧位或截石位。

麻醉：局部浸润麻醉。

操作要点：局麻后在痔中央做放射状或梭形切口，用止血钳将血块分离，并摘除。修剪伤口两侧皮瓣，使创口敞开，用凡士林纱条嵌塞，外盖无菌纱布，宽胶布固定。每天便后熏洗换药。

（二）外痔切除术

适应证：结缔组织性外痔。

禁忌证：同血栓性外痔。

体位：侧卧位或截石位。

麻醉：局部浸润麻醉。

操作要点：麻醉后，用组织钳提起外痔组织，在痔中心自下缘至齿线做一纵行 V 形切口，再用剪刀将皮肤及皮下组织一并切除，止血后用凡士林纱条覆盖创面引流，无菌纱布外盖。宽胶布固定。每天便后坐浴，更换敷料。

（三）外痔静脉丛剥离术

适应证：静脉曲张性外痔。

禁忌证：同血栓性外痔。

体位：侧卧位或截石位。

麻醉：局部浸润麻醉。

操作要点：麻醉后，用组织钳提起外痔组织，在痔中心自下缘至齿线做一纵行 V 形切口，再用剪刀分离皮下曲张的静脉丛，将皮肤及皮下组织一并切除，用凡士林纱条覆盖创面引流，无菌纱布外盖包扎，每天便后坐浴，更换敷料。

混合痔诊治

一、临床表现

可兼有内痔和外痔临床表现的各一种或多种。

二、体征

混合痔的体征可兼有外痔和内痔的体征。

三、实验室及理化检查

本病一般不需要实验室检查和理化检查即可明确诊断。

四、诊断依据

在齿线附近同一方位，由痔内静脉丛和痔外静脉丛扩大曲张，彼此联合沟通，齿线沟消失，同时具有内痔和外痔的特征，即可诊断为混合痔。

五、治疗

非手术疗法

结合内痔及外痔的非手术治疗来治疗混合痔。

手术治疗

（一）外剥内扎（硬注）术

适应证：Ⅲ、Ⅳ度内痔伴外痔、混合痔、环状混合痔、嵌顿性内痔。

禁忌证：各种急性疾病，肛门周围急慢性炎症或腹泻；痔伴有严重肺结核、高血压、肝、肾疾病或血液病病人；因腹腔肿瘤引起的内痔和临产前孕妇等。

体位：侧卧位或截石位。

麻醉：局部浸润麻醉、腰俞穴麻醉，硬膜外麻醉。

操作要点：麻醉后，会阴部常规消毒铺巾，消毒肛管直肠下段，暴露内痔。钳夹外痔顶部，从外痔外缘向肛管内做梭形切口，切开皮肤至齿线。血管钳提起皮瓣，剪刀剥离痔外静脉丛至齿线。提起已游离外痔，用中弯血管钳钳夹对应的内痔基底部。钳夹时注意对合外痔切口，使之平整呈放射状。圆针7号丝线在血管钳下做"8"字缝合，双重结扎。如结扎内痔较大，可剪除部分残端。同法处理其他部位的痔核，一般一次可剥扎1~3处（图9-1-7）。

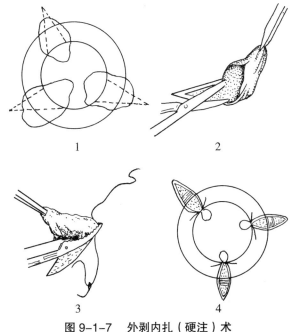

1   2

3   4

图 9-1-7　外剥内扎（硬注）术
1. 切口　2. 剥离　3. 贯穿　4. 结扎

（二）史温通氏痔切除术

适应证：Ⅲ、Ⅳ度内痔伴外痔、混合痔、环状混合痔、嵌顿性内痔。

禁忌证：各种急性疾病，肛门周围急慢性炎症或腹泻；痔伴有严重肺结核、高血压、肝、肾疾病或血液病病人；因腹腔肿瘤引起的内痔和临产前孕妇等。

体位：侧卧位或截石位。

麻醉：局部浸润麻醉、腰俞穴麻醉，硬膜外麻醉。

操作要点：麻醉后，会阴部常规消毒铺巾，消毒肛管直肠下段，暴露内痔。钳住痔核上方，结扎痔上动脉。将此线结扎后，在结扎线与钳子的中间处切离，点线示痔核切除线。痔核切除后，再缝合括约肌的下缘。点线的三角区，系外痔切除部位。痔核及露出的前哨痔切除后，已缝合完毕。同法处理其他部位的痔核（图9-1-8）。

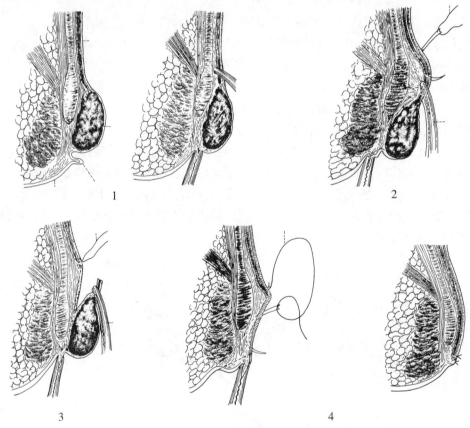

1　　　　　　　　2

3　　　　　　　　4

图 9-1-8　史温通氏痔切除术

【预防调护】

（1）注意起居饮食，不吃醇酒和过食辛辣刺激性食物，不过劳。

（2）保持大便通畅，尽量避免便秘或腹泻。

（3）注意保持肛门清洁卫生。

参考文献

[1] 于海泉，康合堂，康彦旭. 肛肠疾病流行病学研究报道 [J]. 中国现代医生，2009，47（2）：116.

[2] 中华中医药学会. 中医肛肠科常见病诊疗指南 [J]. 北京：中国中医药出版社，2012.

[3] 韩宝，张燕生. 中国肛肠病诊疗学 [M]. 北京：人民军医出版社，2011：174-183.

[4] 中华医学会外科学分会结直肠肛门外科学组，中华中医药学会肛肠病专业委员会，中国中西医结合学会结直肠肛门病专业委员会. 痔临床诊治指南版 [J]. 中华胃肠外科杂志，2006，9（5）：461-463.

[5] 黄德铨，陈敏，甘昌芝，等. PPH 术与外剥内扎硬注术治疗重度脱垂性痔的疗效对比研究 [J]. 西部医学，2013，25（9）：1326-1328.

[6] 韩宝，张燕生. 中国肛肠病诊疗学 [J]. 北京：人民军医出版社，2011：174-185.

[7] 戢敏，杜勇军，陈敏，等. TST 术治疗混合痔的临床疗效观察 [J]. 重庆医学，2013，42（8）：942-943.

第二节　肛　裂

肛裂是指齿状线下肛管皮肤纵行全层裂开后形成的梭形溃疡，好发于青壮年患者，好发于肛门的前后方，两侧少见。

肛裂是常见的肛肠病，据 1975~1977 年的全国普查资料，肛裂占肛门直肠疾病中的4.52%，发病率仅次于痔，为肛门直肠疾病发病率的第二位。

肛裂属于中医"钩肠痔""裂肛痔""脉痔"的范畴。

【中医学认识】

本病始见于隋代《诸病源候论·痔病诸候》中："肛边生疮，痒而复痛出血者，脉痔也。"清·祁坤《外科大成·痔疮篇》中说："钩肠痔，肛门内外有痔，折缝破烂，便如羊粪，粪后出血，秽臭大痛者，服养生丹，外用熏洗，每夜塞龙麝丸一丸于谷道内，一月收功。"将肛裂的主要症状和体征作为明确而简洁的描述。

清·吴谦《医宗金鉴·外科心法要诀》中说："肛门围绕折纹破裂，便结者，火燥也。"提出了肛裂的病因主要为血热肠燥，大便秘结，排便过于用力，使肛管皮肤纵行开裂而发病。

清同治十二年（1873 年），清代马培之所著我国第一部痔瘘专著《马氏痔科七十二种》提出了"裂肛痔"的病名。

【西医学认识】

肛管为括约肌所围绕，肛门内括约肌易于发生痉挛；肛门上皮薄而脆弱；内括约肌易于疤痕狭窄等，都是导致肛裂发生的重要因素。此外，肛裂还容易因痔脱出等病变而引发。大部分肛裂是由于大便秘结，排便过于用力，引起齿线以下的肛门皮肤破裂，继发感染；或因肛管狭窄等造成损伤，继而感染，逐渐形成慢性溃疡而致病。在肛裂溃疡形成过程中，因括约肌痉挛导致的缺血性因素也起着重要的作用。

肛裂的发生主要与下列几种因素有关：

（1）解剖学因素：肛门前后方的肌性组织不如两侧坚强，纤维结缔组织较多，血流供应又相对较差；同时，肛管和直肠连接处形成一个角度，当排便时，肛管前后方所承受的压力最大；肛管上皮薄而脆弱。

（2）外伤因素：干硬的粪便或异物，容易引起肛管皮肤的损伤，是肛裂产生的基本原因。

（3）感染因素：主要是肛门后部的肛隐窝感染，炎症向肛管皮下部蔓延，致使皮下脓肿，破溃而成。

（4）内括约肌痉挛因素：由于肛管部位损伤或炎症刺激，使肛门括约肌处于痉挛状态，致使肛管张力增强。

当干硬粗大的粪便在排出时，使肛管过度扩张，肛管上皮开裂出血，肛管上皮一旦被撕裂伤后由于内括约肌痉挛性收缩导致肛管紧缩的原因，血供相对较差，引流不畅，愈合较慢，而形成慢性溃疡。

肛裂溃疡深及内括约肌，导致内括约肌痉挛，是导致肛裂疼痛较甚的主要原因。

【临床表现】

一、症 状

（一）疼痛

病人排便时，肛门出现周期性疼痛，是肛裂的主要特征。所谓周期性疼痛，是指肛裂时的疼痛由四个阶段构成，包括排便时的排便痛—间歇期—痉挛性疼痛三个过程。周期性疼痛的第一个阶段，是排便时的肛门灼痛或刀割样疼痛，称为排便痛，由肛管撕裂或粪便冲击原有的裂口而引发。排便后数分钟至10分钟，疼痛停止或减轻，这个时期，称为疼痛间歇期。数分钟后，因肛门括约肌逐渐发生痉挛收缩，引发肛门剧烈疼痛，是肛门的痉挛性疼痛期。这一期间的疼痛，常持续半小时至数小时，疼痛较排便初期的撕裂样疼痛程度重，更加难忍，持续时间更长。这种痉挛性疼痛，只有当括约肌因痉挛而疲乏时，才能逐渐得到缓解。这样的疼痛当下次排便时又可以重复出现，反复发作（图9-2-1）。

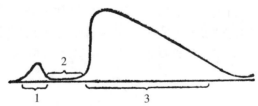

图9-2-1 肛裂疼痛间歇期示意图

1. 便时疼痛　2. 疼痛间歇期　3. 括约肌痉挛再发疼痛

通常，肛裂的疼痛程度，与肛裂创面的深浅和大小、内括约肌肥厚和痉挛的程度有关。肛裂创面越深越大，内括约肌越肥厚，患者的肛门疼痛就越重，反之较轻。

（二）出血

病人平时在排便时，可有几滴鲜血流出，或在粪便上有几条血丝，或染红便纸，有时与黏液混在一起。出血的多少，与肛裂的大小、深浅及新鲜程度等有关，裂口越大、越深，出血越多。

（三）便秘

病人因害怕排便时发生疼痛而不愿排便，因此常引起便秘。由于便秘又可使肛裂加重，形成恶性循环。

（四）瘙痒

病人多因分泌物自肛门流出，刺激肛门周围皮肤而引起肛门瘙痒，或并发肛周皮肤皲裂。

二、体征

局部检查时，可发现肛裂有以下一些局部表现（图9-2-2）。

（一）梭形溃疡

溃疡多发生于前后正中，表现为与肛管纵轴平行的梭形溃疡或裂隙状溃疡，深达皮下组织，甚至深达括约肌。急性肛裂时，溃疡色红，底浅，边缘柔软。慢性肛裂时，溃疡边缘多不整齐，较深，基底较硬，色灰白，常有少量分泌物。

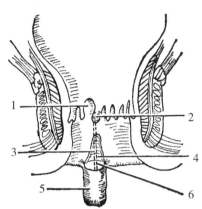

图9-2-2 肛裂的六种病理改变

1.乳头肥大 2.肛窦炎 3.梭形溃疡 4.肛门梳硬结 5.潜行瘘管 6.裂痔（哨兵痔）

（二）肛管紧缩

大部分肛裂患者的肛管都呈紧缩状态，检查时不容易牵拉开肛门。对肛裂患者一般不做指诊检查，如要检查，必须先向患者说明并征得患者同意。指诊时因肛管紧缩，手指插入肛内的阻力较大，患者疼痛加重。

（三）皮赘外痔

裂疮下端肛缘皮肤因炎症改变，浅部静脉及淋巴回流受阻，引起水肿和组织增生，形成结缔组织外痔，又称为裂痔、哨兵痔。有时皮赘下方有袋脓现象，形成皮下脓肿或皮下瘘。

（四）肛窦炎、肛乳头炎和肛乳头肥大

因肛裂的裂疮上端与齿线相连，裂疮的感染向上蔓延时，常引起肛窦炎和肛乳头炎，刺激肛乳头增生而肛乳头肥大。

也有人认为因肛窦感染扩散，肛管皮下形成小脓肿，破溃后生成溃疡而导致肛裂。

（五）肛门梳硬结

溃疡的基底部组织因慢性炎症而增生变硬，指诊时可扪及裂疮基底发硬，称为肛门梳硬结。肛门梳硬结反过来会妨碍肛管的舒张，影响肛裂溃疡的愈合。

（六）皮下瘘或皮下脓肿

肛裂较深时，因引流不畅，导致疮面的感染蔓延

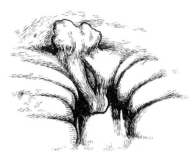

图9-2-3 肛裂的三联征

到裂创下方或肛缘皮下，形成皮下脓腔或窦道，称为皮下脓肿或皮下瘘。

临床上习惯将肛裂的梭形溃疡、皮赘外痔、肛乳头肥大称为肛裂的三联征（图9-2-3）。

【实验室及理化检查】

本病一般不需要实验室检查和理化检查即可明确诊断。但如肛裂溃疡疮面分泌物清稀、肉芽浮肿、术后创面愈合缓慢等情况，需要排除结核性、炎症性肠病特别是克罗恩病的肛周表现时，需要取分泌物做涂片检查或病理检查，以明确溃疡性质。

【诊断依据】

一、主要诊断依据

（1）肛管裂隙状溃疡是确诊肛裂的必要依据。肛管的裂隙状溃疡呈纵形，较深，常深入到内括约肌表面，有别于肛缘或肛管的表浅开裂或皲裂。肛管的表浅裂口不是肛裂的诊断依据。

（2）肛裂溃疡疮面的新鲜与陈旧，肛窦炎、肛乳头肥大、皮赘、皮下瘘或皮下脓肿是肛裂分期的依据。

（3）肛管直肠指诊检查对于判断肛管狭窄，明确肛门括约肌痉挛及肥厚情况，对于肛裂并发的肛窦炎、肛乳头肥大、隐瘘等的诊断有重要价值。

因括约肌痉挛，肛门收缩甚紧，肛裂时的指诊检查会引起肛门剧痛。所以如果能够明确诊断肛裂，可暂时不做肛管直肠指诊检查。如果很有必要做肛管直肠指诊时，可用棉签浸麻醉药（1%地卡因）放于肛管局部作表面麻醉5分钟后，再做指诊检查。

指诊时，急性肛裂溃疡基底软，有弹性；慢性肛裂溃疡基底硬，弹性差，常有齿线部硬结。

这步检查对于肛裂的治疗决策很重要。但对于诊断肛裂不是必要的，因此，如本病已确诊，就不必再做直肠指诊，或肛门镜常规检查，以免增加病人的痛苦。

（4）病史对肛裂的诊断有参考价值，但仅凭病史不能确诊肛裂。

大部分患者大便干结努挣后发生肛门疼痛出血，并反复发作的病史。约有半数肛裂患者有典型的周期性疼痛，少数患者周期性疼痛不明显，有的患者排便时或排便后的疼痛较轻。

肛裂患者常有便血，但不是必要依据。

（5）肛门镜检查对于查清有无肛乳头肥大、肛乳头的大小和形态及数量、肛窦的情况是必需的；结肠镜检查对于排除炎症性肠病并发的肛裂病变是必要的；病理检查对于诊断和排除结核性肛裂、克罗恩病并发的肛裂，是重要的依据。

肛门镜检查时，常见到肛裂溃疡上方的肛窦充血水肿、肛乳头增生肥大。

二、分类和分型

（一）三期分类法

三期分类法是临床最常用的分类法。2012年国家中医药管理局发布的《中医肛肠科常见病诊疗指南》中就采用这个分类法。

Ⅰ期肛裂：肛管皮肤浅表纵裂溃疡，创缘整齐，基底新鲜，色红，触痛明显。

Ⅱ期肛裂：有肛裂反复发作史。创缘不规则，增厚，弹性差，溃疡基底部常呈灰白色，有分泌物。

Ⅲ期肛裂：肛管紧缩，溃疡基底部呈现纤维化，伴有肛乳头肥大，溃疡邻近有哨兵痔，或有潜行瘘形成。

（二）二期分类法

急性肛裂：病期短，仅在肛管皮肤上有一个梭形溃疡，裂口新鲜，底浅，边软整齐，无瘢痕形成，有明显触痛。

慢性肛裂：病期长，反复发作，溃疡底深，边缘变厚、变硬、不整齐，基底有梳状硬结，裂口上端常伴有肛窦炎，乳头肥大，下端常伴有结缔组织性裂痔（又称为哨兵痔）和潜性瘘管。

（三）五型分类法

狭窄型：是肛裂所有类型中最多见的一型。肛裂形成后，因疼痛导致肛门内括约肌痉挛，粪块难以通过，用力努责则导致肛管裂创加重，进一步加重疼痛。随着时间变化，裂疮基底变硬，影响肛管扩张，导致肛管狭窄，排便更加困难，形成恶性循环，导致肛裂溃疡长期不愈。

脱出型：多发生于痔、息肉等增大并向肛门外脱出时。由于脱出的痔和息肉、肥大肛乳头瘤等的牵拉，导致脱出物的边缘肛管上皮开裂，形成裂创。脱出型肛裂不伴有肛管狭窄。

混合型：是同时存在狭窄型和脱出型两种情况的肛裂。

脆弱型：发生原因是肛门上皮薄而脆弱，容易开裂。肛门周围患有湿疹、皮炎时，肛门皮肤脆弱，容易形成多发的、表浅的皮肤开裂。

症状型：因溃疡性结肠炎和克罗恩病等炎症性肠病、性病等特异性疾病所致。也可因其他疾病、手术后创口延期愈合等导致。

（四）七种分类法

急性单纯性肛门肛裂：因外伤造成，单纯性肛管上皮损伤，呈线条状裂口。

亚急性肛裂：溃疡凹陷，边缘不整齐，肛门括约肌紧张亢进。呈亚急性溃疡。

慢性肛门溃疡：病程长，溃疡深达肌层，边缘增厚，不规则，创面有不良肉芽，裂口内侧有肛乳头肥大，外侧有裂痔。

多发性肛裂：在肛管上皮全周有多数放射状浅在的裂口，肛门皮肤脆弱，弹性减弱，较易开裂。

伴随性肛门溃疡：内痔脱出，肛乳头肥大，直肠息肉脱出，牵拉肛管上皮裂伤形成溃疡，肛门括约肌紧张亢进，肛管狭窄。

特殊的肛门溃疡：因肛管皮肤结核、梅毒、克罗恩病、Pagets病等引起的溃疡。

肛门周围皮肤皲裂：肛门周围肛缘外上皮裂伤，或肛门周围皮肤病变而伴有肛裂。

【鉴别诊断】

一、肛门皮肤结核性溃疡

创面分泌物清稀，量较多，常伴有盗汗、低热或咳嗽、胸痛等肺结核等症状；溃疡形态不规则，边缘潜行，疼痛轻，一般无赘皮外痔（裂痔）；取创面组织做病理检查，可见结核性干酪样坏死灶。

二、肛门皮肤皲裂

多由肛门瘙痒症、肛门湿疹等继发引起，疼痛轻而出血少，瘙痒较重；裂口表浅而短，可发生于肛管任何方位，常呈多发性，多位于肛周。无溃疡、赘皮外痔和乳头肥大等并发症。

三、克罗恩病并发的肛裂溃疡

其特点是裂深，边缘潜行，裂口周围皮色略呈青紫，顽固难治。常同时伴有腹痛、腹泻、黏液血便及体重减轻等症，需要做病理检查和结肠镜检查等才能确诊。

四、肛门皮肤癌

裂疮溃疡形态不规则，表面凹凸不平，边缘隆起，质硬，常有奇臭味和持续性疼痛。取组织做病理切片检查以确诊。

五、梅毒性肛管溃疡

梅毒性溃疡的发生与不正当性行为史有关。硬下疳所致溃疡为梭形，溃疡边缘硬韧突出呈杨梅色，触诊不甚疼痛，有少许脓性分泌物，多位于肛管一侧。多伴有腹股沟淋巴结肿大，有时化脓。梅毒血清试验为阳性。软性下疳所致肛管溃疡，疼痛较著，亦呈梭形，柔软，边缘锐利，脓性分泌物较多，伴有腹股沟淋巴结肿大。

【治疗】

一、内治法

适用于各期肛裂。

肛裂以周期性疼痛、便血、便秘为主要特征，临床上以热结肠燥证、湿热下注证、阴虚肠燥证、血虚肠燥证为多见。在辨证时根据不同证型和病变的轻重，采取相应的治则、治法、方药。

大便干结，排便困难因而努挣是肛裂的重要原因，也是肛裂的常见症状，故内治法的辨病治疗应以软化大便，使大便排出通畅为重要。

（一）辨证论治

肛裂的辨证以全身辨证为主，局部辨证为辅。辨证以全身症状、大便的性状、舌象与脉象为主要依据。临床常将肛裂分为热结肠燥证、湿热下注证、阴虚肠燥证、血虚肠燥证四型。

1.热结肠燥证

证候：大便干结，便时肛门灼热疼痛，甚则面赤汗出，大便带血，血色鲜红，滴血，或手纸带血，舌质红，苔黄燥，脉实而滑数。

治法：清热润肠。

主方：新加黄龙汤（《温病条辨》）加减。

常用药：生大黄、芒硝、玄参、生地、麦冬、炒地榆、炒槐花、枳壳、甘草。

2.湿热下注证

证候：大便干结不甚，便时腹痛不适，排便不爽，肛门坠胀，时有黏液鲜血，有时伴有肛门部湿疹，肛裂裂疮内常有少许脓液，舌红，苔黄腻，脉濡数。

治法：清热利湿。

主方：四妙丸（《成方便读》）加减。

常用药：黄柏、苍术、怀牛膝、薏苡仁、茯苓、泽泻。

3.阴虚肠燥证

证候：大便干燥，欲解难下，便时肛门疼痛，痛如针刺，出血，口干心烦，欲饮不多，舌红少苔，脉细数。

治法：养阴清热润肠。

主方：知柏地黄丸（《医方考》）合增液汤（《温病条辨》）加减。

常用药：知母、黄柏、生地、玄参、麦冬、黄连、白芍、麻仁、木香、甘草。

4.血虚肠燥证

证候：面色无华，唇甲苍白，大便干燥，便时疼痛或出血，或头眩心悸，舌质淡，脉细弱。

治法：补血养阴，润肠通便。

主方：润肠丸（《兰室秘藏》）加减。

常用药物：生地、甘草、大黄（炒）、熟地、当归、升麻、桃仁、火麻仁、红花。

（二）中成药

根据不同的证型选用不同的中成药。

热结肠燥证，泻火通便可选用莫家清宁丸、黄连上清丸、防风通圣丸、痔宁片等；清热润肠通便可选用麻仁丸。

湿热下注证予以清热利湿，可选用三妙丸、四妙丸。

阴虚肠燥证治以滋阴清热，可选用知柏地黄丸。

血虚肠燥证可选用五仁丸。

（三）西药

常用通便药物。通便药可选用聚乙二醇散剂、乳果糖。

一般不用止痛、止血等药物。

二、外治法

（一）熏洗法

熏洗即先熏后洗法，用于治疗肛裂时，有改善肛门局部血液循环，减轻肛门括约肌痉挛，缓解疼痛，促进溃疡修复的作用。便前或便后均可使用，便前熏洗坐浴可使肛门括约肌松弛以减轻粪便对裂创的刺激；便后可洗净粪便残渣，减少异物对疮面的影响。

熏洗坐浴的主方为苦参汤。常用药物为苦参、地肤子、蛇床子、黄柏、苍术、银花、菖蒲、花椒、防风等，一般煎水1 000~1 500 ml，趁热先熏后洗15~20分钟。也可选用各种肛肠病熏洗用中成药，如复方黄柏液、洁尔阴、皮肤康洗液等，熏洗方法同煎剂。

（二）塞药法

一般于排便后使用，先清洗肛门，然后再将消炎痛栓、各种痔疮膏或痔疮栓注入肛内或塞入肛内，可起到消炎止痛的效果。

（三）敷药法

对于各期肛裂均可用具有清热解毒、活血止痛、生肌敛疮作用的中药粉散剂、膏等外敷。常用药如九华膏或生肌玉红膏、各种痔疮膏、太宁软膏。

目前推荐用0.2%硝酸甘油膏或硝苯地平凝胶外涂肛裂溃疡疮面，早晚各1次，可以有效改善肛裂的疼痛等症状，但少数患者使用后可见头痛，多于停药后消失。

（四）封闭疗法

选取患者长强穴，用0.25%布比卡因5ml或做皮下的扇形注射，隔日一次，5次为一疗程。也可用复方美蓝长效止痛注射液5~10ml行长强穴封闭，如注射1次不愈者，7日后可再注射1次。或者用长效止痛液注入肛门裂口基底部，每周注射一次。

（五）针刺法

主穴长强穴，刺入寸许，强刺激1~2次，留针2~5分钟。配穴自环俞，直刺2~3寸，捻转强刺激，得气后留针之15分钟，7次为一疗程。

另外，也可在局麻下，用三棱针于肛裂两侧缘内及基底垂直密刺三行，将栉膜带刺断为度，然后稍做扩肛，便后坐浴，换药。

三、手术治疗

（一）肛门扩张术

适应证：一、二期肛裂，部分仅有轻度皮赘的三期肛裂。

禁忌证：脱出型、混合型、脆弱型、症状型肛裂，以及肛裂有皮下瘘或皮下脓肿时。

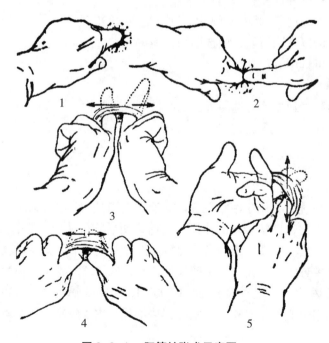

图9-2-4　肛管扩张术示意图

体位：截石位。

麻醉：腰俞穴麻醉、硬膜外麻醉、局部浸润麻醉。

操作要点：常规肛周及肛管、直肠下段；医生戴橡皮手套，并将双手食指和中指涂上润滑剂，先用右手食指插入其肛门内抵住左侧肛管壁，再插入左手食指抵住右侧肛管壁，两手相向，向两侧缓慢持续牵拉以逐渐扩张开肛管；随肛管扩张逐步，再先后伸入左、右手的中指，用四指持续扩张肛管 3~5 分钟，以解除裂疮基底部的增生纤维组织带约束，使肛门括约肌和肛管松弛（图 9-2-4）。

注意事项：①扩肛时，用力应缓慢，不要用暴力、快速扩张肛管，以免造成肛管上皮撕裂。②扩肛治疗后一周内，每天便后用 1∶5 000 高锰酸钾溶液坐浴，肛内注入九华膏或塞入九华栓。

（二）侧方内括约肌切断术（开放式）

适应证：二、三期狭窄型肛裂。

禁忌证：脱出型、脆弱型、症状型肛裂。

体位：截石位或侧卧位。

麻醉：腰俞穴麻醉、硬膜外麻醉、局部浸润麻醉。

操作要点：从肛缘外约 2cm 处，沿肛缘做不到 1.5cm 长的弧形皮肤切口。从该切口处伸入毛细血管钳，剥离肛门上皮和外括约肌皮下部之间的略呈白色的内括约肌，用两把毛细血管钳夹住后将其从中间切开。切开内括约肌的深度约 1cm，这是因为内括约肌的全长约 3cm，将其全部切断时会导致肛门失禁，因此切断其下方的 1/3 即约 1cm。内括约肌断端用可溶性的缝线结扎，皮肤疏松缝合关闭。对于并存的裂痔、肛乳头肥大、隐瘘等病变时，可同时予以切除，但切口不可过大。最后检查出血点，确认没有出血后结束手术（图 9-2-5）。

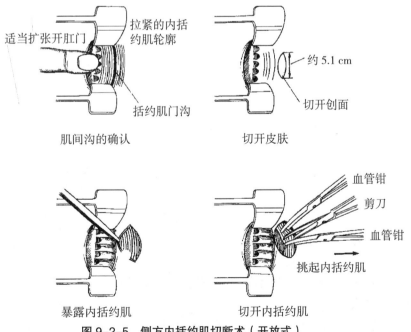

肌间沟的确认　　　　　切开皮肤

暴露内括约肌　　　　　切开内括约肌

图 9-2-5　侧方内括约肌切断术（开放式）

注意事项：①切断内括约肌后要做充分的按压止血，要确认彻底止血，以免形成血肿，导致感染或影响愈合；②缝合切口时，创缘对合要整齐，但不可缝合过紧。③术后数天内给予止血剂和镇痛剂，并休息，禁止入浴。

（三）侧方内括约肌切断术（潜行式）

适应证、禁忌证、体位、麻醉方式同侧方内括约肌切断术（开放式）。

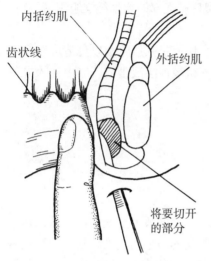

内括约肌

齿状线

外括约肌

将要切开的部分

图 9-2-6　侧方内括约肌切断术

操作要点：消毒术野后，医生用左手食指插入病人肛内，于肛门左右侧摸清内外括约肌间沟。右手持白内障刀（即线状刀），在距肛缘 1~2cm 处，平行刺入皮下，进至齿线处黏膜下层，将刀口转向外侧，在肛内手指引导下，慢慢将内括约肌切断，此时，可明显感觉到肛管松弛，口径增大。按压切断内括约肌切断处 5 分钟，以止血。伤口不缝合。术毕以凡士林纱条覆盖创面，并用塔形纱布压迫包扎，宽胶布固定（图 9-2-6）。

注意事项：①将手术刀插入肛管上皮下时，不可刺破肛管皮肤黏膜，以免导致感染；②在刀口转向外侧切断内括约肌时，如肛管已经松弛，不必作过多切开，以免造成外括约肌等不必要的损伤；③切断内括约肌后要做充分的按压止血，要确认彻底止血。如不能自然止血时要打开创面予以结扎，或者用电刀止血，术后数日使用镇痛剂和抗生素。④可同时处理肛裂并发的裂痔、肛乳头肥大、隐瘘等病变。⑤术后数天内给予止血剂和镇痛剂，并休息，禁止入浴。

（四）肛裂切开术

适应证：二期或三期狭窄型肛裂。

禁忌证：脱出型、症状型肛裂。

体位：截石位或侧卧位。

麻醉：腰俞穴麻醉、硬膜外麻醉、局部浸润麻醉。

操作要点：先行扩肛至四指，沿裂口正中做纵向切口，上至齿线，下方略超出裂口下端，基底深度以切断栉膜带和部分内括约肌环状纤维为度（图 9-2-7）。对严重肛裂病人，切口可向下端适当延长，也可切断外括约肌皮下部，减轻术后疼痛，又便于引流。同时，将上下端的裂痔、肛窦炎、肥大乳头和潜行性瘘道等一次切除，再修剪皮肤，使之对合整齐。然后用凡士林纱布压迫止血，外盖敷料，用宽胶布固定。

注意事项：①肛裂溃疡边缘不规则，有特殊肉芽组织增生或肛乳头肥大，表面凹凸不平，质硬时，术前应做病理检查，排除肿瘤、结核等疾病。②对肥大的肛乳头，可

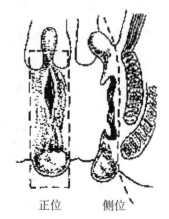

正位　　　　侧位

图 9-2-7　肛裂切开术示意图

做纵行贯穿缝合结扎，以防发生出血。③切开时只需将溃疡潜行边缘的瘢痕组织切除即可，注意保留肛管上皮，不宜切除过多肛管上皮，以免形成较大瘢痕，影响肛门的功能。④术后，每天便后用 1：5 000 高锰酸钾溶液坐浴，局部用紫草油纱条换药，直到痊愈为止。

（五）纵切横缝术

适应证：二、三期狭窄型肛裂，疤痕狭窄导致的肛裂，先天性肛管上皮性狭窄者。

禁忌证：脱出型、症状型、脆弱型肛裂。

体位：截石位或侧卧位。

麻醉：腰俞穴麻醉、硬膜外麻醉、局部浸润麻醉。

操作要点：沿肛裂后正中做一纵切口，上至齿线上 [图 9-2-8（1）]。切断栉膜带及部分内括约肌纤维，如有潜行栓肛瘘、赘皮外痔、肛乳头肥大和肛窦炎等，也一并切除。修剪裂口创缘，再游离切口下端的皮肤，以减少张力，彻底止血。用细丝线从切口上端进针，稍带基底组织；再从切口下端皮肤穿出 [图 9-2-8（2）]，拉拢切口两端丝线结扎，使纵切口变成横缝合，一般缝合 3~4 针 [图 9-2-8（3）]，从而扩大肛管直径。如切除组织较多，张力太大时，可在切口下方 1~1.5cm 处，做一横切口，进行纵行缝合，以使外侧皮肤向肛管内推移，以减少上方纵切横缝处的张力。以凡士林纱条覆盖创面，并用塔形纱布压迫包扎，宽胶布固定，术毕。

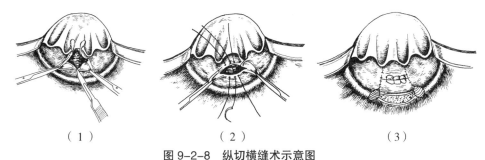

（1） （2） （3）

图 9-2-8　纵切横缝术示意图

（1）切口　（2）缝线穿出　（3）两侧创口打结缝合

注意事项：①做纵切横缝时，宜稍带基底组织；②缝合的张力不宜过紧；③术中必须做指诊，以麻醉下能通过二指为度，防止肛管狭窄。④在肛缘皮肤与直肠黏膜对合缝合时，应注意黏膜的高度，要让肛门缘皮肤经缝合后上移于肛管内。⑤术后进流质饮食或软食两天，控制大便 2~3 天。⑥每次便后用中药熏洗剂或高锰酸钾液坐浴清洗，然后消毒换药，并在肛内注入九华膏；⑦换药 5~7 天后，拆线。

（六）推移皮瓣缝合固定术

适应证：狭窄性肛裂或混合性肛裂。

禁忌证：脆弱型或症状型肛裂。

体位：俯卧折刀位。

麻醉：腰俞穴麻醉、硬膜外麻醉或腰麻。

操作要点：首先纵行切开肛门后方的裂创。切开肛裂及其下方硬化的内括约肌，解除狭窄。扩肛至二横指。将被左右切开的皮赘外痔、肛乳头肥大、痔核等用血管钳夹住拉开，缝合黏膜和皮肤（图9-2-9）。 缝合时要在内侧的括约肌断端上带针，依靠内括约肌的拉力使皮肤向上方移动。缝合针距约5mm，缝线用肠线、薇荞线等可吸收缝线。其次弧形切开肛门周围皮肤，平均距肛缘1.5cm，极浅地切开，这是为了使皮肤易于向内方滑动，防止出血，防止术后疤痕疙瘩形成。对于并存的皮赘外痔、肛乳头肥大、疤痕、内外痔核等病变，采用结扎切除法处理，注意创面要小，并将创面一半缝合。如创面有出血用电刀止血，在肛内放入镇痛栓剂，盖敷料后结束手术。

注意事项：①如术后皮瓣处形成疤痕疙瘩，可浅浅切开皮肤，或者做倒"Y"字形一期缝闭创面。②如皮肤与黏膜间形成环行疤痕，可切除环行疤痕，重新缝合皮肤黏膜，缝合时将其缝合成锯齿形曲线。

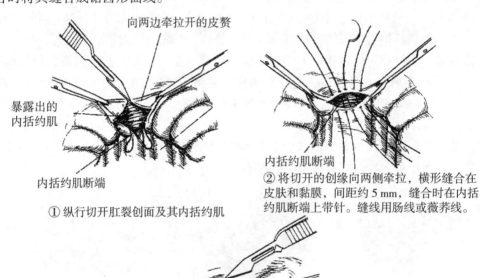

① 纵行切开肛裂创面及其内括约肌

② 将切开的创缘向两侧牵拉，横形缝合在皮肤和黏膜，间距约5 mm，缝合时在内括约肌断端上带针。缝线用肠线或薇荞线。

③ 距肛缘1.5~2 cm（平均约2 cm）处切开皮肤。切开要浅，不要到皮下组织。将前面的缝线向肛门中央拉紧后，用手术刀切开皮肤。

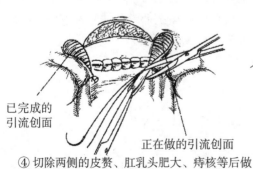

④ 切除两侧的皮赘、肛乳头肥大、痔核等后做成引流创面。痔核予结扎切除，切口要小。

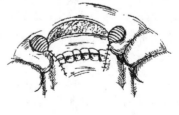

⑤ 缝合引流创面的内侧，开放外侧以利引流。

图9-2-9　推移皮瓣缝合固定术示意图

（七）挂线术

适应证：适用于二、三期狭窄肛裂，并伴有潜行性瘘道（隐瘘）者。

禁忌证：症状性、脆弱型、脱出型肛裂。

体位：截石位或侧卧位。

麻醉：腰俞穴麻醉、硬膜外麻醉、局部浸润麻醉。

操作要点：用圆针丝线，从病人肛门裂口下端 0.2cm 处进针，绕过裂口栉膜带基底，至裂口上端 0.1cm 处出针，将贯穿丝线的两端紧紧结扎。待 5~6 天后，丝线自行脱落。

注意事项：术后每天便后用温水或 1:5 000 高锰酸钾溶液坐浴，外敷黄连软膏，至痊愈时为止。

【预防调护】

（1）注意起居饮食，不吃醇酒和过食辛辣刺激性食物，以免灼津耗液，导致燥热内生，或损伤脾胃，滋生湿热，导致湿热下注。

（2）饮食合理，荤素搭配，定时排便，防止便秘，避免干硬粪便通过肛门，撕裂肛管上皮。

（3）积极治疗痔病、肛乳头肥大等脱垂性肛门病，以免引起脱出型肛裂；积极治疗肛周湿疹、潮湿、瘙痒等皮肤病症，防止其导致肛周皮肤脆弱，引起脆弱性肛裂；积极治疗炎症性肠病、肛窦炎、肛乳头炎等，减少症状型肛裂的发生。

（4）肛门手术中注意保留足够的肛管上皮，防止术后肛管狭窄引发肛裂。

参考文献

[1] 中华中医药学会.中医肛肠科常见病诊疗指南（肛裂 ZYYXH/T323—2012）[M].北京：中国中医药出版社，2012.

[2] 李廷江，黄德铨.后位内括约肌切断加哨痔皮瓣翻转治疗陈旧性肛裂 [J].中华现代医学与临床，2005，2（3）：2.

[3] 秦志山，刘红波，魏文泰，等.复方硝酸甘油膏治疗早期肛裂 26 例临床体会 [J].实用药物与临床，2012，15（8）：531–532.

[4] 徐毅.硝酸甘油软膏加扩肛与单纯扩肛治疗肛裂 96 例对照观察 [J].结直肠肛门外科，2012，18（3）：182–183.

[5] 周德韶.硝苯地平治疗慢性肛裂 98 例 [J].中国肛肠病杂志，2001，21（9）：38–38.

[6] 高野正博著.史仁杰编译.肛肠病诊疗精要 [M].北京：化工出版社，2009：167–184.

[7] 刘仍海，张燕生，张书信，等.中医挂线疗法治疗肛裂 120 例临床观察 [J].中医杂志，2010（5）：416–418.

第三节　肛隐窝炎

肛窦、肛门瓣发生的急慢性炎症，称为肛隐窝炎，又称肛窦炎，为肛门感染的常见病证。常并发肛乳头炎，肛乳头肥大。

本病好发于成年人，主要与肛腺分泌受阻、肛瓣受粪便擦伤后感染等有关。

肛隐窝炎属于中医"脏毒""悬珠痔"范畴。

【中医学认识】

该病多因饮食不节，过食醇酒厚味和辛辣等刺激性食品所致湿热下注、浊气内生；或因泄泻和痢疾等湿热之邪下注肛门；或因肠燥便秘、虫积骚扰，以致肛门破损、感染而成。

【西医学认识】

由于肛门局部的解剖关系，肛窦开口向上，易受粪便污染和损伤而引起感染。在一般情况下，肛隐窝呈闭合状态，粪便不易进入。但腹泻时，稀便易进入肛隐窝储存，可导致肛隐窝炎；当干硬粪块或粪内夹有异物，通过肛管时，可损伤肛瓣或肛乳头，引起隐窝炎和乳头炎。又因肛门瓣及乳头发炎水肿，阻止分泌物由肛窦流出，使炎症日益加重。当细菌进入肛隐窝后，直接通过肛腺管和肛腺扩散蔓延，常为肛管直肠周围感染的起源（图9-3-1）。

在临床上，约90%病人的肛管直肠瘘的内口在肛隐窝处。因此，有人主张，肛瘘手术应以切除内口所在肛隐窝处的肛腺为主。肛乳头反复发炎，则使纤维组织增生，形成乳头肥大，可由肛门脱出，又称为肛乳头纤维瘤。

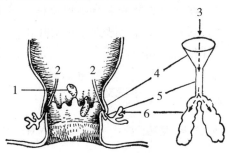

图 9-3-1　肛隐窝炎和肛乳头炎的形成
1.肥大肛乳头　2.细菌　3.粪便进入窦内　4.肛隐窝　5.肛腺导管　6.肛腺

【临床表现】

一、症状

病人自觉肛门不适，如排便不尽感、肛内异物感和肛门坠胀感。排便时有刺痛感，数分钟内即可停止。常可出现不排便时的短时间阵发性刺痛，并可波及臀部和股后侧。急性期常伴便秘，粪便前少许黏液流出，有时混有血丝。

若并发肛乳头肥大，乳头较大时可有便后肛门乳头状物脱出。急性或嵌顿时，可有肛门剧烈疼痛及少量脓性分泌物。

二、体征

肛管直肠指诊检查可发现肛门口紧缩感，肛内有灼热感，肛隐窝病变处有明显压痛、硬结或凹陷，或可触及肿大、压痛的肛乳头。

肛门镜检查可见肛隐窝及肛门瓣充血、水肿，肛乳头肿大，隐窝口有脓性分泌物或红色肉芽肿胀。用探针探查肛隐窝时，可见肛隐窝变深，并有脓液排出。或可见豆形、乳头状的增生物，表面覆盖皮肤。

【实验室及理化检查】

本病一般不需要实验室检查和理化检查，结合病人症状、体征并在指诊和肛门镜检查下即可明确诊断。

【诊断依据】

一、主要诊断依据

（1）病人有排便时肛门疼痛数分钟，以后有短暂阵发性刺痛的症状。

（2）肛管直肠指诊检查可发现肛门紧缩，齿线附近有压痛，可摸出硬结或凹陷，也可摸到变硬的乳头。

（3）肛门镜检查可见病变隐窝红肿变大，黏膜容易出血。如用球头钩状探针探其盲端，可探入较深，或有脓液排出，病人感觉疼痛。

二、分期

急性期：即急性发炎阶段，肛内刺激，肛管灼热，肛门发胀，下坠，排便时疼痛加重，肛窦分泌物增多，渗出少量脓性或脓血性黏液，肛瓣、肛乳头红肿，触痛加重。

慢性期：肛窦炎和肛乳头炎无明显症状，排便后有肛门短暂时间的微痛或不适，病史较长。

【鉴别诊断】

一、肛裂

肛窦炎多为坠胀或烧灼痛，疼痛轻，持续时间较短，数分钟后自行缓解。肛裂为周期性疼痛，时间较长，较剧烈，排便时尝伴鲜血，体征有肛管裂隙状溃疡。

二、直肠息肉

直肠息肉常发生于直肠中、下段，有的蒂细长，顶部大，呈球状，表面覆盖黏膜，色鲜红或紫红，质软不痛，触碰易出血。肥大肛乳头、肛乳头纤维瘤发生于齿线处，呈乳头状，锥形，表面覆盖上皮，色泽黄或乳白，质较硬，光滑，不易出血，发炎时有痛感。

三、肛瘘内口

肛瘘的内口多在齿线处，有明显凹陷，肛窦内口有条索状物通向肛门外。未感染时，一般无脓性分泌物，也无肛门下坠感。

四、肛管黑色素瘤

多呈灰褐色，表面分叶状，光滑有蒂，质坚韧，多见于成年人；肛乳头肥大则增生在齿线附近，呈锥形，表面为上皮，色淡或呈乳白色，质硬，不易出血。

五、细菌性痢疾

同有肛门坠胀、脓血便。细菌性痢疾检查大便常规有红细胞、脓球，大便培养常能发现致病细菌。肛隐窝炎则可见肛隐窝明显充血水肿和加深，经肛门镜检查不难鉴别。

【治疗】

一、内治法

（一）辨证论治

1.湿热下注证

证候：肛门潮湿不适，偶有刺痛，便时加剧，黏液量多，且大便次数较多，或腹痛即泻，泻下气秽，粪色黄褐，或心烦口渴，小便短赤，舌红，苔黄腻，脉濡滑。

治法：清热利湿。

主方：龙胆泻肝汤（《兰室秘藏》）加减。

加减：葛根、黄芩、黄连、陈皮、金银花、木通。

2.肛门热毒证

证候：肛门灼热，皮肤红肿糜烂，并感疼痛，便时加重，或腹泻、大便燥结，舌红苔黄，脉数的病人，多因肛门热毒所致。

治法：清热解毒。

主方：黄连解毒汤（《外台秘要》引崔氏方）合五味消毒次（《医宗金鉴》）加减。

加减：白芍、秦皮、地榆、木香、大黄、麻仁。

3.阴虚内热

证候：肛门不适，似痛非痛，似胀非胀，便时痛胀加重，黏液混有血丝，或手足心潮热，盗汗，口干，或大便秘结，舌红苔薄黄或少苔，脉细数。

治法：滋阴清热。

主方：增液汤（《温病条辨》）加减。

加减：玄参、生地、地骨皮、白芍。

4.气虚下陷证

证候：肛门坠胀不适，有时黏液溢出肛门外，质清稀，或面色㿠白，少气懒言，或纳少便溏，舌淡苔薄白，脉细弱。

治法：益气举陷

主方：补中益气汤（《脾言论》）加减。

加减：黄连、枳壳、地榆、党参、连翘。

（二）西药

抗生素如甲硝唑、庆大霉素、诺氟沙星等，经静脉或肛门给药，常有一定效果。

（三）中成药

地榆槐角丸、麻仁润肠丸、连翘败毒丸、犀角化毒丸、犀黄丸、脏连丸、活血消炎丸、枣仁安神液。

二、外治法

（一）熏洗法

用苦参汤煎水，先熏后洗，每天 2 次。

（二）塞药法

用马应龙麝香痔疮膏、熊珍栓、九华膏或痔疮宁栓等纳肛，每日坐浴后塞入肛内，早晚各一次。炎症明显者可用红霉素栓纳肛，早晚各一次。

（三）灌肠法

复方黄柏液或三黄汤 50~100ml，每天保留灌肠 2 次。也可用氨基糖苷类药物灌肠，如庆大霉素 8 万单位，每日 2 支灌肠。

三、手术治疗

（一）肛窦切开引流术

适应证：单纯隐窝炎，或已成脓，或伴有隐性瘘管的病人。

禁忌证：①严重的心、脑、肝、肾疾病及结核活动期、糖尿病、原发性高血压病患者；
②血液系统疾病引起的凝血功能障碍患者；
③伴有腹泻或瘢痕体质者。

体位：截石位。

麻醉：腰俞穴麻醉、硬膜外麻醉、局部浸润麻醉。

操作要点：常规消毒肛管及直肠下段，在局麻或腰俞穴麻醉下，病人取截石位或侧卧位置在双叶肛门镜下，暴露病灶，沿感染肛窦纵向切开，使引流通畅。如遇充血肛窦，可酌情给予切开，创口用黄连膏纱条或红油膏纱条压迫止血。病人术后，每天便后坐浴、换药（如图 9-3-2、9-3-3）。

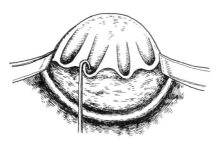 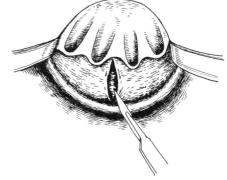

图 9-3-2　探针探查感染肛窦　　　图 9-3-3　切开感染肛窦

注意事项：切开的创面不宜过深，以免瘢痕过大，继发肛门渗液性失禁；也不宜过小过短，以免引流不畅，创面难以愈合；齿线以上黏膜切开不宜过高、过深，以免术后大出血；一般每次切开肛窦不宜超过三处。

（二）肛乳头切除术

适应证：肛隐窝炎伴有肛乳头肥大的病人。

禁忌证：同肛窦切开引流术。

体位：截石位。

麻醉：腰俞穴麻醉、硬膜外麻醉、局部浸润麻醉。

操作要点：双叶肛门镜暴露病灶，将肛窦、肛门瓣做纵向切口，至乳头根部，用止血钳夹住肛乳头基底部，贯穿结扎切除，然后用黄连膏纱条压迫。病人术后，每天便后坐浴、换药（如图 9-3-4、9-3-5）。

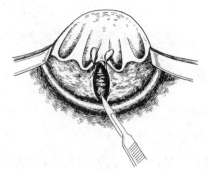
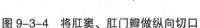
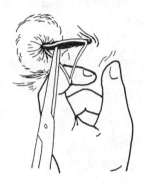

图 9-3-4 将肛窦、肛门瓣做纵向切口　　　图 9-3-5 钳夹肛乳头基底部，贯穿结扎切除

注意事项：贯穿结扎时不宜过深，否则引起术后肛门括约肌痉挛而疼痛；也不宜过浅，否则基底脱落不全；结扎时应牢靠，否则结扎线滑脱造成手术失败或术后出血；一般每次结扎肛乳头不宜超过 3 个。

参考文献

[1] 中华中医药学会.中医肛肠科常见病诊疗指南（肛隐窝炎 ZYYXH/T328—2012）[M].北京：中国中医药出版社，2012.

[2] 安阿玥.肛肠病学 [M].北京：人民卫生出版社，2009：250-252.

[3] 何永恒.实用肛肠外科手册 [M].长沙：湖南科学技术出版社，2004：320-321.

[4] 荣文舟.现代中医肛肠病学 [M].北京：科学技术文献出版社，2000：129-131.

第四节　肛门直肠周围脓肿

肛门直肠周围脓肿（肛周脓肿）是指各种原因所致的肛门直肠周围间隙的急、慢性化脓性感染疾病的总称。其中因肛窦、肛腺感染所致的瘘管性脓肿最为多见，占肛周脓肿 95% 左右。该病在任何年龄均可发生，但以 20~40 岁青壮年人发病较多见，婴儿、老年人发病较少，男性多于女性。

在祖国医学中，属于肛门痈疽范畴，如脏毒、肛痈、盘肛痈、悬痈、坐马痈、跨马痈、鹳口疽等。

【中医学认识】

本病始见于《内经》，如《灵枢·痈疽篇》云："发于尻，名曰锐疽，……发于股阴，名曰赤施。"此后历代医家，也多有论述。明代《疮疡经验全书·脏毒症篇》云："脏毒者，其大肠尽处是脏头，一曰肛门，又曰屎孔内是也。毒者，其势凶也。"明代《外科正宗》云："夫悬痈者，乃三阴亏损，湿热结聚而成。此穴在于谷道之前、阴器之后，又谓海底穴也。"清代《医门补要·肛痈辨》中指出："肛门四周红肿作痛，速宜凉血利湿药消之。若消不去，一处出脓者为肛痈，每易成漏。有数处溃开者，名盘肛痈。"此外，在历代医家论述中，还提到：生于尾臀穴高骨上的鹳口疽，生于尾骨略上的坐马痈，生于肾囊两旁、大腿里侧近骨缝的跨马痈等。这些疾病，在病因证治方面大致相仿，并且溃后大多久不收口，形成肛瘘，故归于本章讨论。

肛门为足太阳膀胱经所主，湿热容易聚集于膀胱。故此处生痈，多由湿热下注而成，或因肛裂、内痔感染毒邪而发。如《素问·生气通天论篇》云："营气不从，逆于肉理，乃生痈肿。"《灵枢·痈疽篇》云："寒邪客于经络之中则血泣，血泣则不通，不通则卫气归之，不得复反，故痈肿。寒气化为热，热盛则肉腐，肉腐则为脓。"《外证医案汇编·肛痈篇》云："肛痈者，即脏毒之类也，始起则为肛痈，溃后即为痔漏。病名虽异，总不外乎醉饱入房，膏粱厚味，炙煿热毒，负重奔走，劳碌不停，妇人生产努力，以上皆能气陷阻滞，湿热瘀毒下注，致生肛痈。"《外科正宗·脏毒论》云："又有虚劳久咳，痰火结肿肛门如栗者，破必成漏。"说明本病凡属实证，多因饮食不节，过食厚味辛辣，引起湿热内生，热毒结聚而致，或因肌肤损伤，感染毒邪，瘀血凝滞，经络阻塞，血败肉腐而成。凡属虚证，多因肺、脾、肾三阴亏损，湿热乘虚下注肛门所致。

【西医学认识】

现代医学认为，95％的肛门直肠周围脓肿的发生与肛门腺的感染、化脓有关。正常的肛门腺大部分位于内外括约肌之间，平时分泌的黏液，有润滑粪便的功能。肛周脓肿发病过程：当细菌从肛门腺导管口部逆行侵入时，可引起肛隐窝炎症，使肛腺管水肿阻塞，引起肛腺发炎，形成肛管直肠周围炎。炎症继续发展，感染化脓，则形成内外括约肌肌间隙脓肿（图9-4-1），又称为中央间隙脓肿。这种脓肿的脓液可沿着肛门括约肌各层的肌间隙蔓延，形成不同脓肿。（图9-4-2）如向肛管皮下蔓延，可形成肛管皮下脓肿；经外括约肌皮下部及浅部之间蔓延，可形成肛门旁皮下脓肿；经肛门外括约肌

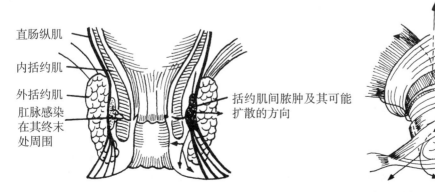

直肠纵肌

内括约肌

外括约肌
肛脉感染
在其终末
处周围

括约肌间脓肿及其可能
扩散的方向

图9-4-1　肛腺感染形成括约肌间脓肿及其扩散方向　　　图9-4-2　肛周脓肿蔓延方向

深、浅两部之间蔓延，可形成坐骨直肠窝脓肿；沿内、外括约肌之间向上蔓延，到直肠纵肌与环肌间，可形成高位肌间脓肿或骨盆直肠间隙脓肿；向下蔓延，可形成低位肌间脓肿或肛门后间隙脓肿等。此外还可由淋巴管向各处间隙蔓延扩散，形成各种脓肿。（图9-4-3）。当脓肿自行向黏膜黏膜、皮肤穿破，或经手术切开引流后，脓腔逐渐缩小，最后形成肛瘘。也有极少数病人，脓肿吸收后，即自然愈合。

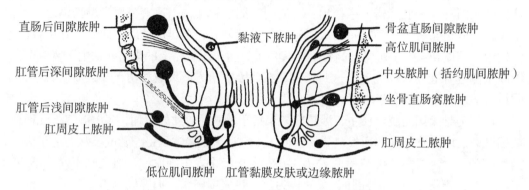

图 9-4-3　肛管直肠周围脓肿部位示意图

肛裂、直肠炎、直肠狭窄、克罗恩病、内外痔、肛门直肠损伤等都能引起脓肿。此外营养不良、贫血、糖尿病、结核、痢疾等，也能引起脓肿。肛周脓肿常见的致病菌有葡萄球菌、链球菌、大肠杆菌、绿脓杆菌、结核分枝杆菌、产气夹膜杆菌、变形杆菌和其他厌氧菌。

【临床表现】

一、症状

肛周脓肿的一般症状是，先感觉肛门周围有一肿块，微感疼痛，或感肛内刺痛，或坠胀作痛。继而疼痛加重，肛门周围肿块增大，红肿热痛、质较硬。严重者恶寒、发热、坐卧不安、全身倦怠、大便困难等。如不及时有效治疗，往往一周左右局部可形成脓肿。如脓肿部位较深，则局部症状不明显，而发热、恶寒等全身症状较严重。脓肿形成后局部可有波动感，如自行破溃或切开后可流出黄白色脓液。此后疼痛可逐渐缓解或消失，肿胀渐消，体温下降，其他症状亦逐渐缓解、消失。

细菌所致的肛周脓肿，初起可感觉肛周、肛内坠胀不适，轻者可摸到肛周皮下出现的疼痛性小肿块，重者可感到肛周剧痛，局部红肿、高热、活动受限。高热不退，肛内坠胀，常见于骨盆直肠间隙脓肿和直肠黏膜下脓肿。结核性肛周脓肿发病缓慢，常经数周或数月才能形成，局部肿痛不明显，但伴有低热，盗汗、颧红，以及形体消瘦等症状，脓成破溃后流出清稀乳白脓液或伴有干酪样物。

根据脓肿发生部位不同，其他症状也各有特点，现论述如下：

（1）肛门皮下脓肿：位于肛管皮下及肛门周围皮下间隙，病人全身性感染症状较轻，局部疼痛剧烈，表现为持续性和搏动性疼痛，受压或咳嗽时疼痛加重。局部检查发现肛门旁有明显红肿、硬结或触痛，如脓肿已局限成脓，可有波动感。

（2）低位肌间脓肿：位于齿线下，内外括约肌之间，全身性感染症状较轻，而局部持续性和搏动性疼痛明显,局部检查肛缘红肿不明显,指检时肛管内有肿块隆起,压痛明显。

（3）坐骨直肠间隙脓肿：位于坐骨直肠窝内。病人初始感觉肛管患侧有持续性疼痛、酸胀,并伴随发热、畏寒、头痛、身倦无力等,随即局部症状逐渐加重,如病人坐卧不安,行走时疼痛更甚,有时排尿也困难。发现肛门患侧皮肤肿胀、发红以及双臀不对称。有局部性硬结和明显压痛。直肠指检可发现患侧坐骨直肠窝内有压痛,压痛平面可伸展到肛管直肠环平面以上。由于脓肿位置较深,早期红肿常不明显,如皮肤有红肿或有波动感,表示脓液已穿入肛门皮下间隙。

（4）肛管后间隙脓肿：位于肛管后间隙。分为肛管后深间隙脓肿和肛管后浅间隙脓肿。由于脓肿范围较小,很容易被忽视。局部红肿不明显,按压肛门和尾骨尖之间的皮肤时,会有压痛。直肠指诊,发现肛管后、肛管直肠环平面以下有局限性硬结或肿块,有明显触痛。

（5）直肠黏膜下脓肿：位于直肠黏膜与内括约肌之间的黏膜下间隙内。常因内痔注射或纳药不当等,导致痔核或肛腺感染。自觉沉重坠胀感,排便和行走时疼痛加剧。全身症状较为显著,肛周无明显症状,直肠指检可发现该处有圆形、椭圆形或条索状隆起,有触痛和波动感,上缘不易触及。

（6）高位肌间脓肿：位于直肠下部、直肠环肌和纵肌之间的结缔组织内。因肛窦或肛门感染、直肠炎、内痔感染化脓、直肠狭窄和直肠损伤等所致。全身症状较明显,如恶寒、发热、坐卧不安、全身倦怠、大便困难等,肛周无明显症状,病人初始感觉肛内坠胀,排便和行走时疼痛加重。直肠指诊,发现直肠壁上有椭圆形隆起的肿块,有触痛及波动感。内窥镜下可见直肠壁有圆形隆起,表面光滑或充血、糜烂,边界整齐清楚,常覆有炎性黏液。

（7）骨盆直肠间隙脓肿：位于骨盆直肠间隙内。因坐骨直肠窝脓肿引流不及时、向上穿透肛提肌引起,也有直接由肛腺感染所致。感染后全身症状甚重,局部症状则不明显。直肠内常有沉重坠胀感,时有便意而排便不畅,有时可影响排尿。直肠指检,发现患侧直肠壁有膨隆的肿块,有压痛和波动感。

（8）直肠后间隙脓肿：位于直肠后间隙内,即在直肠后骶前,上为腹膜,下为肛提肌,与双侧骨盆直肠间隙有直肠侧韧带相分隔。症状与骨盆直肠间隙脓肿相似,局部症状不明显。直肠内有重坠感,骶尾部感到钝痛。指检时肛门外无明显病症,在尾骨与肛门之间有深部压痛。直肠指检,直肠后壁有隆起肿块,有压痛和波动感。

二、体征

（1）视诊：病位较浅者,可见局部皮肤鲜红或紫红色,有局限性肿胀高突。病位较深者,初期肛周可无异常,或漫肿皮色改变不明显。如发于一侧,可见双侧臀形不对称。

（2）触诊和指诊：浅表者,肛外触诊即可发现肿块硬结的位置、形态、范围及有无波动感。位置深者,则须行肛内指诊或双合指诊,才能查清肿块的位置、形态、范围及有无波动感。有时脓腔压力过高,波动感却可不明显。

（3）脓性分泌物：如脓肿破溃,则破溃口有脓液溢出。脓多稠厚色黄,多为金葡菌感染;脓淡黄味臭,多为大肠杆菌感染;混有绿色,应考虑是绿脓杆菌感染;脓清稀而呈米泔样,含有干酪样物质，多为结核杆菌感染。

【实验室及理化检查】

（1）脓腔穿刺：对脓肿部位较深，难以判断是否成脓时，可在局麻下用 16 号粗针在脓肿中心处或压痛最明显处刺入抽吸。如有脓液抽出，可确诊定位。如未抽到脓液，则有可能尚未成脓或部位不准确。

（2）超声波检查：可明确了解脓肿的大小范围、位置及其与肛门括约肌和肛提肌的关系。对一般难以确诊的高位肛周脓肿或复合型脓肿有较高的诊断价值。

（3）血常规检查：白细胞总数增高，以中性粒细胞为主，严重时血液中幼稚中性白细胞增多并超过 5%，称为白细胞核左移。

（4）脓液培养：对脓肿自溃或肛门流脓的患者，可以做脓液细菌培养及药敏试验，以确定致病菌种类、性质、药敏，从而为临床诊断、治疗及判断预后等提供依据。常以革兰氏阴性菌为主，绝大多数为需氧菌和厌氧菌的混合感染。

【诊断依据】

一、主要诊断依据

（1）症状：肛门疼痛，局部肿胀，肛门直肠坠胀，便意频繁，甚至影响坐卧及活动，可伴有发热恶寒。结核性肛门周围脓肿，局部肿痛不明显，但伴有低热，盗汗、颧红及形体消瘦等症状，脓成破溃后流出清稀乳白脓液或伴有干酪样物。

（2）体征：肛门局部的红肿、突出、触压疼痛、皮温增高。指诊可触及波动感、肿块或硬结，齿线附近内口部常压痛及扪及凹陷硬结。肛镜下可见内口部肛窦充血，肿胀，有时可挤压出脓液。如脓肿破溃，则破溃口有脓液溢出。

（3）实验室检查：血常规中性白细胞增高，穿刺抽出脓液，B 超检查发现脓腔均为本病的重要诊断依据。

在确诊为肛周脓肿后，还要进一步查明脓肿的类型，即脓肿所在的位置，与肛门腺及肛门括约肌的关系，脓肿为特异性还是非特异性，引起肛周脓肿的病原菌等，方能全面掌控病情的进一步发展。现分别论述如下：

（一）肛门皮下脓肿

位于肛管皮下及肛门周围皮下间隙的脓肿，其结局为：①脓肿自行破溃，形成低位瘘管；②脓液可向上蔓延到一侧或两侧坐骨直肠窝，形成坐骨直肠窝脓肿或蹄铁形脓肿。

（二）低位肌间脓肿

位于肛管直肠环以下的内外括约肌之间的脓肿。其结局为：①脓液向下沿外括约肌皮下部蔓延，形成骨盆直肠间隙脓肿；②脓液沿联合纵肌中间间隔与内侧间隔穿入直肠纵肌与环肌之间，形成高位肌间脓肿；③脓液向外沿联合纵肌外侧隔，穿插入坐骨直肠窝、形成坐骨直肠窝脓肿（图 9-4-4）。

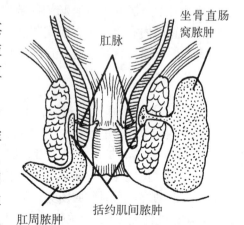

图 9-4-4　由括约肌间脓肿扩散而致的肌间脓肿及坐骨直肠窝脓肿

（三）坐骨直肠间隙脓肿

位于坐骨直肠窝内。直肠窝内充满脂肪，血液运行不畅，被感染而形成脓肿。肛窦感染后，肛腺感染化脓，形成肌间隙脓肿，脓液经外括约肌浅部和深部向外蔓延而形成。可因肛裂、直肠溃疡或其他间隙脓肿蔓延到坐骨直肠窝而形成。其结局为：①脓液由内外括约肌间穿出肛窦，形成内瘘；②脓液由皮肤穿出，形成全瘘；③脓液由肛管后深间隙蔓延到对侧坐骨直肠窝内形成蹄铁形脓肿；④脓液向上到肛提肌以上，形成骨盆直肠间隙脓肿或直肠后间隙脓肿。

（四）肛管后间隙脓肿

位于肛管后间隙。分肛管后深间隙脓肿和肛管后浅间隙脓肿。感染达内括约肌与联合纵肌纤维，就会形成肛管后深间隙脓肿；感染沿外括约肌浅部与皮下部之间进入肛管后浅间隙，就会形成肛管后浅间隙脓肿。按压肛门和尾骨尖之间的皮肤时，会有压痛。其结局为：①脓液从肛窦穿破反流，形成内瘘；②脓液向后、向下蔓延到肛门周围皮下间隙，形成皮下脓肿；穿破皮肤，则形成低位肛瘘；③脓液向外扩散到肛提肌以上间隙，形成直肠后间隙脓肿；④脓液由后沿两侧向前扩散到双侧坐骨直肠窝形成蹄铁形脓肿，向外穿破后，则形成蹄铁形肛瘘。

（五）直肠黏膜下脓肿

位于黏膜和内括约肌之间，较少见。因内痔注射或插药不当等，痔核化脓或肛腺感染所致。这种脓肿，可向下蔓延，由肛窦或直肠黏膜穿入肠腔。穿入肛门周围间隙，形成肛周皮下间隙脓肿；进入肛管后间隙，形成肛管后间隙脓肿。

（六）高位肌间脓肿

位于直肠下部、直肠环肌和纵肌之间结缔组织内。常因肛窦或肛门感染、直肠炎、内痔感染化脓、直肠狭窄和直肠损伤等所致。

（七）骨盆直肠间隙脓肿

位于骨盆直肠间隙内。常因坐骨直肠窝脓肿引流不及时，向上穿透肛提肌引起，也有直接由肛腺感染所致。如治疗不及时或未治疗，其结局为：①脓肿穿入盲肠、膀胱或阴道，也可穿破直肠侧韧带，进入直肠后间隙或对侧骨盆直肠间隙，形成高位蹄铁形脓肿；②向下穿入坐骨直肠窝，形成坐骨直肠间隙脓肿，穿出体外则形成高位肛瘘；③向上穿入腹膜腔，或沿腹膜后间隙向上蔓延到下腹部，形成化脓性腹膜炎或腹膜炎症。

（八）直肠后间隙脓肿

位于直肠后间隙内，即在直肠后骶骨前，上为腹膜，下为肛提肌，与双侧骨盆直肠间隙有直肠侧韧带相分隔。脓肿可能向前穿入直肠，或向单侧和两侧穿破直肠侧韧带，进入骨盆直肠间隙形成脓肿；也可向下蔓延，形成肛管后间隙脓肿。

二、分类

肛管直肠周围脓肿的分类方法很多，根据其病因病理、病势发展、脓肿的位置以及括约肌的关系等有不同的分类方法。常用的有以下几种：

（一）按感染途径和病势发展分类

1）瘘管性脓肿：经肛窦、肛腺感染而致并且最终后遗肛瘘者。临床上，此类肛周脓肿最常见，约占 95%。

2）非瘘管性脓肿：凡与肛窦、肛腺无关，最终不后遗肛瘘者，均属于非瘘管性脓肿。如毛囊、汗腺等感染向深部扩散，或皮脂腺囊肿合并感染，或手术、外伤后继发感染而形成脓肿。

（二）按病原菌性质分类

1）非特异性脓肿：一般性化脓感染所致，如葡萄球菌、链球菌、大肠杆菌、肠球菌等单独感染或混合感染，如不指名，则默认此类。

2）特异性脓肿：如结核性脓肿、放线菌性脓肿等。

（三）1992 年第七届全国肛肠病学术会议（成都）分类标准（按病位分类）

以肛提肌为界，分为低位脓肿、高位脓肿和高低复合位脓肿。

1）低位脓肿

（1）肛门皮下间隙脓肿；

（2）坐骨直肠间隙脓肿；

（3）肛管前（浅、深）间隙脓肿；

（4）肛管后（浅、深）间隙脓肿；

（5）低位蹄铁形脓肿。

2）高位脓肿

（1）骨盆直肠间隙脓肿；

（2）直肠后间隙脓肿；

（3）直肠黏膜下间隙脓肿；

（4）高位括约肌间隙脓肿；

（5）高位蹄铁形脓肿。

3）高低复合位脓肿：指肛提肌上下各有一个或多个间隙同时受累者。

【鉴别诊断】

（一）化脓性汗腺炎

在肛门与臀部皮下，脓肿较浅而病变范围广，局部皮肤变硬，急性炎症与慢性瘘道并存，脓液黏稠，并有臭味，呈白米粥样，全身慢性消耗症状，呈慢性病容。

（二）平滑肌瘤

肿物圆形或椭圆形，表面光滑，质地坚硬，与肛窦无关系，无全身感染症状，确诊前应先做病理检查。

（三）化脓性毛囊炎

为肛周皮下毛囊急性化脓性炎症，发于尾骨及肛门周围，有的破溃流脓，病灶中心有毛发，窦道表浅，与肛门内不相通。

（四）骶骨前畸胎瘤

伴有感染时与直肠后部脓肿相似。肛门指诊直肠后块状光滑，无明显压痛，有囊性感。多为先天性，应追问病史。X 线检查可见骶前肿物将直肠向前推移。可见散在钙化阴影。病理检查可确诊。

（五）肛门直肠肿瘤

良性肿瘤多局限，可移动，局部症状较轻，一般不破溃；恶性肿瘤坚硬固定，表面溃烂，凹凸不平，常有脓血性分泌物，恶臭污秽。

【治疗】

肛周脓肿的治疗原则和注意事项：

（1）一旦确诊，应及时切开排脓，以免脓肿向深部和周围组织蔓延，不应等待硬结变软或局部红肿，不可拘泥于有无波动感，而延迟切开排脓。

（2）不应过分依赖抗生素而采用保守疗法，否则不但不能根治，还易致局部硬结长久难以消散。

（3）定位要准确。一般在脓肿切开引流前，应先行穿刺，抽出脓液后，再行切开引流。

（4）引流要彻底、通畅。切开脓肿后，要用手指去探查脓腔。分开脓腔内的纤维间隔，以利于引流。引流口要里小外大，以防皮肤过早粘合，影响引流。

（5）术中应仔细寻找有无内口，即原发感染的肛窦，若能同时予以切开或切除，可以预防肛瘘的形成，避免二次手术。

（6）浅部脓肿宜行放射状切口。深部脓肿若行弧形切口，切口应在括约肌外侧，避免损伤括约肌；若行放射状多切口，除与内口对应的切口外，其余切口近端应在括约肌外侧。

（7）对肛提肌上之脓肿，处理要慎重，不能轻易做一次性切开，否则切断肛门括约肌深部和肛提肌，会引起肛门失禁，最好采用切开挂线法或分次手术。

肛管直肠周围脓肿的治疗，临床上分为内治法、外治法和手术治疗。祖国医学在内外治法论述较详细，手术治疗也有论述。

（一）内治法

1）中医辨证施治：本病早期多为实证和热证，治宜清热解毒汤，凉血祛瘀，软坚散结，以消法为主；中期脓成邪留，治疗宜扶正托毒，以托法为主；后期脓出体虚治宜补养气血，健脾渗湿，滋补肝肾，以补法为主。

（1）实证

肛门热毒：局部红、肿、热、痛，坐卧不安，受压或咳嗽时疼痛加重。溃疡后脓液黄浊，稠厚伴有全身不适，舌质红、苔黄、脉弦数等症状。治宜清热解毒，凉血祛瘀，软坚散结。选方常用仙方活命饮或黄连解毒场加减。如脓已成者，用透脓散加减或内脱黄芪散加减。

湿热下注：局部红肿较重，肛门坠胀疼痛，身体倦怠，食欲不振，渴不多饮，大便燥结，舌质红，苔黄腻，脉濡数等症状。治以清热解毒，利湿，选方常用清热利湿汤加减。

火毒内陷：表现为高热，烦渴身痛，神昏谵语，腹胀便秘，肿胀逐渐扩散，舌质红绛，苔黄腻，脉数有力等症状。治宜清营解毒。选方常用清营汤合安宫牛黄丸或用紫雪丹。

（2）虚证

阴寒凝滞：畏寒肢冷，神疲倦怠，局部肿势散漫，肿块坚硬而不痛，苔白滑，脉迟缓等症状。治宜温经散寒，和阳散结，选方常用阳和汤加减。

阴虚湿热：肛门结肿平塌，皮色不红，按之不热，疼痛轻微或刺痛如锥，成脓较慢，溃后脓液淡白，脉数、虚、细等症状。治宜滋阴清热，除湿软坚，选方常用滋阳除湿汤加减。

气血两虚：平素少气懒言，肛门坠胀明显，局部红肿，溃后久不收口，脓水清稀，苔薄、黄等症状。治宜补益气血，清热解毒，选方常用八珍汤或补中益气汤合黄连解毒汤加减。

2）抗感染及对症治疗：肛周脓肿应酌情使用抗生素治疗。一般使用青霉素类、头孢类、氨基糖苷类，若配合甲硝唑，替硝唑等喹诺酮类药物使用，则对厌氧菌也有较好的抑菌作用，可以加强抗感染效果。

对症治疗如静脉补液，补充维生素等可酌情使用。

（二）外治法

采用敷药治疗，以清热解毒，软坚散结，使脓肿局限或消散；或促使脓成甚至及早破溃；或用丹药提脓、化腐生肌，促进疮口早日愈合。

（1）外敷法：①脓肿初期：实证用金黄散、五妙膏、黄连膏外敷，虚证用冲和膏外敷；②成脓期：宜切开排脓，根据脓肿部位、深浅、和病情缓急，选择相应的手术治疗。③溃疡后期：先用九一丹或红升丹，待疮面新鲜、肉芽生长良好，再改用皮粘散或生肌散，以生肌敛口，日久成瘘，则按肛瘘处理。

（2）洗涤法：可用消肿止痛汤或苦参汤加减，先熏后洗，用10%的硫酸镁热浴，或用1：5 000高锰酸钾溶液坐浴。

（三）手术治疗

肛管直肠周围脓肿，由于主要原发感染在肛窦或肛腺，加之其他解剖上的原因，很少能避免手术。往往病人在就医时即已化脓，脓肿形成后，又容易扩散蔓延，形成多个间隙的脓肿。在这种情况下，应一旦诊断明确，就必须及时进行手术治疗，目前常用手术如下：

（1）切开引流术：适用于肛周皮下脓肿、低位肌间脓肿和直肠黏膜下脓肿。

具体操作方法：在腰俞穴麻醉下。通过指检，确定脓肿的范围和内口的位置；若内口不明确，可将最可疑的肛窦作为内口处理。在脓肿顶部，做放射状切口，切开皮肤和皮下组织，敞开脓腔，放尽脓液。这时医生将一手食指伸入病人肛管直肠内，另一手用探针从切口经脓腔由内口探出［图9-4-5（1）］，注意动作要轻柔，以免造成假道。在不损伤病人肛管直肠环的原则下，沿探针做放射性切开，切开脓腔与内口之间的组织，成为平坦的创口［图9-4-5（2）、（3）]。伤口开放引流，有时可切除部分皮肤，使引流通畅。如为黏膜下脓肿，用窥器（双叶肛门镜）伸入直肠，显露脓肿，用刀或电刀做纵形切口，

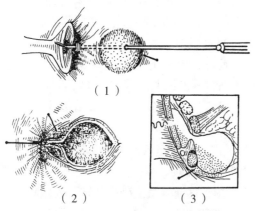

（1）

（2）　（3）

图9-4-5　脓肿切开引流术示意图

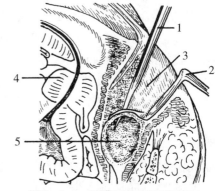

图9-4-6　黏膜下脓肿切开引流
1.手术刀　2.扩肛器　3.直肠　4.前列腺　5.脓肿

切开脓肿排出脓液，放凡士林纱条引流。发现出血，可用明胶海绵压迫止血，术后保持大便通畅，便后用消肿止痛汤或苦参汤或1：5 000高锰酸钾液坐浴。换药时先用九一丹或红油膏纱条化腐，待创面新鲜后，生肌玉红膏或肛内注入九华膏（图9-4-6）。

（2）切开挂线引流术：用于坐骨直肠间隙脓肿、高位肌间脓肿、直肠后间隙脓肿、肛门前低位肌间脓肿、骨盆直肠间隙脓肿和脓肿通过肛管直肠环以上的脓肿。

具体操作方法：在腰俞穴麻醉下，通过指检，确定脓肿的范围和内口的位置，如脓肿的内口和脓肿在同一方位，先在肛缘外和脓肿相应部位上做一放射状小切口、用止血钳分开脓腔，放出脓液。用一手指伸入肛管内，另一手持探针从小切口探入，寻找内口。将探针从内口或可疑肛窦处探出，在脓肿与小切口间，切开皮肤和皮下组织，敞开内口和脓腔，显露肛管直肠环。将丝线一端结扎在探针外端近球部，另一端拴在橡皮筋上。再由内口拖出。用止血钳将橡皮筋紧勒肛管直肠环部，再用丝线于止血钳下将橡皮筋结扎固定，在肛管部位的切口与脓腔内放凡士林纱条填充引流（图9-4-7）。

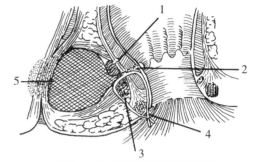

图 9-4-7　脓肿切开挂线示意图

1. 内括约肌　2. 内口　3. 外括约肌深部
4. 橡皮筋　5. 脓腔

蹄铁形脓肿，内口多在肛管后正中及其附近，脓肿贯穿肛管后间隙及坐骨直肠窝。手术切口采用弧形加放射状切口，内口与肛管后间隙部位做放射切口。先在一侧坐骨直肠间隙脓肿顶部，距肛线2cm处，由前向后做弧形小切口。排脓后，用亚甲蓝染色同前，沿小切口向肛门后做弧形切口，切开两侧坐骨直肠窝、肛尾韧带及肛管后深间隙，显露脓腔。再用探针从肛管后深间隙脓腔探入，由内口轻轻探出，从内口与肛管后深间隙之间做放射状切口，切开上面的皮肤和皮下组织，显露肛管直肠环的组织，如前法挂线。

如在肛管直肠环以下者，切开内口及脓腔、作为内口引流，然后用刮匙清除脓腔内的坏死组织，修整脓腔壁，用丝线全层缝合两侧坐骨直肠窝的切口。适当向上方和肛门后延长切口，伤口内放凡士林纱条填充引流，外口用塔形纱布压迫包扎。术后处理同前。

直肠后间隙脓肿：从后中齿状线处可疑内口沿肛管做放射状切口，沿肛缘外3cm，切开皮肤和皮下组织，用止血钳钝性分离，经肛尾韧带和肛提肌进入直肠后间隙脓肿，使引流通畅，再用探针经脓腔瘘道从内口探出，按前法在后正中肛管直肠环部挂线，脓肿腔放胶管或引流条引流，然后包扎固定（图9-4-8）。

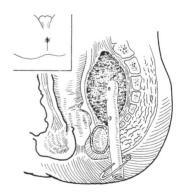

图 9-4-8　直肠后间隙脓肿切开挂线引流

（3）分次切开术：适用于高位脓肿的病人，无切开挂线条件的。

具体操作方法：确定脓肿的范围和内口的位置，在脓肿的顶部，做放射状切口，分开脓腔间隔，将脓排尽（图9-4-9）。创口用五丹纱条化腐引流。在创口肉芽组织新鲜后，再改用生肌散，待形成肛瘘后，再进行肛瘘手术处理。

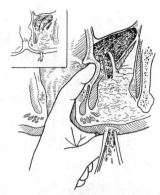

图 9-4-9 骨盆直肠间隙脓肿切开引流

（4）切开缝合引流术：适用于后蹄铁形脓肿，脓肿贯穿肛管后深间隙及坐骨直肠间隙者。

操作方法：病员取截石位在腰俞穴麻醉下。手术采用弧形加放射状切口，即坐骨直肠间隙部位做弧形切口，内口与肛管后间隙部位做放射状切口（图 9-4-10）。先在一侧坐骨直肠间隙脓肿顶部，距肛缘 2cm 处，由前向后作弧形小切口。排脓后，沿小切口向肛门后起死人弧形切口，切开两侧坐骨直肠间隙，肛尾韧带及肛管后深间隙，显露脓腔。再用探针从肛管后深间隙脓腔探入，由内口轻轻探出，然后从内口与肛管后间隙之间做放射状切口，切开上面的皮肤和皮下组织，显露肛管直肠环，如前法挂线。如脓肿内口在肛管直肠环以下者，可采用放射状切口，切开内口及脓腔做引流口，然后用过氧化氢，生理盐水冲洗干净。用丝线全层间断缝合两侧坐骨直肠间隙的切口，并复位肛尾韧带。最后适当向内上方和肛门后延长切口，使其引流通畅。伤口内放明胶海绵和凡士林纱条填充引流，外用塔形纱布压迫包扎。术后处理同"切开引流术"。

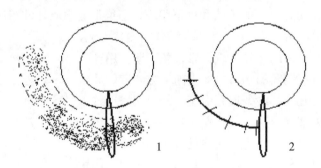

图 9-4-10 放射状多切口引流术

（5）放射状多切口浮线引流术：适用于蹄铁形脓肿（多间隙复合脓肿）。

操作方法：病员取截石位，腰俞穴麻醉。视脓肿范围在肛周距肛缘 2~2.5 cm 处选 2~5 处做放射状切口，切口起于肛门外括约肌的外侧向外延长（图 9-4-11）。切开皮肤，皮下组织进入脓腔。切口长度视脓腔大小而定，脓腔大则长，脓腔小则短，以既可达到充分引流，便于冲洗换药，又不损伤过多组织为度。以食指或刀柄进入脓腔分开各脓腔间隔，使各引流切口互通。在后侧齿线处寻找内口或可疑肛窦，与后侧脓腔一并切开。彻底清除感染肛窦、肛腺及肛腺导管。后侧切口应暴露肛管后浅、深间隙及直肠后间隙，达到充分引流。若脓肿属高位，亦可在后侧括约肌上挂线。脓腔不必过分搔刮，以免引起出血和软组织损伤。以过氧化氢、0.5%甲硝唑或生理盐水冲洗脓腔。以盐水纱条或甲硝唑纱条置脓腔引流。术后每日冲洗、换药，直至痊愈。术后换药时须注意纱布勿填塞太紧，并需逐渐后退，以利于脓腔及时塌陷，粘连闭合。否则会引起脓腔壁纤维化，不能粘连闭合，形成管道，难以愈合。手术后处理同"切开引流术"。

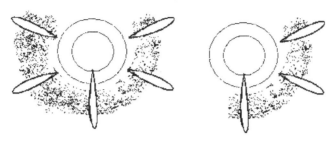

图 9-4-11　放射状多切口引流术

该术式不切断肛门括约肌，切口在括约肌外沿，对肛门皱皮肌，肛周神经，血管损伤亦小，愈合后瘢痕小，且呈放射状，不会引起肛门变形、失禁。操作较简单，可一次性治愈复杂性脓肿。

（四）肛周脓肿术式及用药方法的选择

（1）肛周脓肿术式的选择：肛周皮下脓肿多采用以肛门为中心的放射状切口，坐骨直肠间隙脓肿多用肛缘外侧弧形切开做环形放射状切口，必要时于术中延长切口，不会增加外括约肌的损伤程度，有利于脓液充分引流。弧形切口距肛缘1.5cm以上，若距肛缘太近，易使肛门向上移位。对肛管后及直肠后间隙脓肿宜采用后侧弧形切口，切断肛尾韧带，不能破坏肛提肌的后半部，影响其对肛管的支持和固定作用。可采用左后、右后侧放射状切口，以减少对组织的损伤。对脓肿侵犯多个肛周间隙，可多切口引流。

（2）肛周脓肿抗生素的选择：治疗肛周脓肿应选择用抗革兰阴性杆菌、抗厌氧菌为主的抗菌药物，如氨基糖苷类抗生素、甲硝唑等，并合用其他类抗生素。脓液微生物培养对用药有直接的指导意义，厌氧菌感染易引起严重并发症。切开脓肿后及时消灭厌氧环境，用过氧化氢冲洗脓腔，术后用引流管进行冲洗。

（3）切开挂线治疗高位肛周脓肿的选择：挂线疗法治疗肛周脓肿是中医传统疗法的延伸，是将脓肿引流术和第二次肛瘘切开挂线术简化为一次手术，以期达到避免二次手术、缩短疗程的目的。肛瘘感染伴有肛周脓肿、脓肿形成或肛周脓肿内口明显，必然形成肛瘘的肛周脓肿可考虑采用。形成肛瘘的肛周脓肿，通过恰当地治疗可以治愈。不必行二次肛瘘手术。

【预防调护】

（1）注意起居饮食，不过度饮酒和过食辛辣刺激性食物，以免灼津耗液，导致燥热内生，或损伤脾胃，滋生湿热，导致湿热下注。

（2）饮食合理，荤素搭配，定时排便，防止便秘，避免干结。

（3）积极治疗其他肛肠疾病，如肛窦炎、肛裂、慢性直肠炎等。

参考文献

[1] 中华中医药学会.中医肛肠科常见病诊疗指南（肛周脓肿 ZYYXH/T324—2012）[M].北京：中国中医药出版社，2012.

[2] 李西军，沈兰辉，焦涛，等.大肠肛门病诊疗新进展 [M].天津：天津科学技术出版社，2008：137-146.

[3] 陆金根，丁义江，李国栋.中西医结合肛肠病学 [M].北京：中国中医药出版社，2009：176-185.

第五节　肛　瘘

肛管或直肠腔与肛门外皮肤相通的一种异常管道，称为肛管直肠瘘，简称肛瘘，中医亦称痔瘘或肛漏。祖国医学认为，凡孔窍内生成瘘，脓水淋漓不止，久不收口，称之为漏，又名痔瘘、漏疮等。正如《医宗金鉴·外科心法要诀·痔疮篇》所说："破溃而出脓血，黄水浸淫，淋漓久不止者，为漏。"一般由内口、瘘管和外口三部分组成，也有只有内口或外口者。内口多为原发性，多数位于肛窦内。外口是继发的，在肛门周围皮肤上，可不只一个。其特征为瘘管内口多位于肛窦内，管道穿过肛门直肠周围组织，外口位于肛周皮肤，经常有脓性分泌物由外口流出，每因外口闭合而致局部肿痛，继而在原外口处或附近重新溃破出脓，如此反复发作，经久不愈。肛瘘多是肛门直肠周围脓肿的后遗症。

肛瘘是常见的肛门直肠疾病。在我国约占肛肠病发病人数的 1.67%~3.6%，国外为8%~25%。发病高峰年龄在 20~40 岁，婴幼儿亦不少见。男性多于女性，男女之比为5：1~6：1。

瘘的最早记载，见于《素问·生气通天论篇》："陷脉为瘘，留连肉腠"。以后历代医家均有论述，如《神农本草经》中说："夫大病之主，……痈肿恶疮、痔瘘、瘿瘤。"《太平圣惠方·治痔瘘诸方》中还说："夫痔者，由诸痔毒气，结聚肛边……穿穴之后，疮口不合，时有脓血，肠头肿疼，经久不差，故名痔瘘也。"《古今医统》中说："至于成穿肠，窜臀中，有鹅管，年久深远者，……挂线治法，庶可除根。"在《疮疡经验全书·痔漏症》中，又称本病为漏疮和单漏。而肛漏之名，则见于《外证医案汇编》。

【中医学认识】

《医门补要·医法补要·痔疮》中说："湿热下注大肠，从肛门先发小疙瘩，渐大溃脓，内逼大肠，日久难敛；或愈月余又溃，每见由此成痨者。乘初起，服清热内消散，数贴可愈。若先咳嗽而成漏着，不治。"可见本病的发生，为肛门直肠周围痈疽溃后久不收口，湿热余毒未尽，蕴结不散，血行不畅所致；或因脾肺肾三阴亏损，或因肛裂损伤感染而生。正如《诸病源候论·瘘病诸候》中所说："瘘病之生，或因寒暑不调，故血气壅结所作，或由饮食乖节，狼鼠之精，入于府藏，毒流经脉，变化而生，皆能使血脉结聚，寒热相交，久则成脓而溃漏也。"

【西医学认识】

现代医学认为，肛瘘与肛周脓肿分别属于肛周间隙化脓性感染的两个病理阶段，急性期为肛周脓肿，慢性期即为肛瘘。因此，肛瘘是肛周脓肿自然发展的一种结局，其病因、病理与肛周脓肿一致。肛周脓肿，自然破溃，或经手术切开排脓后，脓腔壁结缔组织和肉芽组织增生，缩窄成管状，外口缩小，内口继续感染，不能自愈，即成肛瘘。脓肿破溃或切开引流后，难以自愈，有以下几种原因：

（1）内口和发原感染病灶继续存在。脓肿虽然破溃或切开引流，但原发感染灶（肛窦炎或肛腺感染）仍可继续存在，肠腔内容物也可从内口继续进入管道。

（2）肛门部不能静养，脓腔不易粘合。排粪排尿运动时，肛门括约肌运动使肛门部难以静养。

（3）肠腔中的粪便肠液和气体继续进入管腔，刺激管壁，使管壁结缔组织增生变厚，管腔难以塌陷闭合。

（4）脓腔引流不畅，或外口缩小，时闭时溃，脓液蓄积腔内导致脓肿再发，并穿破而形成新的窦道。

（5）管道多在不同高度穿过肛门括约肌，因括约肌收缩或因炎症刺激肛门括约肌，使肛门括约肌经常处于痉挛状态，括约肌收缩阻碍脓液排出，以致引流不畅。

除此而外，结核、克罗恩病、溃疡性结肠炎、肛管直肠癌和腹股沟淋巴肉芽肿等，也是形成肛瘘的病因。

肛瘘一般由内口、瘘管和外口三部分组成。内口为原发性，是感染源的入口，绝大多数在肛管后侧齿线平面的肛窦内。瘘管或直或弯，有的分枝其广，在括约肌各部之间和肛门周围皮下蔓延；或由一侧围绕肛管到对侧，形成蹄铁形肛瘘。外口是脓肿溃破或切口所在部位，多在肛门周围皮肤上不止一个外口，多数在距离肛门5cm以内。如脓肿在原发病灶内口处向肠腔内溃破，则无继发外口，只有一个内口和通向肛管的窦道，称为单口内瘘。窦道一般不长，在临床上很容易被忽视。

通过病理组织切片显微镜检查发现，一般肛瘘内壁由非特异性炎性肉芽组织构成，壁外层有大量纤维组织，急性感染时有较多的中性粒细胞浸润。由于瘘管直接与直肠肛管相通，粪便可经常进入瘘管内，以致瘘管组织往往有多核异物巨细胞反应和较多单核细胞出现，有时可见较多嗜酸性粒细胞浸润。患结核性肛瘘时，在其管壁内可见到多少不一的、由类上皮细胞、淋巴细胞和郎罕氏巨细胞构成的结核性肉芽组织，有时还出现干酪样坏死。

瘘管组织由异物反应所形成的异物性肉芽肿，要与结核性肛瘘相鉴别。在异物性肉芽肿中，异物性多核巨细胞的内外，往往可见异物存在，单核细胞散在，不单独组成结节状，不出现干酪样坏死。这些表现均与结核性肛瘘不同，是鉴别的重要依据。

【临床表现】

一、症状

绝大多数肛瘘是由肛管直肠周围脓肿所形成，所以，肛瘘初期是以脓肿的局部体征和全身症状为主。

（一）流脓

脓液的多少，因瘘管的长短、大小而不同。新生成的肛瘘流脓较多，脓稠，味臭，色黄，以后逐渐减少，时有时无，呈白色，质稀淡，如忽然脓液增多，表示有新瘘管生成。有时外口暂时封闭，流脓停止，体温上升，局部肿胀，再度形成脓肿。封闭的外口再穿破或形成另一新外口又有脓液流出。内外口粗大者，有时粪便和气体由外口流出。

（二）疼痛

如瘘管引流通畅，一般不感疼痛，仅感觉在外口部位发胀不适，行走时加重。当瘘管引流不畅，局部肿胀可引起不同程度的疼痛。

（三）瘙痒

肛门周围皮肤因分泌物经常刺激，感觉潮湿瘙痒，可出现皮肤变色，表皮脱落。

（四）排便不畅

一般肛瘘不影响排便。高位复杂性肛瘘或蹄铁形肛瘘，因慢性炎症刺激，引起肛管直肠环纤维化，或瘘管围绕肛管，形成半环状纤维索环，影响肛门括约肌的舒缩，可出现排便不畅。

（五）全身症状

一般肛瘘常无全身症状，但复杂性肛瘘和结核性肛瘘，因病程长，有的长达数十年，常出现身体消瘦、贫血、便秘和排便困难等症状，如继发感染，再发脓肿时，则出现脓肿的症状。

肛瘘在不同的阶段，有不同的临床表现。肛瘘静止期时内口暂时闭合，管道引流通畅，局部炎症消散，可以无任何症状或只有轻微不适。但原发病灶未消除，在一定条件下可以再次发作。在肛瘘慢性活动期，因有感染物不断从内口进入，或管道引流不畅，而呈持续感染状态，有肛瘘典型的流脓、肛门潮湿、瘙痒等症状。肛瘘急性炎症期则是因外口闭合，或引流不畅，而感染物不断从内口进入，脓液积聚所形成，症状体征似脓肿，有发热，局部红、肿、热、痛等症状，重新溃破或切开引流后，症状缓解。

二、体征

肛瘘患者通常在肛门周围皮肤上有溃破口，即外口；在肛门直肠周围软组织中（间隙）因瘘管穿过有肿块、索状物或硬结；在肛门内齿线处可发现因炎性刺激而充血、肿胀或变硬的肛窦，即内口。

（一）外口

（1）外口的数目：如只有一个外口，一般是单纯性肛瘘。如有多个外口，则是复杂性肛瘘。应从病史了解最先穿破的是那个外口，即为原发外口，原发外口常与主管道和内口相通。若两个外口左右分居，中间有索状物相连时，常为蹄铁形肛瘘；若多个外口之间互不相通，或无索条相连，应考虑为多发性肛瘘。

（2）外口的形态：外口平坦、肉芽不高出皮肤者，瘘管多简单而浅。外口肉芽高突者，瘘管一般深，形成瘘管时间较长。外口宽大，形不整齐，呈潜行性边缘，周围皮肤紫红色，多为结核性肛瘘。

（3）外口分泌物：脓液多而稠厚，多为急性炎症期；脓液混有鲜血或呈淡红色，多为脓肿溃破不久；脓液清稀或呈米泔样，可能为结核菌感染；脓液白黄而臭，多为大肠杆菌感染；脓液带绿色，多为绿脓杆菌感染；若脓液呈透明胶冻样或呈咖啡色血性黏液，并有特殊恶臭，应考虑恶变。

（4）外口的位置：因肛门直肠周围的感染扩散是沿肛门括约肌的走行及淋巴回流方向而蔓延的，故肛瘘的外口位置与瘘管的走行及内口的位置有一定的规律性。前人将其总结为"索罗门定律（Salmon Low）"或"哥德索规则（Goodsall rule）"即：病人取截石位，经肛门中部画一横线，如外口在横线之前，且距肛门缘不超过5cm，则其管道较直，内口多在对应位置齿线上；如外口距肛门缘超过5cm或外口在横线之后，则管道多弯曲向后，内口多位于后正中齿线上。一般外口距肛门近者，管道较浅；距肛门远，管道较深。但这只是一般规律，临床所见常复杂多变，需进行全面检查、分析才能准确定位。

（二）肛周索状物、肿块或硬结

肛瘘管道穿行于肛周各间隙软组织中或括约肌间，因慢性炎症刺激，一般都会形成纤维化索条。在肛周皮肤上触按，都可触及索状物、肿块或硬结。触诊的方式有两种：

（1）肛外触诊：用食指沿外口向肛缘方向摸触，轻按即触及明显索状物，说明瘘管较浅；重按才能隐约触及索状物或未能触及，则说明瘘管较深；若索状物行径弯曲，内外口不在相对部位，则是弯曲瘘；索状物较直，内外口在对应部位，是直瘘；局部有触压痛，则痛点多是病灶。局部皮温有增高，则说明有急性炎症存在。

（2）肛内触诊：若肛外触诊未触及索状物，可将食指缓缓插入肛内，拇指在外，用拇指和食指夹住外口附近皮肤及深层组织触摸，进行双合诊，即可发现较深的索状物，仔细触摸，即可辨清瘘管走向和深浅。若为直肠黏膜下瘘，则可在直肠壁触及硬索或包块；若为深部或高位肛瘘，因长期慢性炎症刺激，使肛管直肠环纤维化，或与周围组织发生粘连，则可触及肛管直肠环变硬，失去弹性。蹄铁形肛瘘，肛管直肠环后半圈受病变波及，多变硬而失去弹性，致大便不畅或困难。

（三）内口

内口是肛瘘的原发病灶，一般位于齿线处，较细小且隐蔽。一般肛瘘只有一个内口，少数有两个。肛窦、肛腺感染引起的肛瘘，内口均在齿线；损伤、外伤所致肛瘘，则内口可位于肛管直肠任何部位。肛内触诊时，在内口所在的齿线处，往往可触及小硬结，或凹陷，或有轻微的压痛。用肛门镜检查时，内口处一般可见充血、水肿、瘢痕，凹隐或结节。有时可见脓液从内口溢出；若无脓液溢出可以挤压管道，或从外口注入盐水或染色剂，即可有脓、水、染色剂从内口处溢出。

常用寻找内口的方法有：

1. 索罗门定律或哥德索规则：可帮助判断内口的大致位置。其具体方法是：患者取膀胱截石位，经过肛门中部画一横线，如外口在横线之前，且距离肛门不超过5cm，其内口在与外口相互对应的肛门齿线上；如外口距离肛门超过5cm或外口在此横线之后，这些管多数是向后弯曲的，内口常在肛管后正中齿线上。我们根据哥德索规则统计，腺源性肛瘘内口分布位于肛门后侧肛隐窝内者占70%，位于肛门前

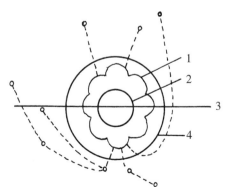

图 9-5-1　索罗门定律
1.肛窦　2.肛直环　3.肛门横线　4.肛门缘

侧 1 点位附近肛隐窝者占 17%，11 点位附近肛隐窝者占 8%（图 9-5-1）。

（2）X 线摄片瘘管造影：用碘化油或泛影葡胺溶液从肛瘘外口注入，然后摄片，可见瘘管深浅分支与邻近器官的关系，此法多用于高位复杂性肛瘘，一般肛瘘不必作为常规检查。

（3）核磁共振（MRI）。

（4）直肠腔内 B 超。

（5）牵拉法：钳夹肛瘘外口或管壁，向外牵拉，用手指触摸肛管齿线部位，有牵动感伴有内陷，或肛内镜下见牵动部位凹陷，即可断定内口位置。

（6）钝钩探针检查：用双叶肛门镜张开肛门，可见内口所在肛窦充血、发炎、变深，用钩状探针轻轻探查，不难找到内口。

（7）探针检查：主要探明瘘管走行方向、深浅和内口的位置。探查直瘘时，将探针从外口伸入，食指插入肛管，指尖按在可疑内口处，探针从内口探出。但弯曲瘘管或复杂的瘘管行径弯曲，探针不易探过，可用银制细软探针探查。不可用力太猛，以免造成假瘘道和假内口。

（8）注射色素法：本法寻找内口准确，临床上有重要价值。具体方法是：先用盐水纱条放入直肠，再用 1% 过氧化氢加龙胆紫液或 1% 亚甲蓝溶液，从瘘管外口注入，观察内口有无染色液流出及纱布染色的位置，即可判断内口位置。如纱布条无染色，也不能肯定无内口，因管道弯曲，又受括约肌收缩影响，或脓液阻塞，内口暂时闭合，使染色溶液不能通过内口染色于纱布。手术时，应予注意。

【实验室及理化检查】

（1）血常规：肛瘘急性发作期可见白细胞总数升高，中性粒细胞增高。

（2）X 线摄片造影及核磁共振：可见瘘管深浅分支与邻近器官的关系。

（3）直肠腔内 B 超：可显示瘘管走形及内口位置，对括约肌间瘘有时有确诊价值。

（4）病理检查和细菌培养：可帮助诊断肛瘘性质及感染病原菌，指导治疗。

【诊断依据】

一、主要诊断依据

（1）病史：肛瘘患者往往有肛门周围肿痛，自行溃破或行脓肿切开引流的病史。

（2）症状：脓肿破溃或切开引流后，伤口不愈，反复肿痛、流脓，有的伴有肛门周围潮湿瘙痒，或大便不畅。

（3）体征：肛门周围皮肤或臀部皮肤上有凹陷或凸起的外口，压之有脓液溢出。瘘管较浅者，触诊可扪及皮下条索状物；若瘘管较深，则拇指和食指双合诊可扪及索状物或肿块或硬结；若病变波及肛管直肠环，则可扪及肛管直肠环纤维化变硬；肛内触诊，可扪及内口处肛窦有小硬结或凹陷；肛门镜下，可见内口所在肛窦充血、水肿，有时可见有脓液溢出。

二、分类

祖国医学对肛瘘的分类较多，有不少形象描述。如《外科大成·下部后》中说："漏有八，肾俞漏，生肾俞穴。瓜穰漏，形如出水西瓜穰之类。肾囊漏，漏管通于囊也。缠肠漏，不其管盘绕于肛门也。屈曲漏，为其管屈曲不直，难以下药至底也。窜臀漏、蜂窝漏，二症若皮硬色黑，必内有童管，虽以挂线，依次穿治，未免为多事。通肠漏，唯以此漏用挂线易于除根。"

现代肛瘘分类亦多，有按内外口的位置及与周围组织关系，亦有按病因、病理等分类。

（一）按内外口分类（图 9-5-2）

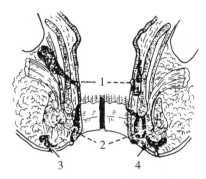

图 9-5-2　肛瘘按内外口分类图

1. 单口内瘘　2. 内外瘘　3. 单口瘘　4. 全外瘘

（1）单口内瘘：又称为内盲瘘，只有内口与瘘管相通连，无外口。

（2）内外瘘：瘘管有内、外口，内口在肛窦，外口在肛周皮肤，下有瘘管相通连。此种肛瘘最为多见。

（3）单口瘘：又称为外盲瘘，只存外口，下连瘘管，无内口。此种肛瘘临床上较少见。

（4）全外瘘：瘘管有两个以上外口相互有管道通连，而无内口。此种肛瘘临床上较少见。

（二）按瘘管与肛门括约肌的关系分类（图 9-5-3）

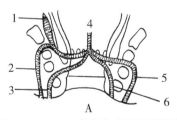 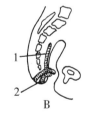

1. 肛提肌上瘘　2. 肛提肌与外括约肌深部间瘘　　　1. 高位肛瘘　2. 低位肛瘘
3. 外括约肌浅部与皮下部间瘘　4. 黏膜下瘘
5. 外括约肌深部与浅部间瘘　6. 皮下瘘

图 9-5-3　瘘管与肛门括约肌的关系分类

（1）肛提肌上瘘

（2）肛提肌与外括约肌深部间瘘

（3）外括约肌浅部与皮下部间瘘

（4）黏膜下瘘

（5）外括约肌深部与浅部间瘘

（6）皮下瘘

（三）Parks 分类法（1976）

按瘘管与括约肌的关系，将肛瘘分为四类（图 9-5-4）。

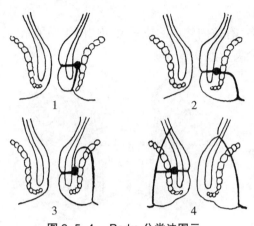

图 9-5-4   Parks 分类法图示

（1）括约肌间肛瘘（低位肛瘘）：为最常见，约占 70%，是肛管周围脓肿的后遗症。瘘管只穿过内括约肌，外口常只有一个，距肛缘较近，为 3~5cm。

（2）经括约肌肛瘘（低位或高位肛瘘）：约占 25%，为坐骨直肠窝脓肿的后遗症。瘘管穿过内括约肌、外括约肌浅部和深部之间，外口常有数个，并有支管互相沟通，外口距肛缘较远，约 5cm。

（3）括约肌上肛瘘（高位肛瘘）：占 5%，瘘管向上穿过肛提肌，然后向下至坐骨直肠窝而穿透皮肤。由于瘘管常累及肛管直肠环，故治疗较困难。

（4）括约肌外肛（高位肛瘘）：占 1%，系骨盆直肠间隙脓肿合并坐骨直肠窝脓肿的后遗症。瘘管穿过肛提肌，直接与直肠相通。这种肛瘘常为克罗恩病、肠癌或外伤所致。

（四）按瘘管形态分类

（1）直瘘：直瘘是外口与内口相对，一般瘘管较浅较短，可以摸到瘘管的行进方向。瘘管有的在皮下，有的通过各部括约肌之间，有的有一个或几个支管，也有的成为一块瘢痕组织。

（2）弯曲瘘：弯曲瘘的外口不与内口相对，内口常在肛管后部正中线齿线附近，瘘管在肛门一侧，行径弯向后方，通过括约肌之间，由内口进入肛管，常有支管。

（3）蹄铁形肛瘘：瘘管围绕肛管和直肠下部，由一侧到对侧成半环形，因形似马蹄铁名为蹄铁形肛瘘。常有一个内口，位于齿线附近。有很多瘘管和外口，分散在肛门周围、会阴部和臀部。

（五）按肛瘘的病因和病理性质分类

可分为非特异性肛瘘（即化脓性肛瘘）和特异性肛瘘两类。在特异性肛瘘中，又可进一步分为：结核性肛瘘、梅毒性肛瘘和放线菌性肛瘘三种。

（六）1992 年全国肛肠学术会议制订的标准是以肛提肌为标志

瘘管经过肛提肌以上为高位，在肛提肌以下为低位。只有单一的内口、瘘管及外口称单纯性，有两个或两个以上内口，或瘘管或外口称复杂性。

1.低位肛瘘

（1）低位单纯性肛瘘：只有一个瘘管，并通过肛提肌以下，内口在肛窦附近。

（2）低位复杂性肛瘘：瘘管在肛提肌以下，外口和瘘道有两个以上，内口一个或几个在肛窦部位（包括多发瘘）。

（3）低位蹄铁形肛瘘：瘘管主管在肛提肌以下，环形或半环形围绕肛管，外口在肛门部两侧，内口多在截石位6点（后蹄铁形），或12点处（前蹄铁形）。

2.高位肛瘘

（1）高位单纯性肛瘘：仅有一条瘘管，管道穿过肛提肌以上，内口位于肛窦部位。

（2）高位复杂性肛瘘：瘘管有分支，其主管穿过肛提肌以上，外口有两个以上，内口有一个或两个以上。

（3）高位蹄铁形肛瘘：瘘管主管在肛提肌以上，环形或半环形围绕肛管直肠，外口在肛门部两侧，内口多在截石位6点（后蹄铁形），或12点处（前蹄铁形）。

在临床上，常以肛瘘的病理性质、高低位、单纯性与复杂性来综合命名。如结核性低位复杂性肛瘘等。

【鉴别诊断】

在肛门周围和骶尾部也有其他瘘管，常有分泌物从外口排出，容易与肛瘘混淆，有时按肛瘘治疗，手术方式不恰当，造成不必要的损伤，故需加以鉴别。需与肛瘘鉴别的几种常见疾病如下：

（1）会阴部尿道瘘：尿道球部瘘管与皮肤相通，常在会阴部尿道三角内，排尿时有尿自瘘口流出，直肠内无内口，常有损伤史及尿道狭窄。

（2）骶骨前瘘：位于骶骨前凹内，由骶骨骨髓炎造成骶骨与直肠之间的脓肿，脓液由尾骶骨附近穿破，瘘口常在尾骨尖的两侧，与尾骨尖齐平，瘘管与直肠平行，皮下瘘管成"Y"字形。

（3）先天瘘：由骶尾部囊肿破溃而成，原发外口常在臀沟中点至尾骨尖处，与先天发育有关，瘘管内可见毛发（参阅骶前囊肿性肛瘘）。

（4）化脓性汗腺炎：化脓性汗腺炎是一种皮肤及皮下组织的慢性炎性疾病。其病变范围较广泛，呈弥漫性或结节状，局部常隆起、变硬，皮肤常有许多窦道溃口，且有脓汁。其鉴别要点是化脓性汗腺炎病变在皮肤和皮下组织，窦道不与直肠相通。病变区皮肤色素沉着，有特殊臭味。

（5）肛门周围毛囊炎和疖肿：毛囊炎和疖肿最初局部发现红、肿、痛的小结节，以后逐渐肿大，呈锥形隆起。数天后，结节中央组织坏死而变软，出现黄白色脓栓，红、肿、痛范围扩大。脓栓脱落，排出脓液，炎症便逐渐消失而愈。有时感染扩散，可引起淋巴管炎、淋巴结炎，若多个疖肿同时或反复发作，称为疖肿病。若发生瘘管，病变表浅，不与肛门相通。

（6）骶尾部囊肿：骶尾部囊肿是一种先天性疾病，一般认为是因胚胎发育异常引起。常见为表皮囊肿和皮样囊肿，位于骶骨前直肠后间隙或骶骨后皮下，囊肿呈单囊性、双囊性或多囊性，大者如鸡蛋，小的如黄豆，腔内有胶冻样黏液。多在20~30岁发病。无感染时，常无症状，有时感觉骶尾部胀痛。若囊肿长大或继发感染，则出现发热，局部红肿、疼痛等症状，溃破或切开引流后，形成瘘管，无内口。其鉴别要点是：常有骶尾部胀痛，其瘘口多在臀中缝或附近，距肛缘较远而离尾骨尖较近，有上皮组织向瘘口内延伸，瘘口凹陷，不易闭合。若囊肿较大，直肠指检时可发现骶前膨隆，有囊性肿物，表面光滑，界限清楚。探针检查可向骶骨前肛门后方向深入，深者可达 10cm。X 线碘油造影检查可见骶前间隙增宽，囊肿腔内壁光滑，呈梨形或多囊分叶形，一般不与直肠相通。病理检查可确诊。

（7）骶髂骨结核：骶髂骨结核形成寒性脓肿，在肛门后或会阴部破溃，形成瘘管。其鉴别点为：骨结核发病缓慢，无急性炎症，破溃后流清稀脓液，久不收口，创口凹陷。有纳差、低热、盗汗等症。瘘口距肛门较远，与直肠不通。X 线片可见骨质破坏。

【治疗】

一、内治法

（1）湿热下注型

证候：瘘口溢脓质黏稠，色黄或白，局部红、肿、热、痛较明显，纳呆少食，或有呕恶，渴不欲饮，大便不爽，小便短赤，形体困重，舌红苔黄腻，脉滑数或弦数。

治法：清热解毒，除湿消肿。

主方：萆薢渗湿汤（《疡科心得集》）合五味消毒饮（《医宗金鉴》）加减。

常用药：萆薢、薏苡仁、土茯苓、滑石、牡丹皮、泽泻、通草、黄柏、金银花、野菊花、蒲公英、紫花地丁、紫背天葵子。

（2）热毒蕴结型

证候：外口闭合，局部红肿灼热疼痛，伴有发热，烦渴欲饮，头昏痛，大便秘结，小便短赤，舌红苔黄，脉弦数。

治法：清热解毒，透脓托毒。

主方：仙方活命饮（《校注妇人良方》）加减。

常用药：白芷、贝母、防风、赤芍药、当归尾、甘草节、皂角刺、穿山甲、天花粉、乳香、没药、金银花、陈皮。

（3）阴虚夹湿型

证候：外口凹陷，周围皮肤颜色晦暗，脓水清稀如米泔样，形体消瘦，潮热盗汗，心烦不寐，口渴，食欲不振，舌红少津，少苔或无苔，脉细数。

治法：养阴托毒，清热利湿。

主方：青蒿鳖甲汤（《温病条辨》）加减。

常用药：青蒿、鳖甲、细生地、知母、丹皮。

（4）气血两虚型

证候：肛瘘经久不愈，反复发作，溃口肉芽不鲜，脓水不多。形体消瘦，面色无华，气短懒言，唇甲苍白，纳呆。舌淡苔白，脉细弱无力。

治法：补益气血，托里生肌。

主方：十全大补汤（《太平惠民和剂局方》）加减。

常用药：人参、肉桂、川芎、地黄、茯苓、白术、甘草、黄芪、当归、白芍。

二、外治法

（一）熏洗法

在肛瘘手术前后，根据病情可选用具有清热解毒、行气活血、利湿杀虫、软坚散结、消肿止痛、收敛生肌、祛风止痒作用的药物煎水熏洗肛门部以起相应的治疗作用，减轻患者的痛苦，提高疗效。常用的熏洗剂代表有消肿止痛汤、祛毒汤、苦参汤、五倍子汤、硝矾洗剂等。

（二）敷药法（掺药法）

根据肛瘘的辨证分型，选用适当的药物和剂型，敷于患处，达到消炎止痛，促进局部肿痛消散或穿破引流，祛腐生肌的目的。常用的有油膏和掺药。

油膏：适用于肛瘘闭合或引流不畅，局部红肿热痛者，常用方：熊珍膏、九华膏、如意金黄膏、黄连膏、鱼石脂软膏等。

掺药：将药物研成粉末，按制方规则配伍成方，直接撒布于患处，或撒布于油膏上敷贴，或黏附于纸捻上，插入瘘口内。常用的掺药有两类：

提脓化腐药：适用于脓肿溃后，脓水未净，腐肉未脱，或瘘管引流不畅者，常用方如褐龙奔江丹。

生肌收口药：适用于肛瘘术后，腐肉已脱，脓水将尽时，能促进肉芽和上皮生长。常用方如生肌散、皮粘散。

（三）冲洗法

冲洗可将脓腔或瘘道中的脓液冲洗干净并使其引流通畅。冲洗后还可将抗生素等药物注入脓腔或瘘道，起到抑菌消炎，促进肉芽生长，闭合管腔的作用。适用于肛瘘局部肿胀、疼痛，外口分泌物多者，或在肛瘘手术后应用。常用冲洗剂为过氧化氢、生理盐水、抗生素溶液等。一般是将冲洗药吸入注射器中，接上球头输液针头或输液用塑料管，从外口伸入瘘管内冲洗。可酌情每日或隔日进行。

三、手术治疗

手术原则和注意事项：

1）准确寻找和处理内口，彻底清除感染的肛窦、肛腺导管和肛腺是手术成败的关键。根据 Goodsall 规律可判断内口的大致位置，高位或复杂性肛瘘者，术前可采用 X 线造影检查、直肠腔内 B 超或核磁共振（MRI）等了解瘘管走形和内口位置，术中可采用触摸法、牵拉法、探针检查及染色检查等明确内口位置。如蹄铁形或高位肛瘘，管道弯曲成角，很难一次探得内口，应逐步将管道切开逐步探查。如经细致探查，仍不能找到内口时，可将有可疑的肛窦作为内口，在切开瘘管时加以切开；并将肛窦周围组织适当修剪或切除，使引流通畅。

2）彻底清除主管、支管以及死腔窦道，使其开放，引流通畅。切口设计要求肛管内伤口小，外部伤口大，使引流通畅，肉芽组织由伤口底部向上生长，再由伤口周围生长上皮，以二期愈合方式使伤口愈合。因为肛门部常有粪便通过，不易保持清洁，更不能达到无菌。而开放引流伤口，可减少感染，防止复发。如伤口较大，可缝合一部分伤口，以缩小创面，缩短疗程，避免或减少术后肛门缺损或畸形，更好地保护肛门功能。但内口和肛管部位伤口不能缝合，一定要敞开，充分引流，防止复发。

3）当瘘管穿越括约肌上方，手术时为了彻底清除病灶，保证充分引流，必须切断括约肌时，关于肛管直肠环和括约肌切断问题，需要注意以下几点：

（1）切开管道时，瘘管表面的括约肌必须一起切断，但若瘘管穿过肛管直肠环时，则应正确处理肛管直肠环，以防止肛门失禁。根据临床经验，只要不切断耻骨直肠肌和外括约肌深部，虽一次切断外括约肌和相应的内括约肌，也不致引起肛门失禁。但肛门前方外括约肌因缺乏耻骨直肠肌的支持，若需切开，只能挂线切开，在后方切开则影响不大。

（2）深部瘘管穿过肛管直肠环以上，肛管直肠环尚未纤维化者，则绝对不能一次全部切开，以免损伤肛管直肠环，应在肛管直肠环部挂线慢性切割。如肛管直肠环已纤维化时，则可以直接做垂直切开，不会引起肛门完全失禁。

（3）避免同时多处切断肛门括约肌，如需同时切断两处，则宜先切断一处，另一处挂线，或分次切开。

（4）切断括约肌时，要使切口与括约肌纤维成垂直（横行），禁止斜行切断，以免损伤过多肌纤维。

（5）肛门内括约肌亦需注意保护，若一次全部切断，也可造成肛门闭锁不全，引起部分失禁。

（6）一般切断肛门外括约肌皮下部对肛门功能无明显影响，但女性在肛门前方切断时可使肛门闭锁不严。

（7）婴幼儿由于肛门括约肌发育不充分，如需切断，一般采用挂线的方法。

（8）肛尾韧带可以纵行切开，不可横切断；如需横切断，则必须将切断的韧带断端重新缝合固定，避免造成肛门塌陷和向前移位。

（9）若为直切口，切口须以肛门为中心呈放射状；若为弧形切口则弧形部须在肛门括约肌外沿。

常用手术方式：

（一）肛瘘切开引流术

适应证：低位单纯性肛瘘，尤其是外口距离肛门缘近，瘘管又很浅的皮下瘘或黏膜下瘘。

禁忌证：高位肛瘘肛直环未纤维化者、复杂性肛瘘。

操作要点：病员取截石位或侧卧位。常规消毒肛门周围和会阴部皮肤。铺无菌孔巾，采用视、触、牵拉、染色及探针等法，确定内口和瘘管走行后，顺探针将瘘管切开，切除外口，并向外侧延长切口，搔刮管壁和内口腐朽组织及肉芽。也可以沿瘘管走行切开皮肤、皮下组织后，用剪刀将整个纤维化的条索状管道剥离摘除，修剪创口两侧的皮肤和皮下组织，使之成一口宽底小的平坦伤口，从而引流通畅。术毕仔细止血，伤口填塞凡士林纱条和明胶海绵，外用塔形纱布压迫，胶布固定（图9-5-5）。

注意事项：①处理内口时搔刮内口，完整切除瘘管组织。②术后进食流质饮食两天，适当使用抗生素，每次便后以聚维酮碘稀释液坐浴后换药，伤口以复方紫草油纱条引流，直至痊愈。

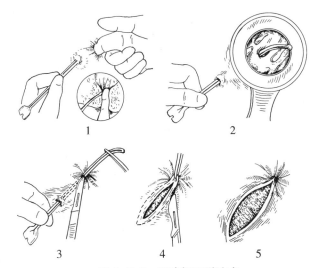

图 9-5-5　肛瘘切开引流术

1. 探查内口　2. 显示探针尖部　3. 切开瘘管　4. 切除瘘管　5. 敞开创面

（二）肛瘘切开部分缝合内口引流术

适应证： 低位复杂性肛瘘（包括半蹄铁型、全蹄铁型者），高位肛瘘肛直环已纤维化者。

禁忌证： 高位肛瘘肛直环未纤维化者。

操作要点： 病员取截石位或侧卧位。常规消毒肛门周围及会阴部皮肤，铺无菌孔巾，采用视、触、牵拉、染色及探针等法，确定内口和瘘管走行后，从外口开始沿瘘管走行切开瘘管，通过已纤维化的肛管直肠环的主管道亦一并切开。彻底搔刮管道及脓腔，清除管壁着色的腐朽组织，若有蓝点刮不净，则应以探针检查，若有支管或死腔，则应全部切开搔刮，适当修整管壁，但不必全部切除，以免造成局部组织缺损过多。管壁增厚坚硬，可予以切开松解，以利缝合创面，消灭死腔。再将内口周围感染的肛窦及肛腺导管彻底清除，仔细止血。冲洗伤口，延长与内口对应的肛管放射状切口留做引流，要求肛管内伤口小，外部伤口大，创面底小口大保持引流通畅，使肉芽组织由伤口底部向上生长，再由伤口周围生长上皮，以二期愈合的方式使伤口愈合。放射状切口部分若较长的，可做远端部分缝合，若切口较深，可做基底部分缝合，吻合切断的括约肌，以缩小创面。其余切口（弧形部分）用丝线全层间断缝合，或"8"字形缝合，或"U"形缝合，不留死腔。若切口深大，可放置橡皮条引流24小时后拔出，引流口放置明胶海绵条和凡士林纱条，外用塔形纱布压迫，胶布固定。术后处理同肛瘘切开引流术。5~7天酌情拆除缝线（图 9-5-6）。

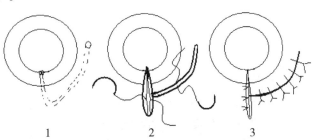

图 9-5-6　肛瘘切开部分缝合内口引流术

167

注意事项：①肛直环未纤维化者不能直接切开。②远端切口可无死腔全层缝合，近肛门侧切口不能全层缝合，内口需要开放引流。③术后观察切口缝合部分，若有分泌物等感染现象及时拆线引流。④术后进食流质饮食两天，适当使用抗生素，每次便后以聚维酮碘稀释液坐浴后换药，伤口上复方紫草油纱条，直至痊愈。

（三）肛瘘切开挂线部分缝合内口引流术

适应证：适用于高位肛瘘肛管直肠环未纤维化者（包括半蹄铁形、全蹄铁形者），高位肛瘘肛直环未纤维化者。

禁忌证：该术式无绝对禁忌证。

操作要点：病员取截石位或侧卧位。常规消毒肛门周围及会阴部皮肤，铺无菌孔巾，参考术前 X 线碘油造影，采用视、触、牵拉、染色及探针等法，确定内口和瘘管走行。从外口开始沿探针切开瘘管，直至肛门缘。彻底搔刮已切开的管道和腔穴，清除管壁着色的腐朽组织。将探针由肛缘顺瘘管从内口穿出。切开内口以下肛管皮肤、内括约肌、

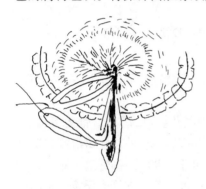

图 9-5-7　肛瘘切开部分缝合内口引流术

外括约肌皮下部、浅部。清除感染的肛窦、肛门腺，修整创面，在探针头部结扎一粗丝线，再在粗丝线末端结扎一橡皮筋，然后将探针从管道中退出，使橡皮筋留在管道内，用止血钳夹住橡皮筋末端，适度拉紧，以止血钳在橡皮筋贴近括约肌处夹住，再在钳下方用粗丝线将橡皮筋结扎。冲洗伤口，将远端部分（低位）切口用丝线全层间断缝合，不留死腔。若切口深大，可放置橡皮条引流，24 小时后拔出，在引流口、橡皮筋上下方各放置一凡士林纱条，外用塔形纱布压迫，胶布固定，术后处理同"肛瘘切开部分缝合内口引流术"（图 9-5-7）。

挂线疗法的机理：

（1）异物刺激作用：药线或橡皮筋作为一种异物，可刺激局部产生炎性反应，通过炎性反应引起的纤维化而使括约肌断端与周围组织粘连固定。

（2）慢性勒割作用：通过紧线或弹力收缩，以线代刀在局部产生压迫性缺血坏死而慢慢分离，在逐渐分离过程中，括约肌分离和组织的纤维化修复可同时进行，使分离后的肌端有附着支点，就可缩小分离后距离，减少功能障碍。

（3）引流作用：挂线为固定在病灶深部的导线，具有良好的引流作用，可减轻感染。

（4）标志作用：挂线具有良好标志作用。标明外口与内口关系，为处理瘘管，切开已纤维化的括约肌提供准确位置。

挂线疗法的优点：简便、经济、安全。对肛门括约肌功能影响较小，不会引起肛门失禁，较好地解决了高位肛瘘手术中切断肛门括约肌造成的肛门失禁问题，显著减少了肛管及其周围组织的缺损。瘢痕小，不会造成严重的肛门畸形，引流通畅，复发率低。

挂线疗法的不足之处：组织结扎在橡皮筋内，疼痛较重，往往持续 24 小时或更久。应用药线虽然疼痛较轻，但往往需要紧线或切除残余的纤维结缔组织，从而增加患者痛苦。有异物感。分泌物多，不易清洁。创面愈合的时间长。挂线处可遗留明显凹陷。

（四）肛瘘多切口浮线引流术

适应证：适用于复杂性肛瘘（包括半蹄铁形及全蹄铁形者）。

禁忌证：低位单纯性肛瘘。

操作要点：病员取截石位或侧卧位。常规消毒肛门周围及会阴部皮肤，铺无菌孔巾，参考术前 X 线造影检查，采用视、触、牵拉、染色及探针等法，确定内口和瘘管走行。在内口所在对应位，沿肛管放射状切开，作为主引流口，切开皮肤、皮下组织、齿线以下相应内括约肌及外括约肌皮下部、浅部（如肛直环完全纤维化的可一并切开，否则挂线处理），劈开肛尾韧带，直达探针示瘘道深度，暴露管腔。向上延长切口至内口处，彻底清除内口周围感染的肛窦及肛腺导管。向下延长切口至瘘道改向处，并再适当延长 1~2cm。修整创口，使之底小口大，呈"V"形，同时使创面底低于远侧段瘘管隧道底，以保证引流通畅。放射状梭形切除外口，修整创面成底小口大的倒圆锥状。根据瘘管长度，在外口与主切口间可间隔 2~3cm 做一辅助切口。用刮匙分别切口进入，尽量刮尽管腔内坏死组织和腐朽肉芽组织。搔刮干净后用过氧化氢、生理盐水冲洗管腔。在临近各切口之间的远侧段管道内贯通安置一宽约 2cm 的橡皮条做浮线引流，橡皮条的松紧以能轻松拖动为度。切口内放置凡士林油纱，塔形纱布压迫宽胶布包扎固定。术后处理同"肛瘘切开部分缝合内口引流术"（图 9-5-8）。

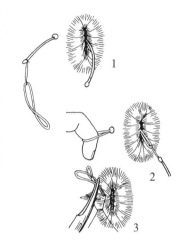

图 9-5-8　橡皮筋挂线法

1. 探针进入瘘管　2. 拉出橡皮筋　3. 皮肤切开收紧结扎橡皮筋

注意事项：①辅助引流切口设计，以间隔 2~3 cm 为宜，过宽引流可能不畅，过窄肛门损伤过大。②浮线宜在术后 9~12 天拆除，时间过久不利瘘腔闭合，过短不利引流。③术后进流质饮食两天，适当使用抗生素，每次便后以聚维酮碘稀释液坐浴后换药，伤口以复方紫草油纱条引流，直至痊愈。

【预防调护】

（1）少食辛辣刺激食物，保持大便通畅，防止便秘与腹泻，避免损伤肛门。

（2）经常清洗肛门会阴部，保持局部清洁、干燥。

（3）积极治疗其他肛肠疾病，如肛窦炎、肛裂，慢性直肠炎等。

附：结核性肛门直肠周围脓肿和肛瘘

原发的结核性肛门直肠脓肿很少，一般多因肛管其他部位先有结核病灶，而后在肛门部生成结核性脓肿，脓肿破溃后生成肛瘘，常见于 20~40 岁病人，男性较女性多。根据临床统计，结核性肛瘘约占全部肛瘘的 5%。

一、病因病理

结核性脓肿，一般先由齿线附近发起，因为齿线处抵抗力较低，是容易受损伤的部位。结核菌侵入黏膜下淋巴组织，生成结节，结节破裂，生成溃疡。这种病变侵入肛管直肠周围组织，则形成结核性脓肿，脓肿破溃，继而形成肛瘘。

二、症状

结核性脓肿或肛瘘的症状，与非结核性脓肿或肛瘘的症状相似。不过，结核性脓肿初起时，发病缓慢，疼痛较轻，病程较长。破溃或切开后，形成肛瘘，有时感觉疼痛，但不如非结核性瘘管疼痛严重。流脓是其主要症状，常有脓液由瘘口流出，质多清稀，污染衣服，病人感觉不适。另外，可能伴有身体瘦弱，食欲不振，潮热、盗汗、咳嗽、咯血等结核病症状。

三、诊断

结核性脓肿初起缓慢，无急性炎症反应。若形成肛瘘，内口多在齿线附近肛窦内。这种内口边缘不整齐，较非结核性肛瘘的内口为大，外口也较大，形状不整齐。其内常有黄白色孤岛状脆嫩肉芽组织，容易出血。外口周围皮肤暗紫色，感觉过敏，常有数个外口，内有稀淡乳汁样的脓液，带有臭味。在肉芽组织和分泌物中，常含有结核分枝杆菌。这种肛瘘常由慢性结核性脓肿破溃而形成。有时曾施行数次手术，每次手术后，伤口都久不易愈合。病理组织检查，可确定诊断。在胸部 X 线透视或摄片检查时，常可发现肺部结核病灶，能帮助诊断。

四、治疗

（一）非手术疗法

局部保持清洁，涂以 10% 对氨柳酸钠软膏，使局部减少否刺激。全身用抗痨药物，如异烟肼、利福平等，使肿胀消散，瘘口缩小，分泌物减少，待身体健康状况好转后，再行手术。

（二）手术疗法

与非结核性脓肿及肛瘘疗法相同。术后应配合抗痨药物治疗，其愈合与非结核性脓和肛瘘手术治疗时间基本相同，预后一般良好。

参考文献

[1] 李曰庆 . 中西医临床外科学 [M]. 北京：中国中医药出版社，2000：264-269.

[2] 胡伯虎 . 实用痔瘘学 [M]. 北京：科学技术出版社，1998：218.

[3] 中华中医药学会 . 中医肛肠科常见病诊疗指南（ZYYXH/T325-2012 肛瘘）[M]. 北京：中国中医药出版社，2012.

[4] 谷云飞，陈红锦，史仁杰，等 . 保留括约肌挂线法治疗复杂性肛瘘的临床研究 [J]. 南京中医药大学学报 ,2007，23（1）：20-23.

[5] 美国结直肠外科医师协会 . 2011 版美国肛周脓肿和肛瘘治疗指南 [J]. 中华胃肠外科杂志，2011，15（6）：640-642.

第六节　肛门直肠脱垂

肛门直肠脱垂是指肛管、直肠黏膜或直肠全层，或部分乙状结肠位置下移甚至完全脱出肛门外的一种疾病，又称肛管直肠脱垂、直肠脱垂。各种年龄均可发病，但多见于儿童、老年人、经产妇以及久病体弱者。

在祖国医学中，属于脱肛、脱肛痔、截肠症等范畴。

【中医学认识】

本病最早见于医书《五十二病方》，"人洲出"即脱肛的治疗记载。西汉时期的《神农本草经》确立了该病的病名——脱肛，并习用至今。晋代，《针灸甲乙经》中，始用针灸治疗，并说"脱肛，下利，气街主之。"《小儿杂病诸候·脱肛候》中又说"小儿患肛门脱出，多因利久肠虚冷，故肛门脱出，谓之脱肛也"

隋·巢元方《诸病源候论·痢病诸候》中说："脱肛者，肛门脱出也。多因久痢后大肠虚冷所为。肛门为大肠之候，大肠虚而伤于寒痢，而用气，其气下冲，则肛门脱出，因谓脱肛也。"对脱肛所出现的症状和病因病机做出了总结。明·吴昆《医方考》有："盖泻久则伤气，下多则亡阳，是气血皆亏矣。故令广肠虚脱。"明确指出脱肛是由于气血亏损所致。

清朝的中医外科学专著《外科大成》和《疮疡经验全书》比较全面地论述了该病的证治。

【西医学认识】

一、病因

现代医学认为，本病的发生与全身机体功能尤其是神经调节机能减退有关，同时也与生理解剖因素有关。常见的因素如下。

（1）结构发育不全，小儿盆腔支持组织发育不全，对直肠的支持作用较差，或骶骨弯曲尚未长成，直肠呈垂直状态，加之久痢久泻，腹压持续增加，更易发生脱垂，一般多为直肠黏膜脱垂。

（2）直肠前陷凹腹膜反折过低，当腹压增加时，肠袢直接压迫直肠前壁，将直肠向下推出。

（3）全身性疾病，全身营养不良，坐骨直肠窝内脂肪被吸收，骨盆底组织空虚，支持固定作用减弱。直肠黏膜下层松弛，容易与肌层分离，则形成直肠黏膜脱垂。

（4）长期消化道疾病，长期便秘、腹泻、前列腺肥大、排尿困难、慢性咳嗽等，使腹压持续升高，向下推压直肠。

（5）肛门脱出性疾病长期不能得到治疗，三期内痔和直肠息肉经常脱出，将直肠黏膜向下牵拉，引起直肠黏膜脱出。

（6）体质原因，年老及多次分娩，体质衰弱，或分娩时会阴撕裂，以致骨盆底肌肉和直肠支持组织松弛无力，不能固定直肠于正常位置。

（7）因肛管直肠环损伤，大便失禁，以致肛管、直肠和直肠黏膜脱垂。

（8）因腰骶神经损伤，大便失禁，以致肛管、直肠和直肠黏膜脱垂。

总之，局部解剖结构缺陷和机能不全，腹压增加，肠源性疾病等是造成该病的重要条件。

二、病理

直肠黏膜脱垂的病理变化是直肠下段的黏膜下层松弛，直肠黏膜与直肠肌层发生分离。当排便时，直肠黏膜随粪便被推挤出肛外。增加腹压，也可使其脱出肛外。初期，脱出的黏膜多呈紫红色，表面光滑，柔软而有光泽。以后因反复脱出，黏膜不断受到刺激而发炎充血、水肿，严重时可见糜烂，浅表溃疡及点状出血等。

直肠全层脱垂是由于盆底肌群及支撑组织损伤，功能减退，收缩无力，会阴下降，失去对直肠的上托、支持、固定作用，直肠侧韧带松弛。直肠位置下移、套叠，与骶骨分离，最终脱出肛外。严重者可合并部分乙状结肠脱出。由于肠管反复脱出，摩擦刺激，黏膜多慢性发炎，充血水肿，或有糜烂、溃疡、出血。

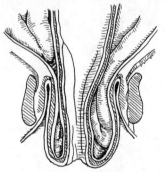

图 9-6-1　直肠旁疝

目前，关于肛管直肠脱垂的机理，有以下两种主要学说。

（一）滑动疝学说

由 Moschcowitz 在 1912 年提出，直肠脱垂是疝的发生过程。在腹腔内脏的压力下，直肠膀胱陷凹或直肠子宫陷凹的皱襞逐渐下垂，将其下方的直肠前壁压入直肠壶腹内，形成疝囊，并随直肠下降，脱出肛外，发病初期，可以扪到疝（图 9-6-1）。

（二）肠套叠学说

由 Broden 和 Snellman 在 1968 年提出，直肠脱垂是在乙直交界部发生的乙状结肠与直肠套叠。初起套叠点位于直肠正常固定处的最高点。由于套叠肠管的牵拉，直肠上端与骶骨分离，套叠起点随直肠固定点逐渐下降。反复下降，直肠与骶骨的固定点越来越低，最终骶直完全分离，直肠脱出肛外（彩图 14~17）。

近年众多的研究发现，会阴下降、肛直角变钝是直肠脱垂最常见的伴随症状；也有从电生理学、盆底动力学揭示直肠脱垂的病因；用切断肛门括约肌的方法制作成功狗直肠脱垂的动物模型实验，揭示了盆底会阴肌群功能障碍在直肠脱垂发病上的重要意义。

【临床表现】

一、症状

（一）脱出

这是肛门直肠脱垂的主要症状，早期排便时直肠黏膜脱出，便后自行复位；随着病情发展，自身抵抗力逐渐减弱，日久失治，直肠全层或部分乙状结肠突出，甚至咳嗽、负重、行走、下蹲时也会脱出。而且不易复位，需手助复位或休息后，方能复位。

（二）坠胀

本病发病缓慢，初始全身常无明显不适。病久可觉肛门坠胀，或有里急后重，欲便不能解除之感。

（三）便血

初期常不明显。病久由于长期脱出和纳入，刺激肠黏膜发生病变，使黏膜充血肿胀、糜烂或形成溃疡，可致便血。其下血色红或暗褐。

（四）黏液便

黏液流出亦较常见，有的便时排出可与粪便混杂或布于粪便表面，黏稠或稀薄，量多或少。有的黏液可自行外溢，浸渍肛门，污染衣裤。

（五）潮湿、瘙痒

由于肛周经常受分泌物的刺激，皮肤变湿，皱襞增殖肥厚或成湿疹。此时可觉作痒，有时因搔抓致皮肤破损。

（六）便秘

直肠内脱垂的主要症状为直肠排空困难，排粪不全及肛门阻塞感，用力越大，阻塞感越重，合并肠疝者更重。患者常将手指插入肛门协助排便。排便时下腹部或骶部有局限性疼痛，偶有血便及黏液便。有的患者有精神症状。

（七）腹泻

可发生腹泻，特别是小儿患者，有时虽无腹泻，但因坠胀大便次数可略增多。

二、体征

（一）黏膜或肠管脱垂

黏膜脱出呈"圆锥状"，肠管脱出呈"柱状"。初发脱出较小，病久脱出较大。脱垂多发于大便时。病久则脱垂较频繁。脱出后纳入之难易取决于脱出肠管的大小。脱出后如不及时送回，可嵌顿于肛外，因瘀血肠管肿大，肛门可疼痛不适。也可发生绞窄坏死。极少出现脱垂处穿孔，若一旦发生可危及生命。

（二）肛门弛张

久病患者可出现肛门弛张。轻者仅指诊时才可发现。重者肛门自然开张而成洞腔。

（三）会阴下降

直肠脱垂患者盆底会阴肌群松弛，会阴下降，臀沟较浅。增加腹压时更为明显，肛门会阴与两侧臀部呈平坦状。严重者肛门会阴下突，低于两侧臀部，呈一个漏斗状。

（四）其他器官下垂

由于全身营养障碍所致的直肠脱垂常常伴有生殖器脱垂，严重者可并发胃下垂、肾下垂。女性患者尤其是因生产造成会阴三度撕伤的患者可并发子宫脱垂。

【实验室及理化检查】

（1）大便常规可见黏液便、红细胞、白细胞。

（2）肛管直肠测压：肛管静息压及收缩压均明显低于正常水平。

（3）排粪造影：力排时可见到直肠脱垂发生的全过程，从而了解脱垂组织、脱垂肠管起点及长度。还可见会阴下降、骶直分离、肛直角度变钝等征象。

【诊断依据】

一、主要诊断依据

（1）肛门肿物脱出的病史为确诊肛门直肠脱垂的必要依据。

（2）查体见肛门脱出物为直肠黏膜、直肠或乙状结肠。

（3）排粪造影见直肠脱垂的有关征象。

二、分类和分型

对于本病的分类，迄今未能统一。常用的分类方法有以下几种：

（一）完全脱垂和不完全脱垂

脱出为肠壁全层，称完全脱垂或全层脱垂；脱出仅为黏膜称不完全脱垂或部分脱垂或黏膜脱垂。

（二）内脱垂和外脱垂

1. 内脱垂

肠管虽然移位下脱，但肛外不能自然查及者称之为内脱垂。发生这种现象有两种可能。其一，即虽有脱垂但脱垂较轻，肠管下移较短，未能脱出肛外；其二，即脱垂发生平面较高，肠管于高位下降套入直肠壶腹，但并未脱出肛外。上述现象实际上是直肠脱垂发展过程中的初期表现。但也有患者，患病虽久，内脱垂并无加重而致脱出。故有人将内脱垂称为直肠套叠。

2. 外脱垂

肠管下移能够脱出肛外而自然察见者称之为外脱垂。临床所见多属此类。

（1）三级或三度分类法：这是根据脱垂的轻重及脱垂反折沟的存在与否而分类的。所谓脱垂反折沟是指脱出肠管与肛管直肠间的环状凹沟。

一级（Ⅰ度）直肠脱垂：直肠黏膜与肌层分离脱出肛外（图9-6-2）。

二级（Ⅱ度）直肠脱垂：肠壁全层脱出，脱垂反折沟存在或大部分存在。

三级（Ⅲ度）直肠脱垂：肠壁全层，反折沟消失或大部分消失（图9-6-3）。

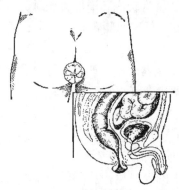 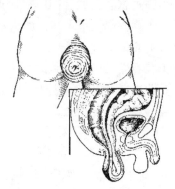

图 9-6-2　直肠黏膜脱垂　　　　　　图 9-6-3　直肠全层脱垂

（2）当然也有人以脱垂的长度作为分级的主要依据。脱垂较短者为直肠轻型脱垂或轻症脱垂，包括一级和二级；脱垂较长者为直肠重型脱垂或重症脱垂，也就是三级脱垂。

在1975年的衡水全国学术会议也按脱出长度分为三类：Ⅰ度：排便时或增加腹压时，

直肠黏膜下移脱出肛门外，便后自行回纳，脱出长度在 3cm 左右，肛门括约肌尚好。Ⅱ度：排便或腹压增加时，直肠全层脱出肛门外，需手回纳，脱出长度在 8cm 左右，肛门括约肌松弛，时见直肠黏膜出血，糜烂。Ⅲ度：排便或腹压增加时，肛管，直肠及部分乙状直肠脱出肛外，不能自行回纳，辅助回纳也困难，脱出长度在 12cm 以上，括约肌松弛无力，不脱出时肛门松弛，闭合不紧，可见直肠黏膜糜烂，出血。

（3）Tuttle 与 Bearhs 分类：两者均把完全性直肠脱垂分为三度。Tuttle 把 I 度定义为伴有肛管外翻的直肠脱出；Ⅱ度定义为肛管位置正常的直肠脱出；Ⅲ度指不脱出肛门外，仅在直肠内的隐蔽性套叠脱垂。Bearhs 的 I 度指直肠壶腹内的肠套叠；Ⅱ度指肛管位置正常的直肠全层脱垂；Ⅲ度指肛管、直肠及部分乙状结肠脱出肛门外的脱垂。

（4）三型分类法：

脱肛型：脱垂仅限于肛管部分。如仅黏膜外脱称肛管黏膜脱垂，脱出的黏膜可波及肛周或仅位于某侧。如完全脱出称肛管完全脱垂。反折沟消失或大部分消失。

直肠脱垂型：脱垂始于直肠环上，脱出为肠壁全层，反折沟存在。

混合型：肛管和直肠完全脱出，反折沟消失。

1977 年 Altemier 也将直肠脱垂分为三型。即：①黏膜脱垂型：假性脱垂。成人常合并有内痔或混合痔。②肠套叠型：全层脱垂，不合并肛管脱垂及滑动性疝。③滑动疝型：直肠及肛管全部脱垂，是真正的直肠脱垂。此型多见。

（5）四期分类法：1972 年 Ripatein 将直肠脱垂分为四期。

第一期：隐性脱垂，即直肠壶腹内的肠套叠。

第二期：增加腹压时直肠脱出，能自行回纳复位。

第三期：直肠脱出后不能自行复位，需手助其回纳。

第四期：劳累、咳嗽、用力等使腹压增高的因素皆可发生直肠脱垂，不能自行还纳。

（6）五型分类法：1979 年荒川广太郎将直肠脱垂分为五型：①不完全型，脱出为直肠黏膜及部分直肠壁。②完全型：为直肠全层脱出。③不显性型：为上部直肠套叠于下部直肠，不脱出于肛门外。④复杂型：直肠全层脱垂伴有周围脏器脱出。⑤其他类型的直肠脱垂。

（7）单纯性脱垂和非单纯性脱垂：脱垂不伴有会阴正中疝者称单纯性脱垂；如脱垂伴会阴正中疝则称非单纯性脱垂。

【鉴别诊断】

直肠脱垂的鉴别诊断，主要是黏膜脱垂与痔的鉴别。

（1）内痔脱垂与直肠黏膜脱垂的区别：内痔脱垂各痔核间多有明显分界呈花瓣状，痔黏膜常充血。色鲜红或暗紫。表面有时呈桑椹状。单纯直肠黏膜脱垂，可见放射状环形皱襞，外观整体呈"圆锥状"；脱垂黏膜多平滑光亮，色淡红。黏膜脱垂为全周时，肿物无明显分界。局限于一侧的黏膜脱垂无曲张的血管团。当然，也有黏膜脱垂伴发内痔脱垂，需根据不同病史、症状和体征加以区别。

（2）肛周皮下静脉高度曲张与肛管脱垂的区别：肛周皮下静脉高度曲张无外翻现象可资鉴别。

【治疗】

一、内治法

适用于各期肛门直肠脱垂。

肛门直肠脱垂以脱出、坠胀、潮湿、瘙痒，便血为主要特征，临床上以气虚下陷，大肠湿热为多见。在辨证时根据不同证型和病变的轻重，采取相应的治则、治法、方药。

虚劳诸气不足、大肠湿热是肛门直肠脱垂的重要原因，也是肛门直肠脱垂的常见症，故内治法的辨病治疗应以补虚、祛湿热为主。

（一）辨证施治

1.气虚下陷证

证候：便时肿物脱出，不能自行回纳；常见于久病体虚、老年、经产妇，面唇淡白，倦怠乏力，气短懒言；舌淡苔白，脉细弱。

治法：补中益气，升提固脱。

主方：补中益气汤（《脾胃论》）加减。

常用药：黄芪、人参、白术、柴胡、升麻、当归、陈皮、金樱子、五倍子、诃子、甘草。

2.大肠湿热证

证候：便时肿物脱出，热泄或便秘，肛门坠胀，口渴喜饮或渴不欲饮；舌红，苔黄腻，脉弦数。

治法：清热除湿，升提举脱。

主方：葛根芩连汤（《伤寒论》）加减。

常用药：葛根、黄芩、黄连、甘草。

（二）中成药

根据不同的证型选用不同的中成药。

气虚下陷证予以补中益气，可选补中益气丸、六君子。

湿热下注证予以清热利湿，可选用龙胆泻肝丸、三妙丸、四妙丸。

（三）西药

本病临床治疗以对症治疗为主，可酌情使用抗生素、止血药等，抗生素如硝基咪唑类；止血药可用卡络磺钠、止血敏等。

二、外治法

（一）熏洗法

中医根据"酸可收敛""涩可固脱"理论，选用五倍子煎汤加石榴皮、赤石脂、明矾、乌梅、荆芥等煎汤或用硝矾洗剂熏洗脱出组织，每日 1~2 次。

（二）针灸

选用长强、百会、足三里、气街等穴，每日 1~2 次，每次 30 分钟。还可选用耳针压豆施治脾胃。

（三）敷药

此法简单易行，多用于小儿脱肛。多以砖块烧热后外包毛巾或布热敷局部，每次约半小时，以五倍子、蒲黄、猪脂、生栝蒌根等药物调匀热敷效果更佳。

（四）复位

脱出发生后必须及时复位。较少的脱出，可施以润滑剂，用手从其顶端四周向其中心部位挤压，使脱出物收入肛内。如手法复位困难时，可用长平镊夹往盐水纱条，沿直肠纵轴缓慢放入肠腔内，借助纱条与肠壁的摩擦带动肠管回纳。无效时，可在麻醉后复位。复位后通常在肛门外适当加压固定，平卧休息，避免增加腹压。

（五）提肛锻炼

平卧做提肛活动，每日 2~3 次，每次 10 分钟。

（六）直肠黏膜下注射

有点状注射和柱状注射两种。

适应证：Ⅰ度脱垂。

禁忌证：急性炎症、腹泻、排便次数多。

体位：侧卧位或截石位。

麻醉：腰俞穴麻醉、硬膜外麻醉或局麻。

操作要点：会阴部常规消毒铺巾，消毒肛管直肠下端。点状注射用皮试针头直接刺入黏膜下层注入药物，点与点之间距离 1cm 左右，并相互交错排列（图 9-6-4）。柱状注射用细长针头从齿线上方 1cm 处进针，在黏膜下层边注射边进针至脱垂黏膜上界，可在直肠前后左右四壁各注射一柱（图 9-6-5）。注射后将脱出组织送入肛内，纱布覆盖固定。注射药量以消痔灵注射液为例，用 1 : 1 浓度，点状注射每点 0.3~0.5ml，柱状注射每柱 3~5ml，总量 10~30ml，儿童酌减。

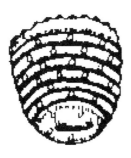

图 9-6-4

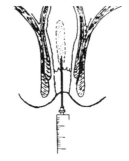

图 9-6-5

注意事项：①药液要注入黏膜下层，注意深浅得当。②术后当日禁食或给予无渣饮食，控制排便。可 2~3 日后排便。便后清洗肛门。③患者要卧床休息，避免用力下蹲及过度增加腹压。如有坠胀感，要尽量忍耐，不可因此而频繁排便。④选择适当抗生素预防感染。

（七）直肠周围间隙注射

适应证：Ⅱ、Ⅲ度脱垂。

禁忌证：肠炎、痢疾、腹泻、肛门直肠炎症。

体位：侧卧位或截石位。

麻醉：腰俞穴麻醉、硬膜外麻醉或局麻。

操作方法：会阴部常规消毒铺巾，消毒肛管直肠下端。选择长约 10cm 的 6 号针头和 20ml 注射器抽药备用。脱出肠管置于复位状态。术者用食指在肠腔内做引导，在肛门一侧距离肛缘 2.5cm 处进针，平行肛管进入坐骨直肠窝。穿刺到提肛肌时可感针尖略有阻力，穿过提肛肌后有落空感，即已进入骨盆直肠间隙。用手指在肠腔内触摸针尖部位确认其位置，严禁刺穿盆底腹膜或直肠壁。回抽无血后缓慢注入药液，轻微进退针头，调整针尖方向，使药液在间隙内呈扇形均匀分布。注射完毕后更换针头，同法注射对侧。直肠后间隙进针部位在肛门与尾骨之间，用手指在肠腔内引导，将针头沿骶骨曲前方进入直肠后间隙，扇形注射使药液均匀分布于间隙内。肛内置凡士林纱条，塔形纱布压迫固定。注射药量以消痔灵注射液为例，用 1∶1 浓度，一个间隙 10~20ml，总量 30~60ml，儿童酌减（图 9-6-6）。

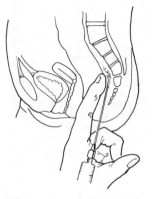

图 9-6-6　直肠后间隙注射

注意事项：①严格无菌操作；刺入厚度与刺针仅有薄膜之隔，触得明显；前位不宜穿刺；注射时应回抽无血，缓慢注药，注药量应足够。②注射后用纱卷压迫，有助于固定，对疗效有一定影响，时间一般为 24~48 小时。③选择适当抗生素预防感染。

（八）双层注射

适应证：成人Ⅱ、Ⅲ度脱垂。

禁忌证：肠炎、痢疾、腹泻、肛门直肠炎。

体位：侧卧位或截石位。

麻醉：腰俞穴麻醉、硬膜外麻醉或局麻。

操作方法：双层注射是把直肠黏膜下注射与直肠周围间隙注射结合应用，方法是先在脱出状态做黏膜下注射，复位后再作周围间隙注射。

注意事项：同直肠黏膜下注射和直肠周围间隙注射。

（九）直肠黏膜瘢痕固定术

适应证：Ⅰ、Ⅱ度脱垂伴有肛门松弛。

禁忌证：肠炎、痢疾、腹泻、肛门直肠炎等。

体位：侧卧位或截石位。

麻醉：腰俞穴麻醉、硬膜外麻醉或局麻。

操作方法：常规消毒铺巾，消毒肛管直肠下段。用 0/2 铬制肠线，从直肠侧壁距齿线 1.5cm 处，沿直肠纵轴横向间断缝合直肠黏膜。缝合宽度 1~2cm，缝线间距 1cm，缝合高度 6~8cm。术毕，肛内置凡士林纱条，塔形纱布压迫固定。

注意事项：①术前常规备皮，清洁灌肠。②术后卧床 1~3 天，流质饮食，控制排便 3 天，以后保持大便通畅。③选择适当抗生素预防感染。④便后清洁肛门局部，常规换药。

（十）肛门紧缩术

肛门括约肌紧缩方法由 Thiersch 教授首创，手术采用银丝环植入法治疗肛门失禁 [图 9-6-7（1）]。后多数医家采用银丝、铬制线、硅胶圈植入肛门括约肌周围皮下组织，以使松弛的肛门括约肌缩紧，从而治疗肛门失禁，取得一定的临床疗效。这些方法近期疗效

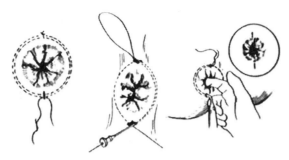

图 9-6-7（1）　植入式肛门紧缩术

可,不足之处是远期疗效较差,复发率高,且可出现线断裂、粪嵌顿、感染、疼痛等并发症。

我们采用自体肛门括约肌紧缩方法 [图 9-6-7（2）] 通过低位紧缩外括约肌,高位紧缩耻骨直肠肌,缩小肛门,使肛门位置略微前移,肛管直肠角变小,从而增强盆底对

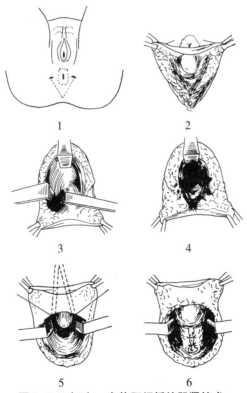

图 9-6-7（2）　自体肛门括约肌紧缩术

1.肛门后方 V 形切口　2.翻起皮瓣暴露外括约肌　3.分离至耻骨直肠上方　4.暴露耻骨直肠肌及肛提肌　5.于后方缝合两侧耻骨直肠肌　6.外括约肌向后方牵拉,缝合

直肠的扶托作用。

适应证:直肠脱垂伴有肛门松弛。

禁忌证:肠炎、痢疾、腹泻、肛门直肠炎等。

体位:侧卧位或截石位。

麻醉:腰俞穴麻醉、硬膜外麻醉或局麻。

操作方法:确定紧缩范围,麻醉状态下肛门能容三横指（6cm 左右）可以紧缩肛周

三分之一，能容三横指以上可以紧缩肛周二分之一。沿肛周 3、9 点位，距肛缘 0.5~1cm 处，肛门后侧距肛缘 4cm 处做 V 形切口，切开皮肤皮下组织，翻起皮瓣暴露外括约肌，游离皮瓣，分离至耻骨直肠上方，向前至紧缩部位肛缘外 1cm 处折向肛管。用阿力氏钳夹住皮瓣向上牵拉，分离皮瓣，暴露耻骨直肠肌及肛提肌。于后方缝合两侧耻骨直肠肌，用 1 号丝线间断缝合肛管后间隙 3~4 针，闭合部分括约肌及肛门后三角间隙，使肛门向前移位。挑起外括约肌浅层及皮下层，将外括约肌向后方牵拉，折叠缝合，肛门大小以肛管内可伸入 1 横指半至 2 横指为宜。掀开皮瓣，缝合切口至肛缘。最后将前壁多余的皮瓣切除，使肛管内切口对合良好，缝合 1~2 针。必要时可以结扎部分切口上方的直肠黏膜。术毕肛内置凡士林纱条，塔形纱布压迫固定。缝线 7 天后拆除。

注意事项：①术前常规备皮，黏膜下注射普通灌肠，其他术式清洁灌肠。②注意保留足够的肛管上皮，防止术后肛管狭窄。③术后卧床 1~3 天，流质饮食，控制排便 3 天，以后保持大便通畅。④选择适当抗生素预防感染。⑤便后清洁肛门局部，常规换药。

优点：利用括约肌本身肌束的缩小，紧缩肛门以恢复肛管的收缩、舒张功能，这种自体的肛门括约肌紧缩法还有一个优点，就是可促使肛门向前移位，这样也增加了盆底的扶托力，远期疗效良好。

（十一）双层注射加肛门紧缩术

适应证：成人Ⅲ度脱垂。

禁忌证：肠炎、痢疾、腹泻、肛门直肠炎。

体位：侧卧位或截石位。

麻醉：腰俞穴麻醉、硬膜外麻醉或局麻。

操作方法：该法是把黏膜下注射与直肠周围间隙注射，肛门紧缩术结合应用，方法是先在脱出黏膜做黏膜注射，复位后做直肠周围间隙注射，最后做肛门紧缩术。

注意事项：同双层注射与肛门紧缩术。

（十二）痔上直肠黏膜环切术

适应证：直肠黏膜脱垂 Ⅰ度不完全性直肠脱垂。

禁忌证：重症脱垂。

体位：侧卧位或截石位。

麻醉：腰俞穴麻醉、硬膜外麻醉或局麻。

操作方法：①将脱垂直肠复位后用扩肛器轻柔扩肛，置入环形肛管扩张器并固定；②在齿线上 3~4cm 直肠黏膜下做环形荷包缝合；③置入圆形痔吻合器，收拢荷包线并打结固定，从吻合器两侧侧孔拉出牵引线，关闭击发吻合器。

注意事项：①术前常规备皮，清洁灌肠。②术后卧床 1~3 天，流质饮食，控制排便 3 天，以后保持大便通畅。③选择适当抗生素预防感染。④便后清洁肛门局部，常规换药。

应用 PPH 吻合器治疗直肠下段黏膜脱垂具有安全性高、手术时间短及恢复快等特点。但对Ⅱ、Ⅲ度脱垂可加用和配合硬化剂注射、结扎或肛门紧缩术，则效果更佳。一般来讲直肠黏膜脱垂或轻度直肠内脱垂效果较好。

（十三）STARR 手术

适应证：Ⅱ、Ⅲ度脱垂。

体位：侧卧位或截石位。

麻醉：腰俞穴麻醉、硬膜外麻醉或局麻。

操作方法：①用扩肛器扩肛，置入肛门镜，缝扎固定，在缝合器视野下，于直肠前壁距齿线 4~5cm 层面处，自截石位 9~3 点（顺时针）在黏膜下层做半荷包缝合，用挡板（压舌板）从肛门镜外侧紧贴直肠后壁插入直肠挡住直肠后壁，置入吻合器，将荷包线收紧打结固定，自侧孔引出、拉紧、关闭、击发、吻合，取出吻合器，检查吻合口，有活动性出血点可行"8"字缝扎止血；②再于直肠后壁距齿线 4~5 cm 层面处，自截石位 3~9 点（顺时针）在黏膜下层做半荷包，用挡板（压舌板）从肛门镜外侧紧贴直肠前壁插入直肠挡住直肠前壁，置入吻合器，将荷包线收紧打结固定，自侧孔引出、拉紧、关闭、击发、吻合，取出吻合器，检查吻合口，有活动性出血点可行"8"字缝扎止血；（3）结扎剪除两个吻合口连接处形成的皱状黏膜隆起。

注意事项：①术前常规备皮，清洁灌肠。②术后卧床 1~3 天，流质饮食，控制排便 3 天，以后保持大便通畅。③选择适当抗生素预防感染。④便后清洁肛门局部，常规换药。

【预防调护】

（1）加强锻炼、增强体质。

（2）积极治疗痔病、肛乳头肥大，息肉等脱垂性肛门病。

（3）肛门手术中注意防治盆底肌群损伤，保护肛门功能。

（4）直肠脱垂治愈后要避免增加腹压或从事剧烈活动，以防止复发。

参考文献

[1] 张庆荣 . 肛门直肠结肠外科 [M]. 北京：人民卫生出版社，1980：173-193.

[2] 黄乃健 . 中国肛肠病学 [M]. 济南：山东科学技术出版社，1996：749-824.

[3] 胡伯虎 . 实用痔漏学 [M]. 北京：科学技术文献出版社，1988：345-343.

[4] 张东铭 . 大肠肛门局部解剖与手术学 [M]. 合肥：安徽科学技术出版社，2009：175-195.

[5] 张庆荣 . 肛门直肠结肠外科 [M]. 北京：人民卫生出版社，1980：173-193.

[6] 贺平、杨超 . 三联手术治疗 Ⅱ、Ⅲ度直肠脱垂临床疗效观察（附 25 例报告）[J]. 结直肠肛门外科，2010，16（1）.

第七节　肛乳头纤维瘤

肛乳头纤维瘤，是肛乳头因粪便或慢性炎症刺激引起的纤维结缔组织增生，是肛门直肠常见的良性肿瘤之一，多为良性肿瘤，愈后较好。好发于青壮年，女性多于男性。

肛乳头纤维瘤属于中医"悬珠痔"范畴。

【中医学认识】

本病始见于明朝申斗垣所著《外科启玄·痔疮形图》中："痔疮多种，形状不一……最苦悬珠者。"并在《外科启玄·论》中指出了"夫痔者滞也，盖男女皆有之……经云因而饱食筋脉横解肠癖为痔，痔曰肠癖是也。古书虽有五痔之分，而未尝离于风湿燥热四气郁滞，弗能通泄，气逼大肠所作也。"故本病多因过食肥甘厚腻、辛辣等导致湿热之邪下注大肠，湿热郁结，气血瘀滞所致。

【西医学认识】

正常肛乳头位于直肠柱下端，沿齿线处。为三角形或锥形乳头状小隆起，多为2~6个，但多数人缺如。其基底部发红，而尖端呈灰白色，虽大小长短不一，一般不超过2mm。肛乳头系纤维结缔组织，含有毛细淋巴管。若肛管处有感染、损伤及长期慢性刺激，肛乳头可增生变大，脱出肛门外，形成肛乳头肥大。甚者可呈乳头瘤状，称为肛乳头纤维瘤。

各种可导致正常肛乳头炎症反应的疾病均可引起肛乳头肥大增生，常见可分为两类：

（1）炎症刺激：常见于有肛裂、肛瘘、肛窦炎、慢性结直肠炎等患者。

（2）物理刺激：主要见于长期便秘大便干结或喜食辛辣刺激食品者。

【临床表现】

一、症状

（一）肛门不适感

肛管中有丰富的神经纤维，既有无髓鞘神经纤维，又有髓鞘神经纤维，还有较多的神经节，由于神经组织丰富，在肛管中形成了一附属的感觉器官。由于炎症期的炎症刺激患者常有排便不尽感，或肛门内异物感和坠胀感等。

（二）出血、疼痛

肛乳头纤维瘤引起的疼痛多为肛内阵发性的刺痛，一般疼痛程度不剧烈，持续时间短，便时为甚。如脱出于肛门外嵌顿，引起急性炎症反应时，疼痛多较剧烈，多数患者不能耐受。若排泄物干硬，就会擦伤肛门，有时出现大便带血的情况，更严重时就会滴血。

（三）脱出与瘙痒

肛乳头纤维瘤瘤体较大时可脱出于肛门外，反复脱出使炎性分泌物刺激肛门周围皮肤，引起肛周湿疹而致瘙痒。体积较大的肛乳头纤维瘤脱出肛门外后，可因为不能及时被推回到肛内就很容易引起嵌顿现象。

二、体征

（一）肛门视诊

一般肛门视诊无阳性发现，但有脱出或伴有肛周皮肤瘙痒的患者有时可见脱出肛门外的肛乳头纤维瘤瘤体，或伴发的肛周湿疹。

（二）肛门指检

指检可扪及齿线附近质地中等突起肿物，表面伴或不伴有蒂，大小不等，基底活动，一般无压痛。

（三）肛门镜检查

镜下可见灰白色大小不等突起，伴或不伴有蒂，瘤体较大者颜色与周围肛管皮肤颜色相近。

伴发于肛裂、肛瘘、肛窦炎等者也可见原发疾病的阳性体征。

【实验室及理化检查】

本病一般不需要实验室检查和理化检查即可明确诊断。一般手术切除后仍需常规送病检，尤其是瘤体较大或表面不光滑者，需排除恶性病变可能。

【诊断依据】

（一）病史

多有肛裂、肛瘘、肛窦炎、慢性结直肠炎或长期便秘等病史。

（二）症状

1.肛门不适感

发病初期，由于肛乳头肥大增生较小，如无伴发疾病，患者多无不适症状。随着瘤体增大及炎症刺激，患者常有排便不尽感，或肛门内异物感和坠胀感等。

2.疼痛

疼痛多为肛内阵发性的刺痛，一般疼痛程度不剧烈，持续时间短，便时为甚。如脱出于肛门外嵌顿时，疼痛多较剧烈。

3.出血

当排泄物干硬时，干硬的大便可擦伤肛门引起出血，出血可为便纸带血，也可为便后滴血。

4.脱出

肛乳头纤维瘤瘤体较大时可随大便脱出于肛门外，初期便后可自行回纳。随着瘤体不断增大，便后需用手辅助回纳，进一步加重则长期脱于肛门外，极易引起嵌顿。同时反复脱出使炎性分泌物刺激肛门周围皮肤，引起肛周湿疹而致瘙痒。

5.瘙痒

肛乳头纤维瘤长期反复脱出使炎性分泌物刺激肛门周围皮肤，引起肛周湿疹而致瘙痒，有时可引起局部皮肤皲裂而出现疼痛。

（三）体征

1.肛门视诊

一般肛门视诊无阳性发现，有时可见脱出肛门外的瘤体，或伴发的肛周湿疹。

2.肛门指检

指检可扪及齿线附近质地中等突起肿物，表面伴或不伴有蒂，大小不等，基底活动，一般无压痛。

3.肛门镜检查

镜下可见齿线附近灰白色大小不等突起，伴或不伴有蒂，有时表面皮肤颜色与周围肛管皮肤颜色相近。

（四）理化检查

本病一般不需要理化检查即可明确诊断。但对于瘤体较大或表面不光滑者，需送病检排除恶变可能。

【鉴别诊断】

1.内痔

排便时内痔可脱出肛门外，Ⅱ期内痔便后可自行回纳，Ⅲ期内痔常需用手辅助回纳，但内痔表面为黏膜，触之柔软，易充血糜烂致出血。

2. 直肠息肉

直肠息肉常见症状为出血，位于齿线以上直肠壁上，表面为黏膜，发生位置较低或带蒂者排便时可脱出肛门外。

3. 肛管直肠癌

肛管直肠癌常伴有脓血便，指检触之质硬，表面不光滑，多呈菜花状，基底不活动，边界不清，病检可明确。

【治疗】

一、内治法

（一）湿热下注证

症候：排便不尽、坠胀、灼热等肛门不适，肛周瘙痒、潮湿，偶有刺痛，查体可见肥大肛乳头充血、肿胀，舌红，苔黄，脉滑数。

治法：清热利湿

主方：萆薢渗湿汤（《疡科心得集》）。

常用药物：萆薢、薏苡仁、土茯苓、滑石、牡丹皮、泽泻、通草、黄柏、赤芍。

（二）气滞血瘀证

症候：便时肛门肿物脱出，表面颜色紫暗，伴疼痛、肛门坠胀，反复脱出者可伴有肛周瘙痒，舌紫暗，脉涩。

治则：行气活血化瘀。

主方：桃红四物汤加味。

常用药物：熟地、当归、白芍、川芎、桃仁、红花、皂角、黄柏、赤芍、牡丹皮。

二、外治法

（一）熏洗法

主方选苦参汤，可根据患者症状适当加减，水煎，先熏洗后坐浴，每日 1~2 次。

（二）塞药法

将具有消炎、止痛等软膏、栓剂塞入肛门，直接作用于病变部位，每日 1~2 次，熏洗后使用效果更好。

（三）灌肠法

可用三黄汤或成药复方黄柏液 30~50ml，保留灌肠，每天 1~2 次。

三、手术治疗

（一）电灼法

适应证：瘤体体积较小者。

禁忌证：瘤体大，基底宽者。

体位：截石位。

麻醉：腰俞穴麻醉，硬膜外麻醉，局部浸润麻醉。

操作要点：常规肛周及肛管、直肠下段；置入双叶肛门镜，暴露肥大肛乳头，用电刀轻点肛乳头顶端，去除顶端即可。

注意事项：①不可电灼过深，以免导致结痂脱落时引起大出血。②术后肛门内置凡士林油纱条，塔纱压迫胶布固定，控制大便 24 小时，便后坐浴换药。

（二）结扎法

适应证：瘤体体积较大不适宜电灼疗法者。

体位：截石位。

麻醉：腰俞穴麻醉、硬膜外麻醉、局部浸润麻醉。

操作要点：常规肛周及肛管、直肠下段；用阿力氏钳夹瘤体，将瘤体牵拉提起，用止血钳钳夹瘤体基底部，用 7 号丝线与止血钳下结扎，如瘤体较大者可贯穿缝合结扎。可剪去部分残端。必要时送病检。

注意事项：

（1）结扎应牢固，保留残端要适度，以免结扎线脱落或瘤体不能彻底坏死。

（2）每次结扎数目不宜超过 3 个，避免形成狭窄，增加局部张力，导致脱落期出血风险。

（3）术后处理痛电灼法。

（三）其他手术疗法

直接切除术等。

对于并发或合并与他病的肛乳头纤维瘤者，需将他病一并处理，如合并有肛裂者，需同时处理肛裂，方可减少本病再发可能。

【预防调护】

（1）注意起居饮食，不吃醇酒和过食辛辣刺激性食物，以免灼津耗液，导致燥热内生，或损伤脾胃，滋生湿热，导致湿热下注。

（2）注意畅情志，避免气血失和导致气血瘀滞。

（3）饮食合理，荤素搭配，定时排便，防止便秘，避免干硬粪便通过肛门，增加肛管摩擦刺激。

（4）积极治疗痔病、肛裂、炎症性肠病、肛窦炎等，减少诱发因素。

参考文献

[1] 韩宝，张燕生 . 中国肛肠病诊疗学 [M]. 北京：人民军医出版社，2011：223-227.

第八节　肛门直肠狭窄

凡肛门直肠腔道变窄，以致大便形状变细或排便困难，肛门疼痛或腹胀，甚至肠梗阻者，称为肛门直肠狭窄。肛门直肠狭窄，由多种原因所致，因发生部位不同，常分肛门狭窄和直肠狭窄。除癌肿所致狭窄外，其他因素引起的肛门直肠狭窄均为良性肛门直肠狭窄，将在本章讨论。其狭窄程度，有轻重之分，但和病人的年龄、性别无关。

肛门狭窄

肛门狭窄是指肛门、肛管出现狭窄致使肠内容物通过困难,出现排便障碍、便条变细、里急后重、腹胀坠痛的疾病。绝大多数肛门狭窄为手术和治疗不当而引起的。肛门狭窄属中医学"大便艰难"或"谷道狭小""锁肛痔"等范畴。

【中医学认识】

祖国医学对本病早有所认识,并进行过描述。如《诸病源候论·大便病诸候》。"大便难者,由五脏不调,阴阳偏有虚实,谓三焦不和,则冷热并结故也。"并认为本病由热结肠燥,气机不畅,气滞血瘀,湿热积聚而成癥瘕痞块,阻于肛门,或因外伤失治所致。

【西医学认识】

肛门肛管狭窄的病因较多,归纳起来,有如下几个方面:

(一)先天性肛门狭窄、闭锁

为儿童时期肛肠狭窄的常见原因,主要是患儿父母有近亲结婚史或妊娠期致畸物质接触史,及吸烟、酗酒史。

(二)炎症

慢性炎症或溃疡粘连,瘢痕形成挛缩,是常见的病因。肛门平时收缩,如有炎症或伤口,收缩更紧,容易粘连,造成狭窄。如肛门脓肿、蜂窝组织炎、复杂性肛瘘、肉芽肿性结肠炎、溃疡性结肠炎、肛门结核、放线菌病、放射性溃疡等,都可引起肛门狭窄。

(三)损伤

分为外来伤害与医源性损伤。因肛门部外伤、烫伤、烧伤、药物腐蚀、分娩、肛门部手术(如内外痔切除皮肤过多、肛瘘手术、内痔注射结扎等)生成的瘢痕而造成狭窄。

(四)肿瘤

包括良性和恶性肿瘤。发生在肠上皮的肿瘤,如腺癌、鳞癌、常因合并感染或肿瘤晚期瘤体迅速生长,导致肠腔狭窄;发生在肠壁的肿瘤,如平滑肌瘤或肉瘤都可使肠腔变窄。肠壁外在肿瘤的压迫也可使肛肠狭窄,可引起排便困难。

肛门肛管狭窄的病理变化是:肛门和肛管内有放射形、半环形或环形瘢痕,造成畸形。这种瘢痕可累及皮肤、皮下组织和肛门括约肌。瘢痕坚硬,瘢痕内有大量纤维组织、多核白细胞和淋巴细胞浸润,这种病理改变常侵及肛门括约肌下缘。

【临床表现】

一、症状

肛门狭窄常见症状,是排便困难或排便不畅,粪便形状变细或只能排出少量稀粪,排便次数多,便时和便后肛门疼痛,且有长时间肛门坠胀、里急后重、灼热、异物感等。常合并肛裂或皮肤黏膜破损,造成糜烂、溃疡而引起出血。又因分泌物刺激,引起肛门瘙痒,潮湿,上皮脱落和皮炎,并常有便秘、腹胀、恶心、食欲不振、低热、腹痛、乏力等全身症状。

二、体征

最重要的是进行仔细的肛门直肠指诊,对发现狭窄及确定狭窄部位,范围、形状、质地等有决定性意义。

【实验室及理化检查】

本病一般不需要实验室检查和理化检查即可明确诊断。但如肛裂溃疡创面分泌物清稀、肉芽浮肿、术后创面愈合缓慢等情况，需要排除结核性、炎症性肠病特别是克罗恩病的肛周表现时，需要取分泌物做涂片检查或病理检查，以明确溃疡性质。

【诊断依据】

病人有肛门部发生过炎症、做过手术和注射治疗，或用过腐蚀药物的病史。结合指检可见：肛门或肛管狭小，不能通过手指，有时摸到坚硬环状狭窄的纤维带或管状狭窄。肛门检查时应注意肛门外形、肛门括约肌收缩功能，以及有无瘢痕、湿疹等。指诊检查应注意狭窄程度、硬度、表面情况、活动范围及有无触痛，指套有无脓血等。应对局部病变取活检做病理组织学检查。除应做必要的常规化验和生化检查外，对有性病可疑者做血清梅毒试验、血清冷凝集试验、Freire 试验等项检查。

分类分度

1.按病因分类

（1）炎症性狭窄。

（2）瘢痕性狭窄。

（3）痉挛性狭窄。

2.按狭窄程度分类

（1）轻度狭窄：病变累及肛门和肛管的一部分，肛门直径为 1.5~2.0cm，但食指尚可通过肛管。

（2）中度狭窄：病变累及肛门和肛管半周，肛门直径为 1.0~1.5cm，食指不能通过肛管。

（3）重度狭窄：病变累及肛门和肛管全周，肛门直径在 1.0cm 以下，小指不能进入肛管。

【鉴别诊断】

对有明显病史的肛门、肛管狭窄如手术、放疗、外伤、炎症及痉挛性狭窄，临床不难鉴别。如肛门部常有粪便或分泌物，浅的裂口，应与肛裂引起的肛门括约肌痉挛和老年性肛门梳硬结相鉴别；并酌情做钡剂灌肠、肛周彩超、磁共振等检查，以排除结直肠其他病变。应特别注意与肛周化脓性汗腺炎及肛管部位的结核相鉴别。

1.肛裂

肛裂是指齿状线下肛管皮肤纵行全层裂开后形成的梭形溃疡，好发于青壮年患者，好发于肛门的前后方。典型症状是肛门出现周期性疼痛，肛门括约肌持续性痉挛导致肛门狭窄、大便困难。

2.肛周化脓性汗腺炎

肛周化脓性汗腺炎指大汗腺感染后在皮内和皮下组织反复发作、广泛蔓延，形成范围较广的慢性炎症，化脓后发生溃疡，皮下发生广泛坏死，皮肤溃烂，愈合后常导致硬化和瘢痕形成，导致肛门狭窄、大便困难。

3.溃疡性肛门皮肤结核

溃疡性肛门皮肤结核是由结核杆菌引起的肛周皮肤病，初发多在肛管，呈颗粒样结节，逐渐破溃，向外蔓延至肛周皮肤，形成不规则的浅表溃疡。常伴有腹股沟淋巴结核，结核菌素试验阳性或呈弱阳性。

4.肛管鳞状细胞癌

肛管鳞状细胞癌与肛管狭窄的临床表现相近，可通过病理学检查鉴别。

5.性病性淋巴肉芽肿

性病性淋巴肉芽肿也能引起肛管狭窄，其表现与肛门狭窄近似，但有冶游史，腹股沟、淋巴结肿大，弗莱氏试验阳性。

【治疗】

一、内治法

（一）辨证论治

（1）气滞血瘀型：便下艰难，干燥如羊粪，或细扁如条，腹胀不适，或大便困难，腹胀肠鸣，肛门坠痛，舌有瘀斑，脉沉实或涩，治宜活血化瘀，软坚通便，方用延胡索散和桃红四物汤，加丹参、乳香、没药、川芎、丹参等。

（2）湿热蕴结型：排便困难，粪条细扁，带脓血黏液，或腹泻与便秘交替出现，肠燥津少，口干，小腹坠胀，里急后重，肛门灼热，舌苔黄腻，脉滑数。宜清热除湿，方用内疏黄连汤，加生地、苍术、藿香、厚朴等。

（二）中药

脾约麻仁丸（《伤寒论》），组成：大黄、厚朴、杏仁、白芍、枳实、麻子仁。

（三）西药

通便药可选用聚乙二醇散剂、乳果糖等。

二、外治法

（一）坐浴法

因瘢痕组织过度增生而导致的轻度肛管直肠狭窄，可采用中药坐浴治疗，有软化瘢痕和活血化瘀之功效，减轻狭窄，缓解各种症状。可选活血化瘀，行气通络的中药，选药：桃仁、红花、当归、赤芍、生地、川芎、乳香、艾叶、夏枯草、玄参、全蝎、蜈蚣、生甘草。水煎后坐浴20分钟，每日一次。

（二）软膏涂抹法

使用复方鱼肝油软膏涂抹肛周瘢痕处促进瘢痕软化、恢复弹性，达到松解瘢痕狭窄的目的。

（三）西药

肌肉注射糜蛋白酶、胎盘球蛋白等对软化瘢痕有一定促进作用，但不显著。对局限性瘢痕可用醋酸氢化可的松 1ml 加普鲁卡因 2~3ml，局部注射于瘢痕区，5~7 天一次，6~10 次一疗程。

（四）灌肠法

肥皂水灌肠、开塞露。

（五）理疗

红外线照射和电透热疗法，最轻度狭窄有一定疗效，一般每日 1 次，每次 20~30 分钟，连续 6~9 周。

三、手术疗法

手术方式可随证选择；麻醉可根据具体术式及患者耐受加以选择：腰俞穴麻醉、硬膜外麻醉、局部浸润麻醉等。

（一）扩肛术

适应证：适用于肛门或肛管轻度狭窄。

禁忌证：肛门溃疡，肛门、肛管肿瘤等。

手术步骤：医生手指带指套，涂以液体石蜡，缓慢伸入病人肛门和肛管内，轻轻轮换向四周按压，每天 1~2 次。或采用小、中、大号肛门镜和扩肛器进行扩肛，每周 1~3 次，以后间隔时间逐步延长，直至狭窄消散，不再复发为止。一般需 6~8 周，疗效良好。

（二）肛管松解术

1.肛管后部线状切开术

适应证：适用于肛门和肛管后部的轻度、中度和线状狭窄。

禁忌证：肛门溃疡，肛门、肛管肿瘤等。

手术步骤：消毒后，以牵开器牵开肛管。在后中线开一纵切口，切口上端到齿线，向下到肛门缘下方。切开狭窄瘢痕和内括约肌下缘，使肛管完全松弛（图 9-8-1）。然后扩张肛管使能伸入二指，肛管内放凡士林纱布。手术后定期扩张，直到伤口完全愈合。

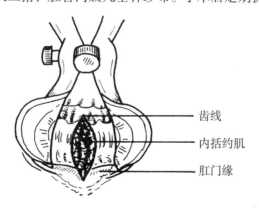

齿线

内括约肌

肛门缘

图 9-8-1　肛管后部线状切开术

2.放射切口瘢痕松解术

适应证：适用于肛门和肛管轻、中度狭窄。

禁忌证：肛门溃疡，肛门、肛管肿瘤等。

手术步骤：将瘢痕分段做 1~4 个放射切口。松解瘢痕，解除狭窄，常将瘢痕中份切口加深延长，切开肛门梳硬结、部分内括约肌和外括约肌皮下部，使肛门肛管松弛，手指可放入 2~3 指。肛管顶端狭窄，松解瘢痕时，切口以切断瘢痕为度，不宜过深，以免伤及耻骨直肠肌。

（三）纵切横缝术

适应证：适用于轻、中度肛门和肛管狭窄。

禁忌证：肛门溃疡，肛门、肛管肿瘤等。

手术步骤：

（1）常规消毒后，食指触摸肛门周围，探及瘢痕组织、狭窄程度。

（2）拉钩显露狭窄和瘢痕部位，上自瘢痕上 0.5cm，下至瘢痕下 1cm 做一纵形切口，使切口贯穿瘢痕组织，切口深度以切开健康组织为宜。

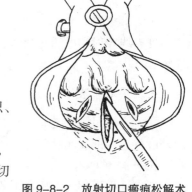

图 9-8-2　放射切口瘢痕松解术

（3）用剪刀潜行分离切口边缘皮肤及黏膜 0.5~2cm，以减轻张力。

（4）用 2-0 可吸收线从切口上端进针，通过基底部由切口下端出针，拉拢丝线两端结扎，使纵形切口变为横形，对位间断缝合 3~5 针。

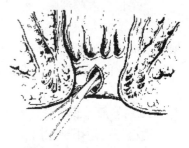

图 9-8-3　潜行分离切口边缘

（5）若切除组织过多，缝合时张力过大，可在肛缘外做一横形减张切口 2~4cm，切口周围潜行分离 1~2cm，后用 0 号丝线间断缝合。

（6）外用凡士林油纱条覆盖创面，塔形敷料包扎固定。

注意事项：

（1）严格无菌操作，缝合时应稍带切口基底部组织，以免遗留死腔而感染。

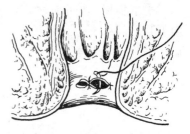

图 9-8-4　横行对位缝合切口

（2）充分游离切口下皮肤及黏膜，以防缝合后张力太大，致使切口裂开。

（3）术中必须做指诊，以麻醉下能通过二指为度，防止肛管狭窄。

（4）在肛缘皮肤与直肠黏膜对合缝合时，应注意黏膜的高度，要让肛门缘皮肤经缝合后上移于肛管内。

（5）术后进流质饮食或软食两天，控制大便 2~3 天。

（6）每次便后用中药熏洗剂或高锰酸钾 4998 液坐浴清洗，然后消毒换药，并在肛内注入九华膏。

（7）换药 5~7 天后，拆线。

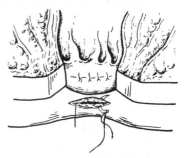

图 9-8-5　肛缘外减张切口

（四）肛管成形术

肛管成形术是切除狭窄瘢痕，扩大肛管，以黏膜或带蒂皮片修补肛管。

1. 单纯成形术

适应证：适用于肛管后部的部分狭窄和全周狭窄。

禁忌证：肛门感染未愈或肛门括约肌严重损伤者。

手术步骤：

（1）牵开肛管，显露肛管后壁狭窄，在肛管后部由齿线正常黏膜向后到尾骨尖开一切口，切开黏膜、皮肤和狭窄瘢痕，有时需切除一部分瘢痕组织，但不切断外括约肌（图9-8-6）。

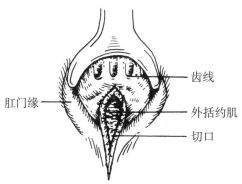

图 9-8-6　肛管和肛门后部切口

（2）扩张肛管，向两侧分开伤口，将黏膜由肌肉向上分离约 2 cm（图9-8-7）。

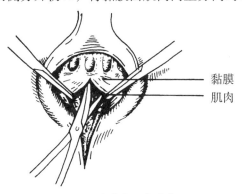

图 9-8-7　黏膜由肌肉分离

（3）下牵黏膜，将黏膜下缘与肛门缘皮下组织缝合，但不缝于括约肌或肛门缘外的皮下组织，以免手术后黏膜外翻（图9-8-8）。如肛管全周狭窄，可在肛管其他部位

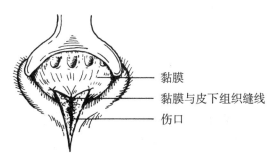

图 9-8-8　黏膜下缘与肛门缘皮下组织缝合

做相同手术。

术后处理：

（1）禁食及控制排便 3~4 天。

（2）常规补液，加强支持治疗，适当应用抗生素。

（3）术后 3 周内每天换药 1~2 次，保持大便通畅。禁 1 周坐浴。

（4）术后 7~10 天拆线。

2.Y–V 皮片成形术

适应证：齿状线以下的肛管半环形瘢痕狭窄，或远端直肠的环形狭窄者。

禁忌证：肛门感染未愈或肛门括约肌严重损伤者。

手术步骤

（1）在肛管前部和后部中线由齿线到肛门缘各开一纵切口，并由各切口的远端皮肤向两侧各开一斜切口，使切口成为 Y 字形（图 9-8-9）。

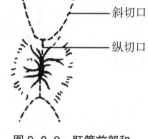

图 9-8-9　肛管前部和后部 Y 字形切口

（2）切开黏膜和皮肤，切除狭窄瘢痕组织，切开一部分内括约肌。以指扩张肛管，使能伸入两指，分离皮片下方组织成为全层皮片（图 9-8-10）。

（3）皮片尖端牵入肛管并与肛管伤口上端黏膜缝合，如是 Y 字形切口则使其成为 V 字形切口以将肛管扩大。最后缝合伤口（图 9-8-11）。

术后处理：同上。

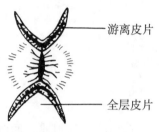

图 9-8-10　分离皮下方组织成为全层皮片

3.V–Y 带蒂皮瓣肛门成形术。

适应证：肛管管性狭窄者。

禁忌证：同 Y–V 皮瓣成形术。

手术步骤：

（1）在肛门或后正中线纵向切开瘢痕，上至正常黏膜，下至肛门皮肤，并向切口两侧环形彻底切除瘢痕。

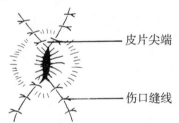

图 9-8-11　缝合伤口使 Y 字形成为 V 字形

（2）手指探查瘢痕是否已彻底切除，并扩肛以能容纳 2~3 指为度，使肛门完全舒张。用组织钳夹住直肠黏膜切缘，向上环形游离直肠黏膜 1~2cm，彻底止血。在肛门两侧各做 2~3 个联合的 "V" 形皮肤切口（图 9-8-12）。如切除的瘢痕较小，可仅做 1~2 个 "V" 形切口（图 9-8-13）切口的尖端朝下深达皮下组织，皮瓣宽为 3~4cm，潜行游离皮瓣边缘 0.5~1crn，但皮瓣中心应与皮下组织相连以保证血供。

（3）游离皮瓣边缘 0.5~1.0cm 后向上推，移入肛管（图 9-8-14）。皮瓣的内侧缘与游离的直肠黏膜用 2-0 号可吸收缝线做间断缝合。

（4）皮肤切口与皮瓣用 1 号丝线行 "Y" 形间断缝合（图 9-8-15）。如果有多个 "V" 形切口，"Y" 形缝合后，整个肛周皮肤可向内移 2-3cm 成为新的肛门（图 9-8-16）。

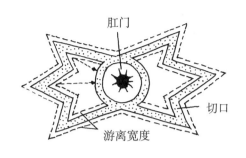

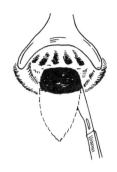

图 9-8-12　多个联合的
"Y"形皮肤切口

图 9-8-13　单个切除瘢痕
的"Y"形切口

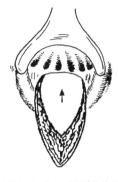

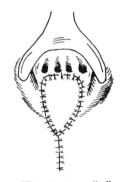

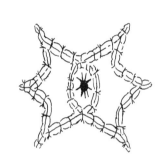

图 9-8-14　将游离好的
皮瓣向上推移入肛管

图 9-8-15　"Y"
形缝合皮瓣图

图 9-8-16　"W"形切口缝合后
形成的新肛门

并发症：①切口感染。②皮瓣坏死。③肛门失禁。

术后处理：同 Y-V 皮瓣成形术。

4.岛状皮片成形术

适应证：肛管管性狭窄者。

禁忌证：同 Y-V 皮瓣成形术。

手术步骤：

（1）牵开肛管，确定瘢痕大小和狭窄程度，估计切开多少瘢痕和内括约肌能使肛管直径增长到正常（图 9-8-17）。

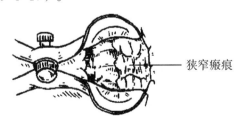

图 9-8-17　确定瘢痕大小及狭窄程度

（2）在肛管一侧切开狭窄和内括约肌，切除瘢痕组织。轻度和中度狭窄在肛门周围皮肤开一菱形切口（图 9-8-18）。

（3）切开皮肤，由切口周围向外分离皮下组织，但不分离皮片下方组织，以免影

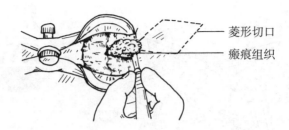

图 9-8-18　切除瘢痕组织，皮肤上开菱形切口

响皮肤的血供给。再将皮片徙前到肛管伤口内（图 9-8-19）。

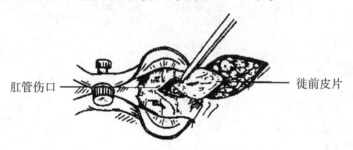

图 9-8-19　游离皮片徙前到肛管伤口内

（4）皮片尖端与黏膜，皮片边缘与肛管伤口边缘穿入缝线，缝线应穿过少量内括约肌，使皮片固定于肛管的适当部位（图 9-8-20）。

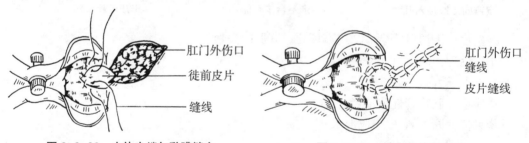

图 9-8-20　皮片尖端与黏膜缝合　　　　图 9-8-21　缝合皮片和伤口

（5）去掉臀部牵引粘膏，减少皮肤张力，使皮片边缘与伤口边缘对合，分别结扎缝线。最后间断褥式缝合肛门外伤口（图 9-8-21）。

（6）重度狭窄如上法切开狭窄和内括约肌，切除瘢痕组织。在肛门外皮肤开一 U 字形皮片切口（图 9-8-22）。游离皮片，移到肛管伤口（图 9-8-23）。

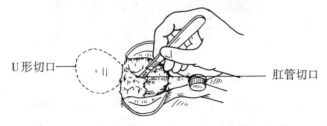

图 9-8-22　切除瘢痕组织，皮肤开 U 形切口

（7）如上法将皮片与伤口边缘缝合，肛门外伤口开放（图 9-8-24）。

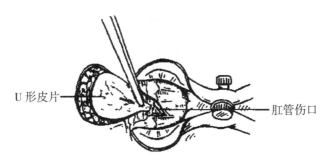

图 9-8-23　皮片移植到肛管伤口

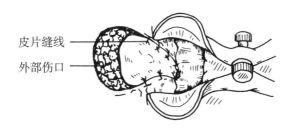

图 9-8-24　缝合皮片，外部伤口开放

5.S 形皮片成形术

Forguson（1959 年）用这种手术治疗痔环切畸形，以后用于治疗肛管狭窄。切除肛管黏膜和瘢痕组织，将带蒂旋转皮片移植于肛管内。

适应证：适用于范围大的肛管全周重度狭窄。

禁忌证：肛门感染未愈或肛门括约肌严重损伤者。

手术步骤：

（1）倒置位或切石位，沿黏膜和皮肤连线开一环形切口，将黏膜和瘢痕组织由下方括约肌分离，向上到齿线上方，显露内括约肌。在此处将黏膜和瘢痕组织做环形完全切除，电凝或结扎止血（图 9-8-25）。

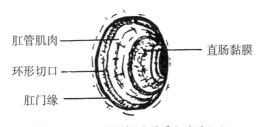

图 9-8-25　环形切除黏膜和瘢痕组织

（2）以肛管为中心开一横置的 S 形切口，肛门两侧的弯切口长 8~10 cm，做成两个皮片，皮片顶在肛管两侧相对，其底宽应与其高度相等。切开皮肤和皮下组织，将皮片由其下方组织分离，做成全层并带有少量皮下组织的皮片（图 9-8-26）。

（3）旋转皮片，将一侧皮片的顶部牵向肛管前方，一侧皮片顶部牵向后方，使皮片边缘在齿线与直肠黏膜对合，间断缝合（图 9-8-27）。

（4）两侧皮片移植后皮片边缘在肛管前部和后部中线对合，缝合数针，使肛管由

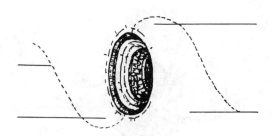

图 9-8-26　S 形切口和肛门两侧皮片

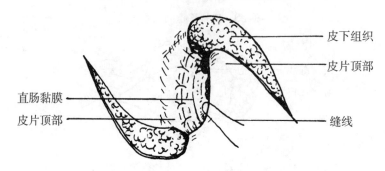

图 9-8-27　旋转皮片与直肠黏膜缝合

皮片覆盖。皮肤伤口间断缝合，如皮片有张力可以一部分开放（图 9-8-28）。

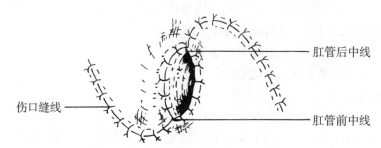

图 9-8-28　肛管前后中线对合，缝合伤口

术后处理：

（1）禁食，控制排便 5~6 天。然后灌肠排出粪便，口服液状石蜡保持成形软便。

（2）静脉输注高营养，适当应用抗生素。

（3）如皮瓣下有积血、积液或积脓，可拆除几针缝线，将其清除、引流，一般不影响皮瓣的成活。

（4）术后 1 周内，每天换药 1~2 次，禁止坐浴。

（5）术后 7~10 天拆线。

（6）定期指诊使肛管平滑。

（7）术后加强肛门括约肌功能锻炼。

【预防调护】

鉴于绝大多数肛门直肠狭窄为手术和治疗不适而引起，所以预防造成狭窄比治疗更为重要。①肛管皮肤弹性较差，手术时一定要尽量保存肛管皮肤，为此，要选择合理的术式和切口角度。切口尽可能放射状，最好不做环状，以防瘢痕收缩，引起狭窄。②内痔注射和结扎切除混合痔药物和手术切口,不能在同一平面,以防形成环状狭窄。③肛瘘、混合痔切除,创面过大的,要缝合或半缝合,或植皮,防止大面积瘢痕形成和引起肛门变形。对于炎症和肿瘤（癌性除外）所引起的肛门狭窄,应于产生狭窄前及时治疗相应的疾病,还应避免长期腹泻和长期服用泻药。

直肠狭窄

直肠损伤或发炎后,肠壁有结缔组织增生,使直肠腔缩小变窄,称为直肠狭窄。多在齿线上方 2.5~5cm 处,或直肠壶腹。大多数病人为 20~40 岁,男性与女性发病率为 1：4。

【中医学认识】

直肠狭窄属于祖国医学"大便秘结"的范畴,属大肠热结,气机不畅,或与外伤误治有关。如《外科大成》所说:"锁肛痔,肛门内外如竹节锁紧,形如海蜇,里急后重,便粪细而扁,时流臭水",对肛管直肠癌所引起的便秘,做出了准确而生动的描述。直肠狭窄,临床上主要表现为:大便难,大便变细变扁。

【西医学认识】

直肠狭窄主要为瘢痕和肿物压迫所致。常见的原因有:

（1）因直肠手术后瘢痕收缩或手术时黏膜损伤过多,如内痔切除、直肠吻合术,直肠阴道瘘手术等。

（2）因药品腐蚀而造成黏膜和肠壁坏死,形成狭窄。如内痔、脱肛注射术,误用腐蚀药品灌肠等。

（3）因放射治疗或灼烙损伤直肠形成瘢痕,产生狭窄。

（4）因直肠损伤后继发感染,形成瘢痕,发生狭窄。

（5）因各种原因的直肠炎症和组织增生,引起直肠狭窄,如直肠炎、直肠结核、血吸虫肉芽肿、阿米巴肉芽肿、性病性淋巴肉芽肿等。

（6）因直肠肿瘤及肠外邻近组织肿物压迫,引起直肠狭窄,如前列腺肿瘤、卵巢囊肿、子宫肿瘤等。

【临床表现】

症状

本病症状与肛门狭窄基本相同,但一般比肛门狭窄严重,病期也较长,常不能早期发现。初期病人常有直肠坠胀不适,排便次数多,但不流畅,粪便伴有黏液、脓血等直肠炎症状,以后逐步发展为长期的进行性便秘和排便困难,里急后重,粪便形状变细,常混有脓血;晚期每有假性肛门失禁症状,常有黏液、脓血、稀粪从肛门内流出,局部皮肤因刺激而上皮脱落发红糜烂,肛门时感疼痛。同时会出现低热,食欲不振,体重减轻,贫血和腹胀等慢性肠梗阻症状。

体征

最重要的是进行仔细的肛门直肠指诊,对发现狭窄及确定狭窄部位,范围、形状、质地等有决定性意义。

【诊断依据】

根据病史、临床表现及局部检查即可做出诊断。患者常表现为排便困难、腹胀、脓血便、肛门疼痛、里急后重、消瘦等。腹部检查可见腹胀、肠型、手术瘢痕等。指检时，括约肌松弛，向上可摸出狭窄（7~9cm以内者），直肠壁变硬，无弹性。有时狭窄口大或为镰状，可将手指伸至狭窄上方，区别其为环状或管状，炎性或癌肿性，但不可用力过猛，以免引起疼痛、流血或撕裂肠壁。通过窥器检查，可见狭窄下端黏膜变厚，狭窄为镰状或环状，狭窄部孔道有粪汁或脓性物溢出。此外，可酌情做钡或碘油灌肠X线检查，确定直肠狭窄位置和厚度；还可检查细菌、阿米巴和血吸虫，以明确病因，最好做活组织检查，排除癌肿，确定诊断。

分类

（1）环形狭窄：直肠腔由周围向内缩小，成一环形狭窄，其上下宽不超过2.5cm（图9-8-29）。

（2）管状狭窄：直肠腔由周围向内缩小，狭窄区域较长，超过2.5m，成为管状（图9-8-30）。

（3）镰状狭窄：直肠腔一部分狭窄，不波及肠腔全周（图9-8-31）。

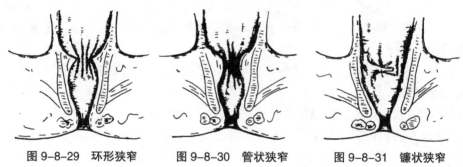

图9-8-29 环形狭窄　　　图9-8-30 管状狭窄　　　图9-8-31 镰状狭窄

【鉴别诊断】

诊断困难的是无明显症状和病史的直肠狭窄，如直肠肿瘤、淋巴肉芽肿、慢性炎症相鉴别。

1.直肠肿瘤

直肠癌早期多无明显症状，偶有粪便带血、腹泻。形成直肠狭窄往往已到晚期，直肠指诊可触及质硬、固定、高低不平或如菜花样肿块，内镜可见直肠狭窄，而直肠黏膜是完整的，确诊需病理检查。直肠内良性肿瘤如腺瘤、类癌、淋巴瘤、平滑肌瘤、脂肪瘤等，一般体积较小，不致梗阻，多无特殊症状，当指诊和窥镜发现后，需病理检查或术后切除标本确立诊断。

2.性病性淋巴肉芽肿

系病毒性感染，病变主要在生殖器和腹股沟淋巴结。患者以女性为主、有性病接触史，常伴有肛门刺激症状，排出脓血、黏液、并发肛瘘，狭窄一般在齿线上方，质硬但表面光滑，呈苍白色，肛门口呈开放状。弗锐试验、补体结合试验及病毒检查阳性。

3.慢性溃疡性大肠炎

重症病人偶可并发直肠狭窄，系由于直肠多发性溃疡在愈合过程中形成广泛肉芽肿和大量瘢痕所致。

【治疗】

除恶性肿瘤外，根据直肠狭窄病变的程度，位置高低和种类，选用合适的方法治疗。

（一）内治法

凡由炎症引起的直肠狭窄，应针对原发病因，加以治疗。如为结核性者，则用抗痨治疗，如为阿米巴肉芽肿，则用抗阿米巴药治疗。关于中医辨证施治，可参考肛门狭窄内治法。

（二）外治法

（1）灌肠疗法：直肠内注入黄霉液 50~100ml，每天 2 次，可减轻里急后重感，用温热生理盐水灌肠，每天 2 次，可使黏膜清洁，炎症消散。

（2）扩张法：直肠下部轻度镰状或环形狭窄，可用此法使狭窄解除。医生每天用手指或扩张器给病人扩张一次，或一周 1 次，逐渐加大扩张器。但扩张时，勿用力过猛和扩张太大，以免撕破肠壁。

（三）手术疗法

上述疗法无效或直肠狭窄严重，并有肠梗阻症状时，或直肠狭窄位于腹膜反折以上的环形狭窄，均宜手术疗法。麻醉方式可根据具体术式选择。

1.挂线疗法

适应证：适于高位直肠半环形或环形瘢痕狭窄及肛门直视下手术困难者。

术前准备：术前清洁灌肠 2 次。

体位：截石位或折刀位。

手术步骤：

（1）常规消毒会阴部皮肤、肛管及直肠下段，铺无菌巾。

（2）指诊，查清狭窄部位。指扩肛门，使括约肌充分松弛，便于直肠内操作。

（3）在瘢痕狭窄处，用球头探针从狭窄部下缘穿入，穿过基底部，从狭窄部上缘拉出探针，挂以橡皮筋，退针将橡皮筋引入拉出（图 9-8-32），两端合拢拉紧钳夹，于钳下以丝线结扎（图 9-8-33）。肛门敷料包扎固定。

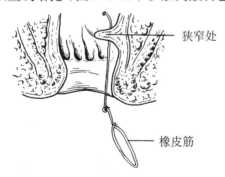
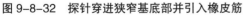
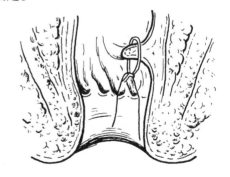

图 9-8-32　探针穿进狭窄基底部并引入橡皮筋　　　图 9-8-33　将橡皮筋拉紧钳下结扎

（4）若狭窄范围较大，可同时两处挂线，效果良好。

术中注意事项：

（1）探针穿过狭窄基底部时，一定用左手食指做引导，探针与直肠平行，以免损伤直肠壁。

（2）橡皮筋尽量拉紧后再结扎，便于切割狭窄环。

（3）食指于肛内始终抵住探针头的前进方向，以免损伤正常黏膜。

2.切开缝合术

适应证：适用于直肠下段镰状和环形狭窄。

术前准备：术前清洁灌肠2次。

体位：截石位或折刀位。

手术步骤：

（1）用分叶肛门镜显露直肠狭窄，于狭窄后部做一纵切口，并楔形切除部分瘢痕组织，解除其狭窄，使肠腔扩大，但切口不要切透直肠壁（图9-8-34）。

（2）为防止出血，可先用两把血管钳将切口两侧分别钳夹，圆针细线结扎，然后切除中间瘢痕。游离切口上部肠黏膜1~2cm，再将黏膜拉下覆盖切口，用圆针细丝线或细肠线将其与切口下缘黏膜吻合（图9-8-35，图9-8-36）。

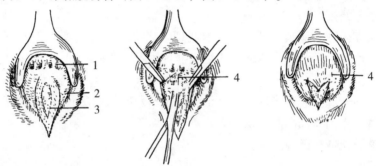

图9-8-34，35，36　1.齿线　2.肛门缘　3.外括约肌　4.直肠黏膜

术后处理：伤口处放凡士林纱条，便后坐浴，在肛门镜下局部换药，上九华膏，5~6天拆线，定期扩肛。

3.直肠内瘢痕切除术

适应：适用于直肠下段环形狭窄和3cm左右的管状狭窄。

手术步骤：

（1）用双叶肛门镜显露直肠下段狭窄的瘢痕（如能将其拉出肛门更好），于后中线做一纵切口，切开瘢痕，扩大肠腔，然后环形切除瘢痕，同时切除部分直肠环肌。

（2）每切除一段瘢痕组织，即将切口上下缘正常黏膜适当游离（0.5~2cm），再用细丝线或细肠线对合黏膜缘缝合，边切边缝。

（3）用一段粗胶管，外绕凡士林纱条，从肛门放到此处固定，大便时取出。

术后处理：

（1）每次便后坐浴，在肛门镜下用新洁尔灭擦洗缝合处，放复方紫草油纱条换药，注入九华膏。

（2）5~7天拆线，伤口愈合后，定时用扩张器扩张，防止伤口愈合后再次收缩。

4.直肠后纵切横缝术

适应证：适用于中、上段直肠狭窄及腹膜反折部以下狭窄。

术前准备：同直肠癌手术。

手术步骤：

（1）由尾骨至距肛门2.5cm处开一切口，有时切除尾骨或骶骨下段，切开直肠后部组织显露直肠壁，游离直肠两侧。

（2）然后用一金属扩张器由肛门伸入直肠，通过狭窄。再在直肠后壁做一纵切口，切开狭窄，切口宜经过狭窄上下健康肠壁（图9-8-37）。然后分离直肠黏膜下层，使黏膜松解（图9-8-38），但不要切破黏膜。

（3）取出扩张器，将裹有凡士林纱布的肛管模具由肛门插入到狭窄上方，然后用可吸收1/0号丝线横形缝合直肠黏膜（图9-8-39），再间断缝合肌层（图9-8-40）。将切口缝合完毕后（图9-8-41），彻底止血，上部放一引流条，24小时后取出。

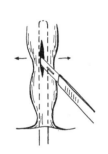 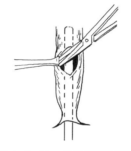 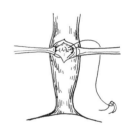

图9-8-37 纵行切开狭窄处　　图9-8-38 分离直肠黏膜下层　　图9-8-39 横行缝合直肠黏膜

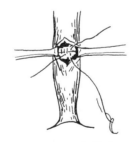 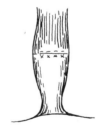

图9-8-40 间断缝合肌层　　图9-8-41 缝合完毕

术后处理：禁食2~3天，排气后进少渣饮食，保持大便通畅；24小时后拔除引流条。

6.内镜直肠、结肠良性狭窄球囊扩张术

内镜下用球囊扩张早期的结肠、直肠及回肠末端的良性狭窄是一种很好的治疗方法，通过扩张可解除梗阻，免受手术痛苦。有的可缓解临床症状，恢复进食，明显改善患者的生活质量，待全身情况好转后可择期手术。

适应证：

（1）缺血性肠炎引起的肠管狭窄。

（2）结、直肠手术后吻合口良性狭窄。

（3）炎性肠病引起的结、直肠或回肠末端狭窄。

（4）放射性肠炎引起的结、直肠狭窄。

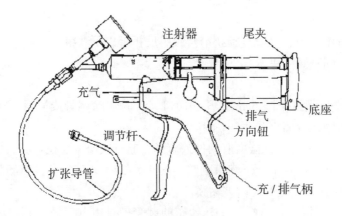

图 9-8-42　球囊扩张器

禁忌证：

（1）腹腔内肿瘤压迫引起的肠管狭窄。

（2）怀疑有肠坏死、肠穿孔或有局限性腹膜炎者。

（3）内镜检查不能配合者。

4. 有严重的心、肺疾患者

术前准备：

（1）摄腹部 X 线平片，了解有无肠梗阻等。

（2）查血生化，血常规，凝血酶原时间及血小板。

（3）患者如有肠梗阻，勿须做肠道准备，狭窄远端肠管用 1 000ml 温盐水低压灌肠即可。

麻醉：一般不需麻醉。若估计操作时间较长，患者较紧张，可用少量丙泊酚等麻醉剂，以缓解患者的不适。

操作步骤：

（1）内镜插至狭窄部位（图 9-8-43）。

（2）在直视下将扩张导管插过狭窄部位（图 9-8-44）球囊插入 1/2 即可。

（3）抽净球囊管及球囊内的空气，然后向球囊内注入注射用水 30ml（小号球囊）或 35ml（大号球囊）（图 9-8-45），扩张球囊使球囊内的压力达到 40kPa。此时可见到狭窄环一周的黏膜呈乳白色，持续扩张 1~2 分钟，然后将水抽出。2~3 分钟后再将 30ml 或 35ml 的水注入。如此重复，根据情况，可扩张 3~5 次。

并发症：

（1）扩张部位出血。

（2）肠穿孔。

术中注意点：本手术是利用球囊的张力使狭窄肠管的纤维环扩大，并可使纤维环表皮下层的部分肌纤维断裂，而达到治疗目的。故在操作过程中，应严格按操作程序进行，如注水过多，由于球囊的顺应性较低，可出现球囊破裂，甚至出现肠穿孔；但如注水过少则达不到扩张的目的。故在扩张过程中一定要使球囊达到 38~40kPa 的压力。一般多选用 8cm 的球囊，当肠管扩张至能顺利通过肠镜，则认为效果满意。直肠纤维性狭窄的

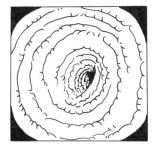 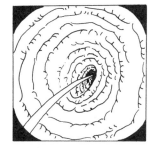

图 9-8-43　内镜插至狭窄部位　　　　图 9-8-44　扩张导管插过狭窄部位

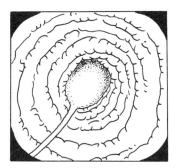

图 9-8-45　扩张球班

扩张成功率在 80%~100%，并且越早扩张，效果越好，如果复发可再次行扩张术。

　　目前，直肠良性瘢痕狭窄采用球囊扩张法治疗，是一种有效而痛苦又小的治疗手段，如在狭窄早期进行扩张则效果更佳。

　　7. 结肠造口术

　　直肠狭窄有完全肠梗阻或伴有较重的全身疾病，可做结肠造口术。

　　预防调护：同肛门狭窄预防。

【参考文献】

[1] 孟荣贵，喻德洪 . 现代肛肠外科手术图谱 [M]. 郑州：河南科学技术出版社，2003：133–139.

[2] 喻德洪 . 肛肠外科疾病问答 [M]. 上海：上海科学技术出版社，1997：218–228.

[3] 李春雨，张有生 . 实用肛门手术学 [M]. 沈阳：辽宁科学技术出版社，2005：206–216.

[4] 张庆荣 . 肛管大肠手术图谱 [M]. 天津：天津科技翻译出版公司，2000：196–208.

[5] 张东铭 . 大肠肛门局部解剖与手术学 [M]. 合肥：安徽科学技术出版社，2006：204–217.

[6] 黄乃健 . 中国肛肠病学 [M]. 济南：山东科学技术出版社，1996：826–830.

[7] 金定国 . 中西医结合肛肠病治疗学 [M]. 合肥：安徽科学技术出版社，2004：322–329.

[8] 李国栋，寇玉明 . 中西医临床肛肠病学 [M]. 北京：中国中医药出版社，1996：155–161，204–209.

第九节　会阴部坏死性筋膜炎

坏死性筋膜炎(Neerotizing faseiitis，NF)是一种由多种细菌感染(包括需氧菌和厌氧菌)引起，同时伴有会阴、外生殖器及肛周皮下坏死性筋膜炎症。临床上主要以皮肤、皮下组织及浅深筋膜的进行性坏死，是一种广泛而迅速的皮下组织和筋膜坏死为特征的软组织感染，常伴有全身中毒性休克。本病曾先后被称为"医院内坏疽""急性感染性坏疽""化脓性筋膜炎""溶血性链球菌坏疽"，直至1952年Wilson建议将皮下组织浅、深静脉的进行性坏疽统称为急性坏死性筋膜炎。本病是多种细菌的混合感染，其中主要是化脓性链球菌和金黄葡萄球菌等需氧菌。本病感染只损害皮下组织和筋膜，不累及感染部位的肌肉组织是其重要特征（见彩图18及彩图19）。

【中医学认识】

（1）坏死性筋膜炎属于中医学"烂疗""脱囊"范畴，中医认为，"毒邪聚于肌肤，初起头小，红肿明显，边界不清，后皮湿烂，身热，或神昏谵语，死不治"。本病多见于体弱多病又有外伤者，因素体虚弱，卫外不固，气血虚损，又外伤染毒，故易"内陷"，即出现脓毒败血症。如不及时治疗，病变继续扩大，则皮色暗紫，随之坏死。

（2）辨证施治

热毒湿盛型：证见初起恶寒发热，患处局部肿胀疼痛，皮色紫红呈点状，从中心点迅速向四周扩散，疮顶色灰黑，切开后脓浊秽，味臭难闻，痛剧不止，舌红苔黄腻，脉弦滑。治宜清热泻火，解毒利湿。方用黄连解毒汤合萆薢化毒汤加减。

毒入营血型：证见局部肿胀，疮部疼痛难忍，创周高度水肿发亮，迅速呈紫暗色，间有血疱，肌肉腐烂。切开创面，坏死筋膜色灰暗，脓似粉浆污水，气味恶臭，脓液稀薄，混有气泡滋出，伴壮热头痛，神昏谵语，气促，烦躁不安，呃逆呕吐。舌红绛苔少，脉弦数。治宜凉血解毒，清热利湿。方用犀角地黄汤合黄连解毒加减。兼瘀血阻塞者可加全蝎、蜈蚣、山甲等。

气阴两虚型：证见发热恶寒，疮部疼痛难忍，切开创面，坏死筋膜色灰暗，脓似粉浆污水，气味恶臭，脓腐难脱或肉芽淡红，脓水清稀，创面久不敛口，伴阴液不足表现。舌淡红苔薄白，脉濡细。治宜益气养阴，和营解毒。组方用黄芪、人参、石斛、丹参、牛膝、地丁、白芍。兼瘀血阻塞者可加全蝎、蜈蚣、山甲等。

【西医学认识】

坏死性筋膜炎常为多种细菌的混合感染，包括革兰阳性的溶血性链球菌、金黄葡萄球菌、革兰阴性菌和厌氧菌。随着厌氧菌培养技术的发展，证实厌氧菌是一种重要的致病菌，坏死性筋膜炎常是需氧菌和厌氧菌协同作用的结果。坏死性筋膜炎常伴有全身和局部组织的免疫功能损害，如继发于擦伤、挫伤、昆虫叮咬等皮肤轻度损伤后，空腔脏器手术后，肛周脓肿引流、拔牙、腹腔镜操作后，甚至是注射后（多在注射毒品后）均可发生。长期使用皮质类固醇和免疫抑制剂者好发本病。

【临床表现】

坏死性筋膜炎可累及全身各个部位，发病以四肢为多见，尤其是下肢；其次是腹壁、会阴、背、臀部和颈部等。病人局部症状尚轻，全身即表现出严重的中毒症状，是本病的特征。

1. 局部症状

起病急，早期局部体征常较隐匿而不引起病人注意，24 小时内可波及整个肢体。

（1）片状红肿、疼痛：早期皮肤红肿，呈紫红色片状，边界不清，疼痛。此时皮下组织已经坏死，因淋巴通路已被迅速破坏，故少有淋巴管炎和淋巴结炎。感染 24 小时内可波及整个肢体。个别病例可起病缓慢、早期处于潜伏状态。受累皮肤发红或发白、水肿，触痛明显，病灶边界不清，呈弥漫性蜂窝织炎状。

（2）疼痛缓解，患部麻木：由于炎性物质的刺激和病菌的侵袭，早期感染局部有剧烈疼痛。当病灶部位的感觉神经被破坏后，则剧烈疼痛可被麻木或麻痹所替代，这是本病的特征之一。

（3）血性水疱：由于营养血管被破坏和血管栓塞，皮肤的颜色逐渐发紫、发黑，出现含血性液体的水疱或大疱。

（4）奇臭的血性渗液：皮下脂肪和筋膜水肿、渗液发黏、混浊、发黑，最终液化坏死。渗出液为血性浆液性液体，有奇臭。坏死广泛扩散，呈潜行状，有时产生皮下气体，检查可发现捻发音。

2. 全身中毒症状

疾病早期，局部感染症状尚轻，病人即有畏寒、高热、厌食、脱水、意识障碍、低血压、贫血、黄疸等严重的全身性中毒症状。若未及时救治，可出现弥漫性血管内凝血和中毒性休克等。局部体征与全身症状的轻重不相称是本病的主要特征。

3. 检查

血常规

（1）红细胞计数及血红蛋白测定：因细菌溶血毒素和其他毒素对骨髓造血功能的抑制，60%~90% 病人的红细胞和血红蛋白有轻度至中度的降低。

（2）白细胞计数：呈类白血病反应，白细胞升高，计数大多在（20~30）×10^9/L 之间，有核左移，并出现中毒颗粒。

血清电解质：可出现低血钙。

尿液检查

（1）尿量、尿比重：在液体供给充足时出现少尿或无尿，尿比重衡定等，有助于肾脏功能早期损害的判断。

（2）尿蛋白定性：尿蛋白阳性提示肾小球和肾小管存在损害。

血液细菌学检查

（1）涂片镜检：取病变边缘的分泌物和水疱液，做涂片检查。

（2）细菌培养：取分泌物和水疱液分别行需氧菌和厌氧菌培养，未发现梭状芽孢杆菌有助于本病的判断。

血清抗体：血中有链球菌诱导产生的抗体（链球菌释放的透明质酸酶和脱氧核糖核

酸酶 B 能诱导产生滴度很高的抗体），有助于诊断。

血清胆红素：血胆红素升高提示有红细胞溶血情况。

影像学检查

（1）X 线摄片 皮下组织内有气体。

（2）CT 显示组织中的小气泡影。

活组织检查：取筋膜组织进行冷冻切片，对诊断也有帮助。

【诊断】

Fisher 提出六条诊断标准，有一定的参考价值：

（1）皮下浅筋膜的广泛性坏死伴广泛潜行的坑道，向周围组织内扩散。

（2）中度至重度的全身中毒症状伴神志改变。

（3）未累及肌肉。

（4）伤口、血培养未发现梭状芽孢杆菌。

（5）无重要血管阻塞情况。

（6）清创组织病检发现有广泛白细胞浸润，筋膜和邻近组织灶性坏死和微血管栓塞。细菌学检查对诊断具有重要意义，培养取材最好采自进展性病变的边缘和水疱液，做涂片检查，并分别行需氧菌和厌氧菌培养。测定血中有无链球菌诱导产生的抗体（链球菌释放的透明质酸酶和脱氧核糖核酸酶 B，能产生滴度很高的抗体），有助于诊断。

【鉴别诊断】

1. 丹毒

局部为片状红斑，无水肿，边界清楚，且常有淋巴结、淋巴管炎。有发热，但全身症状相对较轻，不具有坏死性筋膜炎的特征性表现。

2. 链球菌坏死

由 β - 溶血性链球菌感染。以皮肤坏死为主，不累及筋膜。早期局部皮肤红肿，继而变成暗红，出现水疱，内含血性浆液和细菌。皮肤坏死后呈干结、类似烧伤的焦痂。

3. 细菌协同性坏死

主要是皮肤坏死，很少累及筋膜。致病菌有非溶血性链球菌、金黄色葡萄球菌、专性厌氧菌、变形杆菌和肠杆菌等。病人全身中毒症状轻微，但伤口疼痛剧烈，炎症区中央呈紫红色硬结，周围潮红，中央区坏死后形成溃疡，皮缘潜行，周围有散在的小溃疡。

4. 梭菌性肌坏死

是专性厌氧菌的感染，常发生在战伤、创伤、伤口污染的条件下。早期局部皮肤光亮、紧张、有捻发音，病变可累及肌肉深部。分泌物涂片可检出革兰阳性粗大杆菌。肌肉污秽坏死，可有肌红蛋白尿出现，X 线片可发现肌间有游离气体。

5. 非产气荚膜梭菌性肌坏死

此病由厌氧性链球菌或多种厌氧菌引起，较为罕见。诱因与气性坏疽相似，但病情较轻，伤口内有浆液性脓液，炎症组织中有局限性气体。

【并发症】

（1）贫血。

（2）弥漫性血管内凝血。

（3）中毒性休克。

（4）多器官功能衰竭。

【治疗】

坏死性筋膜炎是外科危重急症，其治疗原则是：早期诊断，尽早清创，应用大量有效抗生素和全身支持治疗。

1. 抗生素

坏死性筋膜炎是多种细菌的混合感染（各种需氧菌和厌氧菌），全身中毒症状出现早、病情重，应联合应用抗生素。

2. 清创引流

病变组织及周围存在着广泛的血管血栓，药物常难以到达，故积极、大剂量抗生素治疗1~3天无明显效果时，应立即手术治疗。彻底清创，充分引流是治疗成功的关键。手术应彻底清除坏死筋膜和皮下组织，直至不能用手指分开组织为止。常用方法：

（1）切除感染部位的健康皮肤备用：清除坏死组织，清洗创面；行游离植皮，覆盖创面。此法可防止创面大量的血清渗出，有利于维持术后体液和电解质的平衡。

（2）在健康的皮肤上做多处纵向切开：清除坏死筋膜和脂肪组织，以3%过氧化氢、甲硝唑溶液或0.5%~1.5%高锰酸钾溶液等冲洗伤口，造成不利于厌氧菌生长的环境；然后用浸有抗生素药液的纱条湿敷，每4~6小时换药1次。换药时需探查有否皮肤、皮下组织与深筋膜分离情况存在，以决定是否需要进一步扩大引流。

（3）择期行植皮术：皮肤缺损较大，难以自愈时，应待炎症消退后，择期行植皮术。手术操作中应注意健康筋膜的保护，损伤后易造成感染扩散。甲硝唑局部湿敷可延缓皮肤生长，不宜长期应用。

3. 支持治疗

积极纠正水、电解质紊乱。贫血和低蛋白血症者，可输注新鲜血、白蛋白或血浆；可采用鼻饲或静脉高营养、要素饮食等保证足够的热量摄入。

4. 高压氧治疗

近年来外科感染中合并厌氧菌的混合性感染日益增多，而高压氧对专性厌氧菌有效。须注意的是，虽然高压氧疗法可以降低患有坏死性筋膜炎病人的病死率，减少额外清创的需要，但该疗法绝不能取代外科清创和抗生素治疗。

5. 并发症的观察

在治疗全程中均应密切观察病人的血压、脉搏、尿量，做血细胞比容、电解质、凝血机制、血气分析等检查，及时治疗心肾衰竭，预防弥漫性血管内凝血与休克的发生。

【预后】

坏死性筋膜炎全身中毒症状重，并发症多且为凶险。

【预防】

提高机体的免疫力，积极治疗原发的全身性疾病和局部皮肤损伤。长期使用皮质类固醇和免疫抑制剂者应注意加强全身营养，预防外伤的发生。皮肤创伤时要及时清除污染物，消毒创口；并发全身不适时，要积极求助医生。

参考文献

[1] 张东铭. 盆底与肛门病学 [M]. 贵阳：贵州科学技术出版社，2001：479–480.

[2] 张秀，李承惠. 会阴部坏死性筋膜炎与肛周脓肿的区别预防及特殊人群保健 [J]. 实用心脑肺血管病杂志，2011，9：1607–1610.

[3] 左进，马英，李立等. 会阴部坏死性筋膜炎诊疗体会 [J]. 中医杂志，2003：256–257.

[4] 李辉，安阿玥，王晏美等. 中西医结合治疗会阴部坏死性筋膜炎的临床观察 [J]. 医学研究通讯，2004，8：50–51.

[5] 赵自星. 实用肛瘘学 [M]. 成都：四川科学技术出版社，2003：213–219.

[6] 严豪杰，王军，矫浩然等. 糖尿病合并坏死性筋膜炎 11 例中西医诊治体会 [J]. 中国中西医结合外科杂志，201，4B（18）2：174.

第十节　肛门直肠异物

肛门直肠异物是指各种异物进入肛门后，造成肠壁、肛管及周围组织的损害，其原因复杂多样，病情危急，痛苦较大，近年来临床上有逐渐增多的趋势。其临床特点为：肛门内坠胀、沉重、刺痛、灼痛、里急后重等。异物可由口、肛门进入，由于肛门在消化道的终末端，一般异物均可自行排出体外，部分异物可在大肠狭窄或弯曲处发生刺伤或梗阻，其中最常见的部位为肛管直肠部。本病属于中医"大肠内异物"范畴。

【中医学认识】

在祖国医学中，肛门异物多有记载，如清代《医门补要·医法补要》中说："长铁丝鱼钩插入肛门，钩之背必圆，可入内。而钩尖向外，钩住内肉，拖之难出。痛苦无休。用细竹子，照患者肛门之大小相等，打通竹内节为空管，长尺许。削光竹一头，将管套入在外之钩柄，送入肛门内。使钩尖收入竹管内，再拖出竹管，则钩随管而出。"

【西医学认识】

一、从口进入

由口不慎，或精神病人及小儿将异物吞下，由胃肠道排至直肠而堵塞。如鱼骨刺、骨片、牙齿、金属币、西瓜子、铁钉、纽扣、发夹等。损伤结果因异物大小、形状和进入时间不同而不同。

二、从肛门进入

意外伤，如戳伤，由高处跳下或坠下，坐于直立的木桩、铁柱、工具柄、树枝或其他棒状物体上，可将这些棒状物折断留于肠内；自行置入，心理变态和暴力，将木棍、胶管、玻璃瓶、灯泡钢笔、金属器械，以及瓜、茄子、红薯等植物置入直肠。近年来由于我国同性恋人数的增加，畸形性行为或侵犯中由自己或别人塞入的异物，玻璃瓶和性工具是这一类异物中最常见的，这些异物不能自动通过肠道，较难取出，因为塞入时用力较大，这些患者常有直肠损伤，极少数病例出于意外事件，也常有合并直肠或结肠损伤。

三、肠内形成

某些食物及化学物质在肠内不被吸收，久则积成硬块，有时可形成异物。此种异物与病人生活习惯及生长地区有关。常吃大量药品，如碳酸氢钠、镁、钙等，易结成硬块；长期居住在多钙盐地区，常喝硬水，肠内分泌物减少，可使粪便结成硬块，此种硬块，可在直肠或肛门成为异物。

四、医源进入

在治疗过程中，将带包装的栓剂药物、注射器、体温计、探针等不慎掉入直肠，这种情况在临床比较少见。

【临床表现】

一、症状

（一）肠道梗阻

多表现为低位肠梗阻，可出现腹胀、恶心、呕吐、腹部隐痛等症状，肛门可有少量排气，有时可排出少量粪便及血性液体，肠鸣音多活跃，下腹部多有明显压痛，肠管出现穿破时，则可有反跳痛，若异物较大，则在下腹部可触及，如木棒等。

（二）肠道出血

如果为尖锐针头、缝针、铁钉或是边缘锐利的骨片，玻璃碎片可破入肠壁，出现鲜血便排出，此时应特别注意，以免引起大量肠道出血。

（三）腹膜炎

如果肠壁有穿破，肠内容物进入腹腔，即出现局限性或全腹膜炎，此时腹痛可加剧，腹胀明显，并有全腹压痛及反跳痛，肝浊音界缩小或消失，肠鸣音低下或消失，并有寒战、高热或意识模糊，有不少病例，容易出现低血压或休克。

（四）肛门阻塞感及会阴区痛

由肛门进入的较大异物，容易嵌塞，若是尖锐的异物，可有会阴区放射痛，病人便意频繁，烦躁不安。

（五）直肠周围间隙感染

锐利的异物留存于直肠内，可刺破肠壁，感染可沿直肠周围间隙扩散，可导致严重的感染，而出现高烧、寒战、会阴剧痛，甚至可有感染性休克。如处理不及时，可出现严重后果。

二、体征

指诊和镜检是最可靠的诊断方法，可触到肛门内或见到直肠下端的异物，并可测知异物的形状、大小和性质。

【诊断依据】

（1）成人的肛门直肠异物，依靠典型的病史，即可明确诊断，而对于小儿及精神病患者，和某些非金属异物，还需借助于辅助检查，方可明确诊断及判定异物确切的部位。

有的病人还隐瞒病史，医生应耐心询问。

（2）小而光滑的异物多能自动排出，可无任何症状；如果为尖锐针头、缝针、铁钉或是边缘锐利的骨片，玻璃碎片可破入肠壁，或横入肛窦则肛痛，排便时加重或便血；如异物位置较高可破入肠壁引起局限性腹膜炎；如异物大，形圆而表面滑只觉得肛门堵塞感，沉重和腹痛。

（3）位于直肠中下段的异物，肛诊多可直接触及，可以直接了解异物的外形、大小、质地等，还可了解下段直肠有否其他病变，如狭窄、前列腺增生大小等，对决定治疗方法有重要参考价值。

（4）X线检查对于金属异物的诊断具有决定性的意义，可明确其所在部位、大小及性质；而对于非金属异物，B超可发挥其作用；乙状结肠镜检查可发现直肠下段异物；纤维结肠镜可发现位置较高异物。

【鉴别诊断】

一、肛裂

肛裂是肛管皮肤非特异性放射状纵形溃疡。肛管前后位发生较多，患者常有便秘，便后有滴血及周期性疼痛。检查可见肛裂溃疡面。

二、肛门旁皮下脓肿

脓肿发生于肛周的皮下组织，常继发于肛隐窝感染。局部红肿热痛明显，无便血，直肠指诊无异物发现，但肛管、直肠异物取出后，亦可继发肛门旁皮下脓肿。

【治疗】

一、内治法

小形异物，表面平滑，大半可自然排出；若不能排出，病人多食增加粪便体积的食物，如马铃薯、燕麦、黑面，然后再服用缓泻药，有时可使异物遂粪便排出；剧烈泻药使肠蠕动加强，可将异物快速排出，但也可将异物驱向肠壁，损伤肠壁，所以要慎用；有时可给病人牛奶面包，因牛奶可在异物表面做成滑膜，再服泻药，可使异物更容易排出。

二、手术治疗

如不能自然排出，宜行手术。异物在肛门口，可直接取出；在肛窦内的异物，先麻醉，扩张肛门，将异物取出，然后严格消毒；软质异物可先将异物穿一大孔，使空气流出，以减少肠内吸力，然后取出；小的软质金属异物，如发卡，钢针或是铁钉等，可以钳夹碎，分段取出；如异物形圆、质地硬，可用取铆钳取出。有时许多的异物连合成块，如樱桃核、石榴子可分块取出；牙签、鱼刺、果核等异物直位刺入肠壁者，可用肛门拉钩避开异物后拉开肛门，暴露异物末端，用血管钳夹住反向拔出异物；异物横位卡住者，可用肛门拉钩沿着异物刺入方向拉开肛门，使异物一端退出肠壁后，立即用血管钳钳住异物后，将异物取出。如异物较长或术野暴露不满意，可用2把血管钳夹住异物两端，用剪刀将异物剪断后取出，若异物无法钳夹，可采取套线或穿孔带线等方法；如异物为玻璃瓶、灯泡等，取出难度较大，特别是异物大头朝向肛门者，可取软质丝线网，以血管钳送入直肠，使任一网眼套住异物上缘，向外牵拽取出；如未成功，可用整块胶布或纱布包裹异物后，破碎异物，分块取出。若通过以上方法异物扔无法取出，那么必须作剖腹术将异物挤向肛门或做结肠切开术取出异物，对于异物较大、较长，不能通过直肠生理弯曲者，也应采取开腹手术，或切开肠管取出，同时行乙状结肠造瘘。术后关键是以局部及全身抗炎治疗，改善局部黏膜水肿充血为主，对症处理出血、疼痛、水肿，一般都能顺利痊愈。取异物时，应根据异物形状、大小、位置，采取灵活方式，尽可能从肛门取出，避免开腹手术，减少患者不必要的痛苦。

【预防与调护】

（1）建立良好饮食习惯，杜绝狼吞虎咽，避免异物从口而入。

（2）照管好儿童及精神病患者，防止其误食或从肛门塞入异物。

（3）建立正确、科学、卫生的性观念和性行为，注意性卫生。

参考文献

[1] 黄乃健. 中国肛肠病学 [M]. 济南：山东科技出版社，1996：1444-1446.

[2] 张庆荣. 结直肠肛门外科学 [M]. 上海：人民卫生出版社，1980：343-344.

[3] 喻德洪. 现代肛肠外科学 [M]. 北京：人民军医出版社，1997：272-273.

[4] 何永恒. 实用肛肠外科手册 [M]. 长沙：湖南科学技术出版社，2004：267-269.

[5] 胡国斌. 现代大肠外科学 [M]. 北京：中国科学技术出版社，1996：96-98.

[6] 何鹏. 人体异物损伤 [M]. 北京：北京科学技术出版社，2006：334-337.

第十一节　肛门直肠外伤

肛门直肠外伤系各种原因引起的肛门及直肠组织的损坏，可合并有其他脏器损伤及骨折等并发症。愈合可出现肛管，直肠狭窄、肛门失禁、肛瘘、直肠阴道瘘等后遗症。肛门直肠外伤较为少见，据有关资料报道，发病率仅占腹部外伤的 0.5 %~5.5% ，占结肠损伤的 10% 左右，多为急症，原因大多数为暴力所致。

在祖国医学中，属于伤科范畴。

【中医学认识】

祖国医学认为肛门直肠外伤多因恶血留内，瘀血阻络或瘀结胸胁而发生胸满腹胀、二便不通或红肿青紫、疼痛昏闷之症。在《张氏医通·跌扑》中描述了其病因病机及辨证施治。"人有堕坠、恶血留内、腹中胀满，不得前后，先饮利药。……从高堕下，腹中瘀血满痛不得出，短气，二便不通，千金桃仁汤。……跌扑闪挫，瘀结腹胁，大便不通，调营活络饮。跌扑损伤，瘀蓄大便不通，红肿青紫，疼痛昏闷，内壅欲死者。当归导气散。"

【西医学认识】

西医学认为肛门直肠外伤的病因主要为：

（一）插入伤

多发生于意外事故，因跌倒或由高处坠下时，碰撞在直立于地上的木桩、铁杆、树枝、栅栏或工具柄等物上，使异物刺入肛门直肠内。

（二）手术损伤

因盆腔内、会阴部、肛门直肠和骶尾部各种手术时产生的误伤。

（三）器械损伤

在使用直肠镜、乙状结肠镜、纤维结肠镜、肛体温计和灌肠器头时，放入不慎刺破直肠；或在取活体组织检查中，及电灼直肠内良性肿瘤时，也可发生损伤。

（四）武器伤

在战争时期为多见，如枪弹、炸弹、刺刀等所致的损伤。

（五）其他

如臀部创伤、骨盆骨折、分娩时会阴撕裂，或边缘锐利的直肠内异物等，均可损伤肛管和直肠。检查直肠时，因气体注入太多，压力骤然增加，也可使直肠破裂，当呕吐、举重时，用力过猛，有时直肠也能自发性破裂。

在病理方面，根据损伤的情况，可分为闭合性损伤和开放性损伤。闭合性损伤，表现肛门肛管或直肠组织挫伤，皮下或黏膜下及周围间隙瘀血，直肠无破裂现象，可发生于钝性外伤，如跌伤、挤压伤等。如为化学药物腐蚀、放射物损伤，可形成瘢痕、溃疡、肠壁增厚，残存腺体增生，杯状细胞大而增多，并可有黏膜充血、水肿和炎细胞浸润。开放性损伤，由于外力所致直肠破裂、穿孔，或直肠与体外贯通伤，以及肛门肛管皮肤破损，局部组织亦充血、水肿，有炎细胞浸润。

【临床表现】

一、症状

（一）疼痛

肛门周围以疼痛为主；直肠内以坠痛为主；若有腹痛，则提示直肠穿孔。

（二）出血

肛门局部外伤以渗血多见；涉及直肠损伤，可见便血或流血；涉及生殖器损伤时，可见阴道出血。

（三）坠胀

表现为肛门堵塞感。

（四）血尿

合并有泌尿、生殖系统损伤的，可见血尿。

（五）肛管直肠狭窄

肛门直肠损伤愈合后，可出现大便变细、粪便嵌塞或便后肛门疼痛。

（六）肛瘘

肛周可出现反复发作的肿痛流脓。

（七）肛门失禁

肛周经常被粪便污染，肛门控气、控便功能减退或消失。

（八）直肠阴道瘘

阴道内有肠道气体溢出，或粪液、粪便排出。

二、体征

（一）全身体检

若发热和低血压，往往提示有感染或大出血可能。若肠鸣音减弱或消失，有腹膜刺激征，腹腔穿刺有血性或粪性渗出液，则提示肠穿孔。

（二）局部检查

损伤部位可见破损、渗血，或肛管有溢血。肛门指检可以确定直肠内破损的部位。有阴道出血时，提示生殖器官有损坏；有血尿，提示膀胱或尿道损伤；肛管狭窄时，肛门指检可触及狭窄的部位及程度；肛瘘可见肛门周围有瘘管的外口，指诊可扪及瘘管的走向及内口的部位；肛门失禁时，肛门指检可见肛门松弛，并初步确定松弛的程度；直肠阴道瘘时，肛门指检或阴道内诊可以发现瘘口的部位。

【实验室及理化检查】

1.X线检查

立位腹部平片检查膈下发现游离气体，则提示肠穿孔。对疑有其他部位骨折时，则需要做相应部位的检查。肛管、直肠狭窄可通过钡灌肠或排粪造影确定狭窄的部位，高位肛瘘或阴道瘘可通过碘油造影确定瘘管或瘘口的部位。

2.超声检查

超声检查可确定瘘管走行。

3.内窥镜检查

直肠镜、乙状结肠镜或纤维结肠镜检查，对损伤的定位诊断有重要意义。

【诊断依据】

肛管外伤容易诊断，直肠损伤则诊断较难，早期诊断和及时处理十分重要。根据病史和刺入异物的大小、形状、方向、出血、污染等情况，以及受伤体位和姿势，再结合全身、局部体征及辅助检查，可以进行诊断。

【鉴别诊断】

1.便血

肛门直肠外伤引起的便血需要与痔、肛裂、直肠息肉、直肠癌、炎症性肠病等进行鉴别。

2.腹痛

肛门直肠外伤引起的腹痛需要与直肠癌或炎症性肠病穿孔进行鉴别。

【治疗】

一、内治法

（一）辨证论治

本病属于急症，当仅有外伤而未穿孔时，可按气滞血瘀或血瘀毒蕴辨证治疗。

1.气滞血瘀证

证候：肛门直肠伤处坠胀、刺痛，皮下青紫，触之疼痛，舌质暗，舌苔薄白，脉弦。

治法：活血化瘀、行气止痛。

主方：活血止痛散（《赵炳南临床经验集》）加减。

常用药：土鳖虫、当归、乳香、自然铜、三七、香附。

2.血瘀毒蕴证

证候：肛门直肠伤处疼痛拒按，皮肤焮热，身热口渴、舌质红、苔薄黄、脉弦数。

治法：活血解毒。

主方：活血散瘀汤（《外科正宗》）加减。

常用药：当归、赤芍、桃仁、大黄、川芎、苏木、牡丹皮、枳壳、瓜蒌仁、槟榔、黄柏、栀子。

（二）中成药

肛门直肠外伤无腹腔穿孔时，损伤部位清创后可以口服活血化瘀、清热解毒、消肿止痛等中成药。

二、外治法

肛门直肠外伤后，若继发感染，除进行内治外，还应配合外治。伤口可用复方紫草油纱条，或油纱条换药引流，若伤口肉腐脓多，换药时可掺以渴龙奔江丹，待腐去新生。创面肉芽鲜嫩，则用生肌散或生肌玉红膏换药收口。伤口周围红肿发炎明显，可用金黄散外敷。肛门内可注入熊珍膏，或放入熊珍栓以清热解毒，生肌止痛。

三、西医治疗

肛门直肠外伤无腹腔穿孔的全身治疗重点是禁食，支持疗法，抗感染。局部清创后，可用抗感染药物外敷，或将有黏膜保护作用的药物塞入肛内。肛门直肠外伤并发腹腔穿孔的治疗重点在于防治休克、抗感染、纠正电解质紊乱，为手术做好准备。

四、手术治疗

早期手术，可防止腹膜炎或腹膜外间隙感染，减少并发症和死亡。

腹膜内直肠损伤破裂时，应及早进行剖腹手术，仔细检查腹腔内有无其他脏器合并损伤，并注意有无腹膜外直肠损伤。肠壁破裂，可做二层内翻缝合修补；如已有明显的腹膜炎现象，或者认为肠壁的缝合不可靠时，则应在肠壁修补处的旁侧放置引流条，引流盆腔，一般不需要进行结肠造瘘术。但在战时或损伤严重并合并有膀胱、尿道、骨盆等损伤时，或软组织有广泛创伤时，常需进行横结肠或乙状结肠造瘘术。同时，用生理盐水冲洗结肠和直肠，并采用适当的造瘘方法，使粪便完全不流入远端结肠内，以利于控制感染。如果合并膀胱破裂时，除做修补术外，并应留置导尿管，或做耻骨上膀胱造瘘术。

腹膜外直肠破裂时，创伤局部需行充分的初期扩创术，在会阴部尾骨的一侧做切口，向前切开直肠周围的筋膜，才能显露直肠创伤部，达到直肠周围区域充分引流。可将直肠壁破裂缝合，创口以凡士林纱布填充引流。由于病人多有严重感染，引流极为重要，创口宜开放。如损伤过于广泛，不可能缝合肠壁时，则需做结肠造瘘术。如果伤后就诊较晚，直肠周围已有感染时，应做彻底切开，以利引流；严重感染时，可考虑做结肠造瘘术。

肛门和肛管外伤，在早期应按软组织创伤处理原则，进行清创缝合或引流。并应尽可能地保留组织，以免日后发生变形或狭窄，更不可切除括约肌或再增加损伤，要尽可能修复肛门括约肌。如已有感染，则应予以充分引流。伤口愈合后，必要时应及时做扩肛治疗，防止狭窄。如发生肛门失禁和瘢痕性狭窄，可以用整复手术治疗。

参考文献

[1] 中华中医药学会. 中医肛肠科常见病诊疗指南（肛门直肠损伤 ZYYXH/T336—2012）[M]. 北京：中国中医药出版社，2012.

第十二节　直肠阴道瘘

直肠阴道瘘是直肠与阴道相通的一种异常管道（图 9-12-1）。在祖国医学中，属于交肠病的范畴。本病多见于婴幼儿，有先天性与后天性直肠阴道瘘之分，常见肛门或直肠向前，由于瘘口常常开口于阴道后壁，较难发现，往往直到几岁后，才被发现。后天性或成人直肠阴道瘘常因外伤、局部感染、产伤或肛门部手术操作不慎而患本病。

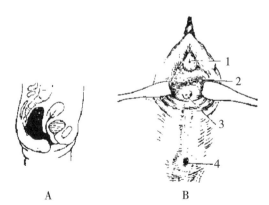

A　　　　　　　　　　B
图 9-12-1　直肠阴道瘘
A. 直肠阴道矢状面　　B. 直肠通入阴道（瘘孔在阴道口下）
1. 尿道外口　2. 阴道口　3. 直肠阴道瘘孔　4. 肛门凹

【中医学认识】

中医学认为：由于先天禀赋不足，肾气不充，造成直肠与阴道相交，致交肠病，或是因气不循故道，交肠为大小便易位而出，所以清浊溷淆，而得的此疾病；《济阴要旨》认为交肠病是产伤造成的阴道直肠瘘症，有大小便易位而出。本病初期多为实证，若迁延日久，损伤正气，则以虚证表现为主。

【西医学认识】

在胚胎发育中，肛门直肠由内胚叶，中胚叶和外胚叶发育而成。在胚胎第四周后，内胚叶形成的原始肛管末端膨胀形成泄殖腔，中胚叶向下生长形成尿直肠隔，前为尿生殖器官，后为直肠，外胚叶在肛门处向外向上生长，形成肛门和肛管。

婴幼儿发生的直肠阴道瘘多由于原始肛管在发育过程中出现异常，中胚叶未向下生长，而造成先天性无肛门和直肠闭锁，大便通道于阴道内。后天发生的直肠阴道瘘多因局部感染或肛周手术造成。

产伤是造成成人直肠阴道瘘的主要原因。据报道，产伤引起直肠阴道瘘的发生率高达88%。其次则为炎性肠病，此外，外伤、局部感染、肛门局部手术、肿瘤及放射治疗等均可导致该病的发生。

【临床表现】

一、症状

婴幼儿表现为大便从阴道内或阴道口处排出，或处女膜鼓胀，内有胎粪，或腹胀，呕吐等肠梗阻症状，哭闹不宁，或外阴瘙痒渗液、皮疹等；如果瘘口较大时患儿也可平素无不适。

成人表现为阴道内或阴道口偶有粪便排出，多为会阴部肿胀疼痛，阴道内或阴道口流出脓性分泌物，可有阴道排气现象存在。

二、体征

会阴或阴道可以见大便，检查阴道后穹窿或阴道舟状窝处有瘘口，部分处女膜肿胀，切开时胎粪溢出；直肠有凹陷，指诊时可触及孔状凹陷或硬结。婴幼儿直肠阴道瘘常伴有无肛、肛门狭窄等畸形。

三、辅助检查

亚甲蓝染色、腔内B超、探针检查、X线造影、局部清洁度检测、滴虫霉菌检测均可帮助诊断本病。

【诊断依据】

本病的临床诊断一般不难。

一、主要诊断依据

（一）病史

成年人既往有产伤、肠道炎性病、外伤、手术史等病史。

先天性直肠阴道瘘患者常常是早产儿或呈现发育不良状态，并常常伴有其他器官畸形。

（二）症状

有经阴道排气或少量粪样液体或脓性分泌物流出等。

（三）检查

肛镜下可寻找到瘘口，或探针从瘘口可通于直肠内，或经X线造影、亚甲蓝染色证实存在瘘口者。

症状配合检查中任何一项即可确诊。

二、分类

（一）根据病因分类

可分为先天性直肠阴道瘘和后天性直肠阴道瘘。

（二）根据瘘口在肛管的位置的高低分类

可分为

低位直肠阴道瘘：直肠侧的瘘口在肛管，阴道侧的瘘口在后阴唇系带处或前庭处。

中位直肠阴道瘘：直肠侧的瘘口在直肠下段，阴道侧的瘘口在后阴唇系带至宫颈水平。

高位直肠阴道瘘：直肠侧的瘘口在直肠上段，阴道侧的瘘口在阴道后穹窿附近。

（三）根据瘘口在阴道内的位置、大小及病因分类

可分为

单纯型瘘：发生于阴道的中低位，瘘口直径 <2.5cm，可为一个瘘口，也可为两个或多个瘘口，多由创伤或感染等因素引起的瘘。

复杂型瘘：发生于阴道高位，瘘口直径 >2.5cm，多由炎症性肠病、放疗或肿瘤引起的瘘，同时，也包括修补失败的复发瘘。

（四）根据瘘口在直肠阴道侧的位置分类

可分为

低位瘘：瘘在直肠的下 1/3，在阴道的下 1/2。

高位瘘：在直肠的中 1/3 及阴道后穹窿处，近宫颈处，需经腹修补。

中位瘘：即在低位与高位之间。

【鉴别诊断】

一、直肠前壁癌性坏死穿通直肠阴道隔膜

直肠癌有体重减轻、暗红色便血及大便次数增多、排便不尽感等症状，肛门指诊可触及肿块，经病理检查可确诊。

二、克罗恩病的穿孔期

克罗恩病有腹痛、腹泻、腹部包块等病史，内镜下可见直肠黏膜充血、水肿、溃疡、肠腔狭窄，假性息肉形成以及鹅卵石状的黏膜相。经病理检查可确诊。

三、慢性阴道炎

瘘口较小的后天性直肠阴道瘘和慢性阴道炎均可表现从阴道内流出分泌物。但经阴道窥器检查，或亚甲蓝染色及造影剂检查可鉴别。

四、子宫颈癌穿孔期

经妇科检查发现可疑肿块，病理检查可确诊。

【治疗】

一、保守治疗

对于粪瘘形成早期、炎症水肿未消退，或已行手术治疗但未愈合，瘢痕未软化者、合并有严重其他疾病者应先行保守治疗；对于患儿阴道瘘较大，粪便排出通畅者，可先行保守治疗，待患儿 3~5 岁时，再行手术，较为合适。

主要方法有：

（一）辨证论治

婴幼儿：多属先天禀赋不足，肾气不充，后天失养，治以补肾益气，方用六味地黄丸加减；

成人直肠阴道瘘：初期：多因湿热下注直肠，热结肠腐，腐毒穿肠，引发交肠病，治宜清热解毒、化湿祛毒，方用止痛如神汤合凉血地黄汤加减；后期：因病情迁延日久，损伤正气，易致虚热内生，局部气血不畅，治宜养阴清热，佐以补益气血，方用青蒿鳖甲汤和四君子汤加减。

（二）直肠给药法

多选用消炎镇痛的西药和清热解毒的中药塞于肛内。如消炎痛栓或熊珍栓 1 粒塞肛，1 日 1~3 次。

（三）阴道局部冲洗

可用聚维酮碘稀释液冲洗阴道，或具有清热祛湿、清热解毒的中药煎水冲洗，如苦参汤加减、黄柏洗液等。

二、手术治疗

本病如要彻底治愈，还需手术。但在行手术治疗或选择手术时机时应充分考虑各方面情况。对于因分娩造成的Ⅲ、Ⅳ度裂伤以及新鲜手术损伤所致直肠阴道瘘应尽早行修补术。对于瘘孔较大、位置较高、炎症不易控制或肿瘤放疗所致直肠阴道瘘，宜考虑先行结肠腹壁造口（瘘）（但一般情况下不考虑术前行结肠造口使粪便改道），待瘘孔周围组织炎症消退、组织活动稳定后再考虑行手术修补。

在手术方式的选择上根据患者的不同情况，选择适合患者病情及术者最具把握的方式。主要方式及适用范围如下：

（一）瘘管切除肛门成形术

适应证：适用于低位直肠阴道瘘。

体位：截石位。

麻醉：腰俞穴麻醉、硬膜外麻醉、局部浸润麻醉。

操作要点：先在舟状窝沿瘘口周围环形切开 [图 9-12-2（1）]，游离瘘管，将其与阴道后壁全部分离，但不要剪破阴道后壁 [图 9-12-2（2）]。然后按会阴肛门成形术，做 X 形切口，找到直肠末端，并尽量游离，将已游离的瘘管拉至皮肤切口 [图 9-12-2（3）]。切除瘘管，再将直肠浆肌层与皮下组织用细丝线间断缝合，直肠黏膜与肛周皮肤用肠线或丝线间断缝合，成形肛门 [图 9-12-2（4）]。最后，用丝线间断缝合 3 针，关闭瘘管切口下直肠与阴道间的间隙，并间断缝合阴道或舟状窝处切口（图9-12-2）。

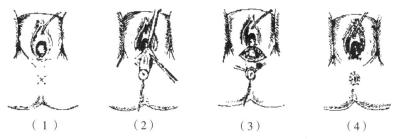

（1）　　　　　（2）　　　　　（3）　　　　　（4）

图9-12-2　瘘管切除肛门成形术

（二）阴道内瘘口环切肛门成形术

适应症：适用于低位直肠阴道瘘。

体位：截石位。

麻醉：腰俞穴麻醉、硬膜外麻醉、局部浸润麻醉。

操作要点：先由阴道内围绕瘘口环形切开黏膜，再沿瘘管将直肠由周围组织游离。然后在肛门原位开一 X 形切口，再将直肠黏膜与肛门皮肤缝合（图9-12-3）。

（三）直肠阴道瘘修补术

适应证：适用于直肠、肛管和肛门发育大体正常，又有瘘道与舟状窝或阴道相通者。

体位：截石位。

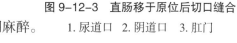

图9-12-3　直肠移于原位后切口缝合
1.尿道口　2.阴道口　3.肛门

麻醉：腰俞穴麻醉、硬膜外麻醉、局部浸润麻醉。

临床常根据以下两种情况，选择手术方法：

（1）对瘘口一般在 0.5cm 左右的小型直肠舟状窝或阴道瘘，在明确瘘的部位之后，即以蚊式钳夹住瘘的边缘，然后围绕瘘口切开阴道黏膜（或舟状窝处皮肤）[图9-12-4-（1）]；并将它向外游离 1~1.5cm[图9-12-4（2）]，以 00 或 000 号铬制肠线，对瘘口进行荷包缝合 [图9-12-4（3）]。进针时，注意勿穿通直肠黏膜。结扎时，注意将黏膜翻向直肠内，再于其外围做另一荷包缝合，以 00 号铬制肠线对黏膜下组织进行连续褥状缝合 [图9-12-4（4）]，也要注意勿穿通直肠黏膜。最后，以 00 号铬制肠线对阴道黏膜（或皮肤切口）做间断缝合 [图9-12-4（5）]。

（2）大型直肠舟状窝或阴道瘘的治疗原则，基本上与小型瘘相同。但因瘘口较大，其边缘游离更应广泛，使缝合时周围组织张力不致太大，有利于愈合。在瘘口边缘做环形切开后 [图9-12-4（6）]，即应较广泛地游离其周围的阴道黏膜，使原附着于瘘孔附近的直肠壁得到松解。然后以 00 号铬制肠线对直肠壁做褥状缝合 1~2 层 [图9-12-4（7）、（8）]，注意勿穿通直肠黏膜。再以 0 号肠线对阴道黏膜做纵行间断缝合 [图9-12-4（9）]。

（四）直肠阴道瘘挂线法

适应证：适用于低位直肠阴道瘘，不能配合手术及换药者。

体位：截石位。

麻醉：腰俞穴麻醉、硬膜外麻醉、局部浸润麻醉。

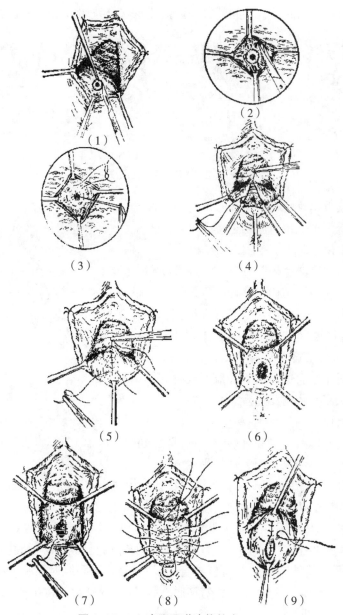

(1)

(2)

(3)

(4)

(5)

(6)

(7)　　　　(8)　　　　(9)

图9-12-4　直肠阴道瘘修补术

操作要点：常规消毒铺巾后，用探针探查阴道外口，瘘管及直肠内口，指扩肛门，使肛门括约肌松弛，用拉钩扩肛以暴露内口，用锉型探针在瘘管中来回抽动，使脓腐组织被带出瘘管外，使管壁四周均被锉成新鲜创面，过氧化氢冲洗瘘管，探针尾端系丝线，丝线系细橡筋线，从阴道外口探入，从肛门内口探出，抽出探针，将橡筋线带入瘘管。切开将被橡筋线勒割的内外口之间的皮肤，收紧橡筋线两端并用丝线结扎。

（五）一期结肠造口，直肠阴道修补，二期结肠造口还纳术

适应证：适用于瘘孔较大、位置较高、炎症不易控制或肿瘤放疗所致直肠阴道瘘。

体位：截石位。

麻醉：全麻。

操作要点（以横结肠造口为例）：患者取截石位，右上经腹直肌切口或右上腹横切口，显露横结肠切开腹膜后，将确定外置部分的横结肠的大网膜分离，结扎出血点，随即将大网膜放回腹腔，在腹部适当位置皮肤表面做一切口将要外置的肠管断端固定于腹部表面形成造口，将外置肠管的脂肪垂与腹膜缝合。为防止腹内闭合的断端在行造口还纳术时难以找到，可将断端固定于腹壁，然后缝合腹壁切口。再接着行直肠阴道瘘修补术（具体操作参照直肠阴道瘘修补术），即完成一期手术。待经修补的直肠阴道瘘痊愈后，再行二期造口还纳术。

一般结肠造口者 2 月后可考虑二期手术，但对于因放射治疗等特殊原因引起的直肠阴道瘘者建议二期手术时间应选择在 6 个月之后或更长。

（六）PPH、TST 术治疗直肠阴道瘘

近年来，不断有学者提出用吻合器的方法来治疗直肠阴道瘘，并有临床病例证实该方法具有可行性，且治愈率较高。

适应证：适用于低位直肠阴道瘘。

体位：截石位。

麻醉：腰俞穴麻醉，硬膜外麻醉。

操作要点：常规消毒阴道及肛管直肠段，先确定瘘口、瘘管的情况，先充分分离直肠瘘口周围组织，减小吻合后的张力，切除瘘口周围的瘢痕组织，深达黏膜肌层，用 7 号可吸收线缝扎瘘管，距瘘口 1.5~3.0cm 荷包缝合直肠黏膜，置入 PPH、TST 吻合器，收紧荷包缝合线，关闭吻合器，后侧用隔离胶片隔离，以保护后侧黏膜，击发吻合，查无活动性出血后，肛门内放置排气管。

（七）评述

直肠阴道瘘是相对少见的疾病，但近年来，其发病有上升的趋势，医源性造成的直肠阴道瘘在增加，因此，提高手术技巧，避免医源性损伤是减少直肠阴道瘘的重要途径。在治疗上，目前大部分的直肠阴道瘘在经手术治疗后获得痊愈，但前提是要选择了正确的手术方式、手术时机及配合良好的术后治疗。

第十章　肛门周围皮肤病

第一节　肛门湿疹

　　肛周湿疹（perianal eczema）是一种局限于肛门周围皮肤，少数可累及会阴部的过敏性皮肤病。以瘙痒难忍、分泌物渗出、皮疹呈多形性、易复发为主要特点。任何年龄均可发病。在祖国医学中，属于肾囊风、风湿疡、顽湿的范畴，又称痤癣。

【病因及发病机制】

　　祖国医学认为肛周湿疹由湿热下注，血虚夹风所致，多因脏毒浊气下降，风热湿邪侵袭，尿粪侵蚀，食积虫扰或因饮食失节，脾失健运，内蕴湿热而发作。《医宗金鉴·外科心法要诀》中记载："此证初如粟米，而痒兼痛，破流黄水，浸淫成片，随处可生。由脾胃湿热，外受风邪，相搏而成。"如风盛则瘙痒不止，湿则糜烂流水，风湿互结，发为风湿疡。如日久湿邪凝滞，耗伤阴血，肌肤失养，则见皮厚如革，干枯皲裂，发为顽湿。总之，肛周急性湿疹多因风湿热客于肌肤所致，慢性者，则多为血虚风燥或脾虚所致。

　　湿疹的发病原因很复杂，有内在因素与外在因素的相互作用，常是多方面的。外在因素如生活环境、气候条件等均可影响湿疹的发生。外在刺激如日光、紫外线、寒冷、炎热、干燥、多汗、搔抓、摩擦以及各种动物皮毛、植物、化学物质等，有些日常生活用品如香脂等化妆品、肥皂、人造纤维等均可诱发湿疹。某些食物也可使湿疹加重。内在因素如慢性消化系统疾病、胃肠道功能障碍、精神紧张、失眠、过度疲劳等精神改变，感染病灶、新陈代谢障碍和内分泌功能失调等，均可产生或加重湿疹的病情。

　　从发病机制上来看，湿疹主要是由复杂的内外激发因素引起的一种迟发型变态反应。但其病因与变应原的性质、免疫反应的特点以及与 IgE 介导的迟发反应是否相关，尚未完全阐明。患者可能具有一定的素质，后者受遗传因素支配，故在特定的人中发生，但又受健康情况及环境等条件的影响，例如患者有时不能耐受生活和工作环境中的许多刺激，某些食物也可使湿疹加重。患者的敏感性很强，斑贴试验室时可对许多物质发生阳性反应；除去某些致敏因子，湿疹病变不会很快消失；但有的患者通过加强锻炼，改变环境等使机体的反应性发生变化，再接受以往诱发湿疹的各种刺激，可不再发生湿疹。这些都说明其发病机制的复杂性。

【临床表现】

　　局限于肛门周围皮肤，少数可累及会阴部，奇痒难忍。常潮湿，皮肤浸润肥厚，可发生皲裂。急性期皮疹为多发密集的粟粒大的小丘疹、丘疱疹或小水疱，基底潮红。由于搔抓，皮损可呈明显点状渗出及小糜烂面，病变中心往往较重，逐渐向周围蔓延，外周又有散在丘疹、丘疱疹，故境界不清。当合并有感染时，炎症可更明显，并形成脓疱，脓液渗出或结黄绿色或褐色痂。还可合并毛囊炎、疖、局部淋巴结炎等。

当急性湿疹炎症减轻之后，或急性期末及时适当处理，拖延时间较久而发生亚急性湿疹。皮损以小丘疹、鳞屑和结痂为主，仅有少数丘疱疹或小水疱及糜烂，也可有轻度浸润，自觉仍有剧烈瘙痒。

急性、亚急性湿疹反复发作不愈而演变成慢性肛门湿疹，也可开始即呈现慢性炎症。患处皮肤浸润增厚，变成暗红色及色素沉着，表面粗糙，覆以少许糠秕样鳞屑，或因抓破而结痂，个别有不同程度的苔藓样变，具局限性，边缘也较清楚，外周也可有丘疹、丘疱疹散在，急性发作时可有明显渗液。自觉症状也有明显瘙痒，常呈阵发。因皮肤失去正常弹性加上活动较多，可产生皲裂而致皮损部有疼痛感。病程不定，易复发，经久不愈。

【鉴别诊断】

本病主要与接触性皮炎及神经性皮炎相鉴别。

接触性皮炎：本病的临床特点是皮肤黏膜接触外源性物质后，接触部位发生界线清楚的皮损，轻者局部出现淡红至鲜红色水肿性红斑，较重者红斑肿胀明显，并有许多丘疹及水疱，炎症剧烈时可以发生大疱、糜烂、渗出及结痂，甚者可有表皮松解、坏死。若皮炎发生在眼睑、唇部或阴囊、包皮等组织疏松部位，则肿胀明显，皮肤光亮，纹理消失。自觉症状多为局部瘙痒和灼热感，或者胀痛感，严重的患者可以伴有发热、畏寒等全身症状。

神经性皮炎：本病好发于颈部、双肘和骶尾部，初发时先感觉局部阵发性瘙痒，经反复搔抓后，患处出现成群粟粒至米粒大小圆形或多角形扁平丘疹，日久皮疹逐渐融合，形成皮纹加深、皮脊增高的斑片，表面肥厚粗糙，似皮革状。神经性皮炎多为局限性，若皮疹泛发全身，则称为播散性神经性皮炎。本病好发于中青年，自觉阵发性剧烈瘙痒，夜间尤甚，常不同程度地影响睡眠和工作病情呈慢性经过，顽固难愈。

【治疗】

1.一般防治原则

（1）尽可能寻找病因，对患者的工作环境、生活习惯、饮食、嗜好及思想情绪等作深入的了解，并对全身情况进行全面检查，有无慢性病灶及内脏器官疾病，以除去可能的致病因素。

（2）避免各种外界刺激，如热水烫洗、暴力搔抓、过度洗拭以及其他对患者敏感的物质如皮毛制品等。

（3）避免易致敏和有刺激的食物，如鱼、虾、浓茶、咖啡、酒类等。

（4）对患者详细交代防护要点，指导用药，与医务人员配合，充分发挥患者的主观能动性。

2.内治法

1）中医辨证治疗

（1）急性期（风疡）：凡出现肛周皮肤潮红，有红色丘疹、渗液、糜烂、结痂，明显瘙痒或痒痛，舌苔薄白或白腻，脉弦滑数者，证属湿热下注。治宜清热利湿，凉血疏风。湿重于热者，宜用除湿胃苓汤加减；热重于湿者，宜用龙胆泻肝汤加减。

（2）慢性期（顽湿）：凡出现肛周皮肤变厚，色紫暗，表皮剥脱或有皲裂；瘙痒难或痒痛交替发作，心烦失眠，舌苔白，脉沉细或沉弦者，证属血虚生风，湿热凝聚。治宜养血疏风，健脾利湿。选方常用：制首乌 24g，白术 10g，车前草 15g，泽泻 10g，白藓皮 10g，桃仁 10g，花粉 10g，当归 10g，蝉蜕 10g，僵蚕 10g，防风 10g，如脾虚，食欲渐退，便溏、身软无力者，用参苓白术散加减，以健脾化湿。

2）西医治疗

西药可选用抗组胺类药物以镇静止痒。急性或亚急性泛发性湿疹时，可静脉滴注 5%溴化钙、10% 葡萄糖酸钙、10% 硫代硫酸钠溶液或复方甘草酸甘注射液，每日 1 次，10次为一疗程。对有广泛感染者配合应用有效的抗生素治疗。此外，维生素 B 族、维生素C 以及调节神经功能的药物也有帮助。

糖皮质激素的口服或注射一般不宜使用，激素虽对消炎、止痒及减少渗出的作用较快，但停用后很快复发，长期应用易引起许多不良反应。

3. 外治法

根据皮损情况选用适当剂型和药物。急性湿疹无渗出时可用薄荷炉甘石洗剂、渗液较多时选用生理盐水、1%~3% 硼酸溶液湿敷。伴有感染时可生理盐水 100ml 加庆大霉素 32 万 U 湿敷，每日多次，渗出减少后可选用皮质类固醇霜剂和湿敷交替使用。亚急性湿疹仍可用上述溶液湿敷或外搽锌氧油、煤焦油糊剂，亦可使用糖皮质激素霜剂。慢性湿疹常选用糖皮质激素霜剂如地塞米松霜、倍他米松霜；而强效的 0.1% 糠酸莫米松乳膏和 0.05% 卤米松乳膏具有很好的效果且副作用小。局限性肥厚性损害可用 2.5% 可用醋酸泼尼松龙混悬液或 1% 曲安奈德混悬液 0.5~1ml 皮损内注射、每周 1 次，4~6 次为一疗程。他克莫司软膏对肥厚、浸润型有良好治疗效果，成人可用 0.1% 浓度，儿童可用 0.03% 浓度。

中药苦参汤加减坐浴。

内服药物及外用药物无效或效果不佳时可选用外科手术治疗，肛周封闭术、肛周任意皮瓣游离成形术。

【预防调护】

（1）及时治疗引起肛门瘙痒的局部和全身性疾病。

（2）保持肛门部位的清洁干爽，可每晚用温水清洁肛门。

（3）尽量穿着宽松合体、纯棉的内裤，并保持勤洗勤换。

（4）多吃新鲜蔬菜及水果，少食辛辣刺激性食物。

（5）避免焦虑及过度紧张的情绪。

（6）不用带有化工原料、油墨字迹的纸张及植物叶等揩擦肛门。

（7）避免肛门接触刺激性药物。

第二节 肛门瘙痒症

肛门瘙痒症（pruritus ani，PA），是发生于肛门或生殖器部位的一种局限性瘙痒症，属于神经机能障碍性皮肤病。本病多见于中年男性，但女性也可发病，另外患蛲虫病的儿童也可罹患。瘙痒一般只限于肛门周围，有的可蔓延到会阴、外阴或阴囊后方。因经常搔抓，可使肛门周围皮肤皱壁肥厚，可有辐射状皲裂、浸渍、湿疹样变、苔藓样变或感染等继发性损害。

根据病因，本病可分为原发性瘙痒和继发性瘙痒。原发性瘙痒不伴有原发性皮肤损害，以瘙痒为主要症状。继发性瘙痒症发生于原发性疾病和各种皮肤病，伴有明显的特异性皮肤损害和原发病变，瘙痒仅仅是原发疾病的一个症状。如痔疮、肛瘘、肛周湿疹、神经性皮炎、脂溢性皮炎、疥疮、股癣、肛管直肠肿瘤、蛲虫等引起的瘙痒均属此类。肛门瘙痒症在中医中属于"风瘙痒、肛门痒、阴痒、痒风"的范畴。

【中医学认识】

《外科心法要诀》指出："痒属风，亦各有因"，说明瘙痒症的原因不一，可以是风热、风寒或湿热之邪蕴于肌肤，不得疏泄，也可因风邪久留体内，化火生风，以致津血枯涩、肌肤失养，此外还与人体内的气血阴阳变化有关。所以，血虚生风、湿热阻滞、风胜挟湿以及虫淫骚扰是导致肛门瘙痒的主要病因病机。

【西医学认识】

肛门瘙痒症多见于中年人。部分为全身性皮肤瘙痒病的局部症状，则多见于老年人。局限于肛门局部的瘙痒症多与肛门及直肠疾病有关或继发于肛门直肠疾病。其中有肛裂、肛瘘、痔疮、脱肛、肛窦炎、肛乳头肥大、肛周湿疹等，肛周分泌物增多也是引起瘙痒的一个重要原因，而引起肛周分泌物增多的原因主要有肛周化脓性感染、肛周炎性囊肿以及肛周脓肿等疾病。

局部炎症充血使皮肤循环增加，温度上升，肛周又是不易散热的部位，促使汗液排泄增多，湿润浸渍，引起不适和瘙痒。初发病患者常以热水烫洗或较长时间外用含有皮质类固醇激素等药涂敷，虽可一时缓解瘙痒症，日久可形成瘙痒—不良刺激—更瘙痒的恶性循环，使瘙痒更加严重。嗜食辛辣食品、卫生习惯不良、不及时清洗肛门会阴、隔裤搔抓摩擦等均可使瘙痒加剧。着装不良，穿着窄小的衣裤，或穿质地不适的内裤如某些化纤织物或厚实而粗糙者，使臀围汗液不易散发及摩擦也可诱发肛门瘙痒。见于儿童的肛门瘙痒以蛲虫病患者居多，雌性蛲虫蠕出肛门排卵，形成机械刺激引起肛门瘙痒。

【临床表现】

本病主要以瘙痒为主要临床表现，同时可伴有不同程度的疼痛、潮湿及排便不尽感。

【诊断】

根据典型的肛门瘙痒史，结合临床症状、体征，对本病不难诊断，但要明确病因则比较困难。一般肛门局部有原发病变为继发性瘙痒症，否则为原发性瘙痒症。此外还应进行全身体检，有针对性地做必要的实验室检查，如血、尿、大便常规，肝、肾功能，尿糖、血糖、糖耐量试验及组织病理和涂片等检查。

【鉴别诊断】

本病的鉴别诊断主要是继发性瘙痒症的病因鉴别。

【治疗】

1）积极治疗原发病或合并症如痔、肛瘘、肛周脓肿、蛲虫病等。若合并感染给予相应的抗感染药物。

2）局限性肛门瘙痒症的药物治疗应以局部外用治疗为主，全身治疗所用的各类药剂，如皮质类固醇激素、抗炎症介质类制剂、各种镇静剂等对肛门瘙痒并无明显止痒作用，但都有不少副作用或不利影响，在没有明确适应证情况下应避免应用。

3）对仅有局部瘙痒而肛门皮肤正常者，以3%硼酸溶液清洗，纱布或脱脂棉冷湿敷肛门，效果较佳。每日早、晚各一次，每次约10分钟，冷敷后以干毛巾拭干局部，扑以普通爽身粉，保持干燥。此型肛门瘙痒不宜外敷软膏，软膏妨碍散热，增多汗液易诱发瘙痒。宜用收敛干燥类药物，如炉甘石洗剂等。

4）局部封闭治疗，在清洗局部后，局部消毒，用泼尼松龙注射液、利多卡因、维生素B12注射液以适当比例混合后将药液注射于皮损部位，务使药液充分浸入皮损，再按病灶大小贴敷普通橡皮膏或含有止痒剂的软膏，也可用含有药物的成膜剂或凝胶做膜状包封。

5）注射疗法，将药物注射到皮下或皮内，破坏感觉神经，使局部感觉减退，症状消失，局部损伤治愈，约50%以上的病例可永久治愈。但严重瘙痒者易复发，需再次注射治疗，注射药物不仅破坏感觉神经，也可破坏运动神经，常发生轻重不同的感觉性肛门失禁和括约肌功能不良，但过一时期可自行恢复。

（1）酒精皮下注射：酒精能溶解神经髓鞘，不损伤神经轴，使感觉神经末梢变性，皮肤失去感觉，直到神经再生，注射方法有两种。①分区皮下注射法：将肛门周围分成4区，每次注射1区。皮肤消毒后用长针皮下注射1%或2%普鲁卡因溶液5~10ml，针留在原处，再注射95%酒精5~10ml，注射药物应分布均匀，不可外流或有张力。也不可注射到皮内，以免皮肤坏死；更不可注射到肛管括约肌内，以防括约肌瘫痪。注射后热敷，给镇静药止痛，间隔5~10天，再注射另1区，将4区完全注射。②多处皮下注射法：局麻后，用极细针头经多处穿刺，将95%酒精3~10ml注射到肛门周围皮下，每处距离0.5cm，每处注射2~3滴，避免注射到皮内或括约肌内。

（2）亚甲蓝皮内注射：将0.2%亚甲蓝溶液注射到肛门周围皮内，使内神经末梢感觉消失，瘙痒消退，注射溶液是0.2g亚甲蓝和0.5g普鲁卡因溶于100ml蒸馏水内制成，肛门部皮肤涂以红汞溶液，用细针将溶液注射到肛门周围皮内，每处注射3~4滴，将瘙痒区全部注射。总量不超过20ml，注射后肛门部复以无菌纱布，用吗啡或可待因止痛。

6）手术疗法：自发瘙痒经过上述治疗后不见好转或多次复发的可用手术治疗。手术方法有除去肛门部皮肤神经支配和切除肛门部皮肤两种。

（1）皮下切开术：于肛门两侧，距肛缘5cm，各做一半圆形切口，切开皮下脂肪，将皮片向内侧分离显露外括约肌下缘，并向肛管内将皮肤由内括约肌分离到肛门瓣平面。再将肛门前后方皮肤由深部组织分离，使肛门两侧伤口交通。最后将切口外缘的皮肤向外分离1~2cm，止血后将皮片缝于原位，有时需放引流，外盖压迫敷料。手术前需准备肠道，手术后控制排粪3~4日。效果各家报告不一，多数取得良好效果，但有复发病例及伤口感染和裂开的报告。

（2）切除缝合术：沿肛缘由前向后做一切口，在切口外侧再做一弯形切口，将有病变皮肤包括在切口内，切口两端相连，切除两处切口之间的半月形皮肤，缝合伤口。对侧同法切除。切除皮肤后可止瘙痒，但伤口有时发生感染。

7）中医中药

（1）局部消毒后，用烧红的火针迅速点刺局部，以达到快速止痒、治疗疾病的目的。

（2）局部消毒后，将患处铺就一层薄棉花，迅速点燃，皮肤表面产生瞬时局部高温，随着灸热的不断渗入，使皮肤血液微循环得到改善，刺激机体免疫系统，同时调节皮下神经末梢，从而达到止痛、止痒的功效。

（3）使用清热燥湿、杀虫止痒类中药坐浴，有较好的止痒之效。

【预防调护】

（1）及时治疗引起肛门瘙痒的局部和全身性疾病。

（2）保持肛门部位的清洁干爽，可每晚用温水清洁肛门。

（3）尽量穿着宽松合体、纯棉的内裤，并保持勤洗勤换。

（4）多吃新鲜蔬菜及水果，少食辛辣刺激性食物。

（5）避免焦虑及过度紧张的情绪。

（6）不用带有化工原料、油墨字迹的纸张及植物叶等揩擦肛门。

（7）避免肛门接触刺激性药物。

第三节　肛周神经性皮炎

肛周神经性皮炎又名肛周慢性单纯性苔藓，是肛周发生的局限性神经性皮炎，是一种神经机能障碍性皮肤病。临床特点主要表现为肛周及会阴部皮肤出现局部皮肤增厚，纹理加深，互相交错，表面干燥粗糙，并有少许灰白色鳞屑，而呈苔藓样变，以及剧烈瘙痒，病程较长，慢性经过，易复发，时轻时重，多在夏季加剧，冬季缓解，是皮肤科的顽疾之一。本病多发生于青、壮年，老人与儿童少见，男性多于女性，脑力劳动者多于体力劳动者，生活不规律、卫生习惯差者易发病。

肛周神经性皮炎因病情缠绵顽固属于中医的"顽癣""牛皮癣"的范畴。

【中医学认识】

本病始见于《诸病源候论·摄领疮候》，上面记载："摄领疮，如癣之类，生于项上痒痛，衣领拂着即剧，是衣领揩所作，故名摄领疮也。"形象的指出本病的临床特点以及好发部位，大多数神经性皮炎患者的病灶确是发生在颈项部，肛周较少；顽癣病名出于外科正宗，《外科正宗·顽癣》云："顽癣抓之则全然不痛；牛皮癣如牛项之皮，顽硬且坚，抓之如朽木。" 将神经性皮炎的主要症状和体征作为明确而简洁的描述。

初起多为风湿热之邪阻滞肌肤，或多汗，衣裤摩擦等所致；病久耗伤阴液，营血不足，血虚生风生燥，肌肤失养而成；血虚肝旺，情志不遂，郁闷不舒，或紧张劳累，心火上炎，以致气血运行失职，凝滞肌肤，每易成诱发的重要因素，且致病情反复发作。总之，情志内伤、风邪侵袭是本病发病的诱发因素，营血失和、经脉失疏、气血凝滞则为其病机。

【西医学认识】

本病的病因病机并不是十分清楚。首先，其发生与神经精神因素密切相关。多数神经性皮炎的患者有头晕、失眠、烦躁易怒、焦躁不安等神经系统症状，这些自主神经功能紊乱后大脑皮质功能兴奋与抑制的功能也出现紊乱，不能调节大脑与皮肤的关系因而发生肛周神经性皮炎；其次，其他的疾病导致发病。如内分泌异常、感染性疾病的病灶导致皮炎发生，如消化系统疾病中长期消化不良、便秘亦可诱发；再次，刺激因素。本病的发生也可能由于局部毛织品、化学物质的刺激，或局部物理性摩擦引起瘙痒而不断搔抓，最后发病。

【临床表现】

本病的自觉症状为阵发性奇痒，被裤摩擦与汗渍时更剧，夜间尤甚，搔之不知痛楚。情绪波动时，瘙痒也随之加剧。因瘙痒可影响工作和休息，患者常伴有失眠、头昏、烦躁症状。

初期表现为肛周局部皮肤阵发性瘙痒，经常搔抓后出现皮损。皮损初起为有聚集倾向的多角形扁平丘疹，皮色正常或略潮红，表面光泽或覆有菲薄的糠皮状鳞屑，以后由于不断地搔抓或摩擦，丘疹逐渐扩大，互相融合成片，继之则局部皮肤增厚，纹理加深，互相交错，表面干燥粗糙，并有少许灰白色鳞屑，而呈苔藓样变，苔藓样变是表皮细胞快速增生的结果，皮肤损害可呈圆形或不规则形斑片，边界清楚，触之粗糙。由于搔抓，患部及其周围可伴有抓痕、出血点或血痂，其附近也可有新的扁平小丘疹出现。

本病病程缓慢，常数年不愈，反复发作。

【实验室及理化检查】

本病可行组织病理检查。肛周皮肤出现明显角化过度，轻度表皮增生。见致密的表皮过度角化，棘层肥厚，上皮突均匀延长，偶见海绵形成和角化不全。真皮乳头内的胶原束增粗，垂直排列，可有浅表血管周围淋巴组织细胞稀疏浸润。

【诊断依据】

一般根据病程，发病部位，显著地瘙痒和苔藓样硬化就可以做出诊断。

【鉴别诊断】

一、慢性湿疮

慢性湿疮多有皮肤潮红、丘疹、水疱、糜烂、渗出等急性湿疮的发病过程，皮损以肥厚粗糙为主，伴有出疹、水疱、糜烂、渗出，边界欠清，病变多在四肢屈侧。

二、皮肤淀粉样变

皮肤淀粉样变多发在背部和小腿伸侧，皮肤为高粱米大小的圆顶丘疹，色紫褐，质较硬，密集成群，角化粗糙。

三、白疕

白疕皮损基底呈淡红色，上覆以银白色糠秕状鳞屑，剥去后有薄膜现象和点状出血，与本病易于鉴别。

四、扁平苔藓

扁平苔藓的皮损为紫褐色、暗红色，或皮肤色的扁平丘疹，表面有蜡样光泽，做组织病理检查有诊断价值。

【治疗】

一、内治法

（一）辨证论治

（1）肝经郁热证：肝郁化火皮损色红，伴心烦易怒，失眠多梦，眩晕心悸，口苦咽干；舌边尖红，脉弦数。

辨证分析：情志内伤，肝郁气滞；郁久化火，肝胆火盛，熏蒸肌肤，故见皮损色红；火热内扰则心悸，心烦易怒，失眠多梦；胆气循经上溢则口苦；津为火灼则咽干；舌红、脉弦数为肝经化火之象。

治法：清肝泻火。

方药：龙胆泻肝汤加减。

（2）风热夹湿证：风湿蕴肤皮损呈淡褐色片状，粗糙肥厚，剧痒时作，夜间尤甚；苔薄白或白腻，脉濡而缓。

辨证分析：风湿之邪蕴结于肌肤，经络失疏，局部气血凝滞，肌肤失养，故皮损呈淡褐色片状，粗糙肥厚；风盛则痒；扰于阴分则夜间尤甚；苔薄白或白腻、脉濡而缓为风湿蕴肤之象。

治法：疏风利湿。

方药：消风散加减。

（3）血虚风燥：血虚风燥皮损灰白，抓如枯木，肥厚粗糙似牛皮；伴心悸怔忡，失眠健忘，女子月经不调；舌淡，脉沉细。

辨证分析：血虚生风化燥，肌肤失养，故皮损灰白，抓如枯木，肥厚粗糙似牛皮；血虚，心神失养，故心悸怔忡，失眠健忘；女子以血为用，血虚经血乏源，故月经不调；舌淡、脉沉细为血虚之象。

治法：养血祛风润燥。

方药：当归饮子加减。

（4）脾虚湿盛证：病程较长，肛周皮肤起苔藓样变，肛门内常有分泌物，或经搔抓后有渗出物流出，肛周潮湿，神倦乏力，食欲不振，便溏腹泻，舌淡苔白，脉细、濡。

辨证分析：湿盛则有肛门内常有分泌物，或经搔抓后有渗出物流出，肛周潮湿；脾虚则见神倦乏力，食欲不振，便溏腹泻；舌淡苔白，脉细、濡为脾虚之象，脾虚又进一步导致湿盛，互为因果循环，缠绵难愈。

治法：健脾除湿。

方药：除湿胃苓汤加减。

（二）中成药

肝经郁热证可选用龙胆泻肝丸口服；风热夹湿证可服用消风散；血虚风燥可服用四物丸；脾虚湿盛证可选用参苓白术丸口服。

（三）西药

有全身疾病如消化系统、内分泌系统疾病的先去除这些病因。避免搔抓、酒、浓茶及辛辣食物摄入。

皮肤瘙痒剧烈者，给予抗组胺药或三环类抗抑郁药；对于精神紧张、失眠者给予安定、利眠宁等镇静催眠药。

二、外治法

（1）熏洗法：用消炎止痒洗剂外洗患处，方剂如下：苦参 50g，大黄 40g，黄柏 30g，荆芥 30g，防风 30g，白鲜皮 30g，地肤子 30g，水煎外洗。

（2）外敷：5%~10% 的硫黄煤焦油软膏、5%~10% 土槿皮酊、5%~10% 松馏油膏局部外敷；或五倍子膏、伤湿止痛膏外敷。

（3）糖皮质激素外用，如 0.1%~0.25% 的醋酸氟氢可的松软膏外用，一日两次。

（4）局部封闭：皮质类固醇激素局部封闭，可选用地塞米松、强的松加盐酸普鲁卡因局部皮下封闭；1%~2% 的盐酸普鲁卡因溶液或美蓝长效止痛液，10ml，一周 1~2 次皮下封闭。

（5）针刺疗法：毫针沿着皮损周围向中心围刺 10~30 针，然后中心直刺 3 针，每周 2 次；或取足三里、曲池、大椎、血海、合谷、三阴交针刺，隔日一次。

（6）梅花针：局部皮损消毒后，用梅花针扣刺直至局部皮肤少许血液渗出为度，每天或隔天一次，10 次一疗程。

（7）耳针：取肾上腺、皮质下、肺、神门等处敏感点，留针或埋豆。

（8）物理疗法：局部皮损经多种药物治疗效果不佳者，可采用浅层 X 线照射，或用同位素磷、锶敷贴治疗。

（9）心理咨询和心理辅导对病情缓解有一定帮助。

【预防调护】

（1）忌食烟、酒、辣椒等刺激性食物，禁用手搔抓及热水烫洗。

（2）内衣宜穿棉布制品，不宜穿过硬的衣服，以免刺激皮肤。

（3）保持心情舒畅，避免精神刺激。

（4）树立战胜疾病的信心，对疾病有正确的认识。

（5）保持大便通畅，注意生活节律，保持充足的睡眠和休息。

第四节　肛门癣

肛门癣（anal tines corporis，ATC），相当于现代医学所论述的由于皮肤霉菌感染所引起的传染性皮肤病。属皮肤浅部真菌病的范畴。根据其病理改变，一般分为两大类：侵犯表皮毛发的，称为浅部霉菌病，常见的有肛门部癣和肛门花斑癣，侵犯皮肤深部、黏膜、内脏、中枢神经和结缔组织的，称为深部霉菌病，如肛门放线菌病，另有一种念珠菌属霉菌病，对表皮、黏膜和内脏都能侵犯，如肛门部念珠菌病。肛门皮肤癣的主要症状是肛门周围皮肤皮损（常见的有淡红色丘疹、水疱、逐渐扩展成环形或多环形红斑，或伴有糜烂和渗出，或上有糠皮样小鳞屑等）和瘙痒，时轻时重，经久难愈。

肛门癣属于体癣的特殊类型。体癣是指发生于头皮、毛发、掌跖、甲板以外皮肤上的浅表性皮肤真菌感染。股癣则为体癣在外生殖器、肛门及股部的特殊类型。本节重点介绍股癣和花斑癣。

【中医学认识】

祖国医学认为：本病是因为体热汗泄，忽受风寒、湿邪外侵，风湿热相搏结，蕴阻肌肤，郁于毛孔，气血凝滞，毛窍闭塞，或因营血不足，血虚生风生燥，皮肤失去濡养所致。

【西医学认识】

股癣在我国主要由石膏样毛癣菌、红色毛癣菌、絮状表皮癣菌和羊毛状小孢子菌引起。偶见由铁锈色小孢子菌、紫色毛癣菌、石膏样小孢子菌、黄癣菌引起。癣菌病多通过直接接触患者和生癣动物（猫、狗、兔等）或间接接触被患者污染的衣物用具而引起，也可由于自身感染（手癣、甲癣、足癣、头癣等）而发病，长期应用糖皮质激素、免疫抑制剂以及糖尿病、慢性消耗性疾病等患者易患本病。

花斑癣，又称花斑糠疹，是由嗜脂酵母菌－圆形或卵圆形糠秕孢子菌引起。它是寄生于正常人体皮肤的常见菌群之一，寄生于浅表角质层的细胞内外，头皮和胸背部的检出率较高，属于条件致病菌。仅在特殊条件下，如具有家族易感性、高温潮湿、不卫生、局部多脂多汗、营养不良、慢性感染等，糠秕孢子菌寄生密度增加可由腐生性酵母型转化为致病性菌丝型而致病。

【临床表现】

股癣可单侧或对称分布，原发性损害为丘疹或小水疱，逐渐向周围扩展蔓延，中心炎症减轻伴脱屑或色素沉着，边缘微高出皮面，由丘疹或水疱连接融合在一起而呈环状。但由于该部位多汗潮湿易受摩擦，故皮损炎症显著，瘙痒较重，发展也较迅速，损害多呈环形向周围扩张，边界清楚。很少波及阴囊，严重时可向后蔓延，从而累及臀部、下腹部和腰部。

花斑癣初起损害为围绕毛孔的圆形点状斑疹，以后逐渐增大至甲盖大小，边缘清楚。临近损害可融合成不规则大片性形，而周围又有新的斑疹出现。表面附有少量极易剥离的灰色或褐色糠样鳞屑。皮损的颜色与患者本身的肤色和日晒程度有关，可呈肤色、灰白色、淡黄色、褐色、淡红色等，有时多种颜色混在一起，状如花斑。皮疹无炎症反应，偶有轻痒。病程慢性，冬季皮疹减轻或消失，遗留色减斑，夏季可复发。

【诊断】

股癣的诊断根据夏季发作，皮损向四周呈环形或多环形扩散，边界清楚，自觉瘙痒，真菌直接镜检可查到菌丝，据此可诊断。

花斑癣典型临床表现，刮去皮屑做直接真菌镜检，可见弯曲或弧形菌丝和簇状圆形后壁孢子，以及皮损在 Wood 灯下呈黄色荧光等，据此可诊断。

【鉴别诊断】

从临床表现和真菌学检查常可确诊，股癣应与红癣、脂溢性皮炎、增殖性天疱疮擦烂性银屑病等相鉴别。花斑癣应与红癣、白癜风、玫瑰糠疹相鉴别。

【治疗】

由于阴股部的解剖生理特点，皮肤较娇嫩，应注意勿使用过于刺激的药物，以免刺激皮肤，临床上一般选用益康唑、联苯苄唑、克霉唑、咪康唑、特比萘芬等药物外用治疗，对于面积较大的股癣单纯应用外用药物不佳还可使用口服伊曲康唑或特比萘芬治疗。

花斑癣的治疗可选用酮康唑、二硫化硒洗剂，以及联苯苄唑、克霉唑、咪康唑、特比萘芬等药物外用治疗，口服伊曲康唑或特比萘芬也可。

【预防调护】

（1）勤洗澡，肥胖者可选用扑粉以保持阴股部干燥。

（2）保持肛门部位的清洁干爽，可每晚用温水清洁肛门。

（3）避免和其他患者，包括有癣病的动物的密切接触。

（4）讲究公共卫生，定期消毒公共场所。

（5）多吃新鲜蔬菜及水果，少食辛辣刺激性食物。

（6）避免焦虑及过度紧张的情绪。

（7）不用带有化工原料、油墨字迹的纸张及植物叶等揩擦肛门。

（8）避免肛门接触刺激性药物。

第五节　肛周化脓性汗腺炎

肛门周围化脓性汗腺炎是由皮肤内顶泌汗腺发生堵塞而形成的慢性、多发性、顽固性、化脓性炎症。病变多损害皮肤及皮下组织，其实质是一种皮肤病，世界卫生组织国际疾病分类法第10届会议将其归类在其他毛囊疾病中。临床特点为肛周及会阴部反复、多发性的豌豆大小的痛性硬结破溃而形成窦道或皮下潜行性溃疡，且相互之间有瘘道连接，皮肤表面可见致密凹陷性疤痕。本病多发生于18~45岁，男性多于女性，常伴有聚合性痤疮、肥胖、多汗、皮肤油脂分泌旺盛、卫生习惯差者易发病。

肛门周围化脓性汗腺炎属于中医的"串臀漏""蜂窝漏"的范畴。

【中医学认识】

中医认为，化脓性汗腺炎是由于湿热蕴结，湿热下注肛周，或者心脾两虚，痰湿互结，外加多汗潮湿，搔抓破损染毒而成。湿热为病容易缠绵难愈，《外科大成》卷二：串臀漏、蜂窝漏，二症若皮硬色黑，必内有重管，虽以挂线，依次穿治，未免为多事。就指出此症的复杂性和治疗的难度。

【西医学认识】

顶泌汗腺由毛囊发育而来，腺管较多且复杂，位置较深，开口于毛囊或紧靠毛囊的皮肤，位于分布于腋下、颈后、肛门周围、会阴部及腹股沟的真皮内，在青春期及青春期后较为活跃。顶泌汗腺的分泌物较为黏稠，呈干酪样，内含细胞组织并有臭味，若腺管出口被堵塞，即可能发生感染而引起化脓性汗腺炎。Shelley等做的实验证明了这一点。当顶泌汗腺发生堵塞时，出现感染、炎症及化脓，腺体内脓液向周围扩散，皮肤出现肿胀、疼痛，形成小疖肿样结节，而后结节破溃、排出脓性分泌物，破溃口久久不愈，形成窦道、瘘管，而后纤维组织增生、收缩，致使肛门周围病变区域皮肤形成众多凹陷性疤痕。本病病原菌主要为金黄色葡萄球菌，也可有化脓性链球菌及其他革兰阴性菌。其他相关病因还包括雄激素分泌物过高、免疫相关疾病、内分泌疾病、吸烟、肥胖。近年来国外有少量报道，此病有家族遗传性，在不同种族和地区可能存在差异，可能为一种基因遗传疾病。病理切片可发现在顶泌汗腺扩张导管周围有中性粒细胞浸润，腺体及真皮内可见大量球菌，小汗腺受累及，血管周围有大量淋巴细胞及浆细胞浸润，愈合区域广泛纤维化，皮肤附件全部破坏。

【临床表现】

发病初期，肛门周围皮肤深层出现痛性结节，类似疖肿，高出皮肤、发红、肿胀、结节破溃，流出脓性液体，破溃口形成瘘口，愈合后形成凹陷性疤痕。随病情迁延、发展，临近部位可成群出现，而后相邻结节连接成片，皮下形成潜行溃疡，且有相互交通的瘘道。皮肤逐步增厚、色素沉着，呈暗红色，患处疤痕增多，可见大小不等，不同时期损害的瘘口，部分有脓性分泌物，部分闭合。若脓液流出不畅，可局部积脓，出现肿痛加重及全身感染症状，若感染向深部发展，可穿破直肠肛管而形成肛瘘。本病病程迁延、漫长，严重者出现营养不良、消瘦、贫血，并发内分泌及脂肪代谢紊乱，有报道在极少部分患者晚期可并发鳞癌、上皮样癌。

【实验室及理化检查】

本病一般不需要实验室及理化检查即可明确诊断。但当病变部位分泌物稀薄而清时，应排除结核及肉芽肿，可做细菌学及血清学检查，必要时行组织活检明确。

【诊断依据】

根据青春期及青春期后患者，出现肛周痛性硬结、长期反复发作，化脓感染，逐渐蔓延，进而出现潜行性溃疡、相互交通的瘘道，瘘道脓腔较小，肛管直肠无明显病变，典型病例不难诊断。

【鉴别诊断】

一、肛瘘

常有肛周脓肿病史，外口较化脓性汗腺炎少，瘘管较深，向肛内延伸，多能在肛隐窝发现内口。

二、肛周皮肤瘰疬性结核

是结核杆菌直接蔓延或经淋巴管蔓延到肛周皮肤所致，结节无痛，皮肤表面温度正常，破溃后有干酪样物质及稀薄脓液排出，溃疡较大，边缘呈紫红色，不规则，呈潜行性，基底深，瘢痕多为索状，涂片可发现结核分枝杆菌，结核菌素试验阳性。

三、痈

临近的多个毛囊及周围组织的化脓性感染，疮口呈蜂窝状，全身反应较重，血常规检查白细胞计数明显增加，但很少发生在顶泌汗腺部位。

四、另外

若病变部位累计腹股沟区，还需与腹股沟肉芽肿，性病淋巴肉芽肿、梅毒性淋巴结肿大相鉴别，可做细菌学及血清学检查以鉴别。

【治疗】

一、内治法

（一）辨证论治

1. 热毒壅盛证

肛周局部红肿热痛明显，分泌物多，大便结燥，小便短赤，舌质红，苔黄燥，脉洪数。

治法：清热解毒消痈。

方药：仙方活命饮加减。

2. 痰湿互结证

体型肥胖，咳嗽多痰，局部分泌物多而湿烂，舌质淡胖，苔薄白，脉濡。

治法：燥湿祛痰。

方药：二陈汤合三仁汤加减。

3. 心脾两虚证

病情迁延日久，久病体虚，局部皮色晦暗，肉芽不鲜，脓水时多时少，面色苍白，心悸气短，体倦乏力，少气懒言，食欲不振，便溏，舌质淡，苔薄白，脉弱细。

治法：补养心脾。

方药：归脾汤加减。

（二）中成药

热毒壅盛证可选用龙胆泻肝丸；痰湿互结证可选用二陈平胃散；心脾两虚证可选用归脾丸。

（三）西药

起病初期急性损害可使用主要针对金黄色葡萄球菌、化脓性链球菌及其他革兰阴性菌的抗生素治疗，可获得效果。糖皮质激素，如泼尼松 20mg/d，皮损内注射，疗程一周，短期内可能有效。对于抗生素及糖皮质激素治疗均无效的严重化脓性汗腺炎且不能接受手术者，可用醋酸氯羟甲烯孕酮治疗 2~3 月，损害可消退。Ebling 发现使用异维 A 酸 0.5~1.5mg/（kg·d），疗程 4~6 月，25% 患者可好转。

二、外治法

（一）熏洗法

西药：0.1% 依沙吖啶溶液或 0.5% 新霉素溶液清洗患处，2~3 次 / 天，清洗后外用康复新液或克林霉素。

中药：可用三黄散外洗。

黄连、黄芩、大黄、蛇床子、寒水石、黄丹、白矾、白芷、木香各 10g。

（二）手术治疗

顶端切除及外置术是目前治疗肛周化脓性汗腺炎是最为常用的手术方式，治疗效果较为满意。

适应证：肛周化脓性汗腺炎非手术治疗无效者。

禁忌证：凝血功能障碍，身体条件差，不能耐受手术者。

体位：截石位或侧卧位。

麻醉：腰俞穴麻醉、硬膜外麻醉、全身麻醉。

操作要点：将病变区全部切开，切除瘘道两侧，只留瘘道基底部，以便周围上皮长入。手术时使用尖形弯钳，暴露化脓性汗腺炎瘘道的基底，修剪时必须至正常组织边沿，目的是去除可能因炎症的纤维化反应而使大汗腺管阻塞，防止病变复发，用刮匙刮取肉芽组织，细心检查残留的瘘道基底，任何微小的残留肉芽，都应用细探针仔细探查，有时可发现极微小的瘘道，后再行外置手术，将窦道基底部的边缘和皮肤切口边缘缝合。

其他手术方式如：切开旷置法、瘘管剔除术、高频电刀切除术、切缝引流术、广泛切除植皮术以及在此基础上的改良手术。不同的手术方法的治疗目的都是尽早控制病情，阻止新皮损的出现，防止瘢痕和窦道形成。

【预防调护】

注意卫生，保持局部皮肤清洁干燥，避免摩擦、搔抓。

参考文献

[1] 张庆荣.临床大肠肛门病学 [M].天津：天津科技翻译出版公司，1992：116–117.

[2] 金虎.现代肛肠病学 [M].北京：人民军医出版社，2009：381.

[3] 李雨农.中国肛肠病学 [M].重庆：科学技术文献出版社，1990：440–441.

[4] 赵辨.中国临床皮肤病学 [M].南京：江苏科学技术出版社，2011：452–453.

[5] 李磊.中西医结合治疗肛门周围化脓性汗腺炎临床观察 [J].辽宁中医杂志，2005：32（5）：450.

[6] 洪子夫，李国栋.中西医结合方法治疗肛周化脓性汗腺炎6例 [J].中国中西医结合外科杂志2012，10（18）：521–522.

[7] 汪丽娜，赵向东.肛周化脓性汗腺炎手术治疗进展 [J].结直肠肛门外科，2009，15（5）：369–370.

[8] 石继海，夏隆庆.化脓性汗腺炎的研究现状与治疗 [J].国际皮肤性病学杂志，2007，33（1）：2–3.

第十一章 肛门直肠先天性畸形

第一节 概 述

肛门直肠因胚胎发育不全，生成各种畸形，多表现为直肠与肛管发育异常，称为肛门直肠先天畸形。比如肛门闭锁、肛门狭窄等，多见于婴幼儿。在祖国医学中，属于肛门皮包、肛门内合和无谷道等范畴。其发病率约占新生儿万分之一，男性患儿更为多见。在这种先天性畸形的患儿中，40%~50%的患儿同时有其他先天性畸形，如先天性心脏病、食道闭锁、十二指肠闭锁、泌尿生殖系畸形、骶骨异常和脑脊膜膨出症等畸形。此外，患有这种先天性畸形的婴儿，均可并发肛门直肠瘘和泌尿生殖瘘，瘘的发病率约为50%，尤以女性患儿多见。

【中医学认识】

《医门补要·肛门皮包》中说："初生婴儿，肛门有薄皮包裹、无孔，用剪刀剪开薄皮，以药速止其血，则肛自通。"《古今医统·小儿初生总论篇》中说："小儿初生无谷道者，逾旬日必不可救。至腹胀不食乳，则成内伤，虽通谷道似不胜其治矣。必须早用刀刺之，要对肠孔，亲切开通之，后用绵帛如榆钱大，卷如指，以香油浸透插之，使其再不合缝，四旁用生肌散搽之自愈。"《证治准绳·幼科》中说："肛门内合当以物透而通之，金簪为上，玉簪次之，须针刺二寸许，以苏合香丸纳入孔中，粪出为快。"以上论述，指出了肛门直肠先天性畸形的病名和治疗方法，为后代医家认识此病奠定了基础。

【西医学认识】

一、肛门直肠的胚胎发育

肛门直肠由内胚叶、中胚叶和外胚叶发育而成。在胚胎第四至六周时期，由内胚叶形成原始肛管后，肠末端扩大成一穴肛（又名泄殖腔，如图11-1-1），中胚叶向下生长，将一穴肛分割成前后两个腔，前部为尿囊，以后成为尿生殖器官；后部是尿囊后肠，演变成直肠。直肠有一扩展部分，称为尾肠。在发育过程中，尾肠将逐渐退化，外胚叶在肛门处逐渐向内凹陷，成为原始肛。由外向内、向上生长，形成肛门和肛管。当胚胎第八周时，尿囊后肠由内向外、向下生长，与外胚叶原始肛相连接，中间仅隔一膜，称为肛直肠膜，以后此膜与体外相通。齿线则是肛直肠膜穿通后残留的痕迹。

二、病因病理

肛门直肠畸形和瘘管的发生，大都因为胚胎在第七或第八周时，由于尾肠、原始肛、

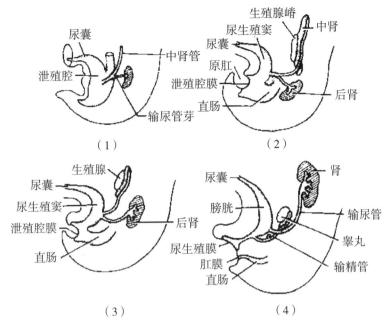

图 11-1-1　肛门直肠胚胎生成图

肛直肠膜（肛膜）及间质的分隔等胚胎发育紊乱所致。

当尾肠退化消失、闭塞过度，向上波及直肠，使直肠形成盲袋；向下波及肛膜，使肛膜不被吸收；或原始肛发育紊乱，则导致肛门直肠闭锁。

如果原始肛与直肠末端之间肛膜吸收异常，则导致肛门膜状闭锁、肛门狭窄或肛门直肠交界处狭窄、肛管与会阴之间的小瘘管。

如果中胚层间质向下分隔时发生异常，通尿囊的口未被封闭，尿生殖器官与直肠未分离，可导致直肠与泌尿生殖系统或会阴间的各种瘘管。肛门直肠周围的肌肉是独立发育的，一般发育正常，但也有一些发育不够完全。有人认为，在骶骨发育不良的病人中，若骶骨有四个节段，则肛提肌发育不全，在直肠闭锁的病人中，内括约肌往往是没有的。

在这些畸形的病人中，由于先天性的因素，还常常发生排便失常。大多数病人表现为：由于肛门不存在或直肠高位闭锁而肛门感觉缺如，在伴有骶骨发育或腰骶部脊柱畸形时，可出现大便失禁，多数病人同时还有小便失禁。

【分类】

先天性肛门直肠畸形的分类方法很多，现将常用的几种分类方法简述如下：

（1）按照畸形的不同形态，将肛门直肠先天畸形分成四型：

第一型：肛门直肠已通，但有肛门直肠狭窄，称为肛门直肠先天性狭窄。这类病人较少见，约占 5%。

第二型：肛门由一薄层组织遮盖，称为肛门膜状闭锁。这类病人也少见，占 10%~15%。

第三型：直肠下段与肛门皮肤有一定距离，称为肛门闭锁。有时肛门部有凹陷，常并发有瘘管。

第四型：肛门、肛管和括约肌正常，但肛管上部不通，称为直肠闭锁。有时只隔一层薄膜，有时直肠骶前闭锁，这类病人约占 5%。

（2）按照国际小儿外科学会拟订的分类方法分类（1970 年墨尔本召开的国际小儿外科会议）：以直肠末端与肛提肌、特别是与耻骨直肠肌的关系来区分。在骨盆侧位 X 线照片上，从耻骨体中央至尾骨之间的连线，即耻骨尾骨线（简称耻尾线），作为确定耻骨直肠肌位置的标志。凡直肠末端在此线以上者，为高位畸形；凡位于此线者，为中位畸形；凡低于此线者，为低位畸形。在骶尾骨发育不全时，可通过耻骨与坐骨上 1/4 与 3/4 交界的连线来表示耻尾线。此法对临床和手术治疗都有很大的帮助，但较为繁琐。

（3）按畸形的高、低位分类：以耻骨直肠肌，即耻尾线为界，凡畸形在此线之上者，为高位畸形；凡畸形在此线以下者为低位畸形（见图 11-1-2），现列表如下：

表 11-1-1　肛门直肠畸形分类

低位 畸形	第 1 型：肛门直肠低位闭锁（有或无会阴瘘）
	第 2 型：肛门膜状闭锁
	第 3 型：肛门或肛管直肠交界处狭窄（有或无舟状窝瘘或低位阴道瘘）
	第 4 型：肛门闭锁合并低位直肠阴道瘘或肛门舟状窝瘘（女）
高位 畸形	第 5 型：肛门直肠高位闭锁（偶有会阴长瘘）
	第 6 型：直肠闭锁
	第 7 型：肛门直肠闭锁合并泌尿系瘘
	第 8 型：肛门直肠闭锁合并高位直肠阴道瘘，直肠细长舟状窝瘘或泄殖腔畸形

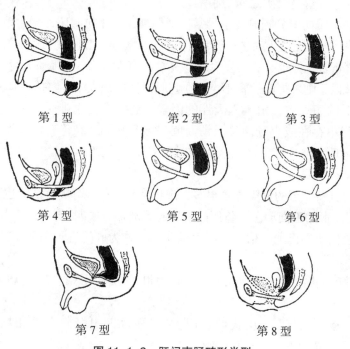

第 1 型　　　　　　第 2 型　　　　　　第 3 型

第 4 型　　　　　　第 5 型　　　　　　第 6 型

第 7 型　　　　　　　　　第 8 型

图 11-1-2　肛门直肠畸形类型

【治疗原则】

治疗本病的目的，主要是解除肠梗阻，首先是挽救病儿的生命，使其排出，以解除梗阻。重建肛门直肠功能和切除瘘管。

（1）对高位畸形病儿，可按情况不同，先做横结肠或乙状结肠造口术，作为前期手术；待婴儿生长足以支持较大手术时，再做肛门成形手术。

（2）对低位畸形病儿，如瘘管在阴道下部或会阴部，可暂时试行扩张瘘管，解除梗阻，待6个月以后，再施行手术治疗，或采用挂线治疗。

（3）对于高位畸形有耻骨直肠肌围绕阴道（或男性尿道）而不围绕直肠的病儿，手术时必须将耻骨直肠肌拉向后方，使直肠经过其前方，向下牵到肛门，才能恢复肛门括约肌的功能。

（4）对有瘘管的患儿，必须先行缝合修补，或挂线治疗。高位畸形病人，可由直肠内缝合瘘管，剥去直肠黏膜，然后经过直肠将结肠下牵做肛门；低位畸形病人，可由阴道分离，将直肠拉向后方，放置于外括约肌内，修复肛门，或配合挂线疗法。

（5）做修补手术前，要测定病人会阴部神经和盆部肌肉神经支配是否完好，如骶骨有缺陷，神经也有缺损，感觉和运动机能不良，会阴部造口，则不如腹部造口功能良好。

第二节　肛门直肠畸形

肛门直肠畸形是较常见的消化道畸形，其种类繁多，病理复杂，不仅肛门直肠本身发育缺陷，肛门周围肌肉—耻骨直肠肌、肛门外括约肌和内括约肌均有不同程度的改变；神经系统改变也是该畸形的重要改变之一；另外该畸形伴发其他器官畸形的发生率很高，有些病例为多发性畸形或严重危及病儿生命的畸形。临床常见的无肛门畸形及直肠闭锁是因为胚胎时原始肛发育不全，未向内凹入形成肛门，上部直肠也发育不全，未降至会阴，形成无直肠畸形，上下未能接通，形成无肛门畸形。在祖国医学中，属于肛门皮包范畴。发病率为1/1 000~1/5 000，无明显性别差异。其中，先天性直肠肛门畸形最常见。故本节主要讨论先天性直肠肛门畸形。

【中医学认识】

早在古代，人们对肛门直肠畸形就有了认识，但直至7世纪才有人用细长小刀切开会阴部及肠腔，并用探条扩张治疗该畸形。我国在16世纪，明代孙志宏的著作《简明医彀》中对肛门闭锁的手术治疗有详细记载；"罕有儿初生无谷道大便不能者，旬日后必不救，须用细刀割穿，要对孔亲切，开道之后，用绢帛卷如小指，以香油浸透插入，使不再合，傍用生肌散敷之自愈。"

【西医学认识】

（一）胚胎学

胚胎第4~5周末端膨大的后肠与前面的尿囊构成共同的泄殖腔。泄殖腔称为泌尿道和消化道共同出口。泄殖腔的尾部由泄殖腔膜覆盖，尿囊、午非氏管（中肾管）、苗勒氏管（女生殖系原膜）及后场均与泄殖腔相同。随着胚胎发育后肠尾端沿着泄殖腔后壁向下移动，胚胎第 5 周末位于后肠与泄殖腔之间的中胚层组织逐渐下移形成泄殖腔隔。此时泄殖腔旁侧的皱襞向中央移动，最后与尿生殖隔闭合，使肠管与尿生殖道完全分开，整个过程多在胚胎期第 7 周完成。直肠末端的扩展部分（尾肠）在发育中逐渐消失。在泄殖腔分隔的过程中，表面被覆盖的泄殖腔膜也分成前面的尿生殖膜和后面的肛膜。胚胎第 7 周末尿生殖窦与外界相同，胚胎期第 8 周肛门部有一凹陷（原始肛）不断向头端发展逐渐接近直肠，两者接触后肛膜破裂形成消化道的出口。若在胚胎第 7~8 周时，尾部发育异常或受阻或肛膜及原肛未贯通，则形成直肠肛门闭锁。

（二）病因学

肛门直肠畸形是正常胚胎发育期发生障碍的结果，胚胎发育障碍发生的时间越早，肛门直肠畸形的位置越高。引起发育障碍的原因尚不十分清楚，可能与妊娠期，特别是妊娠早期（4~12 周）受病毒感染、化学物质、环境及营养等因素的作用有关。近年来，许多作者认为与遗传因素有关。据文献报道，肛门直肠畸形有家族发病史者约占 1%，也有高达 9% 者。在 34 个家族发病史中，与遗传有关者 19 组，16 组为常隐形或是显性遗传，3 组为半隐性遗传，其中双胞胎或三胞胎 13 组，占 1/3。也有人认为肛门直肠畸形病儿在同胞中发生畸形的可能性为 25%。

【临床表现】

因直肠肛门畸形各有一些特异表现，此处分述。

（一）直肠畸形

（1）高位直肠畸形：约占直肠畸形的 40%，男性略多于女性，可合并瘘管，但常较细长，几乎都有肠梗阻症状。直肠末端位置较高，骨盆肌肉的神经支配常有缺陷，常伴有脊柱和上尿路畸形。此型病人在正常肛门区皮肤稍凹陷、色泽较深，但无肛门，哭闹时凹陷处无膨出，手指触诊亦无冲击感。女性多伴有阴道瘘，常开口于阴道后壁穹隆部，此类患儿外生殖器发育不良，呈幼稚型。粪便经常自瘘口流出，易引起生殖系感染。男性多伴有泌尿系瘘，自尿道口排气、排便是直肠泌尿系瘘的主要症状，可反复发生尿道炎、龟头炎和上尿路感染。

（2）中间位畸形：约占直肠畸形的 15%，无瘘管者直肠盲端位于尿道球部海绵肌旁或阴道下端附近；有瘘管者瘘管开口于尿道球部、阴道下段或前庭部。肛门部位外观同高位畸形，可自尿道或阴道排便。探针可以通过瘘管进入直肠，用手指触摸肛门部可触到探针的顶端。女婴直肠前庭瘘较阴道瘘多见，瘘口开口于阴道前庭舟状窝部，又叫舟状窝瘘。瘘口较大，可基本维持正常的排便，仅在便稀时有失禁现象。

（3）低位畸形：约占直肠畸形的 40%，为胚胎晚期发育停滞所致，直肠肛管，括约肌发育正常。直肠盲端位置较低者多合并瘘管，但较少合并其他畸形。临床表现：有的在肛门位置为薄膜遮盖，有时隐约可见胎粪色泽，哭闹不安，隔膜明显向外膨出；有的薄膜已破，其口较小，2~3mm，排便困难；有的肛门正常，但位置前移；有的则伴有肛门皮肤瘘，瘘口常开口于会阴部、阴囊中缝或阴茎腹侧。女婴低位畸形在靠近阴唇后联合处阴部有一开口，形似正常肛门，叫做肛门前庭瘘。

（二）肛门畸形

主要是无肛门畸形婴儿出生后无胎粪，啼哭不安，腹胀，呕吐，并有肠梗阻等症状。

二、诊断

直肠畸形：因指检时，手指不能通入病儿直肠，较准确的诊断方法是 X 线照片。如 X 线照片仍不能确诊，即可行开腹手术。但这种手术多因病儿症状严重，预后不良。

【实验室及理化检查】

1．X 线检查

（1）X 线表现：腹部立位片主要表现为低位肠梗阻征象，肠腔积气扩张明显，并可见多个大小不等的阶梯状气液平面。若有肠穿孔时则可见膈下游离气体。倒立位片可见直肠盲端充气，若直肠充气盲端与肛门隐窝之间的距离大于 2cm 为高位肛门闭锁，1.5~2cm 为中间位肛门闭锁，小于 1.5cm 为低位肛门闭锁；若在膀胱内观察到气体影或气液面，则提示直肠膀胱瘘。

（2）倒立侧位 X 线平片：称为 Wangensteen-Rice 法，要求在生后 12 小时以上摄片，等待气体到达直肠，生活能力差者需要更长时间。在会阴肛门区皮肤上涂钡剂作为标记，摄片前将婴儿倒立 2~3 分钟，使直肠盲端的胎便与肠管气体互相转换，采取髋关节呈 90° 屈曲位，使保持能充分显示 P 点（耻骨中心）、C 点（骶尾关节）、I 点（坐骨最低点）度，以股骨大粗隆为中心，在呼气、吸气及啼哭时各摄片 1 张。

通过 I 点设一与 PC 线相平行的 I 线，与 PC 线间的距离为肛提肌群，直肠盲端位于 PC 线上方者为高位，于两线之间为中间位，超越 I 线为低位，或者设置 M 点，即坐骨结节的上 2/3 与下 1/3 交接点，在 M 线上方者为中间位，M 线下方者为低位。

但必须注意各种影响因素，如肠道充气不足、胎便过于黏稠，肛提肌的运动 X 线投照角偏斜等均能影响位置的正确性。

2．造影检查

直肠闭锁合并瘘管时，采用通过瘘口插入细导管，注入对比剂，可显示直肠盲端有无扩张及扩张程度，有无合并继发巨结肠，同时也可了解瘘管的位置、长度及宽度等。瘘管造影要求显示造影剂注入时的结肠影像及造影剂排出时的直肠瘘管影像。结肠直肠与尿道双重造影可显示直肠瘘管与尿道的关系。阴道造影可显示阴道与直肠的关系。

3．超声表现

直肠管径增大，直肠盲端呈圆弧状，与肛门表皮无沟通；直肠盲端与肛门表皮最小径大于 2cm 为高位型闭锁，有瘘管时则直肠前壁连续性中断，与膀胱、尿道或阴道有管状沟通，膀胱内有气体强回声则表明瘘口开口于膀胱；直肠盲端与肛门表皮最小径为 1.5~2cm 则是中间位闭锁，有瘘管时瘘管开口于尿道球部、阴道壁。小于 1.5cm 时为低位闭锁，有瘘管时瘘管口开口于会阴部。

肛门畸形：肛门部皮肤只有一个凹陷处，不见肛门，婴儿啼哭时腹压增加，会阴部时有隆起，如将一手放在肛门皮肤凹陷处，一手轻压腹部，指下会有波动感。如将其臀部举高，在肛门部叩诊，可有空响。通过 X 线检查，可见直肠的高低。婴儿出生后 8 小时，肠内即有气体，做倒垂位照片，可见气体影像。特别是在其出生后 24 小时照片，气影更加明显。在肛门部放一金属片，经 X 线摄片，可知直肠下端与皮肤的距离。

【鉴别诊断】

由于是体表畸形，易于诊断。除临床检查外，还必须进一步测定直肠盲端与肛提肌平面和肛门皮肤的距离，以确定畸形的类型、瘘管的位置，以及合并畸形，方能选择合适的治疗方法。

【治疗】

一旦确诊无直肠，需尽早手术，探查做结肠造瘘，解除梗阻，挽救生命，适当时期选用经腹会阴做肛门成形术。

手术方法：在全麻下，取截石位，留置导尿管排尽尿液，做左下腹旁正中线切口入腹，以钝性加锐性解剖方式游离乙状结肠、直肠直到肛门处，应注意分清输尿管并保护之，在靠近骶骨前窝处，应多用手指做钝性分离，尽量避免撕裂骶前静脉丛、损伤骶前神经丛，以免造成大出血及排便排尿障碍。此时可做会阴部切开向上分离，在尿道、阴道后方向上将耻骨直肠肌打通并扩大，与直肠相通，将其盲道向下牵引，拉出直肠盲端，此时应注意防止牵拉过度影响血供，避免肠管扭曲，肠管长度要足够，不要有张力，最后在会阴部做肛门成形术。如果无法吻合，应立即中止手术，该做造瘘术挽救生命。

先天性无肛门畸形经会阴肛门成形术见图 11-2-1。

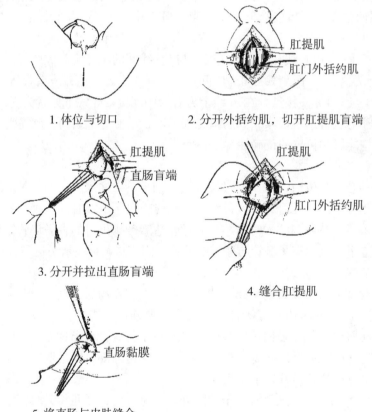

1. 体位与切口   2. 分开外括约肌，切开肛提肌盲端

3. 分开并拉出直肠盲端

4. 缝合肛提肌

5. 将直肠与皮肤缝合

图 11-2-1　先天性无肛畸形经会阴肛门成形术

具体操作方法是：在正常肛门位置做X形切口，各长 1.5~2cm，切开皮肤及皮下组织，从括约肌中心插入止血钳，向上分离到直肠盲端，并紧贴肠壁做轻柔的分离，使直肠游离能自然突出于皮肤切口之外。分离时，切勿损伤病儿尿道、阴道、盆底腹膜和神经丛，然后将直肠浆肌层与括约肌缝合固定，按十字形切开直肠盲端，排出胎粪，清洁消毒肠

腔，将肛门皮肤切口的 4 个皮瓣尖端插入直肠盲端十字切口的间隙中，准确地缝合直肠黏膜与皮肤边缘。缝合时，要使黏膜适当松弛，不可太紧，以免黏膜回缩，造成肛门缩小的后患，也不可太松，以免黏膜外翻。肛门内放橡皮管，使粪便和肠内气体由内排出，2~3 天后，将橡皮管拔除。手术后保持肛门部清洁，10 天后开始扩张肛门，以防缩小。如果病儿直肠未发育完全，距离肛门较远，可延长切口，向后至尾骨，向深部分离。如仍不能找到直肠，可先做结肠造瘘术，以后再做肛门成形术。

参考文献

[1] 鲍家启. 儿科急症影像诊断学 [M]. 合肥：安徽科学技术出版社，2007：9.

[2] 徐延翰. 中国痔瘘诊疗学 [M]. 成都：四川科学技术出版社，2008：11.

[3] 余亚雄. 小儿外科学 [M]. 北京：人民卫生出版社，2006：7.

第三节　肛门直肠闭锁

先天性肛门闭锁又称锁肛、无肛门症，是常见的先天性肛门直肠畸形疾病，婴儿出生后即肛门、肛管、直肠下端闭锁，在任何位置都看不见肛门。肛门闭锁常常合并多种全身畸形瘘管，其中以泌尿生殖系畸形及瘘管最多见，先天性心脏病、食道闭锁次之。常以低位肠梗阻而就诊，严重影响患儿生命。

肛门直肠区域的畸形是小儿常见的消化道畸形，居先天性消化道畸形的第一位，发病率为 1/1 500~1/5 000，因国家地区而异，如在法国为 1:10 000，而南非达 1:1 800。Louw 发现有色人种和高加索地区发生率高，但非洲斑图人并不高（1:2 260）。我国尚无确切统计，但与国外报道相似。

肛门直肠闭锁中医属于"锁肛病"范畴。

【中医学认识】

在祖国医学中，属于初生儿肛门内合范畴。如《证治准绳·幼科》中说："肛门内合当以物透而通之，金簪为上，玉簪次之，须刺入二寸许，以苏合香丸纳入孔中，粪出为快。若肚腹膨胀，不能乳食，作呻吟声，至于一七难可望其生也。"又《医宗金鉴·幼科心法要诀》中也提出："初生，肛门内合有二：一者热毒太甚，壅结肛门，一者脂膜遮瞒，无隙可通。如肛门壅结者，急服黑白散，外用苏合香丸，做枣核状纳入孔中，取其香能开窍，又能润泽。大便一下，庶可望生。如脂膜遮瞒，无隙可通者，先以金玉簪透之，刺破脂膜，再以苏合香丸照前法导之，庶可挽回于万。与现代医学中直肠膜状闭锁的表现、治法、预后大致相同。

【西医学认识】

一、病因学

先天性肛门直肠畸形发生的病因仍不十分清楚，普遍认为与遗传和环境关系密切。

1. 遗传因素

有明确家族史则发病危险性增高，约为 25%，大多数是隐性遗传。据文献报道，已至少有 20 例以上的家族。上海新华医院曾报道 1 例母女同患无肛畸形的情况。也有报道在双胞胎发病危险增高现象，美国一组 66 例无肛成活婴儿中有 2 例为双胞胎。

2. 环境因素

先天性肛门直肠畸形发生率与母亲妊娠年龄关系不大，但孕期摄入减少妊娠反应药物反应停和口服避孕药不但从理论上，而且确在临床中可观察到除了骨骼系统的海豹肢等畸形外，还可引起泌尿生殖系和肛门直肠结构等多系统的畸形，这主要是影响叶酸抑制剂或直接导致叶酸的缺乏所致。环境中的机械因素也可以影响胚胎后肠发育及泌尿生殖隔发育。

二、胚胎学

在胚胎发育早期，后肠与尿生殖系共同形成一穴肛。胚胎早期 7~8 周时，中胚层向下生长，将后肠与尿生殖系完全膈开，后肠则向会阴部伸展发育成直肠，后者发育成泌尿生殖系统（膀胱、尿道、阴道）。若原始肛管发育不全，肛膜未破裂，两者未能贯通，同时在会阴部将来肛门形成的部位形成凹陷，称为原始肛。原始肛继续向体内凹入，终于后肠相遇，最后中间仅有一膜状隔，称为虹膜。在胚胎第 8 周时，虹膜消失，后肠与原始肛相通，形成正常的直肠及肛管。

原始肛发育不全，可形成肛门闭锁。如后肠未下降致尾部的凹陷处，即可形成直肠闭锁。如虹膜仅部分消失，则形成狭窄。若后肠与尿生殖窦分隔不全则可形成直肠与泌尿生殖系之间的瘘管；泄殖腔前部封闭，后部向下伸展，则形成直肠会阴瘘。几乎半数肛门直肠闭锁的患儿伴有直肠会阴瘘。

三、病理学分类

为了便于确定治疗方法和推测预后的优劣，不论有无瘘管存在，可将先天肛门直肠畸形分为四种类型：第一型，无闭锁，但在肛管或是直肠有狭窄存在；第二型，肛门膜状闭锁，即在肛门皮肤与直肠之间有膜状膈；第三型，肛门闭锁，直肠盲端与肛凹陷之间有相当距离；第四型，肛门及肛管均正常，但直肠下端盲端，与肛门直肠之间的间隔，具体分型如图 11-3-1 示：

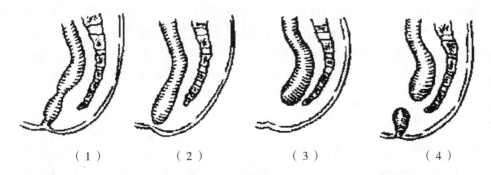

（1） 　　（2） 　　（3） 　　（4）

图 11-3-1　先天性直肠肛门畸形的类型（Ladd Gross 分型）

【临床表现】

症状与体征

如肛门或是直肠完全闭锁，即可发生肠梗阻症状。患儿出生后无胎粪，开始哺乳时即可出现呕吐，腹部逐渐膨胀、消瘦、脱水、烦躁不安，且常有呼吸困难及发绀现象。

仅有先天性狭窄或伴有较大瘘管的闭锁，梗阻症状发生较晚且轻。瘘管小者，则排便困难，常呈现部分肠梗阻症状；当大便秘结，即可发生完全性肠梗阻。如直肠与膀胱相通，则粪便随尿液同时排出；如直肠与尿道或是阴道相通，则粪便经尿道或是阴道流出。

临床上常将肛门直肠分三类，具体分类如下：

（一）低位闭锁

直肠盲端位置较低，正常肛门位置为薄膜覆盖，有时隐约可见胎便色泽，哭闹时隔膜明显向外膨出，用手指触诊时可有冲动感。多数低位直肠肛门闭锁，同时伴有肛门皮肤瘘管。男婴的瘘管开口于会阴部或更前一些，可在阴囊缝线部位或阴茎腹侧的任何部位。女婴的瘘管开口在阴唇后联合的外阴部，称为直肠前庭瘘。

（二）中间位闭锁

直肠盲端位于尿道球部海绵肌旁或阴道下端附近。正常肛门部位可见皮肤稍凹陷而无肛门，哭闹时不向外膨出。部分病儿可伴有直肠瘘，用探针插入瘘管时，是由后上方进入直肠，肛门部位不易触及探针的顶部。男婴的瘘管可开口于尿道球部，称为直肠尿道球部瘘。女婴的瘘管可开口于阴道下段或前庭部，直肠前庭瘘较阴道瘘多见。

（三）高位闭锁

直肠盲端位于提肛肌以上，常伴有骨盆肌肉的支配神经发育不良及其他畸形，男婴较女婴多见。正常肛门位置，皮肤稍凹陷而无肛门，哭闹时凹陷处不向外膨出，用手指触摸无冲击感。多数并有直肠泌尿生殖道瘘管。男婴直肠盲端瘘管与膀胱相通，胎粪进入膀胱后与尿混合，故在排尿的全过程混有粪便，同时有气体排出。与尿道相通仅在排尿开始时排出少量粪便，以后排出的尿液透明，从尿道口排气与排尿无关。可反复发生尿路感染。女婴常伴有阴道瘘，瘘口多位于阴道后壁穹窿部，因无括约肌控制，粪便经常从瘘口流出，易引起生殖道感染。

临床中也常可按性别，观察主要变化来判断畸形的位置。在男性，如果肛门开口存在或肛门无孔但皮肤稍凹陷，色泽较深，哭吵时有略向外膨出现象，往往提示低位畸形；而无肛门开口且无明显的肛门色素，哭吵时向外膨出不明显则提示中间位或高位可能性大。如果尿液检查含有明确胎粪或显微镜检查存在有鳞状上皮细胞，则为直肠尿道瘘和直肠膀胱瘘形成，不可能是低位畸形。

正常女婴的会阴部存在 3 个孔，即膀胱截石位时自上而下为尿道口、阴道口和肛门。检查女婴肛门直肠畸形观察孔数可初步判断畸形类型，具体如图 11-3-2 示。

一孔：泄殖腔畸形形成较高位的直肠阴道瘘。此类病变往往同时存在有严重的尿道、生殖道梗阻或肠梗阻。

二孔：大多数为高位，中间位伴直肠阴道瘘。

三孔：大多数低位畸形，除外伴正常肛门的直肠闭锁或中间位的直肠舟状窝瘘。

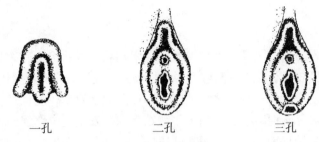

一孔　　　　　　　二孔　　　　　　　三孔

图 11-3-2　女性儿童生殖器区域畸形的鉴别诊断

【实验室及理化检查】

（一）倒立侧位平片

1. 概述

倒立侧位平片对确定直肠肛门闭锁的类型、选择治疗方法有重要意义。Wangensteen 和 Rice 在 1930 年首先描述 X 线倒立位摄片法了解直肠末端气体阴影与会阴皮肤之间距离作为判断畸形位置。此后，Stephens 提出，在倒立侧位片从耻骨中点向骶尾关节的连线，即 PC 线（pubococoygeal line），这条连线相当于耻骨直肠环后部位置。Kelly 加以补充，同上侧位情况，新生儿坐骨嵴阴影犹如一逗号"，"，在其上端（I 点）做一条与 PC 线相平行的平行线，此处相当于耻骨直肠肌中央纤维平面，环抱直肠或瘘管或围绕泄殖腔、阴道或尿道。Smith 提出在 PC 线以上为高位，PC 线与 I 点之间属中间位，低于 I 点的连线为低位畸形。1970 年墨尔本国际小儿外科学术会议上一直认为这种 X 线的判断方法比较正确，具体如图 11-3-3。

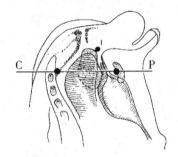

图 11-3-3　倒立侧位片上的 PC 线

2. 操作

婴儿出生后胃肠道内气体到达盲肠远侧结肠约需 12 小时，因此，出生后不久入院最好暂不置放胃管减压，以促使其腹部肠道胀气。出生 24 小时后，拍 X 线片前抬高臀部，取俯卧位 3~10 分钟，用手轻柔按摩腹部，使气体充分进入直肠，或者垂直倒悬 2~3 分钟，使结肠内空气上升到直肠盲端。为测直肠盲端与皮肤间的距离，在会阴部相当于正常肛门位置的皮肤上固定一金属不透光标记物。再提起患儿双腿倒立，X 线中心与腹片垂直，射入点为耻骨联合，在患儿吸气时曝光，摄侧位平片。根据直肠盲端与肛门皮肤标志的距离，判断直肠肛门闭锁的类型，如直肠盲端气体距肛门皮肤金属标志超过 2cm 为高位，不足 2cm 为低位。

此法也有一定误差，由于：①未到出生后 24 小时，婴儿吞咽的气体尚未达到直肠；②倒时间过短；③盲端由黏稠胎粪充稀，空气不易到达；④X 线角度不合适或是在婴儿气时曝光；⑤病儿哭闹可使腹内压增高和提肛肌收缩，低能儿结肠收缩无力等均可影响真正直肠盲端位置的判断。

PC 线测量方法病儿取倒立位，髋关节屈曲 45°，以股骨大粗隆为中心摄侧位片。

在耻骨联合上缘至骶尾关节的连线（耻尾 PC 线），此线相当于耻骨直肠肌环的侧切面。将坐骨影下缘定为 I 点，从此点做一与 P 线的平行线。直肠盲端位于 PC 线以上者为高位，位于 PC 线与 I 点之间为中间位，位于 I 点以下为低位．

在 X 线平片上同时发现膀胱内气体或液平面是诊断泌尿系瘘的简便可靠方法。其他如瘘管造影，尿道膀胱造影术也常应用于诊断。

（二）针穿刺法

抬高臀部，由助手固定两腿，在肛门痕迹冲动最明显处，用粗针头接注射器刺入，针尖向骶尾部方向刺入，与会阴部平面不应大于 90°，缓慢地边抽边进，深度不应超过 3cm，或者在放射线或超声波直视下针尖向充气的直肠盲端刺入。一旦抽得气体或胎粪，表明已达直肠盲端，根据刺入深度测知直肠盲端与皮肤间的距离。此法对高位直肠闭锁无诊断价值，且有危险，已很少采用，而磁共振成像及无损伤的超声技术已逐步开始应用。

（三）超声波检查

B 型超声波检查，根据胎粪的回声图像判断准确地测定直肠盲端距肛门皮肤的距离，对选择手术方法有一定的帮助。操作简单，且不受时间限制，检查时无痛苦，不必倒立，对病儿无不良反应及损伤，误差比 X 线检查小。

（四）瘘管检查

位于会阴部或舟状窝部位的瘘管，可用探针经瘘口探入直肠，再将探针转向直肠下端，同时用于指在肛门口部位皮肤凹陷处触摸探针头端，此方法可测知直肠盲端与皮肤间的距离。如在肛门隐窝中心部或稍后方皮下摸到探针回头，即为低位瘘；皮下摸不到探针圆头，或者探针圆头深于会阴肌筋膜，而肛门收缩时完全摸不到，则为中间位；探针只能向上而不能向后方插入，为高位瘘。也可经瘘管注入碘溶液或钡剂后瘘管造影拍片，确定直肠盲端与皮肤间距离。

（五）电子计算机断层扫描（CT）和磁共振成像（MR）检查

正常情况下可以显示耻骨直肠肌似一软组织肿物，前方固定于耻骨，向后与直肠两侧及后壁相连，内外括约肌形成卵圆形肿物，二者难以分开。低位直肠前庭瘘或会阴瘘的耻骨直肠肌发育基本正常，肛门括约肌发育良好。中间位直肠阴道或尿道瘘可见耻骨直肠肌包绕尿道及直肠盲端，肛门括约肌似一实质性肿物，位于会阴正下方。高位直肠膀胱瘘的括约肌发育不良，呈线状，可能影响术后排便。

【诊断依据】

肛门直肠闭锁一般不难诊断。在医院分娩或有助产士接生的患婴，常在初次检查或测量体温时就发现此种畸形。如肛门外形正常者，则诊断较困难，常在肠梗阻症状出现后，指检时发现直肠下端闭锁。直肠瘘的存在，可有瘘口排出而肯定诊断。如系肛门膜状闭锁，当患儿啼哭用力时，肛门部即向外膨出，且局部有冲击感。

确定直肠盲端与肛门皮肤之间的距离，对选择手术方法上有重要意义，比较可靠的方法，是在肛门处贴一金属物，提患儿两腿倒置，将肠中气体上升至直肠盲端，然后进行 X 线摄影，金属物与充气直肠盲端的距离，即为闭锁组织的厚度。

【治疗】

一、治疗原则

先天性直肠肛门畸形的治疗主要是外科手术。手术前必须明确直肠盲端与肛门皮肤间的距离，根据畸形位置的高低、病情轻重及合并畸形情况，而采取不同的治疗方法。

1967 年 Kiesewetter 总结提出了治疗肛门直肠畸形的原则：①最大限度应用耻骨直肠肌；②有效地利用外括约肌；③最低程度地破坏盆底，尽量维持盆底的作用；④最好使用肛门皮肤。为了能够达到手术后控制排便功能的目的，要求术中勿损伤肛提肌，并使直肠盲端确切地通过耻骨直肠肌环及肛门外括约肌中心，尽可能减少盆腔神经的损伤。

二、手术治疗

对于先天性狭窄，可重复进行扩肛术。每日用硬橡皮或是金属扩张器进行扩张，扩张器由细增粗，直至能将小指伸入为度。此后继续用手指扩张，两次扩张的时间可逐渐延长，至狭窄不能复发为止。

如闭锁仅为一膜状隔，可将隔膜做十字形切开，同时剪去多余边缘，做直肠扩张后塞入空心油纱塞。

如闭锁症状组织较厚，但不及 2cm 者，可经会阴部进行手术修补。即可在会阴部做切口，剥离直肠盲端并向下牵拉，将直肠与周围组织固定，然后切开直肠盲端，将直肠黏膜与皮肤间断缝合。如闭锁组织厚度超过 2cm 或是患儿情况欠佳者，可做暂时肠造瘘术以解除梗阻，待患儿 1~2 岁时再做成形手术；在患儿情况良好及技术条件允许时，亦可考虑行腹—会阴式一期整复手术，即可经腹部切口游离乙状结肠及直肠，再经会阴部切口将其向下拉，缝合固定于肛门部。若闭锁位置太高则应以救命第一，先做乙状结肠造瘘，然后择期做成形术。

伴有直肠阴道瘘或是直肠会阴瘘的病例，可先行瘘口扩张术，以利于粪便排出；待患儿长大后，再进行成形手术。如系直肠膀胱或是直肠尿道瘘，则应及早进行手术，以防止发生上行性尿路感染。

三、手术注意

在实行先天性肛门闭锁手术时，应注意避免如下几种情况。

1. 术式选择不当

由于手术前了解病史不全面，会阴部检查不细致，未能正确掌握 X 线检查方法及评定标准，致诊断失误而选择术式不当影响手术治疗效果。常见因素如下：①将高、中位直肠肛门闭锁误认为低位闭锁，选择了会阴肛门成形术；②将低位直肠肛门闭锁误诊为高位闭锁，出生后即施行横结肠造口术；③直肠尿道瘘未予修补，只施行了肛门成形术，导致术后瘘复发。

2. 肛门切口选择不当

为手术中肛穴中心点确定失误所致。常见失误如下：①切口位置偏离，寻找直肠盲端时未能通过肛门外括约肌中心向上分离，损伤了肛门外括约肌而影响术后效果；②切口过大或过小，如切口超过 1.5cm，术后容易发生直肠黏膜外翻，切口小于 1.0cm，容易引起术后肛门狭窄；③切口位置偏前，尤其女孩容易发生会阴部污染。

3.直肠周围组织损伤

术前准备不充分、麻醉不满意或术中辨认不清，可导致直肠周围重要组织的损伤。①尿道损伤：多见于男性病儿，主要因术前未置放导尿管致术中辨认不清，在游离直肠前壁或分离切断直肠尿道瘘时，操作不慎损伤尿道；②阴道损伤：并有直肠阴道瘘或前庭瘘的直肠肛门闭锁的病儿，尤其是瘘管较短的病儿，在分离瘘管时误伤阴道后壁；③肛门外括约肌及肛提肌损伤：会阴部切口过大或偏离，可切断或损伤肛门外括约肌，对高位直肠肛门闭锁畸形，错误地选择了会阴部肛门成形术、盲目地分离直肠盲端，或修补直肠尿道瘘及阴道瘘，未能确切地越过耻骨直肠肌环进行分离，而将耻骨直肠肌撕裂或切断；④盆腔神经损伤；⑤输尿管损伤。

4.直肠末端血液循环障碍

在游离直肠、乙状结肠时，为减少脱出会阴部切口外肠管的张力，有时必须切断直肠上动脉或肠系膜下动脉，如血管处理不当可导致直肠末端肠管血液循环障碍。其次，直肠末端直径过宽，未做裁剪，肠管通过狭窄肛门受压，导致肠管血运障碍。

【术后并发症】

1.直肠黏膜外翻

较为常见，会阴部肛门口过大，或瘢痕挛缩肛门不能完全关闭，导致直肠黏膜外翻。如黏膜外翻不多，每日用温生理盐水坐浴，促进瘢痕软化，多可随肛门括约肌功能的恢复而自愈。如经非手术治疗不见好转或黏膜外翻过多，宜手术切除多余的黏膜。

2.肛门狭窄

肛门成形术后近期发生肛门狭窄，多系肛门皮肤切口过小、直肠游离不充分、术后直肠回缩、切口感染、瘢痕愈合所致。远期肛门狭窄，多为术后未坚持长期扩肛所致。病儿出院时肛门口大小及排便功能正常，由于未坚持扩肛，经过一段时间后逐渐发生肛门口狭窄。表现为排便困难和继发性巨结肠。轻者经过扩肛治疗，即可解除排便困难，重者需手术治疗。为了避免肛门狭窄，应向家长交待坚持长期扩肛。

3.瘘管复发

手术中游离直肠前壁不充分，直肠前壁与皮肤缝合有张力，一旦感染直肠回缩后污染原有瘘孔创面，可引起瘘管复发；或者术中单纯切开缝合结扎瘘管内口黏膜，远端瘘管未予切断；术后未留置导尿管，引起瘘管修补处污染导致瘘管复发。

4.便秘

无论选择何种术式，便秘是常见的术后并发症。早期是由于疼痛或创伤的影响，晚期则是肛门狭窄所致。应指导家长坚持长期扩肛。

5.肛门失禁

主要发病因素如下：①高位直肠肛门闭锁拉出直肠盲端，未能通过耻骨直肠肌环及外括约肌；②分离直肠时损伤了盆腔神经及阴部神经，导致肛提肌或外括约肌收缩无力；③高位畸形伴有盆腔组织结构异常或先天性骶骨畸形；④肛门切口感染、裂开、直肠回缩，形成厚而硬的瘢痕；⑤肛门外括约肌损伤；⑧切口过大或黏膜外翻过多。

参考文献

[1] 徐延翰．中国痔瘘诊疗学 [M]．成都：四川科学技术出版社，2008：11.

[2] 鲍家启．儿科急症影像诊断学 [M]．合肥：安徽科学技术出版社，2007：9.

[3]（德）G．哈姆森著．王衍发译．简明外科手术手册 [M]．北京：中国科学技术出版社，2003.

[4] 江浩．急腹症影像学 [M]．上海：上海科学技术出版社，2006.

[5] 万德森，朱建华，周志伟，等．造口康复治疗理论与实践 [M]．北京：中国医药科技出版社，2006：9.

第四节　先天性巨结肠症

先天性巨结肠症（congenital megacoion）又称肠管无神经节细胞症（Aganglionosis）。由于 Hirschsprung 将其详细描述，所以通常称之为赫施朋病（Hirschsprung disease，HD）。本病特点是受累肠段远端肌间神经细胞缺如，使肠管产生痉挛性收缩、变窄，丧失蠕动能力。近端肠段扩张，继发性代偿扩张肥厚。本病发病率为 0.02%~0.05%，仅次于直肠肛门畸形，在新生儿胃肠道畸形中居第 2 位。男女之比为（5~10）：1，并有明显的家族性发病倾向。本病属中医"腹胀""便秘""痞证"的范畴。

【中医学认识】

（一）历史沿革

先天性巨结肠症是以部分性或完全性结肠梗阻合并肠壁内神经节细胞缺如为特征的一种婴儿常见的消化道畸形。对此病的认识和发展已有 200 余年的历史。1691 年 Rursch 首先报道本病，直到 1886 年 Hirschsprung 在柏林的儿科大会上详细系统的描述了本病："直肠不扩张，而确切地说是狭窄"，但认为此病是一种先天性疾病，因此将该病以他的名字命名为 Hirschsprung 病。1901 年 Tittle 首次提出先天性巨结肠与神经节细胞缺乏有关，Tittle 等在 1940 年指出巨结肠是早起神经节缺乏的肠壁蠕动发生紊乱的结果。1964 年 Ehrenpries 详细论述了 Hirschsprung 病的病因学和发病机理。直到 1950 年 Swenson 才从病理上把神经节缺乏性巨结肠症与其他类型的巨结肠症区别开来，并开展手术根治先天性巨结肠症。

（二）病因病机

中医学认为先天禀赋不足，胎儿在孕育期间母亲营养不良，或早产或胚胎期发育不全致胎儿出生后先天缺陷，脏腑虚弱或脏腑器官畸形而为病。

【西医学认识】

西医学认为本病的发生主要与下列因素有关：

1. 源于神经嵴的组织发育障碍所致的疾病

胚胎学的研究证实，从胚胎第 5 周起，来源于神经嵴的神经管原肠神经节细胞沿迷走神经纤维由头侧向尾侧迁移消化道。整个移行过程到胚胎第 12 周时完成。因此，无神经节细胞症由于在胚胎第 12 周前发育停顿所致，停顿愈早，无神经节细胞肠段就愈长。尾端的直肠和乙状结肠是最后被神经母细胞进化，所以是最常见的病变部位。由于肠壁肌层及黏膜下神经丛的神经节细胞完全缺如或减少，使病变肠段失去蠕动能力，经常处于痉挛状态，形成一种功能性肠梗阻，日久梗阻部位的近端结肠扩张，肠壁增厚，形成先天性巨结肠。治愈导致发育停顿的原始病因，可能是在母亲妊娠早期由于病毒感染或其他环境因素（代谢紊乱、中毒等）而产生运动神经元发育障碍所致。

2. 与遗传因素有关

自 20 世纪 50 年代初 Carter 和 Ward 等对巨结肠的遗传学进行了比较系统的研究以来，有许多学者陆续发表了这方面的研究成果。Zueher 和 Wilson 报告 12 个同胞有 6 例患病；Richordson 和 Brown 报告了 3 个患巨结肠病者（父亲）的 7 个儿子有 6 人患巨结肠；Emanucl 发现有 1 个家庭 5 个孩子都患巨结肠，且他们的母亲与第 2 个丈夫婚后所生 3 个孩子又有 1 人受累，故支持遗传因素。但 Passarge 认为符合孟德尔遗传的证据较少，因而认为可能是一种异质性病原，并可能是性别修饰多基因遗传，即遗传阈值在性别间不同，和一般人比较，先天性巨结肠女性病人其后代患本病的危险性增加 360 倍；先天性巨结肠男性病人其后代患本病的危险性增加 130 倍。Emanucl 和 Salmon 等认为巨结肠病遗传因子可能在于第 21 对染色体异常。综上所述，先天性巨结肠是一种多基因遗传性疾病，而且存在遗传异质性。

3. 环境因素

其包括出生前（子宫内）、出生时和出生后起作用的全部非遗传因素的影响。Touloukian 等报告 1 例早产儿因缺氧引发巨结肠症，他认为缺氧可导致毛细血管循环重新分配，血液离开腹部内脏去保护心、脑等与生命有关的器官，于是发生严重的"选择性循环障碍"，改变早产儿未成熟远端结肠神经节细胞的功能，继而使之消失。Ehrenpries 证实手术损伤可引起巨结肠。Lane 和 Todd 1977 年报告 26 例成人患巨结肠。还有人采用理化方法造成结肠暂时缺血，可成功地诱发实验动物出现酷似人的巨结肠。

由此产生的病理改变位于扩张段远端的狭窄肠管，病例检查结果主要有：神经细胞缺如、胆碱能神经系统异常、肾上腺素能神经（交感神经）异常、非肾上腺能非胆碱能神经（NANC）异常等。

【诊断依据】

（一）症状

1. 不排胎粪或胎粪排出延迟

新生儿 24~48 小时没有胎粪排出；婴幼儿表现为顽固性便秘。

2. 腹胀

为早期症状之一。新生儿期腹胀可突然出现，也可逐渐增加，主要视梗阻情况而定。至婴幼儿时期由于帮助排便的方法效果越来越差，以致不得不改用其他方法，久之又渐失效。便秘呈进行性加重，腹部逐渐膨隆。常伴有肠鸣音亢进，虽不用听诊器亦可闻及肠鸣，尤以夜晚清晰。病儿也可能出现腹泻，或腹泻、便秘交替。便秘严重者可以数天，甚至 1~2 周或更长时间不排便。病儿呈蛙形腹，伴有腹壁静脉怒张，有时可见到肠型及肠蠕动波。触诊时可触及粪石。至幼儿期腹围明显大于胸围，腹部长度亦大于胸部。腹胀如便秘一样呈进行性加重，大量肠内容、气体滞留于结肠。腹胀严重时膈肌上升，影响呼吸。患儿呈端坐呼吸，夜间不能平卧。

3. 呕吐

新生儿呕吐者不多，但如不治疗，梗阻加重则呕吐可逐渐加重，甚至吐出胆汁或粪液。至婴幼儿期常合并低位肠梗阻症状，严重时有呕吐，其内容物为奶汁、食物。最后由于肠梗阻和脱水需及时诊治，经洗肠、输液及补充电解质后病情缓解。经过一段时间后上述症状又反复出现。

4. 肠梗阻

梗阻多为不完全性，有时可发展成为完全性，新生儿期梗阻情况不一定与无神经节细胞肠段的长短成正比。除少数合并小肠结肠炎病儿外，多数病儿经过治疗可以缓解一段时间。无神经节细胞肠管持续性痉挛狭窄，使病儿长期处于不完全性低位梗阻状态，随着便秘症状的加重和排便措施的失效，并可转化为完全性肠梗阻，而须立即行肠造瘘术以缓解症状。个别病儿平时虽能排出少量稀便气体，但肠腔内已有巨大粪石梗阻。

（二）体征

1. 直肠指诊

对于诊断新生儿巨结肠症至关重要。它不但可以查出有无直肠肛门畸形，同时可了解内括约肌的紧张度、壶腹部空虚以及狭窄的部位和长度。当拔出手指后，由于手指的扩张及刺激，常有大量粪便、气体排出呈"爆炸样"，腹胀立即好转。如有上述情况应首先考虑巨结肠症的可能。婴幼儿时期肛门指检有时可触及粪块，拔出手指时或有气体及稀稠粪便排出。

2. 听诊

肠鸣音亢进。

（三）实验室及理化检查

1. X线检查

能提供非常有价值的资料。腹部平片上可以看到结肠低位肠梗阻征象，即有小肠段扩张及液气平面阴影。新生儿时期结肠扩张不如儿童明显，单靠平片诊断比较困难，必须结合病史及其他检查。

2. 钡剂灌肠

诊断先天性巨结肠症方法甚多，但钡剂灌肠仍是很有价值的诊断方法，病变肠段肠壁无正常蠕动，肠黏膜光滑，肠管如筒状，僵直、无张力。如果显示出典型的狭窄、扩张段和移行段，即可明确诊断，其准确率达80%左右。对于新生儿及幼小婴儿，因结肠被动性扩张尚不明显，与狭窄段对比差异不大，或因操作不当均可造成诊断错误。对诊断病变在直肠、乙状结肠的病例，准确率达90%以上。病变部位可见直肠持续性狭窄，呈漏斗状的移行波与扩张的肠段相接，动态像显示结肠蠕动强烈而规则，排出钡剂后由于肠壁的黏膜增厚，见肠腔内有明显皱褶，类似正常空肠皱褶，被称为所谓的"结肠空肠化"改变。多数病儿不能及时排出钡剂，观察排出钡剂功能是新生儿巨结肠的重要诊断。并发结肠炎时，X线片可见近端扩张结肠的轮廓模糊，外形僵直，有多数不规则的毛刺突出。

3. 肛门直肠测压法

由于先天性巨结肠病儿缺乏对直肠扩张所引起的肛门括约肌松弛力，也缺乏肛门直肠反射，因此当气囊充气时刺激直肠壁后肛管如果压力不下降，即可疑为先天性巨结肠症。肛门直肠测压法已作为诊断先天性巨结肠症的重要方法。

4.直肠活体组织检查

可明确诊断，但需要有经验的小儿病理科医生仔细阅片。大部分外科医生及儿科中心用吸取活检来做诊断。这种活检可在床边进行并有很高的确诊率，需小儿病理医生有阅读这种活检的经验。一个缺点是经常取材中不含黏膜下层，导致无法明确诊断，另一缺点是在太靠近直肠的远端有部分区域正常情况下也是无神经节细胞的，吸取的活检只能诊断无神经节细胞，但无法明确病变的长度。

5.酶组织化学检查法

对诊断有疑问时，可采取直肠表面黏膜活检，进行乙酰胆碱酯酶组织化学染色检查。先天性巨结肠症的肠黏膜下层乙酰胆碱酯酶增多，可见增生的乙酰胆碱酯酶强阳性染色的副交感神经纤维；而正常的直肠黏膜为阴性。

【临床分型】

根据无神经节细胞段延伸的范围，可分为 5 型。

（一）普通型

约占 75%，无神经节细胞区从肛门开始向上延展到直肠上端或乙状结肠远端。

（二）短段型

约占 6%，无神经节细胞区局限于直肠远端。

（三）超短段型

约占 2%，无神经节细胞区仅限于直肠末端的 3~4cm 以内，即括约肌部分，因而又称为内括约肌失弛缓型。

（四）长段型

约占 14%，无神经节细胞区自肛门开始向上延展至结肠脾区甚至大部分横结肠。

（五）全结肠型

约占 3%，全结肠均无神经节细胞，极个别延伸到部分回肠甚至空肠。

【鉴别诊断】

（一）特发性巨结肠

本症多见于儿童，病儿出生后胎粪排出正常，后来由于尚未明确的原因造成顽固性便秘或便秘合并污粪，所以称之为"特发性巨结肠"，主要是未找到解剖病理因素。病儿直肠壁内可以找到正常的神经节细胞。特发性巨结肠症肛管长度比正常小儿明显增大，直肠内静止压力低于先天性巨结肠症，内括约肌反射虽然存在，但是其引起排便意识的阈值（即注入直肠气囊的空气量）几乎高出正常的 1 倍。本症的临床特点是饮食正常，腹胀不显著，而直肠扩大明显，直肠指检无狭窄感但可以触及巨大粪石，直肠活检或组织化学检查均可帮助诊断，但与内括约肌失弛缓症、超短段型先天性巨结肠症鉴别常有困难。对本症采用灌肠和饮食治疗，排便训练，扩张括约肌，精神及心理疗法均可获得良好的效果。采用中西医结合治疗特发性巨结肠及顽固性便秘可获得满意效果，使病儿恢复正常排便功能。

（二）获得性巨结肠

毒素中毒可导致神经节细胞变性，发生获得性巨结肠。最有代表性的是南美洲发现的椎体鞭毛虫病（Chages 病）。由于毒素的影响，不但结肠扩大，而且可出现巨小肠、巨食管。组织学检查贲门肌呈慢性改变。钡餐检查从食管到结肠全部扩张。

（三）继发性巨结肠

先天性直肠肛管畸形，如直肠舟状窝瘘、肛门狭窄和先天性无肛术后等引起的排便不畅均可继发巨结肠。这些病儿神经节细胞存在，病史中有肛门直肠畸形及手术史，结合其他检查诊断并不困难。而先天性巨结肠合并直肠肛门畸形者亦偶有发生。

（四）单纯性胎粪便秘

早期症状与新生儿巨结肠极为相似，其原因是由于胎粪特别稠厚，聚集在直肠内，肠蠕动微弱不能将其排出。直肠指检或灌肠可诱导排粪，以后即排粪正常，症状消失。

（五）先天性肠闭锁

先天性直肠、结肠、回肠闭锁表现为新生儿期畸形完全性低位肠梗阻，可经肛门排出少许浅灰色分泌物。无正常胎粪，指检或灌肠也不能诱导大量排粪。直肠闭锁可见到多个大的液平面，下腹部空白无气，钡灌肠检查显示细小结肠。

（六）新生儿腹膜炎

新生儿可因各种严重感染而发生腹膜炎，中毒性肠麻痹，表现为呕吐、腹胀、便少或腹泻，与巨结肠并发小肠炎相似，常难以鉴别。出生后胎粪排出是否正常是重要的鉴别依据，须结合全身感染情况及 X 线检查等加以鉴别。

【治疗】

（一）内治法

1.分型论治

中医学认为本病源于先天不足，肾失温煦，大肠鼓动无力，传导失司，气机受阻，腑气不通，则升降逆乱而腹胀呕逆；糟粕不行则肠燥津枯而大便秘结；浊气不降，则脾失健运而气血逾亏。

（1）气机郁滞证

证候：大便干结或不干，欲便不得出，或便而不爽，肠鸣，腹中胀痛，嗳气，食少纳呆，舌苔薄腻，脉弦。

治法：顺气导滞。

方药：六磨汤加减。

（2）气虚阳衰证

证候：大便排出困难，气短乏力，面白神疲，肢倦懒言，四肢不温，腹中冷痛，舌淡，苔白，脉沉迟。

治法：补气助阳。

方药：黄芪汤合济川煎加减。

（3）气虚血亏证

证候：大便干结，面色无华，心悸气短，失眠多梦，口唇色淡，舌苔薄白，脉细。

治法：补气养血。

方药：八珍汤加减。

（二）外治法

1.塞肛

用开塞露或甘油栓塞肛，每日或隔日 1 次。

2.扩肛法

每天 1 次，每次 30 分钟，扩肛器从小号到大号。

3.灌肠疗法

协助排粪和排气，减轻病儿腹胀和呕吐，根据症状考虑是否手术。具体方法是用 24~26 号肛管插过痉挛肠段至扩张段，排气后再注入 0.9% 氯化钠液 50~100ml（温度应控制在 37℃左右），按摩腹部，使气和粪尽量通过肛管排空，可多次反复，排尽粪质。

（三）手术疗法

先天性巨结肠有很多种手术方式，包括 Swenson 手术、Duhanmel 手术、Renbein 手术及 Soave 手术等，各有其特点，效果也各异。新近开展的腹腔镜辅助巨结肠根治术和经肛门 Soave 手术代表外科手术的发展趋势。

1.结肠切除、直肠后结肠拖出术（Duhanmel 手术）

1）适应证：先天性巨结肠

2）禁忌证

（1）病情危重全身情况差。

（2）合并局部缺血坏死性小肠、结肠炎等严重并发症。

（3）心肺功能差，凝血功能不全。

3）麻醉方法及手术体位：全身麻醉。仰卧位，双下肢屈曲外展。

4）操作要点：下腹横行切口，逐层入腹，切开腹膜时注意勿损伤膀胱（图 11-4-1）。

探查结肠，确定切除范围（图 11-4-2）。切开盆底腹膜及直肠两侧后腹膜，将双侧输尿管向外推移，以保护之（图 11-4-3）。将预定切除肠管的系膜血管切断、结扎，在切断、结扎前先用血管钳夹闭阻断血管以观察降结肠微小血管的搏动，以免切断结扎后影响降结肠血运而发生肠坏死（图 11-4-4）。充分游离结肠（一般游离至脾曲），使正常肠管下拖至肛门无张力位置。沿直肠后至骶前疏松结缔组织与直肠深筋膜鞘分离隧道至齿线水平（图 11-4-5）。于病变肠管近端切断结肠，于耻骨上 2cm 处切断直肠，移除病变肠管后将远近断段缝合包埋，近端缝 4 针牵引线（图 11-4-6）。术者转向会阴部手术，肛门 3 点、6 点、9 点处缝牵引线将肛门牵开，在皮肤黏膜交界处切开直肠后半周（图 11-4-7）。沿切口向上分开外括约肌达隧道，牵拉近端结肠上的牵引线，将近端结肠牵过隧道口，注意勿扭转肠管（图 11-4-8、图 11-4-9）。结肠后半周浆肌层与括约肌缝合固定（图 11-4-10）。后半周结肠全层与肛门口皮肤缝合固定剪除多余的残端肠管（图 11-4-11）。直肠后壁与结肠前壁贴紧，用两把血管钳呈倒"V"形钳夹，钳之一臂放入直肠腔，另一臂放入结肠腔，两钳进入肠腔 3~4cm，其尖端呈交叉状（图 11-4-12、图 11-4-13）。7~10 天后血管钳自动脱落，形成新的肠腔（图 11-4-14）。术者更换手术衣、手套后转回腹部手术，将直肠盲端与结肠前壁固定数针，并缝合盆底腹膜及后腹膜。

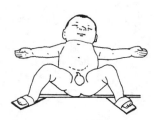

图 11-4-1　手术切口

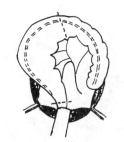

图 11-4-2　肠管切除范围

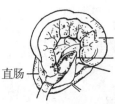

图 11-4-3　切开盆底腹膜及后腹
膜，保护输尿管

乙状结肠扩大、肥厚

直肠

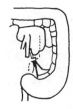

图 11-4-4　结扎系膜血管

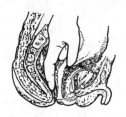

图 11-4-5　分离直肠后隧道

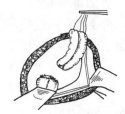

图 11-4-6　缝合关闭肠管
远断端、近断端

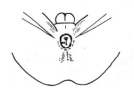

图 11-4-7　切开直肠后半周

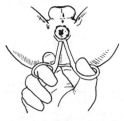

图 11-4-8　从切口向上分开外
括约肌达隧道

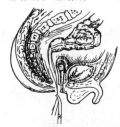

图 11-4-9　牵拉近端
结肠至肛门口

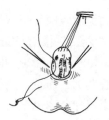

图 11-4-10　结肠后半周
与括约肌缝合

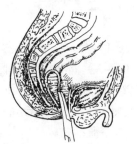

图 11-4-11　全齿钳夹合直肠
后壁及结肠前壁

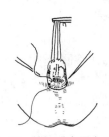

图 11-4-12　结肠后半周全层
与肛门皮肤缝合

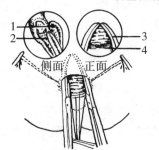

1
2
3
4
侧面　正面

图 11-4-13　两把钳成倒 "V" 形钳夹

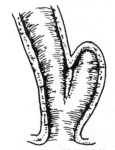

图 11-4-14　血管钳脱落形成新肠腔

1. 直肠残端　2. 结肠　3. 肛管后壁　4. 结肠前壁

5）注意事项

（1）切除病变肠管范围要足够，以防术后症状复发。

（2）分离直肠后隧道要紧贴直肠后壁操作，注意勿损伤直肠两侧神经和骶前神经而引起尿潴留。

（3）术中保护好两侧输尿管以免损伤。

2.直肠黏膜切除、结肠鞘内拖出术

1）适应证：先天性巨结肠。

2）禁忌证

（1）病情危重全身情况差。

（2）合并局部缺血坏死性小肠、结肠炎等严重并发症。

（3）心肺功能差，凝血功能不全。

3）麻醉方法及手术体位：全身麻醉。仰卧位，双下肢屈曲外展。

4）操作要点：常规消毒皮肤后，插导尿管以免术中膀胱胀大影响手术视野。扩张肛门，络合碘消毒直肠。下腹横切口（图11-4-15）。入腹后探查结肠，确定切除肠管范围（图11-4-16）。切断结扎乙状结肠系膜血管及直肠上动脉、静脉（图11-4-17）。于腹膜反折上2cm处环周切开直肠浆肌层，注意勿损伤黏膜（图11-4-18）。分离黏膜和浆肌层直达肛门，横断黏膜（图11-4-19）。纵行切开直肠浆肌层的后壁，避免日后狭窄（图11-4-20）。横断的黏膜管套入浆肌层管从肛门拖出，随后将乙状结肠也拖出肛门（图11-4-21）。从盆腔内将切开的浆肌层管与结肠间断缝合固定（图11-4-22）。切除肛门口多余肠管后，结肠与肛周缝合固定（图11-4-23）。

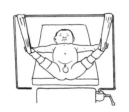

图11-4-15 手术切口

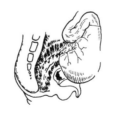

图11-4-16 结肠切除范围

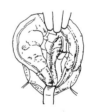

图11-4-17 切断结扎系膜血管及直肠上动脉、静脉

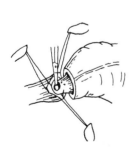

图11-4-18 切开直肠浆肌层

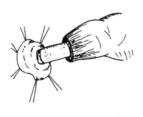

图11-4-19 分离浆肌层横断黏膜

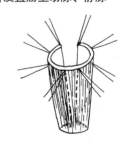

图11-4-20 纵行切开直肠浆肌层后壁

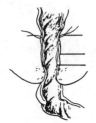

图 11-4-21　病变肠管通过
浆肌管拖出肛门

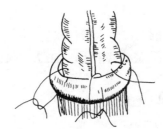

图 11-4-22　结肠与浆
肌管缝合固定

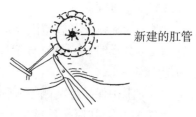

新建的肛管

图 11-4-23　结肠与肛门缝
合、固定 2 层

5）注意事项

（1）禁食 3 天。

（2）肠胃减压。

（3）给予抗生素预防感染。

（4）肛门清洁护理。

（5）腹部创口 7 天拆线，肛门部 10 天拆线。

（6）每天定时扩肛排便，坚持半年。

（7）门诊定期复查。

3.直肠肛管背侧纵切、心形斜吻合术（王果手术）

1）适应证　先天性巨结肠。

2）禁忌证

（1）病情危重全身情况差。

（2）合并局部缺血坏死性小肠、结肠炎等严重并发症。

（3）心肺功能差，凝血功能不全。

3）麻醉方法及手术体位：全身麻醉。仰卧位，双下肢屈曲外展。

4）操作要点：左下腹经腹直肌切口，上端超过脐部 3cm，以求能顺利分离横结肠脾曲。下端达耻骨上缘（图 11-4-24）。切开皮肤及皮下脂肪组织，切开腹直肌前鞘。腹直肌依纵行肌束分开结扎动、静脉和切口下方的腹壁下动、静脉，然后切开腹膜，腹直肌及腹膜切口应与皮肤切口等大。探查腹腔，了解狭窄肠管的部位、长度以及扩大肠管的范围。在正常端移行部，及预计保留结肠处，缝一丝线作为拖出时的标记。必要时快速切片，以决定正常神经节细胞部位及切除长度。手术台置于头稍低、稍向右侧倾斜位，使小肠集中在右上腹，便于显露盆腔。找到输尿管，在腹膜反折处紧靠直肠剪开腹膜（图 11-4-25），前方可不剪开。牵开输尿管，以免损伤，在直肠后间隙进行分离，向尾端分离至尾骨尖（约为齿状线水平）（图 11-4-26）。结扎切断上 1/3 直肠侧韧带，盆腔内用干纱布填塞止血。向上剪开结肠系膜的腹膜层和脾结肠韧带。逐一钳夹、切断乙状结肠、降结肠动、静脉。注意血管近心端均应结扎两道，缝扎一道，避免结扎线滑脱，造成致命性大出血。游离降结肠，使正常结肠在无张力情况下，顺利拖出肛门吻合。术者转至会阴部操作，强力扩张肛管，婴儿需能扩至 2 指进入，年长儿童则可通过 3 指，以保证扩大肠管顺利拖出。放入橄榄头扩张器，于直肠上端扩张器颈部丝线结扎结肠（图11-4-27）。如无此种橄榄头可用环钳替代，针线穿过环孔结扎两道。直肠、结肠套叠式拖出肛门外（图 11-4-28），在结扎线处切断直肠。继而将粗大结肠徐徐拖出，直至可见到已缝有标记的正常肠段为止。切除粗大的结肠，用长血管钳钳夹近端结肠。拖出过程中，慎勿使肠管扭转（图 11-4-29）。术者更换无菌衣服。手套，转至腹部手术，封闭盆底，修复腹膜，逐层关闭腹腔。直肠背侧纵行劈开至齿线上 0.5cm 处，切口两翼分开呈 V 形（图 11-4-30），细心分离清除直肠周围的疏松结缔组织，使直肠肌层吻合时可与结肠浆肌层贴紧，切勿在两肠壁间夹入脂肪垂或结缔组织，以致愈合不良，造成术后吻合口漏。首先在 V 形尖端缝两针，3、9、12 点各缝一针作为固定牵引线（图 11-4-31）。应特别注意 V 形尖端引线必须靠近齿线，不可过远，12 点引线距肛门缘约 2.5cm。切不可在未看准齿线时盲目缝合，否则不但不能做成心形斜吻合，而且术后将发生环形狭窄和内括约肌痉挛症状。然后牵拉两根牵引线，在两根线间顺序缝合浆肌层 1 周（图 11-4-32）。缝线应距切口缘约 0.3cm。为全层吻合留有余地。切除多余直肠、结肠，吸尽肠腔粪液，消毒后结肠内塞干纱布，手术完毕时拉出。同样在四周等分缝合牵引线 4 根，在两线之间依次全层缝合 1 周（图 11-4-33）。吻合完成后，前壁长、后壁短，形如马蹄，突出于肛门外（图 11-4-34）。检查有无漏缝或出血，必要时给予补缝，然后将其送还盆腔（图 11-4-35）。吻合口前壁距肛门约 5cm，后壁约 2cm，术毕放软橡皮肛管 1 根，4~6 天拔出，对预防肠炎颇为有益。

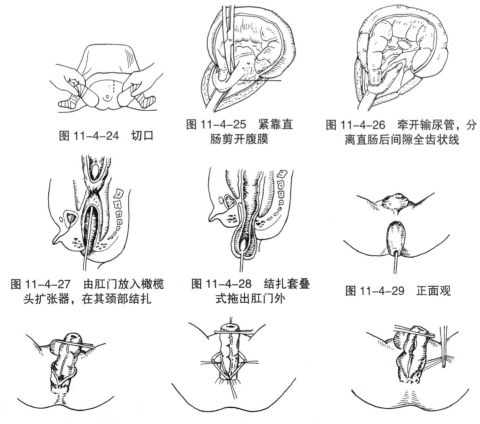

图 11-4-24　切口

图 11-4-25　紧靠直肠剪开腹膜

图 11-4-26　牵开输尿管，分离直肠后间隙全齿状线

图 11-4-27　由肛门放入橄榄头扩张器，在其颈部结扎

图 11-4-28　结扎套叠式拖出肛门外

图 11-4-29　正面观

图 11-4-30　切除巨结肠后直肠背侧纵行剪开至齿线上 0.5cm 处

图 11-4-31　在预定吻合肠管处 12,3,6,9 点各缝一根标志性牵引

图 11-4-32　浆肌层吻合一周

259

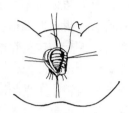
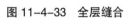
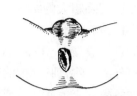
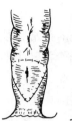
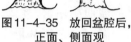

图 11-4-33　全层缝合　　图 11-4-34　吻合后前壁长　　图 11-4-35　放回盆腔后，
　　　　　　　　　　　　　　　约2.5cm，后壁约1cm　　　　　　　　正面、侧面观

4.经腹结肠切除、结肠直肠吻合术

1）适应证　先天性巨结肠。

2）禁忌证

（1）病情危重全身情况差。

（2）合并局部缺血坏死性小肠、结肠炎等严重并发症。

（3）心肺功能差，凝血功能不全。

3）麻醉方法及手术体位：全身麻醉。仰卧位，双下肢屈曲外展。

4）操作要点：开腹探查、游离结肠同 Duhanmel 手术。沿直肠四周剪开腹膜，向远端分离直肠，直至距肛门婴儿 3~5cm，儿童 5~7cm，在此高度切断直肠，然后切除巨大结肠（图 11-4-36）。直肠结肠前后左右先缝合4针，将左右两引线牵开，首先缝合后壁，继之缝合侧壁。直视下放入橡皮肛管，其顶端须超过吻合口 5~8cm（图 11-4-37），以保证术后排气及分泌物通畅，达到吻合在无张力情况下顺利愈合。

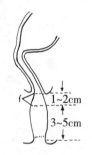
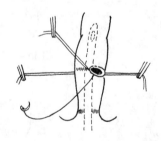

图 11-4-36　通常保留病变直肠长度　　图 11-4-37　放入肛管后吻合前壁

5.拖出型直肠结肠切除术

1）适应证：先天性巨结肠。

2）禁忌证

（1）病情危重全身情况差。

（2）合并局部缺血坏死性小肠、结肠炎等严重并发症。

（3）心肺功能差，凝血功能不全。

3）麻醉方法及手术体位：全身麻醉。仰卧位，双下肢屈曲外展。

4）操作要点：开腹后在盆腔直肠周围切开腹膜、沿直肠向肛门分离，结扎切断血管及韧带，分离直至皮下，向上分离乙状结肠、降结肠系膜，切除巨大结肠。暂时封闭两断端（图 11-4-38）。扩肛后用长弯血管钳夹住直肠残端，将直肠外翻至肛门外。在直肠前壁靠肛门处作一横切口插入长弯血管钳至盆腔分离之通道，夹住近端结肠缝线，将其拖出肛门外。在齿线处环形分次切断直肠，将直肠与拖出结肠浆肌层对齐缝合，切除直肠及多余结肠全层缝合 1 周（图 11-4-39）。结肠肛管全层缝合一周（图 11-4-40）。

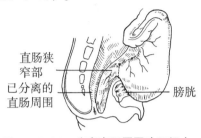

图 11-4-38　分离直肠周围达肛门皮下，虚线表示切除的乙状结肠

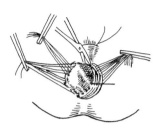

图 11-4-39　结肠肛管浆肌层缝合一周，切除多余结肠

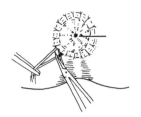

图 11-4-40　结肠肛管全层缝合一周

（四）其他治疗

（1）耳针：肾、交感、皮质下等穴位。每天 1 次，每次半小时。

（2）穴位注射：肾俞及大肠俞穴注射人参、ATP、新斯的明，每天 1 次，交替注射。动物实验证实人参可使离体 HD 肠襻抑制、松弛，与罂粟碱合用效果更明显。

【预防调护】

（1）本病自然转归预后差，应早期诊断，及时治疗。

（2）增加营养，增强体质。

（3）积极治疗并发症。

参考文献

[1] 陆金根 . 中西医结合肛肠病学 [M]. 北京：中国中医药出版社，2009：370-377.

[2] 何永恒 . 实用肛肠外科手册 [M]. 长沙：湖南科学技术出版社，2004：165-177.

[3] 王吉甫 . 胃肠外科学 [M]. 北京：人民卫生出版社，2000：817-841.

[4] 王果，翁一珍，魏明发，等 . 心形吻合术治疗先天性巨结肠的远期效果 [J]. 中华外科杂志，2002，40（5）：344-346.

[5] 石群峰，李新宁，罗树友 . 腹腔镜辅助 Soave 根治术治疗新生儿先天性巨结肠（附 73 例报告）[J]. 腹腔镜外科杂志，2010，15（10）：757-759.

[6] 周峻，魏明发，冯杰雄，等 . 先天性巨结肠症及其同源病手术中组织化学快速诊断方法 [J]. 中华胃肠外科杂志，200，9（5）：456-457.

第五节　直肠尿道瘘

直肠尿道瘘常见于男性婴儿，即直肠通入尿道，粪便由尿道外口排出，但不与尿混合，婴儿仍有正常小便；为直肠和尿道间的内瘘类型，可分为先天性和后天性两大类（如图 11-5-1）。

【病因病理】

1. 先天性直肠尿道瘘

先天性直肠尿道瘘合并于肛门闭锁或肛门直肠闭锁，前者属于中间位畸形，后者属于高位畸形。肛门闭锁的病例，直肠发育基本正常，其末端已降至耻骨直肠环内，位置较低，瘘管开口多位于尿道球部（又称直肠尿道球部瘘）。肛门直肠闭锁直肠末端位置较高，在耻骨直肠肌上方，瘘管开口多位于尿道前列腺部（又称直肠尿道前列腺部瘘）。先天性直肠尿道瘘常伴有尿道下裂、隐睾等，骶骨发育与会阴神经支配可能有缺陷。

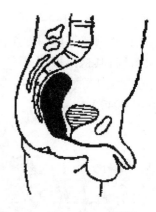

图 11-5-1　直肠尿道瘘

2. 后天性直肠尿道瘘

多见于外伤性和医源性。外伤性可见于骑跨损伤会阴部的尿道和直肠，直肠穿透伤和骨盆骨折刺伤或移位撕裂伤，导致尿路直肠损伤；医源性损伤可见于直肠及会阴部手术，尤其是未插导尿管时的手术操作更易出现直肠尿道损伤导致瘘的形成。

【临床表现】

一、症状

患儿的粪便和气体从外尿道口排出，为其主要症状。但与直肠膀胱瘘的全程粪尿不同，直肠尿道瘘仅在排尿开始时混有少量的胎粪排出，尿的中后段基本澄清，因无括约肌控制，尿管口排气与排尿动作无关。同时由于瘘管及尿道细小，排粪不畅，出生后早期即可发生肠梗阻。还常发生逆行尿路感染甚至是代谢性酸中毒。

二、体征

视诊：常见患儿无肛，并有气体或粪便从尿道口排出。

触诊：直肠镜检可见瘘孔或直肠前壁可及陷之硬结（瘘孔）。

尿道造影时直肠内可见造影剂。

尿道镜检可见瘘口或经尿道注入亚甲蓝，在直肠内可见蓝色尿液。

【实验室及理化检查】

CT 增强并三维重建或 MRI 水成像检查可明确尿道直肠瘘的具体位置及开口。

【诊断依据】

（一）病史

先天性直肠尿道瘘患儿可并发先天性肛门异位、肛门闭锁或巨结肠，家属常发现患儿尿中含有胎粪。后天性直肠尿道瘘，有明确外伤史或手术史，外伤性因素，常由骨盆骨折造成，多数并发尿道狭窄，偶有枪弹伤、锐器伤等原因引起；医源性因素，作为引起尿道直肠瘘的最常见原因，包括膀胱镜检、尿道扩张、前列腺癌根治术、经尿道前列腺电切术或前列腺癌放疗、冷冻治疗等造成的损伤；炎症及肿瘤侵润因素也可引起尿道直肠瘘，如克罗恩病。

（二）临床表现

无肛，前段尿含有胎粪，中后段尿液澄清。如瘘管较粗，经尿道插入导尿管．可沿尿道后壁经瘘管进入直肠，如粪迹不明显，尿液显微镜检查，可了解有无粪质成分。直肠镜检可见瘘孔或直肠前壁可及陷之硬结（瘘孔）；尿道造影时，造影剂可能填充瘘管或进入直肠，但阴性结果仍不能否定瘘管的存在；CT增强并三维重建或MRI水成像检查来明确尿道直肠瘘的具体位置及开口。

（三）肛门直肠畸形类型（见本章第一节）

【鉴别诊断】

主要与直肠膀胱瘘鉴别：①直肠尿道瘘时，由于膀胱括约肌是健全的，因而在排尿初始时尿液内有粪便，而中、末段尿液是清亮的；在直肠膀胱瘘全程尿液混有粪便。直肠尿道瘘时，由于尿道容量少，只要有气体进入尿道，即可见气体经尿道口排出，而膀胱容量大，气体进入膀胱内后，有排尿时才有大量气体经尿道排出，在挤压膀胱区时，含有胎粪的尿液和气体会更多。而直肠尿道瘘在不排尿时即有气泡排出。②经尿道膀胱造影，直肠尿道瘘可见尿道与直肠相通，直肠膀胱瘘可见膀胱与直肠相通。

【治疗】

以手术修补治疗为主。

1.瘘口修补术前结肠造口

根据瘘口大小、有无狭窄来决定是否造瘘。瘘口直径<1cm而无狭窄的患者，术前可不进行造口，但充分肠道准备是必要的。对瘘口直径大于1cm的患者，术前做乙状结肠造口及膀胱造口，3个月后再行瘘口修补术。对于先天性直肠尿道瘘，低位者一般瘘孔比较低，瘢痕组织少，可不做结肠造口。对于医源性损伤，只要瘘孔小，周围污染轻，发现时立即修补，手术成功率仍较高，急需做结肠造口。

2.手术方式的选择

对高位直肠尿道瘘患者采用经括约肌经直肠的直肠尿道瘘修补术，但因其完全切断肛门括约肌，增大肛门括约肌失禁的风险。对于中、低位直肠尿道瘘者，常采用改良的经会阴直肠尿道瘘修补术。

（一）直肠尿道瘘切除术

适应证：肛门排便功能正常的低位直肠尿道瘘。

手术操作方法：截石位，常规消毒铺巾，麻醉下消毒肛管直肠下段。距前位肛缘约1cm，做长约4cm弧形切口。用血管钳钝性分离，并游离直肠与尿道之间的管道。避开前列腺。用血管钳夹住游离管道两端根部，切除管道。用3-0肠线连续缝合封闭两端管腔，其外各加一道连续内翻缝合。缝合时切勿损伤尿道及直肠。消毒皮肤，间断缝合皮肤。外用乙醇纱条覆盖创口，敷料包扎。

手术注意事项：

（1）由于患者往往合并严重的尿路感染，术前须加强抗感染治疗，并注意术前冲洗造口的膀胱和造口结肠远端乙状结肠和直肠，做好肠道准备。

（2）术前经膀胱造口注入亚甲蓝，可使直肠尿道瘘管蓝染，术中容易辨认瘘管。

（3）术中充分切除瘢痕组织，确保尿道端无张力吻合，游离足够的直肠使直肠吻合口缝合无张力，尽力使尿道吻合口和直肠缝合口相互错开。

（4）术后加强抗感染治疗，保持尿道和膀胱造口管通畅，术后 3~4 周拔出尿管，拔除尿管前需进行膀胱训练。

（二）经耻骨会阴带蒂皮管套入瘘孔隔离法

适应证：复杂后直肠尿道瘘，同时并存长段尿道狭窄或闭锁者。

手术操作方法：经耻骨切除狭窄或闭锁尿道。截石位，做下腹正中直切口，末端向阴茎根部左右两侧延伸 1~2cm 呈"Y"形，切断阴茎悬韧带，切除耻骨联合下部分显露后尿道病变部位。同时合并前尿道长段狭窄或闭锁者，加做会阴倒"U"或"Y"形切口，显露前尿道病变部位，充分切除。切除瘘管，覆盖腹直肌束。助手示指伸入直肠将瘘空向前托起，将瘘管及其周围瘢痕切除或搔刮。修剪近端尿道，从腹部切口一侧分离出长 10cm、宽 1.5cm 腹直肌束，下端不切断，保证血供。切断头侧端，将其经耻骨后送至瘘孔处固定，作为隔离瘘孔处的"屏障"。切取带蒂皮瓣。以会阴切口缘为起点，以阴囊为中心，向两侧各取皮 0.7~1.0cm，由近向远延伸可达阴茎冠状沟。平行切开皮肤及筋膜达会阴、阴茎浅筋膜深面，游离蒂部至足够长度。用多孔硅胶管做支架，并用带蒂皮瓣包绕，缝合形成皮管，并于腹直肌束"屏障"浅面与二端尿道吻合，近端吻合口尽量与直肠瘘孔错开。

（三）经腹、会阴直肠腔内结肠拖出瘘孔隔离法

适应证：复杂后直肠尿道瘘并存肛管直肠狭窄者。

手术操作方法：取截石位，尿道留置导尿，扩肛。肛门狭窄者在后中线将狭窄环纵切开，深达肠壁肌层，扩肛至狭窄舒张为止。探查瘘口确定经会阴、肛门难以修补，随即接下述术式，分腹、会阴两组进行手术。于齿状线或肛门皮肤黏膜交界处做环切口达黏膜下，提起切口近侧缘将黏膜与其下肌层分离切除达瘘孔平面。另一组开腹后在腹膜反折处切开盆底腹膜，游离乙状结肠和直肠下端，切断直肠上血管，必要时切断肠系膜下血管，确保近端肠管无张力到达肛门。用肠钳夹住乙状结肠，在直肠上段浆肌层和黏膜间注入生理盐水，使黏膜与肌层分离，环形切开浆肌层，将浆膜套状分离切除达瘘口平面，与肛管分离面吻接。如瘘口周围瘢痕多，水肿，黏膜难剥离或术野显露困难，可在直肠前后壁横切口中点各向远端做一纵切口（双 T 切口），切开浆肌层达瘘管平面，将黏膜尤其瘘管口以刮匙刮净，随后以 3% 碘酊烧灼。将近端结肠套入去黏膜的直肠肌鞘直至肛缘，缝合固定。另截取双层带蒂大网膜固定于肠管与膀胱尿道间（直肠尿道瘘）或肠管阴道间（尿粪联合瘘），以隔离原来的瘘口。

第十二章 便 秘

中医认为便秘是由于大肠传导功能失常，导致大便秘结，排便周期延长；或周期不长但粪质干结，排出困难；或粪质不硬，虽有便意，但便而不畅形成的病证。

历代中医文献对便秘均有记载，在古典医籍中，又有"实秘""虚秘""气秘""风秘""痰秘""冷秘""热秘""三焦秘""幽门秘""直肠结""脾约"之分。明代张仲景于《伤寒论》中将便秘分"阳结""阴结"及"脾约"，提出便秘的寒、热、虚、实不同发病机制，并相应设立了大黄附子汤、承气汤、麻子仁丸、厚朴三物汤及蜜煎导诸法，这不仅仅是对症通便治疗，而更注重将便秘的病因和人作为一个整体的调理，开创了辨证论治便秘的先河，对指导临床有积极的意义。受此影响，后世便产生"风、气、寒、热、湿秘"及"风热燥"等学说。宋代《圣济总录·卷第九十七·大便秘涩》指出："大便秘涩，盖非一证，皆荣卫不调，阴阳之气相持也。"便秘的病位在大肠，直至清代《杂病源流犀烛》才首见"便秘"病名。

《黄帝内经》认为，便秘与脾、胃、肾、大肠密切相关，其病机变化为脾虚气逆，胃肠留热，肾水枯涸，并将大便不适列为"五实"，属肾实的范畴。该书首创便秘的治疗原则，《素问·阴阳应象大论》曰："其实者，散而泻之""其下者，引而竭之""中满者，泻之于内"。

古代医家对便秘一病有许多分类，因而列出一系列不同证候的名称。《伤寒论·辨脉法》分为阳结与阴结二类："其脉浮而数，能食，不大便者，此为实，名曰阳结也。其脉沉而迟，不能食，身体重，大便反硬，名曰阴结也。"明代著名医家张景岳十分推崇这一分类方法。《景岳全书·秘结》指出："不知此证之当辨者惟二，则曰阴结阳结而尽之矣。盖阳结者，邪有余，宜攻宜泻者也；阴结者，正气不足，宜补宜滋者也。知斯二者，即知秘结之纲领矣。"并提出："有火者便是阳结，无火者便是阴结。"以此作为区别阴结、阳结之要点，把阴结、阳结作为便秘辨证的纲领。

东汉·张仲景以"脾约"为主见，认为胃热过盛，脾为胃传输津液的功能受到制约，则肠道津亏，大便干燥而难解。其对便秘的辨证施治做出了卓越贡献，创立的便秘治法——润肠通便法，又称"增水行舟"法，是古今治疗的首选和通用方法，最适用于肠燥津亏的便秘，在其他类型的便秘治疗中也常辅用此法，为后人所推崇，强调对便秘应因人、因时、因地制宜，并在《伤寒论》中首创了肛门栓剂和灌肠术。他发明的蜜煎导方，以食蜜炼后捻作梃，令头锐，大如指，长二寸许，冷后变硬，内谷道中，即是治疗便秘良好的肛门栓剂。他又用土瓜根及大猪胆汁灌谷道中以通便，发明了灌肠术。

由晋·葛洪的《肘后备急方》中"治大便不通，土瓜根捣汁。筒吹入肛门中，取通。"的记载来看，当时已有了灌肠器——"筒"。

唐·孙思邈《备急千金要方·闭塞》中述："人有因时疾，瘥后得闭塞不通。"阐述患外感病后，可以形成热伤津液而便秘。唐·王焘《外台秘要》引《古今录验》疗关格大小便不通方："以水三升，煮盐三合使沸，适寒温，以竹筒灌下部，立通也。"首创了利用竹筒作为灌肠器的盐水灌肠术。

宋·严用和《严氏济生方·秘结论治》提出分五秘："夫五秘者，风秘、气秘、湿秘、寒秘、热秘是也。"

金元·张元素《医学启源·六气方治》提出："凡治脏腑之秘，不可一例治疗，有虚秘，有实秘。有胃实而秘者，能饮食，小便赤。胃虚而秘者，不能饮食，小便清利。""胃实秘者，物也；胃虚秘，气也。"明确提出了虚实分类的方法，这种分类的方法，经后世医家不断充实归纳，成为便秘临床辨证的纲领，有效的指导着临床实践。

第一节　盆底松弛综合征

盆底松弛综合征（relaxed pelvic floor syndrome，RPS）是指由于盆底肌薄弱，盆隔筋膜，盆底结缔组织和盆腹腔脏器悬切带长期受压力拉损，而产生多部位、多系统、多脏器松弛性的病理改变。包括直肠前突、直肠内脱垂、会阴下降综合征、盆底疝等。发病时可以出现一种或多种同时存在的解剖位置异常，而产生以排便困难为主的各种临床表现。流行病学调查显示，盆底松弛综合征是中老年人的常见病，女性多见，其发病率：50~59 岁者为 12.5%；60 岁以上者为 76.7%。属于中医"疝证"范畴。

一、直肠前突

直肠前突症（Rectocele，RC）是指直肠前壁和阴道后壁突入阴道穹隆，它是由于直肠前壁、直肠阴道隔和阴道后壁薄弱造成的，实际是直肠前壁和阴道后壁的疝，亦有人称之为直肠前膨出。由于直肠在排便时，直肠腔内作用力的方向发生变化，其主要作用力朝向阴道直肠隔，而不向肛门，部分粪块陷入突袋内不能排出，阻碍了后续粪便的排出，停止排便时粪块又回缩直肠内，致使排便不尽或频繁排便，更大的作用力导致突袋加深加大，形成更严重的恶性循环（图 12-1-1）。本病多见于女性，以中老年居多，有的男性行前列腺切除术后亦可发生。本病占排便困难的 30%~50%，而功能性直肠前突有较高的发病率，据文献报道 20%~81% 无便秘女性均有直肠前突。属于中医"脾约"或"便秘"范畴。

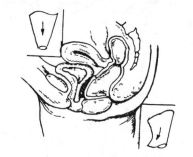

图 12-1-1　矢状面示意图

【中医学认识】

中医学认为本病的形成多由肠胃受禀，或燥热内结，或脾虚气陷，或因气滞不行，或因气虚传导无力，或血虚肠道干涩，以及阴寒凝结等，导致各种不同性质的便秘。本病的病机总属虚实夹杂。初起多为实证或虚实兼夹，可随时因肠胃病机变化，主要表现在虚实、气血、阴阳之间的转化。

1.气机阻滞

忧伤思虑过度，或郁怒伤肝，或久坐少动，以致气机郁滞，肝气失疏，不能宣达，通降失常，传导失职，导致津液不布，肠道失润，糟粕内停，不得下行，故大便干燥，排便困难。

2.脾虚气陷

脾气亏虚，身体羸瘦，中气不足，升举无力，固摄失司，致组织松弛柔软，加之排便努力使阴道间隔组织突于阴道而发生病变。

3.气阴两虚

诸虚劳损，损伤气血津液，气虚则大肠传输无力，阴虚则津枯不能滋润大肠，致秘结不通，排出不畅。

4.脾肾阳虚

阴寒内生，留于肠胃，于是凝阴固结，致阳气不通，津液不行，故肠道艰于传送，致排出困难。

【西医学认识】

西医学认为，女性直肠前壁由直肠阴道隔支撑，该隔内有肛提肌的中线交叉肌纤维组织及会阴体。当由于老人组织松弛，排便习惯不良，多产妇会阴部松弛，子宫后倾致使直肠角发生改变等原因导致直肠阴道隔松弛时，大便排出的压力则向阴道方向而非向肛门，使直肠前壁向阴道突出，粪块积存于前突部位。

【诊断依据】

（一）临床表现

1.病史

本病多见于女性，尤其是高龄、多次生产的妇女。

2.症状

直肠前突可存在多年而无任何症状，可以存在于无症状的健康人。但当粪便陷入向阴道膨出的直肠前壁内时，直肠前突即可出现症状。

（1）排便困难　是直肠前突的主要症状，轻者只表现为粪便排出不畅，排便不尽感，少数严重患者需在肛周、阴道内加压协助排粪，甚至将手指伸入直肠内挖出粪块。粪便排出困难，用力努挣，进而腹压增加，使已松弛的直肠阴道隔承受更大的压力，从而加深前突，如此恶性循环，排粪困难越来越重，少数患者偶有便血及肛管疼痛（图12-1-2）。

（2）会阴、肛门下坠感　排便时肛门有持续压力下降感；会阴部时有下坠感，劳累和下蹲时症状加重。

3.体征

（1）局部视诊：肛周一般无变化，病程长者可并发外痔。

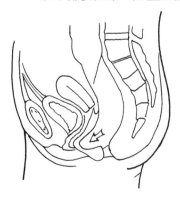

图 12-1-2　RC 影响排便的原因

（2）直肠指诊：是诊断直肠前突的主要检查方法。指诊时可触及肛管上端，直肠前壁有一圆形或卵圆形突向阴道的薄弱区，呈袋状，嘱患者用力努挣时，该区向前方凹陷更明显，甚至有粪块潴留，指尖感觉肠壁肌张力减退，指诊结束时肠壁复原缓慢或不能复原。

（二）理化检查

本病通过询问病史，结合临床和排粪造影可明确诊断。但非手术治疗无效，拟采取手术治疗时常需进行常规检查。

1. 排粪造影

能够确诊本病，并且能同时了解盆底脏器和盆底的形态及功能状态。另外，排粪造影还能观察到直肠前突的形成及排空变化，依据排粪造影所显示的直肠前突的深度和宽度，为临床治疗尤其手术治疗提供较为可靠的依据。检查时可见直肠前壁向前突出，钡剂通过肛管困难，前突的形态多呈囊袋状、鹅头角状或土丘状，边缘光滑，如前突深度超过2cm，其囊袋内多有钡剂嵌留，如合并耻骨直肠肌病变，则多呈鹅征（图 12-1-3）。

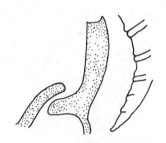

图 12-1-3　排粪造影像，呈囊袋状

2. 球囊排出试验

将一头连接气囊的导管插入肛门壶腹部，注入 100ml 气体，让患者用力做排便动作，从中了解直肠的排泄功能。正常者 5 分钟内可将气囊排出，超过 5 分钟者为排出延迟。

3. 肛门直肠内压测定

显示直肠内压上升，肛管反射收缩压上升。

单独的直肠前突临床比较少见，经常伴有直肠内脱垂、盆底痉挛综合征等其他盆底肌肉疾病。故在决定手术前，尚需做盆底肌电图、结肠运输试验等，以了解其他便秘性疾病。

附：【临床分期】

1999 年全国便秘诊治新进展学术研讨会拟订的直肠前突分类标准，根据排粪造影显示直肠前突的深度将其分为 3 度：

轻度　前突直径 6~15mm

中度　前突直径 15~30mm

重度　前突直径 >30mm

但一般认为深度在 20mm 以下的直肠前突常见于健康无症状患者。

按解剖位置可将直肠前突分为高、中、低 3 种。①高位：多由于阴道上 1/3、主韧带、耻骨膀胱宫颈韧带撕裂或病理松弛所致，常伴内疝、阴道内翻、子宫脱垂等；②中位：多见，常由产伤引起，通常无会阴和盆隔损伤，其直肠阴道隔薄弱区呈圆形或卵圆形，在肛提肌上 3~5cm；③低位：多因分娩时会阴撕裂所致，常伴肛提肌、球海绵体肌和会阴附着点撕裂，冗长的黏膜破开或外翻在阴道外。仅有阴道黏膜破出而未累及直肠者称为假性直肠前突。部分患者高、中、低位可同时存在。

【鉴别诊断】

（一）肛门直肠狭窄

肛门直肠狭窄是因胚胎发育异常，致使肛门直肠口径太小，男女均可发生，表现为不同程度的排便不畅。重度狭窄出生后即有排便困难，便时努挣啼哭，可出现低位梗阻现象。长期排便不畅可引起近端直、结肠逐渐扩大而导致继发性巨结肠症。有排便不畅史结合局部检查可以明确诊断。

（二）阴道后疝

区分阴道后疝和一般的直肠前突是很重要的。严格定义上的阴道后疝是指阴道和直肠间的腹膜疝疝入阴道，其内容物包括小肠、肠系膜、网膜等。阴道后疝多有盆腔的沉重感和下坠感，特别是在站立时，这是由于囊内容物中肠管的重力牵引所致。其诊断方法是做直肠和阴道检查，若觉拇指和食指间有饱满感，表明为阴道后疝。有时直肠前突易被误疑为阴道后疝。对阴道后疝做出正确诊断是非常必要的，以防止对腹腔内容物的误伤和直肠前突修补后的迅速复发。

（三）直肠后突

直肠后突是由于慢性肌紧张产生肛提肌分离所致，这种盆腔底的分离使得直肠下降，形成一种盆腔底疝，甚至比真正的直肠前突还严重。

【治疗】

一、内治法

（一）分型论治

1.气机阻滞证

证候：大便秘结，欲便不能，甚则便条不粗仍排出困难；兼有嗳气频作，胸胁痞满，甚则腹中胀痛，纳食减少；舌淡，苔薄腻，脉弦。

治法：理气导滞。

方药：六磨汤加减。嗳气严重者，加旋覆花、代赭石；胀痛明显者，加玄胡、金铃子。

2.脾虚气陷证

证候：大便不干，便条不粗，但排出困难；伴有神疲乏力，少气懒言，食少纳呆；舌淡，苔白，脉弦。

治法：补气润肠，健脾升阳。

方药：黄芪汤加减。气虚明显者，黄芪加倍；食欲不振者，加焦三仙。

3.气阴两虚证

证候：老年体弱之人，虽有便意，但临厕努挣乏力，挣则汗出气短，面色苍白；兼有恶心烦热、盗汗，神疲乏力，懒言；舌淡红，苔薄而少，脉细。

治法：滋阴养血，益气通便。

方药：四物汤合增液汤加减。若气虚甚，食后腹胀，下肢酸沉者，加党参、砂仁、白蔻、苍术；痰多者，加川贝母、白芥子；血虚甚，咽干心烦，舌光剥脱者，可重用黄芪、当归；阴虚甚，兼五心烦热，颧红盗汗者，加知母、黄柏；两目干涩，心悸心慌者，重用当归、白芍；失眠者，加夜交藤、酸枣仁。

4.脾肾阳虚证

证候：大便艰涩，排出困难；小便清长，面色苍白，四肢不温，喜热怕冷，腹中冷痛或腰脊酸冷；舌淡，苔白，脉沉迟。

269

治法：补肾健脾，温阳通便。

方药：济川煎加减。若老人虚冷便秘，可用半硫丸；若脾阳不足，中焦虚寒，可用理中汤加当归、芍药；若肾阳不足，尚可选用金匮肾气丸或右归丸。

二、外治法

1.熏洗坐浴

局部外洗坐浴以清热除湿、收敛固涩为主。常用药物有苦参、黄柏、石榴皮、五倍子、明矾、槐花、艾叶、枳壳、马齿苋、地肤子、苍术等。这些药物煎水熏洗肛门部或坐浴，可以改善局部的血液循环，减轻局部炎症反应。

2.栓剂

甘油栓、蜜煎导栓等栓剂纳肛。

3.灌肠

酌选温盐水、肥皂水、液体石蜡、开塞露及中药煎剂大承气汤等保留灌肠。

三、手术方法

手术的原则是修补缺损，消除薄弱区，同时注意治疗合并疾病。手术后仍需辅助饮食疗法，保持大便通畅，防止复发。外科术式和手术入路有很多种，包括经阴道、经直肠、经会阴，以及上述入路相结合，并可联合应用网片修复。

（一）经肛门直肠前突修补术

1.黏膜排列组合结扎术

（1）适应证：中位中度直肠前突。

（2）操作要点：病人取截石位，麻醉满意后，常规消毒肛管及直肠黏膜，以组织钳夹持 12 点位松弛的黏膜，暴露于肛外，自上而下结扎 3~5 组，各组之间保留正常黏膜 0.5~1cm。再按同样方法，结扎直肠前壁 11 点位和 1 点位黏膜，使形成 3 排 9~15 组结扎点（图 12-1-4、图 12-1-5）。

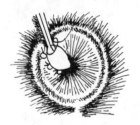 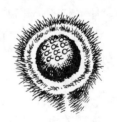

图 12-1-4　每排结扎 3~5 组黏膜　　　　　图 12-1-5　共扎 3 排

（3）注意事项：

①钳夹直肠前壁黏膜时勿过深，以免伤及阴道，亦勿过力牵拉以免造成撕裂伤。

②如黏膜牵出困难可用套扎术。

2.Block 术

（1）适应证：轻、中度的中、低位直肠前突，此术对于单纯的中度直肠前突较为适用。

（2）操作要点：①病人取截石位，麻醉满意后，常规消毒肛管及直肠黏膜；②显露直肠前壁：用肛门直肠拉钩牵开肛门和直肠的远端，探查直肠阴道隔薄弱部位；③修补直肠前壁：根据排粪造影所示直肠前突的宽度和深度，用可吸收线自齿状线上方1cm开始，自下而上缝合直肠阴道隔修补缺损至耻骨联合处止（图12-1-6）。

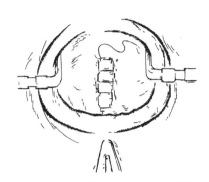

图 12-1-6　连续锁边缝合，修补直肠阴道隔

（3）注意事项

①注意缝合时呈下宽上窄，以免在缝合的顶端形成黏膜瓣而影响排便。

②缝针深度一定要达两侧肛提肌部位，这样术后才能形成较有力的肌性柱，减少直肠前突复发的机会。亦有人在缝合前用中弯止血钳将薄弱部位的直肠黏膜用钳夹住，然后再连续缝合，有的术者在缝合完毕后，于缝合两侧注入适当的硬化剂，使薄弱部分的黏膜与肌层粘连。

3.Sehapayak 术

（1）适应证：轻度、中度直肠前突，合并直肠远端黏膜脱垂。

（2）操作要点：①病人取截石位，麻醉满意后，常规消毒肛管及直肠黏膜；②切除直肠左右两侧的直肠黏膜：用止血钳夹住左侧脱垂的直肠黏膜，长 5~6cm，剪去止血钳上方的黏膜组织；③缝合关闭直肠黏膜切口：用 2-0 号可吸收线自齿状线上方绕钳连续缝合，将止血钳抽出并拉紧可吸收线。将尾线自下而上与原缝合线交叉缝合，与顶端的可吸收线打结。用同样的方法将右侧直肠黏膜切除缝合；④痔切除：若有内痔，将其切除；⑤切开直肠前突部位的直肠黏膜：自齿状线上 0.5cm 做一纵行的正中切口，向上达肛直环的上方，长 7~8cm；⑥游离直肠黏膜：游离直肠黏膜达左右两侧肛提肌的边缘，并显露部分肛提肌，使薄弱的直肠阴道和肛提肌显露出来；⑦缝合两侧的肛提肌：用 4 号丝线缝合 4~6 针两侧的肛提肌，加强直肠阴道隔，修补直肠前突；⑧修剪缝合多余的直肠黏膜。

（3）注意事项

①缝合时缝针要穿透肛提肌，以加强直肠阴道隔。

②防止缝针穿透阴道黏膜，术者左手食指放在阴道内作引导。

4.直肠黏膜切开修补术

（1）适应证：适用于重度直肠前突。

（2）操作要点：①病人取截石位，麻醉满意后，常规消毒肛管及直肠黏膜后扩肛：充分扩肛，一般容纳4指为宜；②显露直肠前壁：用1∶100 000 或 1∶200 000 去甲肾上腺素生理盐水 50ml 注入直肠前突部位的黏膜下，达到止血或直肠黏膜与肌层分开的目的；③切除直肠黏膜，显露直肠阴道隔：用组织钳在齿状线上方夹起直肠黏膜。用止血钳夹住直肠黏膜，长 5~6cm，在止血钳下方剪去直肠黏膜，切除后可显露薄弱的阴道隔；④游离直肠黏膜肌瓣：提起直肠黏膜肌瓣边缘，在其下游离至肛提肌；⑤修补直肠阴道隔：用 4 号丝线间断缝合两侧的肛提肌，分别至肛提肌的两侧边缘进出针，缝合 4~5 针。打结后使两侧的肛提肌对合，加强直肠阴道隔；⑥剪去多余的直肠黏膜瓣：用可吸收线间断或连续缝合直肠黏膜肌瓣。

（3）注意事项

①缝合肛提肌时，一般自右侧肛提肌进针，从左肛提肌边缘内侧出针，再自左侧肛提肌边缘内侧进针，自右侧肛提肌出针，且缝合时不留死腔。

②应自上而下顺序打结。

③游离直肠黏膜肌瓣时要多带一些直肠肌层，以防术后黏膜瓣坏死。

④缝合黏膜瓣前一定要仔细止血，否则易形成血肿而导致感染。

5.Khubchandani 术

（1）适应证：中度、重度直肠前突合并直肠远端黏膜脱垂者。

（2）操作要点：病人取截石位，麻醉满意后，常规消毒肛管及直肠黏膜。在齿线上 1~2cm 做横切口，长 1.5~2cm，在切口两端向上各做一纵切口，每侧长 5~7cm，上端达子宫颈的水平。游离一基底较宽的黏膜肌层瓣，黏膜肌层瓣向上分离须超过直肠阴道隔的薄弱区。先做 3~4 针间断横行（左右）缝合，纵行折叠松弛的直肠阴道隔；再做 2~3 针间断垂直（上下）缝合，以缩短直肠前壁，减低缝合黏膜肌层瓣的张力，以促进愈合。缝合黏膜肌层瓣：剪除多余的黏膜，将黏膜肌层瓣边缘与齿线间断缝合（图 12-1-7）。

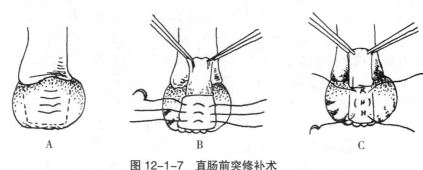

图 12-1-7　直肠前突修补术

A.U 形切口　B.横行间断缝合　C.纵行间断缝合

（3）注意事项

①缝合时缝针要穿透肛提肌，以加强直肠阴道隔。

②防止缝针穿透阴道黏膜，术者左手食指放在阴道内作引导。

6.STARR 术

即吻合器经肛门直肠部分切除术，该术式治疗直肠前突是 2001 年意大利学者 Longo 提出的用于治疗直肠前突的新术式，此式已在欧洲几家研究所里受到评估，其早期的研究和观察结果显示采用 STARR 术比采用单纯 PPH 治疗具有明显优势。

（1）适应证：单纯由直肠前突和/或直肠内脱垂引起的排便障碍。

（2）操作要点：病人取截石位，麻醉满意后，常规消毒肛管及直肠黏膜。采用PPH33mm吻合器插入肛管并固定，将肛门牵开器从吻合器下方窗口插入，保护直肠后壁；在前壁分别做三个带肌层的半荷包（180°），将直肠前突和直肠内脱垂的顶端包含在内，再插入打开的吻合器，并使吻合器头置于3个半荷包上方，击发前应仔细检查阴道；击发吻合器并轻柔退出，仔细检查前壁吻合口是否出血并做相应处理；在直肠后壁重复做2~3个半荷包（180°），并用牵开器从吻合器的上方窗口插入，保护直肠前壁，再将第二把吻合器插入，闭合并击发，退出吻合器，后壁吻合口可用3-0可吸收线缝合加强并止血。

（3）注意事项

①勿损伤肠道，防止直肠阴道瘘的发生。

②彻底止血。

（二）经阴道直肠前突修补术

1.经阴道后壁直肠前突修补术

（1）适应证：中、重度直肠前突者。

（2）操作要点：麻醉满意后，取膀胱截石位，局部常规消毒，铺无菌巾，用碘伏消毒阴道、肛门及直肠末端，用肛门拉钩敞开阴道后壁，在阴道后壁黏膜下注射肾上腺生理盐水，减少出血，再在阴道后壁正中做纵行切口（图12-1-8），钝性分离黏膜瓣，暴露直肠前突

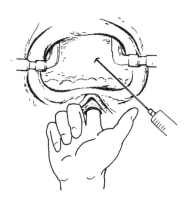

图12-1-8 黏膜下注射去甲肾上腺素生理盐水

之"疝环区"（阴道后壁阴道环肌），用慕丝一号线沿阴道括约肌及阴道隔，下方至上方2~3cm的肌层组织做环型折叠结节缝合3~4针，以直肠前突囊袋消失为满意。再修整黏膜瓣，纵行缝合。阴道内置碘伏纱条，24小时取出。直肠前壁松弛黏膜在双叶肛镜下用1：1消痔灵液从齿线上1~5cm直肠前壁黏膜下层做柱状注射（图12-1-9、图12-1-10）。再用弯钳从内痔根部高位结扎，通过无菌硬化作用，使直肠前壁松弛黏膜粘连萎缩，使局部组织增厚，以加强对排粪的抵抗力。

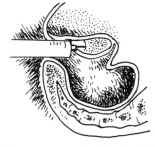

图12-1-9 于松弛黏膜下注药

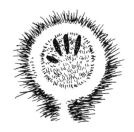

图12-1-10 以黏膜充盈为度

（3）注意事项：伴直肠黏膜松弛脱垂者，在双叶肛门镜下用1:1消痔灵液从齿线上1~5cm直肠前壁黏膜下层做柱状注射。通过无菌硬化作用，使直肠松弛黏膜粘连固定，使局部组织增厚，以加强对排粪的抵抗力，同时将内痔结扎。

2.经阴道切开直肠后壁黏膜修补术

（1）适应证：重度中位或高位直肠前突伴阴道后壁松弛或脱垂。

（2）操作要点：病人取截石位，麻醉满意后。①会阴切口：用组织钳牵开两侧的小阴唇，切开两钳之间的阴道后壁与会阴部的皮肤，做一椭圆形的切口（长5~6cm、宽1.5~2cm）（图12-1-11）；②分离阴道黏膜：在阴道黏膜下分离直肠间隙，上达直肠前突的部位以上（图12-1-12）；③剪开阴道后壁：用组织钳牵开拟切开阴道后壁的顶点，沿正中线纵行剪开阴道后壁（图12-1-13）；④分离直肠前突部位的直肠及肛提肌：分离左右两侧阴道后壁与直肠间的组织，直肠充分游离后，即可显露左右两侧的肛提肌；⑤修补直肠前突部：直肠前突部呈球形，用荷包缝合直肠前突部（图12-1-14）；如直肠前突部呈筒状，用间断缝合。仅缝合直肠表面的筋膜，勿穿透直肠黏膜；⑥缝合肛提肌：用4号线间断缝合肛提肌4~5针，加强直肠阴道隔（图12-1-15）；⑦切除多余的阴道黏膜：切除时注意勿切除过多，以防阴道狭窄；⑧缝合阴道黏膜：用铬制肠线自内向外间断缝合阴道黏膜（图12-1-16）；⑨缝合会阴部皮下组织及皮肤（图12-1-17，另见彩图21~27）。

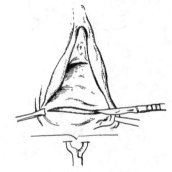
图12-1-11 阴道后壁椭圆形切口

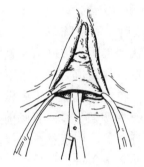
图12-1-12 分离阴道黏膜

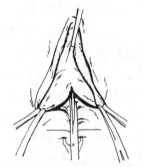
图12-1-13 纵行剪开并游离阴道黏膜

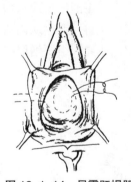
图12-1-14 显露肛提肌并荷包缝合

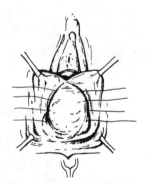
图12-1-15 间断缝合肛提肌边缘

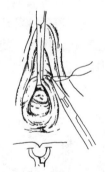
图12-1-16 缝合阴道黏膜切口

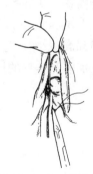
图12-1-17 缝合阴道外口皮肤

（3）注意事项

①彻底消毒阴道，减少术后感染概率。

②修补直肠阴道隔时注意肛提肌解剖结构，保证缝线穿过肛提肌，以加强修补作用。

③彻底止血。

（三）经会阴直肠前突修补术

1.涤纶补片直肠前突修补术

（1）适应证：重度高位直肠前突。

（2）操作要点：病人取截石位，麻醉满意后，于会阴部肛门外括约肌皮下部前缘，近会阴阴道后壁取一弧形切口，长 3~4cm，切开皮肤后，依次钝性分离会阴浅筋膜及肛提肌中线交叉纤维进入直肠阴道隔；横行重叠缝合直肠前壁肌层 2~3 针，加强直肠前壁肌层，向纵深及两侧做钝性分离，选择相应大小补片置入（一般为 3~4cm 大小），补片两侧与肛提肌边缘固定。

（3）注意事项：为减少损伤，可于切口向两侧潜行分离，将涤纶补片续入。补片要平整，缝合要牢固。

四、其他治疗

由于引起便秘的原因繁杂，往往由多种疾病引起，所以对所有诊断为直肠前突的患者，均应首先采用非手术疗法，手术治疗的患者在术后同样应坚持非手术治疗。

1.一般治疗

（1）饮食疗法：是便秘治疗的基础，包括多饮水，1 500~2 000ml/d，多进食高粗纤维食物，增加食物中不被消化酶所消化的植物残留物，使粪便便柱增粗、变软，易于排出。

（2）养成良好的排便习惯：包括定时排便，不要过度用力，以免造成或加重盆底病变，不要经常人为抑制便意，造成粪便干结等。

（3）多运动：包括腹部运动，以刺激肠道蠕动。

2.行为疗法

（1）定义：是指定时排便锻炼，借此养成良好的排便习惯，增强排便肌肉的力量和协调性，促进结肠内容物通过和大便顺利排出。行为疗法对出口梗阻型和结肠通过正常型便秘有一定效果，对结肠慢传输型便秘则无明显效果。

（2）排便锻炼：在开始这一疗法前，应通过灌肠的方法彻底排出淤滞在肠道内的粪便。排便锻炼一般在早晨或清晨起床后进行，尤以早餐后为宜，因为这段时间内结肠推进运动较为活跃，易于启动排便。无论有无便意，都应用力做排便动作，反复多次，持续时间视个人的排便习惯而定，一般至少要比以往习惯的排便长 5 分钟左右。

（3）模拟排便：在模拟排便的过程中，应将双手压在腹部，做咳嗽动作，以增加腹压，促进排便。此外，还应集中注意力，不要同时阅读报纸或做其他事情，也不要吸烟。如果未能启动排便，则在午餐或晚餐后再次进行，并适当延长时间，直至排便。以后再坚持在固定的时间内排便，养成良好的排便习惯。行为疗法持续多长时间应视具体情况而定，采取个体化的原则。

通过行为疗法，其主要目的在于纠正不良排便习惯，养成定时排便的良好习惯，不要忽视便意。另外，生活起居要有规律，要积极参加体育活动，保持乐观的情绪，有助于改善消化道的功能，对便秘可能起一定有益作用。

3. 物理治疗

（1）火熨法：大黄、巴豆为末，葱白、酒曲和成饼，加麝香，贴脐上，布护火熨，觉腹响甚去之。

（2）针灸：取穴大肠俞、天枢、支沟等穴。实秘用泻法，虚秘用补法；冷秘加艾灸；热秘可加针刺合谷、曲池；气秘加针刺中脘、行间；气血虚弱加针脾俞、胃俞；冷秘亦可加灸神阙、气海。每周 3 次，6~12 次为一疗程。

（3）耳穴疗法：王不留行籽耳穴压丸，取穴：大肠、角窝、直肠。热秘加耳尖点刺放血；气秘加脾、心；冷秘加脾、胃。每次选 3~4 穴，双耳轮换，每周 1 次，3 周一疗程。休息一周，再行第二疗程。

（4）穴位注射法：取穴，咳肛穴（尺泽下 2cm 处，为经验穴，能治疗痔疮，便秘与咳嗽，故名咳肛穴）、神门。每穴注射生理盐水，咳肛穴 3~5ml，神门穴 0.5~1ml，隔天注射 1 次，4 次为一疗程。

【预防调护】

（1）养成良好的排便习惯，保持排便通畅，解大便时注意力要集中，避免过分努挣排便。

（2）多食高纤维饮食，多饮水，避免过多进食辛辣刺激性食物。

（3）锻炼身体，增强体质，以改善胸、腹、膈、盆底肌力量。

（4）妇女产后要充分休息，避免过早负重劳动。节制生育，防止过多流产。

参考文献

[1] 陆金根. 大肠肛门病研究新进展 [M]. 上海：上海中医药大学出版社，2003：309-345.

[2] 李国栋，寇玉明. 中西医临床肛肠病学 [M]. 北京：中国中医药出版社，1996：192-198.

[3] 韩少良，倪士昌. 大肠肛门疾病外科治疗 [M]. 北京：人民军医出版社，2006：520-535.

[4] 韩进霖，李峰，何东宏，等. 荷包缝合联合内括约肌部分离断术治疗直肠前突 [J]. 中国肛肠病杂志，2005，25（1）：29-30.

[5] 何德才，唐学贵，赵自星. 经阴道修补加直肠黏膜硬化剂注射治疗直肠前突 60 例临床分析 [J]. 中国肛肠病杂志，2005，25（1）:25-26.

[6] 张建军. 直肠前突的综合性手术治疗 [J]. 中国民族民间医药 [J]，2009，21（2）：155.

[7] 赵刚，鞠应东，孙凤华. 中西医结合肛肠病诊治 [M]. 北京：科学技术文献出版社，2010：235-239.

二、直肠内脱垂

直肠内脱垂（internal rectal prolapse，IRP）是指在排便过程中近侧直肠壁全层或单纯黏膜层折入远侧肠腔或肛管内，不超出肛门外缘，并在粪块排除后持续存在的一种功能性疾病（图 12-1-15），属出口梗阻型便秘之一，又称直肠内套叠、隐性直肠脱垂、不完全直肠脱垂。1903 年由 Tuttle 提出，本病由于多发生在直肠远端，部分患者可累及直肠中段，又称远端直肠内套叠。本病为外脱垂的 3~10 倍，占结肠疾病的 5%，以女性多发，男女之比为 1：6.53，50~70 岁多发。属中医文献中"脾约"或"便秘"范畴。

【中医学认识】

中医学认为本病发病与年老体弱，营养不良，中气不足或排便久蹲强努有关。多因小儿气血未旺，久泻下痢，年老气血两亏，或劳倦、房事过度、久病体弱，以致气血不足，中气下陷，不能固摄所致。其主要病因病机如下：

1.气机郁滞

分娩产伤或长期过度用力排便，均可导致肠道气机不利，粪便排出不畅。

2.脾虚气陷

老年人气血衰退，中气不足或妇女分娩用力耗气，气血亏损，或平素久病体弱，脾胃受损，中气不足，升提无力，致气虚下陷，固摄失调，盆底肌肉松弛无力而发本病。

3.肾气不足

年老体衰，肾气渐弱，或大惊卒恐，惊则气乱，恐则气下，肾气受损，肾主二便，肾气不足，固摄无力，不能开合致粪便排出受阻。

【西医学认识】

本病的确切病因及发病机制目前尚不十分清楚，有学者认为直肠冗长是发生本病的必备条件，便秘是引起本病的重要因素，且互为因果。有报道排粪造影时正常人群直肠内脱垂的出现率为17.65%，年轻女性甚至达到50%，故有学者认为不能排除部分直肠内脱垂是粪便降到直肠将要排便时的正常状态。目前认识上还存在如下分歧：有学者认为直肠内脱垂是区别于直肠脱垂的另一病种，是两种不同的疾病，直肠内脱垂不会发展为直肠脱垂。但多数学者据两者共同的排粪造影变化、类似的剖腹手术所见、相近的括约肌功能变化以及均可伴发会阴下降综合征和孤立性直肠溃疡综合征等，认为直肠内脱垂是直肠脱垂的前期，即直肠内脱垂若持续存在发展，可以转为直肠脱垂；另一方面，直肠脱垂的病程中也经历过内脱垂的阶段。Ihre统计直肠内脱垂3倍于直肠脱垂，认为前者可能是后者的先兆，极可能发展为直肠脱垂。

根据国内外研究表明，直肠内脱垂存在一些解剖学异常：异常加深的Douglas陷窝、直肠活动性异常、肛提肌缺陷、乙状结肠冗长等，一般认为长期腹内压增加，导致盆底薄弱，最终引起直肠内脱垂，支持这一观点的学说主要有：滑动疝学说、会阴下降综合征学说、肠套叠学说和提肌功能障碍综合征学说。由此可见，本病的病因可能与下列因素有关：

1.先天性因素

部分病人直肠黏膜下组织薄弱，对直肠黏膜固定作用差，在大便干结无规律、慢性炎症等因素作用下出现黏膜脱垂。直肠与骨盆壁（主要是骶骨）间韧带松弛，使近端直肠向远端脱垂。

2.继发性因素

如长期腹压增高，使盆底下降，乙状结肠及直肠均向盆底下垂，当肛门括约肌功能正常时，下垂的直肠难以脱出肛门外。

3.经产妇

可能由于妊娠期盆腔血管受压迫，直肠黏膜血管回流不畅，局部慢性瘀血，减弱了肠管黏膜张力所致。另外，分娩时阴道、盆底横纹肌损伤，导致会阴下降综合征。

4.胃肠调节肽变化

P物质（substance P，SP）广泛存在于消化道各层，在大肠的肌间神经丛和环肌层中有密集的含P物质的神经纤维，P物质对胃肠道平滑肌有很强的刺激收缩作用。国内研究表明，直肠内脱垂病人的乙状结肠肠壁神经丛内P物质较对照组明显减少，造成结肠收缩功能受损。另外，国内外也研究了血管活性肠肽（vasoactive intestine polypeptide，VIP）在出口梗阻型便秘病人结肠中的变化，结果发现VIP含量下降，但未能解释其与出口梗阻型便秘的关系。

总之，直肠内脱垂发生的确切机理还有待进一步探讨，直肠内脱垂是在多因素相互影响下形成的。

【诊断依据】

本病的诊断主要依据病人的症状、体征、排粪造影等检查结果，排粪造影结果是主要诊断依据。肛管直肠测压和肛肠肌电图可了解盆底肌肉、神经的受损程度，为手术提出客观依据及手术前后肛门功能的评定，为指导临床选择合理的治疗方法，应首先行电子结肠镜、钡灌肠等检查，除外肠道肿瘤、炎症等疾病。因为从症状、体征等方面看，直肠内脱垂与直肠癌亦容易混淆，同样都有肛门坠胀、便次增多，甚至同样可以有便血、黏液便，故全面的胃肠道检查，除外恶性疾病及炎症性疾病等非常重要。钡灌肠检查还可了解有无结肠冗长、扭曲、结肠扩张或狭窄等。

（一）临床表现

1.病史

本病多见于女性，经产妇多见。青年、中年或老年均可发病，尤其是老年。症状多出现在成年，少数在童年期。尽管男性出口梗阻型便秘病人明显少于女性，但男性主要患直肠内脱垂。

2.症状

（1）排便困难：直肠排空困难，排便不尽及肛门阻塞感，排便不全，便次多，每次量少，且用力越大，阻塞感越重。病人常将手指或栓剂插入肛门协助排便，其原因为插入肛门的手指或栓剂将下垂的直肠黏膜推回复位，解除了梗阻因素，久之则由不自觉到自觉地采用这种方法帮助大便。

（2）坠胀：由于黏膜内脱，致使直肠内脱垂形成，压迫刺激肛门部，出现坠胀感，或里急后重感。

（3）疼痛：有些患者在排便时有肛门疼痛，部分有下腹部或骶部疼痛。

（4）黏液血便：偶有血便或黏液便。

（5）大便失禁：严重的直肠内脱垂可出现大便失禁，由于脱垂肠管下降，肛管机械性扩张，导致内括约肌功能紊乱，以致大便失禁。

（6）部分患者伴有精神症状，多为抑郁或焦虑。

3.体征

体格检查局部视诊肛周一般无异常。直肠指诊可触及直肠壶腹部黏膜折叠堆积，柔软光滑，上下移动，内脱垂的部分与肠壁之间可有环形沟，部分病人可触及宫颈状物或直肠外的后倾子宫。典型的病例直肠指诊时让病人做排便动作，可触及套叠环。

4.分类

直肠内脱垂分套入部和鞘部，按照累及范围分前壁脱垂和全环脱垂，按照套入部累及肠壁的层次可分为黏膜脱垂和全层脱垂，按照鞘部可分为直肠内和肛管内脱垂。肛管内脱垂多为全层脱垂，一旦套入部顶端超出肛门外缘就称为直肠脱垂。

附：【分度标准】

目前，国内外对直肠内脱垂的程度有不同的区分方法，本书以 1999 年全国便秘诊治新进展学术研讨会拟定的直肠内脱垂的诊断分度标准分为轻、中、重度，即：

轻度：直肠内形成环形套叠在 3~15mm；

中度：直肠内形成环形套叠在 16~30mm；

重度：直肠内形成环形套叠 > 31mm 或多处套叠或厚度 > 5mm。

（二）理化检查

1.内镜检查

肛门镜和电子结肠镜检查时，当病人稍加腹压，即可见直肠黏膜下垂堆积，似瓶塞样突入镜筒前端开口。若局部黏膜有炎症改变或孤立直肠溃疡时，可见直肠黏膜充血、水肿，散在的糜烂、溃疡和出血点，常易误诊为直肠炎症。因插入肛门镜和电子结肠镜时已将脱垂复位，不能发现直肠内脱垂。

2.排粪造影

排粪造影是本病最有价值的诊断方法。典型的直肠内脱垂排粪造影变化为：在排便过程中肛缘上 6~8cm 处直肠前后壁出现折叠，并逐渐向肛管下降，最后直肠下段变成杯口状的鞘部，其上方直肠缩窄成锥状形成套入部，部分直肠内脱垂可仅发生于前壁，但此时也可能是全层直肠脱垂。排粪造影可以明确内脱垂的类型——直肠黏膜脱垂还是全层脱垂，内脱垂的部位——高位、中位还是低位，以及内脱垂的深度等，影像学改变主要有以下几种：

（1）直肠前壁脱垂：肛管上方直肠前壁出现折叠，使该部呈凹陷状，而直肠肛管结合部后缘光滑延续。

（2）直肠全环内脱垂：排便过程中肛缘上方 6~8cm 直肠前后壁出现折叠，并逐渐向肛管下降，最后直肠下段变平而形成杯口状的鞘部，上方直肠缩窄形成锥状的套入部。

（3）肛管内直肠脱垂：直肠套入的头部进入肛管而又未脱出肛缘。

排粪造影发现直肠内脱垂并不困难，近年来随着排粪造影的推广应用，诊断水平有了较大的提高，但仍不能区别直肠黏膜脱垂和直肠全层内脱垂，更不能明确是否存在盆底疝等疾病，从而难以满足临床要求，通过研究发现直肠黏膜脱垂只累及直肠黏膜层，排粪造影一般无直肠周围的松弛，测压结果也证实其盆底肌肉损伤轻微或正常。直肠全层内脱垂多累及直肠壁全层，有直肠壁周围组织的松弛、盆底腹膜异常下降、盆底肌肉的损伤等症状，且多数伴有会阴下降。因此，从诊断和治疗的角度应将二者区分开来。

3.盆底肌电图

肌电图检查是通过记录神经肌肉的生物电活动，从电生理角度来判断神经肌肉的功能活动和形态学变化，可以客观准确地估计肌肉的神经支配情况。直肠内脱垂同步肌电图可出现典型失神经点位。静息时有持续低频紧张性电活动；随意收缩时，肌纤维参加活动的数量减少，波形稀疏，呈干扰型－混合型，但电位电压增高>2 000μW，多相电位明显增多。

4.直肠测压

提示直肠感觉功能损害和内括约肌功能损害。

5.球囊逼出试验

排出时间超过5分钟甚至排不出为球囊逼出试验阳性，系患有出口阻塞疾患。其中侧位试验阳性系直肠无力性便秘的反应，包括直肠内脱垂。

【鉴别诊断】

（一）直肠前突

表现为出口阻塞症状，排便困难，排便不尽，但指诊时于直肠前壁可扪及明显的薄弱凹陷区，肠壁松弛，弹性下降，做排便动作时凹陷区更加明显。

（二）耻骨直肠肌综合征

是以耻骨直肠肌痉挛性肥大，盆底出口梗阻为特征的排便障碍性疾病，病人表现排便困难，往往越用力粪便排出越困难，部分病人在排便时常大声呻吟，大汗淋漓，直肠指诊时发现肛管张力增高，肛管明显延长，耻骨直肠肌肥大，触痛，有时有锐利的边缘。

（三）盆底痉挛综合征

是由于肛门外括约肌、耻骨直肠肌在排便过程中的反常收缩，导致直肠排空障碍性便秘的一种盆底疾病，是一种功能性疾病，是正常盆底肌肉的功能紊乱，而不同于耻骨直肠肌综合征的异常肌肉的功能改变。病理检查肌纤维及肌细胞正常，盆底肌电图，排粪造影有助于诊断。

（四）会阴下降综合征

指盆底肌肉异常松弛引起的一系列临床症候群，如排便困难，排便不尽，会阴坠胀，肛门失禁等。长期的用力排便可能是主要原因。且文献报道，此病女性中多数有多产、产伤史，主要依靠临床表现和实验检查结果，最主要的是排粪造影结果，如果病人有出口梗塞的表现，排粪造影时会阴下降值达到诊断标准，即可确诊。

（五）盆底疝

指发生于盆腔的内疝、包括盆底腹膜疝、闭孔疝、子宫切除后会阴疝等，因疝囊内有小肠、乙状结肠或子宫等疝内容物，主要靠盆腔、阴道、膀胱及排粪造影检查明确诊断。

（六）直肠脱垂

系肛管、直肠甚至乙状结肠下端的肠壁黏膜或全层脱出于肛门外，常伴肛门括约肌损伤，肛门松弛，可有大便失禁表现，反而往往不伴有排便困难的症状。

【治疗】

（一）辨证论治

中医学认为本病的发病与年老体弱，营养不良，中气不足或排便久蹲强努有关。多因小儿气血未旺，久泻下痢，年老气血两亏，或劳倦、房事过度、久病体弱，以致气血不足，中气下陷，不能固摄所致。

1.分型论治

（1）气机郁滞证

证候：大便干结，或不甚干结，欲便不得出，或便而不爽，肠鸣矢气，腹中胀痛；

胸胁满闷，嗳气频作，食少纳呆；舌淡，苔薄腻，脉弦。

治法：理气导滞。

方药：六磨汤加味。若气郁日久，郁而化火，可加黄芩、栀子、龙胆草清肝泻火；若气逆呕吐者，可加半夏、旋覆花、代赭石；若七情郁结，忧郁寡言者，加白芍、柴胡、合欢皮疏肝解郁；若跌仆损伤，腹部术后，便秘不通，属气滞血瘀者，可加桃仁、红花、赤芍之类活血化瘀。

（2）脾虚气陷证

证候：粪质并不干硬，虽有便意，但临厕努挣乏力，便难排出；汗出气短，便后乏力，面白神疲，肢倦懒言；舌淡，苔白，脉弱。

治法：补气润肠。

方药：黄芪汤加味。若气虚较甚，可加人参、白术；若气虚下陷者，用补中益气汤；若肺气不足者，可加用生脉散；若日久肾气不足者，可用大补元煎。

（3）肾气不足证

证候：大便干或不干，排出困难；小便清长，面色苍白，四肢不温，腹中冷痛，得热则减，腰膝冷痛；舌淡，苔白，脉沉迟。

治法：温阳通便。

方药：济川煎加味。若老人虚冷便秘，可用半硫丸；若脾阳不足，阴寒冷积，可用温脾汤；若肾阳不足，尚可用肾气丸。还可辨证选用理中丸、四神丸、右归丸等。

2.外治方法

（1）熏洗坐浴：局部外洗坐浴以清热除湿、收敛固涩为主。常用药物有苦参、黄柏、石榴皮、五倍子、明矾、槐花、艾叶、枳壳、马齿苋、地肤子、苍术等。这些药物煎水熏洗肛门部或坐浴，可以改善局部的血液循环，减轻局部炎症反应。

（2）栓剂：甘油栓、蜜煎导栓等栓剂纳肛。

（3）灌肠：酌选温盐水、肥皂水、液体石蜡、开塞露及中药煎剂大承气汤等保留灌肠。

（二）手术方法

直肠内脱垂的手术治疗方法有两种类型，分为经肛门手术和经腹手术。术前全面的体检，详细询问病史，诊断明确并选择合适的手术方式是取得成功的关键。下面就将临床常用的各种手术方式分述之。

1.经肛门手术

1）硬化剂双层注射治疗＋肛门紧缩术　采用各种硬化剂注射于局部，引起无菌性炎症反应产生粘连而固定脱垂。注射疗法操作简单，痛苦小，安全，易于普及。较常用的硬化剂如消痔灵注射液、明矾、鱼肝油酸钠、中药复方制剂等，现在较常用的是直肠黏膜下和直肠周围硬化剂注射疗法。

（1）适应证：成年完全性直肠脱垂。

（2）禁忌证：肠炎、痢疾、直肠旁疝、腹泻、肛门急性炎症患者不宜使用。

（3）操作要点：病人取截石位，麻醉满意后，使脱垂的黏膜和套叠的直肠复位，以便于将其固定于正常的解剖位置。经肛门镜行黏膜下注射后，采用直肠指诊引导行直肠周围注射。肛周严格消毒后，经肛旁 3cm 左右进针，进针 6cm 至肠壁外后注射（图 12-1-14）。沿肛周 3~9 点位做"V"形切口，暴露出肛门外括约肌肛尾韧带及肛管后三角间隙，将松弛的两侧外括约肌向后牵拉，用一号丝线重新缝合 2~3 针，闭合肛门后三角间隙，肛门皮肤全层缝合。

（4）注意事项

①进针时注意不要穿透直肠黏膜。

②注意掌握硬化剂浓度及用量。

③每次注射前进针处要重新消毒。

2）胶圈套扎术

（1）适应证：直肠中段或直肠远段黏膜内脱垂。

（2）禁忌证：黏膜急性炎症、糜烂、肠炎、腹泻等。

（3）操作要点：病人取截石位，麻醉满意后，肛管直肠常规消毒以吸引套扎器在 3 点位齿线上 0.3cm 起至直肠 10cm 之间做一排 3~5 组套扎点，各套扎点之间留 1~2cm 间距。用同样方法在 6、9、12 点位做同样套扎点，但临近套扎点应交错不在一个水平面。套扎的排数视直肠壶腹扩张的程度适当增减，组数视直肠冗长的程度增减，但以套扎点尽可能高为佳，至少应超过腹膜反折面（6~8cm）。

（4）注意事项

①套扎时注意深度不要超过黏膜下层。

②套扎术后注意休息，不要过多活动，防止套扎黏膜脱落期并发大出血。

3）直肠内脱垂纵缝加硬化剂注射术

（1）适应证：直肠远端黏膜脱垂和全环黏膜脱垂，以及直肠全层内脱垂。

（2）禁忌证：黏膜急性炎症、糜烂、肠炎、腹泻等。

（3）操作要点：①病人取截石位，麻醉满意后，钳夹折叠缝合直肠远端松弛的黏膜，先以组织钳夹持齿状线上方 3cm 处的直肠前壁黏膜，提拉组织钳，随后以大弯血管钳夹持松弛多余的直肠前壁黏膜底部，稍向外拉，以 2-0 号可吸收线在其上方缝合两针，两针的距离约 0.5cm，使局部的黏膜固定于肌层。以 7 号丝线在大弯血管钳下方贯穿黏膜，然后边松血管钳边结扎。将第 1 次缝合的组织稍向外拉，再用组织钳在其上方 3cm 处夹持松弛下垂的黏膜，再以大弯血管钳在其底部夹持，要夹住全部的黏膜，但不能夹住肌层。继以 2-0 可吸收线在上方结扎 2 针，再如第 1 次的方法用丝线结扎黏膜（图 12-1-15）。②距肛门缘约 8cm，在其相同高度的左右两侧以 5 号针头向黏膜下层注入 1∶1 消痔灵注射液 5~8ml，要求药液均匀浸润，然后，再将消痔灵注射液注射于被结扎的黏膜部分，2 分钟后，以血管钳将被结扎的两处黏膜组织挤压成坏死的薄片。至此，对直肠前壁黏膜内脱垂的手术完毕。如果属于直肠全周黏膜脱垂，则在直肠后壁黏膜内再进行一次缝扎。③消痔灵注射液以低浓度大剂量，用左手食指在直肠做引导，将穿刺针达左右骨盆直肠间隙，边退针边注药，呈扇形分布。然后穿刺针沿直肠后壁进针 4cm 左右，达直肠后间隙，注入药物。每个部位注入药物总量 10~15ml。

（4）注意事项

①在纵行缝扎黏膜时，要保持与直肠纵轴平行，间距要适当。

②注射疗法最严重的并发症是感染，一旦发生，轻则为高位直肠间隙脓肿，重则可并发脓毒血症，危及生命。因此要求术中严格无菌技术，正确掌握操作方法。

③注射药物以低浓度大剂量为宜，消痔灵应将原液加 0.25% 利多卡因或生理盐水稀释成 1∶1 浓度的混合液。

4）直肠减容术　该术式是直肠黏膜选择性切除的一类手术方式的总称，包括 Delorme 手术、多排直肠黏膜结扎术、纵行直肠黏膜条状切除术、直肠黏膜侧切术、经肛门直肠黏膜环切肌层折叠缝合术（改良 Delorme 术）等，主要适应于直肠远端黏膜脱垂、直肠远端和中位内脱垂，特别适应于长型内脱垂（4~6cm），但此类手术不适应于合并腹泻和外脱垂者。

5）PPH（Procedure for Proplase and Hemorrhoids）术　即直肠黏膜环切吻合术，是直接将齿状线上 2~5cm 的直肠黏膜环形切除，并将脱垂的黏膜组织悬吊在正常的位置。由于它能根据黏膜的脱垂程度环形切除适量的直肠黏膜，因此理论上可以切除并拉紧松弛的直肠黏膜，造成黏膜与肌层粘连而达到治疗直肠黏膜脱垂的目的。

（1）适应证：直肠远端内套叠，直肠远端黏膜内脱垂，中段直肠内套叠。

（2）禁忌证：黏膜急性炎症、糜烂、肠炎、腹泻等。

（3）操作要点：病人取截石位，麻醉满意后，充分扩肛，使肛管可容纳 4 指以上，放入荷包缝合辅助透明肛门镜，根据脱垂的具体程度在齿线以上 2~3cm 做荷包缝合，荷包缝线应全部潜行于黏膜下层并保持在同一水平面。可根据脱垂实际程度行单荷包或双荷包缝合；将吻合器张开至最大限度，经肛管扩张器将其插入荷包缝合上方，逐一紧线并打结，用配套的持线器经吻合器侧孔将线拉出；牵拉缝线将缝扎黏膜拉入吻合器套管内，旋紧吻合器并击发，保持关闭状态 20 秒；旋开吻合器，轻缓拔出，检查切除的直肠黏膜是否完整；认真检查吻合部位有无出血，对于活动性出血，应缝扎止血。

（4）注意事项

①荷包缝合线应在齿线以上 2~3cm 处，位置过低使吻合部位涉及肛垫，由于肛垫内血管较多，术后容易出血。

②荷包缝合的深度应在黏膜下层，缝合过浅在牵拉时容易引起黏膜的撕裂，过深容易损伤肠壁肌层。

③缝线结扎不宜过紧，否则肠黏膜被紧紧地捆绑于吻合器中心杆上影响牵拉线向下牵拉。

④肠黏膜环形切除的上下之间的宽度与缝线向下牵拉的程度、荷包缝合的数量以及荷包线之间的距离有关；向下牵拉的程度愈大，进入吻合器套管内的肠黏膜愈多，切除的宽度也愈宽。肠黏膜切除的宽度应根据脱垂的严重程度决定，脱垂严重的患者相应的切除宽度要宽一些，可以做 2 个荷包，向吻合器内牵引得深一些。对于脱垂不对称的患者可在脱垂严重的一侧加半个荷包牵拉，使该部位的切除更多一些。

⑤女性患者牵拉线应避免位于直肠前壁，同时在关闭吻合器及吻合器击发前应检查阴道后壁是否被牵拉至吻合器内，防止阴道后壁被一并切除，引起术后直肠阴道瘘。

2. 经腹手术

1）Ripstein 直肠固定术

（1）适应证：该术式是治疗直肠脱垂的方法，亦可以治疗中位和高位的直肠内脱垂，亦可以用于经腹手术中的直肠悬吊术。

（2）操作要点：①切开直肠乙状结肠两侧的腹膜，分别于直肠前后游离直肠达肛提肌水平。②将直肠向上牵拉，在骶骨中线右侧 1cm 处，用 4 号无创伤缝线缝入 3~4 针，并保留缝线。③将 Teflon 网剪成 4cm 宽的条片，其中一侧先缝合于右侧的骶骨前。将直肠拉紧后，用丝线将 Teflon 网缝合于直肠，一般缝合 5 行，每行 4 针。④修剪 Teflon 网，使缝合后无张力，可在直肠后放一手指。左侧网端缝合于左侧。另一种缝合 Teflon 网方法：将 Teflon 网条缝合于骶骨中线筋膜，直肠拉紧后，将网条的两端向前绕过直肠两侧至前壁，分别缝合固定。但直肠前壁中央留 2cm 宽的间隙，以防止直肠狭窄。

此外尚有与该手术方式相类似的经腹直肠缝合固定术、Well 手术等，在此不作赘述。

2）乙状结肠部分切除、直肠固定盆底抬高术

（1）适应证：严重的内脱垂，尤其是高位直肠内脱垂。若合并有盆底疝、子宫后倾、孤立性直肠溃疡、骶直分离，或者合并结肠传输延迟，则更是手术指征。

（2）操作要点：①直肠固定术：取左正中旁切口，显露直肠子宫或直肠膀胱陷窝，切开直肠和乙状结肠两侧的腹膜。分离直肠前壁疏松组织，直达肛提肌。锐性或钝性分离直肠后壁，直达尾骨尖。分离直肠前陷窝的腹膜，直到膀胱或子宫后壁。拉直游离的直肠，用 4 号丝线将直肠的后壁两侧与骶前筋膜缝合 3~4 针，并将直肠乙状结肠交界处缝合于骶骨岬。②盆底抬高：将直肠膀胱或子宫陷窝的前腹膜向上提起，剪去多余的腹膜，缝合于提高并固定的直肠前壁。③子宫固定术：用 7 号丝线缝合子宫圆韧带，并将其缩短。④乙状结肠部分切除：将冗长的乙状结肠切除。

此外，张胜本等采用功能性直肠悬吊术对直肠内脱垂有确切疗效，其适应证与该术式相同，手术方式主要包括：①改良的 Orr 直肠悬吊术；②盆底抬高；③乙状结肠切除；④子宫固定术。

3）Orr 手术

（1）适应证：该术式是有 Orr 等 1947 年首先应用于临床，治疗直肠外脱垂，以后人们将其应用于治疗严重的直肠内脱垂。

（2）操作要点：①取大腿阔筋膜或者腹直肌前鞘筋膜，大小 1cm×10cm~2cm×10cm。②将两条筋膜带分别缝合于直肠两侧，以及骶骨岬筋膜，使直肠悬吊。③缝合盆底，关闭 Douglas 陷窝。

4）Nigro 手术

（1）适应证：严重的直肠内脱垂。

（2）操作要点：①切开直肠两侧的腹膜，游离直肠至肛提肌。②Teflon 网条缝合固定在直肠两侧及后壁。③Teflon 网条固定在耻骨，向前悬吊直肠。

5）腹腔镜手术　目前经腹腔镜治疗直肠内脱垂，包括直肠部分切除和直肠不切除的直肠固定术，这是一种安全有效的手术方式。

（三）其他治疗

目前研究表明，直肠内脱垂的发生、发展与长期用力地排便，及盆底形态学的改变有关。因此，除手术治疗方法外，非手术治疗也相当重要，很多病人经过非手术治疗可以改善临床症状。

1. 一般治疗

（1）建立良好的排便习惯：让病人了解直肠内脱垂发生、发展的原因，认识到过度用力排便会加重直肠内脱垂和盆底肌肉神经的损伤，加重直肠内脱垂的程度及临床症状，因此，在排便困难时，避免过度用力，以及排便时间过久。可采取膝胸位或俯卧位，以便解除直肠内脱垂，达到缓解症状的目的。

（2）提肛锻炼：直肠内脱垂多伴有盆底肌肉的损伤，有些病人手术后临床症状仍然存在，可能与盆底肌肉发生不可逆损伤有关。因此，除避免过度用力排便外，还应坚持提肛锻炼，争取恢复盆底肌肉的功能。在膝胸位下锻炼效果最好。

（3）调节饮食和泻剂应用：饮食中应增加纤维素的含量，多饮水，每日 2 000ml 以上，另外可服用液体石蜡，每晚 20~30ml，使大便软化易于排出。

2. 针灸治疗

（1）艾灸：酌选支沟、天枢等，配阳陵泉、气海、足三里等。

（2）针刺：针支沟、丰隆、阳陵泉、足三里等。根据辨证酌选配穴，如气秘配气海、太冲、次髎等，用泻法强刺激。

（3）穴位注射：以维生素 B_{12} 于长强穴封闭注射，次数不少于 3 次。

（4）耳针：选用直肠下端、神门、皮质下等穴。每日 1 次，7 天为 1 疗程。

【预防调护】

（1）养成良好的排便习惯，尽可能缩短排便时间。

（2）坚持提肛锻炼，以争取恢复盆底横纹肌的功能。

（3）饮食调节及泻剂应用。应增加饮食中纤维素含量，多饮水（2 000ml /d），使大便软化易于排出。

（4）避免重体力劳动和腹内压增加，以免造成脱垂复发。

参考文献

[1] 陆金根. 中西医结合肛肠病学 [M]. 北京：中国中医药出版社，2009：296–301.

[2] 刘宝华. 便秘的诊断及治疗 [M]. 北京：军事医学科学出版社，2002：25–60.

[3] 何永恒. 实用肛肠外科手册 [M]. 长沙：湖南科学技术出版社，2004：8–17.

[4] 聂广军，李声颂，王运来，等. 直肠高位直视注射枪治疗直肠黏膜内脱垂的研究 [J]. 中西医结合肛肠病研究新进展，2011：34–36.

[5] 侯晓华. 消化道运动学 [M]. 北京：北京科学技术出版社，1997：405 –406.

[6] Hwang YH，Person B，Choi JS，et al. Biofeedback therapy for rectalintussusception.Tech[J]，2006，10（1）：11–15.

[7] 张胜本. 直肠内脱垂的诊断与治疗 [J]. 中国实用外科杂志，2002，22（12）：714 –716.

[8] 张胜本，张连阳，龚水根，等. 直肠内脱垂盆底形态研究及临床意义 [J]. 中华放射学杂志，1996，30（4）：253–256.

三、会阴下降综合征

会阴下降综合征（descending perineum syndrome，DPS）是指盆底肌肉异常松弛引起的一系列临床症状群，如排便困难、排便不尽、会阴坠胀、肛门失禁等。1966年由Parks等人首先提出，是一种盆底肌肉失调性疾病。目前，研究表明会阴下降的病人共同特点是多部位、多系统、多脏器松弛性改变，以盆腔脏器为主，包括直肠、子宫及其固定结构、直肠阴道隔松弛、腹膜腔位置过低、盆腔以上各部位结肠固定组织的松弛。虽然准确的发病率尚不清楚，但临床并不少见。近年来，随着排粪造影技术在临床上应用的推广，对病例的报道日趋增多。女性多于男性，经产妇多见，30岁以上多见。祖国医学对本病没有明确的有关病名、病因及治疗的记载，但本病以排便困难、排便不尽、会阴坠胀为临床表现，可归属于"便秘""脾约"的范畴。

【中医学认识】

中医学中没有明确的关于本病发病机制的阐述，根据临床所见本病的发生多与下列因素有关：

1. 气滞血瘀

"气为血之帅，血为气之母"，气行则血行，气滞则血瘀，久则引起血行不畅而瘀血停留。或跌仆闪挫或分娩产伤或长期过度用力排便，均可导致肠道气机不利，瘀血内停，粪便排出不畅。

2. 湿热下注

平素嗜食辛辣炙热之品，辛辣之物易酿湿生热，湿邪重滞，热邪灼津，下注肛周，致肛门盆底肌肉收缩不良而发本病。

3. 脾虚气陷

老年人气血衰退，中气不足或妇女分娩用力耗气，气血亏损，或平素久病体弱，脾胃受损，中气不足，升提无力，致气虚下陷，固摄失调，盆底肌肉松弛无力而发本病。

4. 肾气不足

年老体衰，肾气渐弱，或大惊卒恐，惊则气乱，恐则气下，肾气受损，肾主二便，肾气不足，固摄无力，不能开合致粪便排出受阻。

【西医学认识】

会阴下降的原因为随着年龄增大支配盆底肌肉的神经变性，妊娠或分娩过程中的盆底肌肉的创伤或神经的损伤；排便困难时神经肌肉的持续损伤等。目前认为与以下几方面的因素有关。

1. 过度用力排（摒）便

长期的过度用力排（摒）便可能是主要的病因。长期的腹内压增高可使盆底肌肉薄弱，肛管直肠角缩小。若继续摒便，增高的腹内压力可传导至直肠前壁，使该处的直肠黏膜脱垂至肛管上端。直肠前壁黏膜脱垂可产生排便不尽感，使病人再次摒便，如此形成恶性循环，促使和加重会阴下降。盆底过度下降时，支配肛门外括约肌的阴部神经分支将受到牵拉，过度牵拉将影响到神经功能，目前大部分学者达成的共识是据Parks（1977年）和Beersick（1979年）报道的会阴下降2cm时阴部神经就被拉长20%，超过了可复性损伤的界线（12%），并认为这可能是肛门括约肌薄弱，造成大便失禁，以及部分病人会阴疼痛的原因。

Bartolo（1985年）报道盆底肌肉弹性减弱也是病因之一，在摒便或咳嗽增高腹内压时，使盆底下降。研究表明排便后，会阴下降病人盆底肌肉恢复到原位比正常人慢，这是由于病人摒便使肛直角变钝，进一步使过多的直肠黏膜脱入肛管。

2.分娩时产伤

Benson（1985年）证实所有经产妇都有阴部神经损伤。目前文献报道会阴下降综合征的女性中多数有多产史，并且伴有产伤。多胎妊娠，且经阴道分娩，妊娠或分娩过程中的损伤是形成会阴下降的主要原因，因为支配耻骨直肠肌的骶神经行走于盆底肌表面，进入耻骨直肠肌，在分娩过程中容易造成损伤。Henry等报道的病人中阴部神经和骶骨神经分支有牵拉性损伤。而有学者则认为骶神经损伤可能是原发性损伤，从而造成盆底肌肉张力下降，导致盆底下降。分娩致伤的因素有大体重儿、延长的第二产程、产钳的应用，尤其是多胎。多数初产妇损伤可很快恢复，少数女性主要是多次分娩者因反复损伤而无法恢复。

3.盆底组织松弛

会阴下降综合征的病因除先天因素及后天损伤以外，也与中年以后人体激素水平下降，导致结缔组织的退变松弛有关，是全身多种松弛性病变的基础。这些松弛性病变是先天性还是后天性尚不能肯定。但是，根据所涉及的范围及程度，似更支持先天性改变，因此类解剖异常，诱发出口梗阻症状，而出口阻塞所致过度用力排便，更加重松弛性改变。症状的发生可能与盆底疝（结肠、小肠）、折曲的中上段直肠、后倾的子宫压迫盆底有关；另外，支配盆底肌的阴部神经等，因盆底松弛下降而受到过度牵拉，亦可能与之有关。

4.与肛门括约肌的关系

在肛门括约肌的张力中，正常的内括约肌张力所产生的张力比外括约肌大。有研究表明会阴下降综合征患者中，有无大便失禁的患者之间的外括约肌神经变化无差异，因此，会阴下降病人出现大便失禁是由于内括约肌张力的减低。但是直肠内括约肌受壁内神经和盆底神经丛支配，盆底下降不会影响到该神经，于是，有学者认为是由于直肠内括约肌的松弛导致会阴下降病人出现大便失禁。而内括约肌的松弛又与直肠内脱垂引起其反射性的松弛有关。

5.与肛门直肠疾病的关系

会阴下降的病人多存在有肛管直肠形态的其他改变，如直肠黏膜和痔的脱垂，是盆底结构异常最严重程度，这种机械性扩张也可导致肛门括约肌损伤，或者导致盆底神经的损伤。如果有手助排便和部分括约肌切除术可导致神经的进一步损伤，更增加了大便失禁的危险性。

6.盆底下降导致以下几方面的变化

（1）支配盆底肌的阴部神经和骶骨神经根牵拉损伤：阴部神经的末段长度为90mm，受拉伸展不超过12%，一般不会造成损伤。会阴的下降使阴部神经末梢和骶骨神经根受到超负荷牵拉，反复过度的牵拉导致神经功能和器质性损害。阴部神经支配肛提肌和外括约肌，骶神经支配耻骨直肠肌，受损后使其支配的肌肉功能逐渐变弱，表现为收缩压降低与耻骨直肠肌的活动度降低。

（2）直肠感觉下降：Read 等（1985 年）报道，阴部神经损害，可导致直肠感觉功能下降，直肠壁张力降低，直肠收缩反射迟钝。

（3）内脏神经损伤：以往的文献证实，肛提肌的直肠附着部及耻骨直肠肌均有大量的内脏神经分布，便意的产生及直肠的反射性收缩可能与此有关。盆底的异常下降对上述内脏神经造成损伤。

【诊断依据】

（一）临床表现

1.病史

多有长期便秘病史，过度用力排便，或有分娩产伤及全身多系统、多脏器松弛脱垂性改变。

2.症状

（1）直肠内梗阻感：为最突出的临床表现。患者排便时间长、费力、排空障碍，结果导致经常做无效的用力努挣动作。部分病人在排便时需要插入一手指至肛门内，企图推回脱垂的黏膜。若脱垂的黏膜便后仍不能回缩，则直肠持续的胀感、梗阻感促使产生反复排便。

（2）出血及黏液分泌：多合并有直肠内脱垂和痔核脱出。直肠前壁黏膜脱垂与痔核脱出一样，可有黏液分泌，若表面溃破，可导致出血。

（3）会阴部胀痛不适：在疾病的晚期或者会阴下降严重者，病人在长期站立或久坐后，可有难以定位的会阴不适，会阴深部胀痛，平卧或睡眠时减轻。

（4）大便失禁：Headcastle 等（1970 年）注意到大便失禁与会阴下降的关系，认为会阴下降可能是大便失禁的原因，不正常的摒便可导致盆底肌肉张力减低，其神经也将受到继发性改变而引起大便失禁。

（5）小便失禁及阴道脱垂：有些女性病人有功能性排尿异常，多为压力性失禁，常伴有不同程度的阴道脱垂。

3.体征

（1）局部视诊肛周可无明显变化。

（2）模拟排便时，会阴呈气球样膨出，肛管下降程度超过 2cm，会阴平面低于坐骨结节平面，可伴肛管黏膜外翻或伴直肠脱垂及直肠前突。直肠指检肛管张力下降。

（二）理化检查

1.肛门镜检查

直肠黏膜松弛，可堵塞镜口前端。

2.排粪造影

是会阴下降综合征诊断的主要方法，影像学上表现为耻尾线肛上距加大，骶直分离，肠疝及正位像的直肠左右折曲等。力排时可见肛管上端下降大于 3cm。

3.肛管压力测定

肛管静息压、最大缩窄压降低、完全抑制容量变小。

4. 肛门肌电图检测

可有神经源性或肌源性损害。

【鉴别诊断】

（一）直肠前突

也表现为出口阻塞症状，排便困难，排便不尽，但指诊时直肠前壁可扪及明显的薄弱凹陷区，肠壁松弛，弹性下降，做排便动作时凹陷区更加明显。排粪造影检查可鉴别。

（二）耻骨直肠肌综合征

是以耻骨直肠肌增生性肥大，盆底出口梗阻为特征的排便障碍性疾病，病人表现排便困难，往往越用力粪便排出越困难，部分病人在排便时常大声呻吟，大汗淋漓，直肠指诊时发现肛管张力增高，肛管明显延长，耻骨直肠肌肥大，触痛，有时有锐利的边缘。

（三）盆底痉挛综合征

是由于肛门外括约肌、耻骨直肠肌在排便过程中的反常收缩，导致直肠排空障碍性便秘的一种盆底疾病，是一种功能性疾病，是正常盆底肌肉的功能紊乱，而不同于耻骨直肠肌综合征的异常肌肉的功能改变。病理检查肌纤维及肌细胞正常，盆底肌电图，排粪造影有助于诊断。

（四）盆腔肿瘤

当肿瘤压迫直肠时可有肛门及小腹坠胀，大便排出困难，直肠指检可在直肠壁外触及实质性肿物。盆腔 CT 或 MRI 有助于诊断。

【治疗】

（一）辨证论治

1. 气滞血瘀证

证候：排便困难，直肠内梗阻感，排便时间延长，排空障碍；可伴有腹部胀满，会阴部偶有钝痛；舌质紫暗，有瘀斑，脉弦涩。

治法：养血活血、理气通便。

方药：桃红四物汤加减。可酌加润肠通便之品如麻仁、首乌等。

2. 湿热下注证

证候：排便困难，直肠内梗阻、坠胀，会阴部灼热感，粪便夹有黏液，偶有血便；伴有口干，烦躁；舌红，苔黄腻，脉滑数。

治法：泻热导滞、润肠通便。

方药：麻子仁丸加减。津伤明显者，加生地、玄参、麦冬以养阴生津；燥热不甚，便通而不爽者，可用青麟丸。

3. 脾虚气陷证

证候：粪便排出困难，排便无力，直肠内梗阻坠胀；伴有面色萎黄，神疲消瘦，少气懒言，舌淡，苔白，脉弦细。

治法：补脾益气升阳。

方药：黄芪汤加减。肺气不足者，可加用生脉散；日久肾气不足者，可用大补元煎。

4. 肾气不足证

证候：粪便排出无力，直肠内梗阻坠胀；伴有腰膝酸软，四肢不温；舌淡，苔白，脉沉细。伴有五心烦热、盗汗；舌红，少苔，脉细数。

治法：阴虚者宜滋阴通便，阳虚者宜温阳通便。

方药：阴虚方选增液汤加减，阳虚方选济川煎加减。根据阴阳虚实之不同分别采用滋阴和温阳之法，再酌以通便之品，多可药到病除。

（二）外治方法

1. 栓剂

甘油栓、蜜煎导栓等栓剂纳肛。

2. 灌肠

酌选温盐水、肥皂水、液体石蜡、开塞露及中药煎剂大承气汤灌肠等保留灌肠。

（三）手术方法

会阴下降的治疗是一个较为复杂的问题，除先天因素和后天损伤以外，中年以后人体性激素水平下降，导致结缔组织的退变松弛，这是全身多种松弛性病变的基础。外科手段不能阻断这种自然规律，但对这种退变造成的某些明显的解剖变化则可以矫正，所以会阴下降综合征的治疗应以非手术治疗为主，经过系统的非手术治疗无效，病人临床表现明显，严重影响患者的工作、生活和学习，方可考虑手术治疗。手术治疗前须认真了解盆底肌、内外括约肌的功能状态及其他内脏器官的功能状态，以便选择恰当的手术方法，预测手术效果。

中年以后人体性激素水平下降，导致结缔组织的退变松弛，这是全身多种松弛性病变的基础。手术治疗须根据其症状、体征及实验室检查的具体情况采取相应的术式。

1. 肛门修复术

针对盆底肌肉及结缔组织的异常松弛所导致的通道阻塞及压迫之类的病变，采取肛门修复及盆腔紧固手术，包括盆底重建，子宫固定，直肠悬吊及冗长乙状结肠切除，必要时加直肠前突修补等。

2. 硬化注射术

病人多伴有直肠内脱垂，脱垂的直肠黏膜堵塞肛管口，阻塞粪便正常通过，病人感到直肠有持续胀感，促使产生反复便意，伴随直肠内脱垂者，可采用硬化注射术，使脱垂的黏膜与肠壁组织固定，清除排便障碍。

3. 直肠前壁黏膜切除术

伴有直肠黏膜内脱垂亦可采取直肠前壁黏膜切除术。

会阴下降综合征一般不主张手术治疗，即使不得已采用手术治疗，主要也是针对伴发的直肠前突、直肠内脱垂等疾病进行治疗，具体手术方法详见有关章节。

（四）其他治疗

系统的非手术治疗方案是治疗本病的重要环节。通过非手术治疗可以改善盆底肌及内外括约肌的功能状态，改善脏腑功能，养成正确的排便习惯，改善膳食结构。

1. 针灸治疗

主穴为百会、长强、承山、提肛；配穴为大肠俞、秩边。针刺长强与承山，中刺激手法，或用电针治疗。艾灸百会、大肠俞、秩边交替使用。

2.功能锻炼

坚持提肛锻炼，争取重建盆底肌的部分弹性，取膝胸位或其他体位，配合呼吸做提肛运动，吸气时收缩盆底肌，进行提肛，呼气时放松盆底肌。如此一吸一呼，一缩一松反复锻炼，每次 30 分钟，每日 2~3 次。

3.生物反馈治疗

对直肠肛管的功能没有明显的改善，但早期应用对会阴下降的临床症状改善有效。

【预防调护】

（1）养成良好的排便习惯，大便时注意力要集中。

（2）合理调节饮食结构，饮食不要过于精细，多食粗粮多饮水。

（3）做好肛门运动锻炼，包括肛门按摩，提肛运动等。

（4）及时治疗肛门直肠疾病，包括痔、肛裂等。

参考文献

[1] 陆金根 . 中西医结合肛肠病学 [M]. 北京：中国中医药出版社，2009：296-301.

[2] 何永恒 . 实用肛肠外科手册 [M]. 长沙：湖南科学技术出版社，2004：8-17.

[3] 刘佃温，张相安 . 会阴下降测量器的制作与临床应用 [J]. 医学研究通讯，2000，29（8）：53.

[4] 王俊平 . 便秘 [M]. 北京：人民军医出版社，2003：213-238.

四、盆底疝

盆底疝是指腹腔脏器疝入异常加深的直肠子宫 / 膀胱陷窝内，或者疝入盆底异常间隙或正常扩大的间隙内。疝内容物多为小肠、乙状结肠、大网膜，另外偶见膀胱、输卵管、Meckel 憩室等。也可称为盆底腹膜疝，常是盆底脱垂的一个组成部分。包括文献报道所描述的肠疝、乙状结肠膨出、盆底腹膜膨出、Douglas 陷凹疝、闭孔疝、子宫切除术后会阴疝、直肠前陷凹滑动性内疝，以及直肠脱垂和全层直肠套叠时的直肠壁内疝等。但上述概念的混淆不清，给临床带来极大困惑。所有盆底疝均不能单靠放射线检查做出诊断，近来建立的排粪造影结合盆腔造影等使其诊断水平有了较大的提高，最终的诊断需通过外科手术确认。盆底疝在排粪造影检查中的出现率，国内卢任华报道为 13.02%，Mellfren（1994 年）在 2 816 例排粪造影中发现，盆底疝的出现率为 19.0%，不合并其他异常的单纯盆底疝，仅为 75 例（2.7%），大多数合并盆底的其他异常，最常见的是合并直肠外脱垂及直肠内脱垂，合并直肠前突者相对较少。属中医文献中"脾约"或"大便难"范畴。

【中医学认识】

中医学中没有明确的关于本病发病机制的阐述，根据临床所见，本病多虚，机体阴阳气血不足，均可致大肠失养，传导不利。病位在大肠，虽为腑病，但与其他脏腑、气血津液关系密切，故治则上应从调理脏腑阴阳入手，分虚实寒热而治之。

1.气虚证

年老体弱，久病重病，机体正气耗损，大肠传导无力，出现无力排便。

2.血虚证

产后，或外伤，或因出血性疾病导致机体失血过多，阴血亏虚，肠道失去濡养，肠腔干涩，传导不利。

3.阴虚证

劳逸过度，汗出过多，或房室劳倦，或热病后期，阴液耗伤，或久病消渴，阴津亏耗，均可致大肠津液不足，无水行舟，致传导不利。

4.阳虚证

素体阳虚，或过食生冷，或年老体弱，真阳不足，或久服苦寒药物等，均可致脾肾阳气耗损，肠道失去温润，以致阴寒内结，不得下行，糟粕不出，而成便秘。

【西医学认识】

按疝囊位置，盆底疝包括盆底腹膜膨出、闭孔疝、子宫切除术后会阴疝，以及直肠脱垂和全层直肠套叠时直肠壁内疝等。按疝内容物，可有小肠疝入（即肠疝）、乙状结肠疝入（即乙状结肠膨出症）或子宫疝入等。根据目前国内外文献报道，刘宝华将盆底疝分为盆底腹膜疝和盆底解剖结构异常形成的疝两大类，以下就两种不同类别的病因病理分述之。

（一）盆底腹膜疝

目前国内的研究表明，盆底腹膜疝的发病机制与下列因素有关。

1.解剖因素

肠系膜过长、韧带松弛、肠管移动度大、乙状结肠过长、骨盆较宽大、子宫前倾等，这些因素致使子宫直肠陷窝或膀胱直肠陷窝部较宽大，上述因素是造成肠管易于疝入陷窝的原因。

2.盆底松弛

盆底松弛是造成直肠前陷窝加深，形成腹膜疝的病理基础。盆底腹膜疝经常与其他出口梗阻型便秘合并存在，包括直肠外脱垂，直肠内脱垂，直肠前突。另外，还包括膀胱膨出、阴道或子宫脱垂等。因此盆底腹膜疝可视为盆底松弛这一符合病症的一部分。

3.年迈、肥胖、多产

上述因素也能造成盆底松弛，形成盆底腹膜疝。

4.腹压增加

除上述的出口型便秘外，其他不断增加腹压的疾病如前列腺肥大等，也可造成盆底下降和松弛，形成盆底腹膜疝。

5.先天性因素

Ranney 等（1981 年）报道胚胎时直肠子宫之间的陷窝未完全融合，也是盆底腹膜疝形成的原因。

6.盆腔手术

（1）经阴道子宫切除术后，其发生率增加，原因是经阴道子宫切除术后，Douglas陷窝处相对更为薄弱，腹腔内容物经扩大、薄弱的盆底腹膜陷窝疝入则形成腹膜疝，常伴阴道穹窿脱垂，被认为是经阴道子宫切除术的并发症。

（2）经腹子宫切除后期发生率也很高。

也有作者认为盆底腹膜疝是排粪造影显示的一种异常表现，而不是独立的病症。多数情况下与其他异常合并存在，或者说是继发性的，其产生原因十分复杂。

（二）盆底解剖结构异常疝

盆底解剖结构异常形成的疝有3种类型，即闭孔疝、坐骨疝和会阴疝。它们非常少见，并且被盆底肌肉所隐匿和被骨盆所围绕。

1.闭孔疝的发病机制

①老年妇女是高危人群，发病率比育龄期的妇女高；②妊娠分娩在两次以上的妇女，妊娠分娩使盆底组织松弛；③女性骨盆较宽大、闭孔管较倾斜，这是发生闭孔疝的解剖因素；④老年人发生便秘，也是发生闭孔疝的危险因素。

2.坐骨疝的发病机制

坐骨疝的病因有先天性和后天性因素两种。大约20%坐骨疝发生在两岁以内的婴儿，继发于梨状肌和骨盆的发育不良。成人是由于梨状肌薄弱，当腹内压升高时导致坐骨疝。妊娠、严重的便秘、手术、外伤，这些能造成梨状肌和组织变薄弱的因素，都能导致坐骨疝。肿瘤对于梨状肌的侵蚀，使梨状肌萎缩，这也是病因之一。坐骨疝多见于女性，这是由于女性骨盆和坐骨切迹宽大。坐骨疝发生在骨盆两侧的机会均等。

3.会阴疝的发病机制

原发性会阴疝可能是先天性的，也可以是后天性的。继发性会阴疝可继发于腹会阴手术、盆腔脏器切除术、经会阴前列腺切除术。

【诊断依据】

（一）临床表现

1.症状

（1）盆底腹膜疝：可引起一系列的直肠排空障碍症状，如排便不完全、排便中断、下坠感、堵塞感及会阴部胀痛等。

（2）闭孔疝：Howship-Rhomberg征和肠梗阻是两个最常见的症状。Howship-Rhomberg征的特点是大腿中部的疼痛，个别在髋部，此征的发病率为25%~50%，如果闭孔疝无此症状，诊断相当困难。事实上，闭孔疝的术前明确诊断者为20%~30%。约35%的病人有肠梗阻的病史，<50%的病人同时存在Howship-Rhomberg征和肠梗阻，偶然在直肠或阴道检查时可触及包块。肠梗阻可能是急性或者间歇性发作，发生率大约80%。肠绞窄常见于老年病人，50%的病人需要肠切除。在所有的疝中，绞窄性闭孔疝的死亡率最高，主要原因为诊断和治疗的延误，是因为该疝发生率低、症状不典型。小肠偶然疝入闭孔管时，可在其中发现小肠的膨出部。无论闭孔疝有无症状，疝造影能够明确诊断。当诊断不清时，CT对显示疝囊有极大的帮助。

（3）坐骨疝：可以无症状，也可以出现急性肠绞窄。较小的孔形成的疝容易发生嵌顿和绞窄。假如疝环增大，可在臀大肌下方的边缘出现包块，坐骨神经可能受到压迫，出现大腿后侧的放射痛。如果有可复性的包块，在咳嗽和摒便时上述症状出现，可怀疑有坐骨疝。假如疝囊小，诊断常常困难。小肠梗阻加上臀部区域的疼痛应考虑坐骨疝。

50%的病人疝囊内容物为小肠、膀胱、卵巢、输尿管、Mekel憩室，结肠也可被累及。

（4）会阴疝：很少有临床症状，排便困难是主要的临床症状，偶有排尿困难。最常见的体征是出现不容易解释的、可复性的、质软的包块。尽管文献报道有部分病人出现肠梗阻，但很少嵌顿，因为疝囊颈较宽，疝囊颈周围组织疏松。根据腹部平片、钡灌肠和排便后的体征能够确诊会阴疝。CT、疝囊造影、动态直肠造影可用于诊断困难的病例。

2.体征

直肠指诊有时可扪及疝囊。

附：【诊断标准】

Jorge（1994年）把乙状结肠疝（疝内容物为部分乙状结肠）分为3度：

Ⅰ度：疝入Douglas陷窝的肠襻尚未到达耻尾线以下；

Ⅱ度：肠襻位于耻尾线与坐尾线之间；

Ⅲ度：肠襻已达坐尾线以下。

（二）理化检查

1.排粪造影

（1）会阴部下降，直肠黏膜松弛或内套叠，中度或重度直肠前突，直肠中下段变细或直肠前压。

（2）女性一般伴有子宫下垂，及子宫口达坐骨棘水平以下，距肛缘1~2cm。

（3）肠疝：小肠和（或）结肠显影最低点位于耻尾线水平以下。

（4）其他：如横结肠下垂、乙状结肠过长。

2.结肠传输试验

排便时间长，在不服用泻药的情况下，每周排便次数少于2次。

标准诊断方法有详细病史、临床病理学检查、直肠乙状结肠镜检查、肛门直肠压力检测、直肠腔内B超、排粪造影、盆底动态MRI检查及盆底四重造影检查。

【鉴别诊断】

（一）直肠内脱垂

是指在排便过程中近侧直肠壁全层或单纯黏膜层折入远侧肠腔或肛管内，不超出肛门外缘，并在粪块排出后持续存在者。主要靠排粪造影检查明确诊断。

（二）会阴下降综合征

指盆底肌肉异常松弛引起的一系列临床症候群，如排便困难，排便不全，会阴坠胀，肛门失禁等。长期的用力排便可能是主要原因。且文献报道，此病女性中多数有多产、产伤史，主要依靠临床表现和实验检查结果，最主要的是排粪造影结果，如果病人有出口梗阻的表现，排粪造影时会阴下降值达到了诊断标准，即可确诊。

（三）直肠前突

表现为出口阻塞症状，排便困难，排便不尽，但指诊时于直肠前壁可扪及明显的薄弱凹陷区，肠壁松弛，弹性下降，做排便动作时凹陷区更加明显。

（四）直肠脱垂

系肛管、直肠甚至乙状结肠下端的肠壁黏膜或全层脱出于肛门外，常伴肛门括约肌损伤，肛门松弛，可有大便失禁表现，反而往往不伴有排便困难的症状。

（五）内脏下垂

肠管也下移至耻尾线以下，但距直肠较远，且在耻尾线以下的肠管比较宽大，与耻尾线形成钝角。而盆底疝下降的肠管后缘紧贴直肠前壁，两者距离 <1cm，肠管下降程度较大，与耻尾线成角 <90°。

【治疗】

（一）辨证论治

1. 气虚证

证候：粪质并不干硬，也有便意，但临厕排便困难，需努挣方出，挣得汗出短气，便后乏力。体质虚弱，面色㿠白，肢倦懒言；舌淡，苔白，脉弱。

治法：补气润肠，健脾升阳。

方药：黄芪汤加减。气虚甚者选用红参；脱肛者用补中益气汤；肺气不足者用生脉散；日久肾气不足者用大补元煎。

2. 血虚证

证候：大便干结，排出困难，面色无华，心悸气短，健忘，口唇色淡，脉细。

治法：养血润肠。

方药：润肠丸加减。兼气虚者加白术、党参、黄芪；血虚已复，大便仍干燥者用五仁丸。

3. 阴虚证

证候：大便干燥，如羊矢状，形体消瘦，头晕耳鸣，心烦失眠，潮热盗汗，腰酸腿软；舌红，少苔，脉细数。

治法：滋阴润肠通便。

方药：增液汤酌加芍药、玉竹、石斛、火麻仁、柏子仁、瓜蒌仁。口干口渴者用益胃汤；腰酸腿软者用六味地黄丸。

4. 阳虚证

证候：大便或干或不干，排出困难，小便清长，面色㿠白，四肢不温，腹中冷痛，得热痛减，腰膝冷痛；舌淡苔白，脉沉迟。

治法：温阳润肠。

方药：济川煎加减。老人虚冷便秘用半硫丸；脾阳不足、中焦虚寒者用理中汤加当归、芍药；脾阳不足者用金匮肾气丸或右归丸。

（二）外治方法

1. 栓剂

甘油栓、蜜煎导栓等栓剂纳肛。

2. 灌肠

酌选温盐水、肥皂水、液体石蜡、开塞露及中药煎剂大承气汤灌肠等保留灌肠。

（三）手术方法

1. 盆底腹膜疝

手术适应证有：非手术治疗无效，伴直肠脱垂或全层直肠套叠，有内容物进入疝囊如乙状结肠膨出症等。

手术治疗的重点是针对引起盆底腹膜膨出的原因采取措施，包括消除异常的直肠前陷窝，以及与其有关的异常。对便秘症状严重的患者，选择手术治疗要慎重，要同时解决造成出口梗阻的其他合并存在的异常，包括乙状结肠通常可以部分乙状结肠切除，同时抬高盆底腹膜，关闭异常陷窝。如同时合并直肠脱垂或直肠内脱垂，可行直肠悬吊固定术。

2. 闭孔疝

有症状的闭孔疝都需手术治疗。手术入路有经腹、大腿、腹膜外、腹股沟。假如手术前能明确诊断，腹膜外入路较合适，能暴露出双侧的闭孔、股管和腹股沟管，整个手术过程在腹膜外。然而，术前能明确诊断者仅 30%，而且肠绞窄在术前明确诊断是困难的，所以经腹手术是最常见的方式。经腹切口能暴露出闭孔环，能够扩大或切开疝环，而损伤血管和神经的危险性最小，因为血管和神经束走行于闭孔中间，切开闭孔环应在后方和内侧。手术时应检查对侧闭孔，文献报道两侧同时有疝为 6%。闭孔疝发生嵌顿时，通常为小肠，多数为 Richter 疝。闭孔疝内容物可为膀胱、输卵管、网膜、阑尾、子宫内膜异位病灶。疝囊如不缝合关闭，复发率为 10%。无论何种方法关闭疝环，闭孔疝的复发率都很低。小闭孔疝的手术方法：关闭疝环、修补缺陷。较大闭孔疝的手术方法：要用自体筋膜或人工合成尼龙网修补缺陷，其他的方法还有将膀胱和子宫底部缝合于盆底侧壁或圆韧带，以便覆盖疝环。

3. 坐骨疝

坐骨疝一般行外科手术治疗，常见的手术方法为经腹入路，特别是发生于小肠梗阻。可复性疝可经臀部入路，手术方法为用疝环口周围的韧带关闭疝环，将梨状肌缝合于坐骨切迹处的骨膜，尽管该手术入路也适应于小的疝，但复发率较高。目前的文献报道小的坐骨疝用 Marlex 网修补，较大的疝用筋膜片（fascial flaps）或修补网修补。"补片"的前面缝合于耻骨内面骨膜，后面缝合于骶骨骨膜，外侧缝合于髂骨弓状线，中线缝合于肛提肌。

4. 会阴疝

如果疝囊内含有小肠、膀胱或大网膜，一般需要手术治疗。一般主张经腹手术，婴儿会阴疝一般经会阴部切口。如果缺陷较小，对于大多数病人来说，一般缝合修补可获得成功。修补材料多用于较大的会阴疝。继发性或手术后会阴疝，盆底的修补常常需要游离的筋膜片、人工合成材料、含有肌肉、网膜、肠系膜的组织移植片。在第 3 骶骨平面以下后方修补时，修补网缝合于骶骨骨膜；在第 3 骶骨平面以下前方修补时，修补网缝合于阴道的顶端或前列腺被膜。女性病人的盆底缺陷处修补时，尽可能将后倾的子宫缝合于骶骨。肌肉片可取之腹直肌、臀大肌、股薄肌、球海绵体肌，用来修补盆底的缺损部位。

【预防调护】

（1）养成良好的饮食习惯，多食蔬菜、水果等粗纤维食物。

（2）锻炼肛门功能，多做提肛运动，增强盆底肌肉的弹性。

参考文献

[1] 刘宝华. 便秘的诊断及治疗 [M]. 北京：军事医学科学出版社，2002：93-107.

[2] 赵发，李红岩. 便秘 [M]. 北京：军事医学科学出版社，2002：268-291.

[3] 韩少良，倪士昌. 大肠肛门疾病外科治疗 [M]. 北京：人民军医出版社，2006：544-547.

[4] Dogi G, Pietroletti R, Milito G, et al. Bleeding, incontinence, pain and constipation after STARR transanal double stapling rectotomy for obstructed defecation[J]. Tech Coloproctol, 2003, 7（3）: 148-153.

第二节 盆底失弛缓综合征

盆底失弛缓综合征（unrelaxed pelvic floor syndrome，UPS）是消化道出口处梗阻型便秘中的一类，以排便时盆腔底部横纹肌群不能协调同步松弛，肛管因此不能正常开放，导致排便时的阻力过高，粪便不能正常排出为基本特征的一系列症候群。其临床特征是患者在排便时盆底肌不松弛甚至反常收缩，从而阻塞盆底出口，引起排便困难。盆底失弛缓综合征的概念出现仅仅几年时间，Wasserman 于 1964 年首先命名为"耻骨直肠肌综合征"认为其病理改变主要是耻骨直肠肌的痉挛性肥大，1985 年 Kuij pers 又命名为"盆底痉挛综合征"认为是一种正常肌肉的功能失调性疾病，1995 年李实忠认为上述两征是同一疾病的不同阶段，是盆底横纹肌整体反射性功能异常，建议命名为"盆底失弛缓综合征"。盆底失弛缓综合征约占出口梗阻型便秘的 55%，其中单纯盆底失弛缓综合征占 34.3%，合并其他出口梗阻型便秘者占 20.7%。

【中医学认识】

（一）病因病机

该病在祖国医学中属"便秘"的范畴，其发病与燥热内伤、津液不足、情志失和、气机阻滞以及劳倦内伤、气血不足、肌肉失养、肛门挛急等有关。现代医家在总结先贤的基础上，对出口梗阻型便秘的发病机制进行了阐发。现代医家认为从中医疗法分析，盆底失弛缓型便秘病机多为胃肠燥热或血虚津亏；或劳倦内伤，孕产失养，年老体弱等所至气虚下陷之症；或湿热下注之症。

（二）症候分型

根据临床症状结合舌苔脉象，盆底失弛缓便秘根据虚实辨证以实秘为主。而实秘根据临床特征的不同分为热秘、气秘和冷秘三类。其中热秘和冷秘以大便干，排出不畅为其主要特征，除此之外，热秘主要表现还可有腹胀、口臭、小便黄、舌红、苔黄、脉滑数；冷秘主要表现还有腹胀、畏寒怕冷、舌质淡、苔薄白、脉弦紧或沉迟。气秘的主要表现为大便干或者不干，排出困难，伴有腹胀，排气增多等，舌苔薄白，脉弦紧。根据盆底失弛缓综合征所致便秘的临床特征，按中医症候分型，热秘一型在临床中较为常见。

【西医学认识】

医学界对盆底失弛缓综合征的认识是一个渐进的过程，1964 年 Waserman 首先报道了 4 例肛门部排便障碍伴有耻骨直肠肌肥厚痉挛的病例，此后 Rutter 等人描述了 15 例便秘患者在排便时出现了耻骨直肠肌的过度活动，在排便时患者的耻骨直肠肌不能松弛开放肛管，而是持续收缩，此种状况存在于患者用力向下排便的整个过程。1985 年 Kuijipers 等认为，在除外肛裂，超短巨结肠和肛门狭窄等病理改变后，便秘患者力排时，盆底部肌肉呈持续性异常收缩状态，并认为这是一类有特征性的便秘类型。同年，Preston 首先以 Smus 命名排便时盆腔底部肌群存在异常肌电活动，导致肛管痉挛产生的便秘。国内李实忠等认为该类便秘患者在排便时盆底横纹肌整体的反射性弛缓功能失常，并定名该病为"盆底失弛缓综合征"。

关于"盆底失弛缓综合征"的命名目前文献报道及研究表明，既往所提的"盆底痉挛综合征"命名并不妥，其根据是：①据临床观察，这类病人很难意志性松弛这种反常收缩的盆底肌，提示这种排便时的反常收缩是反射性的，盆底肌反常收缩并非某一肌失常，而是盆底横纹肌整体反射性弛缓功能失常。②研究证实，在安静状态下及主动收缩时，患者的盆底肌、外括约肌的肌电活动、肛管压力、盆底位置等功能指标与常人均无显著差异，随意收缩后亦能正常回复安静状态，目前尚无有力的证据说明盆底肌处于"痉挛"状态。前述外括约肌、盆底肌群均为同步反常放电，且解剖学上、组织学上也不能证实病变仅在耻骨直肠肌，故"耻骨直肠肌综合征"一名亦不妥。据现有资料，这类病变主要为盆底肌不能反射性弛缓，故命名为"盆底失弛缓综合征"更接近真实情况。

【诊断依据】

（一）临床表现

1. 发病年龄

国内文献报道的发病年龄为 6~81 岁，有详细年龄记载 416 例，平均为 42.5 岁。卢任华等报道 118 例发病年龄 6~72 岁。

2. 性别

本病男女之比为 1:1.15.这一特点与其他类型的出口梗阻型便秘不同，其他类型的出口梗阻型便秘一般女性明显多于男性，本病男女之比基本一致。

3. 症状

临床常见一些患者，主诉排便困难、排空不全、直肠堵塞或会阴坠胀等，主要是缓慢、进行性加重的排便困难。在排便时需过度用力，往往越用力粪便排出越困难，部分病人在排便时常大声呻吟，大汗淋漓，排便时间较长，有些需要半小时以上。由于每次排便量少，粪便潴留于直肠，所以病人在排便后仍有便意、下坠感和直肠下段的重压感，因而有部分病人便次频繁。部分病人常借助泻剂排便，但效果不可靠，泻剂的用量随病程的延长而越来越大。少数病人采取手指插入肛门刺激或用水灌肠才能排便。

4. 体征

（1）一般情况：一般全身情况无明显变化，会阴部视诊可正常，病程长者可并发痔病，用力排便时会阴下降不明显。

（2）直肠指诊：肛管紧张度增加，严重者可有裹指感或手指被夹持感。可触及肥厚的耻骨直肠肌，嘱患者做排便动作时肛管及盆底肌放松不明显或反而收缩。病情严重者肛管长度增加，肛管直肠环肥厚、僵硬呈"搁板"样，直肠壶腹后方扩大。

（二）理化检查

本病通过询问病史，结合患者临床表现可初步诊断。临床治疗以手术治疗为主，常做的辅助检查有：

1. 常规检查

可无明显异常，经常服用泻剂的患者可见结直肠黏膜黑变病。

2. 胃肠运输试验

多数盆底失弛缓综合征患者标志物在直肠上段或（和）乙状结肠的滞留时间延长，72 小时标志物排出数量少于总量的 80％，未排出的标志物主要停留在直肠或（和）乙状结肠内。

3. 肛管直肠测压

肛管直肠测压是一种简单易行的检查方法，它能形象地揭示肛管直肠压力的动态变化过程，主要了解肛管直肠压力变化情况，盆底失弛缓综合征患者在排便时肛管直肠压力多数不能逆转，排便动作呈现正相关。肛管静息与收缩压可正常；肛管直肠抑制反射多正常，少数患者可有反射时间缩短，幅度降低；主动弛缓反射不能引出；肛管静态功能长度与动态功能长度延长；直肠感觉功能可轻度受损。

4. 盆底肌电图

盆底肌电图是评价耻骨直肠肌、肛门内括约肌、肛门外括约肌功能状态、自主收缩能力及神经支配情况的有效手段，对盆底失弛缓综合征的诊断及预后分析具有重要意义，该病主要表现为神经肌肉的反常活动增加。静息时电活动正常或轻度增加；排便动作时活动增加；病情严重的患者病理多相波增加。

5. 排粪造影检查

排粪造影是对排便障碍患者进行检查的一种新方法，通过 X 线观察患者能模拟排便的动态过程，了解在排便过程中存在的异常情况。盆底失弛缓综合征的 X 线表现为：直肠轴线与肛管轴线的夹角（肛直角）变小，在力排相时该角度不增大，甚至变小；肛管直肠结合处后上方呈现出搁板状，在静息相和力排相无明显变化，呈现出"搁架征"。排粪造影检查对该病的诊断具有重要意义。

6. 球囊排出试验

将一头连接气囊的导管插入肛门壶腹部，注入 100ml 气体，让患者用力做排便动作，从中了解直肠的排泄功能。正常者 5 分钟内可将气囊排出，超过 5 分钟者为排出延迟。

【鉴别诊断】

（一）肛门直肠狭窄

肛门直肠狭窄是因胚胎发育异常，致使肛门直肠口径太小，男女均可发生，亦可由行肛门部疾病如痔疮等手术后造成，表现为不同程度的排便不畅。若儿时有重度狭窄长期排便不畅可引起近端直、结肠逐渐扩大而导致继发性巨结肠症。有排便不畅史结合局部检查可以明确诊断。

（二）直肠前突

直肠前突症是指直肠前壁和阴道后壁突入阴道穹窿，它是由于直肠前壁、直肠阴道隔和阴道后壁薄弱造成的，实际是直肠前壁和阴道后壁的疝，亦有人称之为直肠前膨出。

由于直肠在排便时，直肠腔内作用力的方向发生变化，其主要作用力朝向阴直肠道隔，而不向肛门，部分粪块陷入突袋内不能排出，阻碍了后续粪便的排出所致。指诊时可触及肛管上端，直肠前壁有一圆形或卵圆形突向阴道的薄弱区，呈袋状，嘱患者用力努挣时，该区向前方凹陷更明显，甚至有粪块潴留可以鉴别。

（三）直肠内脱垂

是指在排便过程中近侧直肠壁全层或单纯黏膜层折入远侧肠腔或肛管内，不超出肛门外缘，并在粪块排出后持续存在的一种功能性疾病。直肠指诊可触及直肠壶腹部黏膜折叠堆积，柔软光滑，上下移动，内脱垂的部分与肠壁之间可有环形沟，部分病人可触及宫颈状物或直肠外的后倾子宫。典型的病例直肠指诊时让病人做排便动作，可触及套叠环可鉴别。

（四）盆底疝

是指腹腔脏器疝入异常加深的直肠子宫/膀胱陷窝内，或者疝入盆底异常间隙或正常扩大的间隙内。疝内容物多为小肠、乙状结肠、大网膜，另外偶见膀胱、输卵管、Meckel憩室等。排粪造影检查、盆腔四重造影等检查可鉴别。

【治疗】

（一）辨证论治

辨证要点：盆底失弛缓型便秘的辨证当分清虚实，且本病实者居多，根据患者症状及体征结合患者舌苔、脉象，分清热秘、气秘和冷秘。

（1）肠道实热证：大便干结，腹部胀满，按之作痛，口干或口臭。舌苔黄燥，脉滑实。

治法：泻热导滞，润肠通便。

主方：麻子仁丸（《伤寒论》）加减。

常用药：生大黄、厚朴、枳实、火麻仁、杏仁、芍药、栀子、车前子、竹叶。

（2）肠道气滞证：大便不畅，欲解不得，甚则少腹作胀，嗳气频作。苔白，脉细弦。

治法：理气导滞。

主方：六磨汤（《证治准绳》）加减。

常用药：沉香、木香、槟榔、乌药、枳实、大黄、莱菔子。

（3）脾虚湿阻证

证候：大便艰涩，腹痛拘急，胀满拒按；小便清长，面色苍白，四肢不温，喜热怕冷，腹中冷痛或腰脊酸冷；舌淡，苔白，脉弦紧。

治法：温里散寒，通便止痛。

主方：温脾汤合半硫丸加减。

常用药：附子、大黄、党参、干姜、沉香、木香、槟榔、乌药、莱菔子。

（二）外治方法

1. 熏洗坐浴

局部外洗坐浴以活血化瘀，理气通便为主。常用药物有木香、苦参、黄柏、石榴皮、五倍子、明矾、槐花、艾叶、枳壳、马齿苋、地肤子、苍术等。方用理气活血类药物，熏洗可改善局部的血液循环，减轻局部炎症反应。

2.栓剂

甘油栓、蜜煎导栓、太宁栓等栓剂纳肛。

3.灌肠

酌选温盐水、肥皂水、液体石蜡、开塞露及中药煎剂大承气汤等保留灌肠。

（三）中成药

肠道实热证：可选用麻仁润肠丸、黄连上清丸、大蜜丸。

肠道气滞证：可选用枳实导滞丸、木香槟榔丸、四磨汤。

脾虚湿阻证：可选用理中丸。

（四）非手术治疗

1.生物反馈治疗

生物反馈作为一种行为疗法，主要是借助电子仪器设备，把一些不易被患者认知的活动转换为可认知的图像模式，其主要通过对盆底失弛缓综合征患者的中枢神经进行调节而发挥治疗效果。使患者直观的感知其排便时盆底肌的功能状态，"学会"在排便时如何放松盆底肌、同时增加腹内压，通过"动作—反馈—学习—再动作"的过程，使排便时盆底肌群协调运动，刺激并建立正常的排便反射，纠正便秘。治疗前需仔细向患者解释盆底解剖、生理、然后解释反馈治疗的方法、步骤，使其配合治疗。常用的有测压法和肌电图法。

（1）测压法（动力学方法）：患者坐于有孔椅上，将肛管直肠测压导管之探头插入肛管内并固定于最大压力处。患者做排便动作，可见压力曲线上升，此为反常收缩。嘱患者设法使排便时压力曲线不上升或下降，从中学习放松盆底肌。根据压力变化调整用力，纠正排便动作，反复训练直至达到排便时肛管压力下降。

（2）肌电图法（电生理方法）：同样患者坐于有孔椅子上，将塞形表面电极塞入肛管，开启肌电图仪，可见安静状态下的低频电活动，患者做排便动作时，电活动增多，此即为反常电活动。嘱患者设法使排便时电活动减少或电活动消失，反复训练使其在用力排便时盆底肌肌电图的波形从治疗前的反常放电活动，转变为排便时的电活动减少。

但是由于生物反馈这种治疗方法受患者主观因素影响较大，医护人员在对盆底失弛缓致便秘患者进行生物反馈治疗时，要针对其存在的心理问题，进行心理疏导和健康教育等护理干预。因此临床报道的有效率相差较大，需要做进一步研究。

2.扩肛治疗

通过扩肛治疗仪等方式进行扩肛对于缓解盆底肌痉挛有良好疗效，方法简单，便于操作，患者易于接受，通过渐进性扩肛能有效治疗盆底失弛缓综合征，可用简易手法和气囊扩肛法治疗以痉挛型梗阻为主者疗效明显。

3.肉毒毒素注射治疗

肉毒杆菌毒素 A 在神经肌肉接头处阻断乙酰胆碱释放，松弛横纹肌，能有效减轻耻骨直肠肌的异常收缩，而且不会引起永久性的括约肌损伤。研究认为注射肉毒杆菌毒素 A 是一项简单易行的治疗耻骨直肠肌综合征的方法，但是肉毒素 3 个月后失去效力，需要重复注射以维持疗效。

4.药物治疗

临床上目前多采用刺激性、润滑性泻剂进行治疗，泻剂的应用只能缓解症状，不能从根本上纠正机体的病理性改变。另外长期应用泻剂，特别是含有蒽醌类泻剂的长期应用可导致大肠传导无力，容易形成药物依赖，甚至发展为泻剂性结肠，有些药物尚有引起结肠黑变病的可能。有研究表明蒽醌类泻剂有可能使肠壁神经丛受损，使便秘症状加重。另外随着肠道对泻剂的敏感性降低，患者往往需要增加药物的服用量来缓解便秘症状，这样就形成恶性循环，加重病情。目前临床中对促动力药研究较多，这类药物依然存在着副作用较多、停药后容易复发的缺点。

5.心理干预治疗

缓解患者的精神压力，调整心理状态有助于患者建立正常的排便反射和良好的反馈机制。

（五）手术治疗

1.耻骨直肠肌部分切除术

1）手术指征：有明显盆底肌肥大、肛管显著延长、长期保守治疗无效者。

（1）直肠指诊扪及盆底肌显著肥大并致肛管狭窄，指诊通过时张力极高。疼痛明显，肛管直肠环僵硬、活动度小并呈"搁板"样，直肠壶腹后方扩大呈袋状。

（2）肛肠动力学检查示肛管功能长度大于6cm，内括约肌功能正常。

（3）盆底肌电图检查示，肛管直肠环处肌肉有超过正常值上限的病理多相波，模拟排便时有确定的反常放电。

（4）肠道传输功能检查有明显的排出功能失代偿，标志物滞留于直肠过多。

（5）长期（3个月以上）保守治疗无效。

2）操作要点：患者取截石位，屈髋至135°。自尾骨尖上方1~1.5cm处向下至肛缘，做正中切口，长3~5cm。暴露外括约肌及尾骨尖，术者左食指伸入直肠，向上顶起耻骨直肠肌。用血管钳自尾骨尖沿直肠壁向下挑起耻骨直肠肌，保留部分外括约肌，向两侧分离，将肌束切除1.5~2.0cm，两残端缝扎止血。创面橡皮片引流，间断缝合皮下、皮肤。

2.其他肌组织移植术

闭孔内肌自体移植术：闭孔内肌位于左右两侧闭孔的内侧面，因无论静息或排便时此肌均处于收缩状态，故移植后的闭孔内肌可提供开大肛门口径与张大肛直角的作用以缓解排便困难

具体手术步骤：

（1）切口：距肛缘1.5cm处坐骨直肠窝左、右两侧各做一长约5cm的切口。

（2）寻找闭孔内肌下缘：切开皮肤、分开皮下组织与坐骨直肠窝内组织。术者左手伸入直肠内引导，于坐骨结节上2cm处触及闭孔内肌下缘。拉钩牵开坐骨直肠窝内组织，在左手引导下以尖刀切开闭孔内肌筋膜。钝锐结合的方法游离闭孔内肌下缘与后下部。

（3）闭孔内肌移植：将游离好的闭孔内肌后下部、闭孔内肌筋膜缝合在肛管的每一侧耻骨直肠肌、外括约肌深部与浅部之间。每侧缝合约3针，即前外侧、正外侧与后外侧各一针。3针缝毕后一同打结。

（4）关闭切口：检查无活动性出血。放置橡皮引流条。缝合皮肤。

3. 经直肠内手术

经直肠内手术临床报道较少，此类手术的优点在于可以准确定位耻直肌，操作简便。具体手术方式有：经直肠内纵切横缝术；经直肠内直接部分切断耻直肌；直肠内挂线切开耻骨直肠肌，以上术式目前在临床运用较少，在此不详述。

参考文献

[1] 刘宝华. 便秘的诊断及治疗 [M]. 北京：军事医学科学出版社，2002：5.

[2] 黄乃健. 中国肛肠病学 [M]. 济南：山东科学技术出版社，1996.

[3] 张东铭. 盆底与肛门病学 [M]. 贵阳：贵州科学技术出版社，2000：2.

[4] 喻德洪. 现代肛肠外科学 [M]. 北京：人民军医出版社，1997：477.

[5] 李实忠. 盆底失迟缓综合征 [J]. 中国肛肠病杂志，1995，15：17–20.

[6] 喻德洪. 崔东风. 耻骨直肠肌综合征的外科治疗 [J]. 实用外科杂志，1990，10（11）：599.

[7] 郑伟琴. 盆底失弛缓综合征的诊治进展 [J]. 结直肠肛门外科，2009，15（2）132–136.

[8] 杨新庆. 盆底痉挛综合征 [J]. 大肠肛门病外科杂志，1995，（1）：30.

第三节　结肠慢传输型便秘

结肠慢传输型便秘是指粪便在结肠中通过缓慢，水分重吸收过多，临床出现排便次数减少、便意感减弱或消失、腹胀、排便费时费力等排出困难症状，好发于老年及女性患者。

结肠慢传输型便秘是常见的肛肠病，不同研究之间患病率有差异，除与地域有关外，抽样方法及应用的诊断标准不统一亦有影响，本病占慢性便秘的 16％~40％，女性高于男性，农村高于城市。

结肠慢传输型便秘属于中医"脾约""秘结""大便闭"等的范畴。

【中医学认识】

本病始见于汉·张仲景《金匮要略·五脏风寒积聚病脉证并治》中："趺阳脉浮而涩，浮则胃气强，涩则小便数，浮涩相搏，大便则坚，其脾为约，麻子仁丸主之。"在此基础上，率先将便秘分为阴结、阳结两类，首次提出了便秘的辨证论治，并创造了诸承气汤、厚朴三物汤、麻子仁丸等内服方剂，宋·严用和《济生方·秘结》谓"摄养乖理，三焦气涩，运掉不行，于是乎蕴结于胃肠之间，遂成五秘之患。夫五秘者，风秘、气秘、寒秘、热秘、虚秘是也。"进一步完善了辨证分类。

明·李中梓《医宗必读·大便不通》云"愚按内经之言，则知大便秘结，专责之少阴之经，症状虽殊，总之津液枯干，一言以蔽之也……每见江湖方士，轻用硝黄者十伤四五，轻用巴豆者十伤七八，不可不谨也，或久而愈结，或变为肺痿吐脓血，或饮食不进而死。"认为便秘主要是因津液枯干而致，不应滥用硝黄等泻药。

清·叶桂治疗便秘强调宣降肺气以通便闭，如华玉堂整理的《临证指南医案》指出：

"肠痹本与便闭同类，……故先生但开降上焦肺气，上窍开泄，下窍自通矣。"

【西医学认识】

正常的排便过程需要以下条件：①适量的水分和一定容量的粪便。②正常的消化道功能和结构。③运行至远端结肠粪团的刺激。④直肠对扩张的正常感觉。⑤肛门内括约肌对扩张的反射性松弛。⑥周围神经系统对扩张刺激的正常反应，并传递至中枢。⑦中枢神经对传入刺激的适量反应，做好精神、生理上的排便准备。⑧辅助肌群的协调运动，腹压增高。以上任何一个环节出现问题都可能导致便秘。

目前结肠慢传输性便秘的发生的病因、病理尚未完全明了。

一、病因

1. 摄入纤维素量不足

当摄入纤维素量不足，尤其是膳食纤维不足，粪便内的含水量和容积减少，对肠壁的刺激减弱，肠蠕动降低，肠内容物通过时间延长，水分过度重吸收，导致粪便干结、排出困难。

2. 药物

许多药物可以引起便秘，如：抗抑郁药、抗癫痫药、抗组胺药、抗震颤麻痹药、抗精神病药、解痉药、钙拮抗剂、利尿剂、单胺氧化酶抑制剂、阿片类药、拟交感神经药、含铝或钙的抗酸药、钙剂、铁剂、止泻药、非甾体抗炎药，此外，长期口服刺激性泻剂（含蒽醌类：大黄、番泻叶、芦荟等）也可导致便秘。

3. 器质性疾病

肠道疾病（结直肠肿瘤、憩室、肠腔狭窄或梗阻、巨结肠）；内分泌和代谢性疾病（严重脱水、糖尿病、甲状腺功能减退、甲状旁腺功能亢进、多发内分泌腺瘤、重金属中毒、高钙血症、高或低镁血症、低钾血症、卟啉病、慢性肾病、尿毒症）；神经系统疾病（自主神经病变、脑血管疾病、认知障碍或痴呆、多发性硬化、帕金森病、脊髓损伤）；肌肉疾病（淀粉样变性、皮肌炎、硬皮病、系统性硬化）。

二、病理

1. 肠神经系统改变

肠神经系统（enteric nervous system，ENS）主要指消化道的壁内神经丛，即黏膜丛、黏膜下丛、肌深丛、肌间神经丛和浆膜下丛，19世纪初期，Langley建议将其命名为肠神经系统。大量的实验证明了ENS的独特性、组织连接的复杂性和神经细胞类型的多样性。

（1）ENS递质或调质异常：①抑制性神经递质：氧化氮、血管活性肠肽、生长抑素降钙素基因相关肽、三磷酸腺苷；②兴奋性神经递质：乙酰胆碱、5-羟色胺、速激肽、酪氨酸激酶-C、胃泌素。研究发现STC患者中抑制性神经递质增加，兴奋性神经递质减少，或节段性分布异常，导致结肠松弛、蠕动缓慢，或蠕动不规律，无效蠕动，进而引起便秘。

（2）ENS组织学改变：通过免疫组织化学的进步，发现STC患者结肠神经元数目减少，残余细胞体积变小、皱缩，轴突数目减少。神经节内胞核的变异增多，肌间神经丛支持组织增多。Cajal 间质细胞（ICC）超微结构出现退行性变；STC 患者肠黏膜下神经细胞轴索发生空泡变性，排列紊乱，轴索面积增大，神经末梢分泌颗粒减少等。

2.血液中激素和酶水平改变

STC 患者血中胃动素水平明显低于正常人，内皮素水平明显高于正常人。孕期发生便秘与体内激素水平，特别是雌激素的变化有关，整个消化道的动力都有改变，包括恶心、呕吐等，子宫的压迫对其影响不大。研究发现 STC 患者红细胞超氧化酶活性比正常人明显下降，血浆中过氧化脂质与红细胞中过氧化脂质平均含量显著上升。可能为体内产生和清除活性氧等自由基的动态平衡严重失衡，从而引起氧自由基反应和脂质过氧化反应的明显加剧。

【临床表现】

一、症状

主要表现为长期便次减少，可 3~7 天以上排便 1 次，缺乏便意，腹胀，纳差，有食欲，不敢正常进食，进食后腹胀加重，或有便意，排便费力，蹲厕后不能排出粪便，或每次排出少量粪便，粪便干结，排便时间较长，一般在 15~45 分钟或更长，甚至不能排出粪便仅能排气，必须依赖泻剂排便，且疗效逐渐减弱至消失，最后使用泻剂也完全不能排便。部分患者伴有下腹隐痛、口苦、口干、口臭、呃逆、面色晦暗、心情烦躁、焦虑、抑郁、睡眠障碍等全身症状。

二、体征

STC 患者多无特殊体征，超过 7 天未排便者常可见腹部膨隆，腹部触诊可扪及腹腔内有条索状硬结形成，其中左下腹常见，直肠指诊有的可扪及直肠中上段有成形干结粪块形成，或成形软便潴留，嘱患者行排便动作，粪块未见明显下移，合并盆底疝患者可触及直肠前壁饱满，向下冲击感。

【实验室及理化检查】

1.胃肠运输试验

为 STC 首选的检查方法，主要包括不透 X 线标志物法和放射性同位素法。X 线的方法简单、易行、廉价、应用广泛、结果可靠。不透 X 线标志物法诊断标准：80% 的标志物在 3 天以上不能排出。放射性同位素法是将放射性核素标记的不被肠道吸收的物质引入到结肠内，随着结肠的蠕动向前传动，在体外连续监测整个过程，计算出局部或整段结肠通过时间，了解结肠的运动功能。全结肠运输时间测定是结肠生理检查最重要的组成部分。有三种结果：正常，部分肠段延迟及全结肠传输慢。通过该试验能确定传输减慢的肠段，对指导外科手术有重要意义，但目前缺乏统一的标志物制作及口服方法，各地区间有方法上差异，并且要求患者在检查前及检查期间停服通便药物及相关治疗，故受患者依从性的影响较大。

2.电子肠镜

肠镜检查的目的主要是排除肠癌等肠道器质性病变，以及肠道黏膜是否有炎症、溃疡、黑变，是否合并憩室、息肉等改变。

3. 钡灌肠、排粪造影、盆底四重造影

清洁灌肠后经肛门注入稀钡，首先注入 30ml，观察静息下直肠充盈状态，了解是否有直肠横襞（直肠瓣）的变异，充盈全结肠，分别摄取正位片和侧位片，了解结肠的走形、长度、形态学改变，指导患者坐在特制的马桶上，分别摄取静息、提肛、力排、力排末期、排空相，测量静息状态和模拟排便时的肛门直肠角、肛上距（肛管上部中点至耻尾线的垂直距离）、肛管长度、直肠骶前间距等数据，了解是否存在盆底痉挛综合征、耻骨直肠肌综合征、直肠前膨出、直肠黏膜脱垂（套叠）、骶直分离、会阴下降、盆底疝等病变，在行排便造影的同时在腹腔、膀胱以及女性的子宫内注入造影剂，配合排粪造影检查，可以了解盆底的病变，如：盆底疝、子宫脱垂、子宫后倾、膀胱脱垂、会阴下降等。

4. 肛门直肠测压

需测定肛管静息压、肛管收缩压、直肠静息压、肛门直肠抑制反射、肛门括约肌功能、直肠顺应性。该法简单、有效，对诊断巨结肠、出口梗阻性便秘有重要意义。

5. 胃肠心理评估

由经验丰富的专业精神科医师进行，主要借助以下几种评估工具完成：①90 项症状自评清单，又名症状自评量表（Self-reporting Inventory），为患者自评问卷。②焦虑自评量表（Self-Rating Anxiety Scale，SAS），为患者自评问卷。③抑郁自评量表（Self-Rating Depression Scale，SDS），为患者自评问卷。④汉米尔顿焦虑量表（Hamilton Anxiety Scale，HAMA），为他评问卷，由精神科医生或心理医生来完成。结果主要为三种：正常、焦虑或抑郁状态、焦虑症、抑郁症或精神分裂症等，并指导相关治疗，包括药物治疗、心理治疗。

6. 盆底肌电图

此法可发现肛门内外括约肌和耻骨直肠肌有无在排便时产生反常的肌电活动，每一块肌肉分别测得静止状态，收缩状态及力排状态下的肌电图像，对盆底痉挛综合征、耻骨直肠肌综合征有重要意义。

7. 呼氢试验

为乳果糖氢呼吸试验，其原理是定时口服含一定量同位素乳果糖不被小肠吸收，当到达盲肠经结肠内细菌酵解为短链脂肪酸并产生氢气，吸收后经血液循环到肺呼出时，用气相色谱仪测定呼出的含同位素测定口服乳果糖至呼出的气体中氢气含量升高时间来评定小肠通过时间，以判定有无胃和小肠的传输缓慢。

8. 球囊逼出试验

主要评价受试者排便动力或直肠的敏感性，将球囊插入直肠壶腹部，然后向球囊内注入不同容量的温水或气体，令受试者将其排出，正常人很容易排出 50ml 体积的球囊，而慢传输患者则只能排出较大体积的球囊，甚至当球囊充盈至 200ml 以上方能将其排出。

【诊断依据】

一、主要诊断依据

（一）符合罗马Ⅲ标准

①必须包括以下 2 项或 2 项以上：a. 至少 25％ 的排便感到费力　b. 至少 25％ 的排

便为干球状便或硬便　c. 至少 25％ 的排便有不尽感　d. 至少 25% 的排便有肛门直肠梗阻感或阻塞感　e. 至少 25％ 的排便需要手法帮助（如用手指帮助排便、盆底支持）f. 排便次数＜3 次／周。

②在不使用泻药时很少出现稀便。

③没有足够的证据诊断 IBS。

诊断前症状出现至少 6 个月，且近 3 个月症状符合以上诊断标准。

（二）辅助检查

胃肠运输试验阳性是诊断的最重要指标，但假阴性率较高，需结合以下检查综合评估后才能进一步明确，并指导治疗，结合钡灌肠提示有结肠冗长、盘曲、结肠袋形变浅或成腊肠样改变、脾曲综合征等可辅助诊断，排粪造影、盆底四重造影、盆底肌电图、肛门直肠测压、胃肠心理评估、球囊逼出试验、呼氢试验可辅助是否合并出口梗阻、小肠慢传输，电子肠镜可排除肠癌等器质性病变。

二、分度诊断

1. 轻度便秘

症状表现有排便过程费力，排便时间延长，或虽有便意而欲排不排，或便后不爽，或肛门坠胀等，在不使用泻剂的情况下，7 天内自发性排空粪便少于 2 次。

①病程＜6 个月；

②病程虽＞6 个月，但排便障碍的相关症状较轻（便秘症状及疗效评估表 0~6 分），对患者的生活工作影响不大；

③使用泻剂或胃肠动力药物有效；

④无焦虑、抑郁等精神、心理改变。

2. 中度便秘

症状表现有排便过程费力，排便时间延长，或虽有便意而欲排不排，或便后不爽，或肛门坠胀等，在不使用泻剂的情况下长期便意差甚至无便意。

①病程＞6 个月；

②生活质量下降，对生活、工作有较大影响；

③药物治疗基本无效；

④生物反馈治疗无效；

⑤排便障碍的相关症状较重（便秘症状及疗效评估表 7~15 分）；

⑥无焦虑、抑郁等精神、心理改变；

⑦有结肠动力改变，如结肠运输试验、呼氢试验、结肠压力试验等检查的异常；

⑧有结直肠或盆底形态学改变：如结肠冗长、结肠盘曲、直肠黏膜内脱、会阴下降、直肠前突、横结肠下降、子宫后倾、盆底疝等；

⑨可能有肠神经系统的改变；

⑩病程虽＜6 个月，但排便障碍的相关症状较重（便秘症状及疗效评估表 16~24 分），且患者自觉特别痛苦。

3. 重度便秘

重度便秘除外与中度便秘同样的症状表现、体征及实验室检查指标等，还伴有不同程度的精神心理症状，根据精神症状的严重程度又分为 A 期和 B 期。

A 期：患者有焦虑、抑郁等精神、心理改变：临床定式检查问卷（SCID，患者版）发现已具有障碍倾向，但 SCID 尚不足以确诊心境障碍、抑郁症或焦虑症，处于焦虑症、抑郁症等精神疾病前期。

B 期：患者有明显的焦虑、抑郁等精神心理改变，且符合焦虑症、抑郁症等精神科诊断标准（由临床经验丰富的精神科专业医师对抑郁焦虑障碍进行 SCID 检查，按 DSM-4 诊断标准诊断心境障碍、抑郁症或焦虑症）。

【鉴别诊断】

一、与全身性疾病引起便秘鉴别

如硬皮病、麻痹性腹膜炎、甲状腺功能亢进或减退、铅中毒、肠外肿块压迫等均可出现便秘症状，但除便秘外，结合病史及相应的症状、体征、理化指标等可资鉴别。

二、与结直肠、肛门的占位性病变所致便秘相鉴别

如结直肠、肛门等部位的良性、恶性肿瘤、肠粘连、疝嵌顿、肠道炎症性和肉芽肿等病变、肠系膜血管梗死、先天性巨结肠、重度痔病、肛裂等；以上疾病均可伴有便秘的症状，但各有不同的临床特点，完善肿瘤标志物检查、电子结肠镜，必要时可取活检及行 CT、MRI 等检查，可资鉴别。

三、腰、尾段脊髓占位病变所致的便秘

一般有外伤史或相关病史，有腰痛等相关病史，行下腹部 CT、脊髓造影等可鉴别。

【治疗】

治疗原则：便秘的治疗应遵循"分度论治、中西合璧、内外结合、上下兼顾、身心同调"的综合治疗原则。

一、内治法

（一）辨证论治

中医学对便秘的治疗历来强调需从整体出发，针对病因，调节饮食、起居、情志，遵照"保胃气、存津液"原则，合理用药。反对滥用泻剂，伤气耗液。

（1）肠道实热证：大便干结，腹部胀满，按之作痛，口干或口臭。舌苔黄燥，脉滑实。

治法：润肠泻热，行气通便。

主方：麻子仁丸（《伤寒论》）加减。

常用药：生大黄、厚朴、枳实、火麻仁、杏仁、芍药、栀子、车前子、竹叶。

（2）肠道气滞证：大便不畅，欲解不得，甚则少腹作胀，嗳气频作。苔白，脉细弦。

治法：疏肝理脾，通便导滞。

主方：六磨汤（《证治准绳》）加减。

常用药：沉香、木香、槟榔、乌药、枳实、大黄、莱菔子。

（3)肺脾气虚证：大便干结如栗，临厕无力努挣，挣则汗出气短，面色㿠白，神疲气怯。舌淡，苔薄白，脉弱。

治法：补益脾肺，润肠通便。

主方：黄芪汤（《伤寒论》）加减。

常用药：人参、黄芪、生白术、白蜜、陈皮、麻子仁、莱菔子。

（4）脾肾阳虚证：大便秘结，面色萎黄无华，时作眩晕，心悸，甚则少腹冷痛，小便清长，畏寒肢冷。舌质淡，苔白润，脉沉迟。

治法：温补益精，润肠通便。

主方：济川煎（《景岳全书》）加减。

常用药：肉苁蓉、当归、川牛膝、枳壳、升麻、泽泻、附子、干姜、小茴香、红景天。

（5）津亏血少证：大便干结，状如羊矢，口干少津，神疲纳差。舌红，苔少，脉细小数。

治法：养血滋阴，润肠通便。

主方：润肠丸（《沈氏尊生书》）加减。

常用药：当归、生地、火麻仁、桃仁、枳壳、肉苁蓉、玄参、苦参。

（6）其余证型根据临床随证加减。

（二）中成药

根据不同的证型选用不同的中成药。

肠道实热证：可选用麻仁润肠丸、黄连上清丸、大蜜丸。

肠道气滞证：可选用枳实导滞丸、木香槟榔丸、四磨汤。

肺脾气虚证：可选用芪蓉润肠口服液。

脾肾阳虚证：可选用便秘通、苁蓉润肠口服液。

津亏血少证：可选用五仁润肠丸。

（三）西药

1.容积性泻药

主要为欧车前亲水胶，及含纤维素的各种制剂如小麦麸皮、玉米麸皮、魔芋、甲基纤维素等，服用后一至数天内即可起效，口服不吸收，无全身作用，可长期使用，服用时应多喝水，对严重的慢传输型便秘患者，应逐渐加量，有肠道狭窄时慎用。

2.渗透性泻药

（1）盐类泻药：有硫酸镁、硫酸钠（芒硝）、磷酸镁、枸橼酸镁等。过量或反复应用盐类泻剂可引起高镁血症、高钠血症及高磷血症，故常用于结肠检查前的肠道准备或中毒后导泻。镁盐慎用于消化道出血及消化性溃疡患者，以免增加吸收，引起中毒。肾功能不全的便秘患者也应慎用。

（2）聚乙二醇（PEG）散：目前临床上主要有PEG3350（默维可）、PEG4000（福松）等。其特点为：①纯渗透作用，无结肠胀气；②不影响电解质平衡；③不影响肠黏膜的完整性；（不改变肠道内正常的pH）；⑤不含糖分，糖尿病患者可用；⑥疗效作用持久，耐受性良好，是容积性轻泻药疗效差的便秘患者的较好选择。

（3）乳果糖和山梨醇糖浆：乳果糖和山梨醇糖浆是常用的渗透性缓泻剂，特别适用于便秘伴肝功能失代偿患者，可以预防和治疗肝性脑病。但因其分解过程因产生二氧化碳和水可引起腹胀，还可因肠道内有效的高渗性物质逐渐减少，疗效随时间延长而降低，不适合长期服用。

3. 刺激性泻药

主要有番泻叶、酚酞（果导片）、希波鼠李皮、蓖麻油、比沙可啶等。这类药物作用强且迅速，影响水、电解质和维生素的吸收，还可导致大肠肌无力，形成药物依赖和大便失禁，故不宜长期应用，主要用于结肠检查前的肠道准备。蒽醌类泻剂长期应用可引起平滑肌萎缩和损伤肠肌间神经丛，反而加重便秘。还可刺激肠道黑色素的产生引起结肠黑变病，目前结肠黑变病和肠道肿瘤的关系尚不完全清楚，但应该引起重视。

4. 润滑性泻药

包括液状石蜡、甘油和多库酯多醛等。主要应用于避免排便用力的患者，例如年老体弱或伴有高血压、心功能不全等患者。但服用时可因误吸引起类脂性肺炎，肛门渗溢以及肛门直肠黏膜破损时引起异物反应。

5. 促动力药

主要为 5- 羟色胺（5-HT）受体激动药、拟副交感神经药、胃动素激动药、CCK受体阻滞药等。其中 5-HT 受体激动剂是目前治疗慢性便秘较常用的药物，包括苯甲酰胺类、苯并咪唑类和吲哚烷基胺类。苯甲酰胺类 5-HT4 受体激动剂有西沙必利、莫沙必利等。西沙必利和莫沙必利为非选择性 5-HT4 受体激动剂，但西沙必利可延长 Q-T 间期，引起严重心律失常，特别是与影响细胞色素 P450 的药物如红霉素、氟康唑等同时应用时，目前临床已经停用。普芦卡必利为苯并咪唑类 5-HT 受体激动剂，是选择性的结肠动力药。替加色罗为吲哚烷基胺类选择性 5- HT 受体部分激动剂，治疗便秘、增加排便次数、软化粪便，并同时改善患者胃肠道症状，因潜在的心血管不良反应，目前临床已停止使用。

6. 微生态制剂

常用药品主要有双歧三联活菌（粪链球菌、乳酸杆菌、双歧杆菌）、整肠生（地衣芽孢杆菌）、乳酸菌素片等。口服微生态制剂可以补充大量的生理性细菌，还可促进食物的消化、吸收和利用，减少体内腐败菌产生的胺酚、吲哚类代谢产物堆积和吸收，改变粪便性状有利粪便排出，活菌制剂不需通过全身吸收，不易引起不良反应，因而用于长期通便是较安全的。

7. 胃肠平滑肌选择性钙离子通道阻滞剂

此类药物通过调节肠道运动功能，纠正内脏感觉异常及改善中枢情感。主要有：匹维溴胺、奥替溴胺、曲美布汀。

合并症药物：合并纳差者，可给予多潘立酮片、多酶片、健胃消食片口服，合并失眠者，可予艾司唑仑片、佐匹克隆片口服，合并抑郁、焦虑者，可予草酸艾司西酞普兰片口服。

二、外治法

（一）针法

包括普通针刺、灸法、电温针、耳针、梅花针、穴位埋线、穴位埋针、穴位注射、穴位敷贴、放血疗法：普通针刺取穴多以足阳明胃经为主，根据证型辨证取穴加减，最常使用的穴位有天枢、足三里、上巨虚、大肠俞、支沟等，最常使用的手法是泻法和平补平泻；电针人体特定的腧穴可以改善便秘患者的结肠转运功能，增加了结肠动力，进而缩短了结肠传输时间，对结肠运动功能有一定的调节作用；生物全息论认为耳和脏腑有着密切的联系，通过耳穴可以治疗各种疾病。现代研究表明，耳穴具有较好的调整胃肠、内分泌及全身代谢的作用；穴位埋线疗法是针灸学理论和现代物理学相结合的产物，通过羊肠线这种异体蛋白组织对穴位产生的持久而柔和的物理和生化刺激来达到治疗作用的一种方法，调节人体失衡之阴阳气血，补不足，泻有余，使疏泄有常，升降有序，腑气通降，从而达到通便作用，它能集穴位针刺效应、刺血疗法、埋线效应及组织疗法等多种效应于一体而发挥复合性治疗作用；梅花针疗法治疗便秘可有效地缓解或解除对交感神经的兴奋刺激，使交感神经与副交感神经的拮抗作用重新达到平衡，胃肠道蠕动恢复正常。

（二）灸法

艾灸是温热刺激，有温阳补气的作用，可促进肠蠕动，或通过生化、免疫系统发生效应，使大便顺利排出。艾灸的取穴有以下特点。①多灸腹部穴：因为艾灸腹部穴，即可就近对肠腑进行温热刺激，若灸远道四肢穴，要等阳气循经络传至腹部，速度较慢。在所灸腹部诸穴中，神阙穴最高，在该穴上古人常用隔物灸，②常灸背部穴：古人灸背部近道穴，通过"气街"，或通过脊神经的作用，使肠蠕动增强。所取穴位有：肺俞、膈俞、肝俞、脊中、肾俞、大肠俞、小肠俞、膀胱俞、八髎，还有奇穴"团冈"（小肠俞下二寸）、"荣卫四穴"（背脊四面各一寸）等。③选灸下肢穴：古人也灸下肢穴，但穴次不如腹背部多，常用者为承筋、三阴交、照海、太白，以及奇穴"踵踝白肉际""营冲"（在足内踝前后陷中）等。下肢末端穴处神经末梢十分丰富，若用直接灸法，与针刺一样，对神经的刺激十分强烈，可促使肠蠕动增强，因此古人"灸大敦四壮""灸足大都随年壮""左右脚下第二指第一节曲纹中心各十壮"。④灸口旁穴：古代还灸面部口旁穴，如《千金要方》曰："小儿大小便不通，灸口两吻各一壮。"因为口与肛门上下相对应，下病上取，故可取口边穴位。

（三）推拿、导引

济川捭阖术为中国痔瘘泰斗黄济川老先生专门针对调理胃肠道而独创，集太极拳、八段锦、五禽戏、易筋经等多种功法之精华，动静结合，刚柔相济，寓意深刻，能愉悦身心、开悟益智，疏肝健脾、通腑解郁。总有九个招式：①双手托天；②猛虎出世；③太极云手；④指穴禅功；⑤白鹤亮翅；⑥摇桌远航；⑦静海生波；⑧神龙摆尾；⑨谷道游舟。要求练习时间为上午 5~7 点，因为此时辰按中医讲为手阳明大肠经当令，为大肠较活跃的时期，此时练习可进一步促进胃肠动力，加速粪便在肠道的运行。

（四）药物敷贴

敷贴疗法是通过药物渗透入腹来治疗便秘，《世医得效方》所用处方为：连根葱、生姜、淡豉、盐、掩脐；生大螺与盐和壳生捣碎，置脐下一寸三分；乌桕木研烂，敷脐下。《寿世保元》处方为：小芥菜子末、黄丹，腊醋烧滚调糊，摊脐上；甘遂末水调，敷脐下；明矾末安脐中，冷水滴之，入透腹中；蜗牛膏（或用田螺）纳脐中，以手揉按之。《续医说》处方为：田螺、大蒜、车前草，和研为膏，覆于脐上。《名医类案》处方为：新汲水调朴硝，透入脐与丹田中。

三、精神心理干预

中、重度便秘患者常有焦虑甚至抑郁等精神心理障碍或疾病，应配合必要的精神心理综合干预。

（一）心理治疗

1.适应范围

心理治疗在以下几种情况下对便秘患者是有帮助的：①患者伴有明显焦虑和抑郁；②经历创伤性生活事件；③胃肠道症状与日常应激或冲突密切相关；④患者的健康信念和学习行为可能对疾病转归产生不利影响。

2.治疗方法

（1）认知－行为治疗：认知－行为疗法（cognitive-behavioral therapy，CBT）主要的理论基础是社会学习理论，该理论发现行为可以作为社会结果去塑造，它旨在改善患者的思维、行为和对日常交互作用的反应。CBT可以帮助患者认识到疾病信念和行为在慢性疼痛中所起的作用，也可矫正焦虑和抑郁、决断困难和完美主义态度，降低自主神经唤醒。

（2）放松训练：放松训练（relaxation therapy）是通过一定程式的训练学会精神上及躯体上特别是骨骼肌放松的一种治疗方法，具有良好的抗应激效果。放松训练的方法主要有三种：①对照法：也称渐进性放松（progressive relaxation，简称PR），它通过对肌肉进行反复"收缩－放松"的循环对照训练，使被试者觉察到什么是紧张，从而更好地体会什么是放松的感觉；②直接法：也称自主训练或自生训练（autonomic training，简称AT法）；③传统法：也称静默法（meditation，简称M），研究表明放松训练可促使营养性系统（trophotropic system）功能增高，表现为全身骨骼肌张力下降，呼吸频率和心率减慢，血压下降，并有四肢温暖，头脑清醒，心情轻松愉快，全身舒适的感觉，降低自主神经唤醒和减轻主观紧张、焦虑，稳定情绪，长期坚持还可改变人的个性特征。

（3）支持疗法：支持治疗提供的支持主要有下述五种成分：解释、鼓励、保证、指导、促进环境的改善。选择安静的小室，安排时间，进行支持性心理治疗。支持疗法可分成以下几个阶段：①询问：详细收集病人的各方面资料，包括与发病有关的各种因素、生活条件、家庭情况、社会背景、人际关系及病人个性特点等。②检查：通过详细的体格检查，心理测验及必要的实验室检查，初步掌握病人目前的疾病状态。③倾诉：由病人倾诉他的病情，包括他对疾病的看法、疾病的表现以及他对疾病的担心等。④分析：根据病人的叙述及所掌握的资料，向病人进行分析。此时语言要中肯、语义明确、分析深入浅出、明白易懂，并适当结合解释、安慰、鼓励、保证、暗示等方法。

（4）催眠疗法：催眠疗法（hypnotherapy）是应用一定的催眠技术使人进入催眠状态，并用积极的暗示控制患者的心身状态和行为，以解除和治愈患者躯体疾病或精神疾病的一种心理治疗方法。催眠状态是一种对于治疗师的建议特别集中的状态，并且依赖主观意愿跟随治疗师的要求。针对便秘患者的催眠治疗，催眠师可使用渐进性的肌肉放松、"肠道指向"的意向及放松胃肠道平滑肌的提示。让患者将他们的手放在腹部去感受腹部的温暖和增强控制肠道功能的力量，同时可伴随肠道像一条缓缓流淌的河水的视觉影像。

3.药物治疗

对便秘患者应用精神类药物的目的主要基于以下几个方面：①抗抑郁药物具有止痛效果，尤其是对神经性疼痛；②便秘患者常常伴随精神障碍，后者对抗抑郁治疗有反应；③抗抑郁药物倾向于改善患者的总体健康。目前我们认为药物干预治疗对于伴有明显抑郁、焦虑等精神心理问题的便秘患者有时是必要的，可明显改善部分便秘患者的腹胀、腹痛等躯体化症状。虽然，大部分抗抑郁焦虑药物本身可引起便秘，甚至是一部分病人的原发病因，但是在便秘患者的精神心理症状明显时，及时运用精神药物干预往往也能产生良好效果。由于药物治疗可能给患者带来思维、语言和行为上的变化，所以在开始实施治疗前应给患者进行一次全面彻底的身体和心理状态检查。常用的药物有：帕罗西汀（赛乐特）、舍曲林、劳拉西泮（罗拉）、枸橼酸坦度螺酮（希德）、氟哌噻吨美利曲辛（黛力新）、米氮平（瑞美隆）、奥氮平。

四、手术治疗

手术治疗应遵循：个体化手术方案，即选择性结肠切除术，因为切除过多，可能导致严重的腹泻，切除太少，又有复发的风险，就应尽可能多的切除病理性肠段，同时又尽可能多的保留功能性肠段。选择的要点：①主刀医师：应具备丰富的便秘诊治及外科手术经验；②全面的检查：明确病变的肠段，以及潜在可能病变的肠段，除外 STC 的其他便秘病因（如出口梗阻等）；③手术时机：中度以上便秘提倡早期手术，但对于重度 B 期患者手术应十分慎重，应先采用非手术综合疗法并配合精神心理干预使患者便秘降期后再采取手术；④患者及家属：疾病对患者生活质量影响大，主动要求手术，患者直系亲属理解并支持手术；⑤主管医师：具备中西医知识储备，有丰富的便秘诊治经验，具备预知并处理术后并发症能力；⑥专职心理护士：必须具备一名专职从事心理疏导的护士，参与诊治的全过程。

符合 STC 诊断及分度诊断，符合手术标准，具备行选择性结肠切除术条件者，可行手术治疗。

手术方式：

（一）全结肠切除回－直吻合术

适应证：全结肠传输功能障碍。

禁忌证：合并小肠传输功能障碍，分度为重度 B 期患者。

体位：截石位，平卧分腿位。

麻醉：全麻、持续硬膜外麻醉或复合麻醉。

操作要点：麻醉成功后，转截石位；常规消毒铺巾，取腹正中左绕脐切口，逐层切开，进入腹腔，探查腹腔；依次游离升结肠、横结肠、降结肠、乙状结肠，注意紧贴肠壁操作，避免损伤输尿管、十二指肠、胰尾、生殖血管，保留大网膜；充分游离回盲部及部分回肠至长度足够行回直肠吻合；依次离断供应结肠的肠系膜上动静脉、肠系膜下动静脉；予闭合器在预切除直肠处断肠，在预切除回肠处断肠，移除标本，并行荷包缝合，安置吻合器钉头；会阴组消毒、铺巾，扩肛后置入吻合器，在腹部组的辅助下完成吻合，取出吻合器，行充气试验检查；在左、右下腹处适当位置戳孔，安置腹腔引流管；大剂量生理盐水（8 000ml）加奥硝唑（2 000ml）冲洗腹腔，理顺小肠，喷洒防粘剂（术尔泰、粘连平），逐层关腹。

此术式至今仍是便秘手术的标准术式，优点是：便秘疗效确切；缺点是：手术创伤大，术后出现顽固性腹泻、肛周粪性皮炎概率较高，目前临床应用较少。

（二）结肠次全切除、升—直吻合术（回—乙吻合术）

适应症：结直肠大部分传输功能障碍，经评估升结肠（或乙状结肠、直肠）部分功能良好者。

禁忌证：合并小肠传输功能障碍，分度为重度 B 期患者。

体位：截石位，平卧分腿位。

麻醉：全麻、持续硬膜外麻醉或复合麻醉。

操作要点：①结肠次全切除升—直吻合术：游离全结肠，根据术前分析及术中探查，确定保留升结肠及直肠的长度，以及吻合方式，在预定切除升结肠及直肠部位断肠，注意确保回结肠动脉弓及直肠上动脉血供，吻合后无张力，升结肠顺时针旋转后与直肠行端端吻合术，若合并直肠松弛、盆底疝、子宫后倾，应切开腹膜反折，切除一部分直肠，同时行盆底抬高术、直肠悬吊术、子宫悬吊固定术；或不打开腹膜反折，保留全直肠，从后方经骶前游离至齿线上，升结肠与直肠先行端侧吻合，再行侧侧吻合术（金陵术）；或升结肠方向不变，盲肠与直肠行端端吻合术。②结肠次全切除回—乙吻合术：游离全结肠及回盲部、部分回肠后，根据术前分析及术中探查，确定保留乙状结肠的长度，行回肠乙状结肠吻合术。

主意事项：因术后阑尾位置发生改变，若再发阑尾炎治疗困难，可预防性切除阑尾，但术前应向患者及家属说明，并征得同意。

此术式的优点是：便秘疗效确切，复发率低，出现顽固性腹泻的概率较低；缺点是：仍有一定的复发率。目前临床应用较广泛。

（三）全结直肠切除、回肠贮袋肛管吻合术

适应证：结直肠传输功能障碍。

禁忌证：合并小肠传输功能障碍，分度为重度 B 期患者。

体位：截石位，平卧分腿位。

麻醉：全麻、持续硬膜外麻醉或复合麻醉。

操作要点：游离全结直肠及回盲部、部分回肠后，直肠黏膜必须完整剥除，不得残留，如不能完整剥下，残留的岛状黏膜也应分别剔除，黏膜下注射肾上腺盐水可减少出血；末端回肠贮袋有 J、S、W、H 等形式，J 形贮袋最简单，但容量小，S 形贮袋较大，但远侧输出端不宜超过 2cm，W 和 H 形构建复杂，较少应用；肌鞘宜短，这样剥离黏膜少，易操作；充分游离回肠系膜达到下拖回肠无张力；肌鞘内必须充分电凝止血，下拖贮袋与肌鞘间应放引流物；保护盆腔植物神经，以保存性功能和排尿功能；做好保护性回肠造口。术后定期扩肛，防止吻合口狭窄。

此术式的优点是：便秘疗效确切，复发率低；缺点是：手术创伤大，部分患者术后仍有顽固性腹泻，出现肛周粪性皮炎，以及肛门坠胀等不适症状。目前临床应用较少。

（四）结肠旷置术

适应证：结直肠传输功能障碍。

禁忌证：合并小肠传输功能障碍，分度为重度 B 期患者。

体位：截石位，平卧分腿位。

麻醉：全麻、持续硬膜外麻醉或复合麻醉。

操作要点：根据选择，决定结肠的取舍，采取横—直或升—乙或盲—乙或盲—直吻合。在决定取舍的位置切断肠管，先将远端肠管之切口封闭，旷置远段肠管，再将近端肠管与乙状结肠下段或直肠上段或直肠中下段行端侧吻合，从而使结肠成为一个 Y 状结构，旷置的结肠内容物亦可顺利排出。

此术式的优点是：手术简单、创伤较小；缺点是：部分患者术后存在腹胀、肛门坠胀、腹痛等症状无法缓解，粪便可逆行返回旷置的肠段，甚至形成粪石，引起旷置综合征，需要再次手术治疗，目前应用较少。

（五）造瘘术（结肠造瘘术、回肠造瘘术）

适应证：结直肠传输功能障碍（或合并小肠传输功能障碍）、高龄、心肺功能差（难以耐受较长手术及麻醉时间）。

禁忌证：身体机能差，无法耐受手术。

体位：截石位，平卧分腿位。

麻醉：全麻、持续硬膜外麻醉或复合麻醉。

操作要点：同"结直肠癌"章节。

此术式的优点是：手术简单、创伤较小，无复发；缺点是：需要终生的造口护理，排便位置更改后社交活动等有不变，对患者生活质量带来一定的影响。目前在老年患者中应用较多。

（六）腹腔镜辅助手术

以上手术均可以用腹腔镜辅助完成，手术适应证与开腹无差异，手术禁忌证为：既往有腹部外科手术史，经腹腔镜探查肠粘连广泛致密，手术操作困难，高龄，肥胖，合并基础疾病难以耐受长时间手术者。腹腔镜的清晰视野和放大图像，有利于精细解剖，减少出血，避免了腹壁切口的大范围损伤，疼痛轻，能早期下床活动，有利于快速康复及预防肠粘连，患者接受度高。腹腔镜技术在便秘外科治疗中已得到广泛的推广及接受，随着外科器械及技术的进步，目前已引入机器人辅助腹腔镜手术。

附：腹腔镜辅助全（次全）结肠切除吻合术

操作要点：取改良截石位建立气腹，脐下置入腹腔镜，常规探查腹腔情况，明确结肠形态分布，结合术前检查等进行选择决定切除的肠段范围。分别于左上腹、左下腹、右上腹做 3 个操作孔，置入 0.5cm 套管，右下腹置入 1.5cm 套管。游离结直肠及系膜，按直肠、乙状结肠、降结肠、横结肠、升结肠和盲肠顺序，保留大网膜，显露并保护双侧输尿管和十二指肠，注意右侧分离升结肠和盲肠时，尽量靠近血管根部游离，保护边缘血管弓，保留回结肠动脉主干，充分向腹主动脉方向游离回盲部。游离直肠至预切除处并裸化，腔镜闭合器断肠，于右下腹做麦氏切口，长约 5cm，依次切开进腹，拖出标本，在预切除肠段处断肠，安置吻合器抵钉座，重建气腹。会阴组充分冲洗消毒直肠及会阴区，并充分扩肛达 4 指，自肛门伸入圆形吻合器完成吻合。

医学在不断地进步，除了健康，人们对微创和美观有更高的追求，也激发了临床医师不断地创新，对腹腔镜便秘手术不断地进行优化改良。

改良一：为达到腹部无切口，充分利用自然腔道，完成了腹腔镜辅助经肛门 NOTES 结肠次全切除升直吻合术的创新。

操作要点：在运用腔镜完成结肠游离后，在直肠适当位置处切断，会阴组完成准备后用卵圆钳伸入腹腔经肛门拖出结肠，判断拖出段血供良好后，于合适位置切断升结肠，近端荷包缝合后置入吻合器抵钉座收紧荷包打结，经肛门将升结肠拖回腹腔，再用吻合器闭合直肠断端，修剪并取出残余的直肠，自肛门伸入圆形吻合器行升结肠与直肠吻合。

此改良术式的优点：避免了传统腹腔镜腹部辅助切口，更微创。但是存在术中腹腔污染的风险，受结肠血供影响较大，无法进行选择性切除，对肠道准备的要求高。因此需要特别注意：①术前充分的肠道准备和术中充分的直肠冲洗消毒，以减少腹腔内断肠后的污染；②分离升结肠和盲肠时，尽量靠近血管根部游离，保护边缘血管弓，保留回结肠动脉主干，充分向腹主动脉方向游离回盲部，以保证拖出肛门外的升结肠血供良好，回结肠动脉主干较短者不宜施行此手术；③会阴组应进行充分扩肛，以利于标本的拖出。

改良二：若不能达到选择性结肠切除，手术疗效会受到影响，因此我们运用反穿刺技术，进一步改良了腹腔镜辅助经肛门 NOTES 结肠次全切除升直吻合术。

操作要点：在运用腔镜完成结肠游离后，在直肠适当位置处切断，会阴组完成准备后将反穿刺器（2-0 可吸收线穿过吻合器抵钉座尖端的小孔，线尾打结形成长约 2cm 的编织辫，牵引线总长约 4cm）经直肠送入腹腔，在升结肠合适位置前壁做一约 2cm 横切口，经此切口将反穿刺器头端朝盲肠方向，整体送入升结肠内，随后在将反穿刺器尾端的带线针在切口上方预切除结肠处"反向"缝出，并顺势适当抽紧牵引线，再用闭合器在牵引线穿出处下方夹闭，断肠，标本经肛门拖出，用分离钳夹住牵引线用力向外抽，直至将抵钉座内芯从结肠前壁穿出并抽紧固定，抽取内芯，再用吻合器闭合直肠断端，修剪并取出残余的直肠，自肛门伸入圆形吻合器行升结肠与直肠吻合。

此改良术式的优点：受结肠长度及血供影响小，可按需要完成选择性结肠切除，但是术中腹腔污染的风险增加，对术前肠道准备的要求更高。

改良三：慢性顽固性便秘患者肠道准备十分困难，术中腹腔污染风险的增加严重制约了改良二术式的应用，针对这一情况，我们发明了"腹腔镜辅助经肛门 NOTES 结肠次全切除手术的吻合器导送钳"，术中使用电子肠镜配合，进一步改良形成：双镜联合经肛门 NOTES 结肠次全切除升直吻合术。

操作要点：在运用腹腔镜完成结肠游离后，在结肠远段予纱条结扎，会阴组反复冲洗直肠，超声刀于直肠适当位置处切断，经肛门将标本拖出，肠镜经结肠远端进入，冲洗肠腔，在腹腔镜下于升结肠适当位置处穿入，并在肠镜下引出肛门外，完成反穿刺器（抵钉座）安置，并用吻合器导送钳整体送入升结肠内，并顺势适当抽紧牵引线，再用闭合器在牵引线穿出处下方夹闭，断肠，标本经肛门拖出，用分离钳夹住牵引线用力向外抽，直至将抵钉座内芯从结肠前壁穿出并抽紧固定，抽取内芯，再用吻合器闭合直肠断端，修剪并取出残余的直肠，自肛门伸入圆形吻合器行升结肠与直肠吻合。

便秘的外科治疗从出现到现在已历经 100 余年的洗礼，术式也由一种发展到十余种，为大量的患者摆脱了便秘的疾苦，但也带来一些问题：如便秘复发、顽固性腹泻、部分症状无腹胀、肛门坠胀、腹痛等不能缓解，患者的生活质量不能得到很好的提高，因此目前在临床上仍得不到广泛的应用，为了克服这些问题，以杨向东教授成立的中国便秘联谊会，组织大批专家学者，不断地努力探索，我们坚信有一天便秘这一顽疾将会被彻底攻克。

【预防调护】

（1）坚持锻炼济川捭阖术，至少保证每天一次，每次不少于半小时。

（2）养成良好的卫生生活习惯，如保持有规律的休息，身心愉快，节制情欲，避免精神刺激等。

（3）注意进食水果、蔬菜、果仁类食物（芝麻、花生、杏仁等），少吃辣椒、芥末等香燥热性之品（包括吸烟、饮烈酒），勿暴饮暴食，保证每日饮水量，养成早晨起床后空腹饮 200ml，可适当饮蜂蜜水。

（4）养成良好的排便习惯，不要强忍大便，排便时应专注，不要读书、看报、玩手机、玩游戏等，缩短排便时间，排便时间宜在 5 分钟内完成，不宜过久，遇到排便困难，不要勉强用力，可使用太宁栓、开塞露纳肛辅助排便。

（5）及时治疗引起便秘的相关疾病，如①肛肠病：肛裂、混合痔、肛瘘等；②各种内科疾病：胃病、糖尿病、甲状腺功能亢进及低下、精神疾患等；③肠道恶性肿瘤。

（6）行选择性结肠切除术后，应少量多餐（每天在六次以上），进食高营养容易消化的食物，逐步过渡到正常饮食；大便频数，质稀时，可口服蒙脱石散或盐酸洛哌丁胺胶囊等控制大便，若 2~3 天未排便，可口服琥珀酸普芦卡必利或聚乙二醇 4000 散等辅助排便，逐步过渡至正常排便；若出现肛门疼痛、坠胀、瘙痒，可予痔洗散或连栀矾溶液（成都肛肠专科医院院内制剂）熏洗坐浴，黄连痔疮软膏外敷，复方吲哚美辛栓纳肛，若无缓解需返院复查。

参考文献

[1] 赵发，李红岩 . 便秘 [M]. 北京 : 军事医学科学出版社，2007：159-204.

[2] 荣文舟 . 便秘 [M]. 北京 : 科学技术文献出版社，2001：285-299.

[3] 刘宝华 . 便秘的诊断及治疗 [M]. 北京 : 军事医学科学出版社，2002：165-181.

[4] 杜如昱等主译 . 结肠与直肠外科学 [M]. 北京：人民卫生出版社，2009：401-437.

[5] 中华医学会消化病学分会胃肠动力学组，中华医学会外科学分会结直肠肛门外科学组 . 中国慢性便秘诊治指南 [J]. 中华消化杂志，2013，33（5）：291-297.

[6] 中华中医药学会脾胃病分会 . 慢性便秘中医诊疗共识意见 [J]. 中医药，2011，30（1）：3-7.

第十三章　肛门失禁

肛门失去控制粪便、黏液和气体的功能，称为完全性肛门失禁；肛门能控制干粪，而不能控制稀粪和气体的，称为不完全性肛门失禁；由于肛管和肛门周围皮肤缺损，或皮肤内感受器受到损伤，影响肛门括约肌反射作用，有时有少量稀便、黏液和气体排出，称为感觉性肛门失禁。

在祖国医学中，属于大便失禁范畴。

【中医学认识】

祖国医学认为：肛门失禁是由于气血衰退，中气不足，气虚下陷，肛门不能收摄或损伤失治而造成的。正如《诸病源候论·大便失禁候》中所说："大便失禁者，由大肠于肛门虚冷滑故也。肛门大肠之候也，俱主糟粕，既虚弱冷滑，气不能温制，故使失禁。"

【西医学认识】

完整的排便控制技能，包括三个因素：大便的贮存机能，直肠反射弧的完整，灵敏的括约机能。这三个因素中，任何一个发生障碍，都能引起不同程度的肛门失禁。

形成肛门失禁有以下一些因素：

（1）肛管直肠环或肛门括约肌先天发育不良。

（2）肛管直肠环损伤，大多数由肛门直肠手术引起，如肛门直肠脓肿、肛瘘、脱肛、内外痔等手术时，不慎将其切断；也有因肛门直肠周围蜂窝织炎、肛门部烧伤瘢痕形成，或因药物腐蚀造成损伤而致。此外，肛门部外伤，如火器伤、异物伤、裂伤、妇女生产撕伤等原因，也能引起肛门失禁。

（3）神经损伤：中枢神经疾病，脊髓及骶2、3、4神经损伤，或因炎症和肿瘤所致，使肛门括约肌失去括约肌功能而造成失禁。

（4）括约肌机能障碍：因脱肛、环状混合痔等长期外脱，使括约肌过度扩张松弛，或年老体弱括约肌萎缩无力等，以致括约肌机能障碍，产生肛门失禁。

（5）皮内感受器损伤：肛管和肛门周围皮内有许多神经末梢和感受器，可感觉气体或黏液的刺激，使括约肌收缩，防止其流出。如因痔环切术或直肠拉出手术造成肛管皮肤缺损，或肛门瘙痒症经皮内注射治疗，破坏感受器，均可引起感觉性失禁。

（6）肛管直肠角破坏：肛门直肠和会阴部手术，切断耻骨直肠肌或肛尾韧带，破坏了肛管和直肠的正常角度，肛管和直肠成一垂直管状，失去直肠容器的作用，也会出现肛门失禁。

（7）长期的腹泻以及粪便嵌塞均可导致短暂性的肛门失禁。

【临床表现】

一、症状

（一）肛门完全失禁

症状严重，不能随意控制排便，排便无次数，肠蠕动时，粪便即由肛门排出，咳嗽、下蹲、走路、睡觉都可有粪便或肠液流出，污染衣裤和被褥，肛门周围潮湿、糜烂、瘙痒，或肛门皮肤呈湿疹样改变。

（二）肛门不完全失禁

粪干时无失禁现象，粪稀时则不能控制。

（三）肛门感觉性失禁

不流出大量粪便，而是粪便稀时，在排便前动作稍慢或不自觉有少量粪便溢出，污染衣裤，腹泻时更为显著，常有黏液刺激皮肤。

二、体征

（一）完全性失禁

常见肛门周围潮湿、糜烂、瘙痒、肛门常张开呈圆形，或肛门畸形，可见缺损，直肠内排泄物由肛门流出。指检时，可见括约肌松弛，无收缩力或仅有轻微收缩力。

（二）不完全性失禁

肛门闭合不紧，括约肌收缩减弱。

（三）感觉性失禁

肛管直肠环和括约肌无异常，肛管无皮肤，由黏膜覆盖，或可见黏膜外翻，经肛门括约肌功能测验，平均收缩力低于150mmHg。

【实验室及理化检查】

1.结肠镜检查

腹泻或近期有排便习惯改变者，应行结肠镜检查，用以排除器质性疾病，必要时取活检行组织病理学检查。

2.肛门直肠测压

对评估肛门直肠的生理反射、感觉功能、节制功能、内外括约肌功能等有重要价值，包括肛门直肠测压和高分辨肛门直肠三维测压。主要指标包括：肛管静息压降低提示内括约肌损伤，肛管最大收缩压降低提示肛门外括约肌功能。肛管长度可以由测量这些压力时间的间隔来确定。肛管长度缩短可反映肌肉损伤情况。

3.肛管影响学检查

包括肛管内超声（EUS）和盆底核磁共振成像（MRI），均可用于检查有无肛门括约肌变薄或结构缺损。

4.排粪造影

可通过放射学造影技术观察排便时肛门、直肠的解剖学结构和盆底运动情况，通过肛门直肠角的改变，推测耻骨直肠肌的状态和损失程度。

5. 神经电生理检查

肌电图等能通过记录肛门括约肌和盆底横纹肌的电活动，了解盆底肌肉和神经的损伤情况，预测括约肌修补术的预后。

【诊断依据】

一、主要诊断依据

（一）病史

了解病史，有无先天性肛门畸形、肛周手术史、肛周外伤史、女性有无产伤等病史；

（二）症状

肛门完全失禁：肛门常张开呈圆形，或肛门畸形，可见缺损，直肠内排泄物由肛门流出。

肛门不完全失禁：肛管闭合不紧，括约肌收缩力减弱。

肛门感觉性失禁：肛管直肠环和括约肌无异常，肛管无皮肤，由黏膜覆盖，或可见黏膜外翻。经肛门括约肌功能测验，平均收缩力低于 150mmHg。

神经系统损伤引起的肛门失禁，肛管直肠环完整，但肛门收缩力减弱或消失。损伤引起的肛门失禁，肛门部可见瘢痕，括约肌未受损伤，但被瘢痕包绕，造成肛门机能不良；或因瘢痕挛缩固定，括约肌不能收缩，影响肛门闭合。肛管直肠环损伤，可摸到断裂或粘连瘢痕。

（三）体征

肛门会阴部皮肤潮湿、糜烂、有大便及肠液附着。

（四）辅助检查　可帮助诊断。

二、分类

（一）根据临床症状分类

可分为

完全失禁：症状严重，不能随意控制排便，排便无次数，肠蠕动时，粪便即由肛门排出，咳嗽、下蹲、走路、睡觉都可有粪便或肠液流出，污染衣裤和被褥，肛门周围潮湿、糜烂、瘙痒，或肛门皮肤呈湿疹样改变。

不完全失禁：粪干时无失禁现象，粪稀时则不能控制。

感觉性失禁：不流出大量粪便，而是粪便稀释，在排便前动作稍慢或不自觉有少量粪便溢出，污染衣裤，腹泻时更为显著，常有黏液刺激皮肤。

（二）根据失禁程度分类

可分为

Ⅰ度：液状粪便，偶尔污染衣裤。

Ⅱ度：不能控制稀便和气体，粪便溢出经常污染内裤。

Ⅲ度：完全失禁。

（三）根据预后情况分类

可分为

真性失禁：确实存在肛周组织损伤引起的失禁。例如产伤后、手术后、外伤等引起的肛门失禁。

假性失禁：肛门失禁现象只是暂时的，通过处理某些因素可以恢复肛门功能。如年老患者生理功能退化性失禁，但经提肛锻炼后缓解者，因长期腹泻、粪便嵌塞、精神方面引起的肛门失禁。

【治疗】

一、内治法

（一）辨证论治

1.气虚下陷证

证候：年老体弱，懒言少语，神疲乏力，便次频数，肛门重坠，舌淡，苔薄白，脉细无力。

治法：补中益气，升陷固脱。

主方：补中益气汤（《内外伤辨惑论》）加减。

常用药：黄芪、党参、白术、陈皮、升麻、柴胡、当归、甘草。

2.脾阳虚弱证

证候：腹胀食少，腹痛喜按，四肢畏冷，大便稀溏，舌质淡，苔白，脉细无力。

治法：温中祛寒，补益脾胃。

主方：理中汤（《伤寒论》）+诃子。

常用药：党参、白术、干姜、诃子、甘草。

3.湿热下注证

证候：腹胀腹痛，暴注下泻，里急后重，排便不爽，肛门灼热，身热口渴，尿短黄，舌红，苔黄腻，脉滑数。

治法：清热除湿缓急。

主方：芍药甘草汤（《伤寒论》）加减。

常用药：芍药、甘草、黄连。

（二）西药内服

止泻药对长期稀便或腹泻的患者有重要意义，并能改善大便频和急迫症状，洛哌丁胺和地芬诺酯是较为常用的药物。

（三）注射治疗

为了防止肌肉萎缩，可肌注三磷酸腺苷，一次 20mg，每天 1~2 次。另外，可在腰俞穴注射维生素 B_1 100mg，维生素 B_{12} 500μg，以帮助神经机能的恢复。

二、外治法

（一）按摩疗法

按摩两侧臀大肌、提肛穴和长强穴等。早晚各做提肛运动一次，每次 30 分钟。另外，可针刺八髎、腰俞、百环俞、承山、百会等穴。

（二）生物反馈和盆底肌训练

通过专业医师辅助，训练患者感受生理刺激作用更好的发挥肛门括约肌的功能，建立起良好的排便反射，改善排便不适的过程。生物反馈治疗非创伤性、痛苦小、不受患者年龄等因素影响，疗效确切，复发率低。

三、手术治疗

因中枢神经系统或脊髓损害而引起的肛门失禁，手术疗法效果欠佳，但可有改进。因其他原因造成的肛门失禁，采用适当的手术治疗，可完全治愈。

手术的目的：是将直肠和括约肌恢复到正常解剖和生理状态，即将直肠恢复成既可扩张又可收缩的容器，使肛门具有括约肌的功能。因此，手术是重建直肠与肛管的角度，修补括约肌，使之恢复直肠容器的作用。对肛门感觉性失禁，应做皮肤移植术。

（一）V形切口肛门修补术

适应证：适用于肛管直肠环完整，因瘢痕在肛管内形成一深沟，或肛门缺损，造成不完全失禁者。

体位：截石位。

麻醉：腰俞穴麻醉，硬膜外麻醉，局部浸润麻醉。

操作要点：常规消毒术区，于肛缘瘢痕两侧做一V形切口，切开皮肤及皮下组织至瘢痕基底，将三角瘢痕皮瓣向上游离至齿线，提起被游离的三角皮瓣，于三角底部皮下组织缝合2~3针，闭合V形切口，变成"I"形伤口。然后缝合皮肤，最后将提起的游离皮瓣，于肛管内做∧形修剪，使肛管的切口对合（图13-1）。如无明显出血，可不缝合，以消除瘢痕深沟或缺损。肛内放凡士林纱条，外用塔形纱块压迫，并用宽胶布固定。控制大便3~4天，便后坐浴、换药，7天左右拆线。

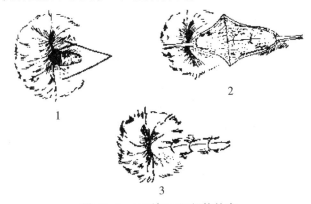

图13-1 V形切口肛门修补术

1.V形切口位置　2.上提游离三角瘢痕皮瓣，皮下缝合闭合缺口
3.缝合皮肤，修整皮瓣，伤口成"I"形

注意事项：术后控制大便3~4天，便后坐浴，换药，7天左右拆线。

（二）肛门括约肌修补术

适应证：适用于括约肌损伤或手术切断肛管直肠环的病人，以及收缩良好的括约肌纤维围绕肛管，超过肛管或肛门全周50%以上者。

体位：截石位。

麻醉：腰俞穴麻醉、硬膜外麻醉、局部浸润麻醉。

操作要点：常规消毒术区，于瘢痕外侧 1~2cm 处，做半环形切口。切口中部与括约肌断端中间瘢痕相对，切开皮肤及皮下组织，将括约肌断端由周围组织适当分离，再切除一部分肌间的瘢痕组织，肌肉断端适当保留一些瘢痕组织，以便于缝合。然后端对端用丝线或肠线做 8 字缝合，最后缝合皮下组织和皮肤，或缝合一部分皮肤，便于引流（图 13-2）。嘱病人控制大便 3~4 天，便后坐浴换药，并消毒缝合处，保持局部清洁，7~8 天拆线。

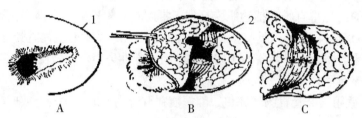

图 13-2　肛门括约肌修补术
1. 切口　2. 括约肌断端

注意事项：①缝线不宜太松或太紧，以免引起肌肉断端坏死和感染。②注意修复组织缺损，避免手术后形成凹陷。③控制病人大便 3~4 天，便后坐浴换药，并消毒缝合处，保持局部清洁，7~8 天拆线。

（三）会阴缝合术

适应证：适用于分娩或外伤造成的三度会阴裂伤，阴道后壁和直肠撕裂、括约肌断裂等造成的大便失禁者。

体位：截石位。

麻醉：腰俞穴麻醉、硬膜外麻醉。

操作要点：常规消毒术区，先将两侧小阴唇缝于腿上，作为牵引。切开直肠阴道下部的瘢痕组织，钝性和锐性分离，使阴道后壁与直肠前壁分开，切除切口边缘上的瘢痕组织。以丝线做间断缝合，将直肠前壁重新修补，下至肛门边缘。找出括约肌断端，用丝线缝合 2~3 针，再缝合肛提肌，然后修补阴道后壁，间断缝合阴道黏膜和会阴部皮肤。伤口用无菌纱布覆盖，安保留尿管，控制患者大便 3~5 天。便后坐浴换药，局部消毒，保持清洁，盖复方紫草油纱条或干纱布，肛内注入九华膏，5~7 天拆线。

注意事项：①游离的长度要足够，以避免缝合时张力过大。②术后肛管及阴道放置碘伏纱条，术后用足量抗生素，预防感染，5~7 天拆线。

（四）括约肌折叠术

适应证：适用于括约肌松弛的肛门失禁者。

体位：截石位。

麻醉：腰俞穴麻醉、硬膜外麻醉、局部浸润麻醉。

操作要点：常规消毒术区，在有损伤的部位或肛门前、后方 2cm 处，沿肛缘做一半圆形切口，切开皮肤和皮下组织，暴露外括约肌前壁，向肛外方向将括约肌牵起，折叠，用丝线间断缝合 3~4 针，使肛门紧缩为能容纳一指半为宜。缝合时，要缝合肌膜，少缝合肌纤维，最后缝合皮肤。外压纱布，最后控制大便 2~3 天，便后坐浴换药，缝线处常规消毒，5~7 天拆线。

注意事项：术后最好控制病人大便 2~3 天，便后坐浴换药，缝线处常规消毒，5~7 天拆线。

（五）肛门紧缩术

适用于肛门和括约肌松弛的不完全性肛门失禁者。

操作要点：详见肛管直肠脱垂治疗中的肛门紧缩术。

（六）括约肌成形术

此种手术的方法较多，目的是将肌肉或筋膜移植于肛管周围，增强或代替括约肌功能。

适应证：适用于括约肌完全破坏或先天性无括约肌，以及不能用括约肌修补术治疗的患者。

体位：截石位。

麻醉：腰俞穴麻醉、硬膜外麻醉。

1.股薄肌移植括约肌成形术

操作要点：患者取截石位，两下肢、下腹部和会阴部常规消毒。当外展小腿时，沿大腿内侧上方，在长内收肌内侧可摸到股薄肌上端。当内收大腿、弯曲小腿时容易摸到。如两侧肌肉发育不同，可用发达一侧，沿肌肉上 1/4 与肌肉平行做一个 5~8cm 的切口，切开筋膜，看到股薄肌；用指和止血钳将肌肉上 1/3 处平行地做一个 3~4cm 切口；此处股薄肌已成圆腱，位于缝匠肌后方，找到股薄肌腱后向上将肌腱全部游离，再向下剥离。这时，可见肌腱经过股骨内髁后方，向前弯向胫骨内髁。在胫骨上方内侧做一个长 3~4cm 斜切口，肌腱在此变扁，止于胫骨；由股下部切口牵紧肌腱，即可看到股薄肌在缝匠肌下方的止点；将止点由骨膜切断，保持肌腱末端完整，以备固定之用。然后将股薄肌全部由股上部两个切口分段拉出，用盐水纱布包裹，以备移植。在肛门前方和后方中线稍偏一侧，距肛门缘 2cm 处各做一切口，切开皮肤，由一侧剥离，避免切开或损伤肛门前后正中线。因为当股薄肌移植时，正中缝可起固定和滑车作用。由肛门前后切口，围绕肛门两侧用钝钳做一隧道。可使股薄肌自由通过，并有松弛活动的空间。如准备将肌腱固定在耻骨结节时，在对侧耻骨结节处皮肤表面做一个 2~3cm 切口，并由此切口与肛门前方切口做一隧道。

将股薄肌由上部切口牵出，向根部分离，可看到由肌肉外进入肌肉内的血管神经束。如未看到此束时，可将肌肉再往上分离，然后将肌腱通过隧道至肛门前方，围绕肛门对侧至肛门后方，再绕过肛门至肛门前方。并将肌腱通过股薄肌深面，经过隧道，由耻骨结节切口牵出，这样股薄肌正好绕肛门一周。用力牵紧股薄肌，使血管神经束也被拉紧为止。

肌腱末端可固定在耻骨膜上，或固定在长收肌起点或腹股沟韧带内侧陷窝韧带上。固定时，患者取平卧位，两腿伸直，下肢与身体平行，拉紧肌腱，并可内收或外展下肢，确定肛门是否够紧。医生用指摸肛门时，伸入指尖即可，但越紧越好。男性患者将精索推向内上方，用丝线将肌腱缝合于耻骨结节骨膜，一般需要固定 3~4 针，最后缝合各个伤口。

手术后数天感觉腹胀，有排便感觉时，可嘱患者内收两侧大腿，躯干弯向前方，用手在腹下部压迫结肠，增加排粪反射作用。一般外展小腿时，可使肛门紧缩；内收大腿或弯曲躯干时，可使肛门松弛。

2.臀大肌移植括约肌成形术

操作要点：由两侧臀大肌分离出来两条肌片，围绕肛管，在肛门后方做一弯切口，由一侧坐骨结节到对侧坐骨结节，将臀大肌显露，由每侧臀大肌内缘分离一条约3cm宽的肌片，后端仍与尾骨和骶骨相连，将肌片在肛管后方交叉，绕过肛管，并在肛管前方缝合（图13-3），最后缝合伤口。

3.会阴浅横肌移植括约肌成形术

操作要点：在肛门外侧做一弯切口，将括约肌由瘢痕组织中分离，由起点坐骨结节处切断，向后绕过肛管一侧，与括约肌断端缝合，有时将两侧会阴浅横肌围绕肛管两侧，在肛管后方和两侧肌肉处缝合（图13-4）。此肌的神经供给和活动，与外括约肌相同，其他肌肉无此特点。

4.阔筋膜带移植括约肌补充术

原理：将筋膜围绕肛管，并缝于臀大肌，借臀大肌收缩，使肛门闭合。

操作要点：病人取截石位，两腿弯曲，在肛门后方，距肛门缘2cm两侧各做一对称切口，切口与尾骨及坐骨结节连线平行，长2~3cm。在肛门前后正中线各做一切口，用弯止血钳在四个切口之间皮下做成隧道，使切口彼此相通。由阔筋膜取下两条长12~15cm、宽0.5cm的筋膜，以备移植；或用动物筋膜带（如牛筋膜等），效用相同。用

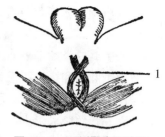

图13-3　两侧臀大肌移植
片交叉围绕肛门
1.臀大肌

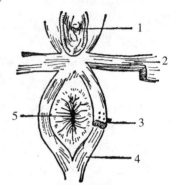

图13-4　移植会阴浅横肌
修补肛门失禁

1.阴道　2.会阴浅横肌　3.会阴浅横肌与括约肌缝合　4.肛门括约肌　5.肛门

丝线缚于筋膜带一端，由一侧位切口穿入隧道，经过肛门前方切口，绕过肛门对侧，经过肛门后方切口，最后由原侧位切口拉出。再由对侧位切口同法穿过一筋膜带，于是筋膜带可环绕肛管，当牵紧时，可使肛门紧闭。将指伸入两侧位切口，向后外分离，显露臀大肌内缘，用带有丝线的动脉瘤针距臀大肌内缘2cm处穿通肌肉；将丝线缚于筋膜一端，将筋膜带由肌肉通过，并将筋膜带两端拉紧结扎，缝合数针，以防结扎线滑脱；最后缝合皮肤切口。手术后患者练习收缩臀肌，每天数十次，数月后可随意控制肛门。

（七）皮瓣移植肛管成形术

1.S形皮瓣肛管成形术

适应证：适用于肛管皮肤部分缺损患者。

体位：截石位。

麻醉：腰俞穴麻醉、硬膜外麻醉、局部浸润麻醉。

操作要点：常规消毒术区，沿黏膜与皮肤连线环形切开，将黏膜和瘢痕组织与括约肌分离到齿线，暴露内括约肌，将多余的黏膜切除。以肛管为中心切开一S形切口，在肛门两侧做成两个皮瓣，皮瓣彼此相对，其底宽应与长度相等或稍长。然后将一侧皮瓣顶部牵向肛管前方，一向后方，与直肠黏膜边缘缝合。两个皮瓣移植后，皮瓣由边缘在肛管前后中线自然对合，缝合数针。肛管内放凡士林纱条，外盖塔形纱布压迫包扎，术

后控制患者大便 3~4 天，便后坐浴换药，缝线处消毒，保持清洁，5~8 天拆线，愈合酌情扩肛，避免瘢痕收缩狭窄。

2.V—Y 带蒂皮瓣移植肛管成形术

适应证：适用于肛管皮肤完全缺损病人。

体位：截石位。

麻醉：腰俞穴麻醉、硬膜外麻醉、局部浸润麻醉。

操作要点：与肛门狭窄中治疗瘢痕切除 V—Y 形带蒂皮瓣移植术相同。

第十四章　直肠结肠炎

第一节　概　述

各种原因引起的直肠或结肠肠壁呈急性或慢性炎症病理改变者，称为直肠结肠炎。本病病因复杂，治疗困难，常反复发作，迁延不愈。

在祖国医学中，本病属于泄泻、肠澼的范畴。

一、病因病理

【中医学认识】

祖国医学认为，人体的正常消化过程是：食物进入胃后，经过胃的"腐化蕴蒸"，小肠的"泌别清浊"，充分吸收水谷之精微后，再通过脾的运化输布，经肺而濡养五脏六腑、四肢百骸。剩余部分化为糟粕，经大肠的传导、变化而排出体外。这一消化吸收正常过程的任何一环节遭到破坏，就可引起脾、胃、大小肠的运化功能失调，从而导致水谷不化，清浊不分，混杂而下，并走大肠，而成泄泻、肠澼等证。正如《太平圣惠方·治脾虚补脾诸方》中所说："夫脾者，位居中央，王（同旺）于四季，受水谷之精气，化气血以荣华，周养身形，灌溉脏腑者也。若虚则生寒，寒则阴气盛，阴气盛则心腹胀满，水谷不消，喜噫吞酸，食则呕吐，气逆霍乱，腹痛肠鸣，时自泄利，四肢沉重，常多思虑，不欲闻人声，多见饮食不足，诊其脉沉细软弱者，是脾虚之候也。"而导致泄泻、肠澼的原因是很多的，早在《内经》中就有很多论述。如《素问·阴阳应象大论篇》中说，"春伤于风，夏生飧泄。""湿胜则濡泄。"《素问·金匮真言论篇》中说："长夏善病洞泄寒中。"《素问·至真要大论篇》中说："暴注下迫，皆属于热。"《素问·太阴阳明论篇》中又说，"食饮不节起居不时者……则膜满闭塞，下为飧泄，久为肠澼。"后世医家，在《内经》的基础上，对泄泻、肠澼的病因病机都做了进一步的阐述，认为风、寒、湿、热、食等因素仅是引起泄泻或肠澼的一个方面，虽多互相掺杂而致病，症状比较复杂，但关键还应归于脾胃功能虚衰。正如《景岳全书·泄泻篇·论证》中所说，"泄泻之本，无不由于脾胃。"《杂病源流犀烛·泄泻源流》中也说，"苟脾强无湿……均不得而干之，何自成泄。"

【西医学认识】

现代医学认为，直肠结肠炎是由感染、遗传、免疫功能失调、机械性刺激、精神心理、药物及全身性疾病等因素相互作用所致。对于其发病机制目前国内外学者多趋向于炎症介质损伤学说和自身免疫损伤学说。其病变范围和发病的部位也不尽相同，有的只限于直肠，有的只限于结肠，有的是直肠结肠一部分，也有的是直肠和结肠全部发炎，有的发生于黏膜，有的发生在黏膜下层，甚至可以侵犯到肠壁全层和周围组织。肛肠科中常见的有急性直肠炎、慢性直肠炎、放射性直肠炎、肉芽肿性结肠炎、溃疡性结肠炎等。

二、症状、诊断和治疗

导致直肠结肠炎的原因很多，治疗上虽有不同的方法，但总以调理脾胃为主，临证又因具体致病原因和症状不同而灵活掌握。结合临床经验，我们将与肛肠科有关的直肠结肠炎，按中医的理论分为五种类型进行辨证论治。其他诊断和治疗方法将在各节中论述。

（一）寒湿型

主要症状是腹泻，大便清稀，腹痛而胀，胸闷不适，食欲减退，肢体倦怠，多兼寒热头痛，周身疼痛，苔白或腻，脉浮或濡。本症多见于急性直肠结肠炎。治宜解表散寒，芳香化浊。选方常用藿香正气散加减。表证重者，加荆芥、防风；湿重者，加苍术、薏苡仁、草蔻。

（二）湿热型

主要症状是腹胀脘闷，腹痛即泻，里急后重，泻下烙肛气秽，或便而不爽、粪便黄褐或赤白相杂，烦热口干，小便短赤，舌苔黄而厚腻，脉濡滑而数。本症多见于急性直肠结肠炎、溃疡性结肠炎。治宜清热解毒利湿，调气行血化滞。选方常用芍药汤或白头翁汤加减，也可用葛根芩连汤。因本症多兼食滞，在治疗上多加山楂、建曲等消导药物。

（三）脾胃虚弱

主要症状是大便时溏时泻，水谷不化，不思饮食，食后脘闷不舒，面色萎黄，神疲倦怠，多有低热，舌淡苔白，脉弱。本症多见于慢性溃疡性结肠炎、慢性直肠炎、肉芽肿性结肠炎。治宜补脾健胃。选方常用参苓白术散加减。如中阳已衰，寒气内盛，腹内雷鸣，手足不温，脉紧或沉细无力，苔白滑。治宜温中健脾。选方常用桂附理中汤加减。如为脾胃阴虚，腹泻，口渴舌干，微热，进食后则烦热更增，舌红，苔少，脉细数。治宜养阴生津。选方常用人参乌梅汤，加生地黄、麦门冬、制首乌。

（四）气血两虚，宿滞不化

主要症状是面色无华，倦怠嗜卧，临厕腹痛里急，下痢时发时止，大便有黏液或见赤色；舌质淡，苔黄腻，脉虚大。多见于慢性溃疡性结肠炎、慢性直肠炎、肉芽肿性结肠炎、血吸虫性直肠炎、放射性直肠炎等。治宜补益气血，佐以化滞。选方常用真人养脏汤加减。

（五）肾阳虚衰

主要症状是腹部畏寒，五更泄泻，时有腹胀，四肢冰冷，舌淡苔白，脉沉细无力。本症多见于慢性溃疡性结肠炎、慢性直肠炎、血吸虫性直肠炎等。治宜温肾健脾，固涩止泻。选方常用四神丸加减。

西医治疗以抗炎和对症支持治疗为主，主要药物为氨基水杨酸类及其衍生物为主，其中柳氮磺胺吡啶（SASP）及美沙拉嗪（Mesalazine）为常用选择，极少数个别病情严重者考虑使用糖皮质激素、免疫抑制剂、抗生素等，必要时需考虑外科手术治疗，但疗效尚不十分满意。大多数患者用药后对于急性期缓解症状有效果，但是慢性期往往效果不明显或不理想，并且复发率及不良反应率较高。

参考文献

[1] 曹吉勋 . 中国痔瘘学 [M]. 成都：四川科学技术出版社，1985：297-299.

[2] 邓长生，夏冰 . 炎症性肠病 [M]. 北京：人民卫生出版社，1998：131-147.

[3] 江学良 . 未确定型结肠炎的诊断与治疗 [J]. 世界华人消化杂志，2006，14（1）：114-115.

[4] 陆达海，等 . 炎症性肠病的病因和发病机制的研究进展 [J]. 中华内科杂志，1996，35（12）：836.

[5] 薛镇平 . 美沙拉嗪治疗溃疡性结肠炎 68 例临床研究 [J]. 当代医学，2011，17（13）：149-150.

第二节　急性直肠炎

凡直肠黏膜急性肿胀，充血发炎，甚者黏膜出血、溃烂、坏死，排便频繁，里急后重者，称为急性直肠炎。有时可并发脓肿、瘘管等。

【病因病理】

多因黏膜防御能力低下，或身体虚衰，抗病力减弱，加之便秘或腹泻，或因痔、肛管直肠脱垂、肛门直肠狭窄、肛瘘、息肉病、异物、肿瘤而致；或因饮食不慎，贪食辛辣，饮酒过量，或常服泻药等而诱发。常见致病菌，有葡萄球菌、链球菌、大肠杆菌等。常见寄生虫，有蛲虫、蛔虫、绦虫、阿米巴等。或由直肠邻近脏器，如子宫、输卵管、前列腺、阴道等炎症扩散而来。初起时，直肠黏膜肿胀，充血，其色鲜红，轻者炎症可自行消散，黏膜恢复正常，重者炎症可向上、向下及向深部组织蔓延，出现黏膜出血、溃疡、坏死；严重时，还会生成脓肿、瘘管或直肠狭窄。

【临床表现】

一、症状

发病急，常有寒战和体温升高，病人感觉直肠部坠胀、发热，有时疼痛，排便频繁，但每次仅排出少许黏液，里急后重；以后粪便稀淡如水，混有血丝和黏液，偶尔疼痛可放射至骶部，并可引起排尿疼痛和频繁。

二、体征

指检可扪及肛门括约肌痉挛，触及直肠有坠胀感。直肠镜检查，可见黏膜水肿、充血，甚至出血糜烂，黏膜表面有小块黄色假膜或点状溃疡。

【实验室及理化检查】

完善血常规及大便常规及隐血检查，必要时送大便培养及查寄生虫，以明确病原学诊断。

【诊断依据】

急性起病，初期直肠部坠胀、灼热感明显，排便频繁，但每次仅排出少许黏液，里急后重，时有疼痛，常有寒战和高热；后期粪便稀淡如水，混有血丝和黏液，偶尔疼痛可放射至骶部，并可引起排尿疼痛和频繁。

肛门部皮肤因分泌物刺激颜色变红，并有触痛。指检时，可扪及肛门括约肌痉挛，触及直肠有坠胀感觉。直肠镜检查，可见黏膜水肿、充血，甚至出血糜烂，黏膜表面有小块黄色假膜或点状溃疡。同时，应检查粪便有无寄生虫卵，做大便培养或活组织检查，以确定诊断。

【鉴别诊断】

几类常见直肠炎鉴别诊断要点，见下表14-2-1。

表 14-2-1　常见直肠炎鉴别诊断要点

	病史	症状	体征	实验室及理化检查
急性直肠炎	发病急	常有寒战和体温升高，直肠部坠胀、发热，有时疼痛，排便频繁，初起每次仅排出少许黏液，里急后重；以后粪便稀淡如水，混有血丝和黏液	肛门括约肌痉挛，触及直肠有坠胀感。镜下见黏膜水肿、充血，甚至出血糜烂，黏膜表面有小块黄色假膜或点状溃疡	血常规及大便常规及隐血检查可见阳性表现，大便培养或寄生虫检查可明确病原学诊断
慢性直肠炎	急性直肠炎迁延不愈	反复发作的腹泻，甚则完谷不化，或腹泻与便秘交替，粪便含有黏液或血丝	直肠黏膜弹性减弱，有颗粒状突起，或有瘢痕狭窄。镜下直肠黏膜水肿、肥厚，表面不光滑、糜烂、溃疡，有黏液脓血样物或呈腐败性分泌物，或直肠黏膜萎缩、粗糙等	常规实验室检查可无异常或急性直肠炎，病理组织检查见直肠慢性炎症改变
放射性直肠炎	放射物接触史	排便次数增多，直肠出血，鲜红或紫暗色，多在排便时流出，量多少不定	直肠内有触痛，直肠周围有压痛。镜下见肠壁黏膜红肿、坏死，易出血、溃疡或狭窄	活体组织检查，可见细胞急速分裂，纤维组织增生肥大，血管、淋巴管扩张，管壁变性
血吸虫性直肠炎	血吸虫疫区生活接触史	慢性病容，腹痛、腹泻，大便带脓血，肠道狭窄，可致大便排除不畅，甚至排便困难，身体消瘦，皮肤发痒，或见荨麻疹	可摸到低位狭窄处变硬粗糙。镜下见直肠黏膜肿胀、充血，常有息肉样增生或溃疡；狭窄多发于直肠与乙状结肠相接处	肝功、腹部超声可见异常，并与感染程度正相关。直肠黏膜压片或活体组织检查，可查找到血吸虫卵

【治疗】

一、内治法

中药治疗，可参照第一节辨证论治；必要时，还可服黄连素、四环素、痢特灵、复方新诺明等。

二、外治法

可选用黄霉液、三黄液、复方黄柏液保留灌肠，早上、便后和睡前各一次，每次 30~50ml。直肠内如有干硬粪块或异物，宜及早取出。也可用碳酸氢钠水或温盐水灌肠，每天 2 次。如黏膜糜烂，可涂 1% 醋酸氢化可的松溶液，或 5%~10% 硝酸银溶液。

【预防调护】

（1）足够休息，注意饮食，既富有营养，又易于消化、少渣，无刺激性的软食，并宜多饮水，禁食虾、蟹和酒类等。

（2）必要时可静滴补液、输注抗生素等治疗。

参考文献

[1] 曹吉勋 . 中国痔瘘学 [M]. 成都：四川科学技术出版社，1985：299-300.

第三节　慢性直肠炎

急性直肠炎长期不愈，则变为慢性直肠炎。直肠黏膜及其下层肥厚者，为慢性肥大性直肠炎；如直肠内的肠腺及其间质萎缩改变者，称为慢性萎缩性直肠炎。

【病因病理】

慢性直肠炎常由急性直肠炎长期不愈所致。慢性肥大性直肠炎的直肠黏膜及其下层肥厚，或有颗粒突起，表面肿胀，渗出物多，成黏液性或脓性，有时形成溃疡。慢性萎缩性直肠炎的直肠黏膜内肠腺及其间质有萎缩改变，黏膜变薄、变干，粗糙无弹性，易裂口，常有小块组织坏死，杯状细胞减少，黏膜下层有纤维组织增生。

【临床表现】

一、症状

本病主要症状是经常腹泻，甚则完谷不化，或腹泻与便秘交替，粪便含有黏液或血丝，有时感觉下腹或骶尾部冷痛坠胀，肛门瘙痒，食欲不好，腹内胀气，身体消瘦，体重减轻、甚则畏寒肢冷，呈慢性病容。

二、体征

指检时触及直肠黏膜弹性减弱，有颗粒状突起，或有瘢痕狭窄。直肠镜下直肠黏膜水肿、肥厚，表面不光滑、糜烂、溃疡，有黏液脓血样物或呈腐败性分泌物，或直肠黏膜萎缩、粗糙等。

【诊断依据】

病人多有急性直肠炎病史。临床多表现为腹泻，腹泻与便秘交替，粪便内有黏液，严重时可见血丝，伴或不伴有肛门坠胀、瘙痒等。直肠镜下可见水肿、肥厚或萎缩、粗糙直肠黏膜，伴见黏膜糜烂、溃疡，有黏液脓血样物或呈腐败性分泌物等。

【鉴别诊断】

参照本章第二节鉴别诊断。

【治疗】

（一）内治法

中药治疗参照第一节辨证论治处方。根据病情需要，还可选用柳氮磺胺吡啶、美沙拉嗪等。

（二）外治法

直肠黏膜水肿者，可用生理盐水、0.5%~1%鞣酸、1:5 000高锰酸钾溶液灌洗直肠。黏膜糜烂者，可涂以1%醋酸可的松溶液或10%硝酸银溶液。括约肌、肛提肌痉挛者，可将温橄榄油注入直肠内。直肠黏膜萎缩变干者，可每晚于直肠内注入0.5%薄荷油适量。临床上，用蜂蜜、芝麻油各50~100ml和黄霉液50~100ml，隔一天交替保留灌肠，每天2次，有很好的疗效。必要时可水煎中药苦参、黄柏、白矾、五倍子等复方保留灌肠。

【预防调护】

（1）适当休息，进清淡、少渣、营养丰富、无刺激性的食物，并做到心情愉快，劳逸结合。

（2）如急性加重期当参照急性直肠炎治疗。

第四节　放射性直肠炎

因使用放射性疗法治疗子宫颈癌、前列腺癌或肛门直肠癌等而引起的直肠黏膜炎症，称为放射性直肠炎。

【中医学认识】

该病是因外邪侵犯机体，导致机体局部气机运行失常，气机凝滞，气血运行不畅，湿浊内生，湿盛则影响脾脏的运化功能，外邪太盛，耗伤太过，则导致机体气血虚弱，久病则必累及肾脏。

【西医学认识】

放射性直肠炎的主要原因，是由于在放射治疗时，病人对放射物的敏感反应而引起的，与放射剂量大小的关系不大。在初期，直肠黏膜红肿，充血，或有小出血点，黏膜表面有灰色渗出物；数月或数年后，生成溃疡，通常只有一个溃疡，浅而呈圆形，底部不清洁，愈合缓慢。当坏死组织脱落时，可以出血，直肠周围组织变硬，直肠壁增厚，黏膜萎缩、变黄，直肠和阴道流出大量黏液，有时可形成直肠阴道瘘。

【临床表现】

一、症状

病人在放射治疗数周或数月后，排便次数增多，直肠出血，鲜红或紫暗色，多在排便时流出，量多少不定。初起时，肛门直肠有坠胀感或烧灼感，以后出现里急后重，多伴有全身无力、消瘦和神疲倦怠。

二、体征

指诊初期可无特殊发现。损伤加重后，可在直肠内有触痛，直肠周围有压痛。在直肠镜下，可见直肠壁充血、水肿、颗粒样改变和脆性增加，触及易出血，以直肠前壁为甚。以后可有增厚、变硬及特征性的毛细血管扩张、溃疡和肠腔狭窄等改变。

【实验室及理化检查】

1. 内镜检查

可见肠黏膜充血、水肿、颗粒样改变和脆性增加，直肠前壁为甚。或是直肠黏膜增厚、变硬及特征性的毛细血管扩张、溃疡和肠腔狭窄。溃疡可呈斑片状或钻孔样，其形成大小不等。直肠的狭窄多位于肛缘上方 8~12cm 处。有些结肠病变酷似溃疡性结肠炎。增厚变硬的黏膜和环状狭窄的肠段或边缘坚硬的钻孔样溃疡，如周围毛细血管扩张不显，均可被误为癌肿。活检可鉴别。

2. X 线检查

肠道钡剂检查有助于病损范围与性质的确定。但征象无特异性。钡剂灌肠示结肠黏膜呈细小的锯齿样边缘，皱襞不规则，肠壁僵硬或痉挛。有时可见肠段狭窄、溃疡和瘘管形成。少数溃疡边缘的黏膜可隆起，其 X 线征酷似癌肿，其鉴别点是病变段与正常肠段间逐渐移行而无截然的分界线，与癌肿不同。乙状结肠位置较低并折叠成角。

3. 活组织检查

可见细胞急速分裂，纤维组织增生肥大，血管、淋巴管扩张，管壁变性。应注意与恶性肿瘤相鉴别。

【诊断依据】

1. 本病患者多有明确的放射物接触史，症状多出现在接触后数周或数月后，以排便次数增多，直肠出血，鲜红或紫暗色为主，伴有不同程度肛门直肠坠胀感或烧灼感、里急后重。

2. 活组织检查，可见细胞急速分裂，纤维组织增生肥大，血管、淋巴管扩张，管壁变性。

【鉴别诊断】

几类常见直肠炎鉴别诊断要点，参照本章第二节。

【治疗】

一、内治法

（一）辨证论治

1.寒湿内盛证

症候：泄泻如水样，腹痛肠鸣，脘闷食少，或兼外感风寒，恶寒、头痛、肢体酸痛，舌苔白或白腻，脉濡缓。

治法：芳香化湿，解表散寒。

主方：藿香正气散（《太平惠民和剂局方》）加减。

常用药物：藿香、苍术、茯苓、半夏、陈皮、厚朴、大腹皮、紫苏、白芷、桔梗、木香。

2.湿热伤中证

证候：肛门潮湿不适，偶有刺痛，便时加剧，黏液量多，且大便次数较多，或腹痛即泻，泻下烙肛气秽，粪色黄褐，或心烦口渴，小便短赤，舌红，苔黄腻，脉濡滑。

治法：清热燥湿，分利止泻。

主方：葛根芩连汤（《伤寒论》）加减。

常用药物：葛根、黄芩、黄连、木香、茯苓、车前草。

3.脾胃虚弱证

证候：腹泻、便溏，有黏液或少量脓血，纳差食少，肢体倦怠，舌质淡胖或有齿痕，苔薄白。兼有腹胀肠鸣、腹部隐痛喜按、面色萎黄等症。

治法：补脾健胃。

主方：参苓白术散（《太平惠民和剂局方》）加减。

常用药物：党参、茯苓、白术、大枣、砂仁、陈皮、桔梗、白扁豆、山药、莲子肉、薏苡仁。

4.气血两虚证

证候：面色无华，腹部隐痛，纳食减少，失眠健忘，倦怠嗜卧，里急得温痛减，按之稍舒，时泻时止，舌质淡，苔白腻，脉细弱。

治法：补益气血，佐以化滞。

主方：归脾汤（《妇人良方》）加减。

常用药物：党参、黄芪、白术、当归、茯神木、远志、酸枣仁、木香、龙眼肉、生姜、大枣。

5.脾肾两虚证

证候：腹部隐痛，喜温喜按，肠鸣，久泻不愈，呕吐清水，食欲不振，面色萎黄，神疲乏力，四肢畏寒，少寐头晕，腰膝酸软，健忘失眠，舌质淡，苔薄白，脉沉细无力。

治法：温补脾肾，涩肠止泻。

主方：真人养脏汤（《太平惠民和剂局方》）合四神丸（《证治准绳》）加减。

常用药物：罂粟壳、诃子、肉豆蔻、补骨脂、五味子、吴茱萸、制附子、肉桂、党参、白术、生姜、大枣。

（二）西药

（1）可给予解痉、镇静的药物。

（2）口服磺胺类、四环素、黄连素等，以减少肠道感染。

二、外治法

（1）用芍药甘草汤合黄霉液 50~100ml，保留灌肠，每天 2 次。

（2）如直肠黏膜破溃，可于表面涂以 1% 醋酸可的松溶液，每天 1 次；或用 2% 龙胆紫溶液，每天 1 次；也可用消炎痛栓纳入肛内，每天 2 次。

（3）如伴有直肠狭窄，但尚能伸入手指者，可行扩肛，每 2 周或每周 1 次，持续数月。如不能伸入手指，或已有直肠阴道瘘者，应采用手术治疗。但因组织受放射线损伤，手术后的伤口不易愈合，应慎重考虑。

【预防调护】

（1）注意休息，进食稀软、少渣、营养丰富的食物。

（2）保持大便通畅，便后热水坐浴，肛门部热敷，以减少局部刺激。

第五节　血吸虫性直肠炎

因血吸虫侵及直肠黏膜，引起直肠黏膜发炎、肿胀，甚至溃疡，因而产生腹泻、便血等症状者，称为血吸虫性直肠炎。

【中医学认识】

血吸虫，在我国古代文献称"蛊"或"水蛊"。该病多因血吸虫直接与患者直接接触，致血吸虫侵入人体直肠为害。主要是通过接触被血吸虫污染过的疫水接触受染。本病有致病的特殊因子，在病原学说上，血吸虫感染是形成本病的病因。

【西医学认识】

血吸虫性直肠炎，是因血吸虫的尾蚴与人体接触后，侵入皮肤，进入血液，成虫寄生于门脉系统，虫卵侵及直肠黏膜而发病。本病早期变化，是直肠黏膜有许多黄色或棕色的细颗粒，为虫卵沉积和由此而引起的疤痕反应；局部充血，水肿，进一步发生坏死而形成嗜酸性脓肿方其表面的肠黏膜坏死脱落后，形成表浅溃疡，边缘充血，大量虫卵由此进入肠腔，导致直肠黏膜发炎，肿胀，甚至溃疡；还可形成肉芽组织增生，发生息肉，以致直肠狭窄。

【临床表现】

一、症状

患者呈慢性病容，身体消瘦，贫血，全身虚弱，肝脾肿大。皮肤发痒，或见荨麻疹，腹痛，腹泻，大便带脓血，肠道狭窄，可致大便排出不畅，甚至排便困难。隐匿型患者一般无症状，少数可有轻度的肝或脾肿大，但肝功能正常。

二、体征

指检时，可摸到低位狭窄处变硬粗糙。直肠镜检查，可见直肠黏膜肿胀、充血，常有息肉样增生或溃疡；狭窄多发于直肠与乙状结肠相接处。

【实验室及理化检查】

可查肝功、腹部超声检查，明确感染轻重程度。直肠黏膜压片或活体组织检查，可以找到血吸虫卵。

【诊断依据】

（1）患者有在血吸虫疫区居住及生活史。

（2）有典型发热、咳嗽、荨麻疹等综合征病史。

（3）直肠镜检查见直肠黏膜肿胀、充血，常有息肉样增生或溃疡；狭窄多发于直肠与乙状结肠相接处。

（4）结合直肠黏膜压片或活体组织检查可诊断。

【治疗】

一、内治法

（一）辨证论治

1.寒湿内盛证

症候：泄泻如水样，腹痛肠鸣，脘闷食少，或兼外感风寒，恶寒、头痛、肢体酸痛，舌苔白或白腻，脉濡缓。

治法：芳香化湿，解表散寒。

主方：藿香正气散（《太平惠民和剂局方》）加减。

常用药物：藿香、苍术、茯苓、半夏、陈皮、厚朴、大腹皮、紫苏、白芷、桔梗、木香。

2.湿热伤中证

证候：肛门潮湿不适，偶有刺痛，便时加剧，黏液量多，且大便次数较多，或腹痛即泻，泻下烙肛气秽，粪色黄褐，或心烦口渴，小便短赤，舌红，苔黄腻，脉濡滑。

治法：清热燥湿，分利止泻。

主方：葛根芩连汤（《伤寒论》）加减。

常用药物：葛根、黄芩、黄连、木香、茯苓、车前草。

3.脾胃虚弱证

证候：腹泻、便溏，有黏液或少量脓血，纳差食少，肢体倦怠，舌质淡胖或有齿痕，苔薄白。兼有腹胀肠鸣、腹部隐痛喜按、面色萎黄等症。

治法：补脾健胃。

主方：参苓白术散（《太平惠民和剂局方》）加减。

常用药物：党参、茯苓、白术、大枣、砂仁、陈皮、桔梗、白扁豆、山药、莲子肉、薏苡仁。

4.气血两虚证

证候：面色无华，腹部隐痛，纳食减少，失眠健忘，倦怠嗜卧，里急得温痛减，按之稍舒，时泻时止，舌质淡，苔白腻，脉细弱。

治法：补益气血，佐以化滞。

主方：归脾汤（《正体类要》）加减。

常用药物：党参、黄芪、白术、当归、茯神木、远志、酸枣仁、木香、龙眼肉、生姜、大枣。

5.脾肾两虚证

证候：腹部隐痛，喜温喜按，肠鸣，久泻不愈，呕吐清水，食欲不振，面色萎黄，神疲乏力，四肢畏寒，少寐头晕，腰膝酸软，健忘失眠，舌质淡，苔薄白，脉沉细无力。

治法：温补脾肾，涩肠止泻。

主方：真人养脏汤（《太平惠民和剂局方》）合四神丸（《证治准绳》）加减。

常用药物：罂粟壳、诃子、肉豆蔻、补骨脂、五味子、吴茱萸、制附子、肉桂、党参、白术、生姜、大枣。

（二）西药

可选用酒石酸锑钾、次没食子酸锑钠、葡萄糖酸锑钠等治疗。

二、外治法

一般不需要手术治疗，如确诊为血吸虫病，应及时送血防医院治疗。

【预防调护】

（1）要注意饮食调养，劳逸结合，增强体质。

（2）系统进行血吸虫治疗，以消除病因。

第六节　克罗恩病

克罗恩病（Crohn disease.CD）又称节段性肠炎，是一种病因不明的肠道慢性、非特异性、溃疡性、坏死性炎症，常伴有肉芽组织增生。病变多见于末段回肠与邻近结肠，但从口腔至肛门各段消化道均可受累，常呈节段性分布。

临床表现以腹痛、腹泻、肠梗阻等为主要症状，伴有发热、营养障碍和关节炎等全身症状。重症患者迁延不愈，预后不良。

世界上最早的1例克罗恩病由Morgan在1769年报告。1973年，世界卫生组织定名为克罗恩病。1950年，我国金庆达首先报告此病。

本病分布于世界各地，国内较欧美少见。近10年来临床上已较前多见，男女发病率尚无显著差别，老幼均可罹患，但以21~40岁发病者占半数以上。

本病属于中医"伏梁""肠痈""便血""肠僻"的范畴。

【中医学认识】

中医学对本病病名的认识，历代中医文献有不同的见解。《素问·太阴阳明论》云"食饮不节，起居不时者，阴受之。……入五脏则腹满闭塞，下为飧泄，久为肠澼。"《金匮要略》总结云"肠痈者，少腹肿痞，按之即痛如淋，小便自调，时时发热自汗出，复恶寒，其脉迟紧者，脓未成，可下之，当有血；脉洪数，脓已成。不可下也，大黄牡丹皮汤主之。"

《金匮要略》载"呕不能饮食，腹中寒上冲皮起，主见有头足上下，痛而不敢触近"。因而中医认为本病与中焦虚寒、气机阻滞有关。而克罗恩病表现的便血、腹泻、发热、消瘦等症状，则属脾肾双亏、湿热困阻、气滞血瘀所致。

陈实功在《外科正宗·肠痈论》中记载："肠痈……或致阴器攻烂，腐黑斑，色败无脓，每流污水"。这是关于炎症性肠病并发阴道、肛门疾病最为详细的描述。

本病是由于感受外邪、饮食劳倦、情志内伤、素体虚弱等，导致脾胃受损、运化失司、湿热蕴结肠道、气滞血瘀而成。初起时以邪实为主，多见湿热、气滞。病久迁延可致脾胃虚弱，或脾肾两虚，亦可出现正虚血瘀、虚实夹杂之症候表现。临床多以脾气虚损、久病延及脾肾阳虚为本，日久脾胃虚弱，气血化源不足，由虚致损，可成虚劳。

【西医学认识】

一、病因

本病病因尚未明确，可能与下列因素有关：

（一）免疫

本病有 Langhans 型的细胞形成，为迟缓型变态反应的组织学表现。患者的淋巴细胞在试管培养中能破坏结肠上皮细胞，显示细胞毒作用。患者血清中发现有抗结肠上皮细胞抗体或抗原抗体复合物，提示抗体免疫作用。本病活动期 T 细胞计数和混合淋巴细胞培养的刺激指数常降低，提示细胞免疫功能低下。本病常并发肠外表现如关节炎、胆管周围炎、应用肾上腺皮质类固醇治疗有效，提示可能为自身免疫现象。因此认为本病的发病机制与免疫有关。

（二）感染

目前主要认为是细菌感染和病毒感染两种因素。

1.细菌感染

动物接种以及手术切除病变组织中均未发现结核菌的存在依据。1936 年认为本病与痢疾杆菌感染有关，但应用抗生素治疗及动物接种均失败，临床未发现其传染性，但 Crohn 病发作期，患者大便中有痢疾杆菌外毒素。

2.病毒感染

研究显示，患者病变组织的均浆滤过液接种于小白鼠和家兔，能引起肉芽肿性病变。从病变肠组织中分离出 RNA 病毒，未能确定系本病的病原体，也可能是一种过路病毒。

（三）遗传

本病在同一家族的发病率较高，在不同种族间的发病率差异明显，提示其发生可能和遗传有关。有专家认为，克罗恩病可能具有多基因的遗传规律，其机制可能是干扰了多种基因的结合。但未能从遗传性蛋白酶代谢和染色体方面取得依据，因而不能排除环境影响。

二、病理

克罗恩病是肠道的一种顽固性炎性疾病。有黏膜下水肿、肠壁肉芽肿性炎症、淋巴管闭塞及淋巴液外漏等病理改变。病变主要在回肠末端与邻近的右侧结肠，其次累及回肠末端升结肠，结肠受累者称之为肉芽肿性肠炎。此外尚可累及阑尾、回肠近端、肛门、直肠、空肠等处。口腔、食管、胃或十二指肠病变者少见。肠段病变蔓延不一定连续，可区域性地涉及一个肠段，亦可非连续性地累及较多肠段。病变肠段呈节段性分布与正常肠段分界清楚。

本病有全壁炎性病变，病变始于黏膜下层，向黏膜层、肌层、浆膜层乃至全层肠壁发展。早期肠段病变的主要表现是黏膜水肿、充血，浆膜层渗出纤维状物，相应的肠系膜水肿、充血，肠系膜淋巴结肿大。黏膜面有小而浅的表层溃疡。组织学改变为肠壁各层水肿，以黏膜下层最明显，伴有炎性细胞浸润、充血、淋巴管扩张及淋巴管内皮细胞增生。

病情发展，黏膜面有多条匐行性沟槽样纵行溃疡，可深达黏膜下层和肌层并融合成窦道。由于黏膜下层水肿与炎性细胞浸润，可见黏膜隆起呈卵石路状。病变肠段因浆膜有纤维素渗出，常与邻近肠段、器官或腹壁粘连。肠壁因纤维化和肉芽肿性增生而增厚呈皮革样、肠腔狭窄，狭窄的近端肠段常明显扩张。肠系膜变厚，淋巴结肿大变硬，并相互粘连呈不规则肿块。组织学改变为肠壁各层的炎性反应，以浆细胞与淋巴细胞浸润为主，常见非干酪性肉芽肿形成，其中心为类上皮细胞、多核巨细胞和纤维化。深裂沟状溃疡、全肠壁炎症纤维化、肉芽肿形成是克罗恩病的三项主要病理特征。

肠浆膜面充血水肿，与周围粘连常并发溃疡穿孔和局部脓肿。进而可形成肠壁肠瘘亦或肠腔与肠腔间、肠腔与腹腔脏器之间的内瘘。克罗恩病可有较广泛的肛管、肛周感染及肛瘘形成。

【临床表现】

一、症状

克罗恩病起病缓慢，病程较长，病史可长达数月或数年。少数起病急骤，可表现为类急腹症症状。一般开始为腹泻、腹痛、厌食、焦虑、低热等，病人往往不能明确自己何时发病，而在发生肠梗阻、出血、肠穿孔、肠瘘时才能明确诊断。另外，由于在消化道患病部位的不同，临床症状各不相同，现将主要症状归纳如下：

1. 腹痛

是最常见的症状，多位于右下腹或脐周。可于餐后发生，多数为痉挛性阵痛、伴肠鸣音增加，便后可缓解。或是持续性腹痛，压痛明显，说明炎症累及腹膜。有时表现为全腹剧痛，伴有腹肌紧张，系病变肠段急性穿孔引起的弥漫性腹膜炎所致。20%~30%的患者可因肠粘连或肠壁纤维增生造成部分性或完全性肠梗阻，引起腹绞痛及肠梗阻的其他症状和体征。也有患者表现为急性右下腹痛，伴有发热、呕吐、右下腹压痛及反跳痛、白细胞数增高，酷似急性阑尾炎。

2. 腹泻

常见症状。病变肠段的炎症、肠道功能紊乱，肠道吸收不良是造成腹泻的主要原因。一般较轻微，粪便糊状，常无脓血或黏液，病变累及结肠下段或直肠者则有黏液血便，常伴有里急后重，排便每日 3~4 次。表现与溃疡性结肠炎相似。

3. 发热

间歇性低热或中等度不规则热常见；少数为弛张高热。有的患者在长时间不明原因发热后才出现消化道症状。一般发热与活动性肠道炎症及组织破坏后毒素的吸收有关，高热则见于急重病例（如毒血症）或有化脓性并发症时。

4. 腹部肿块

由于肠黏膜、肠壁与肠系膜增厚、肠系膜淋巴结肿大、内瘘形成或局部肿块形成，常可扪到肿块，以右下腹多见，肿块边缘不清楚，压痛明显，因粘连而多固定。

5. 瘘管形成

病变肠段的溃疡向周围穿透而形成瘘管。内瘘可通向其他肠段、肠系膜、膀胱、输尿管、阴道和腹膜后等处，或经腹壁、肛门周围通向体外而形成外瘘。腹壁外瘘常由于腹部手术而诱发。肠段之间有瘘可导致腹泻加重、营养障碍和全身情况恶化。瘘管通向的组织和器官常因粪便污染而引发继发感染。外瘘或通向膀胱、阴道的内瘘可见粪便和气体排出。

6. 肛门直肠周围病变

部分病人有肛门直肠周围瘘管、脓肿及肛裂等病变。这些病灶往往存在多年才出现腹部症状。病灶活组织检查，可发现肉芽肿性炎症病理变化。

7. 全身性与肠外表现

严重患者有明显消瘦、因慢性失血或铁、叶酸缺乏可引起贫血，肠道持续丧失蛋白质导致低蛋白血症，营养不良与缺铁造成骨质疏松。急性发作与重症患者有水、电解质平衡紊乱。儿童与少年患者常见生长发育障碍。肠外表现在部分病人有杵状指关节炎、虹膜睫状体炎、葡萄膜炎、结节性红斑、口腔黏膜溃疡、皮肤溃疡、慢性活动性肝炎或脾肿大等。

二、体征

（一）肿块

约 1/3 的病例可于右下腹或脐周出现大小不一的肿块。这种肿块是由于肠粘连、肠壁增厚、肠系膜淋巴结肿大、内瘘或局部脓肿形成所致。肿块质地中等，有压痛，多因粘连而较固定，易与腹腔内结核和肿瘤等混淆。

（二）发热

主要表现为间歇性发热，通常为低热，急性重症或伴有化脓性并发症时，多可出现高热、寒战等毒血症症状。个别可仅有高热而缺乏肠道症状，也有肠道症状显著而不觉发热的。

（三）其他

本病可伴有恶心、呕吐、纳差、便血，因长期慢性腹泻，可致体重减轻、贫血、全身营养不良、发育不良、血浆清蛋白降低、浮肿、电解质紊乱等全身表现。可因肠黏膜水肿，纤维组织增生而形成肠段狭窄，引起不同程度的肠梗阻，或因继发性脓肿穿破而有瘘管形成。

三、并发症

以肠梗阻最为常见，据报道发生率为 66.7%，因病变肠段的纤维化、瘢痕形成所致。其次是腹腔内脓肿，偶可并发急性肠穿孔或大量便血。统计 545 例克罗恩病例中，下消化道出血者占 4.5%。肠外并发症有瘘管，其特点是外瘘通向腹壁，也可以在肠管之间或肠与腹部实质器官之间形成内瘘。少数严重毒血症者，因结肠麻痹性扩张，可发生中毒性巨结肠。此外，亦可并发尿路结石、慢性胆管周围炎、脂肪肝等。直肠或结肠受累时可发生癌变，发生率约为 1%。

【实验室及理化检查】

1.血液检查

白细胞增多，贫血，血沉增快。生化检查可发现低蛋白血症。血清溶菌酶浓度明显增高。

2.大便检查

常有不消化食物，隐血试验可呈阳性，并发肠道吸收功能不良者，粪中脂肪含量增加，病变累及直肠、结肠、大便可有黏液及脓血。

3.肠胃 X 线钡餐检查

主要的 X 线表现为节段性肠段受累，多以回肠末端和右升结肠为主。病变的肠黏膜皱襞粗乱，可见广泛的卵石样充盈缺损，肠轮廓不规则，边缘呈小锯齿状。典型的 X 线征象是回肠末端肠腔狭窄，肠壁僵硬，黏膜皱襞小时，呈一细条状阴影，称为线样征。部分患者可有瘘管与肠梗阻的 X 线征象。

4.结肠镜检查

通过直肠乙状结肠以及纤维结肠镜检查可见黏膜水肿、充血，卵石样隆起，伴有圆形、线状或沟槽样溃疡。溃疡常分两种：一种是细小的溃疡，多见于疾病的早起，溃疡边缘轻度隆起水肿，底部覆以白苔；另一种是大而深的溃疡，呈线形、圆形或椭圆形，溃疡深，边缘不规则，底部有黄白色苔，结肠黏膜粗糙，不规则，呈假性息肉状。病变肠段之间的黏膜正常。愈合收缩后呈卵石路面状。活组织检查对排除肠阿米巴、肠结核等有重要意义。

5.CT 检查

CT检查克罗恩病,除了能确定患者有无盆腔或腹腔脓肿外,还可确定脓肿范围。另外,克罗恩病患者的肠壁增厚，瘘管形成，可以配合钡餐肠，应用 CT 检查证实。

【诊断依据】

一、主要诊断依据

（1）克罗恩病缺乏诊断的金标准，诊断需结合临床、内镜、影像学和组织病理学表现进行综合分析并随访观察。

（2）凡青壮年患者右下腹痛、轻度腹泻、长期低热、消瘦，右下腹压痛或合并有慢性肠梗阻应考虑本病的可能。

（3）X 线检查见肠道病变呈阶段性分布、线形溃疡、卵石征和息肉变以及回肠末端肠腔狭窄、管壁僵硬等对本病有较大的诊断价值。

（4）纤维结肠镜见病变结肠部的黏膜充血，轻触黏膜不易出血，可见溃疡，溃疡之间黏膜呈现水肿，病变常为片状散在分布。活检可见肉芽肿等亦对诊断有较大帮助。

（5）一个完整的诊断应包括其临床类型、严重程度、病变范围及病态分期。

二、诊断标准

（一）的临床病理概念

日本消化病学会拟定标准如下：

①非连续性区域性病变。

②铺路石样表现或纵行溃疡。

③全肠壁性炎症性病变（肿块或狭窄）。

④结节病样非干酪性肉芽肿。

⑤裂沟或瘘管。

⑥肛门部病变（脓肿、瘘管、肛裂）。

具有上述病变的①②③者为疑诊，再加上④⑤⑥三项中之一者为确诊。然而具备第④项者，只要①②③三项中有两项符合即可确诊。

（二）国内较统一的诊断标准

我国 1993 年于太原非感染性肠道疾病学术研讨会上制定了新的《克罗恩病的诊断与鉴别》（又称太原标准），目前被认为是国内较统一的诊断标准。

1. 典型的临床表现

反复发作的右下腹或脐周疼痛，可伴有呕吐、腹泻或便秘。阿弗他口炎偶见。有时腹部可见相应部位的炎性肿块。可伴有肠梗阻、瘘管、腹腔或肛周脓肿等并发症。可伴有或不伴有系统性症状，如发热、多关节炎、虹膜睫状体炎、皮肤病变、硬化性胆管炎、淀粉样变、营养不良、发育障碍等。

2. X 线表现

有胃肠道的炎性病变，如裂隙状溃疡、鹅卵石征、假息肉、单发或多发性狭窄、瘘管形成等，病变呈节段性分布。

3. 内镜检查

可见到跳跃式分布的纵行或匐行性溃疡，周围黏膜正常或增生呈鹅卵石样，或病变活检有非干酪样坏死性肉芽肿或大量淋巴细胞聚集。

具备①为临床可疑。若同时具备①和②或③，临床可拟诊为本病。急性发作时应除外急性阑尾炎，慢性反复性发作时需除外肠结核，病变单纯累及结肠者需除外溃疡性结肠炎。鉴别诊断有困难时，应手术探查获病理诊断。

（三）病理诊断标准

（1）肠壁和肠系膜淋巴结无干酪样坏死。

（2）镜下特点：①节段性病变，全壁炎；②裂隙状溃疡；③黏膜下层高度增宽（水肿、淋巴管、血管扩张、纤维组织、淋巴组织增生等所致）；④淋巴细胞聚集；⑤结节病样肉芽肿。

确诊：具备①和②项下任何四点；可疑：基本具备病理诊断条件，但无肠系膜淋巴结标本的病理检查结果。

三、分型和分期

（一）分型

①根据发病缓急分为急性型和慢性型。

②根据病情轻重程度分为轻、中、重型 3 型。

③根据临床过程分为单次发作型、复发缓解型、慢性持续型、急性暴发型 4 型。

④根据病变部位分为 4 型 回肠—结肠型、小肠型、结肠型、肛门直肠型。

（二）分期

克罗恩病的临床分期对指导治疗方案的选择、评判各种治疗方法或药物的疗效，均有价值。国际上通用的方法是根据克罗恩病的活动性指标（CDAI）将其分为静止期和活动期，CDAI<150 分为静止期，大于此界限为活动期，静止期基本上没有临床症状。

【鉴别诊断】

（1）急性阑尾炎：本病在急性阶段易误诊为急性阑尾炎。但是阑尾病人一般以往无低热、腹泻病史，右下腹压痛较局限、固定，白细胞计数增加较显著。术手时如发现阑尾炎的病理改变与症状不符时，应仔细探查回盲末端。

（2）肠结核：本病与肠结核亦颇难鉴别，往往需要根据病理检查方法确定。肠结核绝大多数继发于肠外结核，如常有开放性肺结核。病变虽也涉及回肠末端，但同时多累及盲肠、升结肠，无节段性分布，瘘管形成较少。结核菌素试验阳性、抗结核药物治疗有效，可供和克罗恩病鉴别。组织学检查可见干酪样肉芽肿病变，并常检到抗酸杆菌，即可确诊。

（3）急性出血坏死性肠炎：亦多呈节段性分布，但以空肠病变为主。本病多见于儿童和青年，有地区性和季节性，发病前常有不洁饮食或暴饮暴食史。临床表现和克罗恩病呈急性起病者相似，但腹痛多以左上腹、左中腹为主，便血多见，呈血水样或暗红色糊状粪便，腥臭。本病中毒症状明显，病程较短，很少复发。

（4）溃疡性结肠炎：克罗恩病好发于回肠末端和盲肠，病变呈阶段性分布，黏膜呈卵石征；溃疡性结肠炎好发于直肠、乙状结肠，且从直肠逐渐向上蔓延，加重段的肠壁呈广泛的均匀的虫蚀样小缺损。

（5）盲肠癌：患者年龄多在40岁以上，病程呈进行性发展。右下腹块常见，质坚并有结节感。X线钡剂灌肠检查显示盲肠有充盈缺损，纤维结肠镜和活组织检查可发现癌瘤证据。

（6）其他：应与慢性细菌性痢疾、肠阿米巴病、血吸虫病、缺铁性结肠炎、小肠淋巴瘤及各种原因引起的肠梗阻等鉴别。

【治疗】

本病目前尚无根治办法，一般以内科治疗为主，只有在出现并发症时才考虑施以手术。

一、内治法

（一）辨证论治

1. 湿热蕴结证

证候：肠鸣腹痛，大便量多稀薄臭秽，或油腻呈蛋花状，或夹有鲜血，肛门灼热肿痛，小便短赤，口苦口腻，胃脘痞胀，恶心纳呆，舌红苔黄腻，脉濡数。

治法：清热化湿，理气和胃。

主方：白头翁汤（《伤寒论》）加减。

常用药物：白头翁、黄连、黄柏、秦皮、土茯苓、车前草、焦三仙、当归、白芍。

2. 气滞血瘀

证候：肿块固定不移，腹部胀痛或刺痛，大便溏泻，或为黑便，形体消瘦，面色晦暗，嗳气纳呆，神疲乏力，舌质紫暗，或有瘀斑，脉细涩。

治法：理气活血，通络消积。

主方：膈下逐瘀汤（《医林改错》）加减。

常用药物：当归、赤芍、桃仁、丹参、杏仁、肉豆蔻、木通、滑石、厚朴。

3. 肝郁脾虚证

证候：右下腹或脐周胀痛，痛则欲泻，便后痛减，大便稀溏，胸胁胀闷，嗳气食少，抑郁恼怒或情绪紧张时腹痛、腹泻复发或加重，矢气频作，舌质淡、苔薄、脉弦。

治法：疏肝理气，健脾化湿。

主方：痛泻要方（《景岳全书》引刘草窗方）加减。

常用药物：白术、白芍、陈皮、防风、黄连、牡丹皮、柴胡、茯苓、吴茱萸、木香。

4. 脾肾两虚证

证候：腹部隐痛，喜温喜按，肠鸣，久泻不愈，呕吐清水，食欲不振，面色萎黄，神疲乏力，四肢畏寒，少寐头晕，腰膝酸软，健忘失眠，舌质淡，苔薄白，脉沉细无力。

治法：温补脾肾，涩肠止泻。

主方：真人养脏汤（《太平惠民和剂局方》）合四神丸（《证治准绳》）加减。

常用药物：罂粟壳、诃子、肉豆蔻、补骨脂、五味子、吴茱萸、制附子、肉桂、党参、白术、生姜、大枣。

5.气血两虚证

证候：面色无华，腹部隐痛，纳食减少，失眠健忘，倦怠嗜卧，里急得温痛减，按之稍舒，时泻时止，舌质淡，苔白腻，脉细弱。

治法：补益气血，佐以化滞。

主方：归脾汤（《正体类要》）加减。

常用药物：党参、白术、茯苓、当归、龙眼肉、阿胶、木香、陈皮、远志、焦三仙、补骨脂、马齿苋、大枣、甘草。

（二）西药

1.氨基水杨酸制剂

为治疗克罗恩病的基础药物。包括传统的柳氮磺胺吡啶（SASP）和其他各种不同类型的 5- 氨基水杨酸（5-ASA）制剂，如巴柳氮、奥沙拉秦、美沙拉秦。SASP 疗效与其他 5-ASA 制剂相似，但不良反应远较 5-ASA 制剂多见。

2.类固醇皮质激素

皮质激素仍然是目前控制病情活动最有效的药物，病情活动性较强时首选。成年人一般起始用量为泼尼松 0.75~1 mg /（kg·d），给药途径有口服、静脉注射（氢化可的松琥珀酸钠）、保留灌肠。用药原则为：①始剂量要足；②待症状控制后采取逐渐减量维持的办法。每周减 5 mg，减至 20 mg / d 时每周减 2.5mg 至停用。由于激素的副作用大，易致免疫力降低、电解质代谢紊乱及骨质疏松甚至病理性骨折，应注意药物相关不良反应并做相应处理，并同时补充钙剂和维生素 D。

布地奈德为局部作用激素，全身不良反应显著少于全身作用激素。用法为 3 mg / 次、3 次 / 天口服，一般在 8~12 周临床缓解后改为 3 mg / 次、2 次 / 天。延长疗程可提高疗效，但超过 6~9 个月则再无维持作用。

3.硫嘌呤类免疫抑制剂

（1）AZA：用药剂量和疗程应足够。但该药不良反应常见，且可发生严重不良反应，应在严密监测下应用。欧洲共识意见推荐的目标剂量为 1.5~2.5 mg /（kg·d）。亚裔人种剂量宜偏小，如 1 mg /（kg·d）。

临床上比较常用的剂量调整方案是，开始即给予目标剂量，用药过程中进行剂量调整。另有逐步增量方案，即从低剂量开始，每 4 周逐步增量，直至有效或外周血白细胞降至临界值或达到当地推荐的目标剂量。使用 AZA 维持撤离激素缓解有效的患者，疗程一般不少于 4 年。继续使用应严密监测不良反应。

不良反应以服药 3 个月内常见，又尤以 1 个月内最常见。但骨髓抑制可迟发，甚至有发生在 1 年及以上者。用药期间应全程监测定期随诊。最初 1 个月内每周复查 1 次全血细胞，第 2~3 个月内每 2 周复查 1 次全血细胞，之后每月复查全血细胞，半年后全血细胞检查间隔时间可视情况适当延长，但不能停止；最初 3 个月每月复查肝功能，之后视情况复查。欧美推荐在使用 AZA 前检查硫嘌呤甲基转移酶（TPMT）基因型，对基因突变者避免使用或严密监测下减量使用伸引。TPMT 基因型检查预测骨髓抑制的特异性很高，但敏感性低（尤其在汉族人群），应用时须充分认识此局限性。

（2）6-MP：欧美共识意见推荐的目标剂量为 0.75~1.5 mg/（kg·d）。使用方法和注意事项与 AZA 相同。

4. 甲氨蝶呤（MTX）

推荐诱导缓解期 MTX 剂量为 25 mg／周，肌内或皮下注射。12 周达到临床缓解后，可改为 15 mg／周，亦可改口服但疗效可能降低。疗程可持续 1 年，更长疗程的疗效和安全性目前尚无共识旧。注意监测药物不良反应：早期胃肠道反应常见，叶酸可减轻胃肠道反应，应常规同用。前 4 周每周、之后每月定期检查全血细胞和肝功能。用药期间和停药后数月内应避免妊娠。

5. 英夫利西（IFX）

使用方法为 5 mg／kg，静脉滴注，在第 0、2、6 周给予作为诱导缓解；随后每隔 8 周给予相同剂量作长程维持治疗。使用 IFX 前接受激素治疗时应继续原来治疗，在取得临床完全缓解后将激素逐步减量直至停用。对 IFX 治疗前未接受过免疫抑制剂治疗者，IFX 与 AZA 合用可提高撤离激素缓解率和黏膜愈合率。维持治疗期间复发者，查找原因，如为剂量不足可增加剂量或缩短给药间隔时间；如为抗体产生可换用其他生物制剂。目前尚无足够资料提出何时可以停用 IFX。对 IFX 维持治疗达 1 年，维持撤离激素缓解伴黏膜愈合和 CRP 正常者，可考虑停用 IFX 继以免疫抑制剂维持治疗。对停用 IFX 后复发者，再次使用 IFX 可能仍然有效。

二、手术治疗

克罗恩病以内科治疗为主且术后复发率高，应慎重评估手术的价值和风险，力求在最合适的时间施行最有效的手术。

（一）手术指征

1. 克罗恩病并发症

（1）肠梗阻：由纤维狭窄所致的肠梗阻视病变部位和范围行肠段切除术或狭窄成形术。短段狭窄肠管（一般 <4 cm）可行内镜下球囊扩张术。炎症性狭窄引起的梗阻如药物治疗无效可考虑手术治疗。

（2）腹腔脓肿：先行经皮脓肿引流和抗感染，必要时再行手术处理病变肠段。

（3）瘘管形成：肛周瘘管处理如前述。非肛周瘘管（包括肠皮瘘和各种内瘘）的处理是一个复杂的难题，应由内外科医师密切配合进行个体化处理。

（4）急性穿孔：需急诊手术。

（5）大出血：内科治疗（包括内镜止血）出血无效而危及生命者，需急诊手术。

（6）癌变。

2. 内科治疗无效

（1）激素治疗无效的重度克罗恩病。

（2）内科治疗疗效不佳和（或）药物不良反应已严重影响生活质量者；外科手术时机需接受手术的克罗恩病患者往往存在营养不良、合并感染，部分患者长期使用激素，因而存在巨大手术风险。避免盲目的无效治疗而贻误手术时机、增加手术风险。围手术期的处理十分重要。

（二）手术方式

按病变部位、范围和病人周身情况，采用不同手术方式。手术方式如下：①单纯病灶切除术，②直肠结肠切除术和次全结肠切除术；③回肠造瘘术。

手术应切除病变肠段及相应的肠系膜和淋巴结，包括近远侧正常肠管 15~20cm。如粘连严重或局部脓肿形成，不能切除，可在近侧回肠离病变 30cm 处切断，远断端缝合，近断端与横结肠行端侧吻合，脓肿切开引流，根据情况，3~6 个月后二期手术切除病变肠段。不宜做除单纯回肠横结肠侧侧吻合的捷径手术。如有肠外病灶形成，可与病变肠段一同切除。不主张做回结肠短路手术。如剖腹探查发现为本病，不宜行阑尾切除术以免术后形成肠瘘。

（三）术后复发的预防

本病手术后复发率相当高，复发部位多在肠吻合部。

早期复发的高危因素包括：吸烟、肛周病变、穿透性疾病行为、有肠切除术史等。术后定期（尤其是术后第 1 年内）内镜复查有助监测复发和制订防治方案。

术后复发的预防仍是难题：必须戒烟；美沙拉秦、硫嘌呤类药物、咪唑类抗菌药物对预防内镜和临床复发有一定疗效；术后 3 个月内甲硝唑与 AZA 合用，继以 AZA 维持，可显著减少术后 1 年复发率；IFX 对预防术后内镜复发有效。

术后患者是否均要常规给予预防复发药物治疗、用什么药物、何时开始使用、使用多长时间等问题，目前尚无普遍共识。比较一致的意见是：①对有术后早期复发高危因素的患者宜尽早（术后 2 周）予积极干预；②术后半年、1 年以及之后定期行结肠镜复查，根据内镜复发与否及其程度给予或调整药物治疗。

（四）治疗方案的选择

根据疾病活动严重程度以及对治疗的反应选择治疗方案。

1. 轻度活动期克罗恩病的治疗

（1）氨基水杨酸制剂：适用于结肠型，末端回肠型和回结肠型应使用美沙拉秦。

（2）布地奈德：病变局限在回肠末端、回盲部或升结肠者，布地奈德疗效优于美沙拉秦。

对上述治疗无效的轻度活动期克罗恩病患者视为中度活动期克罗恩病，按中度活动期克罗恩病处理。

2. 中度活动期克罗恩病的治疗

（1）激素：是治疗的首选药物。病变局限于回盲部者，为减少全身作用激素的相关不良反应，可考虑布地奈德，但该药对中度活动期克罗恩病的疗效不如全身作用激素。

（2）激素与硫嘌呤类药物或甲氨蝶呤（MTX）合用：激素无效或激素依赖时加用硫嘌呤类药物或 MTX。在激素诱导症状缓解后，继续维持撤离激素的缓解。初始选用 AZA 或 6-MP。硫嘌呤类药物治疗无效或不能耐受者，可考虑换用 MTXI。

（3）生物制剂：IFX 是我国目前唯一批准用于克罗恩病治疗的生物制剂。IFX 用于激素和上述免疫抑制剂治疗无效或激素依赖者或不能耐受上述药物治疗者。

（4）其他：氨基水杨酸制剂对中度活动期克罗恩病疗效不明确。环丙沙星和甲硝唑仅用于有合并感染者。其他免疫抑制剂、沙利度胺、益生菌、外周血干细胞或骨髓移植等治疗克罗恩病的价值尚待进一步研究。对有结肠远端病变者，必要时可考虑美沙拉秦局部治疗。

3. 重度活动期克罗恩病的治疗

重度患者病情严重、并发症多、手术率和病死率高，应及早采取积极有效的措施处理。

（1）确定是否存在并发症：局部并发症如脓肿或肠梗阻，全身并发症如机会感染。强调通过细致检查尽早发现并作相应处理。

（2）全身作用激素：口服或静脉给药。

（3）手术治疗：激素治疗无效者可考虑手术治疗。

（4）综合治疗：合并感染者予广谱抗菌药物或环丙沙星和（或）甲硝唑。视病情予输液、输血以及输白蛋白。视营养状况和进食情况予肠外或肠内营养支持。

4. 特殊部位克罗恩病的治疗

（1）广泛性小肠病变的治疗：存在广泛性小肠病变（累计长度 >100 cm）的活动性克罗恩病常导致营养不良、小肠细菌过度生长、因小肠多处狭窄而多次手术造成短肠综合征等严重而复杂的情况，因此早期即应予积极治疗，如早期应用免疫抑制剂（AZA、6-MP、MTX），对病情重或复发者早期考虑予 IFX。营养治疗应作为重要辅助手段。轻度患者可考虑予全肠内营养作为一线治疗。

（2）食管和胃十二指肠病变的治疗：食管、胃、十二指肠克罗恩病可单独存在，亦可与其他部位克罗恩病同时存在。其治疗原则与其他部位克罗恩病相仿，不同的是：加用质子泵抑制剂对改善症状有效；该类型克罗恩病一般预后较差，宜早期应用免疫抑制剂（AZA、MTX），对病情严重者早期考虑予 IFX。

【预防调护】

因本病病因至今不明，尚缺乏具体的预防措施，其中注意饮食卫生、预防肠道感染，可能有一定的意义。

（1）饮食：注意饮食卫生，不食生冷、油腻、不洁及变质食物。多食易消化的食物，尽量避免含粗糙纤维的食物。

（2）顺应气候变化，纳凉取暖皆应适宜。

（3）适当参加体育运动，配合气功、太极拳增强机体抗病能力。

参考文献

[1] 吉新强. 从中医角度认识克罗恩病 [J]. 中国中医药咨讯，2010，02（30）.

[2] 安阿玥. 肛肠病学 [M]. 北京：人民卫生出版社，2009：354-361.

[3] 何永恒. 实用肛肠外科手册 [M]. 长沙：湖南科学技术出版社，2004：198-204.

[4]Johnson GJ，Cosnes J，Mansfield JC. Review article：Smoking cessation as primary therapy to modify the courseof Crohn's disease[J]. Aliment Pharmacol Ther，2005，21（8）：921-931.

[5] Zachos M, Tondeur M, Griffiths AM. Enteral nutritional therapy for induction of remission in Crohn's disease[J]. Cochrane Database Syst Rev, 2007（1）：CD000542.

[6] 中华医学会消化病学分会炎症性肠病学组. 英夫利西治疗克罗恩病的推荐方案 [J]. 中华消化杂志，2011，31（12）：822-824.

[7] Yamamoto T, Fazio VW, Tekkis PP. Safety and efficacy of Strictureplasty for Crohn's disease：a systematic review and meta—analysis[J]. Dis Colon Rectum, 2007, 50：1968-1986.

[8] 中华医学会消化病学分会炎症性肠病学组. 炎症性肠病诊断与治疗的共识意见 [J]. 胃肠病学，2012，17（12）：763-777.

第七节　溃疡性结肠炎

以结肠黏膜广泛溃疡为特征的结肠炎症，称为溃疡性结肠炎，又名慢性非特异性溃疡性结肠炎（ulcerative colitis，UC）。病变多累及直肠或远端结肠，也可侵犯全部结肠。

溃疡性结肠炎患者临床表现有持续或反复发作的腹泻、黏液脓血便，伴腹痛、里急后重和不同程度的全身症状。其病理改变为弥散的组织反应，包括溃疡形成、隐窝脓肿、小血管炎症、杯状细胞减少以及各种类型炎细胞浸润等非特异性。

任何年龄的人，均可发病，但以 20~40 岁的人较多见。

中医学将此病列为"痢疾""休息痢""久痢"及"肠澼"的范畴。

【中医学认识】

本病病因与湿热壅滞、饮食所伤、情志郁结及禀赋不足等有关。

张锡纯《医学衷中参西录》云："热毒侵入肠中肌肤，久至腐烂。亦犹汤火伤人肌肤至溃烂也……肠中脂膜腐败，由腐烂而至于溃烂，是以纯下血水杂以脂膜，即所谓肠溃疡也"。指出其病机主要是湿热浊邪蕴结肠腑，气血壅滞，肠络脂膜受损，化为脓血。

【西医学认识】

本病病因尚不明确，但与其发病的有关因素很多，如病菌、病毒、真菌等引起的感染等，都被认为是诱因。感染学说认为，肠内的病菌多是继发性侵入，引起感染化脓，黏膜破坏。溶菌酶学说认为，溶菌酶和黏蛋白酶是原发因素，溃疡性结肠炎病人的粪便内溶菌酶浓度增高，能溶解保护肠黏膜表面的黏液，使肠黏膜暴露于粪便而继发感染。也有人认为，精神因素能引起肠黏膜改变，甚至发生溃疡；另外，对食物或其他物质过敏的变态反应、大肠自主神经功能紊乱、缺乏营养、新陈代谢失调，以及自身免疫、遗传因素等，都可能与发病有关。

【临床表现】

一、症状

（一）腹泻

炎症刺激使肠蠕动增强及肠腔内水、钠吸收障碍所致。腹泻的程度轻重不一，轻者每天 3~4 次，或腹泻与便秘交替出现；重者每天排便次数可多至 30 余次，粪质多呈糊状或稀水状，混有黏液、脓血。病变累及直肠则有里急后重。

（二）腹痛

轻型及病情缓解可无腹痛，或呈轻度至中度隐痛，少数有绞痛，多局限于左下腹及下腹部，亦可全腹痛。疼痛的性质常为痉挛性，多有疼痛—便意—便后缓解的规律，常伴有腹胀。

（三）其他症状

严重病例可有食欲不振，恶心及呕吐等。一部分病人伴有口腔溃疡、皮肤结节性红斑、关节痛、关节炎、结膜炎、角膜炎等症状，亦有急性发病，高热、便血、进行性消瘦，严重影响工作生活。

此外，因病情的轻重不同，具体临床症状亦不相同（表 14-7-1）。

表 14-7-1 溃疡性结肠炎病情程度分类

症状	轻度	重度
局部症状		
腹泻	≤4次/d	>6次/d水泻或血便
肉眼便血	小量或无	较多
腹痛	轻度	较重
结肠炎症范围	局限于直肠或直肠和乙状结肠	广泛或全结肠
全身症状		
脉率	正常	>90次/min
发热	无	38℃以上
血红蛋白	>80%	<70%
血沉	<30 mm/h（Westergren法）	>30 mm/h
体重减轻	<3.5 kg	>7 kg

注：中度介于轻、重两度之间。

二、体征

轻型患者左下腹轻压痛，部分患者可触及痉挛或肠壁增厚的乙状结肠或降结肠。重型和暴发型患者可有明显腹部膨胀，腹肌紧张，腹部压痛及反跳痛。

【实验室及理化检查】

（一）乙状镜检查

症状较轻或缓解期的病人，肠黏膜缺乏湿润和光泽，有少数颗粒；活动性结肠炎，可见黏膜水肿，有脓性分泌物或渗血，用棉签轻擦患处，即可出血，黏膜上有黄绿色黏液，擦去可见小溃疡、黏膜下层和肌层；病情严重和广泛破坏的病人，可见形状不同、大小不等的假性息肉。

（二）X线钡剂灌肠检查

初期可见结肠痉挛，后结肠外形变平，肠腔变小，结肠袋消失，黏膜形状紊乱。晚期，肠管变短变硬，可成铅管状结肠，有假性息肉改变。如溃疡深入黏膜下层，则肠管外形不规则，边缘呈锯齿状。少量急性病人结肠无异常。结肠扩张是可能穿孔的重要征兆，应引起重视。

（三）ANCAs、IL—8、LFA—l血清含量检测

前者为溃疡性结肠炎的诊断依据，后两者为评估溃疡性结肠炎是否处于活动期的参考指标。

【诊断依据】

一、诊断依据

溃疡性结肠炎的诊断主要以临床、内镜、便培养和组织病理学表现进行综合分析，在排除感染性和其他非感染性结肠炎的基础上做出诊断。

（一）临床表现

有持续或反复发作的腹泻、黏液脓血便，伴腹痛、里急后重和不同程度的全身症状，病程多在4~6周以上，可有关节、皮肤、眼、口及肝、胆等肠外表现。

（二）结肠镜检查

病变多从直肠开始，呈连续性、弥漫性分布。黏膜血管纹理模糊、紊乱、充血、水肿、脆变、出血及脓性分泌物附着。亦常见黏膜粗糙，呈细颗粒状。病变明显处可见弥漫性、多发性糜烂或溃疡。缓解期患者可见结肠袋囊变浅、变钝或消失，假息肉及桥形黏膜等。

（三）钡剂灌肠检查

黏膜粗乱和（或）颗粒样改变。肠管边缘呈锯齿状或毛刺样，肠壁有多发性小充盈缺损和（或）微龛影。肠管短缩，袋囊消失呈铅管样或管腔狭窄。

（四）黏膜病理学检查

活动期与缓解期有不同表现。活动期：固有膜内有弥漫性、慢性炎性细胞、中性粒细胞、嗜酸性粒细胞浸润。隐窝有急性炎性细胞浸润，尤其是上皮细胞间有中性粒细胞浸润及隐窝炎，甚至形成隐窝脓肿，脓肿可溃入固有膜。隐窝上皮增生，杯状细胞减少。可见黏膜表层糜烂，溃疡形成和肉芽组织增生。缓解期：中性粒细胞消失，慢性炎性细胞减少。隐窝大小、形态不规则、排列紊乱。腺上皮与黏膜肌层间隙增宽，或见固有腺体萎缩。潘氏细胞化生。

（五）手术切除标本病理检查

肉眼及组织学上可见溃疡性结肠炎的上述特点。

在排除细菌性痢疾、阿米巴痢疾、慢性血吸虫病、肠结核等感染性结肠炎以及克罗恩病、缺血性结肠炎、放射性结肠炎等疾病的基础上，可按下列标准诊断：

具有上述典型临床表现者为临床疑诊，安排进一步检查。同时具备上述（一）和（二）或（三）项中任何一项，可拟诊为本病。如再加上第（四）或（五）项中病理检查的特征性表现，可以确诊。初发病例、临床表现和结肠镜改变均不典型者暂不诊断溃疡性结肠炎，需随访3~6个月，观察发作情况。结肠镜检查发现的轻度慢性直肠、乙状结肠炎不能与UC等同，应观察病情变化，认真寻找病因。

二、疾病分期

（1）根据病程经过分为初发型、慢性复发型、慢性持续型和暴发型。

初发型指首次发作；暴发型指症状严重，血便每日 10 次以上，伴全身中毒症状，还可出现中毒性巨结肠、肠穿孔、脓毒血症等并发症；慢性持续型发病可持续数周至数年，可有轻重不等的腹泻、间断血便、腹痛及全身症状，其间可有急性发作。慢性复发型在临床上最为多见，该型症状较轻，治疗后可有长短不一的缓解期，其复发高峰在春秋季，有的患者可转为慢性持续型；除暴发型外，各型可相互转化。

（2）根据病情分期分为活动期、缓解期。

（3）根据严重程度分为轻度、中度和重度。

1.轻度

（1）大便：小于 4 次／d，不含或只含少量黏液血便；

（2）体温：一般正常；

（3）心率：正常；

（4）体重：无减轻；

（5）无贫血或仅轻度贫血；

（6）血沉：小于 30mm／h；

（7）病变范围：一般只侵犯直肠和乙状结肠。

2.中度

（1）大便：5 次／d；便中黏液脓血增多。

（2）症状：毒性征象极轻微，介于轻型和重型之间；

（3）病变范围：较广泛。

3.重度

（1）大便：大于 6 次／d，血量多；

（2）体温：37.7℃以上，至少持续 2~4 天；

（3）心率：大于 90 次／min；

（4）体重：短期内明显减轻；

（5）血红蛋白：小于 100g／L，血沉大于 30mm／h；

（6）血浆清蛋白：小于 30g/L；

（7）病变范围：一般广泛，多为全结肠炎。

【鉴别诊断】

一、慢性细菌性痢疾

常有急性细菌性痢疾病史，粪便及分泌物培养多提示痢疾杆菌阳性，抗菌药物治疗有效。

二、阿米巴痢疾

粪便检查可找到阿米巴滋养体或包囊。结肠镜检查溃疡较深，边缘潜行，溃疡间结肠黏膜正常，活体检查可发现阿米巴的包囊或滋养体。抗阿米巴治疗有效。

三、直肠、结肠癌

均具有脓血便的症状，结直肠癌指检可触及直肠下段硬块，病理检查可鉴别。同时要注意，溃疡性结肠炎有与结肠癌同时存在的可能性。

四、克罗恩病

本病也属炎症性肠病。常缓慢发病，腹泻不重，便秘多见，腹痛多位于右下腹或脐周，常见肛周病变和瘘管。病变为节段性分布，常发生在右侧结肠和回肠。内镜检查可见病变肠段有溃疡，溃疡周围黏膜正常，可见鹅卵石样增生改变。钡剂灌肠 X 线检查可见肠腔狭窄，肠袋形状不对称等。病理检查以淋巴组织肉芽肿增生为主。

五、血吸虫肠病

有疫区接触史，肝脾肿大，粪便检查可发现血吸虫卵，毛蚴孵化实验阳性，结肠镜检查可见肠黏膜有黄色颗粒状结节，肠黏膜活检可发现血吸虫卵。

六、肠激惹综合征

为结肠功能紊乱所致。粪便可有大量黏液但无脓血，常伴有精神抑郁或焦虑，钡剂灌肠检查、X 线检查及结肠镜检查均无器质性病变。

另外，要与结肠息肉病、结肠憩室炎、肠结核和结肠过敏等相鉴别。

【治疗】

一、内治法

（一）辨证论治

1.大肠湿热证

证候：腹胀脘闷，腹痛即泻，里急后重，肛门灼痛，舌苔黄厚或腻。可兼有身热、口干口苦、小便短赤等症。

治法：清热燥湿。

主方：芍药汤（《素问》）加减。

常用药：芍药、黄芩、黄连、大黄、槟榔、当归、木香、肉桂、甘草、栀子、棕榈炭、川芎、罂粟壳。

2.脾胃虚弱证

证候：腹泻、便溏，有黏液或少量脓血，纳差食少，肢体倦怠，舌质淡胖或有齿痕，苔薄白。可兼有腹胀肠鸣、腹部隐痛喜按、面色萎黄等症。

治法：补脾健胃。

主方：参苓白术散（《太平惠民和剂局方》）加减。

常用药：党参、茯苓、白术、大枣、桂枝、首乌、麦冬。

3.肝郁脾虚证

证候：下痢多因情绪紧张而发作，腹痛欲便，便后痛减。胸胁胀闷。舌质淡红，苔薄白，脉弦或弦细。可兼有太息嗳气，食少腹胀，矢气频作。

治法：疏肝理气，补脾健运。

主方：痛泻要方（《丹溪心法》）加减。

常用药：陈皮、白术、芍药、防风、枳实、槟榔、党参、茯苓、炒扁豆、青皮、香附、黄连、木香。

4.脾肾阳虚证

证候：久痢迁延，脐腹冷痛，喜温喜按，腰膝酸软，形寒肢冷，舌质淡胖，苔白润或有齿痕，脉沉细或沉迟。可兼有腹胀肠鸣，面色㿠白，少气懒言等症。

治法：温肾健脾。

主方：十全大补汤（《太平惠民和剂局方》）合当归四逆汤（《伤寒论》）加减。

常用药：熟附子、肉桂、当归、人参、杜仲、黄芪、白术、茯苓、炮姜、细辛、大枣、甘草。

5.寒热错杂证

证候：黏液血便，腹痛绵绵，喜温喜按，倦怠怯冷。舌质红或淡红，苔薄黄，脉细缓或濡软。可兼有便下不爽，口渴不喜饮或喜热饮。

治法：温阳健脾，清热燥湿。

主方：乌梅丸（《伤寒论》）加减。

常用药：乌梅肉、黄连、黄柏、人参、当归、附子、桂枝、川椒、干姜、细辛、秦皮、生地榆、徐长卿、元胡。

6.热毒炽盛证

证候：发病急骤，暴下脓血或血便，腹痛拒按，发热，舌质红绛，苔黄腻，脉滑数。可兼有口渴，腹胀，小便黄赤。

治法：清热解毒，凉血止痢。

主方：白头翁汤（《伤寒论》）加减。

常用药：白头翁、黄连、黄柏、秦皮、紫草、生地榆、生地、水牛角粉、栀子、金银花。

（二）中成药

根据不同的证型选用不同的中成药。

大肠湿热证，可予香连丸、香连止泻片。

脾胃虚弱证，予补脾益肠丸、参苓自术颗粒。

肝郁脾虚证，以固肠止泻丸（结肠丸）。

寒热错杂证，用乌梅丸。

脾肾阳虚证，可选用四神丸、固本益肠片。

热毒炽盛证，静脉滴注生脉注射液等。

（三）西药

1.氨基水杨酸类

一般用柳氮磺胺吡啶（简称SASP）作为首选药物，适用于轻度或中度活动期的治疗或缓解期的维持治疗。本药在结肠内经细菌分解为5-氨基水杨酸（简称5-ASA）与磺胺吡啶，前者为主要的有效成分。用药方法为在发作期每天4~6小分4次口服；待病情缓解后改为每天2小分4次口服，维持1~2年；也有主张上述维持量用2周，停药1周。如此交替用1~2年，可防止复发。用药期间须观察磺胺的副作用，如恶心、呕吐、皮疹、白细胞减少及溶血反应。

2.肾上腺糖皮质激素

适用于暴发型或重度的患者，可控制炎症、抑制自体免疫、减轻中毒症状。常用氢化可的松 200~300mg 或地塞米松 10mg，每天静脉滴注，疗程 7~10 天；症状缓解后改用泼尼松龙，每天 40~60mg，分 4 次口服，病情控制后，递减药量；停药后可予柳氮磺胺吡啶口服，预防或减少复发。激素类药物能改善病人全身状况，缓解病情，减轻症状，但也易造成溃疡穿孔、出血、愈合缓慢等不良反应，应酌情用药。

3. 硫唑嘌呤

为免疫抑制剂，适用于慢性复发型和持续型或氨基水杨酸类药物或激素治疗无效者。每千克体重每天 5mg，分 4 次口服，疗程 1 年。副作用主要为骨髓抑制和继发感染。

4. 抗生素

对急性暴发型及重型患者为控制继发感染，可用庆大霉素、氨苄西林、甲硝唑等治疗。目前常用美沙拉嗪肠溶片联合氟哌噻吨美利曲辛片或培菲康、柳氮磺胺吡啶片。

二、外治法

灌肠法

适用于轻型而病变局限于直肠、乙状结肠的患者。

常用氢化可的松 100mg，溶于 0.25% 普鲁卡因溶液 100ml 或林格液 100ml 中，保留灌肠，每天 1 次，疗程 1~2 个月。亦可用琥珀酸钠氢化可的松 100mg，或地塞米松 5mg，加生理盐水 100ml 保留灌肠。或加用 SASP 1~2g 灌肠，但 SASP 灌肠液药性不稳定，须用前即刻配制。

中药灌肠疗效可靠。用黄霉液加大青叶、板蓝根煎液，共 50~100ml，保留灌肠，每天 2 次，15 天为一个疗程；或用复方黄柏液 50~100ml，保留灌肠，每天 2 次，15 天为一个疗程；或用康复新液、葛根芩连汤加减等灌肠在临床已广泛应用。

三、手术治疗

（一）适应证

病变范围广泛，出现严重并发症的重症患者，常需外科手术治疗。必要时行急诊手术。

绝对指征：

（1）重型急性暴发型病例，特别是伴有高热、出汗、心动过速、血压下降等全身症状与生命体征危象时；

（2）急性结肠穿孔；

（3）反复大量出血，保守治疗无效时；

（4）中毒性巨结肠；

（5）明确或高度怀疑癌变者以及组织学检查发现重度异型增生者。

相对指征：

（1）重度溃疡性结肠炎伴中毒性巨结肠，静脉用药无效者；

（2）内科治疗症状顽固、体能下降者；

（3）对糖皮质激素抵抗或依赖，替换治疗无效者；

（4）溃疡性结肠炎并发坏疽性脓皮病、溶血性贫血等肠外并发症者。

（二）常见术式介绍

1. 全大肠切除 + 回肠造瘘术

该术式是治疗本病的传统术式。术后一般无复发，能维持良好的健康状态。副作用是需置人工肛门，可伴有男性性功能障碍等。

2.全结肠切除 + 回肠直肠吻合术

该术式可避免人工肛门，但保留下来的直肠有炎症复发或向回肠蔓延的缺点，且有发生吻合口瘘和癌变的可能。

3.全结肠切除 + 直肠黏膜切除 + 回肠肛管吻合术

理论上是最理想的术式，但操作复杂，易发生吻合不全、骨盆脓肿等并发症，有临时造瘘的可能。

四、全身治疗

急性期病人，应禁食、输液，纠正水电解质紊乱；予高蛋白、少渣饮食，补充各种维生素。贫血者，还需输血。慢性期或缓解期病人，要注意休息，宜进高热量、高蛋白、高维生素、少渣、少刺激性的饮食。

五、其他

临床和实验证明有效的治疗方式还有：抗凝治疗、黏附分子抑制治疗、白细胞提取术、高压氧治疗等。

六、小结

轻、中度溃疡性结肠炎患者可应用中医辨证或中药专方制剂治疗，或口服柳氮磺胺吡啶（SASP）或 5- 氨基水杨酸（5-ASA）制剂，若无效可中西药物联合应用，对远段结肠炎可结合直肠局部给药治疗。以上治疗无效时可使用泼尼松口服治疗。

难治性溃疡性结肠炎（激素依赖或激素抵抗）宜早期采用中西医结合综合治疗方案，必要时选用嘌呤类药物、甲氨蝶岭等免疫抑制剂或选择英夫利昔静脉滴注。

重度溃疡性结肠炎建议采用中西医结合治疗，患者对口服泼尼松、氨基水杨酸类药物或局部治疗无效，可出现高热、脉细数等全身中毒症状者应采用糖皮质激素静脉滴注治疗 7-10 天。如无效，则应考虑环孢霉素或英夫利昔静脉滴注治疗，必要时转外科手术治疗；当急性发作得到控制后，宜选用中药维持治疗，亦可配合小剂量的氨基水杨酸类制剂口服。

本病疗程较长，一般不少于 3 月。在取得疗效的基础上，需长期随访并进行维持治疗，甚至终身服药，以防复发。

参考文献

[1] 曹吉勋 . 中国痔瘘学 [M]. 成都：四川科学技术出版社，1985：164-175.

[2] 何永恒 . 实用肛肠外科手册 [M]. 长沙：湖南科学技术出版社，2004：320-321.

[3] 刘轩良、张苏闽、刘翚 . 溃疡性结肠炎治疗研究进展 [J]. 徐州医学院学报，2012，32（12）：892-893.

[4] 何永恒 . 现代中西医结合实用肛肠外科手册 [M]. 长沙：湖南科学技术出版社，2004：188-197.

[5] 陈治水 . 王新月 . 溃疡性结肠炎中西医结合诊疗共识 [J]. 中国中西医结合消化杂志，2010，6：416-419.

[6] Ooi CJ，Fock KM，Makhafia GK，et a1. The Asia—Pacific consensus on ulcerative colitis【J】.J Gastroenterol Hepatol，2010，25（3）：453-468.

第十五章 结直肠肿瘤

第一节 息肉及息肉病

一、概述

【定义】

凡黏膜上任何可见的突起，无论其大小、性状及组织类型，均称为息肉。故息肉一词含义笼统，不能说明突起物的性质，它可以是腺瘤，可以是癌性肿块，也可以是炎症性或其他性质。所以，检查结直肠时，发现的息肉，均应做病理检查，以明确性质。在未确定其病理性质之前，统以息肉作为临床初步诊断。结直肠息肉是指结直肠黏膜上隆起性病变。随着电子结肠镜在临床的广泛应用，早期息肉可得到明确诊断及治疗，大大减少了结直肠癌的发生。息肉是一种常见病，一般只生一个，偶尔有连串而生的，前者多见于儿童，后者多见于青壮年人，其中少数还可能发生恶变，尤以连串而生的息肉恶变较多。在肠道广泛出现数目多于100颗的息肉，并具有其特殊的临床表现，称为息肉病。在祖国医学中，属于息肉、肠蕈、樱桃痔、悬胆痔、葡萄痔等范畴。

本病始见于《灵枢·水胀篇》："寒气客于肠外，与卫气相搏，气不得荣，因有所系，癖而内著，恶气乃起，息肉乃生。"《外科大成·痔漏》中说："悬胆痔，生于脏内，悬于肛外。"明确指出了息肉的病名、性状及部位。

【病因病理】

中医学认为息肉的发生与饮食不节、劳倦内伤、情志失调及先天禀赋不足等因素有关，多由湿热下注结直肠，以致肠道气机不利，经络阻滞，瘀血浊气凝聚而成，或因燥粪损伤血络，或因虫积骚扰所致。

现代医学对其发病原因尚未定论，目前研究认为除遗传、种族因素外，息肉的发生与年龄相关，约90%病例于50岁后发生，且男性多于女性，此外饮食与环境因素可能在结直肠息肉的发生发展中发挥作用，高脂肪摄入、红肉比例高、低纤维饮食、吸烟、饮酒等生活方式可能是发生结直肠息肉的危险因素。有人认为，它与遗传有关，婴儿胚胎期，上皮细胞即有易感性，这种特性使上皮细胞在生长、发育期快速长成息肉；有人认为，因长期炎症和机械性慢性刺激，如溃疡性结肠炎、痢疾和血吸虫病等感染刺激，发生表皮、腺上皮及其下层组织的局限性增生所致。

【分类】

国际上一般按息肉的组织学分类，将息肉分为新生物性、非新生物性和黏膜下损害3类。新生物性息肉，即腺瘤性息肉（见彩图28），是指：①管状腺瘤；②管状绒毛状腺瘤；③绒毛状腺瘤。非新生物息肉指增生性息肉、错构瘤性息肉、黏膜赘生物和炎性息肉。黏膜下的损害指肠气囊肿、淋巴样息肉、类癌、脂肪瘤、肠壁的转移性肿块等。

（一）新生物性息肉

临床上称此类息肉为腺瘤性息肉或称癌前病变。国人中结直肠息肉性腺瘤最为常见，其中管状腺瘤的发病率最高，约占结直肠息肉的75%，绒毛状腺瘤约占10%，混合型腺瘤约占15%。认为一部分结直肠癌是由腺瘤恶变而来，息肉越大，恶变率越高。尤其以绒毛状腺瘤容易恶变，其次是管状绒毛状腺瘤，管状腺瘤恶变较少。一般报道直径 >2.0cm 的绒毛状腺瘤癌变率是50%。直肠和乙状结肠是腺瘤的好发部位，2/3以上的结直肠息肉生长在此范围内。如儿童发现此类息肉，应想到息肉病。

1.临床表现

因腺瘤大小及所在部位不同，而具有不同症状。腺瘤主要表现是出血，长期慢性出血可导致贫血，少数患者可有大量便血，尤其以 >2.0cm 的腺瘤易出血。其次是腹泻，绒毛状腺瘤可以分泌大量黏液，故可引起黏液性腹泻或黏液血便。大部分腺瘤无明显临床症状，故息肉的检出常在体检或患者出现便血、腹泻等症状时，才得到明确诊断。如腺瘤位于直肠，除便血症状外，还可出现肛门坠胀感，里急后重感。如位置较低的有蒂腺瘤，在排便时可由肛门脱出。

2.诊断

直肠指检和直肠镜、乙状结肠镜或电子结肠镜检查，是比较准确的诊断方法。目前认为电子结肠镜是诊断结直肠黏膜病变最好的方法，诊断正确92%~98%。对有便血、腹泻等症状行电子结肠镜检查，息肉的检出率在34%左右。长海医院统计了1万例有上述症状行电子结肠镜检查的患者，息肉检出率是30%。大肠腺瘤以直肠多见，其次为乙状结肠、盲肠等部位。当怀疑患者有肠道腺瘤时，应做直肠指检，直肠腺瘤可直接扪及，手指退出有时可见指套带血或黏液。随着电子结肠镜的广泛应用，结肠气钡双重造影，目前临床上已不作为检测结直肠息肉的常规手段。

腺瘤都可能癌变。如指检摸到固定的瘤体，质硬或糜烂，表示可能有恶变趋向；通过镜检，可看到坏死，容易出血，这也说明可能有恶性改变。应立即取大块组织，最好切除全部肿瘤，包括基底部，送病理检查。一次阴性报告，不能确定无恶性改变，因可能未切到恶性改变的部位，应将全部肿瘤切片检查。

3.治疗

凡检查发现的结直肠息肉，无论其大小及有无症状，均应切除做活检。

1）内治法　以清热利湿，活血祛瘀，软坚散结为主，适用于肠道多发息肉。常用方：半枝莲 30g，白花蛇舌草 30g，山豆根 30g，诃子 15g，薏苡仁 15g，黄芪 30g，白术 15g，夏枯草 15g，水煎服，每天3次。腹痛者，加元胡、橘核、小茴香、白芍；腹泻者，加黄连、马齿苋；便血者，加地榆、炒槐花；气血亏虚者，宜气血双补，用八珍汤或十全大补汤加减。若为血瘀者，用桃红四物汤，加炒蒲黄、夏枯草。

2）外治法

（1）灌肠法：①用 6% 明矾液 50ml，保留灌肠，每天一次。②或用乌梅 12g，五倍子 6g，五味子 6g，牡蛎 30g，夏枯草 30g，海浮石 12g，紫草 15g，贯众 15g，浓煎为 150~200ml，每次用 50ml，保留灌肠，每天 1~2 次，具有清热解毒、涩肠止血之功效。③连栀矾溶液 50ml，保留灌肠，早晚一次。

（2）注射法：适用于小儿无蒂息肉。用消痔灵或 5% 鱼肝油酸钠注射。患者取截石位，先进行局部消毒和局麻，在肛门镜下找到息肉，消毒后，将药液注入息肉基底部，一般用药 0.3~0.5ml。

3）手术治疗

（1）结扎切除术：适用于直肠下段带蒂的息肉患者。

具体操作方法：在腰俞穴麻醉后，患者取截石位，局部消毒，扩张肛门，医生用手伸入患者直肠内摸到息肉后，将息肉轻轻拉出肛门外，或在肛门镜下用组织钳钳夹住息肉蒂的根部肠黏膜，将息肉连同部分肠黏膜，缓慢拉出肛门外，用圆针丝线在蒂的根部贯穿结扎，在结扎线的远端 0.5cm 处剪除，将标本送病理检查。

（2）套扎法：适用于位置较高的有蒂息肉，直径在 1.5cm 以内者。

具体操作方法：患者取胸膝位，在乙状结肠镜下，将息肉套扎器伸入乙状结肠镜管中，套扎器头对准腺瘤，激发套扎器。取出套扎器和乙状结肠镜，使息肉缺血坏死脱落。此法操作简便，术后不需特殊处理。

（3）经骶直肠息肉切除术：适用于直肠 4cm 以下息肉，包括较大不能经肛门切除、腹膜外段直肠不宜经腹手术、广基息肉未占肠壁周径 1/3 以上者。1cm 以下的原位癌或类癌、血管瘤等也可用此手术局部切除。

具体操作方法：椎管内阻滞麻醉后，折刀位。在中线上由骶骨下端至肛门做 4~6cm 切口。切开皮肤、皮下，显露尾骨、肛尾韧带，肛门外括约肌及肛提肌。切开尾骨骨膜，骨膜下剥离后切掉尾骨，切断肛尾韧带。于中线切开肛提肌，切开直肠固有 Waldyers 筋膜，分开直肠后脂肪组织，显露直肠后壁。分离直肠周围组织，游离显露直肠，用纱布条穿过直肠前壁提起直肠。切开肠壁，显露直肠息肉，距息肉边缘 0.5~1cm 于上下左右 4 角各缝一针做牵引，在其外侧做梭形切口，全层切除息肉。如息肉有恶变，应切除距息肉边缘 2cm 的直肠壁。边切边缝，关闭创面，检查有无出血。关闭直肠后壁切开处。肌层间断缝合包埋。再依次缝合直肠后脂肪、肛提肌、皮下及皮肤，可留置橡皮条引流膜。

4）内镜治疗　适用于乙状结肠及以上的肠段息肉患者，近年来由于电子结肠镜的广泛应用，大部分结直肠息肉可以通过电子结肠镜用高频电或微波等进行治疗。部分恶变的息肉或直径 >2.0cm 的息肉需开腹手术治疗，条件允许者，可选用腹腔镜切除肠段。

适应证：应根据患者的情况和息肉大小、形态、病理组织学检查结果全面考虑。①无蒂小息肉或有蒂大息肉，但蒂 <2cm；②消化道单发或多发息肉，息肉大小能被不同口径的电凝电切圈套器套取者，息肉直径一般应 <2cm；③病理组织学证实为非浸润者；④多发性息肉数目在 30 个以内；⑤局限于黏膜层的早期癌可适用于内镜下摘除。

禁忌证：①有严重高血压、冠心病患者；②有严重腹痛、腹胀、恶心、呕吐等肠梗阻症状者；③有出血倾向，出、凝血时间延长，血小板减少或凝血酶原时间延长，经治疗无法纠正者；④有弥漫性或局限性腹膜炎，或疑有肠穿孔者；⑤息肉基底部>1.5cm者；⑥息肉型癌已经浸润恶化者；⑦已安装心脏起搏器或置入金属瓣膜者（相对禁忌）；⑧患者较衰弱，或患者及家属不合作者。

术前准备：①检查凝血时间及血小板。②模拟实验：检查高频电发生仪工作是否正常，并且根据息肉大小调整电流程度。③肠道准备：肠道准备同一般电子结肠镜检查，但息肉摘除前禁用甘露醇做肠道准备，以防产生易燃气体甲烷，遇电火花时发生气体爆炸，造成肠穿孔。如一定要用甘露醇做肠道准备，在行息肉摘除前，向肠腔内注入惰性气体，二氧化碳或氮气等。

摘除息肉的方法：①圈套摘除息肉法：先清除息肉周围的粪水及黏液，以防导电击伤肠壁。必要时调整患者体位，充分显露息肉。将息肉暴露在3，6，9点位置，以便圈套。抽换肠腔内空气2~3次，以防肠内易燃气体浓度高，引起爆炸。圈套丝应套住息肉颈部，小息肉提起悬空，大息肉使息肉头部广泛接触肠壁，切勿接触过少，电流密度大烧伤肠壁。>3.0cm不是分叶状的巨大息肉，每次圈套息肉组织不能>2.0cm，以防当切割到一定程度时，被切割部分互相接触，电流密度分散不能产生高温切除息肉，使圈套丝陷入组织内进退不能。>3.0cm的巨大分叶状息肉，应从息肉周围逐块向息肉蒂部烧除，使息肉蒂内较大的血管多次受到热及电流的影响而凝血，切勿盲目套入蒂部因视野不清，或蒂凝固不全而发生并发症。高频电发生仪一般用混合电流2.5~3.5挡。接通电源，每次通电2~4秒。酌情可通电1次或多次。通电见圈套丝处发白或冒白烟时，方令助手逐渐收紧圈套器，边收紧圈套器边间断通电。术者和助手一定要配合得当，防止因通电不足或收紧圈套器过快产生凝固不全而出血，或因通电过久而烧穿肠壁。②热活检钳钳除息肉：多用于0.5cm大小的息肉。高频电发生仪用混合电流2.5~3.0挡。热活检钳钳住息肉头部提起，使息肉基底部形成一细长假蒂，通电时假蒂部位的电流密度增大产生高温摘除息肉。钳杯内的息肉受电流影响小，可行组织学检查。③电凝器凝除息肉：高频电发生仪用凝固电流2.0~3.0挡。电凝器对准息肉头部，凝除息肉2/3才能达到治疗目的。但不宜凝除过深，以防组织坏死脱落后发生迟发型穿孔。

术后处理：①退镜过程中应尽量抽出肠内积气，减少术后穿孔的发生。②创面较大，多个息肉切除后，应给予止血剂，并卧床休息1~2天，严密观察。③术后少渣饮食3~5天，每晚服液体石蜡20ml，软化大便。④术后病理若有癌变，对局部于黏膜层的原位癌，可不追加手术，但术后3月应肠镜复查；对黏膜下浸润癌应追加根治性手术。

主要并发症及治疗：①肠穿孔：一旦发生应立即手术治疗。②息肉残蒂出血：包括术中出血及术后1周左右焦痂脱落出血，出血可经电子结肠镜用高频电凝止血。③腹膜后气囊肿：应用抗生素，待其逐渐吸收，并注意心肺功能。

（二）非新生物性息肉

非新生物性息肉主要是指黏膜肥大赘生物、增生性息肉、炎性息肉、幼年性息肉和Peutz-Jeghers息肉。以下就有关息肉的临床表现及特征加以描述，治疗同腺瘤性息肉。

1.黏膜肥大赘生物

黏膜肥大赘生物多是局部黏膜的增厚性改变，患者一般无腹泻、黏液血便等临床表现。息肉多 <0.5cm，半球形，表面光滑，黏膜多无充血、水肿。

2. 增生性息肉

也称化生性息肉，是常见的一种结直肠息肉。尤其以中、老年人发病率高，并以乙状结肠、直肠多见。增生性息肉多 <0.5cm，少数 >1.0cm。无蒂，息肉顶部较扁平、息肉较周围肠黏膜苍白，常为多发性。在一部分增生性息肉的肠段内，可同时存在有腺瘤性息肉。

3. 炎性息肉

又称假性息肉，是在严重的结肠炎恢复过程中，黏膜溃疡修复形成的一种结节。多发性炎性息肉患者可有腹部不适，轻度腹泻等临床表现。患者一般无临床症状及明显便血史。临床上诊断炎性息肉时，应区别炎性息肉是何种原因所致。溃结、血吸虫病引起的息肉应与细菌性肠炎、过敏性结肠炎以及阿米巴性肠炎引起的息肉相鉴别，因前两种疾病引起的息肉可以恶变，而后者引起的息肉不会恶变，故临床上在诊断炎性息肉时，应区别炎性息肉是何种原因所致，如前者引起的息肉应定期随访，以防恶变。

炎性息肉多在 0.3~1.0cm 大小，少数 >1.0cm，个别炎性息肉直径可达 2.0~3.0cm。息肉多呈半球形、柱状、丝状，或桥状，较大的炎性息肉亦可有蒂。息肉常为多发性，少数为单发，少数息肉表面可以看到溃疡。

（三）结直肠黏膜下病变

此类疾病由于病变位于黏膜下，多数患者无临床症状，并且经电子结肠镜活检黏膜多是正常的。只有当病变不断扩大，向肠腔生长，出现溃疡、出血时，才表现出腹痛、腹胀、黏液血便等症状。此类疾病有各种不同的黏膜下损害，有其各自的特殊表现，如良性淋巴样息肉，肠黏膜下淋巴组织有淋巴瘤性增生，常为多发性，儿童和成年人发病率相同。息肉气囊肿，呈半透明的囊状。类癌多为乳白色，位于黏膜下。行组织学检查后可得到明确诊断。

二、息肉病

结直肠息肉病与结直肠息肉的区别在于息肉或腺瘤数目之分。根据 Morson 的标准100 个以上者属息肉（腺瘤）病，包括新生物性与非生物性。但在息肉病中，往往在非新生物性者有发生恶变等肿瘤特征。下面对几种息肉病的特征作简要介绍：

（一）家族性腺瘤息肉病

家族性腺瘤息肉病（见彩图 29），又名结肠息肉病、腺瘤病、多发性腺瘤，即在直肠和结肠内生无数息肉样腺瘤。少数病人，在小肠和胃内也有息肉，有一定的家族遗传因素，但不属于先天性疾病。恶变的趋向很大，是息肉病重要的一种。多见于青年人，也有的发生在婴儿或 40 岁以上的中年人，多在常规体检时发现，一般在儿童或青春期前的人不出现症状。

1. 临床表现

病变早期，可以完全无症状。出现症状的病人年龄，平均是 20 岁左右。症状多由继发症引起，因息肉所在部位和侵犯范围的不同而有所不同。腹泻是常见的症状，初起时排便次数增多，以后逐渐加重，也可出现便秘，或粪便稀软，色黄，有恶臭味，并带有泡沫，有时有脓血及黏液。腹痛和不适也是常见的症状，腹痛部位不固定，绞痛常由肠套叠引起；有时出血量较多，并有里急后重；有时息肉由肛门脱出，全身情况不良，体重减轻和出现贫血；发生癌变时，可能有肠梗阻或穿孔。

2. 诊断

具有多发性、多形性及100%癌变率三大特点，腹部检查，一般无明显发现，指检直肠内可摸到很多质软、有弹性、大小不等的小瘤。通过乙状结肠镜检查，可见很多散布在黏膜上的小瘤，有蒂或无蒂，呈紫红色而有光泽。如有溃疡、质硬或固定，应怀疑有恶性改变，需做活组织检查。电子结肠镜可清楚看见病变。经活组织检查，可将家族性腺瘤息肉病、幼年息肉病、炎性息肉病和增生性息肉病相鉴别。如已经确诊，应了解其家族中是否其他人员也有此病。

3. 鉴别诊断

本病与其他家族性多发性息肉病的鉴别见表15-1-1。

表 15-1-1　家族性多发性息肉病的鉴别诊断

综合征	发生部位	息肉病理	肠外病变	癌变倾向	遗传
FACP（家族性腺瘤样结肠息肉）	限于直肠和结肠	腺瘤	无	显著，如不处理，大多发生腺癌	常染色体显性
Peutz-Jeghers 综合征	广泛息肉，但总有小肠息肉	组织错构瘤	黑色素斑、唇、口腔黏膜和手足指	有 2%~3% 发生癌变的危险，常累及十二指肠	常染色体显性
Gardner 综合征	结肠、直肠（小肠罕见）	腺瘤	骨和软组织肿瘤，常多发性（颌骨球形骨瘤覆以纤维瘤为特征）：常见 Calvarium 骨瘤上覆纤维瘤，表皮样囊肿，脂肪瘤等，特别在手术后，纤维样瘤和创口纤维瘤	与 FACP 一样显著，还有胰、十二指肠癌的危险	常染色体显性
幼年性息肉病	结直肠常见，可累及小肠和胃	组织错构瘤	无	可能，但不肯定	常染色体显性
Turcot 综合征	结肠	腺瘤	脑瘤	脑瘤易恶变	常染色体隐性
Cronkhite-Canada 综合征	胃、空肠、回肠、结肠、直肠	炎性息肉	秃发、指（趾）甲萎缩、皮肤色素沉着	个别病例可癌变	

4. 并发症

主要并发症是恶变，常在发现症状后10~15年内发展为癌。此外，可能有肠梗阻。肠套叠、出血和感染等。

5. 治疗

由于家族性多发性腺瘤病癌变的发病率高，以及黏膜发生息肉的易感性，致使息肉病有蔓延的趋势，故治疗方法应是广泛切除。因息肉所在的部位不同，而应采取不同的手术方法。如息肉长在一部分结肠内，可做部分结肠切除术；如息肉在乙状结肠及其上方一部分结肠内，可做部分结肠切除及结肠、直肠吻合术；如全部结肠有息肉，可做全结肠切除及回肠、直肠吻合术；如全部结肠和直肠都有息肉，可做全部结肠切除和直肠切除，做回肠永久性造口术；如病变只限于乙状结肠和直肠，可切除乙状结肠和直肠，做结肠造口术，也可将结肠移至会阴与肛门吻合；如息肉仅在直肠，可从肛门切除，但术后要定期随诊观察，如发生癌变，应及时切除直肠，做回肠永久性造口术。如患者不愿接受手术治疗，可参考腺瘤辨证施治。

（二）家族性幼年性息肉病

为先天性，又名潴留性息肉，属非新生物性息肉。常见于 10 岁以下儿童，尤以 5 岁左右为最多。好发于直肠和乙状结肠。60% 距肛门 5~10cm 以内。临床主要表现为便血、腹泻、腹痛、贫血、息肉自肛门内脱出，有的患者并发有先天性畸形，如先天性心脏病等。此病不与其他类型息肉同时存在，组织学结构特点：大量结缔组织中有较多黏液腺增生和含有黏液的囊肿，间质较多，间质中有大量血管组织，单核细胞和嗜酸细胞浸润。治疗同腺瘤。

（三）良性淋巴性息肉病

病因不明，有人认为与机体免疫缺陷有关。主要是结直肠黏膜下大量淋巴细胞及淋巴滤泡增生，称为淋巴滤泡增生症，系非上皮性息肉。好发于直肠或回肠末端，呈多发性，直径 <0.5cm，半球形突起，表明光滑，色泽与周围黏膜相同。

（四）息肉病综合征

不属于以上分类的息肉和息肉病，都可纳入息肉病综合征。它与遗传可能有关系，同时伴有其他特殊疾病。主要有：

范围广泛，无法手术根治，当并发肠道大出血或肠套叠时，可做肠部分切除术。

1.Peutz-Jeghers 综合征（色素沉着息肉综合征）

本征有三大特征：①黏膜、皮肤特定部位色素斑；②胃肠道多发性息肉；③遗传性。以青少年多见，常有家族史，结直肠散在息肉，可发生癌变，属于错构瘤一类。多数人有不明原因的腹痛，常在脐周部，为阵发性绞痛，持续时间不定，可能为慢性复发性肠套叠所致，有的病人因急性肠梗阻而入院。约 40% 的病人有便血。组织学特征为：黏膜肌纤维呈树枝状伸入息肉内，腺上皮呈异形性。除消化道息肉外，伴口唇及其周围、口腔黏膜、手掌、手指（趾）末端皮肤色素斑，呈黑斑，也可为棕黄色斑。具有家族遗传性。其综合征又叫色素沉着多发性胃肠道息肉病。此病由于范围广泛，无法手术根治，当并发肠道大出血或肠套叠时，可做肠部分切除术。

2.Gardner 综合征

这一综合征有结肠息肉、骨瘤和软组织瘤三种不同表现，这三种不同的肿瘤有一种共同的支配基因，因此，是有遗传因素的家族病。息肉可发生在结直肠和小肠，最终发展为腺瘤。这种息肉发生癌变的病人年龄，比家族性腺瘤息肉病发生癌变的年龄较晚，一般在 60 岁前后，腺癌发病率最高。骨瘤多在下颌骨和颅骨，软组织瘤有多发性纤维瘤和上皮样囊肿。发病原因不明，常与外伤有关系。因恶变率高，应早期治疗结肠息肉。

肠外表现，常在结肠腺瘤被认识前 10~20 年就出现，这是诊断要点。多发性皮脂腺囊肿，常在青春期就出现，多见于面部和四肢，后来在皮肤上出现脂肪瘤和纤维瘤，常在手术疤痕处出现，但也可没有诱因，出现在胸、背、头皮和臂部。

腺瘤与家族性腺瘤样结肠息肉没有区别，在病人发病后 10~15 年会癌变。症状基本与一般结肠息肉相同，表现为出血、腹痛和腹泻。治疗与家族性结肠息肉病相同。

3.Oldfield 综合征

这是结肠息肉病和腺癌同时有家族性多发皮脂腺囊肿。

4.Turcot 综合征

这是结肠息肉病和腺癌，同时有恶性神经肿瘤，如髓母细胞瘤，成胶质细胞瘤和不染色的腺瘤。

5.Cronkhite—Canada 综合征

这是胃－空肠－回肠－结肠－直肠多发性息肉病伴有外胚层缺陷的表现，包括秃发、指（趾）甲萎缩、皮肤色素沉着等。临床上，尚可见到严重的间歇性水泻，严重的低蛋白血症。目前认为系由于肠道炎症反应所致的炎性息肉，在炎症控制后会消退，个别患者会发生癌变。对此综合征的治疗，可针对腹泻和吸收不良做支持和对症治疗，抗生素结合激素治疗可能有所帮助。一般预后较差。

6.Zanc 综合征

结肠息肉并有长骨多发软骨畸形。

参考文献

[1] 张东铭，王玉成，等 . 盆底肛直肠外科理论与临床 [M]. 北京：人民军医出版社，2011：153–159.

[2] 张泰昌 . 结直肠肛门病学 [M]. 北京：北京科学技术出版社，2010：482–498.

[3] 凌奇荷 . 结直肠息肉诊断与治疗新进展 [J]. 中国医师杂志，2000，2（3）：133–136.

[4] 李艳萍，李骥，等 . 结直肠息肉发病危险因素分析 [J]. 首都医科大学学报，2013，34（5）：684–688.

[5] 李春雨，汪建平，等 . 肛肠外科手术技巧 [M]. 北京：人民卫生出版社，2013：462–463.

[6] 何永恒，凌光烈，等 . 中医肛肠科学 [M]. 北京：清华大学出版社，2012：207–234.

第二节 结直肠良性肿瘤

在祖国医学中，凡因瘀血、浊气或痰湿凝滞留于经络组织之中，而产生的赘生物，称为瘤。正如《圣济总录·瘿瘤门》中所说："瘤之为义，留滞而不去也，气血流行不失其常，则形体和平，或无余赘，及郁结壅塞，则乘虚投隙，瘤所以生。"本病可生于人体各处，或发于皮肉之间，或发于筋骨之内。

现代医学认为，结直肠良性肿瘤，与身体其他部位良性肿瘤原理一样，瘤细胞及细胞间质的排列，与正常组织相同。常有外膜包围，生长缓慢，切除后不复发，有时也可发生恶性改变。大小硬度不同，形状不定，有的圆形，有的椭圆形，有的形状不规则；或单个孤立，或多数群生；有的底宽广，有的有蒂，多见于青年人和儿童。常见的结直肠良性肿瘤，有血管瘤、脂肪瘤、平滑肌瘤、纤维瘤、淋巴管瘤。这些肿瘤常可引起局部症状便血或脱垂，或者便秘、贫血、肠梗阻等症状。

结直肠血管瘤

结直肠血管瘤发生于结直肠周围血管组织中，是一种少见的非遗传性先天性疾病。结直肠血管瘤很少见，这与早期不易发现有一定关系，随着介入性放射学的发展，其检出率较前增多，以往认为是原因不明的下消化道出血，有一部分就是血管瘤出血。本病常发生在肛周皮肤、直肠黏膜和黏膜下层内，因所在部位的不同，其发生可以是单个的，也可以是多发的，大小不一。大部分发生在少儿，10~20岁多见。大的结直肠血管瘤，常有糜烂溃疡，引起大出血（约2/3的血管瘤表现为出血），极少数也会发生恶变。男性多于女性。在祖国医学中，属于血瘤的范畴。（此好发情况各书叙述不同）

【病因病理】

祖国医学认为：由于心火妄动，血行失常，以致气血纵横，脉络交错，结聚成块，显露于肌肤而形成血管瘤。

现代医学认为：致病因素还不能确定，一般认为结直肠血管瘤不是肿瘤新生物，而是先天性中胚层来源的胚腔发育异常，起源于胚胎性血管错构芽，因某种因素的作用引起肿瘤样增生所致，属发育异常的错构瘤，常常难以肯定为真性肿瘤，但也有学者持反对意见。

目前，对其病理改变有以下描述：

1.毛细血管网扩张

在真皮层的毛细血管网增多而且扩张，其管壁由单层内皮细胞形成，外层缺少肌纤维和弹力纤维。扩张的毛细血管呈片状分布，有的长期无改变；有的可自行消退。

2.毛细血管增生

在真皮层或皮下组织中，异常地存在着紧密靠拢的内皮细胞团，呈片状分布。当循环的血液逐渐由内皮细胞闭合的管腔引入团块，管腔增多形成毛细血管。肿瘤的快速增大，是由于原来存在的内皮细胞团块管道化而建立了血流。组织切片显示，呈小叶状分布的密集毛细血管丛。有的毛细血管内皮细胞，由两层到数层，皆无明显间变或核分裂现象，切片中，有时可见到内皮细胞条索或团块，而管腔还未形成。病理学称为血管内皮瘤。在内皮细胞团形成毛细血管丛时，使肿块增大，当内皮细胞团全部成为毛细血管丛后，肿块趋向静止状态。毛细血管丛形成的肿块，有一枝或数枝深部供血血管主干，当血液从这些血管进入逐渐增多的毛细血管丛时，血流速度逐渐减慢，压力也逐渐降低，血液郁滞后可导致栓塞或梗死，其结果是自行消退。但是，也有可能仍有部分血液供应，使肿瘤处于静止状态，或者血液供应充足，使肿瘤继续增大而广泛破坏周围正常组织。

3.海绵状扩张

血管在真皮层深部、皮下组织或肌层中形成扩大的许多不规则的血管窦，窦壁有单层内皮细胞衬附，窦间有一层少量较薄的纤维组织条索隔开。

4.动静脉瘘畸形

由多数扩大的小动脉和小静脉互相沟通组成的血管瘤，在软组织各层均有分布，而且范围广泛。

【分类】

按肿瘤性质和瘤内血管的大小不同，可分为三类：

（一）毛细血管瘤

由表浅的毛细血管扩张、迂回、屈曲而成。多发生在肛管和肛门周围，红紫色，不痛，可突出皮肤表面成草莓状，外形与血栓性外痔相似。多为孤立性班块状或球形降起于肠黏膜的小结节，直径1cm左右，有的可形成息肉状肿物。也有少数毛细血管瘤表面平坦，在皮肤上形成红斑，加压后消退。镜下，瘤组织由无数密集的毛细血管组成，内皮细胞发育良好，间质结缔组织缺乏弹力纤维及平滑肌。

（二）海绵状血管瘤

可分为局限性息肉型和弥漫性扩张型。前者为突出于肠黏膜的息肉状物，直径数毫米至数厘米、暗紫色。表面肠黏膜常有溃疡，出血等；后者最为常见，大小、形态不一，可单个也可多发，可累及肠段达20 cm甚至更长，在幼年时期发病，病情常较严重。镜下，肿瘤由许多扩大的血管腔构成，有内皮细胞覆盖，间质为少量结缔组织及平滑肌所分隔。

（三）混合血管瘤

同时具有两种血管瘤的特性。多为局限性息肉状，在肠腔内突起，肠黏膜表面可有溃疡形成。镜下，由毛细血管及海绵状血管瘤两种成分构成。

【临床表现】

大多数结直肠血管瘤患者几乎在10岁以前有便血史，发生内痔。本病的特征性表现为反复无痛性消化道出血，甚至大出血，发生率占60%~90%。出血量的多少取决血管瘤的大小和血管的形态。常伴有贫血，肠梗阻，腹泻等。患者常因反复、无痛性便血而就诊，伴鲜红或紫黑色血液，有时混杂血块，少数有黑便，进行性加重。始发于幼年和青年者，常伴有慢性缺铁性贫血。毛细血管状血管瘤引起缓慢出血，海绵状血管瘤引起大量出血，逐渐严重，出血频繁。息肉型结肠血管瘤因肠套叠可引起肠梗阻，少数出现肠扭转。直肠刺激症状有里急后重、排便不净感。广泛弥漫型结直肠血管瘤的表现为全身凝血机制障碍，加重肠道出血，伴有血小板减少症、低纤维蛋白原血症以及血中凝血因子Ⅴ和Ⅷ水平降低等。肿瘤较大者，可有肠道刺激症状，腹部隐痛、大便次数多，黏液便及里急后重感。如肿物在直肠肛管部，有肿物堵塞感，频繁的便意。有时肿物可由肛门脱出，因充血、水肿而有坠胀感。在结直肠血管瘤切除后均可恢复正常。

【检查】

1.实验室检查

（1）血常规：可见贫血和血小板减少。

（2）凝血功能检查：可有纤维蛋白原减少、凝血因子Ⅴ和Ⅷ降低。

（3）大便常规检查：粪便可混有血块，或便血呈鲜红色或紫黑色。

2. 其他辅助检查

（1）肛门指诊：直肠肛管部的血管瘤，手指可触到软而富有弹性的肿块，压之可缩小，有时可触到静脉石。

（2）电子肠镜：诊断结直肠血管瘤的有效手段是纤维结肠镜检查，它可确定病变的部位、性质和范围。通过活组织检查确定诊断，但可引发大出血，应避免使用。

（3）腹部 X 线平片：腹部 X 线平片检查时，可见簇状聚集的钙化静脉结石影。

（4）结肠气钡双重造影：静脉扩张型可见结肠黏膜静脉扩张，呈网状或结节样隆起，边缘部位呈典型的"扇贝样"表现。息肉型血管瘤可见突入肠腔的肿块和肠壁的充盈缺损。严重的弥漫型血管瘤可见病变肠段的肠腔呈均匀性狭窄。

（5）动脉造影：选择性肠系膜动脉造影可以明确诊断，可见扩张成簇的血管团，伴有增生扩张的直肠上和直肠中动静脉，还可以见到扩张的髂内静脉。

【诊断及鉴别诊断】

病人家族多有血管瘤史，体检可见黏膜和皮肤有类似病变，并有大量出血、贫血和肠梗阻体征，直肠肛管内可摸到柔软肿瘤，如用指压，可以缩小。直肠镜或乙状结肠镜检查，可见血管瘤呈红色或紫葡萄色，有浅蓝色结节形肿块，界线清楚，容易出血。钡剂灌肠，可见肠腔有狭窄。如做活组织检查，可引起大出血，应慎重使用。电子肠镜检查，可了解乙状结肠以上肠腔的情况，并确定所发现的血管瘤的部位、性质和范围。各项 X 线检查对诊断虽有较大帮助，但对病史及影像征象不典型者，仍难以确诊。以出血症状为主的病例，需与溃疡性结肠炎、克罗恩病、结肠癌及小肠肿瘤相鉴别。以肠道刺激症状为主者，需与慢性肠炎、痢疾、过敏性结肠炎鉴别。

【治疗】

1. 内治法

凡心火妄动，气滞血瘀者，治宜行气活血，泻火滋阴。选方常用芩连二母丸合桃红四物汤加减。

2. 非手术治疗

包括硬化剂注射、冷冻、透热或电灼、电凝等疗法，使瘤体纤维化，达到缩小肿瘤、停止出血的目的。适用于部位比较低的血管瘤、全身情况较差、不能耐受手术切除的结直肠血管瘤患者。止血效果在短期内较好，长期效果和根治性差，复发率高。对于长蒂息肉型血管瘤可通过结肠内镜对血管瘤进行套扎切除。

3. 手术治疗

手术切除是治疗结直肠血管瘤最有效的方法。手术方式取决于肿瘤的大小（累及肠管的范围）和距肛缘的距离。小型血管瘤,由黏膜下切除,保留浆膜和肌层; 大型的血管瘤,做局部切除术。对疑似恶性血管瘤,冰冻切片检查,不能排除恶变时,可做肠部分切除。播散扩张型血管瘤和多发性血管瘤,应做广泛切除,或腹会阴联合切除术; 如病变范围广,不能切除,或不能支持大手术者,可做结肠造瘘术配合放射治疗。直肠和肛管血管瘤大出血,可先暂时压迫止血,然后再进行手术,如压迫止血无效,则需结扎两侧髂内动脉,电灼或注射硬化剂治疗,也可酌情采用激光治疗。

结直肠脂肪瘤

结直肠脂肪瘤是较罕见的间质来源良性肿瘤，由分化成熟的脂肪细胞构成，发病率为 0.035%~4.4%，迄今为止英文文献中报道约 320 例。大部分患者无临床症状，通常在放射检查、结肠镜检查、手术或尸检时发现。脂肪瘤可发生于消化道的任何部位，但以结肠多见，尤以盲肠和升结肠最为好发。从升结肠至乙状结肠，脂肪瘤的发病率逐渐降低。61%~70% 的病例发生于右半结肠，15.4% 发生于横结肠，20.1% 发生于左半结肠，发生于直肠的约 3.4%。50~69 岁是结肠脂肪瘤的好发年龄，女性发病率是男性的 1.5~2 倍。有资料统计，在结肠、直肠良性肿瘤中，脂肪瘤的发病率仅次于息肉和腺瘤，居第三位。属于祖国传统医学的脂瘤范畴。

【病因】

祖国医学认为：多因痰湿凝聚而成。

现代医学认为：发病原因尚不明了，但与性腺素的分泌有关。另还有人认为本病的发病与炎症刺激致结缔组织变性，组织内纤维小梁的腺管周围脂肪浸润或由于组织的淋巴供应和血液循环发生障碍，导致脂肪组织沉积有关。还有人认为脂肪瘤的发病与脑垂体前叶性激素的分泌有关。另外还有人认为本病的发病与先天性发育不良，全身脂肪代谢障碍以及肠营养不良所致，但证据尚不充分。少数病人有家族史或出生后即有。

【病理】

根据肿瘤的生长方式，其大体分型分为如下四型：①黏膜下型：最多见，占 85% 以上，呈息肉样向肠腔突出。小部分仅表现为黏膜隆起。大部分有蒂，可因蒂扭转或肠套叠而发生肠坏死，或引起肠梗阻、出血等；如蒂部发生坏死，可自行截断，随粪便排出；其黏膜表面可发生糜烂，形成溃疡，引起感染，深部坏死和出血。②浆膜下型：约占 10%，多向肠管壁外生长，一般不引起临床症状，少数可表现为有蒂或呈环形环绕于结肠，使之狭窄或堵塞肠腔。有人认为此型本质来源于发达的脂肪垂。③黏膜浆膜间型：瘤体位于肠壁肌层，一般不向肠腔内外突出，瘤体呈圆或椭圆形，无临床表现。④混合型：肿瘤同时侵犯了上述 2 个或全部层次。一般肠道脂肪瘤大多数为单发，少数多发（一般 2~4 个）。肛门周围脂肪瘤则多位于皮下组织内或肛门周围组织间隙中，多数为单发。

【临床表现】

结肠脂肪瘤患者多数无明显症状，一般直径在 2cm 以下者较难发现，常在开腹手术或手术标本中发现。临床表现主要为腹痛、便血、大便习惯改变，少数患者可出现肠套叠、大出血、穿孔、急性肠梗阻等严重的临床症状，与结肠恶性肿瘤症状相似，但发生率仅为 6%。结肠脂肪瘤的临床表现与肿瘤大小、位置及并发症相关。肿瘤 > 4cm 时，近 75% 的患者有临床症状，且常引起出血、肠套叠等并发症；当肿瘤直径达 4~7cm 时，约 2/3 的患者将出现肠套叠。少数患者结肠脂肪瘤可发生自行脱落，但可导致肠套叠、消化道出血或肠穿孔等严重并发症。

【检查】

1.X 线检查

采用钡灌或气钡双重造影,亦可用清水灌肠,把水作为对比剂,可使脂肪瘤与周围组织的密度对比更明显。X 线主要表现:

（1）腹部平片可见低密度脂肪组织亮影。

（2）钡灌或气钡造影,肠腔内可见边缘光滑的圆形或卵圆形充盈缺损,其透光度强,表面平展光滑。

（3）挤压征检查中由于黏膜下脂肪瘤密度减低所致的粪便蠕动可以改变脂肪瘤的形状,这种 X 线表现,被称为"压缩体征",是黏膜下脂肪瘤特有的病理现象。

2.结肠镜检查

可直接观察到有蒂或无蒂自黏膜下隆起,表面光滑或糜烂的半球形或分叶状黄色肿瘤,用活检钳压迫肿瘤,富有弹性,加压能使凹陷,放后恢复原状,即可以看到所谓的枕垫征;用活检钳提瘤体,表面的黏膜产生帐篷效应;用活检钳在同一部位反复活检,可露出脂肪组织即所谓"裸脂征",获得组织可供组织学检查,可明确诊断

3.CT 检查

为形态规则的低密度块影,CT值多为-120 ~ -80Hu 注射造影剂后,其影像更为清晰。

4.病理检查

在显微镜下观察,脂肪瘤细胞与正常脂肪细胞相似,瘤外有包膜,中间可有大量纤维组织分隔。肿瘤有时可破溃或发生囊性变、钙化等。

【诊断及鉴别诊断】

根据临床表现,结合辅助检查,如 X 线、CT、肠镜等一般鉴别并不困难,但钡剂灌肠 X 线检查则不易与癌症相鉴别。但最后诊断仍需依据肠镜下活检做病理学检查。

【治疗】

（一）内治法

痰湿凝聚,治宜除湿涤痰,软坚散结。选方常用消核浸膏片。

（二）外治法

目前的治疗方法包括:随访观察,内镜下切除,传统的开腹手术及腹腔镜手术切除,而微创治疗是近年来发展的趋势。对于无症状的脂肪瘤,若直径 < 2cm 且诊断明确,可以选择肠镜下切除,但大多数观点支持随访观察;若直径 > 2cm 尤其是 > 4cm 时,因可导致并发症而需切除。有症状的脂肪瘤需切除,可以根据脂肪瘤的大小,位置,基底部的特征及累及肠壁的层次选择内镜下切除或手术切除。

1.内镜下治疗

脂肪瘤属于良性肿瘤,首选内镜治疗,但较大脂肪瘤内镜下切除需慎重。内镜下切除,包括圈套器切除、尼龙套圈辅助切除、内镜下夹闭术、内镜黏膜下切除术以及脂肪瘤去顶术。内镜下圈套器切除是治疗直径 < 2.5cm 的脂肪瘤比较安全的方法。结肠镜下电凝电切切除多用于单发、有蒂或亚蒂,瘤体直径小于 2 cm。Stone 等认为在考虑内镜电切的可行性时,瘤体蒂部的宽度、厚度比瘤体本身直径更有意义,只要保证电切套圈能完整地横断蒂部,放置套圈的位置既不损伤肠壁又不会灼至瘤体组织,肿瘤均能安全切除。

Ochiai 等报道可在肠镜下瘤体中注入少量甘油和肾上腺素混合制，在超声引导下从固有肌层分离肿瘤而将瘤切除。

2. 手术治疗

当脂肪瘤出现症状，或瘤体直径 > 2.5cm，或难与结肠癌相鉴别时，需行外科手术。外科手术治疗的方法包括局部切除、区段切除或结肠部分切除术。对于术前明确诊断的脂肪瘤，可选择结肠切开 + 瘤体切除或局部肠管切除；对于诊断不明确或有并发症的患者，则需根据术中情况行结肠区段切除、结肠部分切除甚至结肠次全切除术。浆膜下型脂肪瘤只需行剖腹简单切除，不须切开肠腔。

3. 腹腔镜手术

若脂肪瘤直径达到 2cm 或者怀疑恶性肿瘤可能，可以考虑腹腔镜下行结肠切开息肉切除或结肠楔形切除术。腹腔镜下因不可触摸而难以定位，术中肠镜定位可以消除其弊端，并能确保足够的肿瘤切缘。

结直肠平滑肌瘤

结直肠的平滑肌瘤比较罕见。平滑肌瘤来源于肠壁的平滑肌组织，包括黏膜肌层和固有肌层均可发生，但来源于黏膜肌的多见，好发部位依次为直肠、乙状结肠、横结肠，其他部位少见。大肠平滑肌瘤可发生在任何年龄，但发病率与年龄成正比，而且年龄越大，恶变可能性就越大。男女发病无显著差异。在祖国医学中，属于肉瘤范畴。

【病因】

祖国医学认为：多因脾失健运，湿热内生，气血凝结而成。

现代医学认为：目前尚未找到确定的病因，可能与慢性刺激、胚原性和粪便中甲基胆蒽浓度过高有关。

【病理】

（一）大体分型

根据大肠平滑肌瘤在肠壁的位置、形状和生长方式，将其分为四型：①腔内型：多在黏膜下层并向肠腔内生长，有蒂或无蒂，有蒂者，多为阔蒂，可因表面黏膜破溃形成浅溃疡。②腔外形：位于浆膜下层向肠外生长。③哑铃型（混合型）；位于肠壁内，同时向肠壁内及肠腔外生长。④狭窄型（壁内型）：可环绕肠壁内生长，造成肠狭窄或肠梗阻。多数平滑肌瘤瘤体直径小于 5cm，而恶变为肉瘤者常大于 5cm。平滑肌瘤的肉眼形态一般为椭圆形，瘤体可呈分叶状。一般质坚韧，少数可因充血严重而质软。

（二）组织学特点

在显微镜下可见分化成熟的平滑肌细胞纤维束，纵横交错的编织状或螺旋状排列，细胞核排列呈栅栏状，束间有增生的胶原纤维和结缔组织所包绕。镜下：可有或无明显的包膜，呈膨胀性生长。镜下很难区分良恶性，多根据细胞的大小，核分裂相、核大小及形状、染色体的着色程度等来区分。但最终由是否出现浸润和转移来确定良恶性。

【临床表现】

症状及体征的有无以及严重程度与四个因素有关：①肿瘤的大小。②肿瘤有否溃疡。③有否发生恶性变。④肿瘤的大体形态。小肿瘤可无任何症状，肿瘤超过 2cm，可因部分性肠梗阻，完全性肠梗阻而有阵发性腹痛。腔外形者可在腹部扪到肿块。有溃疡者可有肠道刺激症状。如腹泻、腹痛、便频，突然大量便血，虽便血量大但无先兆症状，便血量大速度快者可很快发生休克。可间歇发作。肿瘤发生恶性变者，症状可明显加剧，病程加快，消耗体征也显著。肿块位于直肠者，症状、体征出现较早，容易早期发现。

【检查】

（一）肛门指诊

肿块位于直肠下段者，肛门指诊可触到界限清楚的肿块，黏膜光滑，肿物活动，中等硬。恶性变者，表面多有溃疡，肿瘤可有周围浸润，活动度变小。

（二）钡灌肠

有肠腔狭窄者，结肠袋消失，肠壁僵直，有明显的钡剂充盈残缺。

（三）内镜检查

黏膜完整者，可观察到突入腔内的球形肿块，取活检多不易成功。表面有溃疡者，呈盘形凹陷，多有出血痕迹，可在边缘部取活检，对诊断有帮助。

（四）选择性腹腔动脉造影

可见到肿块的轮廓，如有出血，可见造影剂外溢。肿块部位血管迂曲变形，毛细血管簇生，可见血池。

（五）B型超声波检查

腔外形及混合型者，用生理盐水灌肛后形成不同的声导介质，可观察肿块的部位及大小。

【诊断与鉴别诊断】

术前准确诊断较困难，大部分病例是通过术后组织学检查而确诊。

本病应与下列疾病鉴别：

1.大肠纤维瘤

两者在外观形态上相似，唯后者病史更长，极少发生溃疡。另外血吸虫病肉芽肿也易与本病混淆，后者多有流行区生活史，并有血吸虫病的其他体征，在肠黏膜组织中可查到沉积的虫卵。

2.平滑肌肉瘤

两者在大体观察上难以区别。一般认为高龄者，病史长者恶变可能性大，有时甚至病理检查很难将两者准确区分。

3.神经鞘瘤

纤维更细长而疏松，微红染、核两端略尖栅栏状排列较明显，常为双层以上，S-100蛋白染色常阳性。

【治疗】

（一）内治法

平滑肌瘤多属脾虚痰湿，治宜健脾益气，化痰软坚。选方常用归脾丸合二陈汤加减，或用小金丹。

（二）外科治疗

大出血者，在补足血容量后，可行内镜检查，如诊断明确，应立即行肠段切除术。

无出血者，只要诊断成立，也应早期手术，行肠段切除。如证实为恶性变者，可根据病变范围及有否转移。决定手术范围的大小。发生在肛管、直肠部的病灶，原则上应保留肛门，行局部肿瘤切除术、若肿瘤已恶变而浸润周围组织者，则应酌情行腹会阴联合切除术。若肿瘤在直肠外，则宜不经直肠，而从直肠外切除，因这类肿瘤可能源于肛门内括约肌。

结直肠纤维瘤

纤维瘤发病部位较广，结肠、直肠的纤维瘤可起源于肠壁的任何一层，常见的起源于黏膜下层，约占 2/3，向肠腔内生长，称为内发性纤维瘤；1/3 发生在浆膜下，向外生长，称为外发性纤维瘤。纤维瘤又根据所含纤维成分的多少分为硬性纤维瘤和软性纤维瘤，凡纤维成分多的形成硬性纤维瘤，纤维成分少并有部分细胞成分的为软性纤维瘤。在祖国医学中，属于气瘤范畴。

【病因】

祖国医学认为：本病多由肺气失宣而引起痰气凝结，营卫不和所致。

现代医学认为：目前对发病原因尚无明确认识。

【病理】

大体分型：较小，一般直径在 3cm 以下，分为腔内型及腔外形。前者常位于黏膜下，呈息肉状，多无蒂；后者位于浆膜下层，形成突出于肠外的肿物，外观呈结节状，与周围组织分界清楚，有包膜。切面呈灰白色，可见编织状条纹，质地硬韧。

组织学检查：镜下由成纤维细胞、纤维细胞和多少不等的胺原纤维构成。瘤组织内纤维排列成束状，呈编织状排列，胶原纤维丰富，核分裂相对少见。

【临床表现与诊断】

因肿瘤由黏膜下层结缔组织发起，常形成大小不等，有包膜，呈椭圆形，质硬的肿块。临床症状与肿瘤的生长部位、大小有直接关系。肿瘤发生在结肠又突向肠腔常引起便秘、腹泻、腹痛、黏液便，随着瘤体不断增大，压迫肠壁，影响肠内容物通过，可伴肠梗阻症状。如发生在直肠远端，常出现下坠、里急后重。发生在结肠及直肠上端的纤维瘤，可应用电子肠镜检查，肿瘤表面为正常黏膜，表面光滑。发生在直肠远端的纤维瘤应用指诊及肛门镜检查，可查及硬性、光滑、有弹性、边缘清楚的肿物，确诊需依靠病理检查。

【治疗】

1.内治法

宜宣肺调气，化痰散结，选方常用通气化坚丸、消核浸膏片等。

2.外治法

较小纤维瘤，临床上无明显症状，可不必手术。因纤维瘤有发生恶变形成纤维肉瘤的可能性，故应定期追踪检查。对较大纤维瘤，有明显临床症状，影响正常功能，甚至出现肠梗阻时，应及时手术。术中最好行速冻病理检查，以鉴别属纤维瘤还是发生恶变，以便正确选择手术方法。

结直肠淋巴管瘤

结直肠淋巴管瘤是结直肠黏膜下的正常淋巴组织的局限性过度增生，一般为良性，故又名结直肠良性淋巴组织增生，并非真正肿瘤。肿瘤多位于黏膜及黏膜下层，形成质软的海绵状肿块，隆起于黏膜面而似息肉状，直径约数厘米。可发生于各个年龄组，但以 20~40 岁多见，男性稍多于女性。

【病因】

现代医学认为：目前病因尚未明确，有学者认为是继发于肠系膜淋巴管梗阻，而使淋巴结内压力升高，淋巴液滞留，淋巴管扩张而成瘤状。也有学者认为是淋巴组织的先天发育异常。但大多数学者认为是后天性的，是肠道慢性炎症刺激所致。

【病理】

肉眼可见息肉样小肿物，以单发为主，大小不一，多在 0.5~4cm，多无蒂，基底宽，表面黏膜光滑，可呈分叶状，灰褐色，有时表面有溃疡。切开标本，可见增生的淋巴组织呈圆形小结，灰色，被纤维组织束所分隔。镜下，多为海绵状淋巴管瘤，有许多大而不规则的囊腔构成，有内皮细胞被覆，腔内充满淡红色淋巴液，其中可见数量不等的淋巴细胞，表面被覆薄层黏膜，如在肛管处，可被覆鳞状上皮或腺性黏膜。也可观察到多个淋巴滤泡，结构似淋巴结，但无淋巴窦及包膜，嗜银染色可见网织纤维围绕滤泡，此点有助于诊断。肿物与周围组织界限清楚，可见肠黏膜下有淋巴细胞浸润。

【临床表现】

肿物在 0.5cm 以下者，可无任何症状，肿块较大，可出现频繁而量少的血便，这是最早也是最常见的症状，并可有腹部隐痛、稀便或黏液便。发生于直肠下段者，频繁的便意、坠胀感、阻塞感。也有肿物自肛门脱出者，而被误认为痔核。有继发感染者，可有肛门区疼痛及痒感。

【检查】

（一）肛门指诊

可见多个囊性息肉状肿物突出，触之软，有时可流出少许淋巴液，肛门指诊可触到界限清楚的肿块，压之肿物不变小。

（二）内镜检查

可观察到囊状突出物，内有液体，基底宽。此点可与家族性息肉病相区别，肿物不易出血，可取组织块做病理检查。组织活检标本应取之黏膜下瘤体。

（三）X 线检查

钡灌肠可见息肉样病灶。

【诊断及鉴别诊断】

因本病较罕见，大体观察又不典型，初诊多诊断为肿瘤，经病理检查后，方可明确诊断。有多处病灶者，易与多发性息肉以及家族性息肉病相混淆，只要注意询问病史及做病理检查，即可区别。单发病灶者应与幼年型息肉、良性腺瘤及痔核相鉴别，表面有溃疡者，应排除大肠癌。尤应注意与恶性淋巴瘤相鉴别，两者外观大体一致，组织学恶性淋巴瘤可见细胞有异型性表现，有病理性核分裂，淋巴滤泡分化不成熟、瘤细胞广泛浸润黏膜等。

【治疗】

（1）症状轻者，多不主张治疗，有自行消退的可能。

（2）症状显著者，以局部切除或肠段切除。

参考文献

[1] 黄乃健.中国肛肠科学 [M].济南：山东科学技术出版社，1996：1289-1299.

[2] 赵平，王成锋.现代结肠、直肠及肛管区肿瘤学 [M].济南：山东大学出版社，2009：202-204.

[3] 史学文，王世清，吴长勤，等.现代肛肠病学 [M].天津：天津科学技术出版社，2009：264-286.

[4] 吕其安，彭荣祥，张林祥.现代结直肠外科学 [M].昆明：云南科学技术出版社，2008：308-311.

[5] StoneC，Weber H C，Endoscopic removal of colonic lipomas [J].Am J Gastroenterol，2001，96：1295.

[6] Ochiai T，Akahoshi K，Hamada S，et al.Endoscopic.resec.tion of a colonic lipoma under endoscopic ultrosound guidance [J].Endoscopy，1998，30：65.

[7] 王庆华，钟志凤，杜金林.结肠脂肪瘤诊治进展 [J].浙江医学，2013，35（17）：1614-1616.

第三节　结直肠恶性肿瘤

结直肠恶性肿瘤是指发生在结肠、直肠、肛管及肛门周围的恶性肿瘤。包括肛管及肛门周围癌、直肠癌、结肠癌、肛管及肛门周围恶性黑色素瘤、大肠类癌等。发病时因其所在的位置不同，而出现不同的临床表现。流行病学调查显示，国内发病率在10~20/10 万人次，近年来有逐渐上升趋势，在欧美等发达国家和地区，发病率较我国更高。属于中医"便血""肠蕈""积聚""癥瘕""锁肛痔""脏毒"等范畴。

一、肛管及肛门周围癌

肛管及肛门周围癌（anal canal and perianal cancer）是指来源于肛管及肛门周围上皮的恶性肿瘤，发生在肛管或肛缘皮肤上多为鳞状上皮癌，也有少数为基底细胞癌。鳞状细胞癌多发生于肛管及肛门周围，由肛管和肛门周围鳞状上皮发生，常因肛瘘、痔手术瘢痕、湿疣、化脓性汗腺炎及潜毛囊肿长期慢性刺激损伤引起。生长在齿线上的是肛管癌，生长在齿线下方是肛门周围癌或肛门缘癌，肛管癌多见于女性，肛门周围癌男性多见。肛管癌是一种少见的肠道恶性肿瘤，约占直肠、肛管恶性肿瘤的 1%~4%，其中 85% 为肛管鳞状细胞癌。本病女性多发，为男性的 2~5 倍。属中医文献中"锁肛痔"或"番花痔"范畴。

【中医学认识】

（一）历史沿革

祖国医学很早就认识了肛管及肛门周围癌，中医学称之为"锁肛痔""番花痔"等。

锁肛痔病名首见于《外科大成》，卷二云："锁肛痔，肛门内外如竹节锁紧，形如海蜇，里急后重，便粪细而带扁，时流臭水，此无法治。"

番花痔：肛门四边翻出如碗大，肉紫黑，痛，流血水。

（二）病因病机

中医认为本病的病因多为忧思抑郁，情志不畅，饮食不节，嗜食肥甘厚味、过食辛辣。本病属本虚标实，早期以邪实为主，晚期以本虚为主。湿热痰浊气血瘀结成肿块是本病之标，而正气不足、脾肾亏虚乃本病之本。

其主要病因病机如下：

1. 气滞血瘀

忧思抑郁，情志不畅，日久气滞血瘀，气结不散，血瘀不行，正气日衰，积块肿大，阻塞不通，大肠失于通泄，气机郁滞，故肛门坠胀，大便困难，少腹胀痛。

2. 湿热内蕴

饮食不节，久泻久痢，息肉虫积，损伤脾胃，湿热痰浊内生，或肝气不舒，横逆犯脾，致脾胃运化失常，湿热痰浊内生，流注大肠，与气血结聚于肠道而成本病。

3. 气血衰败

脾为后天之本，肾为先天之本，脾肾亏虚，全身气血衰败，则脏腑机能衰退，而致本病。

【西医学认识】

1. 病因

本病的确切病因及发病机制目前尚不十分清楚，但有研究表明它是多因素作用下多基因失控所致，以往注意到长期慢性刺激如肛瘘、湿疣和免疫性疾患（如 Crohn 病）与肛管癌发生有关。近年来发现人乳头状病毒（HPV）与它有密切关系，特别是 HPV-16，50%~80% 的肛管癌细胞中有 HPV-16。性行为异常也是肛管癌的高危因素，男性同性恋患者中 47% 有肛管湿疣史，其肛管癌发病危险系数是正常配偶的 12.4 倍。女性患者中 30% 有肛交史。肛管癌也存在基因表达异常，67% 的肛管癌可见 p53 基因突变，71% 的肛管癌有癌基因 C-myc 的表达，且分布异常。此外，也有人注意到吸烟也是肛管癌的重要诱因，有吸烟史的男、女性发病率分别是正常人的 9.4 倍和 7.7 倍。

由此可见，本病的病因可能与下列因素有关：

（1）肛门周围的慢性疾病、局部刺激和损伤：这类人群中肛管癌的危险度较普通人群明显增加。有研究显示，41% 的患者在出现肛管癌之前存在肛瘘和其他良性疾病，但是这些疾病与肛管癌的直接关系还存在争论。

（2）感染：人类乳头瘤病毒（HPV）的感染是肛管癌最重要的发病因素。在 HPV 的众多亚型中，HPV-16 与肛管癌的关系最为密切。在肛管的鳞癌中 HPV-16 的阳性率有文献报告可以达到 56%，应用分子技术，相当多的肛管癌可以检测到 HPV 的 DNA。

（3）性行为：一些流行病学调查已经揭示了性行为与肛管癌发病率之间的关系。Daling 等在早期（1978~1985）的一项调查中以结肠癌作为对照，女性肛管癌患者伴有生殖器疣或者 HPV 感染或者沙眼衣原体感染更加常见，男性肛管癌患者多数为持续未婚者或者有肛门性交史者。丹麦癌症登记局的统计资料显示既往有宫颈癌或者宫颈上皮内瘤变病史的患者以后患肛管癌的概率是患有胃癌或结肠癌的 3~5 倍。

（4）免疫功能低下：患者的免疫功能与肛管癌有明显的相关性，艾滋病（AIDS）患者的肛管癌发病率明显增加。患者危险度的增加一般认为可能是因为患者免疫功能低下，在这种情况下增加了 HPV 的易感性；同样，在进行肾移植的患者罹患肛管癌的危险明显增加，是普通人群的 100 倍。此外放射治疗是肛管癌的危险因素，可能是因为机体的免疫系统受到抑制的缘故。

2. 病理

1）分类　肛管癌的肿瘤的中心位于齿状线的 2cm 以内。按组织学分，发生于黏膜上皮，无论是腺上皮，移行上皮还是鳞状上皮，均称为肛管癌；发生于皮肤或远端黏膜皮肤交界处的，称为肛缘癌。

WHO 肛管癌的病理分类：鳞状细胞癌；腺癌；黏液腺癌；小细胞癌和未分化癌。在北美和欧洲，鳞癌占 80%，然而，病理类型有地域的变化，例如，在日本仅 20% 的肛管癌是鳞癌。在 WHO 分类中，除了 80% 的鳞癌外，剩下的 20% 上皮肿瘤主要为结直肠黏膜型的腺癌，以及少见的、来自肛管腺体或肛窦的黏液腺癌、小细胞癌和未分化癌。在我国，肛管癌以鳞状细胞癌最多见，约占 2/3 以上。按细胞分化程度分高、中和低分化癌。少数为腺癌。至于肉瘤和淋巴瘤在肛管区少见。恶性黑色素瘤在肛管直肠肿瘤中不足 1%。

2）转移方式

（1）淋巴转移：是肛管癌的主要播散途径。主要是沿直肠上动脉向上方转移至直肠旁淋巴结，汇成直肠上淋巴结，继而转移到肠系膜下动脉周围。肛管癌亦可向侧方淋巴转移至髂内、髂总淋巴结。向下方转移主要向前经过会阴及大腿内侧部皮下组织到达腹股沟浅淋巴结，少数向后沿臀部外侧经两侧髂嵴进入腹股沟浅淋巴结，最后均汇至腹股沟深淋巴结和髂外、髂总淋巴结。其中齿状线以上肿瘤的淋巴主要引流到直肠周围、髂外、闭孔和髂内。位于远端肛管的肿瘤引流至腹股沟—股骨区域、髂外和髂总淋巴结。15%~20% 的患者在就诊时已有腹股沟淋巴结转移，通常是单侧腹股沟转移，而 10%~20% 是在以后的检查时发现的。约 30% 淋巴结转移浅表，60% 可为深部。

（2）直接浸润：肛管癌早期即可有括约肌和肛周组织的直接侵犯。约有半数的病例肿瘤侵犯到直肠和（或）肛周区域。进展期的肿瘤可浸润骶骨或骨盆壁。女性常浸润至阴道，然而，男性的前列腺浸润则不常见。进展期肿瘤的局部转移较盆腔外转移更常见，仅 10% 的患者在诊断时发现已有远处转移，发生远处转移的常见部位是肝脏和肺。

（3）血行转移：肛管癌血行转移较少见。约有 5% 患者在初次就诊时已有盆腔外转移，转移的途径多通过门静脉系统或体静脉系统，常见的转移部位为肝脏和肺。

3）临床分期　目前肛管癌的分期最为公认的是 AJCC/UICC 的 TNM 分期系统（表 15-3-1）。与肠道系统的其他的 T 的分期不同，肛管癌分期中 T 采用的是肿瘤的大小而非肿瘤的侵犯深度。

表 15-3-1　AJCC/UICC 的 TNM 分期

原发肿瘤（T）

　T_X 原发肿瘤无法评价

　T_0 没有原发肿瘤

　T_{is} 原位癌

T_1 肿瘤最大直径 ≤ 2 cm

T_2 肿瘤最大直径 > 2 cm，但 < 5 cm

T_3 肿瘤的最大直径 > 5 cm

T_4 肿瘤侵犯邻近器官（阴道、尿道、膀胱），不论肿瘤的大小；肿瘤侵犯括约肌不属于 T4。

淋巴结转移（N）

N_X 区域淋巴结无法评价

N_0 区域淋巴结无转移

N_1 直肠周围淋巴结存在转移

N_2 存在单侧的髂内淋巴结转移和 / 或腹股沟淋巴结转移

N_3 直肠周围淋巴结存在转移和腹股沟淋巴结转移和 / 或双侧髂内淋巴结转移和或双侧腹股沟淋巴结转移

M 远处转移

M_X 远处转移无法评价

M_0 无远处转移

M_1 存在远处转移

【诊断依据】

本病的诊断主要依据病人的症状、体征、内镜、活组织病理检查等检查结果。活组织病理检查结果是主要诊断依据。凡怀疑为肛管及肛门周围癌均应取活组织进行病理检查。而影像学检查对于肿瘤的分期有很大的帮助，进行这些检查的目的在于了解肿瘤对于周围组织的侵犯情况、是否存在区域淋巴结的转移、是否存在远处的转移。包括胸部的 X 线检查、腹部的超声或者 CT 检查、盆腔的 CT 检查，有条件的单位可以进行肛管直肠内的腔内超声检查，对于判断病变的侵犯深度有帮助。盆腔的 CT 检查对于判断肛管癌的侵犯深度和区域淋巴结的情况有很大帮助。

（一）临床表现

1.病史

本病多发于 40 岁以上，偶见于青年人。女性多于男性。

2.症状

（1）肛门部刺激症状：早期肛管癌可无症状，至溃疡形成后可出现局部疼痛，疼痛常是肛管癌的主要特征，疼痛呈持续性，便后加重。另外常有肛门不适、异物感、瘙痒等。累及肛门括约肌时可出现便意频频、里急后重、排便困难、大便失禁，同时有粪条变细变窄，粪中有黏液及脓血等，开始有少量便血，随着病情发展而逐渐加重。

（2）肛门部肿块或溃疡表现：初起时肛管部出现小的硬结，逐渐长大后表面溃烂，形成溃疡，其边缘隆起，并向外翻转，呈紫红色，有颗粒结节，底部不平整，呈灰白色，质地较硬，有触痛。也有的呈息肉状或蕈状。

（3）晚期消耗衰竭及转移症状：晚期患者有消瘦、贫血、乏力等恶病质表现。腹股沟淋巴结肿大。若转移至肝脏、肺及侵犯前列腺、膀胱、阴道后壁、宫颈等周围组织器官时，可出现相应症状。

3.体征

早期患者可无明显体征，中、晚期患者可出现肛周肿块、溃疡、皮肤糜烂等局部表现，还可出现腹股沟淋巴结肿大、食欲不振、全身衰弱无力、贫血、极度消瘦、水肿等恶病质征象。

（二）实验室及理化检查

1. 视诊

肛管癌早期肿块较小，可活动，呈现疣状。部分患者可见肛门分泌物，进一步发展，在肛门部可看到突起包块或溃疡，基底不平，并可能有卫星转移结节和腹股沟淋巴结转移。

2. 直肠指检

是诊断肛管癌的最重要的方法。齿线附近可触及肿块，退指后可见指套上染有血、脓和黏液。指检发现癌肿时要扪清大小、范围、部位和固定程度，以便决定治疗方法。

3. 肛门镜检查

可见肛管内肿块呈息肉样、蕈状或有溃疡和浸润，肛管缩窄。

4. 电子结肠镜检查

既可以排除直肠癌向下侵犯所致，还可以明确有无多原发癌。

5. X线检查

了解有无肺部转移等。

6. B超及CT检查

可以帮助确定局部情况及有无远处淋巴结转移。

7. 活组织病理检查

本病的最后确诊有赖于肿块的活组织检查，阳性者即可确定诊断。

【鉴别诊断】

（一）直肠癌

直肠癌可以侵犯到肛管，甚至可以到达齿线处。诊断要靠病理检查。但直肠腺癌的预后较鳞状细胞癌为佳。

（二）肛瘘

感染性肛瘘的表现有时类似肛管癌，肛瘘多在肛管后、前正中处，并与齿线处相连，肛管黏膜完整，探针检查有助于鉴别。

（三）恶性黑色素瘤

该肿瘤在肛管处少见。典型的黑色素瘤外观似血栓性痔，但触诊为硬性结节，偶有压痛。若表面有色素及溃疡，则诊断不难，但半数黑色素瘤无色素，易误诊，活检可明确诊断。

【治疗】

（一）辨证论治

中医学认为本病总属本虚标实，虚实错杂，辨证时应根据病变的不同时期的病理变化特点进行，辨明虚实、标本之主次。本病早期以标实为主，当辨气滞、血瘀、湿热的偏盛；后期以正虚为主，当辨阴阳、气血虚损之不同。

1.气滞血瘀证

证候：肛周肿物隆起，坚硬如石，疼痛拒按。或大便带血，血色暗红，里急后重，大便困难；舌紫暗，脉细涩。

辨证分析：气血瘀滞，加之湿热痰浊内蕴结聚不散，发为肿物；气血痰浊互结，肿物坚硬，疼痛拒按；气血瘀滞，血不循常道，瘀而化热，灼伤血络则大便带血，血色暗红；气血瘀滞，腑气不畅，则里急后重，大便困难；舌紫暗、脉细涩为气血瘀滞之象。

治法：理气活血，破瘀散结。

方药：桃红四物汤合失笑散加白花蛇舌草、半枝莲、天葵、黄药子、土茯苓等。

常用药：桃仁、红花、熟地黄、当归、白芍、川芎、五灵脂、蒲黄等。

2.湿热内蕴证

证候：大便带血，血色暗红，或带黏液，便次增多，肛门坠胀，里急后重；舌红，苔黄腻，脉滑数。

辨证分析：湿热痰浊蕴于肠道而不散则发为肿块；热伤血络则大便带血，湿热为患则血色暗红；日久血肉腐败，则渗流脓血黏液；湿热痰浊内积，气血瘀滞，则肛门坠胀，里急后重，便次增多；舌红、苔黄腻、脉滑数为湿热痰浊内蕴之象。

治法：清热利湿，化痰祛瘀。

方药：槐角地榆丸加白花蛇舌草、半枝莲、天葵、黄药子、桃仁、乳香、没药、土茯苓、苡仁等。

常用药：槐角（炒）、白芍（酒炒）、炒枳壳、荆芥、地榆炭、椿皮（炒）、栀子（炒）、黄芩、生地黄等。

3.气血衰败证

证候：大便难出，或便中带血，肛门坠胀；疲乏无力，面色少华，身体消瘦；舌红，少苔，脉细弱。

辨证分析：病程日久，肿块消耗人体正气，气血不足，则疲乏无力、面色少华、形体消瘦；舌淡、少苔、脉细弱为气血衰败之象。

治法：益气养血。

方药：八珍汤加半枝莲、蛇舌草、土茯苓、银花、地丁等。

常用药：当归、川芎、熟地、白芍、人参、白术、茯苓、甘草。

中成药：常用的有补中益气丸、十全大补丸等。

（二）外治方法

1.熏洗坐浴

选用具有清热解毒、行气活血、燥湿止痒、软坚散结、消肿止痛、收敛生肌作用的药物，煎汤熏洗肛门部，以清洁肛门或手术创面，可减轻患者的痛苦，提高疗效。常用的熏洗剂代表方有消肿止痛汤、苦参汤、五倍子汤、硝矾洗剂等。

2.敷药法

肛管癌溃烂时可外敷九华膏或黄连膏。

3.塞药法

可选用复方角菜酸酯栓、复方吲哚美辛栓等纳肛。

4.灌肠法

败酱草 30g，白花蛇舌草 30g，水煎浓缩成 100~150ml，保留灌肠，每天 2 次，每次 50~60ml。

（三）手术治疗

手术治疗是治疗肛管及肛门周围癌的主要方法。影响术式选择的因素主要有肿瘤大小、浸润深度、淋巴结转移及病人全身情况等。

1.经腹会阴联合切除术（Miles 术）

1974 年以前，一般认为肛管癌的首选治疗方式是经腹会阴联合肛管、直肠切除术（Miles 术），并认为手术是惟一最有效的方法。由于肛管癌局部侵袭以及 3 个方向的淋巴转移，所以手术范围比直肠癌更甚，要求会阴切除应包括肛门周围广泛的皮肤（不少于 3cm）、肛门内外括约肌、坐骨直肠窝的脂肪组织、肛提肌以及盆底腹膜下所有淋巴引流区域，女性患者常需切除阴道后壁。由于切除范围广泛，会阴部切口常需开放处理，难以 I 期缝合。扩大的 Miles 术，包括扩大的腹盆腔淋巴结清扫、预防性腹股沟淋巴结清除、盆腔脏器部分或全部切除术，并未显示提高生存率和降低复发率。反之，增加了手术并发症和死亡率。Beck 汇总 1960~1988 年 19 组资料 1 129 例经腹会阴联合切除手术治疗资料，术后 5 年生存率约为 50%，手术死亡率为 5.9%，局部复发率为 28%，远处复发率 27%。

近年来放疗、化疗对肛管癌治疗的效果获得肯定，扩大的 Miles 术不再被作为首选治疗方式，特别是早期肛管癌，手术治疗作为辅助治疗施行。但 T_3、T_4 期肛管癌仍应以 Miles 术为主，术前或术后加以放化疗。

适应证：

癌肿下缘距肛门 7cm 以内的患者，可行此手术，包括肛管、直肠下段的恶性肿瘤。要求癌肿无远处转移，局部虽有浸润但不固定。

术前准备：

（1）一般情况较差者，如营养不良及水、电解质紊乱，术前应予以纠正。

（2）口服甲硝唑 0.2g，每日 3 次，服 5~7 天行肠道准备。

（3）术前 3 天进食无渣饮食。

（4）术晨清洁灌肠。

（5）腹部、会阴部备皮。

（6）术前插胃管、导尿管。

麻醉：

可采用气管内插全身麻醉，或硬膜外麻醉。

体位：

取截石位，两大腿外展，臀部垫高，使肛门暴露出来。

手术步骤

腹部：

（1）切口：自耻骨联合至脐，取下腹部正中切口，或左下腹旁正中切口（图15-3-1）。切开腹膜的下部时，将膀胱推开，以免损伤膀胱。

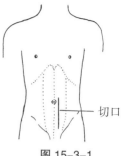

图 15-3-1

（2）探查：进入腹腔以后要全面探查腹腔内的情况，首先探查肝脏有无转移灶，其次探查腹膜有无播散性转移；腹主动脉旁、肠系膜根部有无肿大的淋巴结；自盲肠开始检查升结肠、横结肠、降结肠、乙状结肠有无病变。最后探查肿瘤，要注意肿瘤存在的部位，肿瘤的大小、活动度及其与周围组织的关系，与盆壁有无固定，盆腔有无肿大的淋巴结（图15-3-2）。

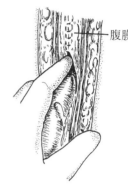

图 15-3-2

（3）游离乙状结肠下段和直肠：探查结束以后，决定手术切除，先用湿纱布垫将小肠包裹并向右上腹部推，用"S"状拉钩挡住。于乙状结肠的下段，靠近乙状结肠戳孔，穿过一细纱布条将乙状结肠结扎，以防操作过程中促使癌细胞在肠管游动。于乙状结肠系膜中分离出肠系膜下血管，靠近根部分离、切断，用7号线结扎并用4号线贯穿缝扎。如果行一般性根治手术则不需处理如此大范围的血管，仅将直肠上动、静脉游离出来处理，再处理乙状结肠血管2~3支就足够了。另外有些术者喜欢先游离乙状结肠、直肠以后，再处理系膜血管，这样会看得更清楚，但有一点，操作过程中易致癌细胞血行扩散，下面还要进一步说明。

将乙状结肠拉向内侧，暴露出左结肠沟和盆腔，术者用长镊子提起将乙状结肠固定在左侧盆壁的骨盆乙状结肠韧带，用长剪刀剪开（图15-3-3），并沿乙状结肠左侧壁层、脏层腹膜交界处，先潜行分离，边分离边将腹膜剪开直至膀胱（子宫）直肠凹的左侧，同时以示指钝性分离乙状结肠和后腹壁的疏松结缔组织（图15-3-4）。分离过程中，注意保护左输尿管，因左输尿管在骨盆边缘下达至膀胱，且靠近乙状结肠系膜，因此分离左侧腹膜时易误伤（图15-3-5）。

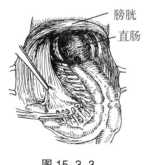

图 15-3-3

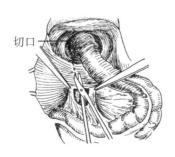

图 15-3-4

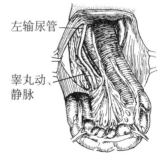

图 15-3-5

左手伸至乙状结肠的后方，并钝性分离乙状结肠右侧的腹膜，将其和后腹壁之间的疏松结缔组织分开，并将右输尿管推开。用食指顶起乙状结肠右侧腹膜，以左手食指做引导剪开右侧腹膜直至膀胱（子宫）直肠凹的右侧（图 15-3-6）。亦可将乙状结肠向左向上拉开，使乙状结肠右侧腹膜绷紧，先行剪开一小口，如同分离左侧腹膜一样，边分离边剪开直至膀胱（子宫）直肠凹的右侧。分离时注意保护右侧输尿管。

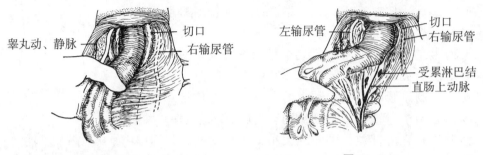

图 15-3-6　　　　　　　　　图 15-3-7

左手抓住乙状结肠和乙状结肠系膜血管（图 15-3-7），取宽纱条穿过乙状结肠及其系膜做牵引之用，将乙状结肠向上牵拉，右手伸入直肠骶骨之间的间隙，掌心向上，贴直肠壁钝性分离直肠后壁，直至骶尾关节，注意动作不可粗暴，以免撕破骶前静脉丛而致骶前大出血（图 15-3-8、15-3-9、15-3-10）。

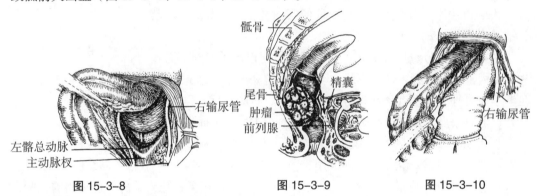

图 15-3-8　　　　　　图 15-3-9　　　　　　图 15-3-10

将直肠拉紧并向下压，显露直肠膀胱（子宫）凹处的腹膜，左手食指自左侧潜行分离，使左右相通，剪开此处的腹膜，并沿此间隙向前分离直肠前壁和前列腺（阴道）之间的纤维组织，尽可能地向前将直肠前壁和前列腺（阴道）推开（图 15-3-10、15-3-11）。将直肠拉向右侧，左手在盆腔内分离直肠的左侧，分离左侧侧韧带，用大号止血钳夹住切断，用 7 号线结扎；将直肠拉向左侧，右手在盆腔内以同样的方法分离、切断、结扎右侧侧韧带。侧韧带内都有血管走行，必要时行 4 号线缝扎（图 15-3-12）。继续

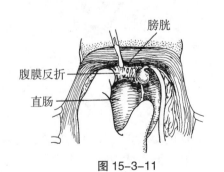

图 15-3-11　　　　　　　　　图 15-3-12

向直肠两侧分离，分离结扎直肠后外侧和骨盆壁之间的纤维组织，要靠近盆壁将其切断、结扎。结扎要牢固，以防线结脱落，血管回缩、出血不易止住。至此直肠已基本游离，仅剩会阴部及肛管部分尚未游离。

提起已游离的乙状结肠，将系膜两侧腹膜剪至预定切除的乙状结肠肠壁。此时如果未切断肠系膜下血管，可以看得更清楚，分离出肠系膜下动、静脉，靠近根部，于其分出左结肠动脉的下方予以切断，残端用 7 号线双重结扎，4 号线贯穿缝扎（图 15-3-13，图 15-3-14）。提起乙状结肠，将切除线处的系膜分离干净，注意近端乙状结肠的血供情况，要保证足够的血供，同时将乙状结肠拉出腹外，于左下腹量好人工肛门所需的长度以后，准备切断乙状结肠夹住，于两钳之间切断乙状结肠（图 15-3-15），残端用酒精棉球消毒，远端用 1 号线连续全层缝合封闭或用 7 号线于 Kocher 钳下将其结扎封闭（图 15-3-16、15-3-17），封闭后于残端包一层纱布用 7 号线扎住（图 15-3-18），结扎线暂不剪断，和直肠一起放在盆腔，准备经会阴部切除时一并移走（图 15-3-19）。此时，会阴部手术即应开始。

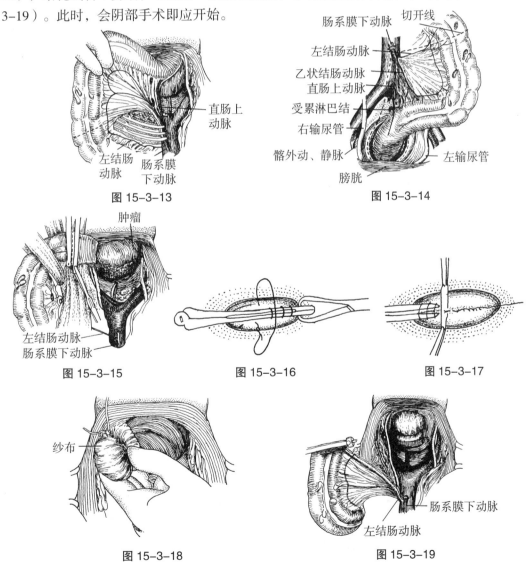

图 15-3-13

图 15-3-14

图 15-3-15

图 15-3-16

图 15-3-17

图 15-3-18

图 15-3-19

（4）人工肛门：进一步检查近端乙状结肠的血运，系膜不可过紧，不然尚需继续分离一小段系膜。于左髂前上棘和脐连线中点的下方，切除直径约 3cm 的圆形皮肤和皮下组织，左手伸入腹腔顶起造瘘口处的腹壁，同时用 Allis 钳将腹膜拉紧，以免腹膜切口不合适。用手顶起腹壁后十字切开腹外斜肌腱膜，钝性分离腹内斜肌和腹横肌，十字切开腹膜，用一把 Kocher 钳自造瘘口外伸入，和腔内乙状结肠近端的 Kocher 钳汇合，将乙状结肠断端夹住，松开腹腔内的 Kocher 钳，将乙状结肠拖出造瘘口（图15-3-20），注意乙状结肠系膜不可扭曲，一般系膜朝下。自腹膜开始用圆针 1 号线将乙状结肠浆肌层固定在腹壁各层上。一般乙状结肠腹壁处的长度尖达 5cm。将远端黏膜外翻并和造瘘口周围皮肤固定（图 15-3-21、15-3-22）。另外，也可经开腹切口处造瘘，见后述。

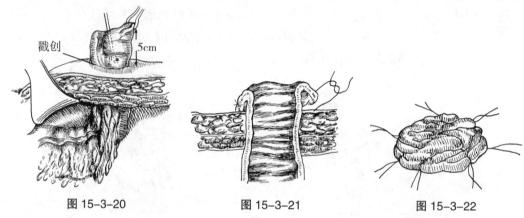

图 15-3-20　　　　　　　图 15-3-21　　　　　　　图 15-3-22

（5）重建盆底腹膜：在会阴部直肠切除以后，用大量盐水冲洗盆腔，自会阴部切口流出，这样可以冲掉残余、游离的癌细胞，同时洗净盆腔内的血迹，进一步检查盆腔内有无活动性出血，以彻底止血。冲洗以后，进一步检查盆腔两侧输尿管的情况。用止血钳提起膀胱后壁处的腹膜，右手适当进行分离（图 15-3-23），用圆针 4 号线间断缝合盆腔腹膜（图 15-3-24）。为防止术后的肠粘连，可以将大网膜覆盖在盆腔腹膜上（图15-3-25）。将乙状结肠系膜的游离缘和左侧腹膜壁之间的间隙用 1 号线间断缝合几针，将其封闭，以防术后形成内疝。

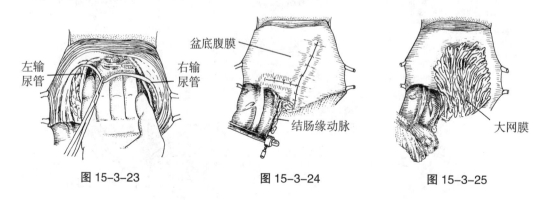

图 15-3-23　　　　　　　图 15-3-24　　　　　　　图 15-3-25

（6）关腹：腹部手术操作结束后，清点器械、敷料，按常规关闭腹腔。

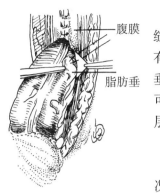

图 15-3-26

另外，如果造瘘口选在腹部切口的上段，则关腹时腹膜的缝合是自下而上间断缝合。需注意腹膜缝至乙状结肠时，要留有一定的余地，以防过紧影响乙状结肠的血运。可将数个脂肪垂固定在腹膜上，亦可用 1 号线将腹膜和浆肌层间断缝合，不可穿透肠壁，将乙状结肠固定在腹膜上（图 15-3-26）。余按层次和乙状结肠浆肌层固定，关闭腹腔。

会阴部：

会阴部手术应在直肠游离基本完成以后开始，亦可根据情况，腹部、会阴部分两组同时进行。

（1）切口：行会阴部切除以前，术前必须对会阴部的解剖有比较全面的了解，必须了解直肠肛管周围的组织结构及其毗邻脏器的特点(图 5-2-27)。会阴部切口以肛门为中心，前方自会阴部中点开始，后方至尾骨尖，做一椭圆形切口（图 15-3-28）。为防止粪便或肠液自肛门流出，先用 7 号线将肛门行荷包缝合，以关闭肛门（图 15-3-29）。缝线留一段不剪以备牵引之用。提起缝线或用 Allis 钳夹住肛门皮肤并提起，沿图 15-3-28 示的切口切开肛周皮肤，肛门两侧的皮肤切口需距肛门 2cm，继续深入切开皮下组织（图 15-3-30），皮下组织内的出血可用 1 号线结扎或用电刀电凝止血（图 15-3-31）。

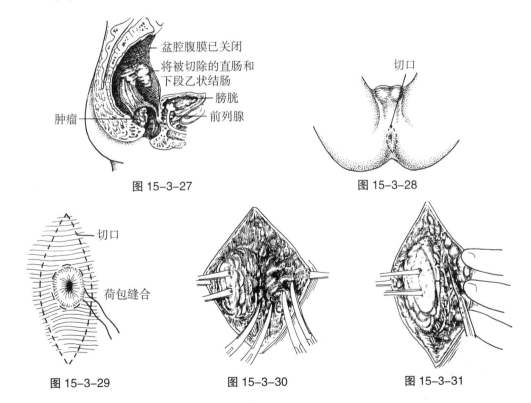

图 15-3-27

图 15-3-28

图 15-3-29

图 15-3-30

图 15-3-31

（2）游离、切除直肠肛管：将肛门上提，显露肛门和尾骨之间有肛尾韧带，并沿尾骨向上分离，和盆腔直肠骶骨之间的分离间隙汇合，使直肠自骶前完全分离（图 15-

3-32）。之后示指向两侧分离，分别分离出左、右两侧肛提肌，靠近盆壁予以切断，用7号线结扎（图15-3-33）。此时，直肠肛管的后壁与侧壁均已分离，只剩前壁。直肠前壁解剖层次较复杂，分离起来比较困难。在女性患者，直肠前壁邻近的组织为阴道后壁，一般情况下分离起来相对容易些；而男性患者前壁邻近的组织为尿道和前列腺，不小心可损伤尿道和前列腺，因此需特别注意。用小板状拉钩将会阴部皮肤和皮下组织向上拉开，将肛门直肠向下向后拉开，男性患者以导尿管为引导，女性患者可将左手食指伸入阴道内引导，分离，切断尿生殖膈与直肠前壁的连接，向深部将剩余的肛提肌切断，逐一结扎出血点，继续向上分离直肠前壁和尿道、前列腺或阴道后壁（图15-3-34）。此时可将手自骶凹伸入（图15-3-35），腹部手术组将直肠断端的结扎线递至盆腔术者的手中，将直肠自骶前慢慢拉出（图15-3-36），术者伸入盆腔将直肠握在手中向下牵引，同时用拉钩拉开会阴部皮下组织和皮肤，将剩余的直肠前壁和尿道或阴道之间纤维组织分段剪开（图15-3-

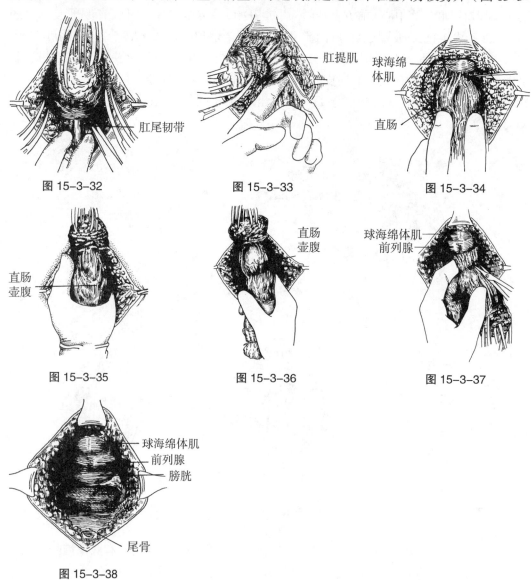

图 15-3-32 图 15-3-33 图 15-3-34

图 15-3-35 图 15-3-36 图 15-3-37

图 15-3-38

37），仍需小心勿伤及尿道、前列腺或阴道后壁。如前壁肿瘤已侵犯至阴道壁，可以行部分阴道壁切除，之后用铬制肠线予以修补。将切除的直肠、肛管移走，拉开会阴部切口，检查尿道球部、前列腺被膜或阴道后壁有无活动性出血，因这些部位易出血（图15-3-38）。术野有小渗血，可填入湿纱布压迫止血。止血以后，用水量盐水自腹部冲洗盆腔手术野，再进一步检查，确定无活动性出血时，于骶前放入引流管，自切口旁引出固定，准备缝合会阴部切口。

如果骶前有出血且不易止者，可用去甲肾上腺盐水纱布条填入盆腔、骶前，压迫止血，会阴部切口不缝合，日后换药。

（3）缝合会阴部切口：用4号线间断缝合会阴切口两侧的软组织，如果切断的肛提肌能对拢则更好（图15-3-39），逐层缝合，关闭会阴部切口，固定好骶前引流管（图15-3-40）。

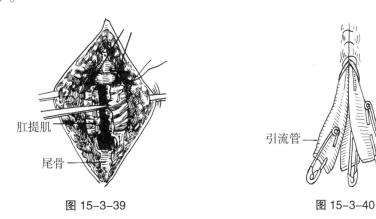

肛提肌

尾骨

图15-3-39

引流管

图15-3-40

术后处理

（1）术后血压平稳以后，取半坐位，有利于盆腔引流。另外，半坐位可使小肠下垂降入盆腔，使盆腔空腔缩小，有利于肉芽生长，填塞盆腔间隙。

（2）禁饮食，持续胃肠减压，肠蠕动恢复以后可以拔除引流管，一般持续3~5天。停止胃肠减压以后，可进流质饮食，注意人工肛门的功能情况。

（3）输液：禁食期需静脉输入大量的液体，如葡萄糖液、生理盐水、维生素C和B等，还可输给胶体液，如全血、血浆、白蛋白等。

（4）全身应用抗生素，要大剂量、联合、广谱使用抗生素，以控制感染。

（5）骶前引流管，注意观察引流出液体的质和量，若有新鲜血液流出，且不断增加，说明有活动性出血，要及时对症处理，必要时需打开会阴部切口止血。若无新鲜出血，可于术后第5天换药时，将引流管退出2cm，以后每次换药都退出1~2cm，逐渐拔除。

（6）人工肛门的处理。术后注意流出肠液的量，以及通畅情况。若不通畅，可戴手套以指扩张。

（7）术后1周可以拆除切口缝线。

2.腹股沟淋巴结清除术

肛管癌向下方的淋巴转移第一站到达腹股沟淋巴结，转移率为8.2%~40.5%。初诊时，有1/3~1/2患者有腹股沟淋巴结肿大。肛管癌Miles术后1~2年内相当多患者出现腹股沟淋巴结转移。因此，腹股沟淋巴结清除术被视为肛管癌手术治疗不可缺少的方面。近年认识已趋一致。预防性腹股沟淋巴结清除术并不能提高 5 年生存率和降低复发率，Miles 术后随访中发现腹股沟淋巴结转移时再行腹股沟淋巴结清除术亦可获得满意效果。所以强调肛管癌根治术后定期密切复查和随访，术后 1 年内每月复查 1 次，1~2 年内每 2 个月复查 1 次，若证实有淋巴结转移，应及时做腹股沟淋巴结清除术。

若初诊时临床已发现腹股沟淋巴结肿大，但未肯定癌转移，Miles 术前术后抗感染治疗是十分需要的，若抗感染治疗淋巴结消失则不必考虑即时做淋巴结清除，应予密切随诊；若抗感染治疗后淋巴结无缩小，应考虑为淋巴结转移，Miles 术开始前做淋巴结活检证实淋巴结转移，也待 Miles 术后 3~6 周再行腹股沟淋巴结清除术。这种分期手术可以避免对病者一次性创伤过大，还可以减少因腹股沟切口接近结肠造口而引起腹股沟皮瓣坏死、

感染的危险性。此外，也有根据病人的具体情况，对腹股沟行预防性或姑息性放射治疗。

至于腹股沟淋巴结切除术范围可根据病情而定，一般包括腹股沟浅、深淋巴结以及髂外淋巴结，甚至清除至髂总淋巴结。在清扫过程中，常取股管处淋巴结（Cloquet 淋巴结）做冰冻切片检查，以决定是否进一步做髂淋巴结清除。

由于腹股沟淋巴结清除术后常发生淋巴瘘、皮瓣坏死、下肢感染水肿、会阴部肿胀，甚至出现下肢、外生殖器象皮肿以及腹股沟恶性溃疡等严重并发症，严重影响患者的生活质量，所以对腹股沟淋巴清除术的选择、施行的时机以及清除范围都应有周详的考虑。

3. 局部切除术

局部切除术可以是根治性的，也可以是姑息性的。根治性局部切除是用于原发瘤 ≤ 2cm，位置表浅未向深部侵袭、无任何转移迹象、病理证实细胞分化良好的 Ⅰ 期鳞状细胞癌，切除范围至少应切除边缘外 2.5cm 的皮肤和部分肌肉，保留括约肌功能。这种局部切除可获得治愈性效果，据 1964~1985 年七项资料汇总 138 例 T1 患者局部切除 5 年生存率 71%，局部复发 28%，远处复发 28%。姑息性局部切除是用于全身情况不能耐受经腹会阴联合切除术的病人，以及放化疗后有残留病灶者，有时也用于局部复发的病人。姑息性局部切除术目的以切除肉眼所见的病灶为主，术后常需加用放化疗。

（四）其他治疗

1. 放射治疗

20 世纪 70 年代以前，放射治疗仅作为那些不能手术的晚期或复发后病例的姑息性治疗。自从 Nigro 等提出对于肛管鳞癌进行术前放疗同时行化疗的综合治疗方法后，对肛管癌的治疗观念发生了根本性的变化，肛管癌的治疗从以手术为主转变为放化疗结合的综合治疗。其优势在于可以保留肛门，提高患者的生活质量，而疗效与手术治疗是相似的。越来越多的放射治疗结果显示了其对肛管癌的良好疗效及其保留肛门功能方面的作用。对于 T_1、T_2 及较小的 T3 期肿瘤，放疗治愈率较高，对于较大的肿瘤，采用放疗加手术的联合治疗方法可使部分病例达到根治目的。

2. 化疗治疗

肛管癌对化疗有一定敏感性。常用的化疗药物有 5-FU、MMC、争光霉素、博莱霉毒等。

5-FU 作为放疗的增敏剂可明显延长无瘤生存期及远期生存率。5-FU 与 MMC 联合应用可减少单药的剂量而提高局部控制率及远期生存率。另外，肛管及肛门周围癌也可于术前给予新辅助化疗，即在术前给予化疗，对病情的有一定的辅助作用。

3. 放化疗联合治疗

放射治疗与化疗结合的方案可以获得满意的无病生存和总体生存率，被认为是肛管癌的标准治疗方案。目前在欧美，综合治疗作为肛管癌的治疗措施已经得到公认。对 T_1、N_0 的患者，NCCN 指南要求采用放射治疗（RT 50~59 Gy） ± 丝裂霉素（MMC）或 5-FU。对 T_{2-4}、N_0 或任何 T 淋巴结阳性的患者，主张采用 MMC 或 5-FU+ 放射治疗（RT 50~59 Gy），并包括腹股沟淋巴结的照射。常用的联合治疗方案有：

（1）Nigro（1984）治疗方案：放射总量 30Gy/3 周，同时化疗，5-FU 1 000mg/m²，24 小时持续静脉滴注，第 1~4 天和第 28~31 天；丝裂霉素（MMC）15mg/m²，第 1 天静脉注射。治疗后 6 周原发肿瘤部位活检，若无癌残留则不需手术；若有癌残留则行根治性切除。此法治疗 104 例，97 例无癌残留，仅 7 例肿瘤未完全消失，但已缩小。104 例中 99 例有轻度口腔炎、腹泻和脱发，15 例中度白细胞减少，5 例有严重反应需住院处理。

（2）英国癌症研究联合协会（UKCCCR）方案：用直线加速器照射会阴部，总量 45Gy/5 周，照射范围包括腹股沟区，休息 6 周后再用外照射，增强剂量 15Gy/6 次或用放射核素 ^{192}Ir 进行组织间照射，总量 25Gy。放疗开始和结束时用化疗（氟尿嘧啶 + 丝裂霉素）。

目前在美国被广泛接受的综合治疗方案是患者接受持续的盆部放疗，总剂量达到 45 Gy（其中 30Gy 为全盆照射，15 Gy 为真骨盆照射），并且同时进行两个周期（第 1 周和第 5 周）的持续的 5-FU 输注（1 000 mg/m²，第 1~4 天），和单次的 MMC（10 mg/m²，D1）给药；如果在治疗结束 6 周以后没有达到完全缓解，患者接受为期 1 周的补充治疗，具体包括一个周期的化疗 [持续的 52FU 输注，1 000 mg/m²，第 1~4 天；单次给予顺铂（CDDP）10 mg/m²，第 2 天，同时进行 9 Gy 的原发肿瘤的照射，在经过补充治疗后 6 周如果进行活检仍然存在残余病灶，则进行补救性手术。手术方式为腹会阴联合切除。

综合治疗可以同时进行或顺序进行。若顺序治疗，化疗先于放疗。有报道显示，顺序治疗的效果差于同时进行的效果，因此对于肛管癌的综合治疗多数是同时进行。需要强调的是，尽管同时进行综合治疗的患者施行补救性手术的机会较低，但是在这方面有随机性的前瞻性研究资料。对于某些存在高危因素患者（如 T_4 期肿瘤），首先进行诱导化疗，然后同时进行放疗和化疗可能效果更好，这方面需要更加深入的研究。

4. 针灸治疗

（1）取天枢、曲池、足三里等穴，便脓血甚者可加肘尖穴。用平补平泻法，即以左手食指按穴，右手持针速刺进针，用等速匀力提插或捻转，找到酸胀感后，留针 15~20 分钟，每日或隔日一次。便脓血时，并用灸法，灸大肠腧、二白或肘尖穴。每穴灸 5~10 分钟，每次灸 1~2 穴。

注意事项：体弱的虚证用艾卷温和灸；体壮的实证用骑竹马灸或瘢痕灸法。

（2）取百会、内关、足三里、三阴交等穴，可配大椎穴。针刺丰会、内关、足三里、三阴交穴。并以20%~50%胎盘注射液14~16ml分别注入足三里、大椎穴。每日或隔日一次，连续治疗15日为一个疗程，休息3~5日再行下一个疗程。

（3）取大椎、膈腧、脾腧、胃腧、肾腧等穴，用灸法。将艾绒放在平板上，用手搓捏成半个红枣大小的艾柱，把鲜姜切成直径2~3cm、厚0.2~0.3cm的姜片，施以隔姜灸，当艾柱将燃尽，患者感到灼痛时，换艾柱再灸，每穴灸3壮，以灸完后局部皮肤红润但不起泡为度。每日1次，连续用7~9日。

【预防调护】

（1）养成良好的生活习惯，避免长期高脂肪饮食，防止便秘，保持大便通畅。

（2）积极治疗肛门部病变，发现肛门不适、肛缘有硬结或出血、肿痛时应及时检查。

（3）尽量做到早期发现、早期治疗。

参考文献

[1] 陆金根. 中西医结合肛肠病学 [M]. 北京：中国中医药出版社，2009：296-301.

[2] 刘静，邓中山. 肿瘤热疗物理学 [M]. 北京：科学出版社，2008：6.

[3] 孙晓杰，李珅. 肿瘤分子诊断与靶向治疗 [M]. 上海：第二军医大学出版社，2009：224-225.

[4] 唐劲天. 肿瘤磁感应治疗 [M]. 北京：人民卫生出版社，2009：352-353.

[5] 张宇翔. 张东岳教授治疗肛管直肠癌的学术经验 [J]. 中医药管理杂志，2006，14（2）：56-57.

二、直肠癌

直肠癌（carcinoma of rectum）是指齿线至乙状结肠直肠交界处之间的恶性肿瘤，是胃肠道中常见的恶性肿瘤，发病率仅次于胃和食道癌，本病约占大肠癌的60%。流行病学的研究表明，该病的发病率与经济发展和生活水平的提高成正比。故在西方发达国家，本病的年发病率高达35~50／10万人口。在我国，该病发病率虽较欧、美等西方国家为低，但近年来亦有上升之趋势。本病绝大多数病人在40岁以上，30岁以下者约占15%，男性较多见，男女之比为（2~3）:1，直肠癌是一种生活方式病。属中医文献中"锁肛痔""脏毒""肠蕈""积聚"等范畴。

【中医学认识】

（一）历史沿革

中医对大肠癌的记载较多，称之为"肠蕈""脏毒"，并散见于"积聚""肠癖""肠风""下痢""锁肛痔""肠风下血"等疾病中。中医文献不仅对大肠癌的病因、症状作了论述，而且还提出了治法及预后。

《灵枢·五变》中即记有"人之善病肠中积聚者，……皮肤薄而不泽，肉不坚而淖泽，如此则肠胃恶，恶则邪气留止，积聚乃伤"，初步探讨了肠中"积聚"的病因为"肠胃恶，邪气留止"。

《灵枢·百病始生》中则列举了肠内"积聚"形成的多种原因，如"寒气上入于肠胃……则胀，胀则肠外之汁沫迫聚不得散，日以成积""卒然多食饮则肠满，起居不节、用力过度则络脉伤，……血溢于肠外，肠外有寒，汁沫与血相搏，则并合凝聚不得散，而积成矣""卒然中于寒，若内伤于忧怒，则气上逆，……温气不行，凝血蕴里而不散，津液涩渗，着而不去，而积皆成矣"，虽然分别论述了寒邪、饮食起居不节及用力过度、内伤忧怒等因素在肠积发病中的作用，但中心环节是"肠寒"导致"汁沫（津液）与血并聚不得散"，所以其总体认为"积之始生，得寒乃生，厥乃成积也"。

《灵枢·水胀》中还记有"肠覃……寒气客于肠外，与卫气相搏，气不得荣，因有所系，癖而内著，恶气乃起，肉乃生"，亦认为"肠覃、息肉"乃寒邪侵入，与卫气相搏，气机郁遏，气血不能正常流通，"癖而内著"所致。

《诸病源候论·积聚癥瘕候》中记有"癥者，由寒温失节，致脏腑之气虚弱，而饮食不消，聚结在内，……生长块段，盘牢不移动者，是也；……若积引岁月，人即柴瘦，腹转大，遂致死"，认为因反复寒温失节，导致脏腑之气虚弱，进而饮食不消、聚结在内，最终导致"癥瘕"形成，并指出其预后"人柴瘦、腹转大"而死，与肿瘤晚期恶病质体征十分相似。

窦汉卿《疮疡经验全书》中指出"脏毒"者，大肠尽头是脏头，……毒者其势凶恶也"，故得此名，其症状为"肛门肿痛，大便坚硬则殊痛，其旁小者如贯珠，大者如李核，煎寒作热，疼痛难安，势盛肿胀，翻行虚浮"。

《外科正宗·脏毒》中说"蕴毒结于脏腑，火热流注肛门，结而为肿，其患痛连小腹，肛门坠重，……无奈饮食不餐，作渴之甚，凡此未得见其生"，指出预后极差。

《外科真诠》中亦说"脏毒生于肛门两旁……发于内痈，兼阴虚湿热，下注肛门，内结壅肿，刺痛如锥，大便虚秘，小便淋漓，寒热往来，遇夜尤甚，……其患痛连小腹，肛门坠重……肛门内蚀，常烂经络，污水流通，大孔无禁"，指出"脏毒"发病时可出现类似于"痈"病的毒盛壅肿、肉腐流脓、疼痛难忍，甚至形成瘘道。

《医门补要·肛痈辨》中指出"肛门四周红肿作痛，……数处溃开者，名盘肛痈"。因此不难理解，如毒盛肉腐、血溃成脓而病位较高，出现腹痛、里急后重、便脓血者，即成"下痢"；如热毒较轻，仅以溃烂经络、便血为主者，即为"肠风"。另外，如肿瘤环肛而生，导致肛门狭窄。

《外科大成》中所记"肛门内外如竹节紧锁，形如海蜇，里急后重，便粪细而带扁，时流臭水，此无治法，称为锁肛痔"。其预后甚差。

（二）病因病机

中医学认为本病的发生多因饮食不节，忧思抑郁，久泻久痢，劳倦体虚，感受外邪，湿毒蕴结等因素引起。此等因素致脾胃受损，水谷精微不能运化输布，以致湿浊内生。加之五脏虚衰（尤以脾肾虚弱为主），正气不足，易受外邪，邪毒滞肠道，日久积聚成块，肿块阻塞肠道，排便艰难或粪便变细变形；湿毒久蕴，化热灼伤血络，则见便血；热毒炽盛，肉腐络伤，则便下脓血，或如鱼胨状，恶臭难闻；久泻久痢，肾阳不足，不能温运脾阳，从致脾肾阳虚。久病累及肝肾，精血亏虚，出现肝肾阴虚，终至神离气脱，阴阳离决。

【西医学认识】

1.病因

本病病因到当前为止仍然不十分明了，不过多数认为与食物或遗传有关。最近十多年来，从各方面的研究，证明酸性食品的摄入是癌症的元凶，癌症是酸性体质之一的代表。在食物方面，肉类、蛋白质、脂肪的摄取量提高很多，大肠直肠癌有明显增加的趋势，三十几岁就患直肠癌的病人也不少。其病因可能与下列因素有关：

1）直肠慢性炎症　直肠慢性炎症是直肠癌的一大病因，如慢性溃疡性结肠炎、慢性血吸虫病形成的肉芽肿等与结直肠癌的发生有直接的关系。其病程愈长，发生结直肠癌的可能性愈高，患病 20 年以上的溃疡性结肠炎患者结直肠癌的发生率为 20%~40%。

2）直肠腺瘤癌变　直肠腺瘤癌变是引发直肠癌的直接原因。

3）饮食与致癌物质　饮食与致癌物质在直肠癌变中也占有一定比重，流行病学研究显示结直肠癌的发生与经济状况、饮食结构有明显的联系。经济发达地区、饮食中动物脂肪和蛋白质所占比例高、纤维素含量低的地域和群体发病率明显高。饮食结构与结直肠癌发生之间的关系确切机理尚不完全清楚，一般认为可能与动物脂肪的代谢产物、细菌分解产物以及由于低纤维素饮食状态下，肠蠕动减慢，肠道的毒素吸收增加等因素有关。

4）遗传因素　除了家族性息肉病或溃疡性结肠炎恶变的引起的结直肠癌患者外，在其他结直肠癌患者中，有 5%~10% 的患者有明显的家族肿瘤史，统称为遗传性非家族息肉病性结直肠癌（Hereditary Nonpolyposis Colorectal Cancer，HNPCC），又称 Lynch 综合征。具体表现为：

（1）家庭成员中有三人以上患有结直肠癌，其中两人以上为同一代。

（2）至少相近的两代人均有发病。

（3）其中至少有一人是在 50 岁以前诊断为结直肠癌。

5）免疫功能异常　自身免疫性疾病如溃疡性大肠炎患者，其患癌率较正常人明显提高。人体免疫功能异常，如细胞免疫机能抑制在癌症患者中普遍存在，随着细胞免疫反应的降低，癌的发生率就增高，细胞免疫功能的抑制是癌发生的一个重要因素。

6）寄生虫感染　如日本血吸虫病，使肠黏膜反复破坏和修复而癌变。

2.病理

1）大体分型

（1）早期直肠癌：早期直肠癌系指癌灶局限于直肠黏膜层和黏膜下层内的病变，一般无淋巴结转移，但癌肿侵至黏膜下层者，有 5%~10% 可发生局部淋巴结转移。大体所见可分为 3 型：A.息肉隆起型：外观为局部隆起的黏膜，可有蒂或亚蒂或呈现广基 3 种情况，此型多为黏膜内癌；B.扁平隆起型：黏膜略厚，表面不突起或轻微隆起，呈硬币状；C.扁平隆起伴溃疡：如小盘状，表面隆起而中心凹陷，见于黏膜下层癌。

（2）中晚期直肠癌：中晚期直肠癌系指癌组织浸润超过黏膜下层，达肌层及浆膜者，常伴有局部淋巴结转移。可分为 3 型：A.隆起型：特点为肿瘤向肠腔内生长，状似菜花或息肉样，边界清楚，有带蒂和广基两种；B.溃疡型：又称局限溃疡型，状如火山口，形状不规则，边缘隆起，此型肿瘤组织向肠壁深部生长，易侵犯邻近器官与脏器或发生穿孔。

（3）浸润型：浸润生长为本型的特点，临床上可分成两种亚型，即浸润溃疡型和弥漫浸润型。前者肿瘤向肠壁深层浸润，与周围分界不清；后者主要在肠壁内浸润生长，有明显的纤维组织反应，易引起肠管环状狭窄。本型恶性程度较高，较早出现淋巴结转移，预后较差。

2）组织学分类

（1）腺癌：最为多见，占75%~85%，主要分为管状腺癌和乳头状腺癌。

管状腺癌：癌细胞形成较明显管腔，管腔大小不一，有的呈囊状扩张，少有呈腺泡状结构。癌细胞呈柱状、立方形或扁平状。根据分化程度，可分化为三级：①高分化腺癌；②中分化腺癌；③低分化腺癌。

乳头状腺癌：癌组织细胞呈粗细大小不等的乳头状结构，乳头中央为中心索。根据生长方式可分两种：

①腺癌组织细胞向黏膜表面生长呈绒毛状腺瘤。

②肿瘤向深部腺腔内蔓延侵润呈囊状结构或乳头状增生。

（2）黏液腺癌：占10%~20%，由分泌黏液的癌细胞构成，癌组织内有大量黏液为特征，恶性程度较高。黏液成分占全部癌组织细胞的60%以上，才能诊断为黏液腺癌。60%以下则不属于黏液腺癌，以黏液的多少来作为诊断标准。

（3）未分化癌：癌细胞较小，呈团块状，形状与排列不整齐，容易侵入细小血管及淋巴管道中，侵润比较明显，分化程度比较低，预后最差。

（4）其他：鳞状细胞癌等。

3）转移方式

（1）局部扩散：先是肠壁内扩散，癌环绕肠壁一周生长约需两年，癌浸润至肌层后易发生血行转移。癌瘤还可以侵袭整个肠壁以致肠周围的器官（如膀胱、前列腺、子宫、小肠、肝、胃、胰等）。

（2）淋巴道转移：占60%，结肠癌细胞经黏膜下层淋巴网穿过肠壁→肠壁面淋巴结→结肠旁淋巴结→中间淋巴结→中央淋巴结（主淋巴结）→主动脉旁淋巴结→锁骨上淋巴结。

直肠癌细胞沿肠壁淋巴道→肠旁淋巴结→直肠上动脉或乙状结肠动脉旁淋巴结→肠系膜下动脉淋巴结→腹主动脉旁淋巴结→锁骨上淋巴结。直肠的淋巴引流分为上、下两组，齿状线以下为下组，经会阴汇入腹股沟淋巴结。由于上下两组淋巴网彼此存在广泛吻合支，所以直肠癌还可以经淋巴道转移至腹股沟淋巴结。

（3）血道转移：占34%，多转移至肝脏，次为肺，再次为骨、脑、卵巢。极少转移至肾上腺或肾脏。

（4）种植转移：常见种植方式有三种，一种是癌细胞侵犯至浆膜外时，脱落癌细胞种植在腹盆腔腹膜形成癌结节；一种是肠腔内癌组织癌细胞脱落种植到附近黏膜损伤处，黏膜完整时不能种植，这也可能是大肠癌常有多发病灶的原因之一；再者就是手术中的医源性种植。

4）临床分期

目前直肠癌的分期由美国癌症联合协会制定的TNM分期法具有两个生存预测指标：转移淋巴结数量和肠壁浸润深度。认为达到四个或多个阳性淋巴结或大体病理下肠壁浸润者生存时间相对缩短。

（1）下面是直肠癌 TNM 分期标准。

原发肿瘤：T 分期

T_x：原发肿瘤无法评价

T_0：没有原发肿瘤的证据

T_{is}：局限于基底膜（上皮内）或固有层（黏膜内）内而无黏膜肌层扩散

T_1：侵肌黏膜下层

T_2：侵及肌层

T_3：侵及浆膜下层，或无浆膜覆盖的结肠周围，直肠周围组织。

T_4：侵及其他器官或组织，或穿透脏层腹膜。通过浆膜表面直接扩散被认为是 T_4。

区域淋巴结：N 分期

N_x：淋巴结状况无法评价

N_0：无区域淋巴结转移

N_1：1~3 个阳性淋巴结。

N_2：4 个或更多阳性淋巴结

远处转移：M 分期

M_x：远处转移无法评价

M_0：无远处转移

M_1：有远处转移。髂外或常见髂总淋巴结的转移被认为是 M_1

分期

0 期：$T_{is} N_0 M_0$

Ⅰ期：$T_{1\sim2} N_0 M_0$

Ⅱ期：$T_{3\sim4} N_0 M_0$

Ⅲ期：任何 T $N_{1\sim2} M_0$

Ⅳ期：任何 T 任何 N M_1

AJCC /UICC 大肠直肠癌的分期

（依据 TMN）（AJCC 美国联合癌症委员会 /UICC 国际联合癌症委员会）

第 0 期：$T_{is} N_0 M_0$

第 一 期：$T_{1\sim2} N_0 M_0$

第 二 期：$T_{3\sim4} N_0 M_0$

第 三 期：$T_{is\sim4} N_{1\sim2} M_0$

第 四 期：$T_{is\sim4} N_{0\sim2} M_1$

简言之，0 期指癌症是处于最早的阶段，病灶没有超出肠道内侧的黏膜层，也就是所谓的原位癌（in situ 或 intramucosal 的癌症）。第一期是癌细胞已过黏膜层，进入黏膜肌层与黏膜下组织，但未散布至固有肌层之外。第二期癌症已经穿过大肠或直肠壁，侵入附近组织，但未蔓延及附近淋巴结。第三期癌细胞已延及在附近淋巴结，但没有波及身体其他组织。最后第四期是指癌细胞已经转移到远处的器官，诸如肝脏、肺、腹膜或卵巢等，也是癌症的末期。

（2）我国 Dukes 分期：

A_1 期：病灶局限于黏膜层或黏膜下层；

A_2 期，癌侵犯浅肌层；

A_3 期：癌侵犯深肌层。

B 期：癌穿透肠壁侵犯浆膜或侵犯邻近组织，尚能整块切除。

C 期：病灶附近肠旁淋巴转移；供应血管根部淋巴结转移，尚能根治；病变限于肠壁伴有淋巴结转移；病变穿透肠壁且伴有淋巴结转移。

D 期：局部广泛浸润或淋巴结广泛转移：切除后无法治愈或无法切除；癌肿伴有远处器官转移。

【诊断依据】

本病的诊断主要依据病人的症状、体征、内镜、活组织病理检查等检查结果。活组织病理检查结果是主要诊断依据。凡怀疑为直肠癌均应取活组织进行病理检查。

（一）临床表现

1. 病史

本病绝大多数病人在 40 岁以上，30 岁以下者约占 15%，男性较多见，男女之比为 2~3：1。

2. 症状

（1）便血：是直肠癌最常见的症状，但常被患者所忽视。便血多为红色或暗红色，混有粪便之黏液血便，或脓血便，有时伴有血块，坏死组织。上述症状是由于癌肿增殖后血运引起障碍，组织坏死糜烂，溃破感染，溃疡形成的后果。

（2）大便习惯改变：由于肿块及其产生之分泌物，可产生肠道刺激症状，便意频繁，排便不尽感，里急后重等症状，但排出物多是黏液脓血状物，最初这些"假性腹泻"现象多发生在清晨起床不久，称晨起腹泻（morning diarrhea）。以后次数逐渐增多，甚至晚间不能入睡，改变了往日大便习惯。

（3）肠道狭窄及梗阻现象：癌肿绕肠壁周径浸润，使肠腔狭窄，尤在直肠乙结肠交界处，多为狭窄型硬癌，极易引起梗阻现象。直肠壶腹部癌，因多是溃疡型，直肠壶腹部较宽阔，估计 1~2 年才引起狭窄梗阻，大便形成变细，排便困难，便秘，引起腹部不适，气胀及疼痛。由于粪便堆积，在梗阻上段乙结肠部位，有时在左下腹部，可扪及条索状肿块。

（4）肛门疼痛及肛门失禁：直肠下段癌如浸润肛管部可引起局部疼痛，如累及肛管括约肌则可引起肛门失禁，脓血便经常流出，污染内裤；癌肿感染或转移，可引起腹股沟部淋巴结增大。

（5）其他：直肠癌晚期如浸润其他脏器及组织，可引起该处病变症状，侵犯骶神经丛可使骶部及会阴部疼痛，类似坐骨神经部疼痛；侵犯膀胱、前列腺，可引起膀胱炎、尿道炎、膀胱直肠瘘、尿道直肠瘘，女性可引起阴道直肠瘘，阴道部排出粪便及黏液脓血。肝转移后可引起肝肿大、黄疸，腹水等症状，全身症状可有贫血等恶病质现象有时还可出现急性肠梗阻、下消化道大出血及穿孔后引起弥漫性腹膜炎等症状。

3. 体征

早期患者可无明显体征，中、晚期患者指诊大多可触到肠腔内有肿块或溃疡，肠腔狭窄，指套退出时可见染有脓血、黏液及坏死组织，还可出现腹股沟淋巴结肿大、食欲不振、全身衰弱无力、贫血、极度消瘦、水肿等恶病质征象。

（二）检查

1. 直肠指检

是诊断直肠癌的必要检查步骤 70%~79% 的直肠癌患者于就诊时可通过直肠指检被发现可触及质硬凹凸不平包块；晚期可触及肠腔狭窄包块固定指套见含粪的污浊脓血。

2. 内镜检查

直肠指检后应再做直肠镜检查，在直视下协助诊断，观察肿块的形态、上下缘以及距肛门缘的距离，并采取肿块组织做病理切片检查，以确定肿块性质及其分化程度。位于直肠中、上段癌肿，手指无法触到，采用电子结肠镜检查可以明确有无多原发癌。

3. 病理学检查

是直肠癌确诊的主要依据。由于直肠癌手术常涉及改道问题，影响患者生存质量，为避免误诊误治，术前或术中一定要取得病理学检查的结果，以指导治疗。绝对不要轻易挖除肛门。

4. 癌胚抗原测定

癌胚抗原（CEA）测定已普遍开展，一般认为对评价治疗效果和预后有价值，连续测定血清 CEA 可用于观察手术或化学治疗效果。手术或化学治疗后 CEA 明显降低，表示治疗效果良好。如手术不彻底或化学治疗无效，血清 CEA 常维持在高水平。如手术后 CEA 下降至正常复又升高，常提示肿瘤复发。

5. 气钡灌肠对比造影

有助于了解和排除大肠的多发癌灶，直肠癌的影像表现为：①结节状充盈缺损，多在直肠的内侧壁，圆形光滑或轻度分叶，局部肠壁僵硬，凹入。②菜花状肿块，较大，表面不平，分叶明显，其底宽，肠壁僵硬。③不规则的环状狭窄，管壁僵硬，黏膜中断，分界截然。④不规则的腔内龛影，三角形、长条形等，较浅，周围环堤宽窄不均。⑤完全性肠梗阻，或肠套叠征象，阻塞近段有时难以显示。应该注意的是，钡灌肠的 X 线检查有时无法显示直肠病变，易让人们产生无病变的错觉。

6. B超检查

对发现直肠肿瘤的病例，可进一步做直肠腔内 B 超。这是一项近年发展起来的无创检查，其优点是可判断直肠癌的浸润深度及范围，同时对淋巴结是否有转移也有一定价值。肝脏 B 超尤为重要，以防直肠癌肝转移的漏诊。

7. 端粒酶活性检测

端粒酶的活性可作为结直肠肿瘤的发展程度的检测。结直肠肿瘤细胞分裂较快，端粒酶的活性就高；而细胞分裂较慢的肿瘤组织，端粒酶的活性就低。正常人体内存在着抑制细胞无限增殖的复杂机制：一是细胞周期性控制；二是随着每次细胞分裂而发生端粒进行性缩短所引起的细胞凋亡或程序性死亡。端粒酶活性的强弱与结直肠肿瘤细胞在积液中的生存时间呈正相关。端粒酶的活性是结直肠癌的早期诊断、预后判断的重要指标。从大便脱落细胞中检测端粒酶活性可作为结直肠癌的一种无创的早期诊断方法。

8.直肠癌CT检测

CT扫描并不是直肠癌诊断的必须检查，直肠癌的确诊并不需要CT检查，尽管它很昂贵。但在有些时候，大肠癌的CT检查却是有它独特的作用，尤其CT扫描诊断病变侵犯肠壁的情况，向外蔓延的范围，周围脏器及淋巴结有无转移等情况，对大肠癌分期有重要意义。CT术前分期准确率D期为85.7%，B-2期为20%，术后局部复发准确率为60%，远处转移准确率为75%。CT术前主要适用于晚期病人的分期，以便采取合适的治疗方案，避免不必要的手术；术后对监测局部复发和远处转移起重要作用。

9.MRI检查

MRI可从三个方位检查盆腔，对显示直肠癌非常理想。在T_1加权像上，肿瘤呈低于或等于肠壁组织信号强度的软组织肿块，在T_2加权像上肿瘤的信号强度增高，接近或超过脂肪组织的信号强度。在肠管内气体和肠壁外脂肪组织的对比下，肠壁增厚及腔狭窄易于发现。轴位扫描有利于观察肿瘤与肠腔的关系，矢状位及冠状位扫描有助于确定肿瘤的范围、大小及对邻近结构的影响以及盆腔淋巴结转移肿大。使用小视野和直肠内线圈，可观察到肿瘤对黏膜和黏膜下层的侵犯情况。

10.X线检查

了解有无肺部转移等。

11. PET-CT

现在的PET-CT是针对肿瘤最好的检查，分辨率很高，可以节约很多时间，简便易行，但是费用也比较高。

【鉴别诊断】

1.内痔

多为无痛性出血，鲜红色，不与大便相混，随出血量的多少而表现为大便表面带血、滴血、射血，触诊为柔软包块，肛门镜或乙状结肠镜可于齿线附近见暗紫色痔核，不难与直肠癌为别。

2.慢性菌痢和阿米巴痢疾

表现为腹泻，大便带有脓血，腹痛。阿米巴痢疾则为"果酱样"大便，有明显的里急后重感。大便培养可找到病原菌和阿米巴病原虫。

3.直肠息肉

临床可见便血或大便潜血阳性，腹部不适，腹痛，腹泻，脓血黏液便，里急后重，息肉较大则可见脱垂。指诊可扪及肠腔内有柔软的球形肿物，活动，有蒂或无蒂，表面光滑。多发性息肉病则可扪及肠腔内有葡萄串样大小不等的球形肿物，指套染血。直肠镜或纤维乙状结肠镜下可见单个息肉呈红色肉样，有蒂；多发性息肉则似成串的葡萄样，可取病理活检。

4.血吸虫病晚期

肠道病变好发于直肠、乙状结肠和降结肠，临床可发生腹痛，腹泻，便血等症状，晚期出现结缔组织增生，使肠壁增厚，严重者可引起肠腔狭窄，反复重度感染而黏膜增殖明显者形成血吸虫性肉芽肿，易与癌肿相混淆，故临床应做直肠镜及乙状结肠镜，并取活检，方可鉴别。

【治疗】

（一）辨证论治

中医学认为本病总体来讲，为本虚于内，邪客于外，即本虚标实，虚实夹杂，初期以标实为主，全身症状较轻。后期则以本虚为突出表现，全身症状为主。本虚又分为阴虚，阳虚。

1.湿热下注型

证候：腹部阵痛，便中夹血或里急后重，肛门灼热或发热，恶心、胸闷等。舌质红，舌苔黄腻，脉滑数。

治法：清热利湿。

方药：槐花地榆汤或清肠饮或白头翁汤加减。

常用药：槐花、地榆、白头翁、败酱草、黄柏、薏苡仁、秦皮等。

2.毒邪壅盛型

证候：烦热口渴，腹胀腹痛，泻下脓血，色紫暗而量多，里急后重。舌质红，苔黄或黄燥，脉洪数。

治法：清热凉血、化瘀解毒。

方药：五味消毒饮加减。

常用药：金银花、野菊花、紫花地丁、蒲公英、白花蛇舌草等。

3.瘀血内阻型

证候：疼痛位置固定不移，面色晦暗，消瘦，便血呈暗红色，舌质暗紫有瘀点、瘀斑，脉涩或弦，结代。

治法：活血化瘀。

方药：血府逐瘀汤加减。

常用药：当归、赤芍、桃仁、红花、牛膝、枳壳、丹参、元胡等。

4.气血亏虚型

证候：面色苍白，唇甲不华，少气乏力，神疲懒言，脱肛下坠。舌质淡，舌苔薄白，脉细弱。

治法：补气养血。

方药：八珍汤加减。

常用药：党参、白术、黄芪、熟地黄、当归、白芍、川芎、茯苓、甘草等。

5.脾肾阳虚型

证候：腹痛喜按，肢冷便溏，气短乏力，或见五更泄泻。舌质淡有齿痕，舌体胖大，脉沉迟或沉细无力。

治法：温补脾肾。

方药：参苓白术散合四神丸加减。

常用药：党参、茯苓、白术、黄芪、薏苡仁、补骨脂、肉豆蔻、吴茱萸、木香、厚朴等。

6.肝肾阴虚型

证候：形体消瘦，五心烦热，头昏耳鸣，腰膝酸软，盗汗、遗精、带下等。舌红绛而少苔，脉弦细。

治法：滋阴补肾。

方药：知柏地黄丸加减。

常用药：知母、黄柏、生地黄、茯苓、泽泻等。

（二）外治方法

1.塞药法

可选用复方角菜酸酯栓、复方吲哚美辛栓等纳肛。

2.灌肠法

败酱草 30g，白花蛇舌草 30g，水煎浓缩成 100~150ml，保留灌肠，每天两次，每次 50~60ml。

（三）手术治疗

手术治疗是直肠癌的主要治疗方法，术前化疗和放疗可在一定程度上提高手术疗效。从外科治疗的角度，临床上将直肠癌分为低位直肠癌（距齿线 5cm 以内）；中位直肠癌（距齿线 5~10cm）；高位直肠癌（距齿线 10cm 以上）。这种分类对直肠癌根治手术方式的选择有重要的参考价值。而解剖学分类是根据血供、淋巴回流、有无浆膜等因素区分，仍将直肠癌分为上段直肠癌和下段直肠癌，这两种分类有所不同。

凡能切除的直肠癌，如无手术禁忌证，都应尽早行手术治疗，切除的范围包括癌肿、足够的两端肠段、已侵犯的邻近器官的全部或部分、四周可能浸润的组织及全直肠系膜和淋巴结。如不能进行根治性切除时，应进行姑息性切除，使症状得到缓解，以解决可能出现的梗阻、出血等问题。如伴发能切除的肝转移癌，应同时或分期切除肝转移癌。

1.术前准备

（1）一般情况较差者，如营养不良及水、电解质紊乱，术前应予以纠正。

（2）口服甲硝唑 0.2g，每日 3 次，服 5~7 天行肠道准备。

（3）术前 3 天进食无渣饮食。

（4）术晨清洁灌肠。

（5）腹部、会阴部备皮。

（6）术前插胃管、导尿管。

2.手术方式

手术方式的选择应根据癌肿所在部位、大小、活动度、细胞分化程度以及术前的排便控制能力等因素综合判断。最近大量的临床病理学研究提示，只有不到 3% 的直肠癌向远端肠壁浸润超过 2cm。

1）直肠癌经肛门切除的标准。

（1）<30% 肠管周径；

（2）病变 <3cm；

（3）边界清晰（>3mm）；

（4）活动，无固定；

（5）距肛缘 8cm 以内；

（6）T_1 或 T_2（T_2 应谨慎，因为复发率高）；

（7）恶变的息肉破碎或病理不能确定（如果局部病变示侵袭性癌则术前即应行全面检查）；

（8）没有淋巴、血管和周围神经侵犯；

（9）高、中分化；

（10）术前影像学检查未发现淋巴结转移。

2）直肠癌局部切除的标准。

（1）T_1N_0 或 T_2N_0 病变；

（2）病变直径 <4cm；

（3）<40% 腔内周径；

（4）距齿状线 <10cm；

（5）高、中分化；

（6）活检证实无淋巴和血管侵犯；

（7）广泛转移预后不良但是需要控制局部病变的患者；

对于淋巴侵犯、具有预后不良特征的 T_1 患者、T_2 患者需要化疗。

局部切除有三种术式：经括约肌途径（transsphincteric excision，即 Mason 术）、经肛门途径（transanal excision）、经尾骨途径（transcoccygeal excision，即 Kraske 术）。

经括约肌途径可以引起明显的肛门括约肌功能障碍，导致中重度便失禁，因此应尽量选用其他三种术式。经肛门切除手术适用于距离齿状线 3~5cm 以内并且没有侵犯括约肌的病变；距离齿状线 5cm 肿瘤可以选用经尾部途径或 TEM；经尾部途径手术适用于直肠后壁病变，但是前壁病变也可使用；距离齿状线 7~10cm 的肿瘤需 TEM 手术或低位前切除手术。

3. 手术方法

1）Kraseke 手术

（1）病人取腹卧位、臀部垫高、两臀部用带子牵开（折刀体位）。在尾骨处矢状切口，沿臀间皱褶自骶尾骨至外括约肌后缘。

（2）切断肛尾韧带。用 Kocher 钳钳住尾骨尖，将其向下牵以便切除。游离、切除尾骨。

（3）沿正中线切开肛提肌，并向两侧牵开。显露、游离直肠后壁及两侧壁，使其上下有适当长度。一般经直肠后壁可扪及病变。局限于后壁的病变，沿其一周缝固定线，或切开直肠后壁显露前壁病变。

（4）在固定线范围内，电刀切除宜肠壁全层（据肿瘤边缘 1cm 以上）。探查病变范围，确保切除所有病变。标本用大头针钉在一无菌软木盘上，注明方向送作病理检查。

（5）3-0 Vicryl 或 3-0 PDS（Ethicon, Somerville, NJ）线间断或连续全层缝合关闭直肠。若缝合有张力，可进一步游离直肠。缝合直肠壁后行充气试验检查有无渗漏。

（6）用 3-0 丝线做第二层内翻缝合。直肠无浆膜，缝合时应包括黏膜下层。位于直肠前壁的病变，可经直肠后壁横切口同法切除。在直肠腔内做前壁两层缝合关闭。再按图 5、6 方法关闭直肠后壁横切口。

（7）逐层关闭切口，肛提肌用聚羟基乙酸线间断缝合，2-0 尼龙线缝合皮肤。切口下放置引流管。

经尾部途径手术最严重的并发症是粪瘘，发生率为 5%~20%，需要临时粪便转流才能治愈。

2）Mason 手术

操作方法：①全麻，俯卧位；②从骶尾关节上方 3~4cm（第 5 骶骨上缘）向下至肛缘做一直切口，长 12~14cm；③切开皮下后根据病变距肛缘的距离决定是否切除尾骨，此距离小于 6cm 不切除尾骨，6cm 以上者应予切除，如该距离在 10cm 以上时需切除部分骶骨；④将肛门外括约肌按深组和浅组分别予以切断并各自作标记，以备术毕时的准确修复；⑤在中线切开固有筋膜和盆底肌后显露直肠后壁；⑥探清病变在直肠的部位后，从肛缘向上纵行切开直肠后壁；⑦根据肿瘤的部位、大小、范围和累及肠壁的程度来决定施以直肠壁部分切除或直肠节段切除、直肠－直肠端端吻合术；⑧解剖性修复各组肛门外括约肌。

3）经肛门手术

（1）折刀体位，臀部用带子牵开，如果病变位于正后壁也可采用截石位。阴部神经阻滞麻醉。

（2）肛门内置入拉钩显露病变，肿瘤近端 2cm 处置牵引线，据肿瘤边缘 1cm 全层切除病变，深达直肠周围脂肪。前壁病变患者手术中应避免损伤阴道后壁（女性）和前列腺（男性）。切除的标本要明确标出方位后送病理检查。病变切除后用 3-0 Vicryl 缝线间断全层横行缝合直肠切口。

4）经腹会阴联合切除术（Miles 术）

原则上适用于腹膜反折以下的直肠癌，切除范围包括乙状结肠远端、全部直肠、肠系膜下动脉及其区域淋巴结、全直肠系膜、肛提肌、坐骨直肠窝内脂肪、肛管及肛门周围 3~5cm 的皮肤、皮下组织及全部肛门括约肌，于左下腹行永久性乙状结肠单腔造口。Miles 手术也有人用股薄肌或臀大肌代替括约肌行原位肛门成形术，但疗效尚待定。

适应证

（1）全身一般状态较好，重要脏器功能可耐受手术者。

（2）进展期直肠癌，浸润型弥漫性生长、黏液腺癌或年轻病人，无远隔脏器转移者。

（3）进展期直肠癌，虽为局限型、分化型癌，但淋巴结已有明显转移，或癌周有明显浸润者，亦应行本手术。

（4）进展期直肠癌，局限型，但位于直肠下段（肛缘 6cm 以内），施行根治手术，切除癌肿远侧肠管和周围组织，切除必须包括肛提肌。

禁忌证

（1）全身状态和各脏器功能不能耐受手术和麻醉。

（2）广泛远处转移和外侵，无法完整切除，无梗阻、穿孔、大出血等严重并发症。

操作要点：见肛管及肛门周围癌中 Miles 术。

5）经腹直肠切除吻合术

也称直肠前切除术（Dixon 手术），可分为高位及低位直肠前切除术，前者切除、吻合操作均在腹腔内进行，吻合口在腹膜内；后者切除、吻合操作均在盆腔内进行，吻合口在腹膜返折以下，吻合口距肛缘在 3cm 以内，称为超低位吻合。原则上是以根治性切除为前提，要求远端切缘距癌肿下缘 2cm 以上。由于吻合口位于齿状线附近，在术后的一段时期内病人出现便次增多，排便控制功能较差。近年来有人采用 J 形结肠袋于直肠下段或肛门吻合，近期内可以改善控便功能，减少排便次数。是否制备 J 形结肠储袋，主要是根据残留的直肠长度；残留的直肠长度少于 3cm，J 形储袋与直肠吻合在术后一年内的控便能力较直肠吻合好。此手术的损伤性小，且能保留原有肛门，较为理想。若癌肿体积较大，并已浸润周围组织，则不宜采用。

适应证：适用中上段直肠癌。

禁忌证

（1）全身状态和各脏器功能不能耐受手术和麻醉。

（2）广泛远处转移和外侵，无法完整切除，有梗阻、穿孔、大出血等严重并发症。

手术步骤

（1）切口：左侧正中旁切口。

（2）探查腹腔：检查病灶部分有无转移灶，决定手术的切除范围，并估计操作中可能遇到的困难。对癌肿病人，切除范围应向上距癌肿至少 6cm，向下 3~5cm，在肛提肌以上至少 2.5cm，以利吻合。

（3）分离乙状结肠系膜根部：用纱布带扎紧肿瘤两端的肠腔，在系膜根部缝扎肠系膜下动、静脉。再切开乙状结肠系膜根部两侧的后腹膜，向上直达脾曲，向下达直肠膀胱凹（女性达直肠子宫凹），分离腹膜后脂肪和淋巴结。

（4）分离、结扎肠系膜血管：根据准备切除的范围分离出肠系膜下动、静脉根部，清扫附近淋巴结，再结扎血管。

（5）分离直肠前、后间隙：根据切除范围分离直肠前、后间隙，使直肠前侧与膀胱后壁（女性为子宫）分离，后侧与骶骨岬部分离。

（6）切断乙状结肠系膜：从准备切除肠段上端部位至肠系膜下动脉结扎处切断乙状结肠系膜，结扎系膜内血管分支。

（7）切除病变肠段：在两把止血钳之间切断乙状结肠上段，再在两把直角钳（或支气管钳）之间切断直肠上段，切除病变肠段。

（8）乙状结肠直肠端端吻合：对拢乙状结肠与直肠断端做端端吻合。先用丝线间断缝合后壁浆肌层（直肠只有肌层）。切除钳夹部分后，用 2-0 肠线间断缝合后壁全层，线结打在肠腔内。再用肠线间断内翻缝合前壁全层。最后，用丝线间断缝合前壁浆肌层。

（9）置引流条：在吻合口后侧置一引流，经腹部切口下端引出。

（10）缝合后腹膜：缝合后腹膜，使吻合口位于腹膜外，将乙状结肠两侧与后腹膜固定。

（11）缝合腹壁：分层缝合腹壁。

术中注意事项

（1）注意防止手术区污染，并预防性使用抗生素，以防术后感染，引起吻合口瘘。

（2）吻合口缝合可靠，上下段间不应有张力。缝针边距和间距要平均，各针间距约 0.4cm，使张力平均。结扎缝线应不紧不松，即使两端肠管密切对拢，又不致因太紧而缺血坏死。

6）经腹直肠癌切除、近端造口、远端封闭术（Hartmann 术）

适应证：适用于因全身一般情况很差，不能耐受 Miles 手术或因急性梗阻不宜行 Dixon 手术的直肠癌病人。

禁忌证

（1）伴有全身性疾病、不能耐受手术者。

（2）局部有感染灶、不适宜手术者。

操作要点：手术切除直肠癌肿等病变后，远侧直肠断端封闭，近侧结肠拉出腹壁，行腹部人工肛门手术。

7）直肠癌切除经肛吻合术（Parks 术）

适应证

（1）癌肿下缘距肛缘 5~7cm 的直肠下段癌，直肠远端切缘至癌肿下缘的距离能保证在 2cm 以上。

（2）癌肿下缘距肛缘 4cm 以上的黏膜下癌或仅侵犯直肠黏膜肌层的高、中分化癌，直肠远端切缘至癌肿下缘的距离能保证在 1cm 以上。

（3）无显著淋巴转移的癌肿。

（4）癌肿未侵犯肛提肌并能充分切除干净。

操作要点

腹部操作：采用全直肠系膜切除（TME）技术游离直肠及其系膜达盆底，切断肛提肌，显露直肠肌管，再于直肠前切断耻骨直肠肌，继续向肛侧锐性分离约 1 cm，即达内括约肌水平，在此水平切断肛管，切除游离下来的直肠及其系膜、部分乙状结肠及其系膜。乙状结肠残端缝两根牵引线备用。

会阴部操作：放置肛门自动拉钩，充分扩张肛门，在腹部手术者的引导下，经肛门向下牵拉结肠断端的牵引线，避免肠管扭曲，使结肠断端与白线处肛管断端靠在一起，首先在肛门 3、6、9、12 点处各缝合一针，留置线尾作牵引，去除肛门拉钩，在上述 4 条缝线的牵引下完成结肠与肛管的吻合。吻合的缝线贯穿肛管皮肤、外括约肌及结肠断端全层。

8）直肠癌拖出术（Bacon 术）

适应证：距肛缘 4~6cm 的较小且早期、分化程度较好的直肠癌。

操作要点

腹部手术组：患者全麻下取截石位，采用下腹正中左侧绕脐切口，入腹后用腹部牵开器显露腹腔，打开乙状结肠侧腹膜，游离乙状结肠，自肠系膜下动脉根部向下清除周围淋巴组织，在分出乙状结肠动脉处离断直肠上动脉，结扎直肠上段肠管，沿盆腔脏、壁筋膜间做锐性分离，按全系膜切除要求游离直肠至肿瘤下缘 2~3cm 处。

会阴手术组: 显露肛门, 消毒直肠, 距离直肠肿瘤下缘 2~3cm 处用剪刀打开直肠壁, 向上游离直肠下段及系膜, 并与腹部手术组游离的直肠层面会合, 将直肠从肛门拖出, 距离肿瘤上约 20 cm 处切除直肠及其系膜, 通过腹部用大量灭菌注射用水冲洗盆腔及会阴部。将乙状结肠残端与直肠残端通过肛门吻合, 盆腔置盆腔引流管, 关闭盆腔腹膜, 逐层关腹。

9) 腹腔镜手术

因腹腔镜具有创伤小、恢复快等优点, 而广泛应用于 Miles 和 Dixon 术等, 并且得到了越来越多的专家的肯定。但对淋巴结清扫, 周围被侵犯脏器的处理尚有争议, 直肠癌侵犯子宫时, 可一并切除子宫, 称为后盆脏器清扫; 直肠癌侵犯膀胱, 行直肠和膀胱 (男性) 或直肠、子宫、膀胱切除时, 称为全盆腔清扫。

施行直肠癌根治术的同时, 要充分考虑病人的生活质量, 术中尽量保护排尿功能和性功能。二者有时需要权衡利弊, 选择手术方式。晚期直肠癌, 当病人发生排便困难或肠梗阻时, 可行乙状结肠造瘘术。

（四）其他治疗

1. 放射治疗

直肠癌细胞对放射线杀伤具有中等敏感度, 因此在直肠癌的治疗中, 放疗往往作为综合方法之一, 与手术、化疗相配合, 以期达到根治目的。放疗在直肠癌治疗中适用于: 术前放疗、术中放疗、术后放疗、姑息放疗、治疗转移癌、直肠癌腔内放射治疗等几个方面。

（1）术前放疗: 术前放疗可减少术中肿瘤种植, 降低术后盆腔小肠粘连的发生率; 可使原发肿瘤体积缩小, 若肿瘤位置接近齿状线, 则可使保留肛门括约肌的手术由原来的不可能变为可能, 提高了患者的生存质量; 可降低盆腔淋巴结分期, 减少肿瘤的局部复发率, 并能改善患者的 5 年生存率, 对 Dukes C 期的患者更是如此。

（2）术中放疗: 可以减少局部皮肤放射性损伤, 减少局部复发。对于某些较晚期的病例, 在手术切除肿瘤病灶并进行淋巴结清扫后, 在术中实施整个术野的放射治疗, 剂量较大, 然后缝合皮肤。这样做可以一次性杀灭残存的癌细胞, 防止术后复发, 延长生存期。

（3）术后放疗: 可以减少局部和区域性复发, 限制远处转移。

（4）单纯根治性放疗: 对某些年迈体弱的早期直肠癌患者, 同时又患有心血管疾病或其他内脏疾病而不适宜手术者, 可以实施根治性放疗。

（5）姑息放疗: 对某些已经丧失根治性手术机会的直肠癌患者, 仍然可以实施放射治疗, 以达到抑制肿瘤发展、控制病情、延长生命的目的。

（6）治疗转移癌: 放射治疗是目前为止治疗骨转移疼痛的最好方法。对脑转移也可以起到抑制肿瘤生长, 延缓生命的作用。

（7）直肠癌腔内放射治疗: 腔内放射治疗用低千伏 (50~70 kV)、短焦距 (5~7cm) 的接触治疗机进行。方法是治疗前先做清洁灌肠, 病人取胸膝卧位, 将直肠镜插入肛门, 在直视下将接触放疗管插入直肠, 直到肿瘤处或需要部位。腔内近距离放射治疗一般应配合外照射进行。

间质治疗用放射性核素丝或针，在直肠壁上插入放疗。间质治疗要与外照射配合，或作为接触治疗的补充剂量。

直肠癌术前放疗的优点：

（1）杀灭亚临床病灶，减少手术中肿瘤种植机会；

（2）小肠活动好，受照射容积小，急性和晚期毒性反应较轻，病人容易接受全量放疗；

（3）手术前肿瘤区血供较丰富，细胞氧和较好，增加肿瘤放射敏感性；

（4）照射后肿瘤体积缩小，使原先不能切除的局部晚期病灶可行根治性切除，且增加了低位直肠癌的保肛机会。手术前放疗的主要缺点是有可能对较早期（半衰期，N_0）或有转移的患者施以过度治疗。

直肠癌术中放疗的优点：

（1）单次大剂量照射超过了细胞存活曲线，不利于肿瘤细胞的修复；较同等剂量分次外放射相比，具有更高的生物效应。

（2）可以精确控制放射治疗的区域及剂量，最大限度地杀灭肿瘤细胞，减少术后复发。

（3）有效地保护了照射野周围的健康组织及器官，全身副作用轻微。

常规放射治疗方案：

1）设野原则：靶区包括直肠肿瘤、直肠的腹膜后组织和肿瘤部位的第一站淋巴引流区（直肠旁淋巴结、直肠前淋巴结及痔上、痔中淋巴结、直肠系带部位淋巴结等）和髂内淋巴结；如肿瘤已经侵犯膀胱、前列腺、子宫或阴道，髂外淋巴结应包括在内。

2）照射野：区域性放射有四野照射或两野照射，提倡用四野照射，照射范围应包括真骨盆壁。

（1）前后野对穿照射

上界：在腰骶关节，如盆腔中部有淋巴结受侵时，其高度要升到第4、5腰椎椎间盘处。

下界：视肿瘤部位而定，上中段直肠癌照射的下界于肛管中点；下段直肠癌的下界应包括肛门口；根治术后病人下界包括会阴下缘1.5cm。

两侧界：范围一般在耻骨弓状线最宽处外2.0cm，术后无淋巴结转移的病人，可缩小为1.0~1.5cm。其矩形野的两个上、下角均应适当保护。

（2）四野照射

前后野：同上。

侧野：照射范围其上下界与前后野相同。

后界：包括骶骨外0.5cm的软组织。

前界：包括膀胱后壁，一般在股骨头中点或前缘（视肿瘤具体情况而定）。

缩野：

只照射直肠原发灶或复发灶，照射范围是GTV外扩1~2cm的范围。缩野时可用前后野及左右侧野，对于高龄患者，为了预防股骨头坏死，建议只用前后野照射。而年轻患者，为了减少小肠和膀胱的剂量，建议用前后野和左右侧野照射。对于低位、体积较大的直肠癌，或根治术后会阴部复发结节，亦可采用会阴野补量。可使用高能 X 线或电子束，在肛门处设野照射。

3）体位和固定：患者取俯卧位，双手放于头顶，这样有利于减少小肠的照射。如果病人不能俯卧，或需要照射髂外淋巴结时也可以采用仰卧位。用体部固定架或真空袋固定。

4）时间剂量分割：四野照射：后野剂量 16Gy，前野及两侧野各照射 DT10Gy（共46Gy），然后缩野照射肿瘤区，DT10~24Gy，缩野时如果只用前后野，不用侧野，前野与后野的剂量比为 1∶2；如果用前后野和左右侧野四野照射，各野剂量平均分配。

术前照射：45~50Gy／（20~25 次·4.5~5 周），或 20Gy／（10 次·2 周）（加热疗）。放射后休息 2 周手术，以便充分利用放射引起的直接组织水肿，使手术时组织分离和切除均较为方便。

术后照射或单纯外照射：先用常规野照射，剂量为 46Gy／（23 次·4.5~5 周），然后对原发灶或复发、残留病灶缩野追加 10~24Gy，总量 56~70 Gy／28~35 次。如已行术前照射，则缩野至残留灶追加至根治量。

2.化学治疗

直肠癌化疗方案一般一年至一年半内可使用 2~3 个疗程，常用药物主要是 5- 氟尿嘧啶，也可联合应用丝裂霉素、环磷酰胺等。可口服或静脉给药，最好加入葡萄糖液中滴注，每次 250mg，每日或隔日一次。如果反应较大如恶心、食欲减退、无力、白细胞和血小板计数下降等，可减少每次用量，或加大间隔期。骨髓抑制明显时可及时停药。口服法胃肠道反应比静脉给药大，但骨髓抑制反应轻。

直肠癌化疗适应证：

（1）直肠癌晚期或扩散转移的患者，肝、心、肾、肺及骨髓功能基本正常者，可先行化疗，待症状缓解后，在结合放疗或肿瘤生物治疗。

（2）不宜手术或放疗的各期肿瘤患者。

（3）手术或放疗后的巩固治疗及手术或放疗后即复发转移的患者。

直肠癌化疗禁忌证：

（1）年老体弱或恶病质者。

（2）骨髓功能低下，白细胞 $< 3.0 \times 10^9$／L，血小板 $< 50 \times 10^9$／L。严重贫血或有出血倾向者。

（3）肠穿孔、出血或并发严重感染者。

（4）心、肝、肾等重要脏器病变者。

（5）癌肿未能切除的患者采用化疗可减轻症状控制肿瘤生长，但效果较差，维持时间短，患者一般情况差时，毒副反应大，会加重病情，不宜采用。

化疗方式：

（1）术前化疗：又称直肠癌新辅助化疗，是直肠癌治疗的新进展。临床上单独采用术前全身静脉化疗者目前甚少，主要是通过区域动脉灌注化疗再配合术前放疗使肿块缩小，减轻周围组织粘连，提高中、下段直肠癌保肛手术的成功率。

（2）术中化疗：术中化疗旨在应用抗癌药物将微小病灶或脱落癌细胞杀灭，以防止或减少术后肝转移、腹腔种植和吻合口复发的发生。术中化疗主要有肠腔化疗、腹腔化疗、全身静脉化疗和门静脉灌注化疗。

（3）术后化疗：直肠癌术后辅助化疗旨在消灭亚临床的微小转移灶，或推迟他们出现的时间，以延长生存期。专家建议，术后辅助化疗应在患者手术恢复后尽早开始，一般在术后7天至1个月内开始。疗程为4~6个周期。临床上常用的术后辅助化疗方案主要有CEF、CAF以及CMF方案等。

（4）化疗联合生物治疗癌症：目前肿瘤治疗模式是向综合治疗模式行进，化疗联合生物治疗癌症比单纯化疗效果更显著。单纯化疗毒副反应极大，如骨髓抑制，消化道反应，白细胞和血红蛋白细胞下降等。生物治疗癌症可以有效缓解这些症状，减轻化疗毒副反应，增强化疗疗效，帮助患者术后恢复，增强抗肿瘤能力。

3.针灸治疗

（1）取截根、长强穴，可配天枢、三阴交、足三里、大肠腧等穴，每次分别取主穴和配穴2~3个，得气后提插捻转，中等强度，留针15~45分钟，隔日一次。

（2）取天枢、中脘、下脘、关元、神阙等穴，每穴艾灸10分钟，每日2~3次。

4.其他疗法

（1）基因治疗：随着细胞生物学和分子生物学理论和技术的飞速发展，肿瘤的基因治疗已成为备受瞩目的研究领域并已初步取得令人振奋成果，如针对肿瘤细胞、肿瘤的血管改变、肿瘤患者的免疫系统和骨髓变化的基因治疗等。尽管目前还没有哪一种肿瘤基因治疗方法的作用是比较理想的，但都显示出了良好的应用前景。癌症的基因治疗目前主要是用复制缺陷型载体转运抗血管生成因子、抑癌基因、前药活化基因以及免疫刺激基因。其中以腺病毒携带P_{53}的临床进展最为迅速。

（2）免疫治疗：免疫治疗直肠癌，是一种全新的治疗方法，能够避免其他治疗方法造成的"不彻底、副作用大"等弊端，可以有效杀死肿瘤细胞，延长患者生存时间。免疫治疗是通过生物技术在高标准的实验室内培养出可杀伤肿瘤的自体免疫细胞，回输体内，直接杀伤癌细胞的治疗方法。临床上常在直肠癌术后或放化疗后联合免疫治疗，可以精确杀死手术后残余癌细胞，提升手术和放化疗治疗效果，提高患者机体免疫能力，更好地防转移，防复发。

【预防调护】

（1）积极防治直肠息肉、肛瘘、肛裂、溃疡性结肠炎及慢性肠道炎症的刺激；对多发性息肉、乳头状息肉，一旦诊断明确，应早期手术切除，以减少癌变机会。

（2）饮食宜多样化，养成良好的饮食习惯，不偏食，不挑食，不要长期食用高脂肪、高蛋白饮食，经常吃些含有维生素和纤维素的新鲜蔬菜，可能对预防癌症有重要作用。

（3）防止便秘，保持大便通畅。

（4）高度重视定期的防癌普查工作，随时注意自我检查，提高警惕性，发现"警戒信号"后，及时进行诊治，做到早发现、早治疗，以提高直肠癌的生存率。

参考文献

[1] 陈黎莉，江一平.大肠癌中医辨证分型与病理组织学的相关性研究 [J]. 江西中医学院学报，2008，2（20）：42-43.

[2] 郑玉玲，王新杰.肠达顺灌肠液治疗湿热蕴结型大肠癌的临床研究 [J].河南中医，2007，22（1）：12-14.

[3] 丁金芳，黄云胜，李明花.施志明治疗大肠癌经验举要 [J].上海中医药杂志，2007，41（5）：43-44.

[4] 金哲秀.针灸两步法治疗大肠癌27例临床分析 [J].上海中医药杂志，2006，37（5）：48.

[5] 张菁茹.姜黄素在体外对人大肠癌细胞株生长和凋亡的影响 [J].中华中医药学刊，2008，26（6）：1284-1286.

[6] 沈顺华，尹恩源，吴汉林.康莱特对大肠癌 HT－29 细胞株体外生长抑制作用的研究 [J].实用肿瘤杂志，2006，21（6）：531-533.

[7] 计春燕，汪毅，谭诗云.基础植物药提取剂丹皮酚影响人大肠癌细胞凋亡及调控基 p53 的表达 [J].中国临床康复，2006，10（27）：79-81.

[8] 昊彤，魏坤.人参皂甙 Rg3 抑制 HCE8693 细胞生长并诱导 [J].中国中医药科技，2006，3（13）：103-104.

[9] 李康.消瘤汤干预大肠癌细胞凋亡相关基因 bcl－2box 表达的实验研究 [J].中华中医药学刊，2007，25（5）：1014-1016.

[10] 唐广义，殷东风.肠积宁促进大肠癌细胞株 HT－29 凋亡及干预相关基因 bcl－2 及 bax 表达的实验研究 [J].现代肿瘤医学，2007，15（4）：491-493.

[11] 许建华，范忠泽，孙珏，等.肠胃清抗结肠癌转移的机制研究 [J].中国中医药科技，2006，13（3）：148-150.

三、结肠癌

结肠癌（colon cancer）是指发生于结肠部位的常见的消化道恶性肿瘤，占胃肠道肿瘤的第3位。发病多在40岁以后，男女之比为（2~3）：1。以40~50岁年龄组发病率最高。据世界流行病学调查，发现结肠癌在北美、西欧、澳大利亚、新西兰等地的发病率最高，居内脏肿瘤前二位，但在亚、非、拉美等地发病率则很低。我国的发病率与死亡率低于胃癌，食管癌、肺癌等常见恶性肿瘤。各地资料显示，随着人民生活水平的提高，饮食结构的改变，其发病率呈逐年上升趋势。属中医文献中"便血""肠蕈""积聚""癥瘕"等范畴。

【中医学认识】

（一）历史沿革

中医对结肠癌的记载较多，散见于"便血""肠蕈""积聚""癥瘕"等疾病中。中医文献不仅对结肠癌的病因、症状作了论述，而且还提出了治法及预后。

《灵枢·五变》中即记有"人之善病肠中积聚者，……皮肤薄而不泽，肉不坚而淖泽，如此则肠胃恶，恶则邪气留止，积聚乃伤"，初步探讨了肠中"积聚"的病因为"肠胃恶，邪气留止"。

《灵枢·百病始生》中则列举了肠内"积聚"形成的多种原因，如"寒气上入于肠胃……则胀，胀则肠外之汁沫迫聚不得散，日以成积""卒然多食饮则肠满，起居不节、用力过度则络脉伤，……血溢于肠外，肠外有寒，汁沫与血相搏，则并合凝聚不得散，而积成矣""卒然中于寒，若内伤于忧怒，则气上逆，……温气不行，凝血蕴里而不散，津液涩渗，着而不去，而积皆成矣"，虽然分别论述了寒邪、饮食起居不节及用力过度、内伤忧怒等因素在肠积发病中的作用，但中心环节是"肠寒"导致"汁沫（津液）与血并聚不得散"，所以其总体认为"积之始生，得寒乃生，厥乃成积也"。

《灵枢·水胀》中还记有"肠覃……寒气客于肠外，与卫气相搏，气不得荣，因有所系，癖而内著，恶气乃起，肉乃生"，亦认为"肠覃、息肉"乃寒邪侵入，与卫气相搏，气机郁遏，气血不能正常流通，"癖而内著"所致。

《诸病源候论·积聚癥瘕候》中记有"癥者，由寒温失节，致脏腑之气虚弱，而饮食不消，聚结在内，……生长块段，盘牢不移动者，是也；……若积引岁月，人即柴瘦，腹转大，遂致死"，认为因反复寒温失节，导致脏腑之气虚弱，进而饮食不消、聚结在内，最终导致"癥瘕"形成，并指出其预后"人柴瘦、腹转大"而死，与肿瘤晚期恶病质体征十分相似。

（二）病因病机

1.病因

（1）外感湿热久居湿地，外感湿邪，导致水湿困脾，脾失健运，则内外之水湿日久不去，可引发本病。

（2）饮食不节恣食膏粱厚味、酒酪之晶，或过食生冷，或暴饮暴食，均可损伤脾胃，滋生水湿，水湿不去化热而下迫大肠，与肠中之糟粕交阻搏击或日久成毒，损伤肠络而演化为本病。

（3）情志所伤所愿不遂，肝气郁结，肝木太过克伐脾土，脾失健运，水湿内生，郁而化热，湿热合邪，下迫大肠，也可诱生本病。

（4）正气亏虚先天不足或年高体虚之人，脾虚肾亏。肾为先天之本，脾为后天之本，两者与水湿的运化也有密切的关系，两脏虚损，导致水湿内停，日久也可导致本病的发生。

2.病机

本病病位在结肠，但与脾、胃、肝、肾的关系尤为密切。其病性早期以湿热、瘀毒邪实为主，晚期则多为正虚邪实，正虚又以脾肾（气）阳虚、气血两虚、肝肾阴虚多见。外感湿热或脾胃损伤导致水湿内生，郁久化热，是发病的重要原因，湿热久羁，留连肠道，阻滞气机，热渐成毒，热伤脉络，致使气滞、湿热、毒聚、血瘀，在肠道结积成块是发病的主要病机环节。

【西医学认识】

1.结肠癌病因

结肠癌病因尚未明确，可能与下列因素密切有关：生活方式、遗传因素、结肠腺瘤、结肠慢性炎症以及其他因素等。

（1）生活方式：结肠癌患者因长期饮酒、肥胖、动物脂肪摄入过多，新鲜蔬菜、维生素及硒摄入过少等因素而发病。

（2）遗传方式：结肠癌中父母、兄弟、姐妹、子女的危险性比一般人群高 2~4 倍。

（3）结肠腺瘤：80% 以上的结肠癌是由结肠腺癌演变而来的。

（4）结肠慢性炎症，尤其是慢性非特异性溃疡性结肠炎合并有原发性硬化性胆管炎患者，结肠癌的发生率比正常人高 5~10 倍；其次是血吸虫病，慢性细菌痢疾，慢性阿米巴病，克罗恩病患者发生结肠癌均比同年龄对照人群为高；再其次是慢性结肠炎通过肉芽肿、炎症或假性息肉而发生癌变。

（5）其他因素，比如亚硝胺类化合物中致癌物，不仅是食管癌、胃癌的重要发病原因，也是大肠癌的致病因素之一；放射线损害也是一种致病因素，如子宫颈癌局部放射治疗后结肠癌的发病率比正常人群高数倍；原发性与获得性免疫缺陷也与大肠癌发病密切相关。

2. 大肠癌病理

大肠癌的病理改变，绝大部分为单个，少数病例同时或先后有一个以上癌肿发生，以原发大肠癌。结肠癌好发于乙状结肠，其次为盲肠及升结肠；再其次为结肠肝曲、降结肠、横结肠及结肠脾曲。大体形态分期，大肠癌的大体形态随病期的不同而分早期大肠癌和进展期大肠癌改变。

1）早期大肠癌　早期大肠癌是指原发灶肿瘤，限于黏膜层或黏膜下层。若限于黏膜层者为黏膜内癌，由于黏膜层中没有淋巴管不会发生淋巴结转移。若限于黏膜下层，但未侵及肠壁肌层者为黏膜下层癌，也是属于早期大肠癌，但黏膜下层内有丰富的脉管，所以，黏膜下层有发生淋巴转移或血行转移的可能。早期大肠癌大体形态分为 3 型。

（1）息肉隆起型（Ⅰ型）　息肉隆起型又分为有蒂型（Ip）广基型（Is）两个亚型。此型多数为黏膜内癌。

（2）扁平隆起型（Ⅱ型）　癌肿如分币状隆起于黏膜表面。此型多数为黏膜下层癌。

（3）扁平起伴溃疡型（Ⅲ型）　癌肿如小盘状，边缘隆起。中心凹陷。此型均为黏膜下层癌。

2）进展期大肠癌　癌肿浸润已越黏膜下层达到肠壁肌层或更深层时，称为进展期大肠癌。进展期大肠癌大体形态分为 4 型，其中以隆起型和溃疡型多见，胶样型少见。①隆起型，癌体大，质软，又称为髓样癌。癌肿的主体向肠癌内突起，呈结节状，息肉状或菜花样隆起，境界清楚，有蒂或广基，好发于结肠任何部位，但多发于右半结肠和结肠壶腹部，特别是盲肠部位多见。②溃疡型，癌体小，早期形成溃疡，溃疡底可深达肌层，穿透肠壁浸入邻近器官和组织，好发于远段结肠。③浸润型，癌肿向肠癌各层弥漫侵润，伴纤维组织异常增生，肠壁增厚，形成环状狭窄，易引起肠梗阻，好发于乙状结肠及降结肠。④胶样型，癌体较小，易溃烂，外观及切面均呈半透明胶冻状，好发于右侧结肠及直肠。

3）组织学分型

（1）管状腺癌：癌组织呈腺管样及腺泡状结构。

（2）乳头状腺癌：癌细胞排列成粗细不等的乳头状结构，占结肠癌的大多数。

（3）黏液腺癌：癌组织中出现大量黏液。

（4）未分化癌：细胞较小，细胞核浆比例大，核异行性明显，易侵入小血管和淋巴管。

（5）腺鳞癌：腺癌和鳞癌并存，腺癌细胞分化较好。

（6）鳞状细胞癌：细胞分化多为中低度。

4）恶性程度

按 Broders 分级，癌细胞分化程度分为以下四级：

Ⅰ级：2/3 以上癌细胞分化良好，属高分化、低恶性。

Ⅱ级：1/2~2/3 癌细胞分化良好，属中等分化，一般恶性。

Ⅲ级：癌细胞分化良好者不足 1/4，属低分化，高恶性。

Ⅳ级：为未分化癌。

3. 转移方式

（1）直接浸润：大肠癌的直接蔓延系循肠壁内淋巴管纵轴的垂直方向发展，即沿着肠管周径及向深层浸润，平行肠管长轴方向的扩散较少，因此，很少超越肿瘤上、下缘 2~3cm 以外。直接蔓延可以突破浆膜层而侵入邻近器官如肝、胆、膀胱、子宫、阴道等。或造成腹腔内种植性播散。

（2）种植播散：常见的种植方式有以下 3 种情况。①腹腔种植：癌细胞侵犯至浆膜外时，可以脱落至腹腔内其他器官表面，引起腹腔种植播散。好发部位有大网膜、肠系膜、膀胱直肠凹、子宫直肠凹等，以盆腔直肠子宫陷凹附近较为常见；可以在阴道触诊时触及硬结，也可以广泛种植于腹腔内，形成癌性腹膜炎。②肠腔种植：大肠癌灶附近的肠腔内常有脱落的癌细胞附着，在黏膜完整时，癌细胞不会种植生长，但若肠黏膜有损伤，则可在破损处发生种植，这也可能是大肠癌常有多发病灶的原因之一。③医源种植：多在手术过程中，种植于吻合口和腹壁切口。在手术时应采取防范措施，加以避免。

（3）淋巴转移：近年来对于大肠黏膜的超微结构研究确认，大肠黏膜内无淋巴管存在。因此大肠的黏膜内癌无淋巴结转移的可能，但如病变浸润到黏膜肌层以下，则有淋巴结转移的可能。郑芝田指出：淋巴结转移多在肠壁受侵后开始转移，手术时已有区域淋巴结转移者可达 30%~68%。其转移途径是一般先转移到沿边缘动脉与结肠平行的淋巴结，再沿供应病变肠段的肠系膜血管到血管蒂起始部的淋巴结，此种先沿肠管平行方向走行，再沿系膜血管走向中枢的淋巴结转移途径，是结肠癌的特征。少数情况下，亦可不依次序而呈跳跃式转移；尤其引流区的淋巴结有转移而阻塞后，也可发生逆行性转移入病灶的近侧或远侧淋巴结。有人统计在已有肠系膜淋巴结转移时，距结肠近侧或远侧 7cm 处结肠属淋巴结尚有 10% 的转移率。

（4）血行转移：多在侵犯小静脉后沿门静脉转移至肝内。大肠癌诊断时已有 10%~15% 的病例转移至肝内，尸检则有 2/3 转移至肝，也可先经 Baston（巴斯顿）椎旁静脉丛而首先出现肺转移，其他脏器如骨、胸、肾、卵巢、皮肤均可发生转移。如形成梗阻或手术挤压时，易造成血行转移。距肛门缘 6cm 以下的直肠癌血行转移率最高，可达 40%~50%；其次为上段直肠癌，约在 20% 以上。结肠癌的血行转移率不足 10%。

4.临床分期

（1）根据美国癌症联合会（AJCC，1988）与国际抗癌联盟（UICC，1987）即 AJCC ／ UICC 大肠癌 TNM 分期

T——原发肿瘤

T_x 原发肿瘤不能确定

T_0 在切除标本中未发现原发肿瘤

Tis 原位癌

T_1 癌灶侵犯至黏膜下层

T_2 癌灶侵犯肌层

T_3 穿透肌层进入浆膜下，进入浆膜但未穿透浆膜肿瘤进入结肠周围脂肪组织，但在肠系膜范围之内

T_4 穿透浆膜进入腹腔或进入邻近器官

在无浆膜结直肠处，如远端 2 ／ 3 直肠，左或右结肠的后面。T3：穿透肌层；T4：侵犯其他器官（阴道、前列腺、输尿管、肾）

N——区域淋巴结

N_x 区域淋巴结转移不能确定（例如仅行肿瘤局部切除）

N_0 无区域性淋巴结转移

N_1 有 1~3 个淋巴结转移

N_2 4 个或 4 个以上淋巴结转移

N_3 沿脏器主干淋巴道走行的任何淋巴结有转移

M——远处转移

M_x 远处转移不能确定

M_0 无远处转移

M_1 有远处转移

大肠癌的临床分期

0 期 Tis N_0 M_0

Ⅰ期 T_1 N_0 M_0

T_2 N_0 M_0

Ⅱ期 T_3 N_0 M_0

Ⅱ期 T_4 N_0 M_0

Ⅲ期 任何 T N_1 M_0

Ⅲ期 任何 T N_2，N_3 M_0

Ⅳ期 任何 T 任何 N M_1

（2）Dukes'分期主要包括

Ⅰ期（Dukes A 期）：癌局限于肠壁内；

A_0 期：癌局限于黏膜；

A_1 期：癌局限于黏膜下层；

A_2 期：癌侵及肠壁肌层未穿透浆膜；

Ⅱ期（Dukes B期）：癌侵润至肠壁外，穿透浆膜，但无淋巴结转移；

Ⅲ期（Dukes C期）：癌侵润至肠壁外，穿透浆膜同时伴有淋巴腺转移；

C_1 期：近处淋巴转移（肠旁）；

C_2 期：远处淋巴转移（系膜）；

Ⅳ期（Dukes D期）：已有远处脏器转移。

【诊断依据】

本病的诊断主要依据病人的症状、体征、内镜、活组织病理检查等检查结果。活组织病理检查结果是主要诊断依据。凡怀疑为结肠癌均应取活组织进行病理检查。

（一）临床表现

1.症状

结肠癌患者大多已中年以上，其中多数年龄为45岁，约有5%患者的年龄在30岁以下。结肠癌的临床表现随其病灶大小所在部位及病理类型而有所不同。不少早期结肠癌患者在临床上可毫无症状，但随着病程的发展和病灶的不断增大，可以产生一系列结肠癌的常见症状，诸如大便次数增多、大便带血和黏液、腹痛、腹泻或便秘、肠梗阻以及全身乏力、体重减轻和贫血等症状。

1）不同病程中的症状

（1）早期症状：最早期可有腹胀、不适、消化不良样症状，而后出现排便习惯的改变，如便秘次数增多，腹泻或便秘，便前腹痛。稍后即可有黏液便或黏液脓性血便。

（2）中毒症状：由于肿瘤溃烂失血和毒素吸收，常可导致病人出现贫血、低热、乏力、消瘦、浮肿等症状，其中尤以贫血、消瘦为著。

（3）肠梗阻表现：为不全性或完全性低位肠梗阻症状，如腹胀，腹痛（胀痛或绞痛），便秘或便闭。体检可见腹隆、肠型、局部有压痛，并可闻及亢强的肠鸣音。

（4）腹部包块：为瘤体或与网膜、周围组织侵润粘结的肿块，质硬，形体不规则，有的可随肠管有一定的活动度，晚期时肿瘤侵润较甚，肿块可固定。

（5）晚期表现：有黄疸、腹水、浮肿等肝转移征象，以及恶病质，直肠前凹肿块，锁骨上淋巴结肿大等肿瘤远处扩散转移的表现。

2）不同部位结肠癌的症状

整个结肠以横结肠中部为界，分为右半结肠和左半结肠两个部分，此两部癌肿的临床表现确各有其特点，兹分述如下：

（1）右半结肠癌：右半结肠腔粗大，肠内粪便为液状，这段肠管的癌肿多为溃疡型或突向肠腔的菜花状癌，很少环状狭窄，故不常发生梗阻。但是这些癌肿常溃破出血，继发感染，伴有毒素吸收，因此其临床上可有腹痛不适、大便改变、腹块、贫血、消瘦或恶病质表现。

①腹痛不适：约75%的病人有腹部不适或隐痛，初为间歇性，后转为持续性，常位

于右下腹部,很像慢性阑尾炎发作。如肿瘤位于肝曲处而粪便又较干结时,也可出现绞痛,应注意与慢性胆囊炎相鉴别。约50%的病人有食欲不振、饱胀嗳气、恶心呕吐等现象。

②大便改变:早期粪便稀薄,有脓血,排便次数增多,与癌肿溃疡形成有关。待肿瘤体积增大,影响粪便通过,可交替出现腹泻与便秘。出血量小,随着结肠的蠕动与粪便充分混合,肉眼观察不易看出,但隐血试验常为阳性。

③腹块:就诊时半数以上病人可发现腹块。这种肿块可能就是癌肿本身,也可能是肠外浸润和粘连所形成的团块。前者形态较规则,轮廓清楚;后者形态不甚规则。肿块一般质地较硬,一旦继发感染时移动受限,且有压痛。

④贫血和恶病质:约30%的病人因癌肿溃破持续出血而出现贫血,并有体重减轻、四肢无力,甚至全身恶病质现象。

(2)左半结肠癌:左半结肠肠腔较细,肠内粪便由于水分被吸收变得干硬。左半结肠癌多数为浸润型,常引起环状狭窄,故临床表现主要为急、慢性肠梗阻。肿块体积较小,既少溃破出血,又无毒素吸收,故罕见贫血,消瘦、恶病质等现象,也不易扪及肿块。

①腹部绞痛:是癌肿伴发肠梗阻的主要表现梗阻可突发,出现腹部绞痛,伴腹胀、肠蠕动亢进、便秘和排气受阻;慢性梗阻时则表现为腹胀不适、阵发性腹痛、肠鸣音亢进、便秘、粪便带血和黏液,部分性肠梗阻有时持续数月才转变成完全性肠梗阻。

②排便困难:半数病人有此症状,随着病程的进展,便秘情况愈见严重。如癌肿位置较低,还可有排便不畅和里急后重的感觉。

③粪便带血或黏液:由于左半结肠中的粪便渐趋成形,血液和黏液不与粪便相混,约25%患者的粪便中肉眼观察可见鲜血和黏液。

2.体征

早期患者可无明显体征,中、晚期患者腹部常可触及肿块,还可出现食欲不振、全身衰弱无力、贫血、极度消瘦、水肿等恶病质征象。

3.检查

1)大便隐血试验:作为大肠癌普查初筛方法和结肠疾病的常规检查。

2)结肠X线检查:结肠气钡双重对比造影是发现结肠病变的重要手段,观察肠黏膜有无破损、肠壁僵硬、肠管狭窄等。

3)电子结肠镜检查:能在直视下观察病灶情况,并能取活检作为病理学诊断,是结肠癌最可靠的诊断方法。

其适应于:

(1)原因不明的便血和大便潜血持续阳性,疑有结肠肿瘤者。

(2)X线检查发现结肠息肉需鉴别良、恶性者。

(3)术前需了解结肠癌病变范围和术后有无复发者。

4)超声显像检查:可判定病变累及肠壁范围,肠壁浸润深度以及邻近器官有无转移,尤对发现肝脏占位性病变、腹主动脉周围病灶、盆腔转移病灶有较高的灵敏度。

5)病理学检查:

（1）脱落细胞学检查：采用直肠冲洗、直肠镜下刷取，肛门直肠病灶处指检涂片作涂片细胞学检查。

（2）活检标本的病理取材的检查。

6）CT检查：主要适用于了解肿瘤向肠管外浸润的程度和有无淋巴结转移或远处脏器的转移。亦可为术前分期及术后复查提供依据。

7）癌胚抗原（CEA）检查：对判断癌肿预后，监察疗效和复发方面具有一定帮助。

8）血管造影：血管造影已广泛应用于临床，选择性肠系膜动脉造影诊断结肠癌的准确率在85%以上，病变肠段常出现肠壁血管分布异常或缺损病变，特别是对癌肿引起出血的病人，在癌肿区的肠腔可见溢出的造影剂，更有助于确定诊断。

【鉴别诊断】

1.结肠良性肿物

病程较长，症状较轻，X线表现为局部充盈缺损，形态规则，表面光滑，边缘锐利，肠腔不狭窄，未受累的结肠袋完整。

2.结肠炎性疾患（包括结核、血吸虫病肉芽肿、溃疡性结肠炎、痢疾等）

肠道炎症性病变病史方面各有其特点，大便镜检都可能有其特殊发现，如虫卵、吞噬细胞等，痢疾可培养出致病菌。X线检查病变受累肠管较长，而癌肿一般很少超过10cm。肠镜检查及病理组织学检查也不同，可进一步确诊。

3.其他

结肠痉挛：X线检查为小段肠腔狭窄，为可复性。阑尾脓肿：有腹部包块，但X线检查包块位盲肠外，病人有阑尾炎病史。

【治疗】

（一）辨证论治

中医学认为本病总体来讲，为本虚于内，邪客于外，即本虚标实，虚实夹杂，初期以标实为主，全身症状较轻。后期则以本虚为突出表现，全身症状为主。本虚又分为阴虚，阳虚。

1.湿热下注型

证候：腹部阵痛，便中夹血或里急后重，肛门灼热或发热，恶心、胸闷等。舌质红，舌苔黄腻，脉滑数。

治法：清热利湿。

方药：槐花地榆汤或清肠饮或白头翁汤加减。

常用药：槐花、地榆、白头翁、败酱草、黄柏、薏苡仁、秦皮等。

2.毒邪壅盛型

证候：烦热口渴，腹胀腹痛，泻下脓血，色紫暗而量多，里急后重。舌质红，苔黄或黄燥，脉洪数。

治法：清热凉血、化瘀解毒。

方药：五味消毒饮加减。

常用药：金银花、野菊花、紫花地丁、蒲公英、白花蛇舌草等。

3.瘀血内阻型

证候：疼痛位置固定不移，面色晦暗，消瘦，便血呈暗红色，舌质暗紫有瘀点、瘀斑，脉涩或弦，结代。

治法：活血化瘀。

方药：血府逐瘀汤加减。

常用药：当归、赤芍、桃仁、红花、牛膝、枳壳、丹参、元胡等。

4.气血亏虚型

证候：面色苍白，唇甲不华，少气乏力，神疲懒言，脱肛下坠。舌质淡，舌苔薄白，脉细弱。

治法：补气养血。

方药：八珍汤加减。

常用药：党参、白术、黄芪、熟地黄、当归、白芍、川芎、茯苓、甘草等。

5.脾肾阳虚型

证候：腹痛喜按，肢冷便溏，气短乏力，或见五更泄泻。舌质淡有齿痕，舌体胖大，脉沉迟或沉细无力。

治法：温补脾肾。

方药：参苓白术散合四神丸加减。

常用药：党参、茯苓、白术、黄芪、薏苡仁、补骨脂、肉豆蔻、吴茱萸、木香、厚朴等。

6.肝肾阴虚型

证候：形体消瘦，五心烦热，头昏耳鸣，腰膝酸软，盗汗、遗精、带下等。舌红绛而少苔，脉弦细。

治法：滋阴补肾。

方药：知柏地黄丸加减。

常用药：知母、黄柏、生地黄、茯苓、泽泻等。

（二）外治方法

1.塞药法

可选用复方角菜酸酯栓、复方吲哚美辛栓等纳肛。

2.灌肠法

败酱草 30g，白花蛇舌草 30g，水煎浓缩成 100~150ml，保留灌肠，每天两次，每次 50~60ml。

（三）手术治疗

结肠癌是常见的恶性肿瘤之一，其发病率居恶性肿瘤的第 4~6 位。近来其发病率有上升的趋势。其根治性切除后 5 年生存率为 50% 左右。术后复发和转移是其死亡的重要原因。公认的治疗结肠癌的方法是以手术为主、并辅以化疗，免疫治疗、中药以及其他支持治疗的综合治疗。

结肠癌的治疗首先强调手术切除，并注重联合术前化疗、放疗等综合治疗以提高手术切除率，降低手术后复发率，提高生存率。手术治疗的原则是：①尽量根治；②尽量保护盆腔植物神经，保存患者的性功能、排尿功能和排便功能，提高生存质量。

1.术前准备

除常规的术前准备外，结肠手术必须要做好肠道准备包括：①清洁肠道：手术前二天进少渣或无渣饮食；术前1~2天服缓泻剂，若有便秘或不全肠梗阻者酌情提前几天用药；清洁灌肠，根据有无排便困难可于术前一日或数日进行。②肠道消毒：杀灭肠道内致病菌，尤其是常见的厌氧菌如脆弱拟杆菌等，以及革兰阴性需氧杆菌。其药物前者主要是应用甲硝唑，后者可用磺胺类药物，新霉素、红霉素、卡那霉素等。肠道准备充分，可减少术中污染，减少感染有利愈合。

国内外一些医院有采取全肠道灌洗方法作肠道准备，方法是由胃管滴注或口服特殊配制的灌洗液（含一定浓度的电解质及肠道消毒剂，保持一定的渗压），用量4~8L，蹲坐于排便装置上。可同时达肠道清洁和消毒的目的。

2.手术方法

（1）右半结肠切除术：适用于盲肠、升结肠及结肠肝曲部的癌肿。切除范围：回肠末端15~20cm、盲肠、升结肠及横结肠的右半，连同所属系膜及淋巴结。肝曲的癌肿尚需切除横结肠大部及胃网膜右动脉组的淋巴结。切除后做回、结肠端端吻合或端侧吻合（缝闭结肠断端）。

（2）左半结肠切除术：适用于降结肠、结肠脾曲部癌肿。切除范围：横结肠左半、降结肠、部分或全部乙状结肠，连同所属系膜及淋巴结。切除后结肠与结肠或结肠与直肠端端吻合。

（3）横结肠切除术：适用于横结肠癌肿。切除范围：横结肠及其肝曲、脾曲。切除后做升、降结肠端端吻合。若吻合张力过大，可加做右半结肠切除，做回、结肠吻合。

（4）乙状结肠癌肿的根治切除：根据癌肿的具体部位，除切除乙状结肠外，或做降结肠切除或部分直肠切除。做结肠结肠或结肠直肠吻合。

（5）伴有肠梗阻病人的手术：原则术前做肠道准备后如肠内容物明显减少，病人情况允许，可做一期切除吻合，但术中要采取保护措施，尽量减少污染。如肠道充盈，病人情况差，可先做肿瘤近侧的结肠造口术，待病人情况好转后再行二期根治性切除术。

（6）不能做根治术的手术：原则肿瘤局部浸润广泛，或与周围组织、脏器固定不能切除时，若肠管已梗阻或不久可能梗阻，可用肿瘤远侧与近侧的短路手术，也可做结肠造口术。如果有远处脏器转移而局部肿瘤尚允许切除时，可用局部姑息切除，以解除梗阻、慢性失血、感染中毒等症状。

3.术中注意事项

（1）开腹后探查肿瘤时宜轻，勿挤压。

（2）切除时首先阻断肿瘤系膜根部血管，防止挤压血行转移。并由系膜根向肠管游离。

（3）在拟切断肠管处用布带阻断肠管，减少癌细胞肠管内种植转移。有人主张在阻断肠管内注入抗癌药物，常用 5- 氟尿嘧啶 30mg ／ kg 体重，加生理盐水 50ml 稀释，保留 30 分钟后分离肠管。

（4）与周围组织粘连时能切除时尽量一并切除。

（5）关腹前要充分的冲洗腹腔，减少癌细胞种植与腹腔感染。

4.手术并发症

1）吻合口漏：吻合口漏是结直肠手术的严重并发症，左半结肠和直肠一期手术的发生率较高。传统的手法操作吻合口漏的发生率为 5%~10%。使用吻合器技术后吻合口漏的发生率有所下降，为 2.5%~6.6%。分析发生原因如下：

（1）术前准备不充分。国内文献报道急诊情况下结肠癌手术并发症发生率高达 74.1%。

（2）患者营养不良。结直肠癌患者多为中老年人，并且中晚期病例多见。

（3）手术操作失误。良好的血运是保证吻合口正常愈合的重要因素，术中过多游离肠管断端肠系膜或过多地切除结肠吻合口周围的脂肪组织，损伤结肠系膜血管，使吻合口血运不良，吻合口张力过大，缝合不够严密等均可影响吻合口的愈合。为了预防吻合口漏的发生，应做到以下三点：

①严格掌握结直肠一期手术的指征，特别是急性肠梗阻的病例。

②手术操作注意吻合口的血运、张力。术中肠腔的清洁和吻合口符合上空、口正、下通条件。

③吻合口漏一经诊断，应积极行肠造瘘术或 Hartmann 术，同时给予有效引流、外科营养和抗感染治疗。

2）骶前出血：骶前出血是直肠手术的严重并发症，它常是致命性的。主要原因是分离直肠后壁时损伤骶前静脉丛。由于骶前静脉丛呈网状，固定于骶骨前，且与骶骨小孔内的椎静脉有交通，一旦出血点缩入骶骨小孔，很难止血。为了防止骶前出血的发生，游离直肠后壁要注意进入正确的间隙。处理出血的方法可使用钢钉钉入法。如实在难以止血，可用纱布卷填塞压迫止血，效果满意。切忌盲目缝扎。

3）其他并发症：在结直肠手术并发症中，还有输尿管损伤、造口坏死及腹内疝等。这些并发症均与手术操作有直接关系。大肠癌的手术方法比较成熟，而每一种手术均有其重要步骤。只要抓住这些要点，大多手术并发症是可以避免的。

（四）西药治疗

1.化疗

结肠癌约半数患者在术后出现转移和复发，除部分早期患者外，晚期和手术切除后的患者均需接受化疗。化疗在结肠癌综合治疗中是除外科治疗后又一重要治疗措施。

1）全身静脉联合化疗方案：结肠癌化疗方案主要以 5-FU 为基础，四氢叶酸（LV）作为调节剂可增强效应剂 5-FU 的疗效。

（1）5-FU／LV：方案 5-FU ／ LV 联合用药其疗效已被多数研究所证实，是现阶段世界范围内的标准疗法。

LV：200mg／m^2，第一天至第五天

5-FU：500mg／m^2，第一天至第五天

（2）FOLFOX4：方案是治疗晚期结肠癌最为安全有效的化疗方案，同时是Ⅲ期结肠癌术后辅助化疗的最好选择。

奥沙利铂：$150mg/m^2$，第一天

LV：$200mg/m^2$，第一天至第五天

5-FU：$500mg/m^2$，第一天至第五天

全身静脉化疗可用于术前、术中和术后：

（1）术前化疗又称新辅助化疗，其目的是防止远处转移，缩小瘤体，利于切除。但是由于时间短，不同肿瘤患者的化疗敏感性不同，因此手术后仍需给予辅助化疗。

（2）术后化疗，主要采用以 5-FU / LV 为基础的联合化疗方案（连用 5 天，1 个月后重复，至少 6 个周期），这已成为Ⅲ期结肠癌术后标准疗法。

2）口服化疗结肠癌：口服化疗药主要指氟尿嘧啶类前体药物，吸收后通过 1 次或多次代谢转变成 5- 氟尿嘧啶，发挥抗癌作用。口服化疗在临床应用中疗效高、不良反应少，给药方便，可门诊治疗，宜于老年肿瘤患者和家庭化疗，成为结肠癌辅助治疗的一个新趋势。

（五）其他治疗

1. 放疗

虽然手术切除是结直肠癌治疗的主要手段，然而单纯手术后的局部复发率较高，大多数局部复发发生在盆腔内，因此肿瘤侵入直肠周围软组织是手术无法彻底切除的。因此盆腔放疗是清除这些癌细胞沉积的唯一可供选用的有效方法。然而结肠癌病人对术前及术后放疗均无显效。放射治疗仅适用于结肠癌病人的术中放疗。

1）结肠癌的放疗方案

（1）根治性放疗：通过放疗彻底杀灭肿瘤细胞仅适用于少数早期病人及细胞类型特殊敏感的病人。

（2）对症性放疗：以减轻症状为目的。适用于止痛、止血、减少分泌物、缩小肿瘤、控制肿瘤等姑息性治疗。

（3）放疗、手术综合治疗，有计划的综合应用手术与放疗两种治疗手段。

2）结肠癌放疗的方式

（1）术前放疗：术前放疗具有下列优点，①癌细胞的活性减弱，使手术时播散或残留的癌细胞不易存活。②对巨大而固定，估计切除有困难的癌肿，术前放疗可使瘤体缩小，从而提高切除率。③放射生物学的研究表明，在血供或供氧减少时，术前癌细胞对放射线的敏感性较术后高。

术前放疗应严格掌握剂量，以中等剂量（3 500~4 500cGy）为宜，既不增加手术并发症，又能提高手术疗效。

（2）术后放疗：术后放疗具有下列优点：①根据手术发现，在切除原发肿瘤后，对可能残留肿瘤的部位进行标记、定位，从而使照射部位可能更精确，照射具有选择性，效果更佳。②原发肿瘤切除后，肿瘤负荷显著减少，有利于提高残留癌对放射线的效应。

（3）术中放疗：术中对疑有残留癌处和不能彻底切除处，用 β 线进行一次大剂量照射。

3）结肠癌的放疗禁忌证

（1）严重消瘦、贫血者。

（2）经治疗不能缓解的严重心、肾功能不全者。

（3）严重感染或脓毒血症者。

（4）局部已不能忍受再次放疗者。

（5）白细胞数低于 3×10^9 ／ L，血小板低于 80×10^9 ／ L，血红蛋白低于 80g ／ L，一般暂停放疗。

4）放疗的并发症

（1）术前放疗患者的会阴部切口愈合稍延缓。

（2）腹痛、恶心、呕吐，腹泻等症状。

（3）单纯性肛门炎（1%~2%），局部会阴疤痕，愈合不良或硬化伴疼痛（2%），小肠不完全梗阻（1%）。

（4）小便失禁（0.5%~1%），膀胱症和血尿（1.5%）等。

（5）全血细胞减少。

2.针灸治疗

（1）应用针灸（取穴足三里、关元、天枢、内关等）配合中药治疗术后肠麻痹患者。

（2）取百会、内关、足三里、三阴交，并以 20%~50% 胎盘注射液 14~16ml 分别注入足三里、大椎穴，每日或隔日 1 次，连续治疗 15 天为 1 疗程，休息 3~5 天再行下一个疗程，可用于癌痛患者的疼痛治疗。

3.分子靶向治疗

是在细胞分子水平上，针对已经明确的致癌位点（该位点可以是肿瘤细胞内部的一个蛋白分子，也可以是一个基因片段），来设计相应的治疗药物，药物进入体内会特异地选择致癌位点来相结合发生作用，使肿瘤细胞特异性死亡，而不会波及肿瘤周围的正常组织细胞，所以分子靶向治疗又被称为"生物导弹"。

与仅作用于肿瘤细胞增殖的化疗药物不同，通过与 VEGF 特异性结合，阻止其与受体相互作用，发挥对肿瘤血管的多种作用，使现有的肿瘤血管退化，从而切断肿瘤细胞生长所需氧气及其他营养物质；使存活的肿瘤血管正常化，降低肿瘤组织间压，改善化疗药物向肿瘤组织内的传送，提高化疗效果；抑制肿瘤新生血管生成，从而持续抑制肿瘤细胞的生长和转移。

【预防调护】

1.合理饮食

该疾病的发生对于饮食有着严格的要求，在平时生活中，一定要减少肉类和脂肪的摄入，限制饱和脂肪酸的摄入；多食用富含纤维素的食物、新鲜蔬菜和水果，尤其是含多量维生素 A 和 C 的黄绿色蔬菜。

2.良好生活

在生活中，在除了注意合理的饮食，还一定要保证良好的生活方式，控制体重和有规律的体力活动。同时，还一定要注意戒烟、限酒，这样才能有效避免该疾病的发生。

3. 规律排便

通过观察，如果长期便秘，粪便在肠腔内停留时间过长，使大便内的毒素与肠黏膜接触时间延长，肠壁在毒素日久的刺激下发生癌变。因此，在生活中，一定要保持良好的排便习惯。

4. 定期检查

通常情况下，对于高发该疾病的人群，应定期去医院检查，一旦发现有癌变趋向时，应及时进行治疗，早期发现并及时治疗是防止和减少该疾病的发生最有效措施。

在如今，虽然大肠癌能够有效得到治疗和控制，但在治疗过程中也需要患者付出非常大的代价，需要患者承受巨大的痛苦和折磨，因此，最好做到该疾病的预防。

参考文献

[1] Wong S F, Lai L C.The role of TGF beta in human cancers [J].Pat hology, 2001, 33（1）: 85-92.

[2] Tian F, DaCo sta B S, Parks W T, et al. Reductio n in Smad2/3 sig– naling enhances tumorigenesis but suppresses metast asis of breast cancer cell lines [J]. Cancer Res, 2003, 63（23）: 8284-8292.

[3] Gong J, Ammanamanchi S, Ko T C, et al. Transforming growth factor beta1 increases the ability of p21/WAF1/CIP1 protein and inhibits CDK2 kinas eactivity in human cobn carcinoma FET cells [J].Cancer Res, 2003, 63（12）: 3340-3346.

四、肛管直肠恶性黑色素瘤

肛管直肠恶性黑色素瘤（anorectal malignant melanoma, ARMM）是指发生在肛管、直肠及肛门周围的恶性肿瘤。黑色素瘤近年来已成为所有恶性肿瘤中发病率增长最快的恶性肿瘤，年增长率为3%~5%。澳洲昆士兰地区和美国的南亚利桑那州为黑色素瘤的高发地区，发病率分别为44/10万和26/10万。欧洲10~20/10万。中国和日本等亚洲国家黑色素瘤发病率与欧美国家相比相对较低，但发病率增长较快。据国内资料统计，香港地区2002年男性发病率为0.8/10万，女性0.6/10万；上海市1995年男性发病率为0.2/10万，女性0.3/10万，2005年则分别为0.5/10万和0.4/10万；北京市1998年男性和女性发病率分别为0.3/10万和0.2/10万，2004年已上升至0.8/10万和0.5/10万。属中医文献中"盘肛痈""锁肛痔"范畴。

【中医学认识】

（一）历史沿革

中医对肛管直肠恶性黑色素瘤的记载较少，相当于中医文献中的"盘肛痈""锁肛痔"等疾病。

《医门补要·肛痈辨》中指出"肛门四周红肿作痛，……数处溃开者，名盘肛痈"。因此不难理解，如毒盛肉腐、血溃成脓而病位较高，出现腹痛、里急后重、便脓血者，即成"下痢"；如热毒较轻，仅以溃烂经络、便血为主者，即为"肠风"。另外，如肿瘤环肛而生，导致肛门狭窄。

《外科大成》中所记"肛门内外如竹节紧锁,形如海蜇,里急后重,便粪细而带扁,时流臭水,此无治法,称为"锁肛痔"。其预后甚差。

（二）病因病机

中医学认为本病的发生多由饮食不节,忧思抑郁,劳倦体虚等因素引起。此等因素致脾胃受损,水谷精微不能运化输布,以致湿浊内生,下迫肠道,化热灼伤血络,则见便血;热毒炽盛,肉腐络伤,则便下脓血,或如鱼胨状,恶臭难闻;忧思抑郁,久则气滞血瘀,而出现肛门疼痛不适;劳倦体虚,久病则脾气亏虚,无力托举,则肿物脱出。

【西医学认识】

1. 病因

一般认为,本病来源于黑色素细胞的恶性变。黑色素细胞或其母细胞来源于外胚层的神经嵴细胞,在胚胎发育过程中迁移到皮肤、眼、黏膜表面和神经系统等部位。在某些因素的影响下,如激素代谢失调、化学刺激及高能辐射损伤,使黑色素细胞过度增生及恶变。有人认为,肛管直肠交界部属于复层鳞状上皮,聚集着大量黑色素细胞,这是肛管直肠黑色素瘤发生的组织学基础。因此,目前多认为驻管恶性黑色素瘤是原发性的,但对于直肠恶性黑色素瘤是原发性还是继发性,尚有分歧,多数认为直肠恶性黑色素瘤是肛管部的黑色素细胞恶变后向上扩展的结果,应视为转移。显微镜下特征主要是:瘤细胞类似痣细胞,呈多角形、梭形或多边形,核大、畸形、泡状,核仁明显,分裂相多少不定,胞浆一般偏少。大多可找到多少不等的黑色素颗粒。

2. 病理

恶性黑色素瘤可分为以下四种类型:

（1）恶性雀斑样痣型:发生于颜面和颈部等暴露部位。原因是日光照射时的紫外线。首先出现雀斑,不久会变黑,经过几年、几十年,这种黑色斑上的一部分可出现硬结和小的肿瘤。

高龄者易患,发生频率占所有恶性黑色素瘤的3%~5%,近年来有少许增加。在恶性黑色素瘤中是预后最好的,错过时机和进行简单的治疗,预后会不佳。

（2）浅表播散型:可发生于全身各处,最初平坦,呈黑色、褐色或两者混合的颜色。有时一部分肿瘤可突出于皮肤。

在日本发生频率在10%~15%（白色人种在40%以上）一般认为比恶性雀斑样痣型的预后要差,但与其他型的恶性黑色素瘤比较,预后仍较好。易患年龄在50岁以上。

（3）结节型:可发生于全身各处,转移迅速。病变部位一开始呈半球状,山峰状、有茎状或扁平隆起状等。发生频率在40%以上,易患年龄在50岁以上。治疗方面不能有半分的犹豫,一般认为预后不好。

（4）肢端雀斑样痣型:被称为肢端雀斑样痣型恶性黑色素瘤是日本人多发的恶性黑色素瘤。发生频率在40%以上,好发部位在脚底,占近30%,除此之外,还可发生于手指中间、外阴部和手指下方等处。

症状与恶性雀斑样痣型的几乎相同。从斑状开始,以后可发展为结节、溃疡,特别多发生于脚底,粗略一看很像章鱼的眼。但是因为周围有黑色的斑,如果仔细观察就可分辨。

3. 分级

（1）按侵袭深度分级

Clark（1969）在研究了黑瘤侵袭深度与预后的关系后，根据侵袭深度将黑瘤分为 5 级。分级越高预后越差。

Ⅰ级：瘤细胞限于基底膜以上的表皮内。

Ⅱ级：瘤细胞突破基底膜侵犯到真皮乳头层。

Ⅲ级：瘤细胞充满真皮乳头层，并进一步向下侵犯，但未到真皮网状层。

Ⅳ级：瘤细胞已侵犯到真皮网状层。

Ⅴ级：瘤细胞已穿过真皮网状层，侵犯到皮下脂肪层。

（2）按垂直厚度分级

Breslow（1970）研究了黑瘤垂直厚度与预后的关系，根据目镜测微器测量的黑瘤最厚部分（从颗粒层到黑瘤最深处的厚度），将黑瘤分为 5 级：小于 0.75mm、0.76~1.50mm、1.51~3.00mm、3.01~4.50mm 和大于 4.50mm。发现厚度越大预后越差。这一显微分级法，以后被广泛采用，并被证实对判断预后具有重要价值。

4. 转移方式

（1）局部扩散：癌瘤局部可侵袭阴道、肛周组织、直肠等。

（2）淋巴道转移：肿瘤可经过淋巴道转移

（3）血道转移：是主要转移方式，多向远隔部位转移。

5. 临床分期

2010 年恶性黑色素瘤 AJCC 第 7 版 TNM 分期

原发肿瘤（T）

Tx 原发灶无法评价

T_0 无肿瘤证据

Tis 原位癌

T_1a 厚度 ≤ 1.0mm，无溃疡，有丝分裂率 $<1/mm^2$

T_1b 厚度 ≤ 1.0mm，有溃疡，有丝分裂率 $\geq 1/mm^2$

T_2a 1.01~2.0mm 不伴溃疡

T_2b 1.01~2.0mm 伴溃疡

T_3a 2.01~4.0mm 不伴溃疡

T_3b 2.01~4.0mm 伴溃疡

T_4a >4.0mm 不伴溃疡

T_4b >4.0mm 伴溃疡

区域淋巴结（N）

Nx 区域淋巴结无法评价

N_0 无淋巴结转移

N_1 1 个淋巴结转移

N_1a 隐性转移（病理诊断）

N_1b 显性转移（临床诊断）

N_2 2~3 个淋巴结转移

N_2a 隐性转移（病理诊断）

N_2b 显性转移（临床诊断）

N_2c 移行转移或卫星灶（但无移行转移）

N_3 ≥ 4 个淋巴结转移，或簇样转移结节 / 移行转移，或卫星灶合并区域淋巴结转移

Mx 远处转移无法评价

M_0 无远处转移

M_1a 皮肤、皮下组织，或远处淋巴结转移

M_1b 肺转移

M_1c 其他内脏转移或任何远处转移伴 LDH 升高

【诊断依据】

典型的临床表现和查体体征是黑色素瘤诊断的常用方法。病理学检查是黑色素瘤确定诊断甚至分期的最终标准，因而在整个黑色素瘤的诊断、分期、治疗及预后判断中都占有十分重要的地位。免疫组织化学染色是鉴别黑色素瘤的主要辅助手段。S-100，HMB-45 和波形蛋白（Vimentin）是诊断黑色素瘤的较特异指标。HMB-45 在诊断恶性黑色素肿瘤方面比 S-100 更具特异性。

（一）临床表现

1.症状

（1）脱垂症状　肛门部有黑色肿块脱出，早期较小，可自行还纳，以后增大，需用手还纳。

（2）便血　肿瘤位置低，易受粪便摩擦或外伤而出血，多为鲜血。或有黑色溢液，恶臭。

（3）肛管直肠刺激症状　由于瘤体向直肠壶腹内突出，刺激直肠壁的感受器，病人常感肛门部坠胀不适，大便习惯改变，便秘和腹泻交替出现。

（4）肿块　一般为 3~6cm，位于齿线附近，呈结节状或息肉状，质硬。大部分呈紫黑色或褐黑色。

（5）肛门疼痛　是恶性黑色素瘤的常见症状。肿瘤溃破、感染或侵及肛门周围组织时，可引起肛门疼痛。

2.体征

早期患者可无明显体征，中、晚期患者指诊大多可触到肿块或溃疡，肠腔狭窄，指套退出时可见染有脓血、黏液及坏死组织，还可出现腹股沟淋巴结肿大、食欲不振、全身衰弱无力、贫血、极度消瘦、水肿等恶病质征象。

（二）检查

1.大便常规及隐血试验

可了解有无出血及大便的一般情况。

2. 内镜检查

可了解整个肛管和直肠下段情况，了解有无肿物及肿物的部位、大小、颜色、形态等，还可以取组织活检，同时排除结直肠癌。

3. 病理学检查

是肛管直肠恶性黑色素瘤确诊的主要依据。由于黑色素很小或为无色素的黑色素瘤，故取材时应切除整个瘤体，不宜行切取活检，以免造成医源性扩散和活检确诊率低。对无色素的黑色素瘤可采用 Massobn-Fonlana 黑色素银染色法或多巴染色酪氨酸酶反应等协助病理诊断

4.X 线检查

了解有无肺部转移等。

5. 同位素 ^{32}P 检查

24 小时吸收率超过 300% 作为恶性黑色素瘤的诊断标准，其结果与病理检查结果对照，二者符合率约 97.22%。

【鉴别诊断】

1. 内痔

内痔同样以便血及肛门肿物脱出为主要临床表现，但内痔的便血特点是便纸带血，滴血或肛门射血，脱出痔核质软无蒂，位于齿线以上。

2. 直肠癌

直肠癌可有大便习惯改变、便血、便秘、腹泻、腹胀、腹痛等症状，电子肠镜检查及活组织病理检查可明确诊断。

3. 肛乳头肥大

肛乳头肥大脱出肛门外多数有蒂，脱出物质稍韧，色白，有时可呈分叶状。

4. 直肠息肉

当直肠息肉脱出并有嵌顿或坏死时，与早期的恶性黑色素瘤相似，但直肠息肉常为单个，有蒂，根部柔软，电子肠镜可明确诊断。

【治疗】

（一）辨证论治

中医学认为本病总体来讲，为本虚于内，邪客于外，即本虚标实，虚实夹杂，初期以标实为主，全身症状较轻。后期则以本虚为突出表现，全身症状较重。本虚又分为阴虚，阳虚。

1. 湿热下注型

证候：便血，或滴血，或大便带血，或伴有黏液，色鲜红或暗红，肿物脱出或不脱出肛外，可兼有下腹胀痛，纳呆，大便不畅，小便黄，口干等。舌质红，舌苔黄腻，脉滑数。

治法：清热利湿，凉血止血。

方药：黄连解毒汤加减。

常用药：黄连、黄芩、黄柏、栀子等。

2. 气滞血瘀型

证候：肿物脱出肛外，不能回纳，疼痛甚，息肉表面紫暗，可兼有腹胀痛，纳呆，嗳气，

大便不畅等。舌质暗红，苔黄，脉弦涩。

治法：行气活血，化瘀散结。

方药：少腹逐瘀汤加减。

常用药：小茴香、干姜、延胡索、当归、川芎、肉桂、没药、赤芍、蒲黄、五灵脂等。

3.脾气亏虚型

证候：肿物易脱出肛外，表面增生粗糙，或有便血，肛门松弛，可兼有腹痛绵绵，纳呆，便溏，面色萎黄，心悸，乏力等，舌质淡，舌苔薄白，脉细弱。

治法：补气脾胃。

方药：参苓白术散加减。

常用药：党参、白术、扁豆、山药、陈皮、砂仁、薏苡仁、茯苓、甘草、桔梗等。

（二）外治方法

1.熏洗坐浴

选用具有清热解毒、行气活血、燥湿止痒、软坚散结、消肿止痛、收敛生肌作用的药物，煎汤熏洗肛门部，以清洁肛门或手术创面，可减轻患者的痛苦，提高疗效。常用的熏洗剂代表方有消肿止痛汤、苦参汤、五倍子汤、硝矾洗剂等；或用 1:5 000 高锰酸钾溶液或聚维酮碘稀释溶液。

2.塞药法

可选用复方角菜酸酯栓、复方吲哚美辛栓等纳肛。

3.灌肠法

败酱草 30g，白花蛇舌草 30g，水煎浓缩成 100~150ml，保留灌肠，每天两次，每次 50~60ml。

（三）手术治疗

就诊较早者，行腹会阴联合直肠切除术。原则上不行腹股沟淋巴结清扫术。远处转移者则行肿瘤姑息切除术。

1.腹会阴联合直肠切除术

详见前面章节。

2.活检术

早期黑色素瘤一定要完整切除可疑病灶，获取准确的 T 分期，除颜面部等特殊部位的肿瘤可以考虑全层凿取活检外，尽量避免局部活检或针吸活检。如果肿瘤巨大破溃，或已经明确发生转移，可进行病灶的穿刺或切取活检。

3.扩大切除

早期黑色素瘤在活检确诊后应尽快行原发灶扩大切除手术。扩大切除的安全切缘应当多少是根据病理报告中的肿瘤浸润深度来决定的：病灶厚度 ≤ 1.0mm 时，安全切缘为 1cm；厚度在 1.01~2mm 时，安全切缘为 1~2cm；厚度在 >2mm 时，安全切缘为 2cm。当厚度 > 4mm 时，有学者认为安全切缘应为 3cm，但目前的循证医学证据还是支持安全切缘为 2cm 就足够。

4.淋巴结清扫

对于厚度 ≥ 1mm 或有溃疡的患者推荐做前哨淋巴结活检，可与完整切除的同时或分次进行。前哨淋巴结活检有助于准确获得 N 分期，如果发现前哨淋巴结活检阳性，一般应及时进行淋巴结清扫。但鹿特丹 Erasmus 大学肿瘤中心的前瞻性研究发现，如果前哨淋巴结的转移灶直径 <0.1mm，其长期生存质量与前哨淋巴结阴性患者无区别，因此建议这部分患者不需要进一步行淋巴结清扫。

5. 淋巴结清扫

不建议行预防性淋巴结清扫。前哨淋巴结阳性或临床诊断为Ⅲ期的患者在扩大切除的基础上应行区域淋巴结清扫，要求受累淋巴结基部完全切除，腹股沟淋巴结清扫要求至少应在 10 个以上，颈部及腋窝淋巴结应至少清扫 15 个；在腹股沟区，如临床发现股浅淋巴结转移数 ≥ 3 个，应行髂窝和闭孔区淋巴结清扫。如果盆腔影像学提示 Cloquet 淋巴结阳性则应当行髂窝和闭孔区淋巴结清扫。

（四）西药治疗

无论何种手术，术后均可应用化学治疗。常用化疗药物有：达卡巴嗪（DTIC）、卡莫司汀（BCNU）、长春新碱（VCR）、放线菌素 D（DACT）等。可单独使用，或联合用药，有一定疗效。

（五）其他治疗

1. 生物治疗

实验已经证明恶性黑色素瘤细胞大多数具有特异性抗原，在患者血清中可查出自身肿瘤抗体存在，并且文献中有少部分恶性黑色素瘤有自发消退现象，提示本病与免疫有关，故临床上倡导应用免疫疗法，通过增强机体的免疫反应，期望达到控制肿瘤生长、杀灭体内残存的瘤细胞和防止肿瘤复发的目的。目前常用的免疫疗法有：

（1）用自身肿瘤制成的疫苗，进行皮内注射，每周 1~2 次。

（2）卡介苗：在尽可能将原发病灶切除的基础上，将卡介苗注入病灶周围新出现的卫星结节内，若原发病灶已无法彻底切除，亦可注入原发病灶或转移病灶内。

（3）干扰素：近年来临床实践证明，干扰素对转移性恶性黑色素瘤有较好的抗癌性。据不完全统计，应用不同类型的干扰素治疗晚期恶性黑色素瘤病人约 400 余例，缓解率在 20%，少数病人可获得完全缓解。据认为是目前较有效的药物。

（4）左旋咪唑：每日 150mg，连用 3 天，间隔 11 天为一疗程，可增强患者的免疫功能。

（5）转移因子和提高免疫的中草药等亦可使用。

2. 物理治疗

液氮冷冻疗法，适用于病变范围小、位于表皮病变的早期患者，临床实践证明，皮肤色素细胞对冷冻敏感，冷冻后数分钟即可致死，且尚具有防止瘤细胞扩散的作用。此外还可用激光、电化学疗法。

3. 免疫治疗

免疫治疗对黑色素瘤有一定治疗效果，常用 BCG（冻干卡介苗）皮肤划痕法或瘤结节内局部注射。认为 BCG（冻干卡介苗）能导致黑色素瘤病人体内淋巴细胞集结于肿瘤结节，刺激病人产生强力的免疫反应。还有用瘤苗、牛痘病毒、短棒菌苗、左旋咪唑和干扰素等，也可取得一定效果。近年来有作者证明人的黑色素瘤细胞内存在雌激素受体，而采用雌激素药物治疗。

4. 针灸治疗

（1）取截根穴、长强穴，可配天枢、三阴交、足三里、大肠腧等穴，每次分别取主穴和配穴 2~3 个，得气后提插捻转，中等强度，留针 15~45 分钟，隔日一次。

2. 取天枢、中脘、下脘、关元、神阙等穴，每穴艾灸 10 分钟，每日 2~3 次。

【预防调护】

（1）积极防治直肠息肉、肛瘘、肛裂、溃疡性结肠炎及慢性肠道炎症的刺激；对多发性息肉、乳头状息肉，一旦诊断明确，应早期手术切除，以减少癌变机会。

（2）饮食宜多样化，养成良好的饮食习惯，不偏食，不挑食，不要长期食用高脂肪、高蛋白饮食，经常吃些含有维生素和纤维素的新鲜蔬菜，可能对预防癌症有重要作用。

（3）防止便秘，保持大便通畅。

（4）高度重视定期的防癌普查工作，随时注意自我检查，提高警惕性，发现"警戒信号"后，及时进行诊治，做到早发现、早治疗，以提高生存率。

参考文献

[1]Moschos SJ high-dose, Edington HD, Land SR, et al ., Neoadjuvant treatment of regional stage Ⅲ B melanoma with high dose interferon alfa-2b induces objective tumor regression in association with modulation of tumor infiltrating host cellular immune responses[J]. JClin Oncol, 2006, 24: 3164-3171.

[2]Kirkwood JM, StrawdermanMH, ErnstoffMS. Interferon alfa-2b adjuvant therapy of high-risk resected cutaneous melanoma: the Eastern Cooperative Oncology Group Trial EST 1684 [J]. J ClinOncol, 1996, 14（1）: 7-17.

[3]Gogas H, Dafni U, Bafal oukosD, et al . A randomized phase Ⅲ trial of 1 month versus 1 year adjuvant high dose interferon alfa-2b in patientswith resected high risk melanoma[J]. J Clin Oncol, 2007, 25（18Suppl）: 8505.

[4]Egger mont AM, Suciu S, SantinamiW, et al . EORTC18991:Long-term adjuvant pegylated interferon-alfa-2b（PEG-IFN-alpha-2b）compared to observation in resected stage Ⅲ melanoma, final results of a randomized phase Ⅲ trial[J]. J Clin Oncol, 2007, 25（18Suppl）: 8504.

[5]Morton DL, Thomp s on JF, Cochran AJ, et al . Sentinelnode biopsy or nodal observation in melanoma [J]. N Engl J Med, 2006, 355: 1307-1317.

[6]Middleton MR, Grob JJ, Aaronson N, et al. Randomized phase Ⅲ study of temozolomide versus dacarbazine in the treatment of patients with advanced Metastatic Malignant Melanoma [J]. JClin Oncol, 2000, 18: 158-166.

[7] Kaufmann R, Sp ieth K, LeiterU, et al. Temozolomide in combination with interferon-alfa versus temozolomide alone in patients with advanced metastatic melanoma: a randomized, phase Ⅲ, multicenter study from the Dermatologic Cooperative OncologyGroup [J]. J Clin Oncol, 2005, 23: 9001 – 9007.

[8] Blansfield JA, Beck KE, Tran K, et al. Cytotoxic T-lymphocyte- associated antigen-4 blockage can induce autoimmune hypophysi2tis in patients with metastatic melanoma and renal cancer[J]. JI mmunother,

2005，28: 593 – 598.

五、大肠类癌

大肠类癌（Carcinoid）又称嗜银细胞瘤，发生于肠黏膜腺体的嗜银细胞（Kulchitsky 细胞），此种细胞的胞浆颗粒能与银盐相结合或能使氧化银还原为银粒子沉淀而染色，故此也称为嗜银或亲银细胞，类癌以往也因之有时被称为嗜银细胞瘤。类癌的组织学结构似癌，但发展缓慢，又极少发生转移，故又与癌不同，因此称"类癌"，以示与"癌"的区别。类癌可发生在消化道的任何部位，近半数发生在阑尾，其次好发部位按顺序为小肠、直肠、十二指肠、胃、结肠。结肠类癌任何年龄都可发生，但以中老年为多见，直肠类癌的发病年龄较结肠类癌年轻。大肠类癌男女差别不大，唯女性病人的好发年龄比男性早 10 年。结肠类癌好发于盲肠和升结肠，直肠类癌多发生于距肛缘 8cm 以内。

【西医学认识】

本病病因尚未阐明。类癌瘤是一种能产生小分子多肽类或肽类激素的肿瘤，即 apud 细胞瘤，它能通过靶细胞增加环腺甙单磷酸盐起作用，能分泌具有强烈生理活性的血清素（5– 羟色胺），胰舒血管素和组胺外，有的还可分泌其他肽类的激素，如促肾上腺皮质激素、儿茶酚胺、生长激素、甲状旁腺激素、降钙素、抗利尿素、促性腺激素、胰岛素、胰升血糖素、前列腺素、胃泌素、胃动素等物质。产生类癌综合征的主要物质是血清素和缓激肽，组织胺也参与一部分作用。

血清素对周围血管和肺血管均有直接收缩作用，对支气管也有强烈收缩作用，对胃肠道节前迷走神经和神经节细胞有刺激作用，使胃肠道蠕动增强，分泌增多。

缓激肽有强烈的扩血管作用，有些类癌瘤尤其是胃类癌可产生大量的缓激肽、组胺等血管活性物质而引起皮肤潮红。循环中血清素增高还可引起心内膜纤维化。

正常情况下，食物中摄入的色氨酸仅 2% 左右被用作 5– 羟色胺（5–ht）的合成，98% 进入烟酸及蛋白合成的代谢途径。但在类癌综合征的病人，60% 的色氨酸可被瘤细胞摄取，造成 5–ht 合成增加，烟酸合成减少。60% 摄入瘤细胞的色氨酸经色氨酸羟化酶催化成 5– 羟色氨酸，再经多巴脱羧酶变成 5–ht，部分储存于瘤细胞的分泌颗粒内，其余部分直接进入血液内。在血液中游离的 5–ht 大部分经肝、肺、脑中的单胺氧化酶（mao）降解成 5– 羟吲哚乙酸（5–hiaa）自尿内排出。起源于中肠系统的类癌病人血清中 5–ht 水平升高，而尿内 5–hiaa 排出增加，此属典型的类癌综合征。此类约占类癌综合征病例的 75% 以上。前肠系统类癌往往缺乏多巴脱羧酶，不能使 5–htp 转变成 5–ht，5–htp 就直接被释放进入血液内，因此病人血清内 5–htp 水平升高，而 5–ht 不升高。病人尿中 5–htp 及 5–ht 排出增加，而 5–hiaa 增加不明显，此即不典型类癌综合征。

肿瘤一般位于黏膜下，大多数直径小于 1.5cm，极少超过 4cm，边界清楚，肉眼观可分为两型：

1.隆块型

呈小的结节状，扁圆或椭圆形，突向肠腔，无蒂，表面大部分光滑，黏膜完整，切面质硬，与正常组织分界不清，无包膜，呈黄色、棕黄色、灰色。

2.息肉型

肿块向腔内生长,有蒂,呈息肉状。病理检查约半数类癌可产生S-100蛋白,银染(+),电镜下可见电子密度高而致密的大小不等的圆形或类圆形分泌颗粒,据此,可与其他癌肿相鉴别。

类癌的组织学结构特点为瘤细胞的排列呈多样化,soga等根据排列方式分成5型。

a型　类癌细胞聚成结节性之实性巢团,细胞大致圆形,排列不规则,呈索状侵入周围。多见于起源中肠系统的类癌,是最典型的一型。

b型　瘤细胞呈小状结构,排列成一层,如壳状,细胞核在周边部分,排列整齐如栅状或条带状,多见于起源于前肠系统的类癌。

c型　方型细胞排列成腺体状,但其中无空腔,或成玫瑰花型。

d型　瘤细胞形状不规则,排列不规则,成大片髓样结构。c型及d型多见于起源于后肠系统的类癌。

e型　为上述四型的各种混合型。

在组织学上要区别良性与恶性类癌极为困难,临床上常以有无转移作为区别良恶性的标志,实质上转移是癌肿播散的标志,及至出现转移才判断恶性为时已晚,因此,重要的是在发生播散前,识别出恶性类癌,以下两点可作为区别良恶性类癌的参考:

1.肿瘤大小

肿瘤直径大于2cm,常提示可能伴有转移。

2.肿瘤深度

组织学检查发现肿瘤有浸润,已超过肌层,则转移机会较大。

类癌临床上转移最多的部位是淋巴扩散至区域淋巴结和肝脏。肝脏的转移灶可比原发病变大,在晚期的病例,可转移至全身大多数器官。当类癌转移后,出现一系列全身症状和体征时,即称为恶性或功能性类癌综合征。类癌综合征大多数发生于肝转移后,典型的临床表现可产生一系列的临床症状:间歇发作性面部皮肤潮红及毛细血管扩张,腹泻,腹部绞痛,心慌,气短,哮喘样发作,手足冰凉,血压下降等,可因进食、饮酒、情绪波动、挤压肿瘤等诱发,持续数分钟至数日不等。

大肠类癌分期

大肠类癌的TNM分期

T_1为肿瘤侵及黏膜下。

T_2为肿瘤侵及固有肌层。

T_3为肿瘤穿透肌层至浆膜下或至无腹膜的结肠周围或直肠周围组织。

T_4为肿瘤直接侵犯脏层腹膜或播散至其他组织结构。

（一）阑尾类癌

阑尾类癌（carcinoid of appendix）是胃肠道类癌中最常见的一种,约占40%,约占所有类癌的20%。主要位于阑尾的黏膜下层,70%~90%的阑尾类癌小于1cm。临床多无明显症状,多数因有急性阑尾炎临床表现而在术中发现或术后发现,其预后较其他部位类癌为好。文献报道该病占同期阑尾恶性肿瘤的50%~70%,占阑尾切除标本的0.076%~0.43%。女性较男性高发,男女比例为1:2~1:4,平均年龄约为38岁,发病高峰 15~29 岁。

1.病理

（1）大体形态：肿瘤位于阑尾尾部黏膜下，结节状，直径多数 0.1~1.5cm，少数超过 2cm。质硬呈灰白色，界限相当清楚，但没有包膜，可伴有潮红、水肿、渗出等炎症反应。肿瘤较大时可发生溃疡、糜烂、出血。位于尾部的类癌常常形成典型的"钟锤"结构。体部类癌较尾部大，阑尾壁增厚，或呈环状生长。

（2）组织形态：镜下多数细胞呈团块状或巢状生长，岛状及腺管状排列；少数癌细胞弥散分布，浸润生长。按照组织学特征，常见阑尾类癌有三型：

①岛屿型：由小而单一的细胞形成实性巢形，偶尔伴有腺泡或玫瑰花结形成。核分裂象非常少见。

②腺型：具有腺体形成的特征。常见两个亚型：A.管状型腺类癌，细胞呈腺管状，排列有序，没有实性巢，缺少核分裂相。偶尔细胞胞浆内有大量嗜酸性颗粒。75% 的病例亲嗜银染色阳性，89% 嗜银染色阳性；B.杯状细胞型腺类癌，肿瘤由小而一致的印戒细胞巢构成，常呈微腺管状排列，有时伴细胞外黏液。黏液卡红和 CEA 染色一致阳性，大约 88% 的病例嗜银染色显示细胞质内果实，其中某些可能位于同一细胞内。

③混合型：为上述两种的混合型。

（3）免疫组化：免疫组化染色神经内分泌标记物在阑尾类癌可有多种表达，显示神经元特异性烯醇化酶（NSE）、嗜铬素、蛋白基因产物 5- 羟色胺、钙结合蛋白 –D28k（calbindin–D28）呈阳性反应。角蛋白染色一般比回肠癌弱。NSE 敏感性高，但特异性差，宜作诊断筛选指标。

（4）转移途径阑尾类癌大多数为良性，病理切片见肿瘤仅限于黏膜下层，无浆膜转移。恶性者直径均大于 2cm，表面有糜烂或溃疡，病理切片发现肿瘤已浸润肌层或伴有淋巴结及肝转移。阑尾类癌淋巴结转移和血行转移少见。阑尾类癌可直接侵犯邻近组织，如盲肠、输尿管等，晚期可出现腹腔和后腹膜转移。淋巴结转移主要沿阑尾系膜淋巴结、右结肠动脉根部淋巴结、腹主动脉淋巴结途径。血行转移主要是肝脏，其次为肺、脑、骨等，但非常罕见。

【诊断依据】

诊断时应明确肿瘤是良性还是恶性，是否伴有转移。转移是临床上诊断恶性的标准。组织学可从肿瘤直径和对周围组织的浸润做出初步判断。有专家认为肿物直径大小可作为判断是否发生转移和恶性程度的可靠指标：即阑尾类癌直径 < 0.5cm 者可视为良性；直径在 0.5~1.5cm 者，可视为交界性肿瘤；直径 > 1.5cm 有明确转移或直径 > 2cm 者，视为低度恶性。而有否肌层或浆膜层侵犯，不能作为判断恶性程度指标。

阑尾类癌大多数位于阑尾尖部，体积也较小，很少引起临床症状。当瘤体较大时，可堵塞阑尾腔，诱发急性阑尾炎，出现阑尾炎症状。

阑尾类癌术前检查诊断是困难的，多数患者都是以阑尾炎手术时偶尔被证实，但也有极少数类癌在阑尾根部浸润及盲肠黏膜时结肠镜可窥见阑尾开口部周围变化或单个细小的隆起性改变，深取活检组织可获病理确诊。

（1）尿 5- 羟吲哚乙酸测定：正常人尿液 5- 羟吲哚乙酸为 2~9mg，其含量超过

50mg 时助于类癌综合征的诊断。个别人排出量可达 2 000mg。

（2）组织病理学检查：类癌在光镜下的形态特征是：①类癌细胞核的形态、大小、染色较一致，分裂相较少，异形不大，核仁不突出。②类癌细胞胞浆透明或呈嗜酸性细颗粒状，可有嗜银和亲银染色反应。③类癌细胞为多边形或类圆形，排列呈特殊的缎带状、花环状、菊花团、鹿角样的实性巢状或腺样结构，癌细胞间彼此间隔均匀，排列整齐。④类癌间质常有纤维组织增生，伴有类癌综合征者间质纤维组织增生更明显。

（3）气钡双重造影：当阑尾充盈钡剂后，可见远端腔内有不规则圆形充盈缺损，局部管腔可撑大。少数类癌发生于基底部，则阑尾可以不显影。

（4）结肠镜检查：对于怀疑有结肠类癌的患者，应常规进行。结肠镜检查是目前对结肠内病变诊断最有效、最安全、最可靠的方法，绝大部分早期病变可经结肠镜检查发现。在结肠镜下，结肠类癌呈半球形无蒂息肉状向肠腔内隆起，壁僵硬，表面黏膜大部分光滑，灰白色，中央部常见畸形凹陷。其旁部分可有黏膜充血、水肿，浅糜烂或溃疡，易误诊为结肠癌。结肠镜不但能在直视下观察到病灶情况，还能取活检做病理学检查。

（5）B 超与 CT 扫描：右下腹 B 超检查可能发现阑尾局部团块状，密度均匀，边界较清的回声影。但由于阑尾类癌多数小于 2cm，且多位于阑尾尾部，因此它们虽然对本病的诊断有一定价值，但敏感性不高，且无特异性。对于了解病变的范围、浸润深度、有无转移以及估计手术范围有重要价值，但对类癌的定性诊断帮助不大。

（6）生长抑素受体闪烁扫描：对于肿瘤直径 <1cm 的类癌，X 线造影、B 超、CT 等影像学检查常不易检出和定位。但用（111）In–DTPA–D–phe' I– 奥曲肽闪烁扫描，可对 80%~90% 类癌病灶做出定位诊断。

【治疗】

1.阑尾切除术

当阑尾类癌 < 1cm 且局限于阑尾无转移时，阑尾切除术是治疗的选择。

2.扩大的根治性右半结肠切除术

适合于：①类癌直径 > 2cm；②类癌位根部并已侵及盲肠；③类癌已侵及阑尾系膜、回盲部肠壁；④区域淋巴结肿大并快速活检证实有转移。

3.转移器官的切除

术中发现类癌合并有肝转移时，应根据原发病灶及肝转移的情况，考虑一并切除。若术中未发现病变，而术后病理发现阑尾类癌时，年轻病人可根据指征考虑再次手术；年迈体弱者可暂不手术，静观其变化，因类癌可随病人年龄增长而发生退化改变。阑尾类癌治疗的关键往往在于术中发现其存在，探查明确病变范围，决定手术的选择。

（二）直肠类癌

直肠类癌（rectal carcinoid）又称嗜银细胞瘤，发生于肠黏膜腺体的嗜银细胞，约占消化道类癌的 17%~25%。因多从黏膜层的下部发生，早期即延伸至黏膜下，曾归属于黏膜下肿瘤，在肠镜下呈灰白色或黄色质地硬隆起型黏膜及黏膜下肿物。本病是一种少见的低度恶性肿瘤，多呈局部性浸润性生长而少有转移，很少发生类癌综合征。

【诊断依据】

直肠类癌多位于黏膜下层及黏膜深层，呈球形或扁豆形，体积较小，直径一般在1.5cm以下，内镜下无特征性的表现。亦可见火山口样隆起，但触之较硬，直肠类癌的确诊有赖于对瘤体的正确取材及病理活检，典型的病例可以看到瘤细胞形成巢状或假菊花形团结构。组织学上有特征性的形态变化：瘤细胞较小，形态一致，为圆形，核小而规则。

（1）直肠指检：直肠类癌多位于距肛4~13cm肠段的范围内，且大部分位于直肠前壁，距肛缘8cm以内者占89.5%~96.1%。因此常规的直肠指诊检查相当重要，当指诊触及表面光滑的圆形或是类圆形，可移动的黏膜下硬结，应考虑到类癌的可能。

（2）常规内镜：内镜下典型类癌为黏膜下肿块突向肠腔内，广基隆起，边缘平或陡峭或呈亚蒂状隆起，黄色或苍白色，直径通常＜1cm，表面多有正常黏膜覆盖，质地较硬，可推动。少数瘤体较大者可出现溃疡，形成脐样外观。内镜及其活检是确诊的主要方法，由于病变位于黏膜深层或黏膜下，常规取材易漏诊，应深挖取材或以超声内镜引导下细针穿刺的方式从结节中心深部取材。

（3）超声内镜：超声内镜可清楚显示肠壁层次及病灶起源。从肠腔由内向外，正常肠壁超声图像表现为五层结构。第一、三、五层为高回声，第二、四层为低回声。第一、二层相当于黏膜层（m），第三层相当于黏膜下层（sm），第四层相当于固有肌层（mp），第五层相当于浆膜下和浆膜层（sa）。据病灶和邻近正常肠壁的结构可以判断类癌所处的肠壁层次及回声强度。直肠类癌一般表现为从第二层起源，可能侵犯第四层（固有肌层）及第五层（外膜）的低回声或等回声结构，边界清楚，外形光滑，内部回声自黏膜侧向外膜侧可逐渐衰减。如发现病变侵入第四层或有区域淋巴结肿大，提示病变具有恶变倾向。

（4）组织学表现：典型的类癌细胞较小，呈多边形、卵圆形或柱形，胞浆中等量，细胞核圆较深染，染色质分布较均匀，无明显核仁，无或很少有核分裂，细胞排列为孤岛样、小梁样，或带状结构。

（5）类癌的血清学标志：有文献报道，所有的类癌肿瘤血清中都显示局限或弥漫的嗜铬粒蛋白A（CgA）和/或神经元特异性烯醇化酶（NSE）阳性。最新的研究显示PAX8是一种编码转录因子家族，在85%的直肠类癌患者血清中发现，它的表达与患者的年龄、性别、MIB1指数或淋巴结转移数都无关。并发现PAX8阴性的肿瘤最终可能出现肝转移。

【治疗】

1.手术治疗

1）内镜或局部切除术

普遍认为＜1cm的直肠类癌鲜有淋巴管、固有肌层侵犯或是淋巴转移，这种小的、分化良好的直肠类癌可以通过内镜或者手术局部切除。手术前，肿瘤的确切大小和浸润深度要通过超声内镜确定。如果在进行内镜黏膜下层剥离术（endoscopic submucosal dissection，ESD）前通过超声内镜分期，术后肿瘤的切缘阳性率可降至 4.8%~17%。因此，超声内镜在行直肠类癌局部切除术前应常规应用。传统上，针1cm 及以内的直肠类癌最多的是应用内镜黏膜切除术（endoscopic mucosal resction，EMR）治疗。随着内镜技术的进步，目前已有不少临床医师开始使用 ESD 切除局部肿瘤。ESD 是切开病变周围黏膜后，沿着黏膜下层进行剥离的切除病变的一种治疗方法，适于胃肠任何部位的无淋巴结转移的癌灶。与传统的 EMR 相比，ESD 无论肿块大小，都可以整块摘除，但发生并发症（如术中或术后出血、穿孔）的风险较高，手术耗时也较长。

2）局部扩大切除术

包括经肛、经骶、经腹局部扩大切除术。

对肿瘤直径为 1~2cm 的直肠类癌的局部治疗一直存在争议。直径 1~2cm 的直肠类癌部分会发生局部淋巴结转移。在日本，> 1cm 的直肠类癌遵行与直肠腺癌同样的手术原则。因此，1~2cm 的直肠类癌也必须行淋巴结清扫。手术可行经肛或经骶局部扩大切除术，若切缘有癌组织，需扩大切除范围，必要时经腹行局部扩大切除术。

3）前切除术，腹、会阴联合切除术，后盆腔清扫术或改良 Bacon 术

美国、日本及欧洲的大多数临床医师都认为 > 2cm 的局限性直肠类癌必须行淋巴结清扫。手术时大多需要经腹按直肠癌行根治性切除术，如前切除术，腹、会阴联合切除术，后盆腔清扫术或改良 Bacon 术等。位置低者，可经肛门切除。当肿瘤侵及齿状线时考虑行经腹、会阴直肠切除术。对发生肝转移的患者，若局限在肝脏一叶，除切除原发灶外，可行肝叶切除；若肝脏弥漫性转移，可行肝动脉栓塞或肝动脉结扎。

2.西药治疗

直肠类癌的化疗方案和直肠腺癌的方案一致，但化疗对直肠类癌疗效甚微，并大大降低患者的生活质量。因此，一般不主张化疗。

3.其他治疗

放射治疗对直肠类癌疗效甚微，并大大降低患者的生活质量。仅少数出现类癌综合征的患者可考虑在切除肿瘤后辅助应用受体靶向放射性标记的生长抑素类似剂或干扰素 – α，可能对类癌综合征的疗效较理想。

（三）结肠类癌

结肠类癌（colic carcinoid）起源于肠黏膜腺体的嗜银 Kultschitzky 细胞，又称嗜银细胞瘤。因其肿瘤细胞起源于内胚层，呈巢状排列，在病理学上类似癌的形态，被称为类癌，为低度恶性肿瘤。

转移途径方面，结肠类癌与其他部位类癌的最大不同在于其转移率很高。在结肠发现的类癌，体积较其他部位为大，报告平均为 4.9cm 直径。部分原因为右半结肠肠腔大，不易早期发现。转移部位以区域淋巴结最多，其次为肝、肺、卵巢。手术时，约 60% 有

局部淋巴结或肝转移。

【诊断依据】

1. 一般症状

绝大多数类癌体积较小时无明显症状，临床上也多在偶尔情况下发现。若瘤结长到一定大小或生长于特殊部位时，常可引起一些肠道功能紊乱、腹痛或不同程度的梗阻症状。结肠类癌可出现便血、黏液血便或排便习惯改变。但这些症状均和同部位的大肠腺癌引起的症状无明显区别。因此临床上正确诊断有一定困难。

大肠类癌除一般和大肠腺癌相似的症状外，少数病例不论其瘤结大小，可出现一些特异性综合征称为类癌综合征。观察和研究有无类癌综合征，对临床做出术前诊断和确定治疗方法有一定帮助。

2. 类癌综合征

（1）阵发性皮肤潮红：一般发生于胸部以上，如颜面、颈部、上胸部等。表现为散在的界限清楚的皮肤片状潮红，一般持续2~5分钟，可自行消退，若时间持续较久（如数小时）还会变成紫红色，局部发生水肿，心跳加快，血压下降等。皮肤潮红多由于情绪激动、过劳或进食而诱发，是类癌综合征最常见的症状之一。

（2）腹泻：腹泻多为稀便或水样泻，每天5~6次，最多可达20~30次，严重者导致水电解质失衡。腹泻常可伴有一时性腹痛，偶尔和其他症状同时出现。有些人腹泻发生于食后或清晨。

（3）纤维组织增生引起的症状：纤维组织增生常发生于浆膜或内膜，如腹膜、右心内膜（三尖瓣、肺动脉瓣）、胸膜、心包膜以及一些小血管的外膜等。由于上述病变，类癌病人有相应的症状和体征，出现如三尖瓣或肺动脉杂音，胸痛等。

（4）气喘：常伴随腹泻或阵发性皮肤潮红而发生，一般持续10分钟左右，和支气管平滑肌痉挛有关。

结肠类癌早期无症状，随着肿瘤的进展，大部分都有不同程度的症状出现。但结肠类癌的临床表现缺乏特异性，与结肠腺癌较难鉴别，术前诊断较困难。临床上在诊断结肠疾病时，应考虑结肠类癌存在的可能性，并根据需要辅以X线钡剂造影检查、B超、结肠镜检查等以帮助诊断。

病理检查，是目前对类癌重要的诊断方法，根据肿瘤的组织学特点，一般不难做出诊断。

3. 检查

（1）尿5-羟吲哚乙酸测定：正常人尿液5-羟吲哚乙酸为2~9mg，其含量超过50mg时助于类癌综合征的诊断。个别人排出量可达2 000mg。

（2）组织病理学检查：类癌在光镜下的形态特征是：①类癌细胞核的形态、大小、染色较一致，分裂相较少，异形不大，核仁不突出。②类癌细胞胞浆透明或呈嗜酸性细颗粒状，可有嗜银和亲银染色反应。③类癌细胞为多边形或类圆形，排列呈特殊的缎带状、花环状、菊花团、鹿角样的实性巢状或腺样结构，癌细胞间彼此间隔均匀，排列整齐。④类癌间质常有纤维组织增生，伴有类癌综合征者间质纤维组织增生更明显。

（3）气钡双重造影：对原发灶的定位诊断有较高的价值，经检查不仅可明确肿瘤的部位，还可发现多发灶，行气钡双重对比检查能发现肿瘤直径 <2cm 的早期类癌。在 X 线上结肠的损害可表现出 4 种类型：①肿块型：呈多个结节融合；②息肉型：充盈缺损样改变；③浸润型：肠段浸润狭窄；④肠梗阻型：钡剂通过受阻。

（4）结肠镜检查：对于怀疑有结肠类癌的患者，应常规进行。结肠镜检查是目前对结肠内病变诊断最有效、最安全、最可靠的方法，绝大部分早期病变可经结肠镜检查发现。在结肠镜下，结肠类癌呈半球形无蒂息肉状向肠腔内隆起，壁僵硬，表面黏膜大部分光滑，灰白色，中央部常见畸形凹陷。其旁部分可有黏膜充血、水肿，浅糜烂或溃疡，易误诊为结肠癌。结肠镜不但能在直视下观察到病灶情况，还能取活检做病理学检查。

（5）B 超与 CT 扫描：对于了解病变的范围、浸润深度、有无转移以及估计手术范围有重要价值，但对类癌的定性诊断帮助不大。

（6）生长抑素受体闪烁扫描：对于肿瘤直径 <1cm 的类癌，X 线造影、B 超、CT 等影像学检查常不易检出和定位。但用 (111)In-DTPA-D-phe′ I- 奥曲肽闪烁扫描，可对 80%~90% 类癌病灶做出定位诊断。

【鉴别诊断】

结肠类癌若有较大表面溃疡形成，此时不易与结肠癌区别。

结肠癌病人在早期可无自觉症状，或有腹部间歇性隐痛和不适，常常不被注意。大便习惯也多无改变，有时可有轻度腹泻或腹泻、便秘交替出现。随着病情的发展，病人腹部胀满不适，可有持续性钝痛，大便习惯明显改变，次数增多，稀便或脓血便及血便。晚期病人常表现为贫血状，消瘦，腹部持续性钝痛，或阵发性加重，大便多呈黏液血便或血便，当出现肠梗阻时，可表现为高度的腹胀、腹部绞痛，并伴有恶心、呕吐。

【治疗】

（一）手术治疗

结肠类癌一经确诊，应以手术治疗为主。伴肝转移者应争取切除，否则可做肝动脉结扎或栓塞术，对类癌综合征有一定缓解作用。结肠类癌合并出血及邻近器官受压时，须紧急手术。目前常用的方法为内镜下切除术，对于一些黏膜下肿物不易电切时，可先在肿块局部注射生理盐水，使肿块隆起做"黏膜剥离切除"。肿瘤直径 >2cm、可疑恶变或不能进行内镜摘除者应做外科切除，范围应包括距肿瘤上下缘各 5cm 的肠段和淋巴结。仔细寻觅和切除可能存在的其余肿瘤。对已失去手术时机或有广泛转移的患者，行简单的短路手术，解除梗阻，便可生存数年。即便只能姑息性切除大部分肿瘤，也有助于延长患者生命。对无类癌综合征（CS）的可疑类癌术前应测定 5-hiaa，可帮助判断术后复发转移和进展。对结肠类癌应尽可能做根治性切除术，因结肠类癌转移率较高，部分病例须行扩大根治术。对已有广泛转移，不能完全切除干净者，也不应放弃手术，应争取尽可能地切除转移癌组织，即使切缘经过癌组织也无妨，经这种姑息切除治疗后，常可使症状明显减轻，病人存活多年。也有报道应用奥曲肽治疗残留病灶，疗效有待观察。

对肝转移灶，可行楔形切除或肝段肝叶切除，无法切除者，可选用肝动脉结扎或肝动脉栓塞治疗，常能使肝转移灶缩小，缓解类癌综合征。栓塞法可反复进行，尤其适用于那些不能耐受手术的患者。

（二）西药治疗

化疗多不敏感，主要用于广泛转移、不能手术切除或行姑息性切除者。无 CS 的患者行复合化疗偶可显效。常用药物有氟尿嘧啶、链佐星（STZ）、卡莫司汀（BCNU）、洛莫司汀（CCNU）、多柔比星（ADM）、甲氨蝶呤（MTX）、环磷酰胺、白消安（马利兰）和达卡巴嗪（氮烯咪胺，DTIC）。其中氟尿嘧啶和链佐星或氟尿嘧啶和洛莫司汀（CCNU）较为有效。遗憾的是，对化疗较敏感的肿瘤化疗时易出现严重甚至致命的 CS 发作，故活动的 CS 患者不宜化疗。也有人认为术前化疗 3~9 个月，然后经皮肝动脉插管栓塞化疗，数周后结扎肝动脉及其他侧支循环，对有 CS 的患者疗效良好。如化疗用血清素、α-肾上腺素及缓激肽等的拮抗药或阻滞药有效，可制定一长期个体化疗方案。用量应低于常规化疗剂量，以减少不良反应。治疗前肾上腺素试验阳性，治疗后肾上腺素试验转阴表明有效。初步治疗方案宜在医院确定，以后改在门诊治疗、随访。

（三）其他治疗

1. 放疗

对肝转移灶有一定的效果，还可缓解骨转移引起的疼痛，常用剂量为 4 000~4 500Gy。

2. 类癌综合征及其他并发症的治疗

依症状及严重程度不同因人而异。均应予高蛋白饮食、补充烟酸及维生素。除甲氧明和血管紧张素慎用于严重低血压和休克者外，禁用肾上腺素类药物，包括所有血管收缩剂。单胺氧化酶抑制剂和拟交感类药物应严加限制，并阻断内源性儿茶酚胺的释放，禁烟、避免物理刺激和情绪紧张。即使患者接受危险极小的手术，麻醉也应慎重，否则将招致严重并发症。术前备用抗血清素和抗缓激肽类药物，使用硫喷妥钠、巴夫龙及氧化亚氮（笑气）等能显著减少危险。鸦片类制剂如复方苯乙哌啶、洛哌啶等能有效控制腹泻，投用足量的抗胆碱药偶有帮助。生长抑素、干扰素可缓解面色潮红、减轻腹泻，对转移性类癌有一定疗效。胰酶制剂也可改善脂肪泻和吸收不良。若系胆盐性吸收不良尚可使用考来烯胺（消胆胺）。在术中将掺在塑料微球中的 90Yi 行肝动脉注射，利用其 β 射线也可有效控制 CS。

（四）外治方法

（1）紫草 200g，黄连、黄芩、黄柏各 100g。水煎去渣，加冰片 5g，每日大便之后，用此药汁注入肛门内癌肿处。每日 1 次，或隔日 1 次。连用 1 月。

（2）桃仁、红花、没药、木鳖子、五倍子各 15g，核桃仁 25g，血竭、川芎各 10g。共研末，用食用油 300g 炸黑。再入白蜡 150g，麝香 5g，待冷先搓条，置瓦罐内，埋土内 2 夜取出。每日便后将药条放入肛门内。

【预防调护】

（1）早期诊断，早期治疗。

（2）对临床疑似患者，应做进一步检查。

（3）一旦确诊，积极治疗。

第十六章　肛门直肠其他疾病

第一节　肠易激综合征

肠易激综合征（irritable bowel syndrome，IBS）是一个缺乏器质性改变的临床综合征，是一种以腹痛或腹部不适伴排便习惯改变为特征的功能性肠病。通常还伴有结肠外症状。

肠易激综合征发病率很高，是一种最常见的功能性胃肠病。各地研究的报道显示IBS是一种世界范围内的多发病，我国城市的患病率为5%左右，在欧美国家则为10%~20%。本病可发生于任何年龄，但以青壮年为多，多数研究显示女性发病率高于男性。肠易激综合征是继感冒之后的第二大常见疾病，在我国，IBS患者在消化专科门诊中就诊的比例达20%~50%，美国每年治疗IBS的相关费用就达300亿美元。

依据本病的临床表现，属于中医学之"泄泻""腹痛""便秘"等范畴。

【中医学认识】

本病的发生多由素体脾胃虚弱或久病伤脾；饮食不节，损伤脾胃；情志不遂，肝气郁结，久则横逆犯脾；水湿不行，痰湿内阻；日久失治，损伤脾肾等所致。诸多原因导致脾失健运，运化失司，形成水湿、痰瘀、食积等病理产物，阻滞中焦气机，导致肠道功能紊乱；肝失疏泄，横逆犯脾，脾气不升则腹胀、腹泻；若腑气通降不利则腹痛；肠腑传导失司则便秘。因此，本病病位在肠，涉及肝、脾、肾三脏，脾胃虚弱和肝气疏泄障碍存在于肠易激综合征发病的整个过程，肝郁脾虚是导致肠易激综合征发生的重要因素。正如《景岳全书·泄泻》云："凡遇怒气便作泄泻者，必先以怒时夹食，致伤脾胃，故但有所犯，即随触而发，此肝脾二脏病也，盖以肝木克土，脾气受伤使然"。《医方考》云："泻责之脾，痛责之肝，肝责之实，脾责之虚，脾虚肝实故令痛泻"。

【西医学认识】

一般认为IBS是一种多因素引起的疾病，其病因和发病机制尚未完全阐明，主要与以下因素有关：

1.基因

有研究表明，IBS患者存在家族集聚倾向，同卵双胞胎IBS的患病率高于异卵双胞胎。提示IBS与遗传基因异常相关。目前证明IBS和基因之间有关的研究主要集中在5-羟色胺转运体（SERT）转录活性上。

2.食物

因胃肠道有人体最大的黏膜淋巴组织，在食物抗原传递、识别和抗体产生中均发挥重要作用。免疫系统把进入体内的某种食物当成异常抗原，产生食物特异性 IgG、IgE 抗体。这两种抗体与食物颗粒形成免疫复合物，沉积在肠黏膜组织中，引起消化道组织发生过敏反应，诱发一系列消化道症状。Monsbakken K.W 等对 153 名平均年龄 4 岁的 IBS 患者发病情况进行随机调查后发现，有 70 患者自述摄食后出现肠道症状。

致敏食物抗原透过肠黏膜屏障进入黏膜固有层，激活固有层辅助性 T 细胞和 B 细胞，增加 IgG 和细胞因子产量。升高的 IgG 和细胞因子引起肠道炎症反应，肠道神经 – 免疫 – 内分泌网络失控，导致肠功能紊乱，从而发生腹痛、腹部不适、腹胀和 / 或腹泻等。

3. 炎症

Omahony 等观察到 IBS 患者肠黏膜白细胞介素（IL）–10 / IL–12 比例异常，表明具有促炎作用的 I 型辅助性 T 细胞（Thl 细胞）处于活动状态。实验研究发现，予大鼠口服空肠弯曲杆菌，即使在清除细菌 3 个月之后，仍有 57% 的大鼠出现大便性状改变，直肠和左半结肠上皮细胞内淋巴细胞数量增多。

当肠道急性感染后，可在部分患者引起 PI–IBS（感染后 IBS），尽管病原体已被清除，但肠道仍有轻度炎症改变，表现为上皮内和黏膜固有层淋巴细胞、巨噬细胞增加。这些免疫细胞与肠神经纤维接触紧密，释放炎症介质可影响肠神经系统功能和肌肉收缩性。炎症刺激导致 MC 活化脱颗粒，释放多种生物活性物质影响肠道运动和感觉，这也许是炎症所致 IBS 症状的关键。

4. 精神与心理

IBS 作为一种个体特异性、多病因的异质性疾病，其发生与患者生活应激、精神状态等因素密切相关。Spiegel 等系统分析显示，IBS 患者中有自杀倾向的比例是对照组的 2~4 倍。功能性胃肠病症状的病理实质是一种有神经支配调节障碍的动力或感觉障碍，在中枢神经系统中，高级神经活动核团与胃肠感觉运动功能神经核团之间具有丰富的突触和环路联系。认知和情感中枢与神经内分泌、肠神经系统和免疫系统之间存在双向通路，外在刺激与内在信息通过神经链接与高级神经中枢相连，影响胃肠感觉、动力和分泌，内脏活动也反作用于中枢痛感、情绪和行为区域。因而异常精神心理因素有可能导致胃肠道同时出现多部位、多功能异常改变，从而表现出不同的症状特点。

目前对其病因和发病机制的研究也从多方面开展，其病理生理学基础主要包括以下几个方面: 肠道动力和肠道平滑肌功能障碍、内脏感觉异常、脑–肠轴机制、精神心理因素、消化道激素及全肠道感染、小肠细菌过度生长或小肠细菌移位等。

【临床表现】

一、症状

1. 腹痛或腹部不适感

肠道症状主要为腹痛和 / 或腹部不适，腹部疼痛性质多样、程度各异，多见于左下腹部，可伴腹胀，进餐后出现，排便后缓解。与排便的关系体现了 IBS 作为一种特定的综合征有别于其他功能性肠道疾病的重要特点。

2. 排便异常

排便次数 <3 次 / 周，或 >3 次 / 天。性状为稀便、水样便或干硬便，可带黏液，排便费力或不尽感，也可表现为秘泻交替。根据亚型的不同合并腹泻、便秘等。腹泻多为稀糊状，也可为成形软便或稀水样，可带有黏液，但不会有脓血，一般夜间不出现。便秘为主者，排便困难，粪便干结、量少，可能和短期腹泻相互交替，含黏液，常有排便不尽感。

3.肠外症状

包括上消化道症状，如烧心、早饱、恶心、呕吐等，泌尿系症状（如尿频、排尿不尽）、头痛、腰背痛、痛经、咳嗽溢尿、性功能障碍、疲乏、心悸、呼吸不畅感等。许多 IBS 患者还伴有心理障碍，抑郁、焦虑评分显著高于正常对照人群。

4.症状特点

起病缓慢，间歇性发作，不具特异性，症状的出现或加重常与精神因素或应激状态有关，白天明显，夜间睡眠后减轻。

二、体征

通常无阳性体征，部分患者有多汗，脉快，血压高等自主神经失调表现，有时可于腹部触及乙状结肠曲或痛性肠襻。

【实验室及理化检查】

对初诊的肠易激综合征患者，应在详细采集病史和进行体格检查的基础上有针对性地选择辅助检查。一般情况良好，具有典型 IBS 症状者，粪便常规（红细胞、白细胞、隐血试验、寄生虫）为必要的检查，可视情况选择相关检查，也可先予治疗，视治疗反应，有必要时再选择进一步检查。建议将结肠镜检查作为除外器质性疾病的重要手段。其他辅助检查包括全血细胞计数、粪便潜血及镜检、粪便培养、肝、肾功能、红细胞沉降率等生化检查、腹部超声检查和消化系统肿瘤标志物检测，必要时行腹部 CT 扫描，钡剂灌肠检查酌情使用。

对诊断可疑和症状顽固、治疗无效者，应有选择地做进一步的检查：血钙、甲状腺功能检查、乳糖氢呼气试验、72 小时粪便脂肪定量、胃肠通过时间测定、肛门直肠压力测定等，对其动力和感知功能进行评估，指导调整治疗方案。

通常情况下 IBS 患者：①一般情况良好，系统检查仅发现腹部压痛；②血、尿、便常规及培养（至少3次）正常，大便潜血阴性；③肝、胆、胰腺功能及 B 超正常；④甲状腺功能测定正常；⑤X 线钡餐灌肠检查无阳性发现或结肠有激惹征象；⑥肠镜检查示部分患者肠运动亢进，无明显黏膜异常，组织学检查基本正常。

日本学者高野正博采用口服标记物加小剂量钡粉的影像学检查诊断肠易激综合征。正常人从盲肠到降结肠上部为止，口径逐渐缩小，此后到直肠为止口径又逐渐增粗，直肠部和盲肠的口径基本一致（图 16-1-1）；便秘型左半结肠肠管的收缩明显，因此肠管口径变细影响粪便通过，导致粪便积留在右半结肠，形成便秘（图 16-1-2）；而在腹泻型，左半结肠张力低，肠管扩张粪便通过迅速，缩短了粪便在右半结肠的停留，右半结肠的口径因此缩小（图 16-1-3）；便秘腹泻交替型左半结肠的张力接近腹泻型但不如腹泻型，较便秘型和对照组低下，如便秘腹泻交替型偏便秘，则其肠管张力接近便秘型（图16-1-4）。

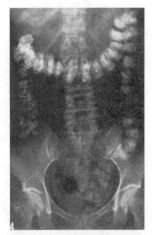

图 16-1-1　正常人的结肠形态

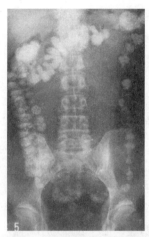

图 16-1-2　便秘型 IBS 的结肠形态

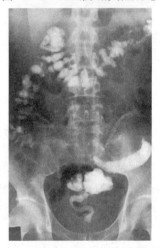

图 16-1-3　腹泻型 IBS 的结肠形态

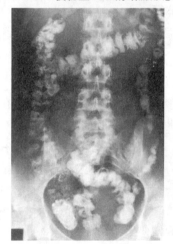

图 16-1-4　腹泻便秘交替型 IBS 的结肠形态

【诊断依据】

IBS 的临床表现很多，包括肠道症状、与其他功能性胃肠病（FGIDs）的重叠症状及胃肠外表现。肠道症状主要为腹痛和（或）腹部不适、腹泻、便秘等，但这些症状并非是 IBS 的特异性症状。1978 年 Manning 等首次提出了 IBS 症状学诊断标准，包括腹痛伴粪便性状异常、排便次数增多、排便后腹痛缓解、腹胀等，同时指出黏液便和排便不尽感也多见于 IBS 患者，症状数目越多，IBS 可能性越大。1992 年提出了罗马诊断标准（罗马 I），1999 年重新修订了 IBS 的诊断标准，称为罗马 II 标准，2006 年由 18 个国家的 87 位国际知名学者，应用循证医学方法，对其诊断标准进行了重新修订，产生了 IBS 的罗马 III 诊断标准。

1.IBS 罗马 III 诊断标准

在最近的 3 个月内，每月至少有 3 天具有反复发作的腹痛或不适症状，并具有下列中的 2 项或 2 项以上：

①排便后症状改善。②排便频率的改变。③粪便性状的改变。诊断标准建立于至少在诊断前的 6 个月出现症状，并在最近的 3 个月持续存在，在观察期间疼痛和（或）不

适症状 1 周至少出现 2 天。

下列症状可支持 IBS 的诊断：①异常的排便频率，排便每周≤ 3 次或每天 >3 次。②异常的粪便性状，呈块状便、硬便或松散便、稀水便。③排便费力。④排便急迫感或排便不尽感。⑤排出黏液。⑥腹胀。

依据粪便的性状分为以下亚型：

（1）IBS 便秘型（IBS-C），硬便或块状便比例 >25％，稀便（糊状便）或水样便比例 <25％；

（2）IBS 腹泻型（IBS-D），稀便（糊状便）或水样便比例≥ 25％，硬便或块状便比例 <25％；

（3）IBS 混合型（IBS-M），硬便或块状便比例 >25％，稀便（糊状便）或水样便比例≥ 25％；

（4）不能定型的 IBS，粪便的性状不符合上述 IBS-C、D、M 之中的任一标准。

在没有使用泻剂和止泻剂的情况下，应用 Bristol 粪便性状量表判断粪便性状。1 型：硬块状便为坚果状（不易排出）；2 型：腊肠状但成块；3 型：腊肠状但表面有裂缝；4 型：腊肠状平滑软便；5 型：有明确边界的软团状物（易于排出）；6 型：整齐边缘的松散片状物，糊状便或水样便；7 型：没有固体成分，完全是液体。便秘为 1 型或 2 型，腹泻为 6 型或 7 型。

2.IBS 的中医诊断分型

中国中西医结合学会消化系统疾病专业委员会的诊断分型标准：

中西医结合诊治方案（草案）中国中西医结合学会消化系统疾病专业委员会于 2003 年制订了 IBS 中西医结合诊治方案（草案），将本病分为肝郁气滞证、肝气乘脾证、脾胃虚弱证、寒热错杂证和大肠燥热证 5 个证候类型。

（1）肝郁气滞证　主要证候：①便秘，欲便不畅，便下艰难；②胸胁或少腹胀满窜痛；③烦躁易怒；④脉弦。次要证候：①肠鸣矢气；②嗳气呃逆，食少纳差；③后重窘迫；④失眠多梦；⑤口苦咽干或咽部如有物梗阻感。证型确定，具备主证 2 项加次证 2 项，或主证第 1 项加次证 3 项。

（2）肝气乘脾证　主要证候：①腹痛即泻，泻后痛缓（常因恼怒或精神紧张而发作或加重）；②少腹拘急；③胸胁胀满窜痛；④脉弦或弦细。次要证候：①肠鸣矢气；②便下黏液；③情志抑郁，善太息；④急躁易怒；⑤纳呆腹胀。证型确定：具备主证 2 项加次证 2 项，或主证第 1 项加次证 3 项。

（3）脾胃虚弱证　主要证候：①经常餐后即泻大便时溏时泻，夹有黏液；②食少纳差；③食后腹胀脘闷不舒；④舌质淡，舌体胖有齿痕，苔白；⑤脉细弱。次要证候：①腹部隐痛喜按；②腹胀肠鸣；③神疲懒言，肢倦乏力；④面色萎黄。证型确定：具备主证 2 项加次证 2 项，或主证第 1 项加次证 3 项。

（4）寒热夹杂证　主要证候：①腹泻便秘交作；②便下黏冻，或夹泡沫；③便前腹痛，得便即宽而频频发作；④舌暗红，苔白腻；⑤脉弦细或弦滑。次要证候：①腹胀肠鸣；②口苦；③肛门下坠；④排便不爽。证型确定：主证 2 项加次证 2 项，或主证 3 项可确诊。

（5）大肠燥热证　主要证候：①大便秘积，数日 1 行；②粪如羊屎，外裹黏液；

③少腹结块，按之胀痛；④舌质红，苔黄少津；⑤脉细数。次要证候：①头晕头胀；②形体消瘦；③口干或口臭；④失眠、焦虑证型确定：主证2项加次证2项。

中华中医药学会脾胃病分会的诊断分型标准

2010年1月中华中医药学会脾胃病分会制定并公布了《肠易激综合征中医诊疗共识意见》，其中将IBS分为6型。

（1）虚湿阻证　主症：①大便时溏时泻；②腹痛隐隐。次症：①劳累或受凉后发作或加重；②神疲纳呆，四肢倦怠；③舌淡，边有齿痕，苔白腻；④脉虚弱。证候确定：主症必备，加次症两项以上即可诊断。

（2）肝郁脾虚证　主症：①腹痛即泻，泻后痛减，发作常和情绪有关；②急躁易怒，善叹息。次症：①两胁胀满；②纳少泛恶；③脉弦细；舌淡胖，也有齿痕。

（3）脾肾阳虚证　主症：①晨起腹痛即泻；②腹部冷痛，得温痛减；③形寒肢冷。次症：①腰膝酸软；②不思饮食；③舌淡胖，苔白滑；④脉沉细。

（4）脾胃湿热证　主症：①腹痛泻泄；②泄下急迫或不爽；③肛门灼热。次症：①胸闷不舒，烦渴引饮；②口干口苦；③舌红，苔黄腻；④脉滑数。

（5）肝郁气滞证　主症：①大便干结；②腹痛腹胀；③每于情志不畅时便秘加重。次症：①胸闷不舒，喜善太息；②嗳气频作，心情不畅；③脉弦。

（6）肠道燥热证　主症：①大便硬结难下；②舌红，苔黄燥少津。次症：①少腹疼痛，按之胀痛；②口干口臭；③脉数。上述证候确定：主症必备，加次症两项以上即可诊断。

【鉴别诊断】

在临床上，肠易激综合征与许多器质性肠病有类似的症状，应予鉴别。与具有明显特征的器质性疾病鉴别一般无困难，重点是一些表现隐匿的疾病。

（1）消化道肿瘤对于发病年龄在40岁以上，有肠道肿瘤家族史，新近发病的腹痛、腹泻、腹胀及便秘患者，尤其有体重减轻、有消化道肿瘤家族史的肿瘤高危人群，在下IBS的诊断之前，应格外小心，务必详查其大肠，除外癌症。

（2）以腹泻为主者，其主诉常为便次增加，稀或水样便及排便急迫感；主要应与炎性肠病、显微镜下结肠炎、肠道感染、结肠憩室、乳糖不耐受、慢性胰腺炎、吸收不良综合征相鉴别，这些疾病病程的某一阶段，其临床表现与IBS有相似之处，粪便白细胞计数，潜血，粪便重量，渗透压（渗透压 >125 mOsm／kg，分泌性腹泻 <50mOsm／kg），pH值和脂肪含量测定及黏膜组织活检有助于鉴别诊断。

如粪便常规检查见大量白细胞、红细胞、脓细胞及大量黏液，提示感染性腹泻，应进一步做细菌学及寄生虫检查，明确感染原。与吸收不良的鉴别需做有关的吸收不良试验和粪脂测定。IBS与乳糖不耐受的鉴别诊断较困难，乳糖吸收试验及氢呼气试验阳性是乳糖不耐受症诊断的可靠标准，并有助于排除小肠细菌过度生长；钡灌肠检查发现憩室时并不能排除IBS。如果其症状完全是由于对某种食物成分（如乳糖）吸收不良所引起，则不应属于肠易激综合征。

显微镜下结肠炎是内镜检查无明显改变，仅在肠黏膜组织病理学检查时发现结肠黏膜轻度炎症，黏膜上皮层大量淋巴细胞浸润或（和）黏膜上皮下胶原层增厚等改变，临床上以夜间腹痛、腹泻为特征的一组疾病，常见的有胶原性结肠炎和淋巴细胞性结肠炎；

临床表现和 IBS 相似，在 IBS 的鉴别诊断上以前很少被提及，应予重视。IBS 患者的临床症状一般不会影响夜间睡眠这一点对鉴别诊断很重要，结肠镜检查及结肠黏膜活检也有助于排除不典型炎症性肠病和显微镜下结肠炎。

（3）对于腹痛位于上腹部或右上腹、餐后疼痛明显的患者，应与胆系和胰腺疾病相鉴别。B 超检查、腹部 X 线片、粪定性或（和）定量以及胰腺外分泌功能检查，必要时行逆性胰胆管造影检查有助于发现慢性胰腺炎等疾病。如腹痛位于下腹部、伴有或不伴有排尿异常或月经异常者，应与泌尿系统疾病及妇科疾病相鉴别。腹痛位于脐周者，需与肠道蛔虫症鉴别。腹痛位于剑突下者，应与消化性溃疡、慢性胃炎鉴别，内镜检查有助于鉴别。

（4）对于便秘为主的患者，其主诉常为大便次数减少，粪便坚硬及排便不尽感等；应与药物不良反应所致的便秘、习惯性便秘及结直肠器质性疾病所致便秘鉴别，除各自的临床特点外，X 线钡灌肠及结肠镜检查是确诊的重要手段；充分了解药物作用和不良反应，停药后便秘改善有助于药物所致便秘的诊断。应用不透 X 线标记测定结肠转运时间：右侧结肠蠕动延迟多为结肠无力症；左侧结肠蠕动延迟应进行乙状纤维结肠镜检查以排除器质性疾病；结直肠器质性疾病所致便秘主要见于肿瘤和各种炎症所致的直肠狭窄。

（5）甲状腺疾病、糖尿病、内分泌肿瘤等，应通过相应的实验室检查与 IBS 予以鉴别。

IBS 和肠道器质性疾病临床及实验室检查的鉴别要点见下表（表 16-1-1），可资参考。

表 16-1-1　肠易激综合征和肠器质性疾病的鉴别要点

	肠易激综合征	肠器质性疾病
症状	a. 多见于青、中年，女性多 b. 慢性经过，每次形式类同 c. 腹泻或便秘，粪便量少，不带血 d. 睡眠中不出现 e. 一般情况较好 f. 下腹痛，进食后加重，便后缓解 g. 症状与应激有关，心身疾病较突出	a. 各年龄均有，老年多见 b. 进行性加重 c. 大便带脓血或脂肪泻 d. 惊扰睡眠 e 明显消瘦 f. 腹痛与排便关系不肯定 g. 可伴心身疾病，但多为继发
体征	a. 无发热 b. 多有紧张、焦虑、自主神经功紊乱（脉速、血压高、多汗） c. 乙状结肠曲易触及并痛觉过敏 d. 结肠镜检查时易出现肠管痉挛、腹痛、钡灌肠示结肠痉挛，结肠袋减少	a. 可有发热 b. 如有紧张、焦虑，多属继发，不如前者突出 c. 腹肌紧张、反跳痛、高调肠鸣音 d. 结肠镜检或钡灌肠示器质性病变或明显炎症表现
实验室检查	a. 粪便检查一般正常 b. 可有结直肠压力和通过异常 c. 其他实验室检查一般无异常	a. 粪便检查见大量白细胞、脓血，或见脂肪滴、虫卵 b. 血沉增快，血 WBC 升高，明显贫血 c. 粪量 > 200 g / d d. 甲状腺功能异常（高或低） e. 乳糖氢呼气试验异常

【治疗】

一、治疗原则

目前多认为 IBS 是神经系统、免疫系统和内分泌系统共同参与发病的，以社会心理因素刺激为触发因素的心身性疾病。正由于其参与发病的因素涉及过多，所以针对所有的 IBS 患者很难有统一的治疗方案。目前对 IBS 患者尚没有形成理想、有效的治疗方案，也没有一种药物对 IBS 的治疗完全有效。甚至在同一患者的不同阶段，其影响因素和症状特点也是有差异的，因此，IBS 治疗应遵循个体化的治疗原则，采取综合性的治疗措施。治疗的主要目的是控制症状、改善生活质量。

应依据患者症状的严重程度、症状类型及发作频率，遵循个体化的治疗原则，采取综合性的治疗措施，包括精神心理行为干预治疗、饮食调整及药物治疗。

药物治疗的方法及对药物的选择，应因人而异，对症处理。以腹泻症状为主要表现的 IBS 患者可选择解痉、止泻类药物；以便秘症状为主要表现的 IBS 患者可选择促动力通便类药物，通便类药物应避免应用刺激性缓泻剂；腹痛腹胀表现明显的 IBS 患者可选择具有调节内脏感觉作用的药物缓解症状；对中等程度以上的 IBS 患者，可合理的给予抗焦虑和（或）抗抑郁药物治疗，同时给予对症治疗。在治疗 IBS 时，要重视患者与医生的配合，应对患者进行健康科普教育，指导患者培养良好的饮食习惯和良好的工作和生活方式。

二、治疗药物

1. 5-HT 相关药物

在 IBS 的发病机制研究过程中 5-HT 对胃肠功能的调节作用近年来得到了广泛的认可。一些 5-HT 相关药物在临床实践中得到了很好的应用效果。目前主要应用：

（1）5-HT 受体拮抗剂阿洛斯琼、恩丹西酮、格拉司琼及替加色罗等具有降低内脏感觉敏感性的作用，可改善腹痛、腹胀及腹部不适等症状。阿洛司琼，可以降低恶心、腹胀的感觉并抑制肠道动力，对腹泻型 IBS 有效。但由于有致缺血性结肠炎和严重便秘的危险性，曾一度退出市场，现在仅用于严重腹泻的女性患者。

（2）5-HT 受体激动剂莫沙比利、西沙必利，有很强的促动力作用，其中西沙必利由于心血管副作用已撤出市场。

（3）5-HT 受体部分激动剂替加色罗，研究表明该药可以促进胃肠动力、调节内脏感觉。对便秘患者有很好的疗效，但其心血管的风险性限制了应用。

（4）5-HT 再摄取抑制剂（SSRIs），如氟西汀等，主要用于合并有焦虑抑郁，其他药物不能缓解症状的患者。

μ、δ、κ 阿片肽受体激动剂具有缓解内脏痛觉的作用，不影响胃肠运动，是肠道感觉过敏而胃肠运动正常的 IBS 患者较为理想的治疗药物。

2. 钙离子通道阻滞剂

匹维溴胺、奥替溴胺是选择性作用于胃肠道平滑肌的钙离子通道阻滞剂，马来酸曲美布汀是离子通道调节剂，均可调节肠道运动，用于对各型 IBS 患者的治疗。西沙必利、替加色罗、普卡必利等 5-HT 受体激动剂对全胃肠道具有促动力作用，但因有心脑血管不良反应，使临床应用受到限制。

3. 多巴胺 D_2 受体拮抗剂

依托必利属多巴胺 D_2 受体拮抗剂，具有多巴胺 D_2 受体拮抗剂及乙酰胆碱酯酶抑制剂的双重作用，可刺激从胃到结肠的胃肠平滑肌收缩活性，具有促进结肠蠕动，推动肠内容物转运的促动力作用。

4. 阿片肽激动剂

阿片肽激动剂洛哌丁胺、非多托嗪、地芬诺酯等，可减弱肠壁环肌及纵肌的收缩，延长肠内容物的滞留时间，增强肠道内水分和离子的吸收，用于各种病因引起的慢性腹泻。

5. 生长抑素

奥曲肽具有缓解躯体和内脏疼痛的作用，小剂量对小肠具有促动力作用。

6. 抗抑郁药物

主要包括三环类抗抑郁药（TCAs）和上面提到的选择性 5-HT 再摄取抑制剂。其在患者具有明显躯体症状，具有焦虑或情绪障碍及对症治疗无效时可选用。目前用药的疑虑主要集中于药物安全性问题。近年一些循证学研究表明，抗抑郁治疗后 IBS 患者的症状缓解率明显优于安慰剂。TCAs 和 SSRI 没有明显差异，其副作用稍多于安慰剂组，没有统计学差异。用药疗程一般 3 个月以上，多为半年到 1 年。

7. 肠道微生态制剂

肠道微生态制剂可能对 IBS 有一定的治疗作用。纤维素能加速肠道转运，使粪便松软易排出，缓解便秘及排便急迫感，果胶、车前草、燕麦麸等可溶性纤维素有助于保持粪便中水分，植物纤维素、木质素等不可溶纤维素可增加粪便量。

近年研究发现 IBS 患者肠道益生菌的减少与其发病有密切关系，而与之发病相关的感染、抗菌药物的使用、应激等均能导致益生菌的减少。小肠细菌过度生长与 IBS 之间存在相似的临床症状及病理生理改变。小肠细菌过度生长可以解释 IBS 患者的某些病理生理改变，如动力异常、内脏高敏感、脑 – 肠轴相互作用紊乱及免疫活化等。乳果糖呼吸试验结果显示，10% ~84% 的 IBS 患者存在乳果糖呼吸试验异常。研究表明益生菌能够有效缓解 IBS 患者腹泻、腹痛等症状，其中双歧杆菌、乳杆菌研究较多，多数研究认为有效。益生菌治疗疗程大概 8~10 周，缓解期可维持 2~3 个月。

8. 其他在发病机制研究中涉及可能有效的药物

α – 肾上腺素受体激动剂、胆囊收缩素受体拮抗剂、神经激肽拮抗剂、促肾上腺皮质激素释放激素受体拮抗剂等，但其临床的有效性和安全性还有待于进一步证实。

利福昔明（fifaximin）为不吸收的口服广谱抗生素，缓解 IBS 症状显著优于安慰剂，可长期改善 IBS 患者的整体症状。口服新霉素可显著改善 IBS 患者的整体症状积分，但是，抗生素改善 IBS 症状是否与纠正小肠细菌过度生长、改善内脏高敏感及肠黏膜免疫活化等有关，尚待进一步的研究。

三、心理行为治疗

流行病学调查发现 IBS 患者精神心理异常的出现率明显高于正常对照人群。但各种形式的心理治疗（如认知行为治疗、暗示治疗、催眠疗法、生物反馈和松弛疗法）在 IBS 治疗中的确切疗效尚有争议，目前认为不优于安慰剂效应，长期应用有疑问。其他治疗良好的医患关系是治疗的第一步，应该做好医患沟通，让患者摒除恐惧心理。由于 IBS 发病可能与对某种或多种食物不耐受有关，进食后可诱发或加重其症状，因此应避免食物过敏及进食不耐受的食物（常见的为大豆、牛奶、花生、蒜、马铃薯、海鲜）。

四、中医药治疗

1.辨证治疗

（1）脾虚湿阻证

治法：健脾益气，化湿消滞。

主方：参苓白术散（《太平惠民和剂局方》）加减。

药物：党参、白术、茯苓、桔梗、山药、砂仁、薏苡仁、莲子肉。

（2）肝郁脾虚证

治法：抑肝扶脾。

主方：痛泻要方（《丹溪心法》）加味。

药物：党参、白术、炒白芍、防风、陈皮、郁金、佛手、茯苓。

（3）脾肾阳虚证

治法：温补脾肾。

主方：附子理中汤（《太平惠民和剂局方》）和四神丸（《内科摘要》）加减。

药物：党参、白术、茯苓、山药、五味子、补骨脂、肉豆蔻、吴茱萸。

（4）脾胃湿热证

治法：清热利湿。

主方：葛根芩连汤（《伤寒论》）加减。

药物：葛根、黄芩、黄连、甘草、苦参、秦皮、炒莱菔子、生薏苡仁。

（5）肝郁气滞证

治法：疏肝理气，行气导滞。

主方：六磨汤（《证治准绳》）加减。

药物：木香、乌药、沉香、枳实、槟榔、大黄、龙胆草、郁金。

（6）肠道燥热证

治法：泻热通便，润肠通便。

主方：麻子仁丸（《伤寒论》）加减。

药物：火麻仁、杏仁、白芍、大黄、厚朴、枳实。

2.随症加减

腹痛明显者，可加醋元胡、炒白芍；纳食减少者，可加鸡内金、神曲；腹胀明显者加槟榔片、枳实、大腹皮；滑脱不禁加诃子、补骨脂；忧郁寡欢加合欢花、玫瑰花。

3. 中成药治疗

（1）参苓白术丸（颗粒） 每次 6~9g，每日 2 次；补脾益肠丸：每次 6g，每日 3 次；人参健脾丸：每次 6g，每日 2 次。适用于脾虚湿阻导致的泄泻。

（2）固本益肠片 每次 8 片，每日 3 次；四神丸：9g，每日 1~2 次。适于脾肾阳虚导致的泄泻。

（3）葛根芩连微丸 每次 6g，每日 2 次；香连丸：每次 6g，每日 2 次：适用于脾胃湿热导致的泄泻。

（4）麻仁丸 每次 6~9g，每日 2 次；麻仁润肠丸：每次 6g，每日 3 次；适用于肠道燥热导致的便秘。

（5）四磨汤口服液 每次 10ml，每日 3 次，适用于肝郁气滞导致的便秘。

4. 针灸和其他疗法

针灸治疗肠易激综合征具有经济、副作用少的优点，泄泻取足三里、天枢、三阴交，实证用泻法，虚证用补法。脾虚湿阻加脾俞、章门；脾肾阳虚加肾俞、命门、关元，也可用灸法；脘痞纳呆加公孙；肝郁加肝俞、行间；便秘取背俞穴和腹部募穴及下合穴为主，一般取大肠俞、天枢、支沟、丰隆，实证宜泻，虚证宜补，寒证加灸；肠道燥热加合谷、曲池；气滞加中脘、行间，用泻法。

另外，中医按摩、药浴等外治法对缓解症状也有一定的疗效，采用综合的治疗方法可以提高临床疗效。

【预防调护】

适当的体力活动既有益于身心健康，也有利于肠道运动功能的恢复。脑力劳动、伏案工作常导致便秘，而慢跑及散步常可使其得到改善。气功及太极拳应用得当，对肠道运动功能的恢复也有好处。

增加粗纤维的摄入，可增加大便容量，保持足量的水分，加速肠道传递，降低肠腔内压，从而可消除便秘，缓解腹痛，对部分腹泻患者亦可使其大便成形。每日将食用麦麸 10~20g 加入多种食品中食用为一简单实用的方法，剂量越大效果越好。单靠水果、蔬菜中的纤维素常嫌不足。以大米、白面为主食者，适当掺入玉米、红薯等杂粮，对便秘者不无好处。

产气的食物（如豆类）以少用为宜。脂肪常延缓胃肠蠕动，过量又常致腹泻，应适当限制。糖类对肠易激综合征患者的影响不大，可食用无乳糖饮食 2~3 周作为试验性治疗，对排除乳糖酶缺乏症有帮助。无糖软饮料及咀嚼含有山梨醇的口香糖有时会加重症状，引起腹胀、腹泻，应忌服或少服。

对于严重而持续腹痛的 IBS 患者，如局部热敷，给予麦麸饮食，逐渐增量。

参考文献

[1] Dalrymple，I Bullock. 邓瑞雪 [译]. 成人肠易激综合征在初级医疗机构的诊断和治疗：英国国家卫生和临床医疗优选研究所指南概要 [J]. 英国医学杂志中文版（BMJ），2008，11（3）:179-181.

[2] 韩明华 . 肠易激综合征病因与发病机制的新进展 [J]. 疾病监测与控制杂志，2010，4（10）:

581–582.

[3] 苏茜茜.肠易激综合征的中医研究进展 [J].河南中医，2009，29（6）：624–625.

[4] 吴兵，张声生.肠易激综合征腹泻型的证候学研究进展 [J].北京中医，2007，26：312–324.

[5] 邱琳，孙志广.中医药治疗肠易激综合征研究进展 [J].中医药导报，2007，13（11）：79.

[6] 高野正博著，史仁杰编译.肛肠病诊疗精要 [M].北京：化工出版社生物医药分社，2009：209–229.

[7] 刘建湘，刘新光.肠易激综合征的诊断与治疗 [J].中国实用内科杂志，2008，28（7）：524–526.

[8] 陈治水，张万岱，危北海，等.肠易激综合征中西医结合诊治方案 [J].中国中西医结合消化杂志，2005，13（1）：65–67.

[9] 中华中医药学会脾胃病分会.肠易激综合征中医诊疗共识意见 [J].中华中医药杂志，2010，25（7）：1062–1065.

[10] 王伟岸，钱家鸣，潘国宗.肠易激综合征的诊断标准和鉴别诊断 [J].胃肠病学和肝病学杂志，2001，10（2）：106–109.

第二节　骶尾部藏毛窦

骶尾部藏毛窦（pilonidal sinus）是在骶尾部臀间裂的软组织内形成的一种慢性窦道或囊肿，内藏毛发是其特征。本病首先由 Anderson 于 1847 年在 "Hair extracted from an ulcer" 这篇论文记载，1880 年由 Hodges 命名为 pilonidal sinus，pilus 的意思是毛发，nidus 的意思是囊。中医学称之为"尾闾窦道"。

临床表现为骶尾部反复脓肿形成，破溃后形成慢性窦道，经久不愈。

本病较为少见，多见于白人，青年男性、肥胖、毛发浓密和臀间沟深者好发。据欧美文献报告，本病患者绝大多数为白人，其次是黑人。本病多在青春期后 20~30 岁发生，因毛发脂腺活动增加发病增多。

【中医学认识】

中医认为，本病的开成是由于尾部局部残留异物或兼有邪毒侵袭，导致局部气血凝滞，蕴蒸化脓，溃破成漏。

主要可分为三类证型：

1.寒湿凝聚

肿块生长缓慢，光滑活动，无压痛，伴口淡、畏寒。舌淡红，苔薄白，脉沉紧。

2.湿热蕴结

恶寒发热，局部红肿、疼痛拒按。舌质红，苔黄，脉数。

3.气阴两虚

肿块溃破，经久不愈，流液清稀，伴有精神萎靡、形体消瘦。舌质嫩红，苔薄，脉细无力。

【西医学认识】

本病有先天性和后天性两种学说。

先天性学说认为藏毛窦是先天性上皮的残留或先天性皮肤凹陷所致，藏毛窦里的毛发被解释为内陷的上皮存在毛囊的缘故。归纳起来大致有骶尾部髓管残留物、骶尾部中央缝畸形发育导致皮肤内涵物形成囊肿并破溃成窦道和类似鸟类尾羽腺结构的退化残迹等三种假说。

后天学说认为，因为骶尾部呈漏斗状，背部脱落的毛发沿脊梁下落到骶尾部时陷于此漏斗内，因为臀大肌的力量，毛发被拉卷进皮下，或是皮肤原发感染，继发毛发植入。Patey 和 Scarff 于 1946 年提出了该学说。推论的起因据说是在毛囊瘘已经被确实切除掉的部位又再次发生了毛囊瘘。

【临床表现】

在发生感染以前，患者往往没有感觉。偶尔可摸到尾部皮肤有局部增厚或发硬。典型症状是在尾部出现一个表浅脓肿，自行破溃或被手术切开，流出少许脓液。数日后脓液停止排放，遗留一硬结，一两周后逐渐平复。数周或数月后，上述症状重复发生，并出现另一脓肿。如此反复发作，直至获得正确诊断和治疗为止。

当囊肿处于静止期，在骶尾部中线皮上，可见不规则小孔，小的如针尖，大的直径数毫米 3 周围皮肤变硬（彩图 30）；孔内有肉芽组织，有时有毛发（彩图 31）。如用探针探查，可探入数毫米以致 10 余厘米，挤压可排出稀淡臭味液体。急性期有触疼、红肿，排出更多的脓性分泌物，有时有蜂窝组织炎，生成脓肿。

【实验室及理化检查】

常规术前检查有指诊，探针，直肠腔内超声及 MRI。

影像学检查在骶尾部藏毛窦的诊断和鉴别诊断中具有较大的价值。泛影葡胺造影可了解藏毛窦的范围、深度及走向。盆腔及骶尾部 X 片检查可鉴别骨质破坏性疾病（结核）以及骶尾部畸胎瘤。

【诊断依据】

1. 病史

骶尾部损伤、感染病史。

2. 症状

骶尾部有肿块胀痛，破溃后间歇溢出分泌物和脓液。

3. 体征

骶尾部正中见一个或几个藏毛凹陷或窦道，有时有毛发伸出。检查时可在骶尾部见到溃口溢脓或窦口，如用探针探查，可探入数毫米以至 10 余厘米，挤压可排出稀淡臭味液体。局部可触及肿块或囊肿。

【鉴别诊断】

应该与毛囊瘘作鉴别诊断的疾患有疖、痈、肛瘘、脓皮病、蜂窝组织炎、其他的特异性肉芽肿（如梅毒和结核）等。

疖生在皮内，由皮突起，尖有黄头；痈有许多孔，内有坏死组织；骶尾部囊肿，肿胀区域较大，与深部组织粘连；肛瘘外口距肛门比距尾骨尖近，瘘管行向肛门，肛门内有内口，有肛门直肠周围脓肿史；结核性肉芽肿与骨相通，经 X 线检查，可见骨质有破坏，身体其他部分可有结核病变。放线菌病，经分泌物涂片或培养，可找到放线菌。梅毒肉芽肿，有梅毒史，梅毒血清反应阳性。

【治疗】

（一）一般治疗

骶尾部窦道如感染发炎、肿痛，可局部热敷，用中药清热解毒，软坚散结，常用仙方活命饮加减，或给抗生素消炎。如已成脓肿，宜切开引流。因骶尾部皮肤和皮下组织较厚且硬，早期外观可无明显的脓肿症状，如炎症蔓延，可引起骶尾部蜂窝组织炎和深部组织坏死，所以要及早切开引流。

（二）手术治疗

虽然通过采用保守疗法可控制本病症状，但无法根治，治愈本病必须采用手术。应根据囊肿与窦道的数量、发布及有无并发感染选择手术方式。如做切除缝合术，须待炎症得到控制后，再行手术治疗。

1. 窦道切除开放术

窦道切除术可能是治疗本病时根治性最好的方法。据高野报告，切除后开放的术式创面愈合时间接近切除后缝合式式。笔者推荐采用切除瘘管后开放术式。开放术式的疗程与缝合术式几乎相同，但合并症少，复发率较低，因而值得推荐。

手术时，由外口注入亚甲蓝过氧化氢溶液，围绕外口为一棱形切口，切开皮肤，紧靠囊肿组织切到骶骨筋膜，将所有病变组织由骶骨筋膜切除。如骶骨筋膜已被侵犯，也要切除。有时还需要切除尾骨。总之，要将包括窦道及其囊壁在内的肉芽组织和毛发完全清除干净（彩图 32）。但在脓肿期手术应切开引流，切口要适当增大。

2. 窦道切除一期缝合术

适用于只有囊肿或单一窦道或病变范围小、无感染的藏毛窦，手术需整块完全切除病变组织，窦道切除方法与窦道切除开放术相同。切除后分层缝合皮下脂肪及皮肤。

本法愈合时间短，局部瘢痕少，效果良好，复发率低。但由于坐和站立活动可产生持续张力，伤口有裂开的可能。

3. 窦道切除袋状缝合术

适用于对伤口过大不能缝合和手术后复发的骶尾部藏毛窦的患者。切除病变组织，伤口两侧皮肤与骶骨筋膜缝合，使大部伤口一期愈合，中间一部分伤口由肉芽组织愈合。

4. 窦道切除皮瓣转移术

即通过皮瓣移植来覆盖窦道切除后的裸露区域。要点是：①切除范围要足够大足够深，包括窦口、窦道在内的全部慢性炎性增生组织，直至骶尾骨筋膜，有时可切除部分骶尾骨筋膜。②从基底部开始分层缝合，减少了死腔的形成机会，防止积液。③为防止切口张力大而裂开，要适当分离创面两侧肌肉和筋膜游离，张力大者可做减张缝合，间断褥式缝合皮肤使皮缘对合整齐。④术后予负压吸引，加压包扎，避免创面积血积液。⑤拆线后可用宽胶布向外侧牵拉双臀，使臀间沟变浅，可减少复发的机会。另外还可建议患者使用脱毛剂，保持骶尾部清洁无毛。

【预防调护】

注意骶尾部的清洁卫生，及时清除毛发。避免长期开车颠簸。如骶尾部有外伤时应及时治疗。

参考文献

[1] 高野正博著，史仁杰编译.肛肠病诊疗精要 [M].北京：化工出版社生物医药分社，2009：283-290.

[2] 祝斌，龙浩成，戴洛.骶尾部藏毛窦诊断与治疗 [M].腹部外科，2013，12（4）：323-324.

[3] 刘庆圣，姜春英.手术治疗骶尾部藏毛窦的研究 [J].中医学报，2010，25（1）：70-72.

[4] 马磊，张勇，刘广余，等.中西医结合治疗骶尾部藏毛窦 [J].中国中西医结合外科杂志，2012，18（6）：601-603.

[5] 程先能，冯光静，卢小刚，等.试述骶尾部藏毛窦的诊断与治疗 [J].实用中医药杂志，2012，28（7）：594-595.

[6] 傅传刚，姚航，金黑鹰，等.藏毛疾病的诊断和治疗 [J].中国实用外科杂志，2004，24（3）:169.

[7] 冯滢滢，丁健华，赵克.骶尾部藏毛窦的诊断与治疗体会[J].中国当代医药，2010,17(27):181-182.

[8] 陈邑岐，钱海华，邵万金，等.骶尾部藏毛窦 15 例诊治分析 [J].中国误诊学杂志，2009，9（25）：6253-6254.

第三节　结肠憩室及憩室病

结肠憩室（diverticulum of the colon）是指结肠黏膜由肠壁肌层缺损处向外形成囊状突出的病理结构。多个憩室的存在则称之为结肠憩室病（diverticular disease of the colon）。本病常缺乏临床症状，多以并发症为首发表现，从症状上本病难与结肠其他疾病相鉴别，故误诊率高。

结肠憩室在欧美等发达国家发病率较高，亚非等发展中国家较低。姚希贤等综合国内大宗结肠镜检查的回顾性研究显示，我国人群平均患病率为 0.17% ~1.87%。本病女性稍多于男性，发病多在 60 岁后，随年龄增长，发病率逐渐增高，发病年龄高峰在 60~80 岁。60 岁以上人群患病率在 30% 以上，有报道为 35% ~50%。

【中医学认识】

在中医学并无本病对应的病名，根据其症状分别表现为腹痛、便血、腹胀等疾病，按相关病证辨证施治。

【西医学认识】

结肠憩室病的发生主要与低膳食纤维饮食、年龄和结肠内环境紊乱等多因素有关。低膳食纤维饮食可以导致大便干结，结肠运动加强致肠壁外翻形成憩室。年龄较大的患者肠壁较薄弱，更易产生憩室。另外少体力活动、肥胖、吸烟和非甾体类抗生素等均可导致胃肠神经功能紊乱，也与憩室病的发生有关。有研究表明，炎症、胶原代谢和细胞外基质的相互作用在憩室病的发生中可能发挥了重要作用。

按发生机制的不同可将结肠憩室分为真性与获得性两类。真性憩室是结肠壁的先天性全层薄弱；获得性憩室则是黏膜、黏膜下层经肠壁肌肉的薄弱区向外突出。

结肠憩室的好发部位，西方以乙状结肠多见，占病例的 75% ~95%，国内以及日本、印度等亚洲国家报道均显示好发于右半结肠。值得注意的是，日本 20 世纪 60 年代发病率与我国目前相似，80 年代后已接近西方国家，但好发部位仍在右半结肠。推测这种好发部位的东西方差异可能与种族和遗传有关。

结肠憩室主要好发于两条结肠带之间的肌肉薄弱处。出血性憩室的微血管造影术显示憩室腔顶部直小血管出现内膜增厚中膜变薄，当这种表现不对称分布时可导致管腔节段性薄弱，诱发出血。

憩室常为单发，也可多发。典型的憩室直径通常在 5~10mm，偶也可长到 2cm。在病理发生上，已经存在的憩室通常在体积数目上保持着一种稳定的状态，所以大多数患者平时多无症状。

结肠憩室在病理上多呈囊状，大小不一，多少不等，一般常为多发，偶有全结肠憩室有多达数百个者。多发性者可沿结肠带侧旁排列成串，其结构包括结肠黏膜及覆盖的浆膜，而不含肌层，实际上是一个假性憩室。憩室开口大小多在 1.0cm×1.0cm 以内；单发憩室一般多较大，巨大者直径有大至 3.0~15cm 者。

本病合并憩室炎时可见憩室口及周围黏膜充血、水肿、糜烂，可有血性物渗出或憩室内有粪渣积存，少数憩室内翻呈息肉状。

关于慢性憩室炎是否有癌变可能，目前尚缺乏直接证据。

【临床表现】

结肠憩室病患者平时多无症状。当合并感染、梗阻或穿孔时可出现临床表现。就诊时常诉有非典型的腹部症状伴大便性状的改变，可有排尿困难或尿频，可能是膀胱受到炎症结肠刺激所致。东西方人群由于好发部位不一样，其临床表现也有所不同。在西方，多为顽固性便秘；局限于左下腹部的腹痛、腹胀而亚洲人群主要为腹泻，位于右下腹部的腹痛，可有消化道出血，急性穿孔时多有腹膜刺激征。

单纯结肠憩室病 90% 以上无临床症状，仅少数患者有腹部不适、胀痛和排便习惯改变，如腹泻、便秘等。偶有因肠壁一过性痉挛引起类似肠易激惹综合征的较剧烈腹痛。如症状明显且持续，常提示有并发症。

急慢性憩室炎多因残渣、粪便、气体进入口小袋大的憩室，排出不畅而致，往往表现为轻重不一的腹痛。急性憩室炎症、化脓往往导致穿孔，发生率为 15%~20%。小穿孔可引起结肠壁和结肠周围的局限性炎症和包块，乙状结肠憩室穿孔常表现为左侧局限性持续性腹痛伴腹肌紧张；盲肠和升结肠者则酷似急性阑尾炎，时有误诊报道。较大穿孔广泛感染，炎症向肠间隙和毗邻脏器扩散，波及膀胱、阴道、小肠、腹壁及股部皮下组织。

由于粪便、气体进入憩室内不易排出等因素，憩室炎易反复发作，往往转为慢性憩室炎。腹部痉挛性疼痛、胀痛或隐痛、排便困难，为慢性憩室炎的常见表现。憩室黏膜持续感染，肠壁水肿、增厚、纤维化，并与周围组织粘连，有的患者可发生不完全性或完全性肠梗阻，表现为发作性腹痛或左下腹痛，有时出现便秘和大便性状或排便习惯改变，病变区可触及增粗变厚的肠管或炎性包块。少数情况下，感染沿肠管间隙扩散以及瘘、脓肿等形成，其他部位肠管发生粘连而形成梗阻，例如小肠梗阻。

憩室出血为憩室炎的另一常见并发症。易见于老年伴有动脉硬化，以及动脉血管畸形的患者。憩室为老年人下消化道出血的常见病因。出血通常以右半结肠憩室为多，巨型或多发性憩室、憩室炎并按出血者较多，可达20%以上。

【实验室及理化检查】

结肠憩室炎的临床表现缺乏特异性，仅靠临床症状诊断比较困难，必须做必要的检查以助诊断。

单纯憩室病的腹部平片检查通常是正常的，并发腹腔脓肿，小肠、结肠梗阻时腹部平片可发现引起的多个气液平面和胀气肠管。

钡剂或水溶性造影剂对比灌肠检查可发现憩室病的范围，狭窄程度，有无炎性肠疾病，还可以发现脓肿或通向皮肤、小肠、结肠、阴道或膀胱的瘘管。急性憩室炎一般禁忌做X线钡剂检查。憩室的气钡双对比造影特征有：①类圆形囊袋影突出于肠腔外，轮廓完整，与肠腔有细颈相连呈乳头状表现。②肠壁内充盈缺损，边缘光滑，或见肠管有偏心性狭窄。③肠壁类圆形外来压迹，光滑柔软。④肠壁腔面点状、圆形、管状或细线状向外突出。伴有憩室炎时，可见结肠带侧缘激惹变形。

结肠镜检查可显示憩室部位、形状、大小、有无炎症等，对临床怀疑有结肠憩室的患者，应尽早行结肠镜检查以明确诊断。常用于排除其他疾病，如肿瘤或炎症性肠病，也可以明确诊断憩室炎导致的下消化道出血并与上消化道出血鉴别。对于少量的或小范围出血，还可应用结肠镜止血。当怀疑急性憩室炎时应避免使用此项检查，因其可能导致穿孔等并发症。肠镜下憩室表现为光滑、圆形或椭圆形开口的肠壁下陷，黏膜色泽正常，囊内可见血管纹理（彩图33）。憩室炎时，可见开口处及附近黏膜充血、水肿、糜烂及炎性渗出物。憩室内翻时则呈息肉状，切忌将之误认为真正的息肉，须充气后详细窥视，但勿过多充气以防憩室穿孔发生。

CT具有高灵敏度和特异度、低假阳性率的优点，若发现较大的脓肿时可及时行CT引导下经皮穿刺引流术。CT还可以鉴别一些下腹部疾病，如急性阑尾炎、克罗恩病、结肠癌等。CT对判断预后也有帮助，如果患者症状首次发作时，CT检查示病情较重，随后的并发症发生率也会比较高。结肠憩室炎的主要CT特征包括：结肠肠壁外的袋状突出，袋内充满稍低密度液体或成形或不成形的高密度影，憩室壁和相邻的肠管壁增厚，增强扫描明显强化；肠管周围炎症浸润，CT表现为肠管周围脂肪模糊，密度增高，憩室炎常见的其他并发症有结肠穿孔，CT表现为腹腔或肠管周围游离气体影，肠周或腹腔内脓肿形成，肠梗阻、门静脉炎、瘘管形成、出血等。

MRI检查在本病急性期患者检查时可见肠壁增厚，结肠周围组织绞合和憩室存在。MRI可以清晰显示出脓肿、瘘管等并发症，并鉴别肿瘤和泌尿系疾病。与CT相比，MRI无电离辐射，而且在肠壁增厚和憩室炎并发症的显像上更清晰。

B超检查对于小肠胀气，炎性肿块和脓肿较小时，诊断价值难以体现。但B超检查可以协助诊断非复杂性憩室炎并判断复杂性憩室炎的病因，还可以鉴别异位妊娠、卵巢脓肿等。

肠系膜血管造影检查对于憩室病并发大量出血的病人，特别急性出血期（>0.5ml/min）的患者有一定的价值，血管造影不仅可以明确出血部位，还可注入药物收缩血管进行止血。憩室内有造影剂外泄，即可明确诊断。对于不适宜手术的病人可行栓塞治疗或择期手术切除病变肠管。

膀胱造影多是用来鉴别结肠膀胱瘘。

【诊断依据】

由于结肠憩室临床表现并不具有特异性，故诊断主要依靠结肠镜检查、X 线钡剂造影检查、CT 检查等。

根据临床症状上的不同，憩室病可分为 3 种：①有症状的非复杂性憩室病：主要指首次发作而无炎症表现，如腹部不适或腹痛、腹胀、腹泻、便秘；②复发的非复杂性憩室病：每年发作 1 次，无炎症表现；③复杂性憩室病：腹部体征伴随炎症表现，如发热憩室炎。

憩室炎可以根据 Hinchey 标准分为四级：

Ⅰ级：憩室周围脓肿或蜂窝织炎，局限于结肠周围

Ⅰa：局限于结肠周围的炎症或蜂窝织炎

Ⅰb：局限于结肠周围的脓肿

Ⅱ级：憩室周围脓肿，达到并局限于骨盆，腹内或腹膜后

Ⅲ级：憩室炎穿孔，表现为憩室周围脓肿破溃导致化脓性腹膜炎

Ⅳ级：非炎症或非阻塞性憩室的破裂，排泄物污染腹腔导致腹膜炎

【鉴别诊断】

本病诊断临床上较为困难，有时需与结肠癌、肠易激综合征、急性阑尾炎、炎症性肠病以相鉴别。

结肠癌钡灌肠特点是边界清楚，肠腔狭窄比较局限的肿块影像，伴有黏膜中断；而憩室炎则没有黏膜中断，肠腔狭窄界限不是很明显。炎症消退后，憩室显影良好，而不出现肿瘤影像。

肠易激综合征与结肠憩室有类似的临床症状，在半充盈的 X 线图像上也不易区别，气钡双重造影是结肠憩室与肠易激综合征的主要鉴别手段。CT 与 MRI 检查是重要的鉴别诊断手段。

右侧结肠憩室，尤其是憩室炎，其临床症状酷似急性阑尾炎，据文献报告，盲肠憩室炎 84% 被误诊为阑尾炎，只是在手术时才发现误诊，左侧阑尾炎很少见，需与乙状结肠憩室鉴别。

溃疡性结肠炎和大肠憩室很少并存，依靠乙状结肠镜检及钡剂灌肠 X 线检查很容易区别。

结肠憩室病组织学有时出现 Crohn 病样反应，同样表现为肉芽肿性炎症，黏膜呈圆石状改变，腺窝脓肿，裂隙状溃疡以及瘘管形成等。故在诊断 Crohn 或伴有结肠憩室的 Crohn 病时宜慎重。结肠 Crohn 病和结肠憩室炎在 X 线上易混淆。其鉴别要点为：①憩室炎 X 线显示的病变肠管一般短（3~6cm），而结肠 Crohn 病病变肠段可长达 10cm 以上。②憩室炎 X 线边界清楚，囊内常有粪石，类似脓肿影，而结肠 Crohn 病脓肿则呈三角形。③憩室穿孔形成的脓肿在肠壁外，黏膜皱襞受牵拉呈弓形，结肠 Crohn 病黏膜皱襞呈垂直状、肠壁肥厚。④憩室在结肠旁可有短窦道，伴肠壁外缺损。而结肠 Crohn 病窦道多是细线状，位于黏膜下或肌层内。

【治疗】

本病治疗目的主要是改善症状，防止复发，预防并发症的发生。

对于无症状的憩室病患者，可以推荐他们平时多食水果蔬菜等富含膳食纤维的饮食。当出现症状时应予饮食控制和口服或静脉应用抗生素等治疗。饮食控制可以缓解症状，如少渣或流质饮食。症状较轻的非复杂性憩室炎患者可以常规服用 7~10 天的针对厌氧菌和革兰氏阴性杆菌的广谱抗生素，如阿莫西林克拉维酸钾或环丙沙星＋甲硝唑联合治疗。

1. 保守治疗

若患者症状未改善甚至出现加重或并发症（如梗阻）、年龄较大（>75 岁）或者伴有其他疾病，应及时住院治疗，给予禁食并静脉营养，滴注广谱抗生素，如甲硝唑＋三代头孢。对于腹痛比较严重的患者也可酌情应用解痉止痛药。大多数患者在 2~4 天内症状缓解，此时可逐渐改为正常饮食并口服抗生素 7~10 天。若 2~4 天内症状仍未改善，应再次 CT 检查。若显示症状加重，则须行经皮穿刺引流或手术治疗。

2. 经皮穿刺引流术

当患者脓肿直径 >4cm 时（Hinchey Ⅱ 期），可行 CT 引导下经皮穿刺引流术。经皮穿刺引流术大大提高了手术成功率，减少了二期手术率，减轻了患者痛苦。但当脓肿内容物为粪渣时，应及早手术治疗。

3. 手术治疗

在临床上只有不到 10% 的急性憩室炎患者可能需要手术治疗。患者是否需要手术主要取决于年龄、目前的治疗情况、发作的频率和程度（如已经发作过两次的非复杂性憩室炎患者则应手术治疗）、是否有持续性的急性期表现。当患者无法排除癌症、住院内科治疗症状未改善甚至加重时，也应选择手术治疗。另外大概有 41% 经皮穿刺引流术后的患者可能并发败血症，所以对他们也应适时考虑预防性手术治疗。

对于手术方式，多选择患病肠段的一期切除吻合术。如果患者一般情况无法一期吻合，如营养状况不佳，大量失血，腹内污染较严重等，可先行患病肠段切除，近端造口远端封闭（Hartmann 手术过程），再二期吻合；或者术中结肠灌洗后一期吻合；还可以患病肠段切除后回肠造口回结肠吻合。

对于乙状结肠憩室炎患者，切除部分应包括整个乙状结肠，以降低术后复发率。对于梗阻患者，也可以先行结肠内支架植入术暂时缓解肠内压力，再一期切除吻合。另外还存在着一些争议。Mueller 等认为，对于在保守治疗中症状持续存在的患者，应尽量不予手术治疗。另外，年龄小于 50 岁或同时合并其他疾病（如肥胖）的患者，其复发率较高，应予手术治疗。但 Guzzo 等认为对于年龄小于 50 岁患者的手术选择应慎重。

4. 腹腔镜手术

腹腔镜手术可以缩短患者住院天数，减轻术后疼痛，降低术后并发症的发生率。但要严格掌握手术适应证，一般认为 Hinchey Ⅰ 级和 Ⅱ 级的患者可以行腹腔镜结肠切除术，Ⅲ 级和 Ⅳ 级的患者不宜行此项手术。但也有研究表明老年患者和伴有并发症（如瘘管形成）的患者也可施行腹腔镜手术。如患者因穿孔并发弥漫性腹膜炎，可以结合腹腔灌洗、生物胶等行腹腔镜治疗。对于右侧结肠的憩室炎，在过去很容易误诊为急性阑尾炎。近年来随着 CT 等影像学检查的应用，诊断准确率已大为提高，但误诊仍时有发生。Yang 等研究表明，当高度怀疑右侧结肠憩室炎时，应立即内科治疗，症状缓解后行钡剂灌肠或肠镜确定诊断。当误诊为急性阑尾炎而行急诊开腹手术时，最好预防性的行阑尾切除术并术后应用抗生素。对于复发性憩室炎，保守治疗仍然安全有效，但此时应根据患者情况考虑是否行结肠切除术。如果患者有并发症，无法排除肿瘤或对保守治疗无效时，应考虑结肠切除术。

【预防调护】

少吃多渣的水果或粗纤维的蔬菜，忌刺激性的食物，以免增加肠蠕动，使症状加重。发作期应吃流质饮食，以使粪便软滑，减少郁积，使其容易由憩室排出。急性炎症期，需卧床休息、腹部热敷。

参考文献

[1] 于嵩，王志刚，郑起.结肠憩室炎的诊疗进展 [J].国际外科学杂志，2008，35（6）：419-422.

[2] 于中麟，王沧海，刘萱，等.结肠憩室病的临床及年代变化特征 [J].中华消化内镜杂志，2007，24（3）：212-213.

[3] 袁兴卫.内镜诊断结肠憩室 27 例分析 [J].医学理论与实践，2013，26（1）：45-46.

[4] 柳黔忠，邓大益，徐国富.结肠憩室炎的 CT 诊断价值 [J].罕少疾病杂志，2013，20（6）：26-29.

[5] 苗苗，周靖人，荣阳.结肠憩息室炎的超声检查与应用价值 [J].中外医学研究，2012，10（3）51.

第四节　直肠子宫内膜异位症

直肠子宫内膜异位症（直肠内异症）是指子宫内膜组织（腺体和间质）在子宫内膜以外的直肠部位出现、生长、浸润、反复出血，可形成结节及包块，引起疼痛等症。其病变部位大多在直肠的腹膜面。根据其临床表现，属于中医"腹痛""肛痛""痛经""癥瘕"等范畴。

其临床特点为：①症状与体征及疾病的严重性不成比例，较小的病灶可引起严重的肛门直肠坠胀疼痛或出血等症状；②病变广泛、形态多样；③极具浸润性，可形成广泛而严重的粘连；④具有激素依赖性，易于复发。

直肠内异症是生育年龄妇女的多发病，近年来内异症及直肠内异症我国本病的发病率有明显上升趋势。

【中医学认识】

根据临床表现，直肠子宫内膜移位症属于中医"腹痛""肛痛""痛经""癥瘕"等范畴。异位内膜在女性激素作用下出现增生分泌等周期性变化，从而使病灶发生充血、渗血及剥脱。临床表现以"不通则痛"和"离经之血"停滞于直肠内外为主的症候如腹痛、肛门直肠坠胀、便意感或残便感。

本病属中医血瘀证。本病病机为瘀血阻滞胞宫、冲任，影响气血运行，不通则痛，发为腹痛与痛经、瘀积日久，形成癥瘕，可致不孕和月经不调。《妇科玉尺》云："要之妇人积聚之病，虽属多端，而究其实，皆血之所为。"大部分内异症患者均有不同程度的瘀血存在。瘀血内阻，经行不畅，不通则痛，则发为痛经；瘀阻胞脉，新血不得归经，或瘀伤脉络，络伤血溢，则月经过多、经期延长瘀阻胞脉，冲任不能相资，两精不能相搏，则致不孕。

其病因或为寒凝，或为气滞，或为热灼，或为气虚，或为肾虚，导致血不循经，逸出脉外，阻于冲任、胞宫，形成瘀血而发病。常分为寒凝血瘀型、气滞血瘀型、湿热瘀阻型、肾虚血瘀型四个证型。

根据辨病辨症相结合的原则，可采用补肾祛瘀、活血化瘀、清热化瘀、活血通腑、温阳活血、痰瘀分消及补肾固冲等方法治疗本病。

【西医学认识】

子宫内膜异位症等的病因及发病机制都是迄今为止尚未明了，主要有以下几种学说：

1.子宫内膜种植学说

月经期，经血从宫口、阴道排出人体外是顺流而下，但是有小部分经血或因其他原因夹杂着脱落的子宫内膜碎片，由输卵管道流进入腹腔，种植在盆腔脏器的表层形成子宫内膜异位病灶。

2.体腔上皮化生学说

人体在胚胎发育时期，卵巢表面上皮、腹膜、直肠阴道隔、脐部均由体腔上皮化生而来，这些组织在性腺激素、炎症、机械因素的刺激下能够转化、形成另一种组织，如果化生为子宫内膜，因为不在宫腔，就成了异位的内膜。

3.医源性的内膜移植

多见于剖宫产术，早期中期妊娠行刮宫术，分娩时行会阴侧切术，人工流产术等过程中。因宫腔血液中含有内膜而被种植于腹腔、腹壁、会阴等处。

4.良性转移学说

因子宫内膜细胞通过血液循环或淋巴系统转移停留在某脏器或组织上而发病。发生于肺部、脑膜、心包、四肢及其他远端的子宫内膜异位症多是这种原因所致。

5.免疫防御功能缺陷学说

随经血逆流至腹腔的子宫内膜，如同一种异物，会激活身体内的免疫系统，动员出大量的免疫细胞及体液围歼消除，假如体内免疫功能缺陷，就会发展成为子宫内膜异位症。

直肠内异证主要可分为二个证型：

1.腹膜型内异症

是指发生在邻近直肠或直肠腹膜上的内异症病灶，主要包括红色病变（早期病变）、蓝色病变（典型病变）及白色病变（陈旧病变）。

2.深部浸润型内异症

是指病灶浸润深度 >5 mm，常见于子宫直肠陷凹、直肠阴道隔。其中直肠阴道隔包括两种情况，一种为假性阴道直肠隔内异症，即子宫直肠陷凹的粘连封闭，病灶位于粘连下方；另一种为真性直肠阴道隔内异症，即病灶位于腹膜外，在直肠阴道隔内，子宫直肠陷凹无明显解剖异常。

目前，常用的内异症分期方法是美国生育学会 1985 修订的内异症分期（r. AFS）法，主要根据腹膜或卵巢病变的大小及深浅，卵巢与输卵管粘连的范围以及粘连的程度，子宫直肠陷凹的封闭程度进行评分。

内异症恶变的发生率为1%左右。有以下情况时应警惕恶变：①囊肿直径>10 cm或短期内明显增大；②绝经后复发；③疼痛节律改变，痛经进展或呈持续性；④影像学检查发现，囊肿呈实性或乳头状结构，彩色多普勒超声示病灶血流丰富，阻力指数低；⑤血清CA125明显升高（>200kU／L）。

不典型内异症的诊断标准是：①癌组织与内异症组织并存于同一病变部位；②两者有组织学相关性，类似于子宫内膜间质及腺体，或有陈旧性出血；③排除其他原发肿瘤的存在，或癌组织发生于内异症病灶，而不是从其他部位转移而来；④有内异症病变向恶性病变移行的形态学证据，或良性内异症病变与恶性肿瘤组织相互浸润。不典型内异症是组织病理学已诊断的异位内膜腺上皮的不典型或核异型性改变，但不突破基底膜；其组织病理学表现为异位内膜腺上皮细胞核深染或淡染、苍白，伴有中、重度异型性核／质比例增大，细胞密集、呈复层或簇状突。不典型内异症视为癌前病变或交界性肿瘤状态。内异症恶变的部位主要在卵巢，其他部位如阴道直肠隔、腹部或会阴切口等较少。内异症恶变的治疗，遵循卵巢癌的治疗原则。

【临床表现】

（一）症状

（1）疼痛：70%~80%的内异症患者均有不同程度的盆腔疼痛，与病变程度不完全平行，包括痛经（典型者为继发性痛经，并渐进性加重）、非经期腹痛[慢性盆腔痛（chronic pelvic pain，CPP）]、性交痛以及排便痛等；直肠内异症囊肿破裂可引起便血，或肛门直肠坠胀疼痛。

（2）不孕：约50%的内异症患者合并不孕。

（3）月经异常。

（4）盆腔包块或直肠壁内包块。

（5）大便次数增多或便秘、便血、排便痛等。

（二）直肠指诊

典型病例直肠后壁扪及触痛性包块，质中等偏硬，或有韧性感，表面光滑或分叶不规则状，多位于直肠壁外或壁内。

（三）妇科检查

典型病例子宫常为后位、活动度差；宫骶韧带、子宫直肠陷凹或后穹隆触痛结节；可同时存在附件囊性、不活动包块。

【实验室及理化检查】

1.血清CA

水平多表现为轻、中度升高。

2.影像学检查

经肛直肠腔内B超检查对直肠内异症诊断有意义，特别是直肠阴道隔或低位直肠内异症诊断意义较大，表现为直肠壁内或壁外的无回声包块，内有强光点。CT和MRI对直肠内异症以及深部浸润病灶的诊断和评估有意义。

3.结肠镜检查

直肠壁外的直肠内异症较小时肠镜下无异常发现，较小时可发现直肠黏膜苍白或发紫，肠壁欠平整。直肠壁内的内异症破裂时可发现直肠黏膜糜烂、渗血甚至溃疡和肉芽增生。

4.腹腔镜检查

诊断的依据主要基于腹腔镜下病灶的形态，但难以全部经病理学检查证实。

【诊断依据】

1.症状

疼痛（痛经、CPP、性交痛等）、不孕。

2.妇科及辅助检查

盆腔检查，影像学检查均发现内异症病灶，血清 CA 水平轻、中度升高。

3.直肠指检

扪及直肠壁内或壁外的质中度的包块。

4.结肠镜检查

对于直肠内异症的诊断与鉴别诊断意义较大。

5.腹腔镜检查

腹腔镜检查是目前诊断内异症的通用方法。

【鉴别诊断】

直肠内异症主要与直肠平滑肌瘤、直肠间质瘤、直肠癌等相鉴别。直肠内异症与月经周期相关，其包块不规则或扁平状。直肠平滑肌瘤和平滑肌肉瘤、直肠间质瘤、直肠癌等与月经周期无明显关系。直肠内直肠间质瘤通常光滑呈球形，直肠平滑肌瘤的质地较软韧，直肠癌和直肠平滑肌肉瘤的境界不清，周围浸润，基底固定。经肛 B 超检查、盆底 CT 和 MRI 检查是重要的鉴别诊断手段。

【治疗】

直肠内异症治疗的目的是减灭和消除病灶、缓解并解除疼痛、减少和避免复发。治疗时，主要应考虑的因素为年龄、生育要求、症状的严重性、病变范围、既往治疗史以及患者的意愿。内异症复发的治疗原则基本遵循初治原则，但应个体化。对盆腔或直肠疼痛不孕以及直肠包块的治疗要分别对待。直肠内异症治疗的方法可分为药物治疗、手术治疗等。

经手术和规范的药物治疗，病灶缩小或消失以及症状缓解后，再次出现临床症状且恢复至治疗前水平或加重，或再次出现内异症病灶均为内异症的复发。

（一）内治法

药物治疗目的是抑制卵巢功能，阻止内异症进展，减少内异症病灶的活性以及减少粘连的形成。

选择药物时应了解：①药物治疗宜用于基本确诊的病例，不主张长期"试验性治疗"；②药物治疗尚无标准化方案；③各种方案疗效基本相同，但副作用不同；④应考虑患者的意愿以及经济能力。治疗内异症可供选择的药物主要有口服避孕药、高效孕激素、雄激素衍生物以及 GnRH-a 四大类。常用的药物治疗方案、作用机制以及副作用如下：

1. 口服避孕药

连续或周期用药，共 6 个月，可抑制排卵；副作用较少，但可有消化道症状或肝功能异常等。

妈富隆是安全、高效，不良反应极小的第 3 代短效口服避孕药，其主要是通过对垂体－性腺轴的排卵抑制作用，使内源性雌激素保持在卵泡早期状态，可限制子宫内膜过度生长，使异位的内膜萎缩，以达到避孕、缓解痛经，减少经量的目的。本研究表明，妈富隆治疗内异症临床有效率达到 83.33%，除少数患者出现阴道点滴出血，轻微消化道不适症状，乳房胀痛外均未见其他不良反应。

于月经周期第 5 日开始服妈富隆，每晚 1 片，连服 2 天，接着开始中药内服，每日 1 剂分 2 次，服至下次月经第 5 日止，经后第 5 日再重复上述方法服妈富隆，连服 3 个月经周期为 1 个疗程。

2. 高效孕激素

醋酸甲羟孕酮（其他名称：安宫黄体酮）20~30 mg / d，分 2~3 次口服，连用 6 个月。醋酸甲羟孕酮可引起内膜组织蜕膜样改变，最终导致内膜萎缩，同时可负反馈抑制下丘脑－垂体－卵巢轴。副作用主要是突破性出血、乳房胀痛、体重增加、消化道症状以及肝功能异常等。

3. 雄激素衍生物

用于治疗内异症的雄激素衍生物有：①达那唑：600~800 mg / d，分 2~3 次口服，共 6 个月。达那唑可抑制月经中期黄体生成素（LH）峰，从而抑制排卵；还可抑制参与类固醇合成的多种酶，并增加血液中游离睾酮的水平。副作用主要是男性化表现，如毛发增多、情绪改变、声音变粗；此外，还可能影响脂蛋白代谢、引发肝功能损害以及体重增加等。②孕三烯酮：口服每次 2.5 mg，2~3 次／周共 6 个月。孕三烯酮可拮抗孕激素与雌激素，降低性激素结合蛋白水平，以及升高血中游离睾酮水平。副作用主要是抗雌激素及雄激素样作用，基本同达那唑，但较轻微。

4. GnRH-a

根据不同剂型分为皮下注射和肌内注射，每月 1 次，共用 3~6 个月。GnRH-a 可下调垂体功能，造成药物暂时性去势及体内低雌激素状态。副作用主要是低雌激素血症引起的更年期症状，如潮热、阴道干燥、性欲下降、失眠及抑郁等，长期应用可引起骨质丢失。GnRH-a ＋反向添加（Add-back）方案的理论基础是依据"雌激素窗口剂量理论"，不同组织对雌激素的敏感性不同，将体内雌激素水平维持在不刺激异位内膜的生长而又不引起更年期症状及骨质丢失的范围（雌二醇水平在 110~146 pmol/L 之间），既不影响治疗效果又可减轻副作用，以延长治疗时间。

Add-back 方案包括：①雌孕激素联合方案结合雌激素（其他名称：倍美力）0.3~0.625 mg／天＋醋酸甲羟孕酮 2~4 mg / d。②替勃龙（其他名称：利维爱）1.25 mg / d。应用 GnRH-a 3 个月以上，多主张应用 Add-back 方案根据症状的严重程度，也可从用药第 2 个月开始，治疗剂量应个体化，有条件时应监测雌激素水平。

5.中医药治疗

治疗以活血化瘀为大法，《景岳全书·妇人规·血癥》云："瘀血留滞作癥，唯妇人有之。其证则或由经期，或由产后，凡内伤生冷，或外受风寒，或郁怒伤肝，气逆而血留，或忧思伤脾，气虚而血滞，或积劳积弱，气弱而不行，总由血动之时，余血未尽，而一有所逆，则留滞日积而以成癥矣。"但无论何种原因所致血瘀，其基本病机均为瘀血阻滞冲任、胞宫，故均应以活血化瘀为治疗大法。在抓住这一本质的基础上，分清寒热虚实，辨证论治，或兼以祛寒，或兼以行气，或兼以清热，或兼以补肾，使瘀滞得去，虚者得补，胞脉得畅，则诸症自除。

（1）气滞血瘀型

患者素性抑郁，或郁怒伤肝，致气机不畅，血行迟滞，瘀血内阻冲任、胞宫而致病。证见经前、经期下腹胀痛拒按并逐年加重，经行不畅，经血色暗有块，块下痛减，可伴见胞中积块固定不移乳房或胸胁胀痛等，舌暗有瘀点、瘀斑，脉沉涩。

治宜行气活血、祛瘀止痛。

代表方为膈下逐瘀汤，药用桃仁、红花、当归、川芎、赤芍、三棱、莪术、柴胡、香附等。方中三棱、莪术破血行气；桃仁、红花活血化瘀；当归川芎理气活血；柴胡、香附疏肝理气，兼以调经。

（2）寒凝血瘀型

患者因经期、产后摄生不慎，或感受寒邪，或久居阴冷之地，或为生冷所伤，致寒凝血脉，瘀阻胞脉、胞宫，或胞中结块而致病。证见经前或经期下腹冷痛，得热痛减，月经或推后，色暗有块，或伴形寒肢冷，面色苍白，舌暗滞，苔白，脉弦紧。

治宜温经化瘀止痛。

代表方为少腹逐瘀汤，药用小茴香、玄胡、川芎、当归、高良姜、肉桂、赤芍、蒲黄、五灵脂、桃仁、红花、香附等。

（3）热灼血瘀型

患者素体阳盛，或肝郁化热，或湿蕴化热，致热灼胞脉，血溢脉外，血热搏结成瘀，瘀阻冲任、胞宫而发病。证见经期或经前后发热，腹痛拒按，痛连腰骶，伴口苦咽干，烦躁不宁，大便干结，舌红，苔薄黄，脉弦数。

治宜清热活血祛瘀。

代表方大黄牡丹皮汤，药用大黄、丹皮、桃仁、芒硝、柴胡、半夏、党参、黄芩等。

（4）气虚血瘀型

患者先天禀赋不足，或后天失养，耗伤气血，气虚运血无力，血行迟滞致瘀，阻于冲任、胞宫而发病。证见经期或经后腹痛，喜温喜按，经血色淡质稀，面色少华，倦怠乏力，或伴见肛门坠胀，大便不实，舌淡胖，边有齿痕，脉细弦或涩。

治宜益气行瘀。

代表方桃红四物汤合四君子汤，药用桃仁、红花、熟地、当归、川芎、赤芍、党参、白术、黄芪等。

（5）肾虚血瘀型

患者禀赋不足，或房劳多产，致肾气亏损，阳气不足，失于温煦，血脉凝滞，瘀阻冲任、胞宫而发病。证见经期或经后小腹坠痛，腰脊酸楚，头晕目眩，月经先后无定期，量或多或少，不孕或屡孕屡堕，舌暗滞，脉沉细而涩。

治宜益肾活血化瘀。代表方右归丸合桃红四物汤，药用熟地、山药、制附子（先煎）、肉桂、山茱萸、菟丝子、枸杞子、鹿角片（先煎）、当归、川芎、桃仁、红花、牛膝等。

（二）外治法

1. 灌肠法

中药保留灌肠是指将药物从肛门灌入肠道，并使药物在肠道内保留一段时间，药物由直肠黏膜吸收，经直肠静脉丛扩散至盆腔，直达病变部位子宫，改善盆腔瘀血的情况。研究表明中药灌肠有抗炎镇痛的作用。

2. 贴敷法

中药外用贴敷使用方便，可操作性强，根据部位不同主要包括敷脐疗法、穴位敷贴。敷脐疗法因脐部无皮下脂肪，又有丰富的静脉丛，药膏敷于此处，经皮肤直接吸收进入血液循环，能够较快而持久发挥药效。

3. 针灸推拿

除中药外用之外，针灸推拿在治疗子宫内膜异位症痛经也有明显疗效。用针刺、艾灸或推拿的方法刺激腧穴，可以疏通经络气血，调节脏腑阴阳，从而达到止痛的目的。

4 综合疗法

将中药口服、灌肠、贴敷、针灸推拿等多种疗法结合，以提高疗效。

（二）手术治疗

手术治疗的目的是去除病灶，恢复解剖。

术前评估手术的风险、手术损伤特别是泌尿系统与肠道损伤的可能性，以及腹腔镜手术转开腹手术的可能；对深部浸润型内异症，特别是病变累及阴道直肠部位者，应做好充分的肠道准备；有明显直肠阴道隔深部浸润病灶者术前应检查输尿管和肾脏是否有异常，必要时需泌尿外科以及普通外科的协助。

对于直肠阴道隔深部浸润型内异症，如病变未侵犯直肠或结肠壁，则尽量切除病灶；如果有肠壁浸润，但无肠道狭窄，一般不主张切除肠壁或者肠段，以病灶减灭为宜；如果病灶大，造成肠道狭窄甚至肠梗阻，则应进行肠段切除及吻合术。

对手术难以切除干净的直肠内异症病灶，或有损伤重要器官组织可能时，术前可用药物如促性腺激素释放激素激动剂（GnRH－a）治疗 3~6 个月。

【预防调护】

（1）做好计划生育，并采取积极有效的避孕措施，防止房劳过度或多次人工堕胎。注意月经期不宜做盆腔检查。

（2）及时矫正过度后屈子宫及宫颈狭窄，消除经血逆流入盆腔的因素。

（3）妇科手术尽量避免接近经期进行；经前或经期不做输卵管通畅性检查或取、放宫内节育器；人工流产吸引术应防止宫腔内负压的骤然变化，以减少子宫内膜或蜕膜碎片逆流的机会；宫颈电灼或冷冻治疗应在月经干净后 3~7 天进行，防止内膜种植在创面上。

（4）平时注意月经期及产褥期的保健，避免此时感受寒、湿、热邪等，防止瘀血留阻。

参考文献

[1] 中华医学会妇产科分会子宫内膜异位症协作组 . 子宫内膜异位症的诊断和治疗规范 [J]. 中华妇产科杂志，2007，42（9）：645-648.

[2] 刘桂兰，赵铭宇，韩丽，等 . 从《内经·养生篇》理论分析子宫内膜异位症免疫下调的病因病机 [J]. 中国医学创新，2014，11（2）：109-110.

[3] 齐斯琴，德胜 . 子宫内膜异位症治疗的个性化选择 [J]. 呼伦贝尔学院学报，2013，21（4）：114-116.

[4] 秦丹华 . 子宫内膜移位症的护理体会 [J]. 医学信息，2012，25（7）：233.

[5] 郭萍，张晓玲，匡渤海 . 子宫内膜异位症研究进展 [J]. 实用临床医学，2011，12（1）：129-132.

[6] 罗媚 . 子宫内膜移位症的中医药治疗及实验研究概况 [J]. 右江医学，2001，29（2）：142-144.

[7] 袁雪莲，刘鸿雁 . 中药联合妈富隆治疗子宫内膜移位症疗效观察 [J]. 中国中医急症，2012，21（12）：2042-2042.

[8] 周正 . 蒋学禄治疗子宫内膜异位症经验撮要 [J]. 浙江中西医结合杂志，2013，23（10）：780-781，793.

[9] 王舒婷，赵瑞华 . 子宫内膜异位症疼痛的中医治疗 [J]. 吉林中医药，2013，（6）：580-582.

第五节　肛门直肠痛

肛门直肠痛主要指功能性肛门直肠痛（functional anorectal pain，FARP）和一些是发生在肛门和（或）直肠的非器质性的特发性疼痛。

功能性肛门直肠痛的患病率约为 7.7%，以女性多见。

本病属于祖国医学"肛门痛""会阴痛""痹症"等疾病范畴。

【中医学认识】

本病在祖国医学中无相应的病名，根据其肛门直肠疼痛的特点以及伴有的症状，本院属于临床表现，属于"肛门痛""会阴痛""痹症"等疾病范畴。

本病实证者因湿热阻滞，或风湿痹阻，气血不通；虚证者因血虚风痹，或气血不足，或阳虚寒凝，筋脉失养；或脾虚湿盛，气血痹阻。

【西医学认识】

功能性肛门直肠痛（functional anorectal pain，FAP）是功能性肛门直肠疾病之一。FAP 分为慢性肛痛（chronic proctalgia）和痉挛性肛痛（proctalgia fugax，PF），两种类型常同时存在，但可根据疼痛持续时间、频率和特征加以区分。

慢性肛痛分为肛提肌综合征（1evator ani syndrome，LAS）和非特异性功能性肛门直肠痛（unspecified functional anorectal pain）两个亚型。慢性肛痛中的肛提肌综合征常常是先天性的原因所致，也和物理损伤原因有关，包括外伤过多的体力活动、年龄过大。也有可能是骨盆肌肉痉挛或为了克服自身的失禁症状而造成肛提肌过度收缩的结果。一些研究提示与精神压力、紧张和焦虑有关，也和术后的并发症有关，包括经腹直肠切除术、肛门瘘管术、肛裂内侧切术等。慢性肛痛中的非特异性功能性肛门直肠痛其病因和发病机制不明，一般认为和心理因素有着密切的关系。

痉挛性肛痛指肛门部位突发的剧烈疼痛，持续数秒或数分，然后完全消失。其机制可能为：①肛门部肌肉痉挛。Douthwaite 认为骨盆肌肉包括肛提肌、耻骨直肠肌、括约肌的痉挛收缩是引起 PF 的原因。②结直肠功能障碍。Harvey 通过测定 PF 患者疼痛发作时直肠和乙状结肠腔内压力，认为 PF 患者的疼痛是由乙状结肠收缩引起的，而并非来自肛提肌、直肠壁或肛门括约肌的痉挛；同时 Harvey 还指出，PF 是肠易激综合征（irritablebowelsyndrome，IBS）的一种异常表现形式。Pfenninger 等也认为 PF 可能与 IBS 患者直肠或盆底肌肉的痉挛性收缩有关。③遗传性内括约肌肌病。一种罕见的遗传性内括约肌肌病被认为是引起 PF 和便秘的重要原因。常在 30~50 岁的时候发病，同时还伴有便秘。患者肛管静息压上升，腔内超声显示内括约肌肥厚，组织学显示平滑肌纤维有空泡样改变，内含有高碘酸雪夫染色反应（PAS）阳性的多聚糖包涵体。④阴部神经病变。以高野正博为代表，认为 PF 可能是骨盆神经丛，特别是阴部神经的功能障碍所致。⑤心理因素。有心理测试显示，很多 PF 患者是完美主义者，焦虑患者，和／或疑病患者。疼痛的发作往往伴随有紧张的生活事件或焦虑。⑥其他：还有学者认为 PF 与骨盆外科手术、马尾神经鞘瘤、晚期盆底器官脱垂、血管痉挛等因素有关。

另外还有一些与之类似的肛门部疼痛，其中尾骨痛是指腰部下端及尾骨的疼痛，常见于妇女、老年人和过度疲劳的病人，疼痛会因为不当体位或长时间的站立、弯曲等姿势造成疼痛主要在尾骨，可能由提肛肌的耻骨尾骨肌痉挛有关。

还有一种遗传性肛门括约肌病，主要表现为严重的肛门部疼痛，并伴随便秘，疼痛一般发生在夜间，肛内超声可以确诊肥大肛门内括约肌，厚度可达 7mm。Fernando dela Porti—lla 等学者曾发表几个病例报告关于遗传性肛门括约肌病，一般与先天性因素有关。

【临床表现】

一、慢性肛痛

1. 肛提肌综合征

肛提肌综合征（LAS）亦称肛提肌痉挛、耻骨直肠肌综合征、慢性直肠痛、梨状肌综合征及紧张性骨盆肌痛。疼痛通常为模糊钝痛，电击样、撕裂样、烧灼样疼痛，或直肠高位有压力感，坐位和卧位时加重，持续数小时至数天。总体人群中女性发病率较高，超过 50% 的患者年龄在 30~60 岁之间，其中仅 29% 的患者就医，但明显影响工作和学习。另外，疼痛的发生可有一定的生理周期，早晨出现轻微症状，中午开始加重疼痛明显，晚上疼痛消失。

直肠指检时，如果向后牵扯耻骨直肠肌可出现肛提肌紧张、触痛或疼痛。触痛发生的部位不均匀，主要发生在左侧，按摩该肌肉通常引起不适感。

很多研究称 LAS 患者肛管肌电活动和肛管内压增加。但是肛管直肠测压试验的标准还未明确，有文献表明疼痛的减轻和肛管压力降低有关，对括约肌张力过高的病例（经产妇和患有会阴下降综合征的病人）进行研究，这些病例都有耻骨直肠肌压力过高的现象而导致疼痛。

2.非特异性功能性肛门直肠痛

为慢性或反复发作的肛门直肠痛，疼痛持续至少20分钟，但从后部牵拉耻骨直肠肌时不会引起触痛。

二、痉挛性肛门痛

痉挛性肛门痛(PF)发作前一般无诱因,应激、排便、便秘等被认为是可能的触发因素;疼痛持续几秒至几分钟，呈痉挛样、针刺样、压榨样或电灼样，在很短时间内能够自行缓解，不会遗留其他不适症状;疼痛会无规律地出现在任何时间段，不少病人在夜间发作频繁，常常会被痛醒，影响睡眠。据报道只有大约10%的患者疼痛超过5分钟，发作结束后疼痛会完全消失如常人，直到下一次发作。发作时间不确定无规律，可以几天内发作一次，也可以几年内发作1次，发作不频繁，51%的患者1年少于5次。人群发病率在8%~18%。男女的发病率不同，发作年龄男女都在30~50岁之间。因本病发作不频繁，持续时间短，往往不被病人重视，其中仅有17%~20%的病人向医生求诊。

Thaysen 指出痉挛性肛门直肠痛发作时具有下列特征：①疼痛在白天或晚上突然发生，发作时间及两次发生间隙无规律;②疼痛症状可以自行迅速减轻并消失，不会造成其他不良后果;③直肠疼痛部位较固定;④疼痛程度很重，以至于有些患者在发作时因剧痛而至晕厥;⑤疼痛持续时间很短，多数患者仅持续很短的几分钟;⑥这种疼痛非常不适，经常被描述为"啃咬感""酸痛感""绞痛感"。

【实验室及理化检查】

临床意义较大的检查有肛管及盆底肌肌电图、肛管直肠内压和结肠压、排便造影检查。

很多研究称LAS患者肛管肌电活动和肛管内压增加。PF患者在疼痛发作时肛管静息张力上升，慢波振幅增强，有时还会出现间歇性的平滑肌功能障碍。

另外，结直肠镜检查、血常规、血生化、超声波检查对于本病与痔、肛裂、肛周脓肿、肛瘘、肿瘤、前列腺炎、子宫内膜异位症等相鉴别很有意义。

【诊断依据】

一、慢性肛门直肠痛

（1）慢性或反复发作的肛门直肠痛;

（2）疼痛持续至少20分钟;

（3）排除其他引起肛门直肠痛的原因：缺血、炎性肠病、隐窝炎、肌间脓肿、肛裂、痔疮、前列腺炎和尾骨痛（以上症状诊断前至少6个月出现，持续至少3个月）。

亚型

①肛提肌综合征：符合慢性肛门痛诊断标准，并且从后部牵拉耻骨直肠肌时可引起触痛;若症状符合、体征存在，则诊断为"高度可疑"，若症状符合，但缺乏体征，则诊断为"可疑"。

②非特异性功能性肛门直肠痛：符合慢性肛门痛诊断标准，从后部牵拉耻骨直肠肌时不会引起触痛。

二、痉挛性肛门直肠痛

通过病史和肛门直肠指诊,结合肛门镜、直肠乙状结肠镜、肛管压力测定、腔内超声、盆底肌电图等检查来排除器质性病变原因,从而获得诊断。

根据功能性胃肠疾病(functional gastrointestinal disease,FGID)罗马Ⅲ诊断标准,痉挛性肛门直肠疼痛的诊断必须符合以下三点:

(1)反复发作的位于肛门区和直肠下段的疼痛;

(2)发作持续数秒至数分钟;

(3)发作期间无肛门直肠疼痛;

(诊断 PF 症状持续时间必须要满 3 个月;对临床诊断和评估而言,PF 症状持续时间可少于 3 个月)

【鉴别诊断】

肛门直肠痛临床上需要与同样可以有肛门直肠疼痛症状的痔、肛裂、肛周脓肿、肛瘘、肿瘤、前列腺炎、子宫内膜异位症等相鉴别。鉴别要点是这些疾病都各自有具体的器质性病变可查及,还有各自疾病的症状特点。

LAS 和肛裂及痔疮造成的疼痛有着明显的区别,疼痛性质为模糊的钝痛感,病人会述说坐姿比站姿更容易疼痛,经过热水坐浴能够减轻。

【治疗】

一、内治法

(一)辨证论治

1.风湿痹阻证

证候:肛门坠胀疼痛,受凉后加重,阴雨天尤甚,温水坐浴后得舒,大便软而不畅,或有残便感,小便不利,苔薄白或薄腻,脉浮缓或濡缓。

治法:祛风除湿,通络止痛。

方药:蠲痹汤加减。常用药为羌活、独活、防风、防己、豨草、川芎、海桐皮、桂枝、海风藤、白芷、木香、甘草。加减法:湿甚者,可加薏苡仁、苍术;兼寒者,可加制附子;肢体麻木者,加鸡血藤、千年健、乌梢蛇;下肢痛加牛膝、续断。

2.血虚风痹证

证候:肛门直肠或骶尾部酸痛,或肛门部抽痛,时轻时重,劳累或站立后加重。肢体麻木或肌肉萎软,神疲乏力,面黄少华,心悸,气短。舌淡苔薄白或薄少,脉缓细弱。

治法:益气养血,祛邪通络。

方药:独活寄生汤加减。常用药为党参、黄芪、白术、当归、川芎、白芍、鸡血藤、桂枝、牛膝、茯苓、独活、甘草。加减法:气血虚较甚者,加熟地、丹参、人参;肝肾不足者,加杜仲、续断、桑寄生;疼痛明显,风寒湿之邪较甚者,加防风、制川乌、蕲蛇。

3.脾虚湿盛证

证候:肛门直肠或骶尾部坠胀疼痛或酸胀作痛,肛门潮湿,大便稀溏,大便黏滞,排便不畅,饮食不化,胸脘痞闷,肠鸣泄泻,四肢乏力,形体消瘦,面色萎黄,舌淡苔白腻,脉虚缓。

治法：健脾治湿

方药：参苓白术丸加减。常用药为党参、白术、茯苓、山药、莲子肉、白扁豆、薏苡仁、砂仁、桔梗、甘草。加减法：气虚甚加黄芪；兼有阳虚加干姜、附子；肾阳不足加菟丝子；兼有血虚加当归、丹参；坠胀甚加枳壳、木香。

4. 湿热阻滞证

证候：肛门坠胀灼热刺痛，大便溏而排出不畅，便意频，发热口不甚渴，苔黄腻，脉滑数。

治法：清热利湿通络

方药：五神汤加减。常用药为茯苓、车前子、金银花、牛膝、黄柏、苍术等。兼有脾虚加生芪、陈皮；小便不利加泽泻；肛门坠胀甚加木香。

5. 阳虚寒凝证

证候：肛门坠胀刺痛或抽痛，疼痛发作多在天冷后夜间发作，畏寒肢冷，胸胁、脘腹、腰膝冷痛喜温，舌淡胖，苔白滑，脉沉迟。

治法：温经通络

方药：麻黄附子细辛汤加减。常用药为麻黄、附子、细辛、桂枝、当归。加减法：寒盛加川乌、炮姜；血虚加熟地；气虚加黄芪、党参；兼湿加苍术、苡仁。

（二）西药治疗

1. 钙离子拮抗剂

对痉挛性肛门直肠痛可予口服硝苯地平，地尔硫䓬可以作为预防痉挛性肛门直肠痛的药物使用。

2. 沙丁胺醇

对于痉挛性肛门直肠患者可采用吸入沙丁胺醇的方法治疗，能明显缩短剧烈疼痛的时间，特别对那些疼痛时间大于 20 分钟的患者更加明显。

3. 对于 FAP 患者可用麦普替林（马普替林、路滴美）、米安舍林（米塞林脱尔烦）、氟西汀（百忧解）等药物辅助治疗，以提高情绪，对疼痛的缓解有一定的作用。

二、外治法

1. 温水坐浴

一般 40℃温水坐浴。可以改善肛门直肠的血液循环，使肛管直肠肌肉和盆底肌松弛，肛管压降低。

2. 手指按摩肛提肌并适当扩肛

扩肛疗法可以减轻患者的疼痛，其作用机制可能是通过扩肛达到松弛括约肌的目的。

3. 针灸治疗

治则：实证治法应祛邪通络，行气活血；虚证治法为温养脏腑、濡养经脉。

选穴原则：对于急性肛门痛，针对病因病机祛邪为主。循经远取与局部选穴相结合。对于慢性肛门痛也需针对病因病位选穴，加上移神定痛和循经远取为主，视局部是否有病理变化，适当结合局部选穴。通督调神以解郁，宁心移神以止痛。督脉主穴长强，配穴：百会、风府等。膀胱经主穴：八髎，配穴：委中、承山等。另外应注意疼痛部位及周围的选穴，即阿是穴的选择，并且针灸治痛应适当加内关、神门等穴以调心、宁心、移神。

另有报道指出针灸治疗可以分为近治和远治。近治组取穴为长强、八髎、脊中、至阳、命门、腰阳关。远治组取穴为百会、太冲（双）、阳陵泉（双）、神门（双）、三阴交（双）、足三里（双）。

针具：1寸、1.5寸和3寸32号一次性针灸针。

操作方法：针刺得气后施平补平泻法；中髎、下髎穴3寸针入骶后孔2寸，使针感放射至肛门。百会、神道用督脉导气法，用低频率、小角度、小幅度、均匀提插捻转，使患者产生柔和、舒适、持久的针感；每穴操作2~3分钟。每日1次每次留针30分钟，7次为1个疗程，共治疗2个疗程。

4.生物反馈治疗

生物反馈治疗可缓解痉挛症状，降低肛管内压，从而缓解肛门直肠痛。

盆底电极以戊二醛或洗必泰浸泡30分钟消毒，使用前生理盐水冲洗。将电极放置于肛内，插入前涂抹少量润滑剂。

通过10~15分钟的休息使低动作电位回复到静息电位，控制无症状侧肌肉的放松例如，动作电位在10μV水平而静息电位的目标在2μV水平，患者首先学会怎样将静息电位控制在大约2μV左右，从而获得控制静息电位的能力。患者每10秒从静息电位水平增至动作电位的10μV水平，然后再返回至静息电位。值得注意的是，在此训练阶段，对于受累侧肌肉，只是观察，并不给予有关休息与动作的指令，直到受累肌肉适应了该阶段的训练内容。

神经肌肉电刺激：在主界面选择"Open"。选择Stim或U—Stim（Stim为神经肌肉电刺激，U—Stim为盆底神经肌肉电刺激），设置电刺激的参数，设置电刺激电流的大小。按"Start"开始电刺激。从主菜单中选择"Script"，选择"EMG Stim"，选择需治疗的身体部位，使用滚动按钮选择具体的治疗方案使用"Custom"键可以自己编辑治疗方案。（建议不使用Custom功能），设定阈值。点击"Pressto set stim level"调节刺激电流大小，按"STOP"结束。点击继续按扭，进入肌电触发电刺激界面。按"Stop"键结束肌电触发电刺激。每天给受累肌肉提供相同训练。经验表明，肌肉在第一、二次体表肌电图生物反馈训练时肌肉的动作电位常会超过10μV的水平，而静息电位也须几次训练才能达到2uV的目标。同时设定一个阈值，当满足阈值时，系统会给患者一个事先预定大小的电刺激。若不满足阈值，则不会给患者电刺激。

两个疗程后嘱患者在家进行相同训练，长期坚持。分别在3个月、半年进行随访。

5.骶神经刺激疗法

用于肛提肌综合征和痉挛性肛门直肠痛的治疗。

患者取俯卧位，在腹部垫枕头，使躯干与下肢呈30°，暴露骶尾部及肛门。

用探头模式电笔在骶骨上缘和尾骨连线的中点向左右各旁开一横指（即第三骶椎椎体神经孔）部位进行体表探测，探测到相应的神经后，在皮肤上做记号。探测刺激频率、电流、脉冲宽度分别为1Hz、10mA、0.50ms。

消毒、铺巾后，按PEG／针键，将刺激器直接切换到针尖模式。当屏幕出现"人形"图标闪烁并听到声音时，表示已进入刺激针的实际操作状态，此时在做好记号的穿刺点处进针，将神经刺激阻滞针与体表呈 60° 经皮穿刺进入 S_3 神经孔后再进针 1~3cm，观察电刺激反应，找到相应目标神经反射的肌肉跳动。确认为 S_3 神经孔并有有效电刺激后，在此范围内能找到呈现典型反射的适合深度。S_3 电刺激典型的反射为肛门括约肌收缩感和小腹酸胀感。刺激针模式时，刺激频率、电流、脉冲宽度分别为 2Hz、1.50mA、0.10ms。

隔日治疗 1 次，治疗 5 次为一疗程。一般每次刺激一侧 S_3 神经孔，对症状严重者可一次刺激两侧 S_3 神经孔。

6. 阴部神经阻滞

适用于所有肛门直肠痛患者。

用 10ml 含有 12% 利多卡因和 1.25mg 的醋酸倍他米松的神经阻滞药注射入直肠内指诊确定的会阴神经敏感点。据注射效果，患者的要求和复发情况，再决定是否重复应用神经阻滞。

7. 肉毒菌素 A 局部注射治疗

肉毒菌素 A 对治疗痉挛性功能性肛门直肠痛有着较好的疗效。肉毒菌素用盐水稀释后分四个点注射到肌肉中，能阻断支配肛门括约肌的一种神经递质 – 乙酰胆碱的释放，进而阻断了括约肌阵发性的运动过度，从而使疼痛得到缓解。

肉毒毒素不良反应多数较轻，且为一过性。目前少有 A 型肉毒毒素致过敏性休克报道。

反复使用的病人可产生毒素抵抗，抵抗产生的原因：原发性抵抗原因不明，多见于病程长、痉挛重、一次用量不足者。

8. 涂搽硝酸甘油软膏

局部采用涂抹 0.3% 的硝酸甘油软膏进行治疗，有的病例疼痛得到明显缓解。

9. 封闭疗法

以异丙嗪针 50mg 加用水 5ml 行长强穴封闭，每周 3 次。文献报道短期效果明显，长期疗效不明显。

三、手术治疗

1. 耻骨直肠肌切断术

适用于痉挛性肛门直肠痛和肛提肌综合征患者。因有产生液体和气体大便失禁的并发症，应尽量少采用本法。

2. 骶神经切断术

用于严重的其他疗法治疗无效的肛门直肠痛患者，因有引起大便失禁的危险应尽量避免使用。

【预防调护】

此病患者普遍存在焦虑、恐惧心理，要想方设法使患者解除焦虑情绪，树立战胜疾病的信心。

患者要多食高纤维、多脂肪食物，多饮水，以增加肠内容物，软化粪便，刺激肠蠕动，促使排便通畅。

鼓励患者积极参加各种社会活动，并进行适度的体育锻炼。坚持一定量户外活动和体育锻炼，如慢跑、散步、打太极拳等，不仅能增强体质，保持体力和精力而且可以增加食欲，使肠蠕动功能增强，腹壁肌肉膈肌、盆腔肌肉、提肛肌等排便肌群肌力增加。

参考文献

[1] 罗马委员会.功能性胃肠病的罗马Ⅲ诊断标准 [J].现代消化及介入诊疗，2007，12：137-140.

[2] 林琳，林征，朱芬芬.功能性肛门直肠病与罗马Ⅲ [J].胃肠病学，2006，11（12）：750-752.

[3] 顾尽晖，史仁杰，朱敬荣.骶神经障碍综合征中医药临床研究 [J].辽宁中医药大学学报，2012，14（2）：26-33.

[4] 丁康，丁曙晴，张苏闽.功能性肛门直肠痛的诊治 [J].结直肠肛门外科，2008，14（3）:147-150.

[5] 刘卫，刘峰，王志民，等.骶神经电刺激治疗功能性肛门直肠痛的疗效观察 [J].中国肛肠病杂志，2013，33（4）：19-20.

[6] 丁康，针刺结合生物反馈治疗62例功能性肛门直肠痛疗效观察 [J].中医药信息，2013，30（2）：78-80.

[7] 徐大起，李梅，张倩，等.痉挛性肛门直肠痛的治疗 [J].贵阳中医学院学报，2013，35（2）:40-42.

[8] 王业皇，郑春菊，章阳，等.治疗功能性肛门直肠痛的经验 [J].江苏中医药，2013（2）：4-5.

[9] 王继英，于淑英，孙昱，等.肛门直肠痛的中医辨证治疗 [J].中国医疗前沿，2011，6（7）：26，21.

[10] 薛雅红，丁义江，丁曙晴.痉挛性肛门直肠痛 [J].医学新知杂志，2009，19（1）：38-41.

第六节　骶前肿瘤

骶前间隙（又称直肠后间隙）是一潜在的间隙，位于骶尾椎骨的前方；直肠的后方，其上缘为腹膜的盆腔反折，即直肠膀胱或子宫陷凹的底部；下缘为提肛肌和尾骨肌；两侧为髂血管和输尿管；发生在这一间隙的肿瘤称为直肠后或骶前肿瘤（图16-6-1）。

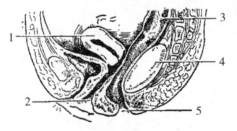

图 16-6-1　骶前肿瘤示意图
1. 子宫　2. 阴道　3. 直肠　4. 肿瘤　5. 肛门

骶前肿瘤临床上相对少见，发病率为 0.0025% ~0.014%。其中以先天性肿瘤居多，良性肿瘤为多，女性的先天性囊肿多为良性，而男性多为恶性肿瘤。

由于组织结构复杂，故肿瘤病理类型繁多，且临床上发生率较低，患者早期无任何症状不易早期发现及治疗。

【中医学认识】

骶前肿瘤在中医学中无对应病症与病名，由于发病率相对较低，且主要采用手术治疗，其中医学认识缺乏相关资料佐证。

【西医学认识】

骶前肿瘤根据解剖学和病理学可分为四类：先天性异常、神经源性肿瘤、骨源性肿瘤及其他来源肿瘤。先天性异常如骶尾部畸胎瘤和骶骨前脊膜膨出等；神经源性肿瘤如神经纤维瘤、成纤维神经细胞瘤和神经胶质瘤等。骨源性肿瘤如软骨瘤、软骨肉瘤、脊索瘤和巨细胞瘤等；其他肿瘤如血管瘤、脂肪瘤、成淋巴细胞瘤。

1. 骶前脊膜膨出

骶前脊膜膨出（Anterior sacral meningocele，ASM）因骶椎发育不全，脊膜由骶椎缺损突入骶前间隙，造成脊膜膨出骶前脊膜膨出，临床罕见，系胚胎期中胚层生骨节发育不全导致脊膜向盆腔内突出所引起。全世界约有 250 多例报道，国内报道较少。ASM 以脊髓蛛网膜下腔与囊肿之间形成交通为特征，囊壁由两层组成：外层为硬脊膜，内层为蛛网膜，囊腔内充满脑脊液。

据文献报道，ASM70％~90％为女性，好发年龄：女性在生育期，男性在 10 岁左右。ASM 一般较小，所以一般不出现症状。一旦出现症状，囊肿已经较大，有附近脏器的压迫和神经损害的症状。临床主要表现为直肠压迫症状，如便秘、膀胱压迫症状（尿频、尿急、小便失禁）等。神经受损主要表现为腰骶部疼痛，有时出现下肢麻木和运动障碍。其他两个特殊的表现为特异性的头痛和脑膜炎性反应。前者主要是由于脑脊液充填囊肿腔导致颅内低压或压迫腹部导致颅内高压所致。脑膜炎性反应多由于分娩时囊肿破裂或不适当的囊肿穿刺导致感染所致。

ASM 的诊断主要依靠其本身的特点和其他伴随的畸形，以及辅助检查。腹部 B 超检查可以显示盆腔内囊肿，但不能显示囊肿与骶前椎管相通的管道对其他的伴随病变显示较差。但由于 ASM 位于骶前，十分靠后，如果两侧的卵巢正常，这时就要考虑 ASM 的可能。腰骶部 X 线平片可发现骶椎的畸形如缺损、前裂等。CT 可发现囊肿的具体位置、大小以及与周围结构的关系。MRI 是诊断 ASM 的金标准，可以确定囊肿与椎管的关系，是否伴随其他的畸形等，矢状位 MRI 可显示囊肿腔与脊髓腔相交通的囊颈的位置、大小、长短，还可以显示有无脊髓栓系，对诊断和处理具有重要的指导意义。有时囊肿较小，MRI 上囊颈交通处显示不清，可考虑行碘油脊髓造影。如果囊颈狭小，碘油进入囊腔缓慢则需观察较长时间以明确是否有造影剂充盈囊腔。

2. 骶前神经源性肿瘤

良性骶前外周神经源性肿瘤包括外周神经鞘瘤及神经纤维瘤，恶性外周神经源性肿瘤包括恶性外周神经鞘瘤及神经纤维肉瘤。雪旺氏细胞肿瘤和神经纤维肿瘤是良性骶骨区神经源性肿瘤的主要形式，前者发病率要高于后者。恶性雪旺氏细胞肿瘤和神经纤维肉瘤是恶性骶骨区神经源性肿瘤的主要形式。发生神经纤维细胞肿瘤的情况较少，占总比例的 7％。骶骨区神经源性肿瘤多发于 20~50 岁的女性。

因多数神经源性肿瘤由椎管内经神经孔向外生长，最初多无临床症状。如果出现类似腰痛或坐骨神经痛的情况，应及早赴医院检查，避免发病率增高。向内生长由于骶管的空间限制，肿瘤一般不大；向骶管外生长时可在骶前形成巨大肿块，骶前骶骨区神经源性肿瘤体积可以大至 30cm 左右。

3. 骶前骨源性肿瘤

骨源性肿瘤如软骨瘤、软骨肉瘤、脊索瘤和巨细胞瘤。良性骶骨肿瘤发病率约为 1.16%，恶性骶骨肿瘤为 3.92%。良性肿瘤包括骨巨细胞瘤、骨母细胞瘤等。恶性肿瘤包括脊索瘤、骨肉瘤、软骨肉瘤、骨髓瘤和 Ewing 肉瘤等。

骶骨巨细胞瘤是最常见的原发性骶骨肿瘤之一，占全部骨巨细胞瘤的 3%~4%。与其他部位相比，骶骨骨巨细胞瘤侵袭性强、症状隐匿、误诊率高及软组织肿块大等特点。骶骨骨巨细胞瘤发现时，常常体积已很大，包括骶腰部的神经根、髂窝、髋关节、输尿管、膀胱、直肠等结构都可能受到累及。生长在骶骨、骨盆的巨细胞瘤，很少有 Campnacci 分级 I 级的病例。骶骨骨巨细胞瘤 Campnacci Ⅲ级的病例明显多于四肢 Campnacci Ⅲ级的病例。

骶骨脊索瘤是一种恶性肿瘤，由胚胎时脊索发生，生长在骶骨和脊柱，但骶尾部最常见。各种年龄的人，都可发生这种肿瘤，但常见于中年人，男性比女性多一倍。骶骨脊索瘤由胚胎时脊索发生，常向前生长，侵入骶骨凹内，也有的向后生长。初起有外膜包围，生长缓慢，以后包膜破裂，向周围浸润，由淋巴和血管侵入附近组织，淋巴结、肝、肺、胸膜可发现转移。长期病人还会有广泛浸润，切除后局部常易复发。骶骨脊索瘤形态不一，多先发生于骶尾部，逐渐向上发展，可破坏多个节段骶骨，几乎均为中央破坏，伴有前方的软组织肿块，偶尔可见小的钙化灶。MRI 成像检查时加权象上脊索瘤与周围软组织可呈鲜明对比。

骶骨巨细胞瘤是溶骨性肿瘤，使骨皮质变薄，内有巨细胞，可能为良性或恶性，恶性的有蜂窝组织增生，局部容易复发，有时会转移到远处。在病人中，30 岁上下的较多，男性与女性发病率相等。病因不明，绝大部分病人都有损伤史。骶骨巨细胞瘤常位于上位骶骨，表现为膨胀性破坏，偏离中央，病变周围常有一薄层骨壳。

【临床表现】

骶前症状多较为隐匿且多不具有特异性，血尿常规及生化检查对本类疾病的诊断没有特殊意义。

首发症状包括腹痛、腹部肿块、排便困难、腹泻、泌尿系症状（尿频、尿急、排尿困难和尿失禁）、骶尾痛、下肢痛、下肢水肿和腰痛等。主要可概括：骶尾部疼痛、肛门胀痛、肛门下坠感、排便困难、大便变形、大便失禁、尿失禁、直肠后肿物、骶尾部感染、肛门周围瘘管、月经不调。也可无症状，仅有骶尾部肿块表现，或无症状而于体检时行指肛检查发现者。

直肠指诊是最常用、最简便的方法。肛门指诊可初步判断肿瘤的部位，质地，活动度，与骶尾椎及直肠的关系，并可推断肿瘤的性质。质地较硬且表面不平不活动的肠外肿块则多为恶性肿瘤。良性肿瘤多为囊性质地中等边界清楚固定不明显。

【实验室及理化检查】

B 超检查和 / 或 CT 检查、MRI 检查可显示肿瘤的大小、部位、囊性或实质性、CT 和 MRI 检查还可显示肿瘤侵犯的程度及与邻近组织器官的关系。

内镜检查直肠有压迹现象，肠腔变小但黏膜多为光滑完整，个别可见内瘘。内镜超声常能发现肿瘤钡灌肠提示肠道外压迫或骶直分离。直肠腔内超声检查对直肠壁及其周围疾病有很高的鉴别与定性诊断能力。

钡灌肠和泌尿系造影检查有助于了解直肠、乙状结肠、膀胱、输尿管受压和受累情况。

对较大肿瘤或术前诊断倾向于恶性肿瘤者，应行选择性血管造影检查，了解主要血管分布和肿瘤血管供应情况，为术前或术中阻断相应大血管控制大出血提供帮助。

对于术前持续高血压者或高血压间断发作者，应常规化验血、尿儿茶酚胺，确定有无异位嗜铬细胞瘤的可能，减少术中可能发生的极度危险的并发症，为手术方案提供依据。

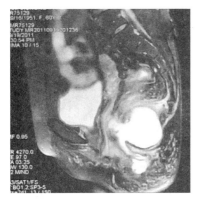

图 16-6-2　骶前肿瘤的 MRI 影像

CT、MRI 检查是骶前肿瘤诊断最重要的手段，它能从多方位获得理想的影像图，充分显示病灶大小、位置及与周围组织（直肠、肛管及骶骨）的关系。并从它的信号特点进行病理分析，有助于对肿瘤良恶性的判断。还能显示其合并的肛瘘瘘管的内口位置和瘘道侵犯的程度，为外科手术提供详细的影像学解剖资料，对制订治疗方案及术中更好地保护直肠和肛管的控便功能有着重要的指导意义。MRI 相对于 CT 能更好地分辨肿瘤的界限，明确直肠有无被侵犯，其中多数肿瘤可以获定性诊断（图 16-6-2）。

病理检查对于明确诊断骶前肿瘤的类型是不可缺少的，但由于肿瘤位置深又在直肠黏膜以外，一般活检难于获得阳性结果，多需要术后病理方能明确诊断。以下情况可考虑行肿瘤活检：①无法切除的肿瘤；②非手术治疗需要明确肿瘤性质；③高度怀疑肿瘤是转移灶或者淋巴瘤。活检需在 CT 或超声引导下进行，最好经会阴部或骶骨旁入路。

【诊断依据】

症状：骶前肿瘤其临床表现因肿瘤部位，大小及周围器官是否受累而不同。由于肿瘤位置深又在直肠黏膜以外肿瘤早期无明显症状，一旦出现骶尾部疼痛，排便困难，定位诊断并不困难。

体征：直肠指检是主要的取得体征的依据，可据肿瘤的部位，质地，活动度，与骶尾椎及直肠的关系等，初步推断肿瘤的性质。

多需要借助相关的检查。B 超和 CT、MRI 检查等对囊、实性的鉴别和定位具有显著意义。

术前活检由于位置较深又在黏膜之外，一般活检难于获得阳性结果，多需要手术后病理检查方能确认诊断。骶前间隙的肿瘤以起源于先天胚胎残留组织的肿瘤居多。常见的骶前肿瘤包括骶前畸胎瘤（包括恶性畸胎瘤）、上皮样囊肿、神经纤维瘤、脂肪瘤、脂肪肉瘤、脊索瘤、嗜铬细胞瘤等。

【鉴别诊断】

骶前肿瘤向前压迫直肠引起排便困难或直肠刺激症状，需与直肠癌鉴别。直肠癌最常出现的症状是脓血便，骶尾部疼痛仅在晚期侵及盆腔神经丛时发生。直肠癌病变最初出现在肠黏膜，肛诊和直肠镜检查可发现癌瘤向肠腔内生长。骶前肿瘤则无肠黏膜的损害。

骶前肿瘤应与骶尾部的脊膜膨出进行鉴别。后者因骶尾椎发育缺如，脊膜膨出可达皮下，禁忌做局部穿刺，因其可并发感染。骶椎相有助于诊断，一般鉴别并不困难，必要时可做脊髓造影，X线显示造影剂潴留于膨出皮下的脊膜内。

【治疗】

一、手术治疗

1. 手术治疗原则

原发性骶前肿瘤具有以下特点：①病灶有恶变可能；②畸胎瘤等先天性病变有恶变倾向；③囊性病变有感染可能。所以一旦诊断明确，应积极行手术治疗。无论良、恶性，除有绝对的手术禁忌证外，所有骶前肿瘤均应手术治疗。

对骶前肿瘤手术治疗的要求是完整切除，完整切除的概念是肉眼所见的肿瘤全部切除，不管切缘或肿瘤床是否有显微镜下肿瘤残余。

良性肿瘤及无明显周围侵犯的恶性肿瘤一般可全部切除。肿瘤局部浸润邻近器官，则整块切除，即将紧密粘连无法分离的器官或组织一并切除。恶性肿瘤广泛浸润直肠、骶尾骨甚至盆腔大血管或有远处转移，只行姑息性手术，减瘤术可不同程度地改善预后，亦有利于术后进行化疗、放疗等综合治疗。不能切除的行结肠造口改善排便状况。

2. 手术入路与方式

肿瘤成功切除的关键是在于根据肿瘤的部位大小及性质而确定的最佳手术入路。

骶前肿瘤手术路径的选择肿瘤的位置、大小以及侵犯盆壁的程度等所决定。

（1）经腹切除：骶前肿瘤位于骶3平面上方者须经腹切除。对于中高位的较大肿瘤，尤其压迫双侧输尿管、膀胱、乙状结肠、直肠明显者，则选择经腹入路较为适。经腹入路的优势在于术野良好显露，有助于安全、准确地游离输尿管、膀胱、直肠、乙状结肠以及盆腔的血管，全面地评估肿瘤切除的难度及相邻组织脏器的切除范围，必要时连同膀胱部分切除，或受累乙状结肠、直肠切除，并行结肠、直肠低位吻合术，同时便于必要时行双侧髂内动脉暂时阻断或结扎，以防止或应对骶前静脉丛难以控制的出血。

分离肿瘤时应明确输尿管位置，如有困难可放置输尿管导管，以避免损伤输尿管。同时，为保护骶神经和阴部神经，避免术后排尿失控、性功能障碍等，应尽量沿骶前筋膜和直肠固有筋膜间直视下进行分离。骶前操作要动作轻柔，锐性分离，切忌钝性撕扯、吸引器反复刮吸等。

巨大肿块尤其恶性肿瘤，往往需经腹、骶尾部联合进路便于肿瘤切除。

（2）经骶尾切除：而位于骶4平面下方的肿瘤可经骶尾切除，介于两者之间可采用腹骶联合切除。一般来说，只要直肠指检时能触及肿瘤的顶端，那么肿瘤就可以经骶尾入路切除。通常肿瘤位于骶4水平以下者，经骶尾入路手术切除是安全可行的。经骶尾入路术野暴露好，手术在直视下进行，术中创伤相对较小、出血和副损伤少。

患者取俯卧折刀位，臀部以宽胶布牵开固定。取旁骶尾切口入路，逐层切开皮肤、皮下组织至骶尾骨，切断肛尾韧带。纵行切开肛提肌筋膜和肌肉，进入骶前间隙，暴露肿瘤（彩图 34）。如肿瘤位置过高，可切除尾骨以充分暴露术野。囊性病变者沿囊壁切除肿块，实质性肿块 >1cm 者切除肿瘤。助手可以食指在直肠内抬高病灶以帮助暴露，锐性或钝性将病灶与邻近组织分离。若肿瘤与直肠壁紧密粘连，手术时应小心分离，以避免损伤直肠，如有损伤，及时修补。部分病例可切除尾椎，必要时可切除第 5 及第 4 骶椎，以增加术野暴露区，最大限度的切除肿瘤。

对于巨大囊性肿瘤，可先将囊肿切开吸取囊内内容物，使囊肿缩小或塌瘪仅留下囊壁，有利于其与周围组织的分离和摘除。对于血运丰富的巨大实体瘤切除困难时，用电刀先将肿瘤中心做部分或大部切除，有利于使肿瘤从周围的大血管、输尿管、直肠游离开来，防止上述器官的损伤。

手术时尽可能完整切除肿瘤，避免污染手术创面和肿瘤囊壁残留。彻底止血，以 0.5% 甲硝唑液冲洗创面，放置引流管自手术切口旁引出，行密闭负压吸引。间断缝合肛提肌，重建盆底，逐层关闭切口。

由于骶前肿瘤切除后，直肠骶骨间形成一个巨大的空隙，术后创面的渗出较多，骶前放置引流管必不可少，并行密闭负压吸引，以利渗出液引出。术后引流通畅是保证创面一期愈合的关键。

术中最危险的并发症中是大出血（定义为出血量 800ml 及以上），直肠损伤。远期并发症主要为肿瘤复发，骶前感染。

3. 不同类型骶前肿瘤的手术

（1）骶前脊膜膨出：骶前脊膜膨出一般不会自行消退，而且由于囊肿有进行性增大的趋势，所以一旦诊断明确，就要积极处理。目前主要采用外科手术消除漏口，加强骨缺损处的软组织强度以防止复发。手术入路有三种：骶后入路、经腹入路和骶后经腹联合入路。骶后入路，切开骶管，结扎囊颈，吸除囊内积液，效果好。对于较小的漏口可直接结扎封闭。大的漏口，可用涂有医用胶的肌肉填塞，再结扎漏口。对于囊肿腔，通常在抽除囊液后，囊壁自行塌陷，一般不强行剥离，以减少对前方直肠膀胱的干扰，防止直肠穿孔等并发症的发生。当 ASM 伴随有盆腔内肿瘤或者囊颈巨大，经骶后入路无法完全封闭漏口时，就要采用经腹入路。但由于脊膜膨出位置深在而隐蔽，手术难度大，术后发生颅内感染的风险增加。骶后经腹联合入路可以弥补以上两种入路的不足，但手术创伤大。对于伴随有脊髓栓系的骶前脊膜膨出患者，经腹入路可以很好地分离囊内粘连的神经根，同时经骶后入路可以行脊髓栓系松解手术。

（2）骶前神经源性肿瘤：骶骨区神经源性肿瘤呈良性时，肿瘤生长速度较慢，包膜壁较厚，如及时采取手术治疗，术后复发的几率较低。

骶骨区神经源性肿瘤的生长特征分为四种类型，Ⅰ型肿瘤可采用后方入路手术切除；Ⅱ型肿瘤可采用前方入路手术切除；而对于Ⅲ型和Ⅳ型肿瘤，其切除方式需要根据肿瘤生长部位和大小来决定。生长位置高、体积大的肿瘤，需采用前后联合入路手术切除，从后方入路切除局部肿瘤，确保骶神经不受太大损伤，再从前方入路切除主体肿瘤，术中控制出血量，避免术后导致腔内积血积液，危及患者生命；生长位置低、体积小的肿瘤，可采用前方入路手术切除，从后方凿除椎板显露骶管，分离骶神经时要仔细小心避免骶神经被破坏，最后采用后方入路手术的方式将肿瘤连同骶骨整块切除。

针对骶骨区神经源性肿瘤患者的良恶性情况，尽量采用符合不同肿瘤生长类型的手术方式，避免术后出现多种并发症，减少复发率。良性肿瘤患者尽量采用边缘性切除，疗效更好，术后复发率较低。恶性神经源性肿瘤尽量采用前后联合入路手术切除，能降低复发率，提高生存率。恶性肿瘤患者术前术后可进行一般化疗，术后还可以追加放射性化疗。针对恶性骶骨区神经源性肿瘤的特点，采用化疗或放射性化疗也无法取得良好的效果，手术治疗才是根治方法。

（3）骶前骨源性肿瘤：骨巨细胞瘤的侵袭性非常强，绝对不能够按照一般良性肿瘤的处理方法进行治疗。对于病灶位于骶3节段及以远的患者，后方入路效果满意；而对于病灶涉及的骶椎节段较高的患者，为充分暴露病灶，应考虑前后联合入路。对于骶骨骨巨细胞瘤、因肿瘤多位于高位骶骨，故采用切刮术较多。但对于位于骶3（包括骶3）以下的骨巨细胞瘤应采用广泛边缘切除。

发生在骨盆或是骶骨上的骨巨细胞瘤的局部复发率要远高于发生在其他部位的GCT，主要是由于解剖部位的复杂性和肿瘤在诊断前体积已较大的缘故。最近的研究表明，骶骨的骨巨细胞瘤较骨盆肿瘤的局部复发率高，疾病的转归也差。除了对肿瘤进行广泛边缘切除术外，其他所有治疗后的局部复发率都在40%~50%。实际的局部复发率可能会更高，因为较长时间后仍有可能发生复发。

骶骨肿瘤就诊时往往肿块巨大，与周围血管、神经、盆腔脏器粘连，周围血管复杂，血供丰富，术中出血量多。术前肿瘤血管栓塞配合手术治疗骶骨肿瘤目的是避免剖腹结扎血管，以减少肿瘤的血供，减少术中出血、增加彻底切除的可能性和降低手术的危险性。但术前是否行肿瘤血管栓塞仍存在着争议。

骶骨肿瘤切除后影响患者生活质量的一个重要问题就是行走困难及二便失禁。术后括约肌的功能与被保留的神经根数目是密切相关的。一般来讲，S_1 神经保留可保持正常步态；仅保留双侧 S_3 神经，患者将完全丧失括约肌功能，而无正常的肠道和膀胱功能；保留双侧 $S_{1、2}$ 神经，40%患者有正常的肠道功能，25%有正常的膀胱功能；保留双侧 $S_{1、2}$ 神经及单侧 S_3 神经的，有上述两项功能者分别为67%和60%；保留双侧 S_{1-3} 神经，有正常肠道功能和正常膀胱功能的分别达到100%和69%；保留单侧 S_{1-3} 神经，87%患者有正常肠道功能，89%有正常膀胱功能；单侧 S_{1-5} 神经切除后同侧会阴部感觉麻木，但不影响性功能。同时，神经根的保留与否还应考虑肿瘤的性质。在 S_{1-3} 神经根被高位肿瘤所包围情况下，对良性肿瘤而言，这些重要的骶神经根必须保留；对于交界性肿瘤，若术后可配合放疗以杀死残留的肿瘤细胞，则应将这些神经根保留；若系高度恶性肿瘤，则可将肿瘤连同受累神经根一块切除。所以应根据具体情况，在不影响肿瘤彻底切除的条件下，尽可能保留双侧 $S_{1、2}$ 及至少一侧 S_3 神经根，或一侧 S_{1-3} 神经根，配合适当的功能锻炼可以最大限度保留行走、二便及性功能。

近年来，脊柱内固定器械发展迅速，许多医生对于全骶骨或次全骶骨切除后的患者进行了内固定手术，重建脊柱骶骨的稳定性。重建的方法包括金属架内固定加大量的自体或异体骨移植或骨水泥填充。目前应用冷冻干燥异体骨加短哈氏棒重建骶骨切除后的骨盆环是一种较简单、经济、可靠的方法。

二、辅助治疗

手术联合放、化疗及免疫治疗在某些病理类型的骶前肿瘤中如恶性间质瘤、恶性纤维组织细胞瘤等，可明显提高治疗有效率，延长患者无瘤生存期。

1. 化疗

对于恶性畸胎瘤，化疗应是必不可少的治疗方法。应用联合化疗后使存活率有了很大的提高。因此，初次手术后，立刻及早采用联合化疗，防止复发而提高存活率。

骶骨骨巨细胞瘤易复发但发生肺转移的病例极少，故很少采用全身化疗。Kirchen等研究提示，骶骨骨巨细胞瘤刮除术后，采用 MTX+ 骨水泥充填，将有利于局部复发的控制。通过介入治疗手段术前大剂量"浸泡"式化疗可使局部药物浓度较高（卡铂 2g ／ L，顺铂 400~600mg ／ L），即无全身中毒之忧，又可有效杀灭脊索瘤骨巨细胞瘤及其他恶性肿瘤局部的肿瘤细胞。应用术中局部化疗的前提是在直视下把所见的肿瘤刮除干净。对于化疗比较敏感的骨肉瘤、尤文肉瘤和恶性淋巴瘤应先行化疗，酌情考虑是否手术。

2. 放疗

脊索瘤、骨巨细胞瘤等骶骨肿瘤目前部分已能够手术切除，先行切除瘤体而后再行放疗更为合适，术后小剂量放疗有助于杀灭残存的瘤细胞。对手术切除困难者及某些复发病例，也可选择放疗。

近年来，对于骶骨肿瘤不主张术前放疗，因为许多肿瘤如脊索瘤，神经纤维瘤等对放疗本身不敏感，不能达到根治的目的。放疗后肿瘤组织骨化和软组织瘢痕化，肿瘤虽然缩小纤维化，但包裹、粘连神经根更加紧密，不易分离，给手术增加难度，延长了手术时间增加了失血量并影响伤口愈合。放疗后骶神经耐受手术牵拉刺激的能力减弱，术后出现神经功能障碍者较多。

3. 生物治疗

美国麻省总医院 Kaban 等曾报道了 1 例下颌骨巨细胞瘤，经 3 次手术切除再复发，在应用 α 干扰素（IFN α）治疗后肿瘤完全消失，随访 3 年未再复发。该病例的治疗成功，预示着 IFN α 等生物制剂也许能够在治疗手术难以彻底切除的脊柱（如骶骨）骨巨细胞瘤方面发挥一定作用。

【预防调护】

骶前肿瘤（畸胎瘤）有复发及恶变倾向，术后随访在恶性及恶性变趋向者十分重要，随访内容主要是直肠指诊，必要时可行 B 超及 CT 检查、MRI 检查。

【参考文献】

[1] 代秀臣. 骶前肿瘤的诊断及治疗 [J]. 中国实用医药，2010，5（11）：247-248.

[2] 陈邑岐，谷云飞，邵万金，等. 原发性骶前肿瘤的诊治体会 [J]. 中国肛肠病杂志，2013，33（11）：16-18.

[3] 李进，黄思庆. 成人骶前脊膜膨出二例报告及文献复习 [J]. 中华神经外科杂志，2010，26（8）：740-742.

[4] 付海啸，邱磊，宋军，等．原发性骶前肿瘤 50 例临床诊治分析 [J]. 中国普外基础与临床杂志，2013，（4）：453-454.

[5] 吴津．骶骨区神经源性肿瘤的手术治疗分析 [J]. 中国医疗前沿，2013，8（19）：65-65.

[6] 孙伟，马小军，张帆，等．骶骨神经源性肿瘤的外科治疗 [J]. 中国骨与关节杂志，2012，1（2）：115-118.

[7] 陈伟国，尹路，林谋斌，等．成人原发性骶前肿瘤的诊治策略 [J]. 外科理论与实践，2008，13（4）：349-351.

[8] 郭卫，汤小东，杨荣利，等．骶骨区神经源性肿瘤的手术治疗策略 [J]. 中国脊柱脊髓杂志，2008，18（10）：761-765.

[9] 李国东，蔡郑东，付东，等．骶骨骨巨细胞瘤的外科治疗 [J]. 中华骨科杂志，2011，31（6）：646-651.

[10] 郝权，田菁，章雪莲，等．原发性骶前肿瘤 147 例临床病理分析 [J]. 肿瘤防治杂志，2005，12（23）：1826-1828.

第七节　结肠黑变病

结肠黑变病（melanosis coli，MC）是结肠黏膜固有层中巨噬细胞内色素聚集的一种黏膜色素沉着性为特征的非炎性、良性可逆性病变。色素沉着可发生于结肠的任何部位，一般不超过回盲瓣和齿状线，发病远端为多见，但也有报道以近端为多见，亦可累及全结肠，不累及小肠黏膜。

近年来随着人们的饮食结构、生活方式的改变，该病发病率有上升，特别是电子肠镜的广泛应用及普及及对本症认识的提高，使国内报道逐渐增多。过去通常认为 MC 病变发生于近端结肠，但综合近年来的有关文献可以看出，本病病变多数位于左半结肠。

研究显示，MC 的发病率与性别不存在相关性，但可随年龄的增加而升高。女性明显发病高于男性，考虑可能与中青年女性的精神心理因素而致的便秘型肠易激综合征发病较多以及部分女性与美容减肥，长期服用泻药有关。

根据其临床表现可归于"便秘""腹胀""腹痛"等病症。

【中医学认识】

根据结肠黑变病伴随的病变及临床表现，可归于"便秘""腹胀""腹痛"等病症，各按相应的疾病认识和论治。

简单而言，本病发生于大肠，但是与各脏密切相关，归类为"脏虚"，五脏虚弱而便秘为本，气血不荣肠管而黑变为标。

【西医学认识】

本病的病因，目前尚不清楚，一般认为与下列因素有关。

1. 长期服用蒽醌类泻剂

长期服波希鼠李皮、番泻叶、牛黄解毒丸、麻仁丸等，可致本症。由于长期服用含蒽醌苷类中药泻剂如排毒养颜胶囊、麻仁润肠丸、芦荟胶囊、番泻叶、大黄果导等，这类泻药可破坏结肠上皮细胞,导致上皮细胞吸收、分泌、运动的功能变化。泻药可以引起细胞损失,缩短黏膜隐窝和促进细胞的增生。当服用含蒽醌苷类中药泻剂后,被大肠中细菌分解,产生一种活性衍生物大黄酸,并引起肠黏膜的损伤并导致凋亡,这些细胞或脱落到结肠腔内,或损伤的细胞器被巨噬细胞自噬溶酶体吞噬隔离,消化成残余的脂褐素为终结。当足够的细胞被破坏,肠黏膜的特征性色素沉着就显现了。这样一系列的损害已有动物实验得到了证明。这种病变普遍认为是良性和可逆的,大部分患者停用口服泻药后1年内,这种色素沉着一般会消失,

2.长期便秘和服用含色素的泻剂有关

由于慢性结肠梗阻致食物残渣滞留,蛋白质分解产生的多肽和氨基酸在黏膜中酶的作用下转变为色素颗粒沉积于肠黏膜形成黑变病。或由于肠道吸收了细菌合成的色素颗粒,致使黏膜固有层内巨噬细胞吞噬色素颗粒所致。

本症的轻重与便秘及服用含色素泻剂的时间长短似乎没有密切的联系。

多个研究证实,长期服用蒽醌类泻药可能增加大肠腺瘤发生的概率,泻剂及致黑物质损害结肠黏膜,上皮细胞凋亡导致结肠黑变病,成为癌变危险因素之一。但关于长期应用蒽醌类泻药所致结肠黑变病,伴发息肉、肿瘤、癌变等尚缺乏充分依据,目前仅见于动物实验和体外实验报道及个案报道,缺乏停用泻药后MC的大规模的长期随诊调查资料。尽管结肠癌与MC的确切关系还不清楚,但应对MC患者定期行结肠镜检查,对便秘者尽量不用或适量使用蒽醌类泻药,已用轻泻剂而镜下黑变严重者应停止继续使用这类药物。

【临床表现】

结肠黑变病症不引起临床症状,亦无特异性体征。但有些患者合并息肉、肠炎等其他肠道疾病时,可有腹胀、腹泻等症状。

【实验室及理化检查】

结肠黑变病主要依靠肠镜及病理检查方能诊断。

内镜下结肠黑变病主要为棕褐色或黑褐色色素沉着性改变,表现为颗粒、网格状以及豹皮或蛇皮样改变(彩图35)。根据色素沉着的程度可分为Ⅰ°~Ⅲ°,Ⅰ°:浅褐色斑片状类似于豹皮样改变,在色素沉着间可以见到条状黏膜,呈乳白色,隐约可见血管纹理,色素沉着和正常黏膜分界不清楚;Ⅱ°:暗黑褐色表现,在暗黑褐色黏膜间有比较明显的乳白色线条状黏膜,血管纹理不清楚;Ⅲ°:在暗黑褐色间有浅条状斑点黏膜,呈细小乳白色状,血管纹理不清。

光镜所见肠黏膜被覆上皮细胞大致正常,肠黏膜固有层浅层内数量不等的吞噬棕黑色色素的巨噬细胞,散在或聚集成片状,色素颗粒大小不一,无折光性,细胞核被遮盖而不易看见。黏膜间质水肿,无纤维化,可见淋巴细胞、浆细胞、嗜酸性粒细胞的浸润。巨噬细胞胞浆内的色素呈黑色素染色阳性,PAS染色阳性,铁染色阴性。

【诊断依据】

本症结合长期便秘,或服用蒽醌类泻剂的病史,通过肠镜检查发现结肠色素沉着和黑变,结合病理检查即可确诊。

【鉴别诊断】

1.棕色肠道综合征

多见于成人乳糜泻（脂肪泻）和维生素 E 缺乏者，由脂褐色素沉积于肠道平滑肌细胞核周围，使小肠和结肠外观完全呈棕褐色所致，但结肠黏膜无色素沉着。

2.结肠色素沉着症伴肠癌

Shinya 提出本症如同时有结肠息肉恶变存在时，黏膜色素可为粉红色或白色改变，很易鉴别。由于此症多发生在老年人，约 55% 的患者同时伴随结肠肿瘤，尤其是对无便秘及无常服泻药的病人，发现本症应做结肠全面检查。

【治疗】

对于结肠黑变病目前尚无特殊药物及其他特异性治疗方法。多数学者认为本病是一种可逆性病变，预后良好，随着停用泻药，经过一段时间后，结肠黏膜色素沉着斑可减弱甚至完全消失。

如本病伴发便秘，肠易激综合征、腹痛等病时，可按相对应疾病进行分别论治。

【预防调护】

积极治疗便秘和慢性结肠炎、肠易激综合征等疾病。

避免长期服用蒽醌类泻药，多摄取粗纤维食物和果蔬，以促使大便通畅。一旦发现本病应尽早停用泻药。

在进行结肠镜检查时，发现结肠黑变病者应警惕结肠息肉及肿瘤的存在，注意定期复查，以便早期诊断和治疗。

建议患者生活中多进食蔬菜、水果以及纤维较丰富的食物，多饮水，多运动，对于老年顽固性便秘患者应改用润滑性泻剂、胃肠道动力药或微生态制剂来予以对症处理，而对于炎症性肠病及无明显病因的患者，重点给予严密随访。

参考文献

[1] 黄乃健.中国肛肠病学 [M].济南：山东科学技术出版社，1996：1571-1573.

[2] 骆元斌，顾立萍，黄小玲，等.蒽醌类中药致结肠黑变病发病机制探讨 [J].中国中西医结合消化杂志，2014，22（2）：78-79.

[3] 张彦，杜永平，王文勇，等.蒽醌类中药导致结肠黑变病的机制研究 [J].现代生物医学进展，2013，13（3）：408-415.

[4] 潘社棉，孟宏涛，顾勇，等.64 例结肠黑变病回顾性分析 [J].现代生物医学进展，2012，12（27）：5342-5343，5312.

[5] 韩红梅，任粉玉，朴熙绪.结肠黑变病 57 例 [J].世界华人消化杂志，2010，18（18）：1944-1947.

[6] 李元学.益气养阴法治疗结肠黑变病的效果观察 [J].中国当代医药，2014，21（6）：102-103.

[7] 辛世勇，田振国.田振国教授治疗大肠黑变病经验撷 [J].实用中医内科杂志，2006，20（5）：475-475.

第八节　肛门直肠神经官能症

肛门直肠神经官能症，是以肛门直肠疾病的幻觉症状为主诉的一种癔病性表现。一般将这种自觉肛门直肠功能异常，而又无器质性改变的肛门直肠疾病，统称为肛门直肠神经官能症。

本病属祖国医学的"郁症"范畴。临床上女性多于男性。

【中医学认识】

本病属祖国医学的"郁症"范畴。祖国医学认为，肛门直肠神经官能症，多因情志失调，引起肝郁气滞；或由心血不足，阴虚火旺所致。《类证治裁》云："经言怵惕思虑则伤神，忧愁不解则伤意，悲哀动中则伤魂，喜乐无极则伤魂，盛恕不止则伤志，恐惧不解同则伤精，此论气血之损，又言尝贵后贱，虽不中邪，病从内生"。《灵枢·口问篇》："悲哀忧愁则心动，心动则五脏六腑皆摇"。此外，寒湿，饮食，劳倦等因素也常可诱导本病的发生。

以肛门坠胀为主症的肛门直肠神经官能症，大多是肝肾阴虚导致气机不畅，情致失调；忧思伤脾，脾气不升，湿困中下焦，气不升则降，滋生坠胀。

【西医学认识】

现代医学认为，因患有慢性、顽固性肛门直肠疾病，在诊断治疗方面有失误。或其他不良因素，导致病人精神受到刺激，产生恐惧、悲观和疑惑，因而惹起持续性精神紧张，以及由于长期内心冲突的精神因素，造成高级神经中枢活动过度紧张、兴奋和抑制过程的失调，以致自主神经功能紊乱，肛门直肠神经活动失调从而产生本病。

【临床表现】

病人以主观而离奇的主诉求医，如病人自诉能听到肛门内有特殊的风响音，或闻到肛门内有异常气味，自觉肛门直肠有难以忍受的疼痛、坠胀、麻木、蚁走感，并自觉诸症在加重发展。部分病人可有腹痛、腹泻、腹胀、便秘、失眠、头晕、疲乏、精神萎靡、悲观、食欲减退等。

临床检查时，通常检查不出无任何器质性病变，缺乏客观异常病变的依据。

【实验室及理化检查】

有必要做血常规、生化全套、心电图、肝肾功能、直肠镜、结肠镜、肛门直肠测压、甚至结肠排粪造影等检查，以排除肛门直肠的器质性疾病。

通常情况下，本病的肛管直肠生理检查（包括肛管测压、直肠耐受容量和顺应性、直肠肛管反射、阴部神经运动终板潜伏期和直肠内黏性液体排空）、肛管直肠内超声和括约肌活检并无任何特征性发现。

【诊断依据】

（1）患者以反复或持续肛门坠胀等主观的肛门直肠疾病症状为主诉，无相应的阳性体征，实验室检查为阴性。

（2）患者临床表现精神萎靡、悲观、食欲减退、消化不良、失眠、头晕、乏力等。主诉症状常随情绪波动而进退，意志转移或暗示治疗症状可缓解。

（3）病程延续 6 个月仍无好转。

【鉴别诊断】

本病主要与慢性直肠炎和直肠溃疡、肛窦炎、内痔相鉴别。肛门直肠神经官能症有症状，无阳性体征，而慢性直肠炎和直肠溃疡、肛窦炎可以在肠镜或肛门镜下见到炎症和溃疡的表现，或者肛窦部的触压痛等阳性体征。

【治疗】

（一）内治法

1.肝郁燥火证

症候：性情急躁，胸闷腹痛，便秘尿少，肛门灼热，有针刺样感，舌苔黄燥，脉弦数。

治法：清热润燥，疏肝解郁。

方药：选方常用玉女煎合金铃子散加减。常用药为石膏、熟地黄、麦冬、知母、牛膝、川楝子、玄胡。

2.心脾两虚证

症候：肛门直肠坠胀不适，劳则加重，心悸失眠，疲乏无力，大便黏滞、排便不畅，舌苔薄白，脉细濡弱。

治法：补益心脾，养心安神。

方药：选方常用归脾汤。常用黄芪、党参、白术、当归、炙甘草、远志、酸枣仁、木香、龙眼肉、大枣等。

3.阴虚脏躁证

症候：情感淡漠，或坐卧不安，心烦失眠，疲乏无力，肛门直肠下坠、麻木不仁或便秘，舌苔薄白，脉细弦。

治法：滋养阴液，安神定志。

方药：常用甘麦大枣汤，常用药为炙甘草、浮小麦、厚朴、大枣等，加当归、白芍、柏子仁、枣仁等药。若证属心阴不足者，治宜，选方常用天王补心丹、朱砂安神丸。

4.湿热下注证

症候：肛门直肠发胀，有沉重的灼痛或瘙痒，心烦易怒，口苦，便秘，小便短赤，舌苔黄腻，脉弦滑等症状。

治法：清热利湿。

选方：三妙丸加减。常用药为黄柏、苍术、车前子、生苡仁、茯苓、银花、木香、枳壳等。

5.肝肾不足证

症候：肛门酸胀不适，或伴腰骶部疼痛，头晕目眩、目干、容易疲劳、肢体麻木、口燥咽干、耳鸣、女子月经量少。舌红、少苔，脉细。

治法：滋补肝肾。

方药：六味地黄丸或左归丸加减。常用药为生地、山萸肉、枸杞子、山药、茯苓、丹皮、泽泻、寄生等。

亦可用玄参汤加减，组成：玄参、苦参、升麻、地榆、山药、苍术、隔山撬、葛根、米糠。随症加减：肝肾阴虚者加重玄参、山药剂量；血瘀者加红藤、败酱草。心阴虚者加枣皮、远志、知母。用法：机煎或者自行煎煮，2 日 1 剂，水煎 3 次，取汁混合，分 6 次餐后 30~60 分钟温服，1 周为 1 个疗程。

（二）外治法

1. 外敷法

对于腹痛、腹胀、肛门下坠、疼痛的病人，可在腹部或肛门部做热敷或冷敷，可减轻或帮助消除症状。

2. 针刺疗法

选择阳陵泉、三阴交、长强、足三里、交感等穴位，强刺激数分钟。

3. 封闭疗法

对一些具有肛门直肠疼痛、坠胀等症状的病人，可以使用普鲁卡因和强的松龙，做长强穴或骶前封闭注射。

【预防调护】

应耐心地安慰病人，解除病人的顾虑和紧张情绪，不批评病人，鼓励患者树立战胜疾病的信心。有时可给予暗示疗法。

鼓励患者加强锻炼，如练气功、瑜伽、太极拳，以增强体质或者多参加娱乐活动，转移注意力，保持心情舒畅。

在饮食方面，避免进食辛辣等刺激性大的食物，适当多食含维生素多的食物，保持大便通畅。

【参考文献】

[1] 曹吉勋 . 中国痔瘘学 [M]. 成都：四川科学技术出版社，1985，392-393.

[2] 杨向东，赵向东，岳朝驰，等 . 玄参汤加减治疗以肛门坠胀为主症的肛门直肠神经官能症 58 例 [J]. 结直肠肛门外科杂志，2008，14（6）：413.

[3] 杨玉刚，杨向东，黑燕子 . 幻肛痛的理论探讨 [J]. 结直肠肛门外科，2010，16（2）：123-125.

[4] 崔树君 . 肛门直肠神经官能症的综合治疗 [J]. 中外医疗，2009，28（3）：115-115.

[5] 颜景颖，宗轶 . 参苓白术散联合生物反馈治疗肛门直肠神经官能症临床观察 [J]. 深圳中西医结合杂志，2013，（3）：151-153.

[6] 罗瑞娟，刘艳歌，孙二霞 . 田振国教授从"瘀"论治肛门直肠神经官能症 [J]. 辽宁中医药大学学报，2013，（3）：217-218.

[7] 冯艳，冯龄，28 例肛门直肠神经官能症的中医治疗 [J]. 中国中医药信息杂志，2008，15（增刊）：61-62.

[8] 贺瑞清，黄五臣 . 综合疗法治疗肛门直肠神经官能症 18 例 [J]. 现代中西医结合杂志，2006，15（11）：1513-1514.

第九节　骶尾部畸胎瘤

骶尾部畸胎瘤是一种先天性肿瘤，位于脊柱下端，在直肠和骶尾骨之间，名称较多，如骶前畸胎瘤、骶前皮样囊肿、骶前霾肿瘤或畸胎样肿瘤，由胚胎发育异常而形成。包括 2~3 种胚叶组织，有囊性的，有实质性的，也有的在一个肿瘤内有囊性和实质性混合性组织。新生儿肿瘤中畸胎瘤占 37%~52%，其中骶尾部畸胎瘤占畸胎瘤的 40%~70%。骶尾部畸胎瘤多见于婴儿，也发生于成人，女性和男性的发病率为3∶1。新生儿畸胎瘤常是良性的，也有少数为恶性。

骶尾部畸胎瘤为先天性疾病，源于胚胎的生殖细胞层，绝大多数在新生儿期或儿童时期就已呈现。少数随着年龄增长，肿瘤逐渐发展，至成年时才产生症状，因此成年骶尾部畸胎瘤罕见并有恶变风险。

【中医学认识】

祖国医学中并无相应病名，一般根据其临床表现进行论治。

【西医学认识】

畸胎瘤是一种与生长、发育异常有关的肿瘤，瘤组织来源于胚胎的生殖细胞层的多功能细胞，具有向 3 个胚层分化并产生各种组织器官的能力。畸胎瘤始于胚胎时期，成人畸胎瘤也都是在出生时就已存在。因为畸胎瘤呈连续性发展，因而有些病例在成年时肿瘤长大才产生相应症状，由于瘤体多向上、下两端发展，向下接近皮肤，感染后破溃可形成窦道或瘘道，向上在骶前间隙中生长产生骶尾部胀痛，出现排便不畅及直肠压迫症状。向下向外由骶尾部破溃，生成瘘管，常流脓水。有的畸胎瘤可向内破溃通向直肠腔。

畸胎瘤的大小不等，小的直径 2~3cm，大的如小儿头，圆形、椭圆形或形状不规则，或有分叶，可有较厚的纤维组织包膜，皮肤松软，可在包膜上活动，表面有小块缺血坏死和溃疡。瘤内有实质部分和很多大小不同的囊，囊内有浆液性黏液、皮脂样物质或血样液体，瘤内可见有毛发、浆液组织、皮脂腺组织，少数有骨、软骨、牙，也有的还可见器官或鳞状上皮、肠黏膜、横纹肌、脂肪、脑组织样神经胶质等。

病理上分为成熟性畸胎瘤、未成熟性畸胎瘤、恶性畸胎瘤（可分为卵黄囊瘤、无性细胞瘤和胚胎细胞瘤）。

国内根据肿瘤的具体位置，及与毗邻脏器、血管及与骶尾骨的关系，将骶尾部畸胎瘤分为 3 型：①显型：术前肿瘤几乎全部在体外，呈球状突出在尾部；②隐型：肿瘤位于直肠，B 超、CT、彩色多普勒可清楚显示肿瘤大小、部位、累及器官和肠与骶骨之间，在盆腔内发展，压迫直肠和尿道，而不向臀部生长。B 超为初步检查，增强 CT 对确定肿瘤的具体位置起关键作用的依据；③混合型：肿瘤向臀部及盆腔内生长，位于直肠和骶骨之间。将直肠推向前方，尾骨向后倾且被肿瘤包绕。

美国儿科学会根据肿瘤生长的形态和部位将骶尾部畸胎瘤分为 4 种类型：Ⅰ型：肿瘤主要突出于体腔外，仅小部分位于骶骨前方；Ⅱ型：肿瘤瘤体显著突出于体腔外，但也明显向盆腔内生长、伸展；Ⅲ型：肿瘤瘤体突出于体腔外，肿瘤的主体位于盆腔和腹腔内；Ⅳ型：肿瘤向骶骨前生长，位于骶骨的前方。

畸胎瘤易于恶变，畸胎瘤恶变率在幼儿占9%~27%，成人相对很少恶变。年龄、肿瘤的实质性以及反复发作的感染可能与恶变有关，肿瘤大小不是恶变因素。其病理表现可为腺癌、黏液腺癌及印戒细胞癌等。恶性畸胎瘤预后差，转移途径有经淋巴转移至腹膜后淋巴结，经血行转移至肺、骨。

【临床表现】

小的骶尾部畸胎瘤，常由直肠检查或出生时发现。当肿瘤逐渐长大，可出现肛门部、腰部、股后部及会阴部疼痛，如肿瘤向下突入肛门、尾骨、肛管、会阴或阴道之间，坐位时可感觉麻木不适。向上突入骨盆，可引起下腹坠痛，便秘，小便困难，尿潴留。虽然肿瘤长在骶丛前方，但不常有神经症状。如生成脓肿，则会出现畏寒、发热、直肠胀满、排尿困难等症状。如脓肿侵入坐骨直肠窝，可引起疼痛，常由肛门和尾骨之间穿破，因反复感染溃破，骶尾部可有很多瘘口，常流脓水。

大型骶尾部畸胎瘤，可由骶尾部突出（彩图36），或垂于婴儿两腿之间，有的长入直肠，生有长蒂，排便时肿瘤由肛门脱出（彩图37）；有的在骶尾部形成肿块，表面皮肤变厚，常有瘢痕、溃疡或瘘管。在瘘口内，有时可见毛发，有时破裂于直肠，成为内瘘。肿瘤有的呈囊状，有的呈实质性肿块，有的伴有质破坏。

胎儿畸胎瘤多在妊娠中晚期超声检查时发现。骶尾部畸胎瘤以尾骨为中心向骶尾骨内外生长，由于组织成分复杂，超声表现为内部回声复杂多样，可表现为囊性、囊实性或实性，可有如脂液分层征、面团征等畸胎瘤的各种特征声像。尽管畸胎瘤超声表现特征性明显，但实际产前诊断率仅50%。骶尾部畸胎瘤很少存在染色体异常，因此不需常规行羊水穿刺胎儿染色体检查。少数几例报道染色体异常的病例多合并其他畸形。

【实验室及理化检查】

1. 实验室检查

胎儿期卵黄囊成分可向血液内分泌甲胎蛋白（AFP），故常引起血清AFP升高。良性畸胎瘤由于不含卵黄囊成分，故血清AFP常在正常范围，测定血清中的AFP的含量常作为判断良、恶性畸胎瘤的重要指标，并在术后随访中作为监测肿瘤有无恶性复发和转移的重要手段之一。但血清AFP测定具有以下的局限性：①部分恶性畸胎瘤所含的恶性细胞成分不分泌AFP如绒毛膜细胞癌、精原细胞瘤等，故AFP阴性不能完全排除恶性可能。②新生儿存在生理性AFP增高期：由胎肝产生的AFP至8月龄时才逐渐恢复至正常成人水平，故血清AFP升高不宜作为小于8月龄患儿畸胎瘤良恶性的诊断依据。

成人骶尾部畸胎瘤术后根据病理结果还需做定期随访及监测血清AFP水平，AFP不降或降后又升说明残留或复发，良性复发后恶变率升高。

考虑有细菌感染时，需要外周血象检查，检查时可见外周血象白细胞计数和中性粒细胞计数显著升高。

2. 其他辅助检查

骶尾部X线平片检查可以了解骶尾骨是否有骨质破坏，有骨质破坏多表示恶性，有时可见牙齿或类似骨骼影像，有利于诊断畸胎瘤。

B超检查及直肠腔内B超检查、CT、MRI检查均可清楚显示肿瘤的大小、部位、与直肠和骶骨关系以及是否累及重要血管等，这些对于诊断和鉴别诊断，以及手术方式的选择有重要指导意义。B 超检查为初步检查，增强 CT 检查对确定肿瘤的具体位置起关键作用。

由于畸胎瘤肿瘤通常位于肠壁外，肠镜检查意义不大，一般不作为常规检查。

3. 病理组织学检查

畸胎瘤的诊断最终依靠病理学诊断，但畸胎瘤内部组织形态多样，针吸活检所取组织少，很难取到阳性病理组织，故活检很难做出正确诊断。良性畸胎瘤镜下可见来源于三个胚层的组织，如上皮组织、神经组织、脂肪组织、肌肉组织、骨组织等。恶性畸胎瘤在镜下观察，除含有多胚层来源的组织外，尚含有分化程度不同的恶性成分。但值得注意的是，由于肿瘤内的不同区域存在成熟和未成熟的组织形态，有少数恶性畸胎瘤恶性成分在镜下难以察见，即使通过仔细检查，仍有可能遗漏。

【诊断依据】

诊断本病时，需要根据病史、临床症状，结合查体和 X 线检查、CT、MRI、B 超检查等，即可诊断本病。

由于有些患者可以没有临床症状，因此成人畸胎瘤极易误诊，因此详细询问病史和仔细全面的查体是必要的。

良恶性畸胎瘤的诊断必须依靠病理，尤其是手术标本的病理学检查。

【鉴别诊断】

本病的主要鉴别诊断包括：脊索瘤、脑膜膨出、神经纤维瘤、骶尾部藏毛窦、骶前囊肿、平滑肌瘤和平滑肌肉瘤、肛瘘。

脊索瘤、脑膜膨出、神经纤维瘤常伴有骶骨的改变，骶尾骨 X 线平片可见骶尾骨前后径增加及骨质疏松或破坏，B 超、CT、MRI 检查可以显示肿瘤与骶骨的关系从而区别于畸胎瘤。

骶尾部藏毛窦发生于骶尾部软组织内，感染破溃后有窦道形成，有些病例可见毛发，不同于畸胎瘤，其位于骶骨后方，窦道走行表浅，深者仅达骶骨筋膜，与深部组织很少粘连。

骶前单纯性囊肿与囊性畸胎瘤鉴别困难，两者在临床表现及查体多相似之处，但 B 超、CT、MRI 等检查显示畸胎瘤具有囊壁厚度不均，内壁欠光滑，其内容物显示成分多样等特点，最终确诊依靠病理诊断。

直肠后壁的平滑肌瘤和平滑肌肉瘤由于其发生于直肠壁内，经 B 超、CT、MRI 等影像学检查手段即可区别。

骶尾部畸胎瘤破溃流脓时易于误诊为肛瘘，因此与肛瘘的鉴别非常重要。需要详细询问病史和仔细全面的查体，畸胎瘤外口常位于骶尾部，距肛门较远，部分病例骶尾部皮肤粗糙，偶见有毛发丛生，直肠指诊未及"内口"，有些可及直肠后方肿块；探针自外口探入指向骶前，按压直肠后壁从窦道口排出脓液、皮脂，有时有毛发。窦道造影可见窦道向骶前方向走行，位置较深，多不与直肠相通，少数病例可向直肠破溃，形成内口，但位置较高，常位于直肠壶腹后壁，而绝大多数肛瘘内口位于齿线处，极少具有高位内口的肛瘘多因外伤或医源性所致。

【治疗】

手术治疗是本病的唯一手段。由于骶尾部畸胎瘤可有恶性改变，所以应尽早进行手术。

由于术中可能损伤直肠，因此术前肠道准备是必要的。

在手术入路的选择上，如肿瘤瘤体较小或位置低时经骶尾切除即可；如肿瘤瘤体较大向上延伸至盆腔或腹膜后时应考虑经腹—骶尾部联合切除。

在行经骶尾手术时可切除第 4、5 骶骨及尾骨以利暴露；术中沿包膜仔细分离，分离肿瘤后方时注意勿伤骶前静脉丛，分离肿瘤前方时注意勿伤直肠，此时可将左手食指插入直肠作为引导；如有瘘管或窦道反复感染或经多次切开引流及搔刮手术的病例，由于局部粘连严重，手术操作常常较为困难。根据术中肿瘤的大小、与周围粘连的严重程度以及骶尾部炎症轻重，伤口可选择一期缝合或开放。

完整彻底切除病灶是手术成功的关键，可有效防止复发。虽然有报道称部分切除囊壁，将残留囊壁用电灼、石碳酸烧灼等方法也可，但一般认为那样做是不可靠的。良性畸胎瘤复发是由于肿瘤切除不完全造成的，其原因可能是术中未发现子囊而遗漏，也有可能由于粘连严重肿瘤有残留。术中还应仔细查找残留子囊。有学者提出畸胎瘤的发生与尾骨关系密切，认为引发畸胎瘤的生殖细胞可能来源于尾骨，因此建议手术时应一并切除尾骨，而不能完全切除尾骨可能增加复发风险。

由于有的肿瘤体积较大或因反复感染造成肿瘤与骶前静脉丛及直肠粘连，个别病例粘连严重，因此在术中要注意保护骶前静脉丛及直肠使其勿受损伤；经腹手术时还要注意保护盆神经，以减少术后尿潴留和性功能障碍的发生。如果术中损伤直肠可进行一期修补，从而减少吻合口漏及转流性肠造口的风险。

本病术后需进行随访。有学者建议术后第 1 年每 1~2 个月随访 1 次，术后第 2 年每 3~4 个月随访 1 次，术后第 3 年每半年随访 1 次。随访时要进行全面体检，尤其要查直肠指诊；对于怀疑有复发的患者进行腹盆腔 CT 和 MRI 检查可以精确探测到复发的肿瘤。

对于复发的病例需要再次手术切除残留的肿瘤组织，有时需要多次手术。

对于病理证实是恶性畸胎瘤的病，治疗时彻底切除肿瘤同时还应进行辅助性化疗和放疗，但由于成人畸胎瘤恶变病例稀少，因此尚无标准的推荐放化疗方案，且疗效不肯定。

另外，对于新生儿的畸胎瘤在产后应尽早手术，出生后即接受手术的患儿长期存活率达 92%~95%。而出生 2 个月后方接受手术的患儿恶性肿瘤比例明显升高。

【预防调护】

有的小儿骶尾部畸胎瘤瘤体大、质软，有的呈囊性、仅有 1 层包膜包裹，有的瘤体表皮已破溃并伴有感染，为了防止瘤体感染扩大及受压，通常将患儿置俯卧位或侧卧位。有感染的患儿，局部用过氧化氢溶液清洗，生理盐水冲洗，碘伏消毒处理后，用无菌敷料包裹瘤体，每天换药 1 次。巨大瘤体更换体位时，应两人合作，其中 1 人托起瘤体，与另 1 人同步进行更换体位，每 2 小时更换体位 1 次，从而防止瘤体发生扭转或因挤压瘤体而发生内出血。在护理中注意保持骶尾部、肛周皮肤的清洁，防止大小便的污染，密切观察瘤体的大小、颜色的变化以及有无内出血现象，若有异常，及时报告医生进行处理。

【参考文献】

[1] 甘建琛，张坤，所荣增，等 . 成人骶尾部畸胎瘤的诊断与治疗 [J]. 中华医学杂志，2008，88（31）：2191-2194.

[2] 张喜 . 胎儿巨大骶尾部畸胎瘤 1 例及文献复习 [J]. 中国医药指南，2013，11（32）：522-524.

[3] 李功俊，赵晶，姚洁 . 小儿骶尾部畸胎瘤 20 例分析 [J]. 中国误诊学杂志，2006，6（7）：1365-1366.

[4] 周红辉，卢彦平，汪龙霞 . 胎儿骶尾部畸胎瘤二例 [J]. 中国优生与遗传杂志，2012，20（3）：105-105，58.

[5] 章蓓，吴国柱，金黑鹰 . 成人骶尾部畸胎瘤超声声像图特征分析 [J]. 江苏医药，2012，38（8）：970-971.

[6] 熊忠讯，刘文英，王永刚 . 小儿骶尾部畸胎瘤上皮组织 AFP 免疫组织化学分析 [J]. 中华小儿外科杂志，2006，27（10）：559-560.

[7] 史衍辉，张永久，夏璐，等 . 成人骶尾部畸胎瘤 31 例手术分析 [J]. 中国医师杂志，2006，8（9）：1223-1224.

[8] 何秀云 . 新生儿骶尾部畸胎瘤的围术期护理 [J]. 当代护士：学术版（中旬刊），2007，（5）：50-51.

第十七章　肛门直肠性病

第一节　肛门尖锐湿疣

肛门尖锐湿疣（condyloma acuminatum，CA），又称肛门生殖器疣，性病疣，是由人类乳头瘤病毒（human papilloma virus，HPV）引起的性传播疾病。好发于青壮年，主要通过性接触传播，也可通过非性接触传播。引起肛门尖锐湿疣常见的HPV有30多种类型，90%以上的尖锐湿疣是由HPV6型及HPV11型引起。HPV侵入肛周皮肤及直肠黏膜后，在侵入部位引起增生性病变，早起表现为小丘疹，以后呈乳头状、菜花状、花冠状损害。本病尚无特效疗法，有复发趋势，与癌症有一定关系。

尖锐湿疣在中医中属于"瘙瘊""臊疣"的范畴。

【中医学认识】

其病名首见于《灵枢·经脉第十》："手太阳之别……实则节弛肘废；虚则生疣，小者如指痂疥"。

隋·巢元方《诸病源候论》认为，疣是"风邪搏于肌肉而变生也"。认为病因是风邪客于肌肉所致。

《外科证治全书》指出："疣初起如豆，如花之蕊……系肝虚血燥，治以滋水以生肝血，润风燥以荣筋，归芍地黄加牛膝、川芎主之"。《薛氏医案》曰："疣属肝胆少阳经，风热血燥，或怒动肝火，或肝客淫气所致"。指出了疣辨证论治，病位主要责之于肝，病因主要为风热湿毒下聚，并提出了具体治疗方法。

【西医学认识】

人体是人类乳头瘤病毒的唯一宿主，该病毒是最小的DNA病毒，只能在人体活体组织细胞内以复制的形式生长繁殖，不能在体外繁殖，也无法在其他动植物体内生长繁殖。目前通过生物学技术将HPV分为100多种亚型，与尖锐湿疣相关的有34种，主要相关的有15个，其中最常见的为6、11、16、18型。HPV主要感染上皮组织，引起疣状增生。现在有相当多的证据证明，HPV具有致癌性，宫颈癌的发生与其有密切关系。

尖锐湿疣病理表现为表皮乳头瘤样增生，角质层轻度增厚伴角化不全，棘层上方及颗粒层出现空泡化细胞，也称凹空细胞，这是本病特征性表现。真皮层可见毛细血管及淋巴管扩张，周围大量慢性炎症性细胞浸润。

【临床表现】

尖锐湿疣潜伏期一般为1~8个月，平均3个月，80%以上患者为20~40岁之间。肛门尖锐湿疣多见于肛周、肛管、直肠。尤以同性恋者男性患者多见,偶见于腋窝、脐窝、脚趾间、口腔、乳房等部位。

典型尖锐湿疣初期皮损表现为单个或散在分布的淡红、暗红色小丘疹,质软,而后丘疹逐步增多,范围变广,向外蔓延,疣体增生呈乳头状、菜花状、鸡冠状或蕈样型;疣体表面潮湿,呈白色、淡红色或污灰色。患者出现患处潮湿、瘙痒、异物感及性交疼痛;若疣体继续增大,可因局部摩擦而出现糜烂、渗液、破溃乃至感染。直肠内尖锐湿疣者常有肛门下坠,便时疣体脱出及便不尽感。妊娠期妇女病情发展较快,疣体生长多而快,治疗较为困难且易复发。少数患者因疣体生长过快而形成巨大型尖锐湿疣(Buschke-lowenstein),疣体呈疣状或菜花状,可伴有感染、坏死,外形类似肿瘤,组织病理学可鉴别。

HPV 亚临床感染及潜伏感染者常无不适症状,肉眼也无疣体可见,仅实验室检查有 HPV 感染,醋酸白试验及配合放大镜或阴道镜检查可提高检出率。

【实验室及组织病理检查】

尖锐湿疣检测方法主要有以下几种方式:

1. 醋酸白试验

用棉签将 5% 醋酸溶液涂于皮损上,5 分钟后观察可发现 HPV 感染部位出现均匀一致的白色改变,界限清楚,该方法特异性不高。

2. 细胞学检查

用宫颈或阴道疣体组织涂片,巴氏染色,可见空泡化细胞及角化不良细胞同时存在,有诊断价值。

3 组织病理学检查

典型表现为表皮乳头瘤样增生伴角化不全,棘层肥厚和颗粒层、棘层上部染,核周围有透亮的晕(凹空细胞),胞质着色淡,为特征性改变;真皮浅层毛细血管扩张,周围常有较炎性细胞浸润。

4. 聚合酶链反应(PCR)

是目前 HPV 一种有效的检查方式,敏感性高,方法简单快捷,临床使用广泛。

另外还有免疫学检查及核酸杂交试验,前者因敏感性不高,后者因操作复杂,检查条件要求而应用率不高。

【诊断】

尖锐湿疣诊断的主要依据病史(性接触史,配偶感染史或间接接触史等)、典型临床表现和实验室检查结果(醋酸白试验、组织病理学检查)进行诊断。

【鉴别诊断】

肛门尖锐湿疣应和生殖器部位的其他皮肤病、增生性性病及生理性变异疾病鉴别。

肛门扁平湿疣:二期梅毒的典型表现,主要表现为肛周部位的扁平状丘疹性损害,色红,表面糜烂、潮湿,渗出物呈灰白色。镜检可见大量梅毒螺旋体,快速血浆反应素环状卡片试验(RPR 试验)、梅毒螺旋体血凝试验(TPHA)阳性。

肛管直肠鳞状细胞癌:多见于肛瘘反复发作,局部长期炎症刺激及年老者,组织增生明显,呈浸润性生长,向内发展,易感染、破溃。病理学检查细胞异型性增生明显,部分可见角化珠,无尖锐湿疣的空泡化细胞。

肛周皮脂腺增生：表现为肛周群集生长的针尖大小的淡黄色小丘疹，醋酸白试验阴性，组织病理学检查可见成熟的皮脂腺组织。

阴茎珍珠状丘疹：发生在男性龟头冠状沟边缘的针尖大小成行排列的淡红色、淡黄色或白色的互不融合的小丘疹，患者常无自觉症状，是一种生理性改变，醋酸白试验阴性。

假性湿疣：又叫绒毛状小阴唇，发生在成年女性小阴唇内侧及阴道前庭，表现为群集生长的鱼子样丘疹，湿润、柔软，为正常生理性变异，醋酸白试验阴性。

该病还需同鲍温病样丘疹病、阴茎系带旁腺增生、传染性软疣、大汗腺痒疹、汗管瘤等相鉴别。

【治疗】

肛门尖锐湿疣的治疗原则为：去除疣体、消灭病毒、提高免疫、减少复发。肛门尖锐湿疣的治疗方式多种多样，主要分药物治疗、物理治疗及手术治疗三大类。在治疗方案选择上，一般对于疣体较小或疣体数目少者，可用局部药物治疗；疣体较大或数目较多者，多用物理方式治疗；无论局部药物治疗还是物理治疗，均应辅助免疫治疗，以减少复发。

一、内治法

（一）辨证论治

尖锐湿疣主要是疫毒湿热邪气下注。尖锐湿疣以全身辨证为主，局部辨证为辅。辨证以全身症状、疣体的性状、舌象与脉象为主要依据。临床常将尖锐湿疣分为湿毒下注证、正虚毒蕴证二型。

1. 湿毒下注证

证候：外生殖器或肛门等处出现疣状赘生物，色灰或褐色或淡红，质软，表面秽浊潮湿，触之易于出血，气味恶臭；小便黄；舌苔黄腻，脉滑或弦数。

治法：清热解毒利湿化浊。

主方：萆薢化毒汤（《疡科心得集》）加减。

常用药：萆薢、归尾、丹皮、牛膝、防己、木瓜、薏苡仁、秦艽、黄柏、大青叶、土茯苓等。

2. 正虚毒蕴证

证候：外生殖器或肛门等处出现疣状赘生物，反复发作，难以根治，体弱肢体倦怠，大便溏，声音低弱，小便清长，或女性白带多清稀，舌苔白，舌质淡胖，脉细弱。

治法：健脾扶正，化湿解毒。

主方：参苓白术散（《太平惠民和剂局方》）加减。

常用药：人参、白术、白茯苓、桔梗、莲米、薏苡仁、淮山药、扁豆、甘草、苦参、萆薢、大青叶、土茯苓、马齿苋等。

（二）中成药

根据不同的证型选用不同的中成药。

湿毒下注证，予以清热解毒利湿，可选用三妙丸、四妙丸。

正虚毒蕴证健脾扶正，化湿解毒，可选用四妙丸合用资生丸或参苓白术丸。

（三）西药

主要为口服类的免疫调节剂，主要起辅助治疗作用，如左旋咪唑、转移因子胶囊等；另外还有减少该类药物及其他治疗副作用相关药物。

二、外治法

（一）熏洗法

选用虎杖、大黄、板蓝根、山豆根、龙胆草、香附各 30g；或用白矾、皂矾各 120g，侧柏叶、生薏苡仁、儿茶。煎水趁热熏，待温度适宜洗浴疣体，每日 1~2 次。

（二）其他

1. 点涂法

用中药鸦胆子仁捣烂涂外敷或用鸦胆子油点涂疣体包扎，3~5 天换药一次，注意保护正常皮肤，适用于小疣体。

2. 火针

局麻下用火针从疣体顶部直刺至基底部，视疣体大小每个疣体 1~3 次至脱落。

3. 注射

用 1 : 1 氟尿嘧啶注射液直接注射于疣体，使疣体硬化坏死脱落。

干扰素疣体基底部注射，每周 3 次，共 4~12 周有一定疗效。

（三）敷药法

1. 5% 足叶草毒素酊

先用凡士林或抗生素乳膏涂于疣体周围正常皮肤，再用无菌棉签蘸取本品涂于疣体表面。2 次 / 日，3 日为一个疗程，间隔 4 日，若仍有少许残留疣体，可再使用 1 疗程。本品有致畸作用，孕妇禁用。

2. 5% 咪喹莫特霜

每周 3 次，每次用药后 6~10 小时洗去，连用 16 周，该药疗效可，副作用较小，患者可自行涂药。

3. 50% 三氯醋酸溶液

直接涂于疣体上，1 次 / 日，用 1~2 次，若需重复用药需间隔 1 周。使用时注意保护正常组织黏膜。

4. 5% 氟尿嘧啶乳膏

通过抑制 DNA 及 RNA 的合成达到治疗目的，同时有免疫刺激作用，涂于患处，1~2 次 / 日，孕妇禁用。

（四）CO_2 激光、冷冻、高频电刀治疗

CO_2 激光、冷冻、高频电刀治疗肛周、直肠下端尖锐湿疣是一类迅速有效的治疗方法，适合疣体较小或者散发者，主要用于门诊治疗，需要注意的是治疗时的深度的掌握，过深易导致创面愈合缓慢及疤痕的产生，过浅容易复发。

（五）光动力疗法

原理是光敏剂进入体内并在病灶组织中聚集，在特定波长激光的照射下被激发，产生单态氧或其他自由基，造成疣体组织坏死，而对正常组织损伤降至最低。皮肤科运用

最多的光敏剂是 5- 氨基酮戊酸（5-aminolevulinic acid，ALA），是一种卟啉前体，一般外用 3~4 小时照射，常用光源有氦氖激光、氩离子染料激光（630nm）、非连续性激光（卟啉可用 505、580、630nm）、脉冲激光等。不良反应为局部烧灼感、红斑、疼痛。

并可选择性针对增生旺盛的细胞，对肉眼可见的尖锐湿疣有破坏作用，对亚临床损害及潜伏期感染组织也有清除作用。

三、手术治疗

手术治疗主要用于疣体较大者，使用高频电刀完整切除疣体基底部，范围达正常皮肤 0.2cm 处，深度达真皮层，对于单个疣体可行电烧灼，使其碳化。对于疣体过大不能一次性完整切除者，可分次切除。近期还有报道使用吻合器对肛内齿线上感染的尖锐湿疣，或尖锐湿疣与痔混合在一起的患者行吻合切闭术者。

手术治疗术后需每日换药（参见熏洗、塞药法），使用微波等治疗减少疼痛、水肿副反应。

四、免疫疗法

本方法单独使用效果不佳，且费用较高，但作为尖锐湿疣的一种辅助治疗手段，已经得到大家的一致认可。

（1）干扰素可用于皮下、肌内或疣体基底下注射，3 次 / 周，一般连续 4~8 周。

（2）转移因子 1~2U/ 次，肌肉注射，1~2 次 / 周，1 个月为 1 个疗程。

（3）胸腺素 α1 5mg/ 次，肌肉或皮下注射，1~2 日 / 次，疗程据病情而定。

（4）聚肌胞 2ml/ 次，1 日 / 次，连续 10 天，1~2 个月可重复使用。

（5）白细胞介素 -2 各生产单位推荐用量不同，应在临床医师指导下使用。

【特殊情况的处理】

1. 妊娠

（1）妊娠期忌用咪喹莫特、足叶草脂和足叶草毒素。

（2）由于妊娠疣体易于增生，脆性增加，孕妇的尖锐湿疣在妊娠早期应尽早采用物理或手术治疗。

（3）虽然需要告知患尖锐湿疣的孕妇，HPV6 和 HPV11 可引起婴幼儿的呼吸道乳头瘤病，患尖锐湿疣的妇女所生新生儿有发生该病的危险，如无其他原因，不建议患尖锐湿疣的孕妇终止妊娠，人工流产可增加患盆腔炎性疾病和 HPV 上行感染的风险。

（4）患尖锐湿疣的孕妇，在胎儿和胎盘完全成熟后，在羊膜未破前可考虑行剖宫产，产后的新生儿避免与 HPV 感染者接触。

（5）在临近分娩仍有皮损者，如阻塞产道，或阴道分娩会导致严重出血，最好在羊膜未破前行剖宫产。

2. 合并 HIV 感染的处理

由于 HIV 感染或其他原因致免疫功能抑制的患者，常用疗法的疗效不如免疫功能正常者，治疗后易复发。

【预防调护】

（1）避免不洁性行为，提倡使用避孕套。

（2）注意清洁卫生，勤换内衣裤。

（3）减少公共浴室洗浴。

（4）及时治疗，性伴侣或配偶应同时去医院检查。

第二节 淋 病

淋病是淋病奈瑟菌（简称淋球菌）引起的以泌尿生殖系统化脓性感染为主要表现的性传播疾病。其发病率居我国性传播疾病第二位。淋球菌为革兰阴性双球菌，离开人体不易生存，一般消毒剂容易将其杀灭。淋病多发生于性活跃的青年男女。

近年来世界淋病有明显增加的趋势。我国自 1975 年以后，淋病又死灰复燃，病人逐年呈直线增多，是性病主要发病病种。近几年随着梅毒病例的大幅上升，淋病病例呈逐年下降的趋势。但淋病仍为我国常见的性传播疾病，也是《中华人民共和国传染病防治法》中规定的需重点防治的乙类传染病。

【病因病理】

淋病的病原体即淋病奈瑟菌，1879 年由 Neisseria 首次分离出。属奈瑟球菌科，奈瑟球菌属。淋球菌呈肾形，两个凹面相对，大小一致，长约 0.7μm，宽 0.5μm。它是嗜二氧化碳的需氧菌，革兰染色阴性，最适宜在潮湿、温度为 35℃、含 5% 二氧化碳的环境中生长。常存在多形核白细胞内，椭圆或球形，常成双排列，无鞭毛、无荚膜、不形成芽孢，对外界理化条件的抵抗力差，最怕干燥，在干燥环境中 1~2 小时即可死亡。在高温或低温条件下都易致死。对各种化学消毒剂的抵抗力也很弱。

本病由于阴道或尿道分泌物含有淋菌，传染直肠黏膜，或男性鸡奸引起。有时因直肠检查，或灌肠用具不洁，带有淋菌而引起感染。淋病性直肠炎，平常多发生在直肠下部，有时向上传到乙状结肠。肛门部为鳞状上皮，抵抗力较强，所以，肛管淋病较少见。有时因分泌物刺激肛门部糜烂。初起直肠黏膜急性发炎。

轻者充血，重者水肿，潮红色黏膜上，常有臭味脓性分泌物。如淋菌侵入黏膜下层，黏膜多糜烂，如成慢性，则可变成溃疡及息肉。

【症状】

1.无合并症的淋病

（1）男性淋病　①男性急性淋病：潜伏期一般为 2~10 天，平均 3~5 天。开始尿道口灼痒、红肿及外翻。排尿时灼痛，伴尿频，尿道口有少量黏液性分泌物。3~4 天后，尿道黏膜上皮发生多数局灶性坏死，产生大量脓性分泌物，排尿时刺痛，龟头及包皮红肿显著。尿道中可见淋丝或血液，晨起时尿道口可结脓痂。伴轻重不等的全身症状。②男性慢性淋病：一般多无明显症状，当机体抵抗力减低，如过度疲劳、饮酒、性交时，即又出现尿道炎症状，但较急性期炎症轻，尿道分泌物少而稀薄，仅于晨间在尿道口有脓痂黏附，即"糊口"现象。由于尿道长期存在炎症，尿道壁纤维组织增生而形成瘢痕，前尿道形成多处瘢痕时，使分泌物不能通畅排出，炎症易向后尿道、前列腺及精囊扩延，并发前列腺炎、精囊炎，甚至逆行向附睾蔓延，引起附睾炎。排尿终了时尿道中常混有来自后尿道的淋菌，因此，后尿道炎和前列腺炎又为前尿道炎的传染源。由于前列腺和精囊的分泌物排入后尿道，并不断刺激后尿道，使其不断增厚，反过来又影响腺管引流不畅。这样相互影响，促使淋病病程迁延，不易治愈，并成为重要的传染源。

（2）女性淋病　①女性急性淋病：感染后开始症状轻微或无症状，一般经 3~5 天的潜伏期后，相继出现尿道炎、宫颈炎、尿道旁腺炎、前庭大腺炎及直肠炎等，其中以宫颈炎最常见。70% 的女性淋病患者存在尿道感染。淋菌性宫颈炎常见，多与尿道炎同时出现。②女性慢性淋病：急性淋病如未充分治疗可转为慢性。表现为下腹坠胀、腰酸背痛、白带较多等。③妊娠合并淋病：多无临床症状。患淋病的孕妇分娩时，可经过产道而感染胎儿，特别是胎位呈臀先露时尤易被感染，可发生胎膜早破、羊膜腔感染、早产、产后败血症和子宫内膜炎等。④幼女淋菌性外阴阴道炎：外阴、会阴和肛周红肿，阴道脓性分泌物较多，可引起尿痛、局部刺激症状和溃烂。

2. 有合并症的淋病

（1）男性淋病的合并症　①前列腺炎和精囊炎：如精囊受累，精液中可混有血液。并发前列腺炎时，会阴部疼痛，直肠指诊前列腺肿大、疼痛，精囊腺肿大。②附睾炎与尿道球腺炎：附睾疼痛、肿大及触痛。并发尿道球腺炎时，会阴部可触及肿大腺体，患者感不适或钝痛。并发急性附睾炎时，阴囊红肿、疼痛，附睾肿痛，精索增粗。③淋菌性包皮龟头炎：脓性分泌物的刺激可引起龟头和包皮炎症。④腺性尿道炎、潴留囊肿、淋巴管炎、淋巴结炎及包皮腺脓肿：前尿道的隐窝及腺体可受侵犯，称为腺性尿道炎。这些腺体如被堵塞，可形成潴留囊肿，囊肿破裂后可形成尿道周围囊肿。尿道旁腺或尿道周围炎症可向阴茎海绵体扩延，常并发淋巴管炎、单侧或双侧腹股沟淋巴结炎。阴茎系带两侧的包皮腺也可被累及而形成脓肿。

（2）女性淋病的合并症　①淋菌性前庭大腺炎：前庭大腺开口处红肿、向外突出，有明显压痛及脓性分泌物，严重者腺管口被脓性分泌物堵塞而不能排泄，形成前庭大腺脓肿，有明显疼痛，行动时感困难，可伴发热、全身不适等症状。②淋菌性尿道旁腺炎：挤压尿道旁腺处有脓性分泌物从尿道外口流出。③淋菌性肛周炎：阴道分泌物较多时可引流至肛周和会阴引起炎症。④淋菌性盆腔炎性疾病：包括急性输卵管炎、子宫内膜炎、继发性输卵管卵巢脓肿、盆腔腹膜炎和盆腔脓肿等。少数淋菌性子宫内膜炎可上行感染，发生淋菌性盆腔炎、输卵管炎、卵巢炎、附件炎及宫体炎。可引起输卵管阻塞、积水及不孕。如与卵巢粘连，可导致输卵管卵巢脓肿，一旦脓肿破裂可引起化脓性腹膜炎。多数盆腔炎发生于月经后，主要见于年轻育龄妇女。典型症状为双侧下腹剧痛，一侧较重，发热、全身不适，发热前可有寒战，常伴食欲不振、恶心和呕吐。患者多有月经延长或不规则阴道出血，脓性白带增多等。

3. 泌尿生殖器外的淋病

（1）淋菌性结膜炎　此病少见。可发生于新生儿和成人，结膜充血、水肿，有脓性分泌物，严重者可致角膜溃疡和失明。新生儿在分娩通过产道时引起淋病性结膜炎，在出生后 1~14 天发生，表现为双眼睑明显红肿，有脓性分泌物溢出，如未及时治疗，可累及角膜，形成角膜溃疡和角膜白斑，导致失明。

（2）淋菌性咽炎　多无症状，有症状者可表现为咽喉部红肿、脓性分泌物。

（3）淋菌性直肠炎　多为肛门瘙痒和烧灼感，排便疼痛，排出黏液和脓性分泌物，直肠充血、水肿、脓性分泌物、糜烂、小溃疡及裂隙

4.播散性淋病

即播散性淋球菌感染，罕见。出现低中度发热，体温多在39℃以下，可伴乏力、食欲下降等其他症状。可出现心血管、神经系统受累的表现。

【诊断】

病人有淋病史，阴道或尿道内有脓性分泌物。直肠黏膜发热，肿胀，有触痛，窥器检查可见急性发炎。黏膜上有糜烂小点，分泌物内如找到淋菌，即可确定诊断。

1.接触史

患者有婚外性行为或嫖娼史，配偶有感染史，与淋病患者（尤其家中淋病患者）共用物品史，新生儿母亲有淋病史。

2.临床表现

淋病的主要症状有尿频尿急、尿痛、尿道口流脓或宫颈口阴道口有脓性分泌物等。或有淋菌性结膜炎、直肠炎、咽炎等表现，或有播散性淋病症状。

3.实验室检查

男性急性淋菌性尿道炎涂片检查有诊断意义，但对于女性应进行淋球菌培养。有条件的地方可采用基因诊断（聚合酶链反应）方法确诊。

4.鉴别诊断

淋菌性尿道炎应与沙眼衣原体性尿道炎相鉴别。女性淋菌性宫颈炎应与沙眼衣原体性宫颈炎鉴别。由于淋菌性宫颈炎可出现阴道分泌物异常等症状，因此还应该与阴道滴虫病、外阴阴道念珠菌病和细菌性阴道病鉴别。

【治疗】

1.治疗原则

（1）尽早确诊，及时治疗：首先，患病后应尽早确立诊断，在确诊前不应随意治疗。其次，确诊后应立即治疗。

（2）明确临床类型：判断是否有合并症。明确临床分型对正确地指导治疗极其重要。

（3）明确有无耐药：明确是否耐青霉素，耐四环素等，有助于正确地指导治疗。

（4）明确是否合并衣原体或支原体感染：若合并衣原体或支原体感染时，应拟订联合药物治疗方案。

（5）正确、足量、规则、全面治疗：应选择对淋球菌最敏感的药物进行治疗。药量要充足，疗程要正规，用药方法要正确。

（6）严格考核疗效并追踪观察：应当严格掌握治愈标准，坚持疗效考核。只有达到治愈标准后，才能判断为痊愈，以防复发。治愈者应坚持定期复查。

（7）同时检查、治疗其性伴侣：患者夫妻或性伴侣双方应同时接受检查和治疗。

2.一般注意事项

未治愈前禁止性行为。注意休息，有合并症者须维持水、电解质、碳水化合物的平衡。

注意阴部局部卫生。

3.全身疗法

对于无并发症淋病，如淋菌性尿道炎、宫颈炎、直肠炎，给予头孢曲松，肌注，单次给药；或大观霉素肌注，单次给药；或头孢噻肟肌注，单次给药。次选方案为其他第三代头孢菌素类，如已证明其疗效较好，亦可选作替代药物。如果沙眼衣原体感染不能排除，加上抗沙眼衣原体感染药物。

根据近年来我国淋球菌耐药监测的资料，我国淋球菌分离株对青霉素及四环素的染色体耐药性较为普遍，青霉素类和四环素类目前已不作为治疗淋病的推荐药物。此外，耐氟喹诺酮淋球菌已在我国较为普遍，且耐药菌株比率逐年增高，部分地区淋球菌分离株对该类药的耐药率达 75%~99%，在临床上亦常可见到喹诺酮类药物治疗淋病失败的病例。因此，不推荐使用氟喹诺酮类药物治疗淋病。

儿童淋病：体重大于 45kg 按成人方案治疗，体重小于 45kg 儿童按如下方案。年龄小于 8 岁者禁用四环素类药物。推荐使用头孢曲松，肌注，单次给药；或大观霉素，肌注，单次给药，由医生决定用药剂量。

对于有并发症淋病，如淋菌性附睾炎、精囊炎、前列腺炎，则采用头孢曲松，肌注，每天 1 次，共 10 天；或大观霉素，肌注，每天 1 次，共 10 天；或头孢噻肟，肌注，每天 1 次，共 10 天。

感染淋球菌新生儿的母亲及其性伴应根据有关要求做出诊断，并按成人淋病治疗的推荐方案来治疗。淋菌性盆腔炎患者本病急性期病人，应卧床休息，不可做直肠窥器检查，以免刺激直肠；进食清淡饮食，饮用大量水分：服液体石蜡 10~20ml，每天 1~2 次。直肠内注入油类或九华膏，减轻里急后重感；肛门部热敷，用大豆甘草汤煎汤外洗，或热水坐浴，每天 2~3 次。肌内注射青霉素或其他广谱抗生素。如有脓肿者，宜早切开，瘘管宜冲洗，早期扩张肛门，以免形成狭窄。

五、预后

无并发症淋病患者经推荐方案规则治疗后，一般不需复诊做判愈试验。治疗后症状持续者应进行淋球菌培养，如分离到淋球菌，应做药物敏感性试验，以选择有效药物治疗。经推荐方案治疗后再发病者，通常是由再感染引起，提示要加强对患者的教育和性伴的诊治。持续性尿道炎、宫颈炎或直肠炎也可由沙眼衣原体及其他微生物引起，应进行针对性检查，以作出判断，并加以治疗。部分淋菌性尿道炎经规则治疗后，仍有尿道不适者，查不到淋球菌和其他微生物，可能是尿道感染受损后未完全修复之故。

淋菌性眼炎患儿应住院治疗，并检查有无播散性感染。淋菌性附睾炎经治疗后，若 3 天内症状无明显改善，则应重新评价诊断与治疗。按推荐方案治疗后，若睾丸肿胀与触痛仍持续，则应做全面检查，以排除其他疾病。淋菌性脑膜炎、心内膜炎如出现并发症，应请有关专科会诊。

治疗结束后 2 周内，在无性接触史情况下符合如下标准为治愈：①症状和体征全部消失；②在治疗结束后 4~7 天内从患病部位取材，做淋球菌复查阴性。

六、预防

（1）进行健康教育，避免非婚性行为。

（2）提倡安全性行为，推广使用安全套。

（3）注意隔离消毒，防止交叉感染。

（4）认真做好病人性伴的随访工作，及时进行检查和治疗。

（5）执行对孕妇的性病检查和新生儿预防性滴眼制度，防止新生儿淋菌性眼炎。

（6）对高危人群定期检查，以发现感染者和病人，消除隐匿的传染源。

参考文献

[1] 吴兴中，黄进梅，刘小凤，等．广东省5市525株淋球菌临床分离株耐药性的流行病学研究 [J]．皮肤性病诊疗学杂志，2013，6：396-400.

[2] 郑锦华．淋病患者临床特点、危险因素及治疗方式的分析 [J]．中国性科学，2013，9：38-40.

[3] 祖志坚．幼儿淋病的最佳治疗方案探讨 [J]．黑龙江医学，2013，6.：435-436

[4] 邵奇．淋病的中医辨治 [J]．中国医药指南，2013，18：276-277.

[6] 邓冲．分离培养法与涂片镜检法在诊断女性淋球菌感染的临床应用比较 [J]．国际检验医学杂志，2013，14：1853-1854.

[7] 高宇琳．荧光定量 PCR 检测3种性病病原体结果分析 [J]．中国医药指南，2013，17：632-633.

[8] 张东铭．盆底与肛门病学 [M]．贵阳：贵州科学技术出版社，2001：550.

[9] 赵宝明，李明山．肛门直肠疾病诊断治疗学 [M]．北京：中国协和医科大学出版社，2000：107-109.

第三节 梅 毒

梅毒（syphilis）是因感染苍白螺旋体（Treponema，TP）所引起的慢性性传播疾病，主要通过性接触及血液传播，各个年龄阶段均可发病，多发生于有不洁性交史，多性伴侣及同性恋者。梅毒的流行及传播与社会因素关系密切，性观念的开放，精神药品的泛滥，均明显导致梅毒发病率的增加。建国初期，我国曾基本消灭梅毒，但随着对外开放，从20世纪80年代开始，梅毒发病率开始上升，特别是从20世纪80年代中期开始，发病率明显上升，到20世纪前10年，增加了近20倍。本章主要介绍发生在肛门直肠的梅毒相关情况。

梅毒属于中医的"花柳病""疳疮""霉疮""杨梅疮"等范畴。

【中医学认识】

梅毒是原滋生泛滥于欧洲，中国本无该病，乃是明代中后期，开通海运与外国通商，致外国人将此病带入传播于我国广东沿海，被称之为广疮，《景岳全书》记载："杨梅疮证，以其肿突红烂，状如杨梅，故尔名之"，故又叫杨梅疮。

我国最早的梅毒专著是四川名医写的《杨梅疮论治方》，后有浙江名医陈司成对此病进行了研究，并撰写成中医治疗梅毒现存的最早的专著——《霉疮秘录》，其指出："湿毒与瘴气相蒸，物感之则霉烂易毁，人感知则疮疡易侵……不独交媾斗精，或中患者毒气熏蒸，或祖父遗毒相传"，指出了梅毒病因是感受淫秽邪毒，与湿热、风邪杂合，蕴热化火，毒气内伤脏腑，外攻肌肤而致。并指出其淫秽邪毒的传播多因房事不洁而感，也可因其他途径而感受，且与先天正气强弱密切相关；并提出辨证论治，所载方法至今仍有指导意义，其传染途径一般有：

1. 精化染毒（直接传染）

指不洁性交传染，直接感受淫秽邪毒而致病。肝脉环绕前阴循行，肾开窍于二阴。不洁性交，淫秽邪毒入侵，肝肾二脉直接受邪，并伤及冲脉、督脉。外则毒发表皮，伤及玉茎，疮重，大而硬实；内则毒入骨髓，孔窍，侵及脏腑，随处可生，发无定处，症候复杂。

2. 气化染毒（间接传染）

指邪毒通过非房事传播，如接触病人、接吻、授乳、同厕、同寝、共事等而感受霉疮毒气。病位主要在肺脾。疮细小而干，毒气侵入骨髓、孔窍、脏腑。

3. 胎传遗毒（胎中传染）

为母亲患病，遗毒于胎儿所致。既有母亲先患有梅毒而后结胎，称之秉受，多病重；又有先结胎，母亲后患病，毒气再由母亲传给胎儿，称之为染受，多病轻。

【西医学认识】

梅毒病原体是一种微需氧菌，长5~16μm，宽0.1~0.2μm，呈透明状螺旋形，不易染色，故称苍白螺旋体。运动方式为旋转，蛇形，伸缩三种方式。梅毒螺旋体在体外不易生存，煮沸、干燥、光照、肥皂水和一般消毒剂均可迅速将其杀死。在潮湿的器具、湿毛巾或衣服上能存活数小时。在血液中4℃经3天可死亡，但其较为耐寒，在-78℃下可保存数年仍有传染性。目前尚无办法人工培养梅毒螺旋体，需接种于兔子睾丸进行保存。

梅毒螺旋体致病机理尚不清楚，可能与其外膜和黏多糖酶有关。梅毒螺旋体外膜由酸性黏多糖构成，但其自行不能生成，因此为了成活及繁殖，梅毒螺旋体借助黏多糖酶吸附于黏多糖基质含量高的皮肤、主动脉、眼、胎盘及脐带等组织，表现出一定的组织亲嗜性。黏多糖是组织和血管支架的重要成分，黏多糖被梅毒螺旋体分解从而引起血管的塌陷，血供受阻，造成管腔闭合性动脉内膜炎、动脉周围炎、坏死及溃疡等病变。

【临床表现】

肛门直肠硬下疳：硬下疳通常为梅毒的首发症状，为一期梅毒的主要表现，多发生于梅毒螺旋体感染后2~4周。与螺旋体的接种量有关，数量越多，发生越早。典型表现为初起小红斑或浅表性糜烂、结痂，而后发展成无痛性丘疹，数日内增大形成硬结，继而中心破溃，渗液，形成直径1~2cm大小圆形或椭圆形的界限清楚的无痛性肉红色糜烂面，周边轻度水肿，隆起。触诊有软骨样硬度，表面有浆液样分泌物，内含大量梅毒螺旋体。部分患者可因局部瘙痒，抓挠后出现继发感染而出现疼痛，出现脓性分泌物等相应症状。肛门硬下疳还可出现肛门溃疡，肛裂、排便刺激或便血等。硬下疳出现1~2周后，可累及局部淋巴结，多为腹股沟淋巴结，女性为股淋巴结，特点为质硬，无疼痛及压痛，表面无红肿破溃，不化脓的彼此不融合的淋巴结，穿刺可查见大量梅毒螺旋体。

肛门扁平湿疣：是二期梅毒的表现，好发于肛周、外生殖器、会阴等皮肤潮湿皱褶处。表现为丘疹性损害，宽而平，为蘑菇样团块，不向内浸润，色红，表面糜烂、潮湿，渗出物呈灰白色，内含大量梅毒螺旋体，有较强传染性。患者常有潮湿，瘙痒感，偶可见刺痛。

直肠炎：梅毒性直肠炎较为罕见，多为外阴部梅毒蔓延及肛内导致。可出现肛门坠胀，排便不尽，大便带血，鲜红，量少，带黏液，便次增加，里急后重等直肠炎的症状，临床无特异性。

梅毒性树胶肿：既往称之为梅毒瘤，是三期梅毒的典型皮损，常发生在感染后3~5年，多发生于小腿，发生于肛门直肠的梅毒性树胶肿较少见。病变多发生于直肠黏膜下层，呈圆形或卵圆形，可单一或播散性生长，质硬、固定，触痛不明显，患者有肛门直肠坠胀感，可出现大便变细等改变。出现溃疡时直肠可见黏稠树胶样分泌物，可见直肠黏膜糜烂、坏死，患者常有黏液血便，肛门坠胀、里急后重等大便性状改变及肠道刺激症状，表现与直肠炎及直肠肿瘤相似，特异性较小。

【实验室及理化检查】

梅毒检测方法主要有以下几种方式：

1. 梅毒螺旋体直接检查

包括暗视野显微镜检查，直接荧光抗体实验或免疫荧光染色，银染色，吉姆萨染色，其中暗视野显微镜检查常用于一期梅毒的硬下疳及二期梅毒的扁平湿疣，对于诊断早期梅毒有十分重要的意义，但在肛门部位应与非致病性螺旋体相区别。随着分子生物技术的发展，近来还有聚合酶链反应（PCR），反转录聚合酶链反应（PT-PCR）等检测技术应用于临床。

2. 梅毒血清学试验

是梅毒的主要检查方式和确诊的重要依据。根据使用抗原的不同，分为以下两类：

（1）非特异性实验（非梅毒螺旋体抗原试验）：包括性病研究实验室玻片试验（VDRL试验）、血清不需加热的反应素玻片试验（USR试验）、快速血浆反应素环状卡片试验（RPR试验）、甲苯胺红不需加热血清试验（TRUST）。其中广泛应用的是VDRL试验。

（2）特异性试验（梅毒螺旋体抗原试验）：包括荧光螺旋体抗体吸收试验（FTA-ABS），梅毒螺旋体血凝试验（TPHA）、酶免疫测定（EIA）、新免疫测定法及蛋白印迹试验。其中FTA-ABS敏感性、特异性均较高，是目前最常用的特异性试验之一。TPHA因其操作相对简单、费用较FTA-ABS低，且特异性、敏感性均高，近年来应用越来越广泛。

（3）对于神经性梅毒、心血管梅毒、骨关节梅毒等其他部位梅毒，可用脑脊液检查、CT、MRI、X线照片、彩超等相应检查以辅助诊断。

病理检查可见淋巴细胞，浆细胞浸润，可伴有闭塞性动脉内膜炎、动脉周围炎，浆细胞恒定出现为其特征之一。

【诊断依据】

梅毒在肛门直肠处的临床表现复杂、多样，特异性小，因此不易诊断。对于常规治疗效果不佳的肛门部皮肤糜烂、溃疡、增生，直肠炎均应考虑梅毒的可能性，需进一步询问患者病史，特别是发病前 3~6 周有不洁性接触史者，需反复多次进行梅毒螺旋体直接检查和梅毒血清学检查，必要时做组织病理学检查。同时严格查体，了解身体其他部位有无相应病变，以期早期发现，早期治疗。

【鉴别诊断】

1.软下疳

由杜雷克嗜血杆菌引起，潜伏期短，多为 4~7 天，表现为急性、多发性、炎症性溃疡，剧痛，皮损可扩展、融合，溃疡边缘潜行，深达真皮层。同时可伴有淋巴结肿大，化脓，破溃。实验室检查可发现致病菌。

2.生殖器疱疹

主要由单纯疱疹病毒Ⅱ型引起，表现为肛门周围有群集性或散在水疱，数日后破溃，形成质软的糜烂面，触痛明显，易复发。

3.扁平苔藓

为皮肤黏膜的慢性炎症，多有瘙痒。表现为扁平，多角形丘疹，界限清楚，表面光滑，有蜡样光泽，有 Wickham 纹，为本病特征性表现。

4.溃疡性结肠炎

为累计乙状结肠及直肠的非特异性炎症，与梅毒性直肠炎临床表现相似。肠镜下可见假息肉现象，病理检查可见肠黏膜隐窝小脓肿，黏膜及黏膜下层可见中性粒细胞浸润。

5.直肠肿瘤

临床表现相似，主要鉴别为病理检查，直肠肿瘤可见组织细胞的异常增生和异型性。

【治疗】

一、内治法

为梅毒的主要治疗方式，适用于各期梅毒的治疗。梅毒的治疗原则可概括为：早期、规范、足量、追踪。

（一）辨证论治

梅毒主要是疫毒内侵，毒气内扰。梅毒以全身辨证为主，局部辨证为辅。辨证以全身症状、大便的性状、舌象与脉象为主要依据。临床常将梅毒分为湿热下注证、疫毒发斑证、脾虚湿困证、气血虚弱证四型。

湿热下注证。

证候：皮疹色红、肿胀或伴见胸胁胀痛，心烦易怒、小便赤短涩通，舌红苔黄，脉滑数。

治法：清热利湿。

主方：龙胆泻肝汤（《医方集解》）加减。

常用药：龙胆草、车前子、木通、生地、栀子、黄芩、土茯苓、白花蛇舌草、生甘草。

疫毒发斑证

证候：全身出疹，形态各异，皮色暗红，无痒痛，全身不适，舌红，苔黄，脉数。

治法：凉血化斑。

主方：化斑汤（《温病条辨》）加减。

常用药：水牛角、玄参、生石膏、知母、土茯苓、金银花、连翘、甘草。

脾虚湿困证

证候：结毒肿起，褐色、大小不等；疼痛不著，溃口内陷，边缘整齐，腐肉臭秽不堪，久不生肌收口，伴全身不适，胸胁痞闷，不思饮食，头身重痛，精神倦怠，腰膝无力，大便稀溏，舌红苔黄腻，或边有齿痕，脉濡。

治法：健脾利湿，托里排脓。

主方：芎归二术汤（《外科正宗》）加减。

常用药：人参、茯苓、白术、苍术、川芎、当归、木瓜、皂角刺、厚朴、防风、木通、独活、金银花、薏仁、穿山甲、土茯苓、白花蛇舌草、精猪肉、生甘草。

气血虚弱证

证候：结毒溃破，脓水清稀，疮口苍白，久不收口，伴面色无华，头晕眼花，气短懒言，神倦神疲，四肢无力，食欲不振，畏寒喜温，或心悸怔忡，或大便溏薄，舌淡少苔，脉细弱。

治法：益气养血，扶正祛邪。

主方：十全大补汤（《太平惠民和剂局方》）加减。

常用药：人参、茯苓、白术、熟地黄、川芎、白芍、当归、黄芪、肉桂、生甘草。

（二）中成药

湿毒下注证，予以清热解毒利湿，可选用三妙丸、四妙丸。

疫毒发斑证，用犀角地黄丸。

脾虚湿困证，用健脾扶正，化湿解毒，可选用四妙丸合用资生丸或参苓白术丸。

气血虚弱证，选用十全大补丸。

（三）西药

主要药物为青霉素类、四环素类和大环内酯类，其中以青霉素类效果最佳，近年来，头孢曲松钠也被证明有良好的抗梅毒螺旋体作用，常作为青霉素过敏者的首选替代药物。

治疗方案：

1. 早期梅毒：包括一期和二期梅毒，以及总病程在两年内的梅毒。①苄星青霉素（长效青霉素）240万U，分两侧臀部肌内注射，1周/次，连续使用2~3次，心血管梅毒不用。②普鲁卡因青霉素G，80万U/d，肌内注射，连续10~14天。

对青霉素过敏者可用头孢曲松钠1.0g/d，静脉注射，连续10~14天，或者口服四环素类药物：①盐酸四环素，500mg，2次/天，连续服用15天；②多西环素，优于四环素且基本不受食物影响，100mg，2次/天，连续服用15天；③米诺环素100mg，2次/天，连续服用15天；或连续口服大环内酯类药物红霉素0.5g，4次/天，连续15天。

2. 晚期梅毒：用药与早期梅毒相同，苄星青霉素使用次数增加1~2次，口服药物使用时间延长15日。

3. 心血管梅毒、神经梅毒、妊娠梅毒、先天性梅毒的治疗用药和早期梅毒、晚期梅毒相同，区别在于用药剂量和时间，具体可参考皮肤性病学相关资料。

4. 梅毒治疗过程中应注意防止吉-海反应，该反应系梅毒螺旋体被迅速杀死后释放大量异种蛋白，引起机体发生的急性变态反应。在用药后数小时内发生，在驱梅治疗前1天开始使用泼尼松，0.5mg/（kg·d），连续口服3天，可有效防止其发生。

二、外治法

（一）敷药法

1. 鹅黄散（雄黄 5g，轻粉 5g，煅石膏 5g，黄柏 5g，等量研细末），撒于患处。

2. 珍珠散（珍珠 0.3g，轻粉 2g，冰片 0.3g，炉甘石 2g，儿茶 2g，雄黄 2g，黄柏 2g，黄连 2g，研细末），撒于患处。

3. 横痃、杨毒结毒未溃，选用冲合膏、醋、酒各等分，调成糊状外敷或用金黄膏外敷。

4. 横痃、杨毒结毒破溃，可用珍珠层粉撒在创面上，外敷四黄膏，每天一次；待其腐败脓血去后，再用生肌散外敷。

（二）其他

1. 针刺　关元、中极、次髎、行间、三阴交、太溪、阴陵泉泻肝火，除湿解毒；有眼睛损伤，加风池、睛明、太阳；有消化道损伤，加脾俞、胃俞、足三里；有心血管损伤，加心俞、内关；有骨骼损伤，加阿是穴、大椎、肾俞、阳陵泉；病久体虚，加命门、气海、大椎。

2. 艾灸　先针刺，再艾灸，每天两次，每次悬灸 20 分钟，适用于虚寒。

3. 耳针　主穴位选用内生殖器、外生殖器、肝、肾、腰骶椎、内分泌、肾上腺；早期加耳穴、肝胆；病变损及各系统，加入相应的各系统的耳穴区。

4. 挑治　可选肝俞、肾俞、膈俞、膀胱俞、次髎，每周两次，每次 2~4 个。

5. 穴位注射　适用晚期梅毒，选用肺俞、心俞、肝俞、肾俞、膀胱俞。复方丹参注射液 4ml；或维生素 B_1 100mg 加维生素 B_{12} 500μg；每天一次或两日一次，10 次为一疗程。

三、手术治疗

手术治疗梅毒极少采用，大多数梅毒经内治法治疗均可取得良好效果。手术治疗仅在合并其他感染或溃疡严重时予以局部清创，引流。

【预防调护】

（1）洁身自好，避免不洁性接触。

（2）早期、规范、足量治疗，避免其他组织器官感染及发生严重并发症。

（3）性伴侣同时接受治疗，治疗期间严禁性生活。

（4）治疗后严密追踪，定期随访，治疗后 1 年内每 3 月复查，第二年每半年复查一次，第三年复查一次。

（5）复发者应及时，加量治疗。

参考文献

[1] 李玉林 . 病理学 [M]. 第 7 版 . 北京：人民卫生出版社，2008：77-80，339-341.

[2] 张学军 . 皮肤性病学 [M]. 第 8 版 . 北京：人民卫生出版社，2013：219-241.

[3] 赵辨 . 中国临床皮肤病学 [M]. 南京 . 江苏科学技术出版社，2009：1785-1826.

[4] 王千秋，张国成 . 性传播疾病临床诊疗指南 [M]. 上海：上海科学技术出版社，2007.

[5] 叶顺章 . 性传播疾病的实验室诊断 [M]. 北京：科学出版社，2002：1-7.

[6] 刘靖，赵文韬，等.梅毒性直肠炎1例[J].临床皮肤科杂志，2011，40（2）：102-103.

[7] 张传山，张静，李增山，等.同性恋者梅毒性直肠炎2例临床病理分析[J].临床与实验病理学杂志，2004，20（4）：410-412.

[8] 范瑞强，廖元兴.中西医结合临床皮肤性病学[M].广州：广东世界图书出版公司，2003：994-1005.

[9] 李曰庆.中医外科学[M].北京：中国中医药出版社，2002：223-227.

[10] 赵致镛.中医治疗梅毒的最早专著考[J].四川中医杂志，1994，11：18.

第四节　梅毒性直肠炎

直肠原发性梅毒少见。第二、三期梅毒，有时在直肠发现。螺旋体先累及黏膜下层，使组织脆弱。后因动脉炎，黏膜坏死，形成溃疡。溃疡边缘突起，向外翻转，底硬，常盖有黄绿色分泌物。直肠壁厚，变硬，弹性消失。因有纤维组织增生，肠腔收缩形成狭窄。

【临床表现】

本病与其他直肠炎相同，排便不尽。粪内混有脓、血。有里急后重。

【诊断依据】

病人常有原发梅毒史。指诊溃疡底硬，边缘突起，直肠壁变厚，无弹性。窥器可见溃疡边缘外翻，底不平，分泌物内有梅毒螺旋体，血及脑脊液有阳性梅毒反应。

【治疗】

本病治疗，用一般驱梅治疗（见第一节内治法）。局部治疗，与其他直肠炎相同。如已有狭窄，虽然经一般驱梅疗法不能治愈狭窄，但可使疼痛减轻。狭窄明显，按直肠狭窄手术治疗。

第五节　梅毒瘤

梅毒瘤是第三期梅毒常见病症，女性比男性多见。

【诊断依据】

直肠梅毒瘤颇稀有，起于直肠黏膜下层，成圆形或卵圆形肿瘤，小者如豆，大者如梨，有时单个，有时数个群生，质硬，面平滑，紫色，不痛，常有溃疡。病人感觉直肠沉重，排粪不畅。如有溃疡生成，则排脓、血，腹泻，有里急后重感。检查血液，有阳性梅毒反应。宜做活组织检查，以除外癌症，并得到确诊。

【治疗】

本病的治疗，与其他驱梅疗法同（见第一节内治法）。

第六节　性病性淋巴肉芽肿

性病性淋巴肉芽肿，又称腹股沟淋巴肉芽肿、第四性病；第六性病或弗莱氏病，是由病毒所致的性病。常有周身症状，局部表现在生殖器；腹股沟；肛门、直肠和结肠。感染后发炎，纤维变性，以后生成狭窄。这病是肛门、直肠和结肠炎性狭窄的一种病因。因为淋巴分布的关系，这种狭窄女性比男性多见。

主要病变是溃疡、直肠炎、左侧结肠炎，偶有全结肠炎、脓肿、肛瘘、直肠阴道瘘和直肠狭窄。肛门直肠脓肿，有急性和慢性，有时蔓延广泛。直肠炎和直肠结肠炎，也有急性和慢性，与其他类结肠炎相似。

【病因病理】

性病性淋巴肉芽肿的病原体是沙眼衣原体 15 个血清型中的 L1、L2、L3 三种血清型。与其他的血清型相比较，L 型具有更强的侵袭力。主要通过性接触传播，偶尔经污染或实验意外传播。在新中国成立前及成立初期，此病较为常见。1991 年以后，部分地区陆续有散发病例报道。至 2001 年每年报告数百例，但是所报告的病例未经血清学检测或培养证实。

女性原发损害在阴唇，病毒由子宫颈和阴道后穹窿，经过淋巴管到盆内淋巴腺，然后到直肠周围淋巴结，引起直肠周围感染发炎、纤维变性，生成狭窄。男性原发损害在阴茎、龟头、包皮、阴囊、腹股沟淋巴结。病毒可由淋巴管直接到直肠旁淋巴结；也可经股管和腹股沟管到盆内筋膜和淋巴结，引起直肠炎和狭窄。

初起肠黏膜糜烂和肉芽肿，成小结节状，这种结节呈红紫色，容易出血，如炎症逐渐进行，因瘢痕收缩，肠腔缩小，以后可生成狭窄。狭窄可在齿线及其上方，直肠壶腹或结肠。肛门周围有结缔组织增生，肛门张开，不能闭合。狭窄多是管状；有的是膜状。肠壁因有结缔组织增生，肠管弯曲不整，有时可见瘘管通于脓腔。显微镜下可见炎症改变，有很多类上皮细胞及胶原纤维增多，有时亦有巨细胞和嗜酸粒细胞。

【症状和体征】

1.潜伏期

有不洁性交史，潜伏期 5~21 天。

2.早期症状

初起有肠炎症状，多发生在男性阴茎体、龟头、冠状沟及包皮，女性阴道前庭、小阴唇、阴道口、尿道口周围的 5~6mm 的小水疱、丘疱疹、糜烂、溃疡，常为单个，有时数个，无明显症状，数日不愈，愈后不留瘢痕。

3.中期症状

初疮出现 1~4 周后，男性腹股沟淋巴结肿大、疼痛、压痛、粘连、融合，可见"槽沟征"（腹股沟韧带将肿大的淋巴结上下分开，皮肤呈出槽沟状）。数周后淋巴结软化、破溃，排出黄色浆液或血性脓液，形成多发性瘘管，似"喷水壶状"，数月不愈，愈后留下瘢痕。女性初疮多发生于阴道下部，向髂及直肠淋巴结回流，引起该部淋巴结炎，直肠炎和直肠周围炎，临床可有便血、腹痛、腹泻、里急后重及腰背疼痛，形成肛周肿胀、瘘管、直肠狭窄及大小阴唇象皮肿等。

4.晚期症状

数年或数十年后,长期反复性的腹股沟淋巴管(结)炎可致阴部象皮肿、直肠狭窄等。

5.全身症状

淋巴结肿大化脓期间可有寒战、高热、关节痛、乏力及肝脾肿大等全身症状。亦有皮肤多形红斑、结节性红斑、眼结膜炎、无菌性关节炎、假性脑膜炎等。

【诊断】

1.血清抗体检测

主要有微量免疫荧光试验、酶联免疫吸附试验等。检出高滴度的抗沙眼衣原体对诊断该病有重要意义。

2.衣原体培养、抗原检测法、核酸检测法

衣原体培养是诊断该病最特异的方法,但敏感性不太高。抗原检测法如酶免疫法较为简便、快速,但敏感性也不高。核酸检测法十分敏感和特异,也可用于该病的实验室检查。

3.组织病理学检查

有该病的相对特异的组织病理学改变,在诊断上有一定的参考价值。

必须指出的是:临床上即便是该病的诊断确立,也应做梅毒、生殖器疱疹、软下疳等溃疡性疾病的实验室检测,以排除合并这些感染的可能。

4.诊断

(1)有非婚性接触史或配偶感染史,潜伏期平均5~21天。

(2)早期在生殖器部位出现小水疱、糜烂或溃疡。

(3)感染数周后出现淋巴结肿大,腹股沟淋巴结红、肿、热、痛,男性有"沟槽征"以及多数瘘管呈"喷水壶"状;而女性可发生直肠炎和直肠周围炎。晚期可出现生殖器象皮肿及直肠狭窄的临床表现。

(4)病理特征性病变为淋巴结星状脓疡。血清衣原体抗体滴度升高。细胞培养分离到L1、L2或L3血清型沙眼衣原体。

【鉴别诊断】

该病临床上常需与软下疳、梅毒性腹股沟淋巴结肿大、生殖器疱疹、丝虫病、直肠癌等鉴别。

【治疗】

治疗原则为早期治疗、规范足量、性伴同治。推荐的治疗方案如下:多西环素,口服,每日两次,疗程21天;或红霉素,口服,每天4次,疗程21天;或四环素口服,每天4次,疗程14~28天;或米诺环素,口服,每天2次,疗程21天。上述治疗可根据病情适当延长用药时间。

对急性腹股沟综合征,波动的淋巴结可用针筒抽去脓液,或切开引流,以防形成腹股沟溃疡。直肠狭窄初起时可做扩张术,严重的直肠狭窄可采用手术治疗。手术前后必须完成数月或足够疗程的抗生素治疗。

应该对性伴进行检查和治疗。对于可疑病人及性接触者应及时诊疗。该病病人的性伴，如果在病人出现症状之前 60 天内与病人有过性接触，则必须进行尿道、宫颈的衣原体检查和治疗，无把握除外该病者也应给予抗生素预防治疗。

可用中药如大黄、白芍、白芨粉、冰片、血竭、夏枯草、山慈姑，煎水 200ml，每次 50~100ml，每天 2~3 次，保留灌肠。

六、预防

正确使用安全套可起预防作用。不断提高卫生水平，加强健康教育，避免婚外性接触，才能真正预防性病性淋巴肉芽肿。

参考文献

[1] 苏晓红，龚向东 . 性病性淋巴肉芽肿的研究进展 [J]. 国际皮肤性病学杂志，2011：6 .

[2] 李建红，陈祥生 . 男男性行为人群性病性淋巴肉芽肿的流行状况及其研究进展 [J]. 中国艾滋病性病，2010，1.

[3] 杨书豪，杨艳艳，田素娟，等 . 抗性病性淋巴肉芽肿衣原体单克隆抗体的制备及初步应用 [J]. 细胞与分子免疫学杂志，2003：3.

[4] 朱明姬，高艳红 . 性病性淋巴肉芽肿 [J]. 中国社区医师，2002：15.

[5] 性病性淋巴肉芽肿诊疗规范（试行）[J]. 岭南皮肤性病科杂志，2000：3.

[6] 张东铭 . 盆底与肛门病学 [M]. 贵阳：贵州科学技术出版社，2001：558.

[7] 赵宝明，李明山 . 肛门直肠疾病诊断治疗学 [M]. 北京：中国协和医科大学出版社，2000：117–118.

第七节　肛门部下疳

肛门部下疳是梅毒病原发损害，属于肛门直肠性病的一种，是由梅毒螺旋体引起的慢性传染病，主要通过性交传播。肛门部下疳属第一期梅毒，常见于女性。

肛门部下疳属于祖国医学的"下疳""猴子疳"等范畴。

【中医学认识】

祖国医学认为，本病属肝、肾、督三经之病。是与有毒之妇交接，感染淫毒所致或因脏腑虚弱、肾气虚衰，毒恶邪气所伤荣卫，邪淫欲火郁滞而成。正如《外科证治全书》说"下疳一证，属肝、肾、督三经之病，……内因者，由欲火猖动，……致败精湿热留滞为患。外因者，由娼妇阴器淤浊未净，辄与交媾，致淫精邪毒，感触精官为患，最不易愈"。由此可见肛门部下疳是由于不洁性交，感触淫毒，湿与热结，流注下焦所致。

【西医学认识】

现代医学认为，肛门部下疳主要是通过性交或胎传感染上梅毒螺旋体（又称苍白旋体）所致。感染梅毒螺旋体，早期（第一期）可引起肛门部下疳；之后（第二期）发生二期早发梅毒，二期复发梅毒疹，出现肛门扁平湿疣，甚至发生梅毒性直肠炎；到了晚期则发生肛门梅毒癣或梅毒性直肠炎。最后可能出现肛门括约肌共济失调。

【临床表现】

感染后 2~6 周发病，多生在肛门边缘。初起为一小块糜烂，以后生成溃疡，形圆，如生在肛门皱襞内，则成菱形，质硬，边突起，红色，不痛，底灰色，常有少量脓性分泌物。因下疳分泌物刺激，肛门部皮肤常有裂口。3~5 周后，两侧腹股沟部，可有数个不相联合的坚硬淋巴结。

【实验室及理化检查】

梅毒实验室检查包括梅毒螺旋体检查、血清学检查、脑脊液检查。早期梅毒查梅毒螺旋体，其余各期梅毒做血清学检查，晚期梅毒加做脑脊液检查，可确诊。

【诊断依据】

潜伏期 2~6 周，溃疡常生在肛门两侧，边硬，向外突起，不痛，腹股沟淋巴结肿大，分泌物可在显微镜下找到螺旋体，3~4 周后，检查血液，有阳性梅毒反应。

【鉴别诊断】

肛门部软下疳：肛门部软下疳一开始即为多发性疼痛性软溃疡，伴有腹股沟淋巴结肿大和破溃，一般在 10 天有红色丘疹，斑丘疹，小结节很快经由水疱或脓疱产生溃疡，一般潜伏期 3 天，能查到分泌物内有软下疳链杆菌，无螺旋体。

【治疗】

一、内治法

（一）辨证施治

1. 肝经湿热证

证候：下疳初起，皮肿红亮，甚如水晶，破流腥水，麻痒时发，肿痛日增，进而肛门皮肤糜烂裂口，发热，小便涩滞，大便不畅，阴部肛门潮湿腥臭。舌红，苔黄或腻，脉弦数有力。

治法：泻肝渗湿。

主方：龙胆泻肝汤（《医方集解》）加减。

常用药：龙胆草、黄芩、山栀子、泽泻、木通、车前子、当归、生地黄、柴胡、生甘草。

2. 下焦湿热证

证候：肛门内灼痛，排便加重，里急后重。常有大量黄白色分泌物从肛门流出，腥臭。舌红苔黄白腻，脉实而数。

治法：泻火通淋。

主方：八正散（《太平惠民和剂局方》）加减。

常用药：车前子、瞿麦、萹蓄、滑石、山栀子仁、炙甘草、木通、大黄、灯心草。

3. 下焦热毒证

证候：初起肛门痒痛，渐生疙瘩，其色紫糜烂而生成溃疡，表面有灰色坏死薄膜，口燥咽干，大便秘结或里急后重，舌红苔黄，脉数。

治法：泻火解毒。

主方：黄连解毒汤（《外台秘要》）加减。

常用药：黄连、黄芩、黄柏、栀子。

4.阴虚火旺证

证候：肛门疳疮溃破肿痛，疼痛昼轻夜重，小便赤涩淋漓，头目眩晕，腰酸腿软，自汗盗汗，发热口干，憔悴瘦弱，精神疲倦，或茎窍作痒，时出白浊，舌红苔少，脉细数。

治法：滋阴泻火。

主方：六味地黄丸（《金匮要略》）合两地汤（《傅青主女科》）加减。

常用药：熟地黄、山茱萸、牡丹皮、山药、茯苓、泽泻、生地、玄参、白芍、麦冬、阿胶、地骨皮。

（二）西药治疗

本病一经诊断确定后，应早期行驱梅治疗（见第一节内治法）。

二、外治法

熏洗法：可用蛇床子、地骨皮、桑枝、槐枝煎水熏洗患部。

【预防调护】

（1）加强梅毒危害及其防治常识的宣传教育。

（2）严禁卖淫、嫖娼，对旅馆、浴池、游泳池等公共场所加强卫生管理和性病监测。

（3）做好孕妇胎前检查工作，对梅毒患者要避孕，或及早中止妊娠。

（4）对高危人群定期进行检查，做到早发现、早治疗。

（5）坚持查出必治、治必彻底的原则，建立随访追踪制度。

（6）夫妇双方共同治疗。

第八节　肛门部软下疳

肛门部软下疳是指肛门及其周围，因革兰阴性杜克雷嗜血杆菌感染而引起的一种性传播疾病。常在感染数小时至5天内即可发病，以生殖器部位发生疼痛性溃疡并伴有腹股沟淋巴结肿大为特征。

中医学把本病与梅毒硬下疳统称为"疳疮"。

【中医学认识】

祖国医学认为本病为肝胆湿热下注，兼外感时毒，蕴结肌肤、阻滞经络而发病。

【西医学认识】

西医学认为本病是因革兰阴性杜克雷嗜血杆菌感染而引起的一种性传播疾病。本病主要传播途径是不洁性交，间接传染少见。

【临床表现】

感染后数小时至5天内，即可发病。初起为一红色斑点，渐渐变成丘疹，后成脓疱，破溃后成溃疡。溃疡呈圆形或卵圆形，有潜行性边缘，质软，底有灰色坏死组织，常盖有脓性分泌物。多半数个溃疡同时发生，向外蔓延，有时互相联合，周围组织发炎，腹股沟淋巴结多肿大。

【实验室及理化检查】

在溃疡表面刮取渗出物，涂片，染色，在光学显微镜下直接观察，可找到杜克雷嗜血杆菌。

【诊断依据】

根据发病前有不洁性交史，潜伏期短，经24~72小时，肛门部发生软而扁的丘疹、脓疱、溃疡，有脓性分泌物刺激肛门部皮肤，排便时疼痛。腹股沟淋巴结肿大，分泌物内查见杜克雷嗜血杆菌。

【鉴别诊断】

1. 肛门部下疳

肛门部下疳质较硬，多为单个，不痛，脓性分泌物少，淋巴结肿大，触之坚硬，不破溃。溃疡出现后2~3周梅毒血清试验阳性。

2. 生殖器疱疹

生殖器疱疹在疱疹阶段出现多发性、群生性水疱，微痛，可以分离出疱疹病毒，杜克雷嗜血杆菌检查阴性。

【治疗】

一、内治法

（一）辨证施治

1. 肝经湿热证

证候：下疳初起，皮肿红亮，甚如水晶，破流腥水，麻痒时发，肿痛日增，进而肛门皮肤糜烂裂口，发热，小便涩滞，大便不畅，阴部肛门潮湿腥臭。舌红，苔黄或腻，脉弦数有力。

治法：泻肝渗湿。

主方：龙胆泻肝汤（《医方集解》）加减。

常用药：龙胆草、黄芩、山栀子、泽泻、木通、车前子、当归、生地黄、柴胡、生甘草。

2. 热毒内蕴证

证候：肛门部溃烂成疮，脓汁腥臭，局部灼痛红紫，小便淋涩热痛，大便秘结。舌红苔黄，脉滑数。

治法：泻火解毒。

主方：黄连解毒汤（《外台秘要》）加减。

常用药：黄连、黄芩、黄柏、栀子。

3. 阴虚火旺证

证候：疾病后期，疮形干陷，久治不愈，疮形平塌，疮色紫滞，脓水清稀，小便短赤，大便秘结。舌红少苔，脉细数。

治法：滋阴生津。

主方：竹叶黄芪汤（《医宗金鉴》）加减。

常用药：人参、黄芪、煅石膏、半夏、麦冬、白芍、川芎、当归、黄芩、生地、甘草、竹叶、生姜、灯心草。

（二）西药治疗

1. 美国 CDC《2006 年性病治疗指南》推荐的方案是：阿奇霉素 1g，单剂量口服；或头孢曲松 250mg，单剂量肌肉注射；或环丙沙星 500mg，2 次 / 天，口服，连续 3 天；或红霉素 500mg，3 次 / 天，口服，连续 7 天。

2. 我国推荐的方案是：阿奇霉素 1g，单剂量口服；或红霉素 500mg，4 次 / 天，口服，连续 7 天；或头孢曲松 250mg，一次肌注；或环丙沙星 500mg，2 次 / 天，口服，连续 3 天（禁用于孕妇、哺乳期妇女及 17 岁以下青少年）。

在临床症状发作前 10 天内与患者有性接触的性伴侣应用上述推荐方案进行治疗。

二、外治法

（一）熏洗法

用苦参汤（苦参、黄柏、蛇床子、地肤子、白鲜皮）煎水熏洗肛门部，已形成溃疡者可用 1 ：5 000 高锰酸钾或过氧化氢溶液冲洗肛门部，保持清洁。

（二）敷药法

用银粉散或珍珠散外掺，有时涂以弱蛋白银结晶，使伤口自愈。

（三）修剪法

如溃疡面有肉芽组织生成，可以剪去，促进愈合。

【预防调护】

（1）预防主要通过性行为传播的软下疳，严禁卖淫、嫖娼，对旅馆、浴池、游泳池等公共场所加强卫生管理和性病监测。

（2）培养良好的卫生习惯：保持外阴清洁干燥；每日清洗内裤，清洗时使用个人的盆具；即使家人之间，洗浴盆具、毛巾也不宜互用。

参考文献

[1] 毕志刚 . 皮肤性病学 [M]. 北京：高等教育出版社，2010，439–440.

第九节　艾滋病

艾滋病（AIDS）是 20 世纪 80 年代初才被发现的一种新的性传播疾病，是"获得性免疫缺陷综合征"的译名，病原体为人类免疫缺陷病毒（HIV），属逆转录病毒。当这种病毒进入人体后，要经过长期的潜伏期才发病，严重破坏人体的免疫功能，患者因抵抗疾病的能力极度下降，百病丛生，患上难治的肠炎、肺炎、脑炎、其他感染或者恶性肿瘤等多种疾病，因无特效药物治疗，又无疫苗预防，最终因消耗、衰竭、阴阳离绝而亡。由于艾滋病的蔓延速度快，波及面广，临床症状复杂，死亡率极高，故有"世界瘟疫""超级癌症"之称。

艾滋病在中医学中属于"瘟疫""虚劳"的范畴。

【中医学认识】

中医认为，艾滋病的病因包括邪毒外袭和正气不足两个方面。正气不足主要为肾不藏精、肾亏体弱，所谓"邪之所凑，其气必虚"；邪毒为疫疠之气，具有强烈的传染性。大凡由性接触传染者，多为嫖娼、同性恋、肛交、滥交伐精纵欲者，其肾精处于匮乏状态，易为邪毒所入；而凡吸毒者均用兴奋致幻之品，令人异常亢奋，性欲亢进（暂时），心神恍惚，不能自持，为燥烈耗气伤精之品，久则致人形容消瘦、精力减退、性功能降低，呈肾精亏虚状态，易为邪毒所犯；至于输血等亦为气血不足，挟邪毒之血液补充而为病，总之，本病应抓住邪毒侵袭、正气不足且正气日虚、邪气渐盛这样的基本病因病机。"疫疠"和"虚劳"并存共处是其特点。疫疠之邪为艾滋病毒，虚劳是由邪毒入侵导致的五脏六腑，特别是五脏的损伤、气血津液的耗竭；其病机为邪盛与正需共存、夹杂，但最终导致正气衰竭，五脏受损，阴阳离绝。由于其病程迁延，变化多端，涉及多个系统和多种感染，中医审证求因、辨证论治较为复杂，应具体情况具体分析。

【西医学认识】

艾滋病的传染源是艾滋病病人及病毒携带者，在传播上起作用的是血液、精液、子宫颈分泌液。临床无症状的及血清抗体阴性的感染者，是最危险的传染源。因为他们不被发现，却能长期携带病毒传染他人。其传播途径主要是性接触、血液和母婴。

一、性接触传播

阴道、肛门和口腔性交是主要传播途径，异性和同性之间的性接触均可传播，尤其男性同性恋病人，因肛门、直肠黏膜比阴道黏膜薄，更易受损而感染，异性间传播，绝大多数通过阴道性交感染，只有少数通过肛门性交发生；口腔性交传播艾滋病的病例，只有个别报道。

二、血液传播

包括输入被污染了艾滋病病毒的血液、血液成分或血液制品；移植或接受了艾滋病病原感染或高危人群的器官组织、精液；与静脉药瘾者共用艾滋病毒污染而未经消毒的枕头与注射器；共用其医疗器械或生活用具（牙刷、剃刀等），也可从破损处感染。

三、母婴垂直传播

即感染了艾滋病病毒的母亲，在产前（子宫内）产中（阴道分娩）因血液与体液接触传给婴儿，或产后母乳喂养传给婴儿。

四、其他途径传播

如果使用冻存精液人工授精，或接受艾滋病病毒感染者的器官组织移植。T_4细胞在人的体液免疫和细胞免疫中均起重要作用，HIV对人体的免疫细胞具有亲和作用，进入人体后首先与T_4细胞表面的受体结合，继之发生融合，攻击和破坏T_4细胞，免疫系统不能阻止HIV的复制，病毒繁殖进一步加快，T_4细胞的各种免疫反应瓦解，病情不断加重。

【临床表现】

健康人在受到艾滋病毒感染后，要经过很长的潜伏期后方可发病，潜伏期短的不到1年，一般2~5年，长者可达10余年。许多感染的人在潜伏期内没有任何自觉症状，但也有一部分人感染早期可以出现发热、头晕、乏力、咽痛、关节痛、皮疹、全身浅表淋巴结肿大的症状，有些人还可发生腹泻，这种症状通常持续1~2周后就会消失，病人便转入无症状的潜伏期。

艾滋病人的临床症状依据发生条件性感染的内脏和发生肿瘤的部位不同，表现也多种多样。常见的症状有以下几个方面：

一、一般症状

持续发热、虚弱、盗汗、全身浅表淋巴肿大，体重下降，消瘦特别明显。

二、呼吸道症状

咳嗽、血痰、胸痛、呼吸困难。

三、消化道症状

食欲下降、厌食、恶心、呕血、便血、腹泻。

四、神经系统症状

头晕、头痛、反应迟钝、精神异常、抽搐、偏瘫、痴呆等脑部症状。

五、皮肤和黏膜损害

弥漫性丘疹、疱疹、口腔和咽部黏膜炎症、溃烂。

六、肿瘤

可出现多种恶性肿瘤（如卡波济肉瘤等）。

【实验室及理化检查】

一、免疫学检查

（1）淋巴细胞减少，严重者可降至 0.5×10^9/L 以下。主要是 T_4 细胞减少，T_3 细胞无变化，严重者 T_4/T_3 可降至 1.0~0.1 以下。

（2）迟发病变反应（结核菌素试验等）减弱或消失。

（3）体外实验可发现 T 细胞和 B 细胞功能下降和紊乱，如母细胞转化反应减弱或消失，B 细胞对新抗原无反应性，多克隆丙种球蛋白增多等。

二、病毒学检查

用正常细胞或 T 细胞为靶细胞做病毒培养，可分离或检查出艾滋病病毒。

三、血清学实验

血中有艾滋病病毒抗体，表明已被艾滋病病毒感染，此试验对诊断治疗病人、筛选献血员、制造血制品一级进行流行病学调查有很大帮助，包括酶联免疫吸附实验测定、固相放射免疫测定、放射免疫沉淀、间接免疫荧光染色试验、但白银级实验等。

四、条件致病菌病原体检查

取病人痰液、气管分泌物、胃内容物、咽喉分泌物等进行涂片检查，如发现病原体即可确证。

五、组织病理学检查

并发卡波济肉瘤须做组织病理学检查，有条件致病菌感染，也需取有关感染的组织进行活检。有持续淋巴结病变者，取淋巴结做电镜检查。根据病史询问、临床症状表现和各项检查，即可对艾滋病做出诊断。

【诊断依据】

中国目前艾滋病的诊断标准是：血液检查艾滋病抗体阳性，又具有下述症状中任何一项者，可确诊为艾滋病人。

（1）近期内（3~6个月）体重减轻10%以上，且持续发热达38℃。

（2）近期内（3~6个月）体重减轻10%以上，且持续腹泻（每日达3至5次）一个月以上。

（3）卡氏肺囊虫肺炎。

（4）卡波氏肉瘤。

（5）明显的真菌或其他机会性感染。

【鉴别诊断】

一、原发性免疫缺陷病

其发生或遗传与先天缺陷有关，大多发生在婴幼儿童，以及反复感染为主临床表现，而艾滋病多发于成人，T4淋巴细胞减少，病毒学和血清学检查可以鉴别。

二、继发性免疫缺陷病

发生在其他疾病基础上的免疫功能缺陷，如用糖皮质激素、化疗、放疗，或原先已经存在恶性肿瘤及严重的蛋白性营养不良引起的继发性免疫缺陷，其与艾滋病鉴别的要点是寻找病因和进行病毒学、血清学检查。

三、血液病

艾滋病人有发热，肝脾肿大，淋巴结肿大，个别病人白细胞降低，淋巴细胞减少，因此需要与血液病鉴别，必要时可做骨髓穿刺以资鉴别。

四、传染性单核细胞增多症

艾滋病病人，急性艾滋病病毒感染期的表现很像传染性单核细胞增多症，因此当艾滋病的高危人群中出现传染性单核细胞增多症者，应立即进行艾滋病病毒抗体或病毒抗原的检查，以鉴别之。

五、中枢神经系统疾病

近年来，发现艾滋病病人表现为中枢神经系统的症状比较多，如痴呆等，故应注意与其他原因引起的中枢神经系统疾病相鉴别。

【治疗】

（一）中医药治疗

可取得缓解病情和延长生命的效果。要坚持因人而异、因地制宜、随机应变、辨证论治的原则。可将本病分为四型治疗。

1.肾阴亏虚型

证候：发热盗汗，神疲乏力，形体消瘦，毛发脱落等。

治法：填补真阴，壮水潜阳。

主方：麦味地黄丸（《寿世保元》卷四）。

常用药：麦冬、五味子、熟地黄、酒萸肉、牡丹皮、山药、茯苓、泽泻。

2.肺阴不足型

证候：发热，干咳，咳脓血痰，呼吸困难，胸部疼痛等。

治法：养阴润肺。

主方：百合固金汤（《医方集解》）加半夏、枇杷叶。

常用药：生地黄、熟地黄、当归、芍药（炒）、甘草、百合、贝母、麦冬、桔梗、玄参。

3.热盛动血型

证候：皮肤出现紫褐斑及多发性出血，衄血，吐血，尿血，便血，甚则惊厥抽搐，神思昏蒙，痴呆癫痫等。

治法：凉血止血，清热解毒，兼以醒神开窍，息风止痉。

主方：钩藤饮（《医宗金鉴》）加减。

常用药：人参、全蝎（去毒）、羚羊角、天麻、甘草（炙）、钩藤。

4.正虚瘀结型

证候：肝脾肿大，胃纳锐减，形体瘦削，面色萎黄，甚则黧黑等。

治法：补益气血，活血化瘀。

主方：桃红四物汤（《医垒元戎》）加三仙、黄芪、柴胡、枳壳、牛膝、桔梗、甘草。

常用药：熟地、当归、白芍、川芎、桃仁、红花、三仙、黄芪、柴胡、枳壳、牛膝、桔梗、甘草，水煎服。

（二）西医药治疗

（1）胸腺移植治疗

（2）抗 HIV 治疗 AZT 可抑制 HIV，还可用三氮核苷、球胞苷、阿糖胞苷、无环鸟苷等。

（3）免疫增强治疗：一般用丙种球蛋白、胸腺素、白细胞介素-2、干扰素、转移因子、聚肌胞、输血、输骨髓等。

（4）抗感染

①有隐孢子虫肺炎时，可用螺旋霉素，戊烷脒或复方磺胺甲基异噁唑来治疗。

②有口腔念珠菌感染时，可口服制菌霉素和二性霉素。

③全身和肺部霉菌感染，可静脉注射二性霉素。

④合并弓形体病时，可口服磺胺嘧啶或乙胺嘧啶。

⑤合并单纯疱疹病毒感染者，可用无环鸟苷治疗。

【预防调护】

（1）加强对艾滋病防治知识的宣传普及。

（2）加强性道德观念的教育。

（3）严格选择供血者，HIV 检测作为供血者常规检测。

（4）艾滋病病人或 HIV 阳性者应避孕，已出生婴儿不用母乳喂养。

（5）加强入境检疫。

（6）加强艾滋病病人心理治疗。

参考文献

[1] 张乐岳 . 肛肠病影像真诠 [M]. 北京：军事医学科学出版社，2010：173–185.

[2] 李太生，王爱霞，邱志蜂 . 艾滋病的免疫发病机制和免疫重建 [J]. 中华医学杂志，2007，81（3）：310–313.

[3] 蒋心悦 . 浅谈艾滋病的病因病机 [J]. 中国医药学报，2001，16（6）：41–42.

[4] 李曰庆 . 中医外科学 [M]. 北京：中国中医药出版社，2002：232–236.

附录　方剂索引

二　画

八正散（《太平惠民和剂局方》）

组成：木通　瞿麦　车前子　萹蓄　滑石　炙甘草　山栀子　大黄

功效：清利湿热，用于肛门直肠手术后引起的尿潴留。

用法：将上药各等份，研为细末，每日 10g，水泡服，或加灯心草，水煎服。

十全大补汤（《太平惠民和剂局方》）

组成：人参　肉桂　川芎　地黄　茯苓　白术　甘草　黄芪　当归　白芍

功效：养阴托毒，清热利湿，用于肛瘘气血两虚型病人。

用法：水煎服。

九华膏（经验方）

组成：滑石　月石　龙骨　川贝母　银珠　麝香

功效：消炎止痛，生肌润肤，用于内痔、外痔发炎及内痔术后。

用法：将药共研为细末，凡士林为基质，制成 20% 的软膏。

冬季可适当加入香油，外用。

八珍汤（《正体类要》）

组成：人参　白术　茯苓　甘草　当归　白芍　地黄　川芎

功效：补气补血，用于气血两虚的疮疡和皮肤病病人。

用法：水煎服。

九华膏（经验方）

组成：滑石 12g　月石 18g　龙骨 24g　川贝母 12g　冰片 9g　银珠 7.5g　麝香 0.6g

功效：消炎止痛，生肌润肤，用于内痔、外痔发炎及内痔术后。

用法：将药共研为细末，凡士林为基质，制成 20% 的软膏。冬季可适当加入香油，外用。

本方药研为细末，制为栓剂，名九华栓，是用半合成脂肪酸为基质，每粒含药量为 0.3g，病人大便后或换药时，放入肛门内，功效同九华膏。

九一丹（《医宗金鉴》）

组成：熟石膏9份 红升丹1份

功效：提脓祛腐，用于溃疡和瘘管流脓未尽的病人。

用法：将药共研为极细末，用时取适量撒于疮面，或制成药线，插入疮口或瘘管。

二陈汤（《和剂局方》）

组成：陈皮 半夏 茯苓 甘草

功效：燥湿化痰，用于疮疡痰浊凝结之证。

用法：水煎服。

三 画

大承气汤（《伤寒论》）

组成：生大黄（后下） 枳实 厚朴 芒硝（冲服）

功效：泻热攻下，用于疮疡、皮肤病和急腹症里热实证。

用法：水煎服。

三妙丸（《医学正传》卷五）

组成：黄柏（切片，酒拌略炒） 苍术（米泔浸一二宿，细切，焙干） 川牛膝（去芦）

功效：治湿热下注，两脚麻木，或如火烙之热。

用法：上药研为细末，面糊为丸，如梧桐子大。每服50~70丸，空腹时用姜、盐汤送下。

大黄牡丹皮汤（《金匮要略》）

组成：大黄 牡丹皮 桃仁 冬瓜子 芒硝

功效：泻热破瘀，散结消肿。用于肠痈初起，右少腹疼痛拒按，甚则局部有痞块，发热恶寒，自汗出，或右足屈而不伸，苔黄腻，脉滑数者。

用法：前四味药以水6L煮取1L，去滓，加芒硝，再煎数沸。

四 画

止痛如神汤（《医宗金鉴》）

组成：秦艽 桃仁 角刺 苍术 防风 黄柏 当归尾 泽泻 槟榔 熟大黄

功效：清热利湿，消肿止痛。用于痔疮肿胀和疼痛的病人。

用法：水煎服。

六味地黄丸（《小儿药证直诀》）

组成：熟地黄　山莱萸　干山药　牡丹皮　茯苓　泽泻

功效：补肾水，降虚火，用于肝肾阴虚的病人。

用法：将药研为细末，炼蜜为丸如梧桐子大，用开水或淡盐汤送下，每服 3 丸（约 9g），每天服 2~3 次。

五味消毒饮（《医宗金鉴》）

组成：金银花　野菊花　蒲公英　紫花地丁　紫背天葵子

功效：清热解毒，用于肛瘘湿热下注型病人。

用法：水煎服。

五倍子汤（《疡科选粹》）

组成：五倍子　朴硝　桑寄生　莲房　荆芥

功效：消肿止痛，收敛止血，用于痔疮脱肛等病人。

用法：煎汤熏洗患处。

五仁丸（《世医得效方》）

组成：桃仁　杏仁（麸炒，去皮尖）　松子仁　柏子仁　郁李仁　陈皮（另研末）

功效：润肠通便。用于津枯肠燥证，大便艰难，以及年老和产后血虚便秘。

用法：将五仁研为末，入陈皮末同研匀，炼蜜为丸，如梧桐子大，每服 50 丸（9g），食前米饮下。

六磨汤（《世医得效方》）

组成：槟榔　沉香　木香　乌药　大黄　枳壳

功效：行气导滞。用于气滞腹胀，大便秘涩。

用法：以上 6 味，用水磨取汁 75m1 和匀，温服。

少腹逐瘀汤

组成：小茴香（炒）　干姜（炒）　延胡索　当归　川芎　官桂　赤芍　蒲黄　五灵脂

功效：活血祛瘀，温经止痛。用于少腹瘀血积块疼痛或不痛，或痛而无积块，或少腹胀满等。

用法：水煎服。

五神汤（《辨证录》卷十三）

组成：茯苓　车前子　金银花　牛膝　紫花地丁

功效：利湿清热。用于肛门肿痛，灼热潮湿瘙痒。

用法：水煎服。

五妙膏（经验方）

组成：苍术　羌活　黄柏　红花　大黄

功效：清热除湿，祛风散瘀，用于疮疡红肿疼痛和局部慢性溃疡的病人。

用法：以液体石蜡和凡士林调配成15%的油膏，外敷患处。

内托黄芪散（《医宗金鉴》）

组成：当归　川芎　白芍（炒）　陈皮　白术（土炒）　黄芪　穿山甲（炒研）皂刺　槟榔　紫肉桂

功效：托里溃脓，用于脏毒，体虚脓成未溃的病人。

用法：水煎服。

六一散（《宣明论方》）

组成：滑石6份　甘草1份

功效：清热利湿，用于湿热证。

用法：将药研为细末，用冷水或灯心草调下。

五 画

龙胆泻肝汤（《医方解集》）

组成：龙胆草　栀子　黄芩　柴胡　生地黄　泽泻　当归　车前子　木通　甘草

功效：泻肝胆湿热与实火，用于肛周脓肿、湿疹及急腹症里热证的病人。

用法：水煎服。

仙方活命饮（《校注妇人良方》）

组成：白芷　贝母　防风　赤芍药　当归尾　甘草节　皂角刺　穿山甲　天花粉乳香　没药　金银花　陈皮

功效：清热解毒，透脓托毒，用于肛瘘热毒蕴结型病人。

用法：水煎服。

生肌散（经验方）

组成：制炉甘石　钟乳石　滑石　琥珀　朱砂　冰片

功效：生肌收口，用于痈疽溃后，脓水将尽的病人。

用法：将药研为极细末，掺于疮口中。

四神丸（《证治准绳》）

组成：补骨脂　肉豆蔻　五味子　吴茱萸　生姜　大枣

功效：温肾暖脾，固肠止泻。适用于脾肾阳虚、五更泄泻或久泻、不思饮食、食不消化，或腹痛肢冷等症，也用于慢性结肠炎、肠结核等久泻属脾肾阳虚的病人。

用法：将药同煮捣烂，做成丸子如梧桐子大，每服 50 丸，每天 2~3 次。

归脾汤（《妇人良方》）

组成：白术 当归 人参 黄芪 酸枣仁 木香 远志 炙甘草 龙眼肉 茯苓

功效：养心健脾，补益气血，用于疮疡后期气血不足的病人。

用法：水煎服，也可制丸服用。

四妙丸（《成方便读》）

组成：苍术 牛膝 黄柏（盐炒） 薏苡仁

功效：清热利湿，通筋利痹。主治湿热下注所致的痹病，肛门坠胀肿痛等。

用法：水泛丸，每次 6~9g，日 2 次口服。

生肌玉红膏（《外科正宗》卷一）

组成：白芷 甘草 归身 瓜儿血竭 轻粉 白蜡 紫草 麻油

功效：活血祛腐，解毒生肌。用于溃疡脓腐已尽时。

用法：先将芷、归、草放油内煎至将枯，再下紫草同煎至枯，滤去渣后下白蜡，融化后离火，待油膏稍凉后加入血竭、轻粉调匀即成。用时涂于纱布上，或制成油膏纱布盖贴。

四君子汤（《太平惠民和剂局方》）

组成：人参（去芦） 白术 茯苓（去皮） 甘草（炙）

功效：益气健脾。用于脾胃气虚。症见面色萎白，语声低微，四肢无力，食少或便溏，舌淡，脉细缓。

用法：水煎服。

右归丸（《景岳全书》）

组成：熟地黄 山药（炒） 枸杞（微炒） 鹿角胶（炒） 菟丝子（制） 杜仲（姜汁炒） 山萸肉（微炒） 当归 肉桂 制附子

功效：温补肾阳，填精补血。用于肾阳不足，命门火衰，症见久病气衰神疲，畏寒肢冷；或大便不臭，甚则完谷不化之肛肠疾病。

用法：先将熟地黄蒸烂杵膏，加他药炼蜜为丸，每丸约重 15g。早晚空腹时各服 1 丸，淡盐汤送下。亦可按原方用量比例酌情增减，水煎服。

玉女煎（《景岳全书》）

组成：石膏 熟地 麦冬 知母 牛膝

功效：清胃热，滋肾阴。用于胃热阴虚证。

用法：上药用水一盏半，煎七分，温服或冷服（现代用法：水煎服）。

甘麦大枣汤（《金匮要略》）

组成：甘草 小麦 大枣

功效：养心安神，和中缓急，亦补脾气。用于肛门神经官能症，症见精神恍惚，悲伤欲哭，睡眠不安，甚则言行失常，呵欠频作，舌红少苔。

用法：水煎服。

左归丸（《景岳全书》）

组成：熟地黄　山药（炒）　枸杞　山茱萸　菟丝子（制）　鹿胶（敲碎炒珠）龟胶（切碎炒珠）　川牛膝（酒洗蒸熟）

功效：滋阴补肾。用于肛肠疾病患者属真阴不足，症见头晕目眩，腰膝酸软，遗精滑泄，自汗盗汗等。

用法：先将熟地黄蒸烂，杵膏，加他药炼蜜为丸，每丸约重15g。早晚空腹时各服1丸，淡盐汤送下。亦可按原方用量比例酌情增减，水煎服。

玄参汤（《圣济总录》卷一零四）

组成：玄参　黄芩（去黑心）　菊花　羚羊角（镑）　蔓荆实（去皮）　防风（去叉）芍药

功效：清肝祛风。用于肝经风热上冲，目赤痒痛，大便秘结。

用法：上七味，粗捣筛，每服6g，水一盏半，煎至八分，去滓，入马牙硝0.6g，食后，临卧温服。

皮粘散（经验方）

组成：炉甘石60g（先用黄连30g煎水淬4次，研细）　朱砂6g　琥珀24g　硼砂4.5g熊胆12g　冰片0.6g　珍珠1.2g　麝香0.6g

功效：敛肌生口，用于肛门溃疡、痔疮术后和伤口不敛，久不生肌的病人。

用法：将药研为极细末，喷撒于患处。

四物汤（《和剂局方》）

组成：熟地黄　当归身　白芍　川芎

功效：养血补血，用于疮疡血虚之证。

用法：水煎服。

代抵当丸（《证治准绳》）

组成：大黄　桃仁　生地　归尾　穿山甲　元明粉　桂心

功效：活血祛瘀，用于因膀胱阻塞引起的尿潴留。

用法：将药研为细末，炼蜜为丸，如梧桐子大，每服10g，每天2次。

玉屏风散（《丹溪心法》）

组成：黄芪　白术　防风

功效：益气固表，用于气虚表卫不固之自汗证。

用法：水煎服。

半硫丸（《和剂局方》）

组成：半夏　硫黄

功效：温通开秘，用于阳虚内寒的便秘证。

用法：将药研为细末，用生姜糊调为丸，空腹用温酒或生姜汤送服。

六 画

芍药甘草汤（《伤寒论》）

组成：芍药　甘草

功效：调和肝脾、缓急止痛。用于津液受损，阴血不足，筋脉失濡所致诸证。

用法：水煎服。

竹叶黄芪汤（《医宗金鉴》

组成：人参　黄芪　煅石膏　半夏　麦冬　白芍　川芎　当归　黄芩　生地　甘草　竹叶　生姜　灯心草

功效：滋阴生津清热。用于有头疽，热甚口渴者。

芍药汤（《素问》）

组成：芍药　黄芩　黄连　大黄　槟榔　当归　木香　肉桂　甘草 。

功效：清热燥湿，调气和血。用于腹痛，便脓血，里急后重，肛门灼热。

用法：水煎服。

红升丹（《医宗金鉴》）

组成：水银　火硝　白矾　雄黄　朱砂　皂矾。

功效：拔毒去腐，生肌长肉。用治一切疮疡溃后，疮口坚硬，肉黯紫黑。

用法：将丹少许，用鸡翎或棉签掺于疮口上，亦可用药捻蘸药少许，放入疮口内，或与熟石膏按不同比例配成五五丹、七三丹、九一丹。

安宫牛黄丸（《温病条辨》）

组成：牛黄　郁金　犀角　黄芩　黄连　栀子　雄黄　朱砂　冰片　麝香　珍珠粉

功效：清心解毒，宣窍安神，用于疮疡神昏谵语，狂躁痉厥的热盛病人。

用法：将药研为极细末，炼蜜和丸，每丸 3g，金箔为衣，外以蜡包裹。每服 1 丸。脉虚者，可用人参汤送下，脉实者，用银花薄荷汤送下，病重体实者，每天服 3 次。

冲和膏（《外科正宗》）

组成：紫荆皮（炒）150g 独活 90g 赤芍 60g 白芷 30g 石菖蒲 45g。

功效：疏风消肿，活血祛寒，用于疮疡阴阳不和，冷热相凝的病人。

用法：将药研为细末，用葱汁或陈酒调匀，外敷患处。

阳和汤（《外科全生集》）

组成：熟地黄　白芥子　生姜炭　麻黄　甘草　肉桂　鹿角胶（烊化冲服）。
功效：温阳通脉，散寒化痰，用于痈疽之虚寒型。
用法：水煎服。

七画

补中益气汤（《脾胃论》）

组成：人参　黄芪　白术　当归　陈皮　升麻　柴胡　炙甘草
功效：补气益气，升阳升陷。用于疮疡元气亏损，中气不足，或脱肛、气虚下陷的病人。
用法：水煎服。

芩连二母丸（《医宗金宗》）

组成：黄芩　黄连　知母　贝母（去心）　当归（酒炒）　白芍（酒炒）　羚羊角（镑）
生地黄　熟地黄　蒲黄　地骨皮　川芎　生甘草
功效：抑火滋阴，养血凉血，安敛心神，调和血脉，用于血瘤病人。
用法：将药研为细末，用侧柏叶煎汤，面糊为丸，如梧桐子大，每服 70 丸，用灯
心煎汤送下。

两地汤（《傅青主女科》）

组成：生地黄　玄参　麦门冬　白芍　地骨皮　阿胶。
功效：养阴清热，用于阴虚血热证。
用法：水煎服。

八画

苦参汤（《疡科心得集》）

组成：苦参　蛇床子　白芷　金银花　野菊花　黄柏　地肤子　大菖蒲
功效：祛风除湿，杀虫止痒，用于瘙痒性皮肤病。
用法：将药加水煎煮去渣，临用时加猪胆 4~5 枚，熏洗患处。

青蒿鳖甲汤（《温病条辨》）

组成：青蒿　鳖甲　细生地　知母　丹皮
功效：养阴托毒，清热利湿，用于肛瘘阴虚夹湿型病人。

用法：水煎服。

知柏地黄丸（《医方考》）

组成：熟地黄　山茱萸（去核　炙）　山药　泽泻　牡丹皮（去木）　白茯苓　黄柏（盐炒）　知母（盐炒）

功效：滋阴降火。用于阴虚火旺所致的骨蒸潮热、盗汗、咽喉燥痛等。

用法：每服 9g，空腹或食前用温开水或淡盐汤送服。

参苓白术散（《太平惠民和剂局方》）

组成：莲子肉　薏苡仁　缩砂仁　桔梗　白扁豆　茯苓　人参　甘草　白术　山药

功效：补气健脾，渗湿止泻，理气化痰。用于慢性胃肠炎、腹泻、阴部疱疹、黄水疮等。

用法：上药为细末。每服 6g，枣汤调服；若煎汤服，按原方比例酌减。

附子理中汤（《奇效良方》）

组成：人参　白术　干姜（炮）　附子（炮，去皮脐）　炙甘草

功效：补虚回阳，温中散寒。用于五脏中寒，下焦虚寒，火不生土，脘腹冷痛，呕逆泄泻。

用法：上作一服，水二盅，生姜五片，煎至一盅，食前服。如血少加当归（3g），同煎服。

金铃子散（《素问病机气宜保命集》）

组成：金铃子　玄胡索

功效：疏肝泄热，活血止痛。治疗肝郁化火，胸腹胁肋疼痛，口苦，舌红，苔黄，脉弦。

用法：为细末，每服三钱（9g），酒调下。

如意金黄散（《外科正宗》）

组成：大黄　黄柏　姜黄　白芷　南星　陈皮　苍术　厚朴　甘草　天花粉

功效：清热除湿，散瘀化痰，止痛消肿，用于疮疡阳证。

用法：将药共研为细末，装好备用，用时取适量，与蜂蜜或葱或酒或油或茶水或菊花露或银花露或丝瓜叶捣汁等和药，调敷患处。

参附汤

组成：人参　熟附子

功效：回阳救逆，用于休克时阳气将脱，四肢厥冷，气短呃逆，喘满汗出，脉微细的病人。

用法：水煎服。

金黄散（经验方）

组成：大黄 2.5kg　黄柏 2.5kg　姜黄 2.5kg　白芷 2.5kg　南星 1kg　陈皮 1kg　苍术

1kg　厚朴 1kg　甘草 1kg　天花粉 5kg

功效：清热除湿，散瘀化痰，止痛消肿，用于疮疡阳证。

用法：取金黄散 2 份，加凡士林 8 份，调匀成 20% 软膏，用时涂于患处。

九画

活血散瘀汤（《外科正宗》）

组成：当归尾　赤芍　桃仁　大黄　川芎　苏木　牡丹皮　枳壳　瓜蒌仁　槟榔

功效：活血化瘀，行气消肿。用于痈疽初起、红肿赤痛的病人。

用法：水煎服。

活血止痛散（《赵炳南临床经验集》）

组成：土鳖虫　当归　乳香　自然铜　三七　香附

功效：活血化瘀、行气止痛。用于跌打损伤，瘀血肿痛。

用法：研末冲服。

保和丸（《丹溪心法》）

组成：神曲　焦山楂　莱菔子　半夏　陈皮　茯苓　连翘

功效：消食和胃。食积停滞，脘腹胀满，嗳腐吞酸，不欲饮食。

用法：粉碎成细粉，过筛，混匀，用水泛丸，干燥，制成水丸；或每 100g 粉末加炼蜜 125~155g 制成大蜜丸。

独活寄生汤（《备急千金要方》卷八）

组成：独活　寄生　杜仲　牛膝　细辛　秦艽　茯苓　桂心　防风　芎藭　人参　甘草　当归　芍药　干地黄

功效：祛风湿，止痹痛，补肝肾，益气血。用于肝肾两亏，气血不足所致肛门直肠痛。

用法：上十五味，㕮咀。以水 1L，煮取 300ml，分二次服。

独参汤（《景岳全书》）

组成：人参

功效：大补元气，用于疮疡有虚脱现象的病人。

用法：水煎服。

济生肾气丸（《济生方》）

组成：干地黄　山药　山茱萸　泽泻　茯苓　牡丹皮　桂枝　炮附子　牛膝　车前子

功效：温肾利水，用于泌尿系结石、前列腺肥大和肾阳虚证。

用法：水煎服。

十画

凉血地黄汤（《外科大成》）

组成：细生地　当归尾　地榆　槐角　黄连　天花粉　炒槐花　升麻　赤芍　枳壳　黄芩　荆芥　生甘草

功效：清热凉血。用于内痔出血、血栓痔属于血热妄行的病人。

用法：水煎服。

润肠丸（《兰室秘藏》）

组成：生地　甘草　大黄（炒）　熟地　当归　升麻　桃仁　火麻仁　红花

功效：润肠通便。用于血虚肠燥，大便秘涩。

用法：研为细末，炼蜜为丸。每服 6g，日服 3 次。

桃红四物汤（《医宗金鉴》）

组成：当归　熟地　川芎　白芍　桃仁　红花

功效：行气活血化瘀，用于血多有块，色紫稠黏，腹痛等病人。

用法：水煎服。

真人养脏汤（《和剂局方》）

组成：诃子　罂粟壳　肉豆蔻　当归　白术　白芍　人参　木香　官桂　甘草

功效：收涩，补脾温肾，调血行气，用于虚寒痢。

用法：水煎服。

痛泻要方（《丹溪心法》）

组成：白术　白芍　防风　陈皮

功效：泻肝补脾。用于肝旺脾虚所致的腹痛、肠鸣、泄泻。

用法：水煎服。

透脓散（《外科正宗》）

组成：黄芪　穿山甲　当归　皂角刺

功效：补托透脓，用于痈疽、诸毒内脓已成而不穿破的病人。

用法：水煎服。

通气散坚丸（《医宗金鉴》）

组成：人参　桔梗　川芎　当归　花粉　黄芩（酒炒）　枳壳（麸炒）　陈皮　半夏（制）　白茯苓　胆星　贝母（去心）　海藻（洗）　香附　石菖蒲　甘草（生）

功效：通筋活血，用于筋瘤。

用法：将药研为细末，炼蜜为丸，如梧桐子大。每天服 9g，饭前用温开水送下。

桂枝汤（《伤寒论》）

组成：桂枝　白芍　炙甘草　生姜　大枣

功效：调和营卫，用于营卫不和的表虚证。

用法：水煎服。

十一画

理中汤（《伤寒论》）

组成：人参　白术　炙甘草　干姜

功效：温中祛寒，补益脾胃，用于脾胃虚寒的腹痛，泄泻和呕吐等证。

用法：水煎服。

黄连解毒汤（《外台秘要》）

组成：黄连　黄芩　黄柏　山栀

功效：清热解毒，用于疮疡阳证、烧伤、药疹、虫咬皮炎及急腹证里热病人。

用法：水煎服。

渴龙奔江丹（《外科十三方考》）

组成：白矾　火消　黑矾　黑铅　水银　青盐　明雄　硼砂　白砒

功效：一切恶疮疔毒。

用法：点疮口上。

黄连膏（《医宗金鉴》）

组成：黄连　当归　生地黄　姜黄　麻油　黄蜡

功效：润燥，清热，解毒，止痛，用于疮疡阳证的病人。

用法：上药除黄蜡外，其余药浸入麻油内，一天后，用文火熬至药枯，去渣滤清，再加黄蜡，文火徐徐收膏备用，用时取适量外敷患处。

萆薢渗湿汤（《疡科心得集》）

组成：萆薢　薏苡仁　黄柏　赤茯苓　牡丹皮　泽泻　滑石　通草

功效：清热，利水渗湿，用于湿热下注、臁疮湿疹等证。

用法：水煎服。

麻子仁丸（《伤寒论》）

组成：麻子仁　大黄（去皮）　杏仁（去皮尖）　白芍　炒枳实　厚朴（炙）

功效：润肠泄热，行气通便。用于肠胃燥热，大便秘结。

用法：上6味，蜜为丸，梧桐子大。每服9g，日服3次。

麻黄附子细辛汤（《伤寒论》）

组成：麻黄（去节）　细辛　附子（炮，去皮，破八片）

功效：助阳解表。用于素体阳虚，外感风寒证。

用法：水煎温服。

清热利湿汤（经验方）

组成：金银花　连翘　板蓝根　赤芍　牡丹皮　黄柏　牛膝　紫花地丁　泽泻　车前草

功效：清热解毒，凉血利湿，用于疮疡之属于湿热证病人。

用法：水煎服。

清营汤（《温病条辨》）

组成：犀角　生地黄　玄参　竹叶心　麦门冬　丹参　黄连　金银花　连翘

功效：清营解毒，泄热养阴，用于疮疡痈疽和急腹证等热入营分，邪毒内陷的病人。

用法：水煎服。

黄芪汤（《金匮翼》）

组成：黄芪　陈皮　火麻仁　白蜂蜜

功效：益气润肠，用于气虚便秘证。

用法：水煎服。

清肺饮（《证治汇补》）

组成：栀子　黄芩　麦门冬　桑皮　车前草　木通　茯苓

功效：清热利水，用于肺热气壅，肺气不降的小便不通证。

用法：水煎服。

银翘散（《温病条辨》）

组成：连翘　金银花　牛蒡子　桔梗　薄荷　鲜竹叶　荆芥　淡豆豉　生甘草　鲜芦根

功效：疏风清热，用于因风热客于皮肤而生的疮疡及皮肤病。

用法：水煎服。

十二画

脾约麻仁丸（《伤寒论》）

组成：大黄　厚朴　杏仁　白芍　枳实　麻子仁

功效：清热润肠，用于因燥热而引起的便秘及痔癌术后便秘。

用法：将药研为细末，炼蜜为丸，每丸重 9g，睡前服一丸。

犀角地黄汤（《千金要方》）

组成：犀角屑（水磨更好）　生地黄（捣烂）　牡丹皮　芍药

功效：凉血，清热解毒，用于疮疡痈疽等热入营血、热毒炽盛的病人。

用法：水煎服。

硝矾洗剂（经验方）

组成：芒硝　硼砂　明矾

功效：消肿止痛，收敛止血，祛湿止痒，祛腐生肌，抑菌杀虫。用于痔瘘发炎肿痛、便血，肛门瘙痒、湿疹，及肛门术后创面坐浴。

用法：开水 500~700ml 冲化，先熏后洗。

痛泻要方（《景岳全书》引刘草窗方）

组成：炒白术　白芍　陈皮　防风

功效：柔肝补脾，祛湿止泻。用于肝郁脾虚，症见肠鸣腹痛，大便泄泻，泻必腹痛等病人。

用法：水煎服。

葛根黄芩黄连汤（《伤寒论》）

组成：葛根　黄芩　黄连　甘草

功效：清热止痢，用于湿热泄泻。

用法：水煎服。

滋阴除湿汤（《外科正宗》）

组成：川芎　当归　白芍　熟地黄　柴胡　黄芩　陈皮　贝母　知母　地骨皮　泽泻　甘草　干姜

功效：滋阴除湿，化痰通络，用于附睾结核初起的病人，结核性肛瘘病人。

用法：水煎服。

渴龙奔江丹（经验方）

组成：水银 39g　青盐 39g　文硝 39g　白矾 39g　佛金 30 张

功效：提脓化腐生肌，用于脓肿瘘管术后久不愈合的伤口。

用法：将药研为细末，入于烧红的黄泥灌内，用土碗盖灌口，石膏封之，倒置于火盆上，以木炭烈火围烧 4 小时，去除露之，7 天后，取丹研细，拌以 9 倍银朱，以米粉为胶着物，搓干后，即成奔江丹条搓饼，干后再研细，即成奔江丹粉，用时，取适量掺于创面。

复方紫草油纱条（经验方）

组成：紫草 248g　黄连 155g　生地榆 248g　地榆炭 248g　鸡血藤 248g　甘草 62g

乳香 31g　没药 31g　象皮粉 31g　黄芪 100g　菜油 5 000ml

功效：清热消炎，用于烫伤肛门直肠术后换药。

用法：将上药放入菜油中，浸泡 1 周以上，滤出药渣，取滤出油一半，连同药渣放入铁锅，置于文火上煎熬至药渣变焦而中心为黄时，将油倒入另一半滤出的油中，待药渣降温后，再过滤去渣，滤出的油装瓶备用。将纱布做成适当大小，放铝盒内，加复方紫草油浸透，盖好，消毒备用。用时剪取适当大小纱条，覆盖患处或放入引流口引流换药。

十三画

槐角丸（《和剂局方》）

组成：槐角　炒枳壳　当归　黄芩　防风　地榆炭

功效：清热，止血，止痛，用于大肠湿热、痔瘘肿痛和大便下血等证。

用法：将药研成细末，做成糊丸或蜜丸，每次服 10g，每天 2 次。

新加黄龙汤（《温病条辨》卷二）

组成：细生地　生甘草　人参（另煎）　生大黄　芒硝　玄参　麦冬　当归　海参（洗）　姜汁

功效：益气养阴，泻热通便。用于气液两亏，大便秘结。

用法：以水八杯，煮取三杯。先用一朴，冲参汁上分，姜汁二匙，顿服之。如腹中有响声，或转矢气者，为欲便也，候一二时不便，再如前法。

新加香薷饮（《温病条辨》）

组成：香薷　金银花　鲜扁豆花　厚朴　连翘

功效：解表清暑，芳香化湿，用于感受暑邪、发热微恶寒、无汗头痛、心烦口渴等证。

用法：水煎服。

十四画

膈下逐瘀汤

组成：桃仁（研如泥）　当归　红花　五灵脂（炒）　甘草　川芎　赤芍　丹皮　乌药　延胡索　香附　枳壳

功效：活血祛瘀，行气止痛。

用法：水煎服。用于腹部瘀滞疼痛，痛处不移。

翻肛散（经验方）

组成：枳壳　陈皮　大黄　当归　细辛　木香　乌药　厚朴　赤芍　炒山甲　川楝

子 皂角刺

功效：下气翻肛，使痔疮脱出，便于治疗。

用法：水煎服。

十五画以上

增液汤（《温病条辨》）

组成：玄参 麦冬 细生地

功效：滋阴清热，润燥通便。用于津液不足，大便秘结。

用法：水煎服。

藿香正气散（《和剂局方》）

组成：藿香 厚朴 苏叶 陈皮 大腹皮 白芷 茯苓 白术 半夏曲 桔梗 甘草 生姜 大枣

功效：疏邪解表 芳香化浊，用于因感受外邪而引起的呕吐、泄泻等病证。

用法：水煎服。

蠲痹汤（《医学心悟》）

组成：羌活 独活 桂心 秦艽 当归 川芎 甘草（炙） 海风藤 桑枝 乳香（透明者） 木香

功效：祛风除湿，蠲痹止痛。用于风寒湿三气合而成痹者。

用法：水煎服。